皮肤病中医诊疗学

（修订版）

徐宜厚　王保方　张赛英　编著

中国中医药出版社

·北 京·

图书在版编目（CIP）数据

皮肤病中医诊疗学 / 徐宜厚，王保方，张赛英编著 . —修订本 . —北京：
中国中医药出版社，2020.7

ISBN 978-7-5132-6034-3

Ⅰ . ①皮… Ⅱ . ①徐… ②王… ③张… Ⅲ . ①皮肤病—
中医治疗法 Ⅳ . ① R275

中国版本图书馆 CIP 数据核字（2019）第 301783 号

中国中医药出版社出版

北京经济技术开发区科创十三街 31 号院二区 8 号楼

邮政编码　100176

传真　010-64405750

三河市同力彩印有限公司印刷

各地新华书店经销

开本 787×1092　1/16　印张 57　字数 1114 千字

2020 年 6 月第 1 版　2020 年 7 月第 1 次印刷

书号　ISBN 978 - 7 - 5132 - 6034 - 3

定价　199.00 元

网址　www.cptcm.com

社 长 热 线　010-64405720

购 书 热 线　010-89535836

维 权 打 假　010-64405753

微信服务号　zgzyycbs

微商城网址　https://kdt.im/LIdUGr

官 方 微 博　http://e.weibo.com/cptcm

天猫旗舰店网址　https://zgzyycbs.tmall.com

如有印装质量问题请与本社出版部联系（010-64405510）

内容提要

本书是一本突出中医特色、突出辨病与辨证、突出临床实践、突出文献整理的中医皮肤科专著。全书共19章，第1～5章扼要叙述中医皮肤病学发展概况，中医皮肤病的范围、生理、病因、症状、诊断和防治；第6章为皮肤病临床进展和经典文献；第7～16章按部位分类，重点介绍了240余种皮肤病的病名释义、病因病机、诊鉴要点、辨证施治、偏方荟萃、调摄护理、预后判析、医案精选、名论摘要和作者的经验与体会；第17章介绍中医美容；第18章皮肤科常用中药，介绍了皮肤科两百多味中药的应用心得；第19章介绍皮肤科常用腧穴。附篇为内服药附方、外用药附方、中西医病名对照、主要参考书目。本次修订增加了9种皮肤病，体现了与时俱进的理念；而且对50余种常见病、疑难病增补了作者的经验与体会，颇具临床参考价值；更重要的是尝试了纸媒融合，对部分疾病增设了二维码，扫一扫即可看到相关疾病的彩色图片。

全书修订后100余万字，可供从事临床、教学、科研的中医、中西医结合皮肤科工作者学习和参考。

修订说明

　　《皮肤病中医诊疗学》1997年出版第一版，2007年出版第二版，多次印刷，并翻译成英文版和日文版全球发行，深受读者欢迎。21世纪，中医皮肤病这一学科取得了惊人的发展，特别是近20年来，名医经验、医论专著、方药心典等相继出版，呈现出学术与学科的高峰期。为了与时俱进，推陈出新，我们在第二版的基础上再次修订。此次修订，除更新陈旧观念、修正上版错漏外，还根据疾病谱的变化增写了迟发性女性痤疮、激素依赖性皮炎、颜面再发性皮炎、皮肤垢着病、线状 IgA 大疱性皮病、嗜酸性粒细胞性筋膜炎、白色萎缩、副银屑病、多腔性湿疹等9个病种，并在保持原书框架的基础上，在常见病与疑难病中补充了50余条作者的"经验与体会"内容，以凸显中医特色，突出临床实用。

　　我年已八十，从医数十载，曾从师于武汉单苍桂、北京赵炳南老先生，在耄耋之年再次修订此书，希望广大读者从这些鲜活的经验中，得到有助于临床诊疗水平提高的点滴心得，更希望本书成为大家的良师益友，若能做到，我将深感欣慰。

徐宜厚于武汉守拙书屋

2019 年 12 月 13 日

1997 年第 1 版李序

自 1978 年中国实施改革开放以来，新加坡中医师公会首次组团访问中国，以促进两国中医药的学术交流，迄今已届 17 载矣。

众所周知，东南亚地区中医中药源自中国，现已在该地区开花结果。这一地区现拥有 5000 余名中医师和同等数量的中药店，是中国中医药传播到海外之冠。然而，中医中药在东南亚地区的发展，仍然需要中国同仁的鼎力支持和协助，求得共同进步。

在个人学术交流方面，特别是近几年中国和新加坡两国的中医药界人士，真诚合作，携手研究，进而合著医籍，以宣传研究成果和临床心得，这是一项可喜可贺的开创之举！

我院资深讲师王保方医师，早年毕业于我院的印度尼西亚籍张赛英医师和中国中医皮肤科专家、武汉市中医医院主任医师、湖北中医学院硕士研究生导师徐宜厚教授继出版《皮肤病针灸治疗学》之后，再次合作编著《皮肤病中医诊疗学》一书，由人民卫生出版社出版。全书达 90 余万字，洋洋大观，可谓中医皮肤科领域的浩大工程也。

余每次看到我院同仁在中医学术上有所成就时，心坎内总是欢欣不已，并常常嘉勉他们必须百折不挠，再接再厉地努力，为发扬中医药事业而作出贡献。欣慰之余，乐为兹序。

新加坡中医学院院长　教授　李金龙

1995 年 1 月 4 日于新加坡医寓

1997年第1版前言

1992年秋，在参加第四届亚细安中医药学术会议之余，我们聚会于新加坡文华大酒店。闲暇漫话中医专科的未来，深感中医皮肤科将会获得大的发展，剖析原因有三：一是自然环境的变异，给皮肤造成诸多麻烦；二是中医"有诸内，必形诸外"的整体观，给皮肤病的诊疗注入新观念；三是治疗手段丰富多彩，确可弥补现代医学的不足。有鉴如此，萌发编著中医皮肤病专著的念头，经过近两年的努力，完成了90余万字的《皮肤病中医诊疗学》一稿。

全书共19章：第1～5章，扼要叙述皮肤科发展简史，皮肤科范围，皮肤病病因、症状、诊断和防治；第6章着重介绍皮肤病近代的临床和文献研究进展；第7～16章，按头面、颈项、躯干、手臂、足股、阴肛、小儿、发无定处、皮肤肿瘤和与皮肤有关的综合征分类，介绍皮肤病近300种。每一种皮肤病又按照病名释义、病因病机、诊鉴要点、辨证施治、偏方荟萃、调摄护理、预后判析、医案精选、名论摘要逐一阐述其要。然其重点有二：一是中西医的辨证与辨病的结合；二是中医治疗方法的多样性，包括辨证用药、偏方验方、外用药方、针灸疗法、耳针疗法及其派生的电针、穴位注射、耳压法等，旨在既满足临床诊疗的需求，又让更多的中西医读得懂、用得上；第17章中医美容，摘要陈述形体、颜面、毛发美容的食药，以及美容名方、美容八术；第18章对200多种中药，从皮肤病的角度予以钩玄撮要介绍；第19章对150多个皮肤科常用腧穴的功效，按疏风止痒、清热镇痛、化浊通幽、行气利湿、开窍通脑、固本培元加以说明，其后还有经外奇穴和耳穴。附篇为内服药方、外用药方共 800 余首；书末附有中西医病名对照和主要参考书目，以便检索。需要说明的是犀角已禁用，故文中将犀角改为水牛角，但为了与六版中医教材统一，方剂名仍保留原方名犀角地黄汤。

本书在编写过程中，得到了各方面的关怀、鼓励和厚爱，全国人大常委会副委员长、著名科学家卢嘉锡教授为本书题写了书名；新加坡中医学院院长李金龙先生作序，并得到武汉市李明、刘辉佑、查建中的帮助，对此，我们致以深深的谢意。

我们虽然做了一些工作，但编写这样一部较为系统的专著，实属第一次，加之经验及学术水平所限，书中缺点及错讹在所难免，恳请海内外读者、专家和同仁提出批评和指教，以便再版时予以修改和提高。

徐宜厚（中国）

王保方（新加坡）

张赛英（印度尼西亚）

1994 年 12 月于北京

目　录

第十章　手、臂部皮肤病 ………………………………………… 295

第十四章 发无定处皮肤病

第一章　中医皮肤病学发展概况

长期以来，我国劳动人民在与皮肤病作斗争的过程中，积累了丰富的经验。早在殷商时期，甲骨文、金文、青铜铭文记载的病种就有疾自、疾耳、疾齿、疾舌、疾身、疾止等，分别指鼻病、耳病、齿病、舌病、腹病、足病等。

疾自，《说文》注："自，鼻也，象鼻形。"此处的鼻病既可看成酒渣鼻类皮肤病，又可看成鼻炎类的五官科疾病。

疾止，止与足，古今同字。《说文》注：脚气病。疥，既可能是多种瘙痒性皮肤病的总称，又可能指狭义的"疥疮"。疕，泛指头疮或疮疡。又有两说：一说为秃（类似头癣）；二说指薄形鳞屑，类似现代的一种继发性皮肤损害。

1. 周、春秋战国时期　中国古代文化呈长足猛进的发展，医学方面亦然。

《周礼》将"疡医"列为独立学科，并把化腐生肌之类升药和刮去脓血方法作为治疗的主要措施。《五十二病方》记载了多种皮肤病名和治法，病名有血疕、烂疽、白处、白瘢、瘙、疕、疥、面皰赤、鬃、蚖、疣、瘿等，治法包括砭法、灸法、熨法、熏法、角法、洗浴法、敷贴法等。《山海经》虽以记述古代文化或传说为主，但该书医药内容亦不少，如黄雚（浴之已疥）、薰草（佩之可已疠）、丹木（食之已痒）、赤鱬（食之不疥）、鲦（食之无肿疾）。云梦秦简详载麻风病及专为麻风病人建立的隔离场所（疠迁所），可谓世界麻风史上一个辉煌成就。《内经》在总结当时及前人医学经验的基础上，通篇贯穿着朴素的唯物主义观点，形成了祖国医学独特的医疗体系。这部书关于皮肤病的记载有痱、痱（痱子）、瘰（淋巴结核之类）、肿（浮肿）、痒疥、苛痒（瘙痒性皮肤病）、秃（头部湿疹或头癣）、皮痹疽（类似硬皮病）、烂（溃疡）、胼胝、胼赘（疣）、痈（化脓性脓肿）、痤（痤疮）、骚（狐臭）、瘘（瘘管）、疔（疖肿）、大风、疠风（麻风）、毛拔（斑秃）、皶（酒渣鼻）、疽、口疮（口腔疾病）等；此外，对砭石与锭针以及病因、病机、治则、预后判断均进行了理论阐述。

2. 秦、汉、三国时期　秦代虽然医学成就不大，但医学书籍免遭摧残，可谓是件幸事。两汉、三国时期，医学发展较快，其杰出代表人物有淳于意、张机、华佗、涪翁等。张机《伤寒杂病论》问世，标志六经辨证为主导的医学体系确定，对皮肤病诊疗同样有着深远的影响，如瘾疹、浸淫疮、狐惑病等，均为今人所推崇。华佗被誉为中医外科鼻祖，他对麻醉术和手术的贡献，世人共知，但他对皮肤病与内脏关系的论述，却很少被人知道。如《中藏经·论痈疽疮肿》说："夫痈疽疮肿之作也，皆五脏六腑，蓄毒不流则有矣，非独因荣卫壅塞而发者也。"这段文字清楚地阐述了脏腑功能失调，往往是发生痈疽疮肿的内在因素；反过来，也可以把痈疽疮肿在皮肤上的各种形态表现，当作窥测脏腑功能是否正常的一面镜子。

3. 两晋南北朝时期 名医辈出，医方众多，皇甫谧、葛洪、王叔和等都是这一时期的著名医家。《针灸甲乙经》记载了不少针灸治疗皮肤病的疗法，如：疥癣，阳溪主之；面肿目眩，刺陷谷出血，立已；痔，窍阴主之。《肘后备急方》首次用狂犬脑组织治疗狂犬咬伤；此外，还有用醋磨乌贼骨敷治疠疡风；鳗鱼脂敷白驳；泔水沉淀，大麻子、盐各炒，捣匀敷疮；藜芦、猪油搽治白秃；蟾蜍烧灰，猪油和之外搽治癣疮；汉椒汤洗治漆疮等。这些简便易行、有效的疗法，迄今仍为民间所喜用。关于皮肤病的论述还有风瘙隐疹、月蚀疮、反花疮、鼠瘘、酒渣鼻、面疱、狐臭、蜂螫、蝎螫、蜈蚣咬、蚯蚓咬、蚕咬等，尚需进一步发掘、整理。《刘涓子鬼遗方》是我国现存最早的一本外科专著。从隋、唐大型方书所转引的部分内容，清晰可辨的医方有《小品方》《范汪方》《深师方》《集验方》《龙门方》等，都与皮肤病学术密切相关。《晋书·魏之传》所叙"缺唇可割而补之，但须百日进粥，不得笑语"，应视为修补术的最早记载。

4. 隋、唐时期 巢元方、吴景贤纂编的《诸病源候论》，共50卷，67门，1720则，是现存最早的专门论述病因病状的巨著，范围之广、内容之精、分类之细以及其对后世中医学术发展的影响，都是深远和巨大的。仅就皮肤科而言，该书病名有疣目（寻常疣）、鼠乳（传染性软疣）、甑带疮（带状疱疹）、甜疮（脓疱疮）、丹毒、恶风、癞疾（麻风）、瘙瘾疹（荨麻疹）、月蚀疮（脂溢性湿疹）、漆疮（漆性皮炎）、摄领疮（颈神经性皮炎）、病疮（手部湿疹）、秃疮、雁疮（冬季皮肤瘙痒症）、雀斑、痣、胼胝、毛发病等数十门300余则之多。与此同时，还对疥虫、漆过敏均作了详细描述，充分显示了我国古代医学家的聪明才智。孙思邈所著的《备急千金要方》《千金翼方》，记载了孙氏亲手治疗麻风病达600余人，并对麻风病有深入、细致的观察。他用丹砂、矾石、水银等矿物药，当归、人参、麻黄等植物药，阿胶、鹿茸、斑蝥等动物药，总计197种草药来防治各种皮肤病。该书首次转录了《崔氏方》中的黑膏药方（相当于现时的硬膏），它远比软膏、糊膏的作用缓和而持久，形成了颇具特色的黑膏药疗法。

王焘博览群书，广收验方，编辑《外台秘要》40卷，载方6000余首，弥补了《诸病源候论》有症无方的不足，两书应视为姊妹篇，互参互补，相得益彰。

5. 两宋时期 现存的《宋史·艺文志》所收录的文献有 19 种，惜多佚亡。现存的《卫济宝书》《集验背疽方》《外科精要》等书，在治疗上强调攻补兼施的整体观；首论"五善七恶"对疡科预后判断的准确性和客观性；疗法有了新的发展，如灸法、泻血法、熏法、引流法等。

6. 金元时期 金元四大家的医疗学术思想对后世皮肤病诊疗的影响是多方面的，也是十分深刻的。

刘完素主火论，认为皮肤病的多种证候皆由火热导致，故而创用辛凉解表和表里双解法，可谓别树一帜；防风通圣丸、黄连解毒汤、凉膈散、白术散等名方，仍为治疗荨麻疹、毒性红斑、疮癣发斑、多汗症等病症的效方。张从正自青少年时期始钻医术，业医 40 多年，在 60 多岁编著《儒门事亲》一书，记载的皮肤病有疥疮、甜疮、白秃疮、项疮、痤疖、下疳、湿癣、冻疮、恶疮、瘰疬、瘿证、瘤证、蜂蝎蜇伤、丹熛、瘾疹、疮疱、蛲虫、痹证、痿证等；代表方剂有消风散、木香槟榔丸、泻青丸、桂苓甘露散、消湿散、拔毒散等，均为医家推崇的效方。李杲操医术达 50 余年，著作颇多，集中反映他最主要的医学理论——脾胃学说的是《内外伤辨惑论》和《脾胃论》。李氏说："食气入胃，散精于肝，淫气于筋；食气入胃，浊气归心，淫精于脉；脉气流经，经气归于肺；肺朝百脉，输精于皮毛；毛脉合精，行气于腑；腑精神明，留于四脏；气归于权衡，权衡以平，气口成寸，以决死生。"这段文字扼要说明食物进入胃中后一系列的新陈代谢过程。一旦脾胃不和，元气虚弱，脏腑内外得不到足够的营养，抗病能力减弱，外邪易侵，必致多种皮肤病的发生。李杲也据此而提出治疗脾胃病的用药法则，如升脾阳、降阴火、甘温除热等，均对皮肤病的治疗具有指导意义。朱震亨著书 10 余种，著名的有《格致余论》《局方发挥》《丹溪心法》《脉因证治》等，其中《丹溪心法》分列内、外、妇、儿诸科疾病，主张治疗皮肤病同内科疾病一样，要注意调整功能，平衡阴阳，保护胃气，可谓经验之谈。

7. 明清时期 明清是中医皮肤科鼎盛时期，一则名医多，如陈实功、汪机、薛己、王肯堂、祁坤、陈士铎、王洪绪、顾世澄、高秉钧、马培之、吴师机等；二则专著多，代表性著作有《外科正宗》《外科启玄》《外科理例》《外科发挥》《疡疮机要》《外科大成》《外科心法》《外科准绳》《外科全生集》《霉疮秘录》《解围元薮》《疡医大全》等。值得提出的是，《霉疮秘录》的作者通过对 29 个病例的观察，对各期霉疮症状几乎均有描述，在病因上已明确指出该病是随着海外贸易通商的发展，从海外传入的因不洁性交而传染的性病，同时，载有口服及外用轻粉的治疗办法。《解围元薮》不仅对麻风病论证详尽，而且肯定了其传染性和大风子的治疗效果。

总之，中医皮肤病同其他学科一样，应该在现有基础上攀登更高的领域，尤其应加强对疑难病、急性病防治的研究，并相应开展实验方面的研究，以期在不久的未来，让其更好地为全人类服务。

第二章 中医皮肤病的范围、命名和释义

明·汪机说："外科者，以其痈疽疮疡皆见于外，故以外科名之。"疮疡主要是指在皮肤上所呈现的各种形态、色泽和感觉异常之类的疾病。由于历史条件的限制，历代医籍对某些皮肤病的描述不统一，或者相互错讹，更因地域宽广、方言不一，以及师徒相授、父子相传，导致皮肤病病名繁杂，使后世学者无所适从，因此，对中医皮肤科疾病进行整理归类，使其渐趋一致，实有必要。这里仅就皮肤病范围、命名和释义等内容，扼要分述。

一、中医皮肤病的范围

大凡是长于皮里膜外的一切有形可见的外症，均属中医皮肤病的范围，诸如疮、疡、丹、毒、疳、痘、疹、癣、疥、疣、痣、瘤、疱、痹、毛发和爪甲疾病等，具体言之，概括为以下几个方面。

（一）真菌病

1.浅部真菌病包括秃疮、圆癣、阴癣、田螺疱、鹅掌风、油炸甲、汗斑等。

2.深部真菌病包括雪口、颊疡等。

（二）细菌性皮肤病

滴脓疮、王灼疮、裙边疮、发际疮、鳝拱头、丹熛、鸦啗疮、腓腨发、大风、疫疔、阴蚀等。

（三）病毒性皮肤病

热气疮、缠腰火丹、水花、丹疹、痘风疮、扁瘊、鼠乳、千日疮、风痧、足瘊等。

（四）昆虫引起的皮肤病

虱、恶虫叮咬，疥疮，鸭怪，粪毒块，松虫咬，谷痒症等。

（五）变应性皮肤病

漆疮、膏药风、湮尻疮、中药毒、月蚀疮、血风疮、燕窝疮、脐湿疮、病疮、奶癣、风瘾疹、水疥、面游风毒、血疳、猫眼疮等。

（六）结缔组织病

鬼脸疮、红蝴蝶斑、皮痹、肌痹、脉痹、狐惑病等。

（七）神经功能障碍性皮肤病

摄领疮、痒风、马疥、暑热疮等。

（八）物理性皮肤病

日晒疮、热痱、火斑疮、冷疮、皲裂疮、汗淅疮、肉刺、土栗等。

（九）红斑鳞屑性皮肤病

白疕、风热疮、瘀皮疮、胎赤等。

（十）皮肤附属器疾病

酒刺、酒渣鼻、白屑风、面游风、多汗、体臭、蚂蚁窝、油风、发白、甲疽、手足逆胪等。

此外，还有癌疮、翻花疮、肉龟、足疔、唇风、袖手疳、泥螺毒、冷流肿、镟指疳、蜘蛛疮等300多种，基本上包容了现代皮肤病学所载的主要内容，其中对病毒性皮肤病、结缔组织疾病、神经功能障碍性皮肤病、红斑鳞屑性皮肤病、皮肤附属器疾病尤多描述，治疗方法颇丰，更具独特优势。

二、皮肤病的命名和释义

在过去几千年的历史长河里，中医学不仅积累了丰富的临床经验，而且对疾病的认识也在不断深化。现存第一部外科专著《刘涓子鬼遗方》载病40余种，至清代《医宗金鉴·外科心法要诀》载病已达360多种。但出于主客观方面的多种原因，造成某些皮肤病病名的混乱，有的一名多病，有的一病多名，并且对疾病含义的解释也不一致，给初学者带来许多不便，从某种意义上讲，不利于中西医之间的互相学习和国内外的交流。

（一）命名

皮肤病虽然名目繁多，但亦有一定的规律可循，一般主要从形态、部位、色泽、穴位、脏腑、大小、病因、特征、病程及传染性等方面加以命名。

1.以皮损形态命名，如翻花疮、鼠乳、猫眼疳、鳝拱头。

2.以部位命名，如抱头火毒、缠腰火毒、镟指疳、乳头风。

3.以色泽命名，如丹毒、白驳风、黧黑斑、面尘、赤游风。

4.以穴位命名，如委中毒、人中疔、环跳疽。

5.以脏腑命名，如五脏痹等。

6.以大小命名，如小者为"疖"，大者为"发"。

7.以病因命名，如漆疮、水渍疮、疥疮、冻风。

8.以特征命名，如麻风、灰指甲。

9.以病程命名，如千日疮、走马疳。

10.以传染性命名，如疫疔、大头瘟。

（二）释义

《外科心法真验指掌》说："疮者，皮外也；疡者，皮内也；痈者，肉之间；疽者，骨之里。"这段文字不仅指明了病之深浅，而且概括了疮疡的分类，据此分疮、疡两大类。

1.疮的部分

（1）疮：疮者，创也。广义的疮，诚如《外科启玄》所说："夫疮疡者，乃疮之总名也……疮之一字，所包括者广矣，虽有痈疽、疔疖、瘰疬、疥癣、痔毒、痘疹等分，其名亦指大概而言也。"狭义的疮，即"疮者皮外也"之说，指在皮肤外形可见的各种浅表性损害，如黄水疮、漆疮、湿毒疮、热疮、坐板疮等，所包括范围极广，不胜枚举。

（2）癣：癣者，徙也。言其到处转移，状如苔藓。又，癣，干疡也。凡是以鳞屑脱落较多为特征的皮肤病皆可谓之。这里既包括红斑、鳞屑为特征的皮肤病，如干癣（银屑病）、湿癣（钱币形湿疹）、桃花癣（单纯糠疹）；又包括由真菌引起的皮肤病，如阴癣（股癣）、笔管癣（体癣）。

（3）疥：疥者，芥也，疹如芥子而小。汉代以前，疥是痒的意思，泛指瘙痒性皮肤病。隋、唐以后，疥又包括由疥虫引起的疥疮。

（4）风：风的含义有三：其一指致病因素，因风而致皮肤病，既有风毒、风燥、风热之类；又有创伤所感特殊风邪所致的破伤风；其二指皮损特征，大凡来去迅速，倏起倏灭；其三指病名，如风瘙痒、麻风、风毒肿等。

（5）丹：丹者，赤也，火也。凡见皮肤焮赤红肿，状如丹涂脂染，均可谓之丹。《诸病源候论·丹候》说："丹者，人身忽然焮赤如丹涂之状，故谓之丹。"

（6）疕：一谓头疡痂皮，一谓疾病顽固，如同匕首插入肌肤难以根除，如白疕（银屑病）等。

（7）疳：疳者，干也。含义有二：一指病证，《医宗金鉴》说："十五岁以上者，病则为劳；十五岁以下者，皆名为疳。"泛指多种慢性疾病，尤以脾胃病居多。二指发生在自然开口部位的病变，如鼻、脐、乳头、肛门、女阴等，常伴有渗液、糜烂和反复发作而不易速愈的慢性病，如乳疳（乳头湿疹）、鼻疳（鼻周脂溢性湿疹）、风疳（肛周湿疹）、镟指疳（连续性肢端皮炎）等。

（8）毒：含义有三：一是病因，如毒气，即疫疠之气；二是病证，多指皮肤红肿胀或滋水浸淫之类；三是专指药物的毒性。

（9）痣：痣者，志也，又称为记，古时候称之为"黡子""黑子"，《古代疾病名候疏义》说："许北人呼为黡子，吴楚谓之志。"如血痣、黑痣等。

（10）疹：古字疢，展也，含有"痒瘄之捷展起也"的意思（《古代疾病名候疏义》）。《丹溪心法》说："疹，浮小而有头粒者。"由此可见，其既泛指风疹块（荨麻疹）之类，又指针尖大隆起的皮损，如麻疹之类。

（11）痤：《说文》说："痤，小肿也。"《素问·生气通天论》说："劳汗当风，寒薄为皶，郁乃痤。"对这段文字有两种解释。王冰注云："痤谓赤胅胅，内蕴血脓，形小，而大如酸枣，或如按豆也。"揣其含义，类似现代痤疮。张志聪注："痤，小疖也。"

（12）痱：含义有二：一是"痱音肥，风病也"（《说文》）；二是"夏月烦热所发，当即俗所称痱子"（《广韵》）。由此可见，前者指中风之类，后者则谓生长在皮肤浅表的痱疮（痱子）。

（13）皶：皶的古字较多，常见的有"齇""䶦""齄"、"瘥"等，红晕似疮，浮起著面鼻曰皶，如酒渣（酒渣鼻）。

（14）疠：含义有三：一指病因，具有强烈传染性的致病邪气，故又称"疫疠之气""毒气""异气""戾气""杂气"等；二指传染性，专指烈性传染病；三指麻风，"疠者，有荣气热胕，其气不清，故使其鼻柱坏而色败，皮肤溃疡"（《素问·风论》）。

（15）痘：痘者，豆也，水疱如豆粒大，指今之病毒类疾病，如水痘、痘疮、天然疮（天花）等。

2. 疡的部分　广义与狭义之分，广义疡包括一切外伤科疾患；狭义疡仅指痈、疽之类，即"疡者皮内也"。现对狭义疡释义如下：

（1）痈：痈者，壅也，邪热壅聚而成，是一种"发于肉之间"的浅表脓肿。临床上有外痈与内痈之分：前者"热壅于外，阳毒之气，其肿高，其色赤，其痛甚，其皮薄而泽，其脓易化，其口易敛"（《景岳全书·外科钤》）；后者病发于内脏，病情较为复杂，如肠痈、肺痈等。

（2）疖：疖者，节也。所患浮浅突起，肿不逾寸者为疖，色红，微热，微痛，易化脓，脓出即愈，如热疖、暑疖等。

（3）疽：疽者，阻也，气血为毒所阻滞不行。临床上可分为两种：一是有头疽，初起如粟，根盘阔大，红肿痛，腐烂稠脓，小者如杯，大者如碗，如脑疽等；二是无头疽，病灶在里在深，初起无头，漫肿色白，不红不热，酸楚少痛，未成难消，已成难溃，溃后难敛，损伤筋骨，后成瘘管，如附骨疽等。

（4）疗：疗者，丁也，根脚坚硬如钉之状。疗的含义有二：一指一切外疡，如《内经》说"高粱之变，足生大丁"；二指病名，既包括发无定处的疗疮，又包括"因感死畜蛇虫毒气而发"的疫疗、烂疗（皮肤炭疽）。

（5）痰：痰专指某些疾病的病理产物或致病因素，不论因病生痰，或因痰致病，均与肺、脾二脏关系密切。此外，痰还可作为病名，如发生于皮里膜外、结如果核的"痰核"（皮下囊肿、皮下脂瘤）。

（6）漏：漏者，漏也，指外疡溃后形成管道，脓水分泌物点点滴滴，渗漏不已，久不收口，如牙漏等。

（7）瘿：瘿者，缨也，如缨络之状。"瘿发于皮肤血肉筋骨之处，如缨络之状，色红而高突，皮宽而不急，蒂小而下垂"（《医宗金鉴·外科心法要诀》）。由此可见，瘿是囊状的肿瘤。

（8）瘤：瘤者，留也，随气留住。凡瘀血浊气痰滞停留于组织之中产生的赘生物均称瘤，本病有生于皮、肉、筋、骨之分，如气瘤（神经纤维瘤）、肉瘤（肌纤维瘤）、筋瘤（静脉怒张）、血瘤（血管瘤）、脂瘤（皮脂腺囊肿）等。

（9）岩：岩同癌、嵒，恶性肿疡，其病变坚硬如石，凹凸不平，状如岩石，溃后只流血水，臭秽难闻，不易收敛，甚则危及生命，如舌癌、肾癌等。

第三章　中医对皮肤生理的认识

古代文献多次论述，人的身形应于宇宙，故谓人为一小天地。具体言之，头象天，足象地，四肢象四时，五脏六腑象五行六极，八节九窍象八风九星，十二经二十四俞象十二时二十四气，三百六十五骨节象三百六十五度；推之眼目象日月，寤寐象昼夜，喜怒象雷电，涕泣象雨露，寒热象阴阳，血脉象水泉，毛发象草木，齿骨象金石。总之，凡人身所具备者，莫不与天地假合以成形。

众所周知，皮肤位于人体表面，是人体的第一道防线，具有十分重要的功能。皮肤的总重量占体重的 16%；皮肤的面积，成年人为 1.5 ～ 2m²；新生儿约为 0.21m²；皮肤的厚度，因人因部位的不同而异，通常为 0.5 ～ 4.0mm（不包括皮下脂肪层）。现从中医学角度分别对肤腠、玄府、毛发、爪甲等陈述如下。

一、肤腠

肤，同肤，身体之表皮也；腠，肌肉之纹理也。《杂病源流犀烛》说："皮也者，所以包涵肌肉，防卫筋骨者也。"可见肤腠类似墙垣的功能古人早有认识。

《灵枢·本脏》说：肺应皮，皮厚者，大肠厚；皮薄者，大肠薄；皮滑者，大肠直。心应脉，皮厚者，脉厚；皮薄者，脉薄；皮缓者，脉缓。肾应骨，密理厚皮者，三焦膀胱厚，粗理薄皮者，三焦膀胱薄；皮急而无毫毛者，三焦膀胱急等。由此而佐证，皮之厚薄与脏腑关系十分密切。据方土而论，南方人皮肤柔脆，北方人皮肤坚厚。据地位而分，王公大人身体柔脆，贫贱作苦之人皮肤坚厚。

腠主司津液渗泄，大凡人身的精气得以外达，主要是靠腠理。人体毫毛和孔窍均属腠理主管，表现为人身形壳只有皮易死，亦易复生，如汗不透则皮死，故病后则皮退，甚则毛脱，又甚则换爪甲，肉落骨痿，皆是大病的缘故。

古人谓：痒痛生于皮毛。一般而论，诸痒为虚。血虚之痒，虫行皮中；皮虚之痒，淫淫不已；风邪之痒，痒甚难忍；酒后之痒，搔至血出。风热之痛，痒痛相间；火郁之痛，不可抚按；火灼之痛，如欲炙手等。

二、玄府

玄府又名汗孔、元府、鬼门等，其含义是汗液色玄，从空而出，以汗聚于里，溱溱外泄。在正常情况下，卫气者，温分肉，充皮肤，肥腠理，司开阖，故而汗垢从此而出，风邪从此而入。然而，南方人好洁，元府、鬼门易开；北方人不常浴，所以垢腻护围腠理，邪不轻犯，汗不易出。剖析原因主要是人的赋质不同和地域相反。

三、毛发

沈金鳌说："毛发也，所以为一身之仪表也。"毛，统词，是言一身之毛及眉须髭髯、前后二阴之毛；发，专指生于头部者。毛与发的区别，早在中医文献中就有论述，归纳其要如下。

（一）名称

古籍称名、称号也，所以区别事物，而确定其分际义类也，可见凡一物的名，皆有其特殊含义。比如：发，拔也，拔擢而出也；眉，媚也，妩媚也；须，秀也，物成乃秀；髯，然也，随口摇动；髭，姿也，姿容之美也。综观上述命名，既概括了毛发的仪表功能，又反映了从仪表的外征探知机体的成熟程度。此外，还有生长在大踇趾爪甲二节的毛，称为"丛毛"（又名三毛）；胸前部位的毛，称为"胸毛"；腋窝部位的毛，称为"腋毛"；腹部耻骨部位的毛，称为"毛际"；胫前部位的毛，称为"胫毛"等。

（二）生源

从总体上讲，毛发的生化之源，主要与冲、任两脉有关，诚如《杂病源流犀烛》所说："冲为血海，任脉为阴脉之海，二脉皆起于胞中，上循腹里，其浮而外者循腹右上行，会于咽喉，列而络唇口，血气盛则充肤热肉，血独盛则渗皮肤，生毫毛。然则毛发之生，皆由二脉之盛也，明矣。"然从经络与脏腑的盛衰而言，"肾华于发，精气上升，则发润而黑"（《医学入门》）；足阳明之上，气血盛则髯美长，血少气多则髯短，气少血多则髯少，血气皆少则髯无，两吻多画；足少阳之上，血气盛则通髯美长，血多气少则通髯美短，血少气多则少须，血气皆少则无须；手阳明之上，血气盛则髭美，血少气多则髭恶，血气皆少则无髭；手太阳之上，血气盛则多须；足太阳之上，血气盛则美眉，血多气少则恶眉；手少阳之上，血气盛则眉美以长。足阳明之下，血气盛则下毛美长至胸，血多气少则下毛美短至脐，血气皆少则无毛，有则稀枯悴；足少阳之下，血气盛则胫毛美长，血多气少则胫毛美短，血少气多则毛少，气血皆少则无毛；手阳明之下，血气盛则腋下毛美。此外，《证治合参》还进一步明确指出："大抵发属心，属火，故上生；须属肾，属水，故下生；眉属肝，属木，故侧生。男子肾气外行，上为须，下为势；女子、阉人无势，故亦无须，而眉发无异，则知须之属肾也明矣。"《灵枢》对女子、宦者不生须作了详细解释：妇人无须是因有余于气，不足于血，以其数脱血，冲任之脉，不荣口唇，故须不生。宦者无须，一因冲任不盛，宗筋不成，有气无血，唇口不荣，故须不生；一因有伤于阴，阴气绝而不起，或去其宗筋，伤其冲脉，血泻不复，皮肤内结，唇口不荣，故须不生。

（三）觇病

《医述》说："察其毛色枯润，可以觇脏腑之病。"毛发是机体重要的外征之一，综合各家诸说，撷要为十点：①肾虚：肾精虚怯，无以荣养，故发坠黄悴；②肺损：肺气受损，皮多皱纹，毛发花白或脱落；③血瘀：血瘀毛窍，阻塞血络，新血不能养发，毛色不泽且落脱；④血热："血热而发反不茂"（张子和语），少年白发或脱发；⑤失精：精衰血少，夜交脱发；⑥血虚：血虚则发失荣养而脱发；⑦外邪：风邪为首，乘虚侵其经络，造成一区或一块脱发；⑧冲任损亏：冲任两虚，毛发焦枯和脱落；⑨胎弱：先天禀赋不足，小儿头发稀少，焦黄不泽；⑩血败：败者，毁也，坏也，血败可能与血液中含有某种毒性物质有关，故发白。

四、爪甲

爪之本义作"叉"，手足甲也，医学上谓之爪甲。古籍谓：肝之合，筋也；其荣，爪也。这是因为爪是筋之芽，是肝经血气有余的缘故。《医学阶梯》谓：多食酸，则筋急而爪枯；肝气有余则爪润，肝气涸竭则爪枯。又说：胆应爪，胆厚则爪厚色黄；胆薄则爪薄色红；胆急则爪坚色青；胆缓则爪濡色赤；胆直则爪直色白无纹；胆结则爪恶色黑多纹等。

第四章　皮肤病的病因、症状和诊断

一、皮肤病的病因

《医学源流论》说："凡人之所苦，谓之病。所以致此病者，谓之因。"然其致病的因素，大致概括为六淫侵袭、感染毒邪、饮食不节、房劳损伤、七情郁结、各种伤害等，爰分别叙述之。

（一）六淫侵袭

在自然界中，由于时令气候的变化而出现风、寒、暑、湿、燥、火六气，太过、不及均能侵害人体而发生疾病。六气各异，变化无穷，按其属性，寒、湿、燥属阴，风、暑、火属阳。六淫致病又随人之体质变化而生病各异，有从虚化，有从实化，有从寒化，有从热化等，这些变化常与人之形的厚薄、气的盛衰、脏的寒热密切相关，所以《医学真传》说："五脏充足，六腑调和，经脉强盛，虽有所伤，亦不为病。若脏腑经络原有不足，又不知持重调摄，而放纵无常，焉得无病？脏气不足，病在脏；腑气不足，病在腑；经脉不足，病在经脉；阴血虚而不为阳气之守，则阳病；阳气虚而不为阴血之使，则阴病。"总之，六淫致病既要考虑正虚，又要分析其属性以及地域的差别，这样才能做到正本清源，审证求因，不断提高辨证的水平。

1.风邪　风分为外风和内风，前者指六淫之首的风邪，后者言肝血不足的内风，两者概念不可混淆。

（1）外风：经云"风为百病之长"。这是由于风能全兼五气，如兼寒则曰风寒，兼暑则曰暑风，兼湿曰风湿，兼燥曰风燥，兼火曰风火。因为风能鼓荡此五气而伤人，所以称其为百病之长，其余五气则不能互相全兼。古人又谓：风属阳邪，善变而数动，变者即动，是言风无定体，表现为千事万物均具一太极，静属阴，动属阳，先贤以燥、湿二气为纲，但其皆从风气化出。因为燥、湿为先天之体，变水、火的是后天之用，但这四者未动之时属阴，既动即是风，而属阳。比如：燥动曰燥风；湿动曰湿气；热动曰热风；寒动曰寒风，湿热动曰暑风。由此而推论，大凡发无定处，倏起倏灭，变化无常的风瘡瘟，善动而游走不定的赤白游风，病变在头面部位的疮疡等，均系风邪所致。

（2）内风：肝主风、藏血。若营血不足，血不养肝或柔筋，或者毒热伤阴，或者水不涵木，均可致肝风内生，表现为风胜化燥的白屑风、虚风内旋的红斑狼疮脑病、肝血不足的爪甲病、肝阴亏损的老年性瘙痒病等。

2. 寒邪　寒为阴邪，易伤阳气；但寒邪致病，未有不由于阳虚，这样就有外寒病在经脉、内寒病在脏腑之分。

（1）外寒：外寒侵入经络，血流痞涩，症见紫斑，如冻疮；阳气不达，血行不畅，症见肢端发绀觉冷，如肢端动脉痉挛症；寒性收引，致使血脉瘀凝，症见色泽褐黯，自觉剧痛，如脱疽等。

（2）内寒：阳虚生内寒。阳气不达四肢和肤腠，致使手足冷，或者发绀冰凉；寒凝络痹，气血循行受阻，瘀滞不通，表现为皮肤痹硬肿胀，乃至溃烂，如硬皮病、成人硬肿病等。

3. 暑邪　暑为夏令主气，乃火热之气所化，故为阳邪。诚如《医学心悟》所说："不思暑字以日为首，正言热气之袭人耳！夏日烈烈，为太阳之亢气，人触之则生暑病。"就皮肤病而言，夏天是其发病率最高的季节，如：暑热熏蒸，头面颈项赤肿，则成暑疖；盛夏肌腠玄府开，感受暑热而生热疮；暑为热邪，热胜肉腐，易于结毒，化为疖肿；夏热之气，损伤肤表，则发日晒疮；暑湿互蒸，蕴结肌腠不解而生天疱疮、痱毒等。

4. 湿邪　《叶选医衡》说："湿者，天地间阴阳蒸润之气也。所感之由，或因雾露之侵，或因阴雨所客，或因汗出沾衣，为风所阏（音扼），或因涉水行泥，为寒所郁，或因引饮过多，或以卑湿之地，有伤于皮肉筋骨，或感头面四肢，尤多患于脚腰者，盖伤湿则下先受之也，更喜侵于脾胃者，以其同气相感也。"这段文字简明扼要地指出了湿分内、外及其病位和脏腑的关系，可谓湿之纲领。

（1）外湿：外湿伤人，除与季节有关外，还与生活、工作、环境有关。如在水中作业，水湿浸渍所致的水渍疮；涉足桑田，雨后湿蒸所致的粪毒块等。

（2）内湿：饮食不节，过食鱼腥海鲜、膏粱厚味、茶酒五辛之品，皆能损伤脾胃，影响运化而致湿热内生；或由多食甜腻、生冷水果，伤害脾阳，化生寒湿。故而湿邪常与风、寒、热邪兼夹为病。如湿热郁阻肌腠，则发为下肢流火；湿热下注，阻于胫肢，则患生臁疮；湿热稽留于皮内膜外，则发为瓜藤缠；湿化水气；熏蒸于面，则患旋耳疮、羊胡疮等；寒湿互结，阻于肌腠，旁窜手掌则发病疮；下注于下肢则发湿臁疮等。

5. 燥 《医原》说："天地之气，阴阳之气也；阴阳之气，燥湿之气也……故燥湿为先天之本，水火为后天之用；水火则燥湿所变，而燥湿又因寒热而化也……寒燥化为燥热，返其本也；寒湿化为湿热，因手变也。人能体察燥、湿二气之因寒、因热所由生，而以之为纲。再察其化热、未化热之变，与夫燥郁则不能行水，而又夹湿，湿郁则不能布精，而又化燥之理，而以之为目。"正因为这样，古人称燥湿为百病提纲，今人细玩其中奥趣，自能提高对疑难性皮肤病的诊疗水平。

（1）外燥：燥令行于深秋，燥胜则干，干则肤腠干裂而成皲裂疮，或者皮肤干燥而瘙痒。

（2）内燥：多由精血下夺而成，然有上下内外病所之不同。如燥于上，则咽鼻干焦；燥于下，则便溺闭结；燥于内，则精血枯涸；燥于外，则皮肤皴揭。此外，风燥，由肝血不能荣筋，故筋急爪裂；火燥，由脾多伏火，故唇揭便秘；血燥，由心血失散，故头多白屑，发脱须落；虚燥，由肾阴虚涸，故小便数、咽干喉肿等。

6. 火邪 火与热同源，火为热之甚，热为火之渐，热甚则化火化毒。在临床上，火之为病，有自本经而发，有由他经侵克，或有数经合病。具体言之，因于风者，为实火；因于湿者，为湿火；因于痰者，为痰火；阳亢者，为实火；劳伤者，为虚火；血虚者，为燥火；遏抑者，为郁火；酒色受伤者，为邪火；疮疡蕴结者，为毒火。

（1）外火：火热之邪常与他邪结合而致病。如风热化为火毒，则发抱头火丹；湿热下注，化火化毒，则发流火；暑热化火化毒，则成痱毒、疖丹。

（2）内火：心火上炎可致口疮；心肝之火盛则发缠腰火丹；脾胃之火上炽则发热疮；肺胃火蒸常致肺风粉刺、酒皶；水少火盛，本色外露则面起黧黑斑。

（二）感染毒邪

所谓毒邪专指传染力强的疫疠之气，主要包括天行时气、疫死畜毒等感染。传染途径可由口鼻而入，可由接触皮肤和黏膜而发。比如：暴戾之气，乘虚而入，发为大头瘟；阴厉恶浊之毒气，入于皮毛、血脉、肌肉、筋骨之间，发为麻风；秽污恶毒，除有气化（间接感染）和精化（直接感染）外，还有胎中感染而成的梅毒；疫死畜毒，性烈鸱张，发于疫疔。不过，二者有着明显的区别：天行时气所感，发作有季节性，流行最快，轻者大多能在短期自愈，重者亦能危及生命。疫死畜毒所致疾病来势最猛，易因毒气攻心而变证丛生，治疗重在解毒，可谓辨证施治之真谛。

（三）饮食不节

饮者，水也，无形也；食者，物也，有形也。朱丹溪说："饥饿不饮食与饮食太过，虽皆失节，然必明其二者之分：饥饿胃虚，此为不足；饮食停滞，此为有余。"明之含义而后论饮食不节在皮肤病中的致病性，是至关重要的。比如：酒，大热有毒，气味俱阳，乃无物之物，有人饮之活血通络，但有人饮后宣通血脉，热扑于肤而成酒性红斑。又如平素嗜酒者，既能伤阴，又能伤阳，前者出现各种血证，后者发现诸多鼓胀、亡阳之变，特别是部分脱发，常与湿蚀发根有关。膏粱厚味，炙煿生热之食，皆能致使脾胃湿热蕴结，火毒内炽，外发于肌腠，如疖、痈、中毒性红斑、蔬菜－日光性皮炎等。

（四）房劳损伤

房劳包括房室过度和劳倦两类致病因素。房室过度主要指性生活过度，早婚及妇女生育过多等导致肾精亏损，身体虚弱而发生疾病。比如：生育过多，损伤冲任，致使肝肾阴津亏损，表现为口干目涩、关节酸痛、皮肤干燥之类的干燥综合征。劳倦伤脾，导致元气虚怯，血液循行障碍，加之久立负重则造成经脉怒张而生臁疮。

总之，房室劳倦均属生活上超过一般正常限度而产生的疾病，两者多为虚证，但房室过度所致偏于肾虚，劳倦过度所致则主在脾虚，故而，对其所患疾病在施治中，应标本兼顾，以本为主。

（五）七情郁结

喜、怒、忧、思、悲、恐、惊称为七情，是人在日常生活环境中，对客观事物所产生的正常精神意识活动。但当长期的精神刺激，或因受到剧烈的精神创伤，影响脏腑功能失调而致病，是内伤致病的主要因素。

临床所见，情志为病，多由恚怒伤肝，忧思伤脾，以及五志过极，郁结于内，日积月累，气血经络凝滞而成，如斑秃、银屑病（白疕）、神经性皮炎（摄领疮）等。在治疗中，一定要遵循"七情之伤，虽分五脏，而必归本于心"的原则，处处兼顾心脏施治，方得要领。

（六）各种伤害

凡因虫兽咬伤、水火烫伤以及创伤刀割等所致皮肤病，特别是虫毒伤害，大致归纳为三类：一是小则如蚊子、臭虫、跳蚤、螨虫叮咬，仅发瘙痒；稍重则如黄蜂、蝎子、蜈蚣等蜇伤，皮肤肿痛，不久可退。二是肉眼可见的寄生虫类，常因生活不讲卫生，致使虫类寄生人体而得，如疥疮、虱病、蛲虫病、皮肤猪囊虫病等。三是肉眼看不见的虫毒所致，如阴户湿烂瘙痒的阴道滴虫病，农民涉足桑田而得的粪毒块，以及农民、搬运工、仓库工作人员易得的谷痒病等。

（七）禀赋不耐

禀者，"凡上所赋下所受皆曰禀"（《段注说文解字》），是一种特殊的致病因素，临床所见可分三类：一指接触致敏，一旦接触或者嗅到气味即发病，但在多数人群并不发病，仅某些人对此敏感，如"漆有毒，人有禀性畏漆，但见漆便中其毒……亦有性自耐者，终日烧煮，竟不为害也"（《诸病源候论》）。二指食物所致，因进食某些蔬菜，如灰菜或海味泥螺，复经日晒而发病。三指药物致敏，可因口服、注射、吸入、滴入、灌入等途径给药而发病，西药较之中药要多。凡遇此类疾病，必须详询病史，找出致病之源，立即避免接触或立即停药，病情则会缓解或经服药而愈。今后尤应注意，防止再发。

二、皮肤病的症状

皮肤病的症状，即皮肤病的临床表现，是认识和诊断皮肤病的一个重要依据，分为自觉症状和他觉症状。

（一）自觉症状

自觉症状是指患者主观感觉到的症状，它是多种多样的，与皮肤病的性质、病变严重程度及患者个体特异性有关。其主要有痒、痛、麻木等感觉。

1. 辨痒 《灵枢·刺节真邪》说："邪气……搏于皮肤之间，其气外发，腠理开，毫毛摇，气往来行，则为痒。"观此而得知，致病因子有风；受病部位在肤腠；病机乃是淫气往来，行则作痒。从临床实践出发，按审证求因的原则，归纳有10种。

（1）风痒：痒的部位，通常发生在头面、耳、鼻等处，严重时亦可遍布全身。偏于热，痒感常是突然发生，并能见到形如针帽、粟米大的红色丘疹，搔破则有少许鲜血渗出，随破随收，结有血痂，很少有化脓化腐的现象，遇热则燥痒更剧；若被凉风吹拂，痒感又稍见缓解。偏于寒，痒感发生的部位主要在头面、耳廓和手足等暴露处，其痒感发生有一定的季节和时间性，一年之中，冬重夏轻；一天之内，早晚气温偏低时，较之中午气温偏高时，痒感要重得多，在皮肤上还能见到错综交织如网状的白色搔痕，丘疹、风团呈淡红色等。

（2）湿痒：痒的部位主要在下肢、阴囊、女阴和趾缝处。皮疹以丘疱疹、水疱、糜烂、黄痂为主。自觉浸淫作痒，搔破则有较多的滋水溢出，浸淫四窜并有越腐越痒、越痒越腐的倾向，往往缠绵难愈。兼有热邪，则皮肤红，略有肿胀，痛重于痒；兼有寒邪，则皮肤肥厚，状如牛领之皮，色泽暗红或紫红，痒重于痛。

（3）虫痒：痒通常发生在指（趾）缝、肛门、前阴和少腹以及乳房皱襞等处，个别则遍传全身，白天虫潜伏隐藏不动，夜间为了交配和觅食而在肤内辗转爬行，故而痒感日轻夜重，此时之痒，状如芒刺在身难忍，搔破有淡黄色的滋水外溢，具有较强的传染性。诚如陈实功所说："湿火混化为虫……传遍肢体。"

（4）热痒：痒无定处，时而在头面，时而在肢体，其皮疹以红色丘疹、红斑为主，多数呈播散性分布，部分融合成片。自觉灼热刺痒，状如针刺，搔破表皮则鲜血渗出，结有血痂，偶尔也可化腐酿脓，形成疖肿。

（5）燥痒：在秋冬之间，或年过五十，或患温热病后，阴血内伤或阴虚血亏，生风化燥，肤失濡养，故症见皮肤干燥发痒，其痒感往往时轻时重，呈阵发性发作，搔后可见糠秕状鳞屑脱落。

（6）毒痒：《诸病源候论》说，"凡药有大毒，不可入口、鼻、耳、目"，否则淫痒不止，甚则毒攻脏腑。其皮疹以弥漫性水肿性红斑为主，其次为红色丘疹、风团等。此外，凡患疔疮、痈疽初期，其疮顶亦有奇痒的感觉，此系毒热未聚的征兆。

（7）食痒：凡食鱼、虾、蟹之类动风发物，或吃牛、马、猪、羊、狗、鸡等禽兽肉，由于食之过多，胃难消磨，而诱发食痒，表现在皮肤上常有地图状红色风团、水肿性红斑、丘疹和大小不等的水疱、血性疱等，自觉心烦意乱，奇痒难忍。若治疗不及时，还会出现毒气内攻，令人呕吐、下利、精神困倦等全身症状。

（8）瘀痒：痒感发作时，非要搔破皮疹使血外溢方可。皮疹以暗红色丘疹、结节为主，有的散在性分布于全身；有的凝聚结块，埋入肤内；有的融合成片，状如席纹。

（9）酒痒：饮酒后立即或间隔不久皮肤感觉发痒，继而出现全身性弥漫性红斑，或形如针帽大小的红色丘疹，与麻疹皮疹十分相似，但随着酒毒从汗液或小便排出，痒感和皮疹也随之减轻，乃至消失，有自愈趋势。

（10）虚痒：全身瘙痒不止，如虫行皮里肤外。兼血虚则皮肤干燥，痒感在夜间尤重；兼气虚则不耐六淫外邪，在寒热变迁之时，或者气交之节，均会诱发瘙痒或发现痒感加重；兼阳虚则痒感多发生在秋末冬初，或以中、老年男性多见；兼阴虚则干痒不休，皮肤干枯不润泽，搔后可见较多的糠秕状鳞屑脱落。多数伴有阴伤津耗的既往史。

2. 辨痛　疼痛是气血凝滞，经络阻隔所致，由于发病的原因不同，疼痛的特点也有明显差异。

（1）热痛：痛而灼热，喜冷而恶寒，凉药冷敷则痛势和缓，多见于丹毒、疖、痈等。

（2）寒痛：痛而畏寒，遇风或受凉则痛感加重，温热药敷贴则痛势减轻，多见于脱疽初期、冻疮等。

（3）虚痛：痛势缓和，进展亦慢，局部不胀不闷，揉按抚摩则痛轻，皮肤科少见。

（4）实痛：痛势紧张，局部发胀疼痛，不论疼痛轻重均拒按，见于缠腰火丹遗留之神经痛。

（5）气痛：痛而流窜，并随情志变化而增减，皮肤科少见。

（6）血痛：痛点固定不移，痛而拒按，见于血痹（红斑性肢痛症）。

（7）风痛：没有固定痛点，游走迅速，如行痹、历节风（类风湿关节炎）等。

（8）脓痛：跳痛如鸡啄或胀痛而紧张，压之有波动感，多见于痈酿脓期。

3. 辨麻木 麻，非痛非痒，肌肉内如有虫行，按之不止，搔之愈甚；木，不痛不痒，按之不知，掐之不觉，如木厚之感。辨析原由，一是气血俱虚，经脉失于濡养；二是气血凝滞；三是寒湿痰瘀留于脉络。如疠风（麻风）等。

其他还有异物感，对温觉及触觉的易感性增强或降低，掌握这些自觉症状常具有的特异性，包括感觉的性质，发生的时间、程度，持续时间等方面，有助于做出正确的诊断。

（二）他觉症状

他觉症状即皮肤损害，是指可以被他人用视觉或触觉检查出来的皮肤黏膜上所呈现的病变。熟悉各种皮肤损害的形态、光泽、色调、硬度、排列和分布等，再结合其他症状和检查结果，则对大多数皮肤病可做出正确诊断。皮肤损害常分为原发性及继发性两种，但两种有时不能截然分开，如色素沉着斑既可以是原发性损害，又可以是继发性损害等。

1. 原发性损害 在病变过程中直接发生或初次出现的皮损，称为原发性损害。不同的皮肤病有不同的原发性损害，因此，仔细寻找原发性损害对皮肤病的诊断和鉴别诊断是非常重要的。原发性损害包括下列几种：

（1）斑疹：为皮肤限局性的色素改变，既不高起，也不凹下，其范围多数限局在 1～2cm。红斑压之褪色为气分有热，压之不褪色为血分有瘀；紫斑为热郁阳明；黑斑为热毒之极；白斑为气滞或气血不调。

（2）丘疹：为一限局性隆起皮面的实质性损害，形如丘形的小粒疹子，触之碍手，仔细观察还会发现丘疹顶部可以是尖的、圆的、扁平的，或中间凹陷如脐窝等。在多数情况下，病位在肺、在脾。色红者多属血热；渗水者多属湿热；发痒者多属风热等。

（3）结节：为一可触及的，圆形或椭圆形的限局性实质性损害，大小、形态、颜色不一。它与丘疹的主要不同点是其病变范围比丘疹深而大，深陷皮下，小者如豆，大者如桂圆，或者渐长出皮面。皮色红而可触及核者为气滞血瘀；皮色如常，按之有核，为痰湿凝聚或痰瘀互结；风湿结聚，风胜则痒，如马疥（结节性痒疹）等。

（4）风团：为一限局的、水肿性圆顶隆起的皮肤损害。存在的时间短暂，可在数小时内消失。直径大小不一，小者 3～4cm，大者 10～12cm；数目和形态也是多少不一和各异。色红者属风热；色白者属风寒或阳气虚弱；亦有为内中药毒，毒热入营，热盛生风所致。

（5）水疱与大疱：为限局性空腔含液体的高起损害，水疱直径一般小于1cm，超过 1cm 者称为大疱。水疱可以变成脓疱或大疱，疱内可含血液、血清或淋巴液，其颜色随疱内所含之液体而异。形状可以呈半圆形、圆锥形、扁平状或不规则形，有的中央有脐窝。疱壁薄而易破，破后呈糜烂面。小疱系酷暑时令火邪入肺伏结；大疱系心火妄动；脓疱系热胜成毒；血疱系热毒波及血分，逼其妄行。此外，深在性水疱系脾阳亏虚，寒湿不化所致。

（6）脓疱：为一限局性的皮肤隆起，内含脓液。脓疱大小不一，可呈圆形、球形、圆锥形或中央呈脐窝状；脓疱浅者不留瘢痕，深者可留瘢痕。脓疱既可是原发疹，又可从丘疹或水疱演变而来。多因热毒或火毒炽盛所致。

（7）肿瘤：为发生于皮内或皮下组织的肿块。小者如黄豆，大者如鸡蛋或更大。可呈圆形、蒂形或不规则形；或软或硬，或高出皮面，或仅触及。有的是良性的，有的是恶性的，可持续存在，或逐渐扩大，或破溃而形成溃疡，自行消退者罕见。多由瘀血、痰滞、浊气等留滞于组织之中所致，若邪自内溃，脏腑气血败坏则危及生命。

（8）囊肿：为一含液体或半固体物质（液体、细胞或细胞产物）的囊形损害，呈球形或卵圆形，触之有弹性感。多由痰凝液留或瘀血湿热互结所致。

2. 继发性损害 可由原发性损害转变而来，或由于治疗及机械性损伤（如搔抓）而引起的另一种皮肤损害。

（1）鳞屑：又称为皮屑。是脱落的表皮细胞，正常表皮细胞每隔 3 ～ 4 周完全更换一次，其最后产物为角质层，经常在不知不觉中脱落。临床上可分为糠秕状鳞屑、落叶状磷屑、鱼鳞状鳞屑；就其性质可分为干性和油腻性两大类。干性鳞屑系血虚风燥，肤失濡养而起；油腻性鳞屑系湿蕴肤表所致。此外，还可从肤底色泽而辨，如肤底红而起屑为血热、肤底淡红而屑多为血燥。

（2）表皮剥脱或抓痕：为表皮的浅表缺失。因搔抓而引起者多呈线状或点状；有血清或血渗出者，干燥后有黄痂或血痂。若抓破表皮后复结血痂者为血热生风；抓后遗留白线者为风胜或内燥；皮色如常，搔破出血者为血虚生风。

（3）浸渍：皮肤长时间泡入水中或处于潮湿状态（如湿敷较久，指缝或趾缝经常潮湿等），皮肤变软变白，甚至起皱，称为浸渍。多为湿毒侵肤或湿热下注。

（4）糜烂：由于水疱、脓疱或浸渍后表皮的脱落，或丘疹、小结节表皮的破损（抓擦或其他伤害）而露出潮湿面，称为糜烂。若渗水湿烂为脾湿；黄水淋漓而烂为湿热俱盛；指（趾）缝、臀腿之隙浸渍湿烂则为湿热化毒所致。愈后不留瘢痕。

（5）皲裂：皮肤出现线状裂隙，称为皲裂。常发生于手掌、足跟、口角和肛门周围等处。既与寒燥有关，如"燥胜则干，寒胜则裂"；又可为日久阴津耗伤，肤失濡润所致。

（6）苔藓化：为角朊细胞及角质层增殖和真皮炎症细胞浸润而形成的斑块状结构，表现为皮肤浸润肥厚，纹理加深，呈象皮革或树皮状。多由寒湿或顽湿郁阻肤腠，或因反复搔抓摩擦所引起。

（7）硬化：为限局性或弥漫性的皮肤变硬，触诊比视诊更易察觉。多由元气虚弱，寒、湿、痰、瘀阻隔经络所致。

（8）痂：疱液或脓液干燥后凝结而成。痂可薄可厚，柔软或脆。带有脓性的痂叫脓痂，为热毒未清；带有血性的痂叫血性痂，为血热未除；橘黄色的痂叫浆痂，多为湿热俱盛。

（9）溃疡：皮肤缺损或破坏达真皮或真皮以下者称为溃疡。主要由结节或肿瘤溃破或外伤而成。多因热胜肉腐或正气未复所致。

（10）萎缩：可发生于表皮或真皮，或两者同时累及，甚至累及皮下组织。表皮萎缩，正常皮肤纹理可保持或消失，多由气虚所致；老年皮肤萎缩，仍保持正常的皮肤纹理，伴有轻度皱纹，为肺虚或阴血不足，肤失滋养所致。

（11）瘢痕：外伤或虫咬或生疮后，遗留的一种表面光滑、缺少正常皮纹的继发性损害。若见红色或蔷薇色为新鲜瘢痕；暗红色为陈旧性瘢痕。在外观上，较周围正常皮肤表面低凹者为萎缩性瘢痕；高于皮肤表面者为增生性瘢痕。多与个体素质有关。

（12）色素异常：包括继发性色素沉着和继发性色素减退或消失。前者多与气血不和有关，若色泽淡褐多属血弱失华，色泽黑褐或为肾有癥瘕或为肾虚而本色显露于外。后者色素减退或消失，常为风淫、血瘀和脏腑病变所引起的一种外观表象。

在观察皮肤损害时，一定要重视三个环节：其一，最好在自然光下进行，因而要求光线充足、明亮。其二，通过肉眼观察和手指触觉，从不同的角度仔细观察，必要时可借助放大镜或显微镜来检查。其三，深入了解皮肤损害的特征，如：皮疹的大小通常用实物来表示，粟粒大、黄豆粒大、小枣大、核桃大等；皮疹的颜色，包括正常皮色、红色、黄色、淡色、白色等；皮疹的形态，有圆形、椭圆形、多角形、环形、匐行形、脐形等；皮疹的软硬度，有的硬如木板、软骨、鼻尖等，也有的软如海绵；皮疹的表面性质，如表面光滑、粗糙、刺状、乳头状、菜花状等；皮疹的分布情况，如单侧性、对称性、限局性、全身性、散在性、均布、密布、簇集、沿神经分布、沿血管分布等。

三、皮肤病的诊断

诊断对疾病的防治是非常重要的，有了正确的诊断，才能进行有效的防治。中医诊断疾病，是运用望、闻、问、切直接检查的方法，将基础理论和实践经验熔于一炉，特别是皮肤病发生在人体外部时，其诊断的内容，既有同于内科的一面，又有别于其他科目的特异性，因而，首先要注意三个结合：

1.局部与整体的结合 《外科理例·前序》说："然外科必本于内，知乎内以求乎外。"说明任何外在的局部病变都与整体息息相关，也就是说，皮肤病的发生应看成是总体的失调，因此，在检查局部的同时，还要重视全身的检查，才能得出全面、正确的结论。

2. 重点诊察与一般诊察的结合 《外科大成》说："凡看大疮，先以见标日为始，至今几日，看与日期可否；次看受病之源，出何部位，属何脏腑；再辨阴阳老幼并气血之盛衰；再次方诊脉之虚实顺逆，以决其终。"这里不仅指明了检查疮疡的次序，而且指出了疮疡形征应先以局部为重点，再观察全身症状及舌、脉。这种诊疗方法是符合临床实际的。

3. 辨病与辨证的结合 皮肤病既要辨证，又要辨病，单纯强调辨证论治是不完善的。诚如《疡科心得集》所说："凡治痈肿，先辨虚实阴阳……又当辨其是疖、是痈、是疽、是发、是疔等，然后施治，庶不至于差谬。"

（一）四诊在皮肤科的应用

1. 望诊 望诊是医生通过视觉来观察病人全身和局部表现的诊断方法。望诊必须建立在博学和细心的基础上，否则，视而不见的现象是屡见不鲜的，故《难经》有"望而知之谓之神"的评价。

《外科大成》说："凡阅人之病，必先视其形色，而后与脉病相参，诚识于始，以决其终，百无一失矣。"也就是说，当病人进入病室，医生还没有询问病史以前，就可以通过病人的神色形态，对病情的轻重、虚实有大体了解，对诊断某些疾病有初步印象。

望诊包括神、色、形、态四个方面：

（1）望神：神是观察生命活动的集中体现。精气足则神旺，精气虚衰则神疲。神藏于心，外候于目。目光明亮为有神，表现虽有病但正气未衰，脏腑功能正常；目光暗伤为失神，表示正气已伤，脏腑功能失常。当病情危笃之时，则会出现精神萎靡，表情淡漠，神志昏蒙等精神异常。

（2）望色：《医门法律》说："凡诊病不知察色之要，如舟子不识风讯，动罹覆溺。卤莽粗疏，医之过也。"可见望色之重要。从总体上讲，形气相得，谓之可治；色泽以浮，谓之易已，形气相失，谓之难治；色夭不泽，谓之难已。从局部上讲，主要集中在面色和舌色，如：面色赤主热，多见于急性期；面色青主寒、主痛，常见于阳虚之症；面色黄主虚（黄疸除外），多见于气血亏损；面色白主虚主寒，面色㿠白见于精血俱损，面色苍白多见于严重失血；面色黑（即面色晦暗），常见于肾阳虚阴寒沉重之症。次之望舌色，《外科大成》作了简要描述："舌红湿润如常者吉，青、黄、赤、白、黑胎者重，干燥碎裂疼痛者死。"具体言之，早期舌苔一般正常，随着病情的进展而舌色有所变化，大凡热毒炽盛，舌质渐红，苔亦渐黄；进而恶化则舌质红赤，舌苔深黄；火毒伤阴时，则舌苔干燥碎裂。老年阴血不足，尤易招致火毒伤阴，故干绛无苔。

（3）望形：分全身与局部两部分。全身形强则脏盛，形弱则脏衰。随着气血津液消耗，脏腑功能衰竭，则身体形质出现明显消瘦、衰弱。局部是皮肤科重点观察的主体，详见"他觉症状·皮肤损害"一节。

（4）望态：态指因病变或功能障碍而发生的体态上的变化。如脱疽（血栓闭塞性脉管炎）因剧痛而双手抱膝；破伤风则出现角弓反张、颈项强直等。

2. 闻诊　闻诊是通过耳听声音、鼻嗅气味来辨别病证。闻诊必须在安静而清洁的环境中，凝神致意，静听细嗅，才能有所发现，所谓"闻而知之谓之圣"。

（1）听声音：病人谵语、狂言，多是热毒扰于元神；呻吟呼号，多是毒势鸱张时出现剧烈疼痛的表现，如脱疽。气息低促，是正气不足的虚脱现象，多见于系统性红斑狼疮晚期；若气粗喘息转为气息低促，为正气已伤，病情更为危重。

（2）嗅气味：某些皮肤病有特殊的气味，如秃疮（头癣）可嗅到鼠尿气味；臭田螺（足癣）有腥臭腐臭气味；腋臭（体气）有狐臊气味；臊疣（尖锐湿疣）有恶臭气味等。

3. 问诊　问诊是通过问病人或知情人，以了解疾病的历史和现状，常是取得第一手资料的重要手段，尤其对病史长、病情复杂的病例，详细问诊显得更为重要，因此，有"问而知之谓之功"之说。

问诊的内容，明·张景岳归纳为"十问"，但结合皮肤科实际，并不完全吻合，为此，结合皮肤病的特点，叙述如下：

（1）一般项目：年龄、性别、籍贯、职业等。

（2）主诉：突出记录病变的主要痛苦，包括部位、感觉、时间及形态异常等。

（3）现病史：主要是诱发疾病的原因，如饮食不节、药物过敏、创伤虫咬、精神状态等。特别是善于抓住主要症状和特点，进行分析；在问清主症后，还要问清伴随症状。此外，还要了解前医的处方与效果，作为辨证论治的参考。

（4）既往史：就是问旧病，了解过去的疾病，有利于对病情轻重做出正确的估计。

（5）个人史：包括职业与生活习惯。如长期站立工作者，下肢易生臁疮（下肢溃疡）；喜食鱼腥海味、泥螺等发物以及野生植物，常会诱发风毒肿（植物-日光性皮炎）等。

（6）婚姻史：丧偶者情绪多抑郁；早婚及多产多育者，肾常不足，可作为病因的参考。

（7）月经：月经前皮损增多或痒感加重或黏膜糜烂等，多与肝肾有关。此外，怀孕期及月经期要慎用活血祛瘀药。

（8）家族史：对遗传因素的疾病及传染性疾病有重要参考价值，如漆疮等。

4. 切诊　包括两大部分，一是扪触病所，即触诊；二是切脉。分述如下：

（1）触诊：对部分皮肤病重视局部触诊，对诊断与辨证往往有决定性价值。

①触皮肤温度：医者手的温度在正常条件下，扪触局部皮肤温度正常与否，可以

推测热证与寒证，或者是实证与虚证，或者是阳证与阴证。如丹毒、漆疮（漆性皮炎）皮温偏高居多，属热证、实证、阳证；反之，尽管冻疮局部红肿明显，但扪触冰凉，则属寒证或虚证。

②触肿块形态：包括肿块范围的大小；境界是否清楚；质地是软的或是硬的；是实质性的或是囊性的；表面是光滑的或是高低不平的；形状是圆的、扁的、结节状或条索状；肿块是活动的或是固定的等，检查时应注意鉴别。

（2）切脉：切脉是四大诊法之一，是间接了解皮肤病内在病理变化的一种诊断方法，素为医家所重视，《外科精义》说："独疮科之流，多有不诊其脉候，专攻治外；或有证候疑难，别召方脉诊察。于疮科之辈，甘当浅陋之名，噫其小哉！"齐氏的呼吁，引起疮疡学者对脉诊的重视，影响是非常深远的。现结合有关文献，综述如下：

①浮脉：脉位浮浅，轻取即得。《脉经》说："举之有余，按之不足。"主病在表。浮而有力为表实；浮而无力为表虚。多见于风㾦瘭（急性荨麻疹）、药毒（麻疹样药疹）。

②沉脉：脉位低沉，轻取不应，重按始得。《脉经》说："沉脉举之不足，按之有余。"主里证。沉而有力为里实；沉而无力为里虚。前者见于顽湿疡（慢性湿疹）；后者见于脱疽（血栓闭塞性脉管炎）。

③迟脉：脉来迟慢，一息不足四至。《脉经》说："呼吸三至，去来极迟。"多见于寒证，如冻疮、四肢逆冷（雷诺现象）。

④数脉：脉来急速，一息五至以上。《脉经》说："数脉来去促急。"主热证。数而有力为实热证，如丹毒等；数而无力为虚热证，如风瘙痒（老年性瘙痒症）。

⑤涩脉：脉往来艰涩，如轻刀刮竹。《脉经》说："涩脉细而迟，往来难，且散，或一止复来。"主血少伤精，津液亏损，或气滞血瘀等。多见于结缔组织病伴心脏损害。

⑥弦脉：脉端直而长，指下挺然，如按琴弦。《素问·玉机真脏论》说："端直以长，故曰弦。"多见于痛证、风证、痰饮以及肝胆病变。

⑦虚脉：包括微、弱、细、软诸脉。虚脉是言脉软无力，寻按呈空虚感。《脉经》说："虚脉迟大而软，按之不足，隐指豁豁然空。"虚脉反映正气虚弱。若脉已虚软不起，表明正气难支，毒陷生变，是其必然。

⑧实脉：包括洪、大、滑、紧诸脉。实脉言三部脉举按皆有力。《脉经》说："实脉大而长，微强，按之隐指然。"主实证，故《素问·玉机真脏论》说："脉实病在中。"

总之，皮肤病虽然种类繁多，性质不同，证型不一，但在病理演变的过程中，邪正虚实的脉象也会随之变化，这就要求医生不能单纯以脉为据，而要综合各方面情况分析判断。诚如《外科启玄》所说："更参疮之轻重，标本虚实，色脉相应，良为上工也矣。"

（二）辨病与辨证

病，是指有其各自发生原因、发展过程和不同转归的独立病变。所谓辨病，就是掌握疾病的本质及其规律性。

证，既不是病名，也不是症状，而是指疾病所表现的各种症状和体征的综合，也是对疾病过程中的病邪、病位、病变性质和正邪斗争方面的概括。

鉴于上述，清代高锦庭明确表示："凡治痈肿，先辨虚实阴阳（辨证）。经曰：诸痛为实，诸痒为虚，诸痛为阳，诸疽为阴。又当辨其是疖、是痈、是疽、是发、是疔等证（辨病）。"这一论述可谓开一代既重视辨证，又要求辨病的先河。

1. 辨病 《外科大成》说："凡看大疮，先以见标（局部症状的出现）日为始，至今几日，看疮与日期可否。次看受病之源，出何部位，属何脏腑。再辨阴阳、老幼，并气血之盛衰。再次方诊脉之虚实、顺逆，以决其终。"祁氏之论基本概括了中医辨病的程序与方法。现结合皮肤病扼要叙述之。

（1）询问病史：重点是从病史中抓住可以决定诊断的关键线索，诸如初发特点、部位、次序、发展快慢、用药情况以及效果等。

（2）局部检查：四诊的重点是从整体观出发，局部检查既是辨病的重要手段，又是四诊的补充，主要包括下列内容：

1）皮损性质：是原发疹还是继发疹；是一种皮损还是多种皮损同时存在。

2）皮损排列：散在或融合；孤立或群集；排列成线状、带状、环状、弧状（多弧状）、伞状、网状及不规则等。

3）皮损颜色：正常皮色、红色、黄色、紫色、黑色、蓝色、白色等。

4）皮损形状：圆形、椭圆形、多角形、弧形、线状、环状、不规则等。

5）皮损湿度：潮湿、干燥、浸渍等。

6）皮损分布：呈全身性、限局性、泛发性、对称性、双侧性、单侧性、沿血管分布、沿神经分布或皮节分布。

7）皮损部位：某些皮肤病往往好发于一定的部位，现将常见疾病归纳如下：①头部：脂溢性皮炎、银屑病、头癣、各种脱发、毛囊炎、疖病、皮脂囊肿、疣、头虱、湿疹、脓疱疮等。②面部：痤疮、扁平疣、脂溢性皮炎、雀斑、黄褐斑、白癜风、脓疱疮、丹毒、婴儿湿疹、接触性皮炎、红斑狼疮、麻风、皮肤结核、粟丘疹、酒渣鼻、单纯疱疹、带状疱疹、湿疹、多形性红斑、冻疮、睑黄疣、汗管瘤、皮肌炎、毛发上皮瘤、日光性皮炎、放线菌病等。③唇部：单纯疱疹、血管性水肿、皮脂腺异位、剥脱性唇炎、腺性唇炎、扁平苔藓、红斑狼疮、黏膜白斑。④舌部：白斑病、地图舌、扁平苔藓、舌癌。⑤颈部：神经性皮炎、毛囊炎、疖、痈、接触性皮炎、瘰疬性皮肤结核、花斑癣、光化性肉芽肿、匐行性穿通性弹力纤维病、放线菌病。⑥躯干部：玫瑰糠疹、银屑病、脂溢性皮炎、荨麻疹、带状疱疹、体癣、花斑癣、疱疹样皮炎、药疹、痱子、体虱。⑦腋部：多汗症、臭汗症、疥疮、癣菌病、Fox–Fordyce 病、脂溢性皮炎、红癣、玫瑰糠疹、化脓性汗腺炎。⑧腹股沟及臀部：股癣、疖、湿疹、皮肤结核、间擦疹。⑨生殖器与肛周：黏膜白斑、念珠菌病、单纯疱疹、扁平苔藓、萎缩性硬化性苔藓、接触性皮炎、疥疮、阴虱。⑩下肢：湿疹、紫癜、痒疹、扁平苔藓、胫前黏液性水肿、静脉曲张性皮炎及溃疡、银屑病、皮肤淀粉样变、虫咬皮炎、鱼鳞病、硬红斑、结节性红斑、臁疮。⑪前臂和手：癣菌病、湿疹、疥疮、多汗症、多形红斑、汗疱疹、接触性皮炎、放射性皮炎、环状肉芽肿、扁平苔藓、孢子丝菌病、烟酸缺乏症、冻疮。⑫足部：癣菌病、鸡眼、胼胝、多汗症、湿疹、冻疮、接触性皮炎、跖疣、麻风。

（3）其他物理检查：包括玻片压诊法、皮肤划痕试验、滤过紫外线检查、棘层细胞松解现象检查法等，分别简介如下：

①玻片压诊法：将玻片用力压在皮疹上 10～20 秒钟，玻片压下皮疹消失为炎性红斑、毛细血管扩张或血管瘤等；压下皮疹不消失为瘀点、色素沉着。

②皮肤划痕试验：用钝器划皮肤，在部分人群中可产生风团，谓之皮肤划痕试验阳性。色素性荨麻疹呈阳性，则称之 Darier 征。

③滤过紫外线检查（Wood 灯检查）：将通过含氧化镍之滤玻片而获得的 320～400nm 长波紫外线，对某些皮肤病做检查，有助于某些皮肤病的诊断和治疗。如黄癣呈暗绿色荧光；白癣呈亮绿色荧光；红癣呈珊瑚红色荧光；绿脓杆菌感染呈黄绿色荧光；花斑癣呈棕黄色荧光；腋毛癣呈暗绿色荧光；鳞状细胞癌呈鲜红色荧光等。

④棘层细胞松解现象检查法（又称 Nikolsky 征）：牵扯患者破损的水疱壁时，阳性者可将角质层剥离相当长的一段距离，甚至包括看起来是正常的皮肤。推压水疱或健康皮肤而露出糜烂面。

（4）实验室检查：在通常情况下，根据临床症状及体格检查就可以做出诊断。但在某些病例中则尚需实验室检查才能做出诊断，这里仅提出一些实验室检查项目名称：细胞学检查（如红斑狼疮细胞、细胞检查）；皮肤组织病理检查；皮肤试验（斑贴试验、划痕试验、皮内试验、结核菌素试验、麻风菌素试验、癣菌素试验、Kveim 试验、被动转移皮肤试验或 P–K 试验）等。

2. 辨证　对皮肤病的认识和诊断既有与内科相同的一面，又有不同的地方，下面重点讨论有关皮肤病辨证的一些基本特点。

（1）八纲辨证：八纲，即阴与阳、表与里、寒与热、虚与实。八纲辨证的要点，是对病变的部位（表里）、性质（寒热）和邪正双方力量消长状况（虚实）的归纳和概括，其中阴阳又是八纲的总纲，故又将八纲称为两纲六要。现结合皮肤病的临床实际，陈述如下。

①辨阴阳：《疡科纲要》说："疡科辨证，首重阴阳。"大凡发病急，病位浅，色红，皮温灼热，肿形高起，疼痛剧烈，病程短，预后良好皆为阳证；发病缓，病位深，色暗红，皮温不热，肿形平坦，疼痛隐然，病程长，预后不良均为阴证。

②辨表里：既包括病位的深浅，又包括毒邪的轻重，一般而论，病灶浅表，如疖，轻而易治；病灶深沉，如癌，重而难疗。

③辨寒热：寒热是指病证的两种不同性质。寒证的全身表现：身凉肢冷，面色苍白，喜暖而恶寒，舌质淡红，苔白，脉迟；局部表现：肿胀不明显，皮温不高，不痛等，如脱疽、肢端动脉痉挛症、瘰疬性皮肤结核等。热证的全身表现：全身发热，面色红赤，口渴饮冷，喜凉而恶热，舌质红，苔黄且干，脉数；局部表现：肿胀明显，皮肤灼热，焮痛剧烈等，如痈、带状疱疹、丹毒等。

④辨虚实：虚指正气虚，实指毒邪盛。皮肤病初期，毒邪正盛，正气未衰，邪正互相斗争，则形成实证；皮肤病晚期，一是邪去正伤，一是体质素虚，毒邪较盛，亦会出现虚中兼实，诚如《外科精义》所说："虚实证多端，不可不辨。有疮之虚实，有脏腑、气血、上下、真邪，各有虚实，故不同也。"

（2）脏腑辨证：皮肤与脏腑息息相关，故有"脏居于内，象见于外"之说。

五脏即心（心包络）、肝、脾、肺、肾；六腑即胆、胃、大肠、小肠、膀胱、三焦。从广义上讲，上述十二个器官，都可以叫"脏"，或叫"官"，故有十二脏或十二官之说。但是，十二官的具体作用和性质又各不相同，所以，又分为"脏"和"腑"两大类。

脏，储藏或闭藏的意思，其作用含蓄而深远，并不直接对外，"脏者，藏精气而不泻也"。腑，住宅的意思，这类器官有中空和直接对外的特点，其作用为出纳输转，是在脏的主持下进行活动的器官，"腑者，传化物而不藏也"。此外，还有"奇恒之腑"，所谓"奇恒"，是异于寻常的含义，也就是说，这些器官既有脏的特点，又有腑的功能，放在"五脏"不合适，放入"六腑"也不合适，因此，称之为"奇恒之腑"，包括脑、髓、骨、脉、胆、女子胞。

脏腑辨证素为医家所重视，这是因为只有在明确脏腑辨证的基础上，才能由浅入深，综合分析各种错综复杂的不同证候，从而运用理、法、方、药，为临床实践、深入钻研和寻求新疗法打下良好的基础。正如唐容川所说："业医不知脏腑，则病原莫辨，用药无方。"

①心（小肠）病证候

特点：心者，深也。言深居高拱，相火代之行事也。凡是火毒为病，均系心经所主。热微则痒，热甚则痛。

临床表现：皮肤焮红，灼热，斑疹，糜烂，血痂，脓液，结节，舌烂，甚则可见壮热，谵妄，精神失常，昏迷不醒等。

常见病种：疔、红皮病、血管炎、赤白游风、天疱等。

②肝（胆）病证候

特点：肝者，干也。其性多动而少静，好干犯他脏者也。肝喜条达，恶抑郁，凡情志不舒畅，或病位在两胁、双目和阴部，均属肝经所主；又，气滞多郁证，火旺则易生风动痉。

临床表现：常见皮损有丘疹、斑丘疹、苔藓化、色素沉着，皮肤干燥，有鳞屑等，伴有双目发红，脘腹攻痛，燥痒，胁肋窜痛，易怒，甚则手足抽搐、痉挛，角弓反张等。

常见病种：缠腰火丹、阴漏疮、阴蚀、风瘙痒、指甲病等。

③脾（胃）病证候

特点：脾者，卑也。裨助胃气以化谷也。脾喜燥恶湿，湿邪致病多因脾阳虚，运化失职所致。

临床表现：丘疱疹、水疱、渗液、糜烂、越腐越烂，皮肤角化、萎缩，皮下痰核，或伴有消化不良，如胃纳不香，食不消化或厌食，便溏，腹泻等。

常见病种：风湿疡、口唇生疮、皮痹、尪痹、痰核等。

④肺（大肠）病证候

特点：肺者，市也。百脉朝会之所也。肺主皮毛，皱纹多且深，则肺衰矣，老年得之常，壮年则为变，由乎外以测其内也。

临床表现：风团、丘疹、红斑，皮肤甲错，抓痕，伴鼻燥咽干，或干咳无痰等。

常见病种：酒渣鼻、肺风粉刺、风痦瘟、狐尿刺等。

⑤肾（膀胱）病证候

特点：肾者，任也。主骨而任周身之事，故强弱系之。肾为先天之本，具有泌尿和生殖的功能，只宜固藏，不宜泄露，故有肾多虚证之说。

临床表现：面目黧黑，秃发，生长迟缓，早衰，健忘，齿枯，腰酸耳鸣，怕冷，浮肿，以及泌尿和生殖功能的障碍。

常见病种：结缔组织病、皮痹、黧黑黡黯、黑毛舌、艾迪生病等。

应当指出，脏腑之间不是孤立的，而是互相联系和互相影响的，所以在许多疾病中，既要考虑本脏的生理病理变化，又要注意对其他脏腑的影响，这种变化和影响包括有利和不利两个方面，只有全面剖析脏腑的传变规律，才能提高诊疗水平。

肝与脾的关系：肝病常牵连脾，出现肝脾不和的表现，治疗中常从治肝入手，药用柴胡、白芍、香附、金橘叶、佛手片之类，达到疏肝扶脾的目的。

肝与肾的关系：肾阴统辖全身之阴，肾阴不足必致肝阴不足；反之，肝阴不足，也会影响肾，故有"肝肾同源"之论。治疗时既要用补肝阴的药，又要照顾补肾阴，以利于疗效的提高。

脾与肾的关系：肾阳统辖全身之阳，肾阳不足必致脾阳不足。反之，脾阳不足，也可导致肾阳不足，临床上常称为脾肾阳虚，就是脾肾之间相互影响的含义。治疗时除用补脾阳药外，再加补肾阳药，疗效就会明显提高。

肺与肾的关系：肺主气，司呼吸，为水之上源；肾主纳气，特别是与呼吸系统和水肿有关的疾病，肺与肾的关系是十分密切的。治疗时常是急者治标在肺、缓者治本在肾。

（3）卫气营血辨证：卫气营血的名称，首见于《内经》，主要指生理功能。清·叶天士引申其为一种辨证方法，用来阐述温病的演变，以供辨证用药参考。

在临床实践中，有不少皮肤病的临床表现也可以用卫、气、营、血分类并加以分析：

整体观：发热是许多急性皮肤病常见的证候，实证多系阳热亢盛，邪在气分；虚证则为余热留恋阴分，邪在营血。昏谵是神昏谵语的简称，大凡系统性红斑狼疮所表现的昏谵，或者昏愦不语，呼之不应，身体灼热等，病位多在心包络，是热邪逆传或内陷的一种表现。痉厥，痉指肢体抽搐，牙关紧闭，甚则角弓反张；厥指四肢逆冷或昏迷不省人事，系由热毒亢盛，精血亏损，水不涵木，虚风内旋所致。

局部征：斑，压之褪色，为气有热；压之不褪，为血分有瘀。若肤色艳红如鸡冠或胭脂，均为热毒炽盛；黑斑为热毒之极，最为重险。疹，多因风热、血热，或湿阻，前者病位在胃，后者病位在肺。舌质红标志热邪渐入营分；舌质绛是热邪入营较深的表现。苔主要反映卫分和气分的病变：白苔病轻浅；白霉苔是危笃之兆；黄苔主里热，候气分之邪，多实多热；苔黑焦燥起刺，质地干涩苍老，系大热大毒，或热劫真阴。

①卫分证候

特点：卫，卫外的意思，卫分是外邪侵入人体必犯的第一道防线。风邪犯卫，营卫不和，或卫气不固，外邪易袭。

临床表现：风热可见红色风团，自觉瘙痒，甚则面唇俱肿；风寒则见淡红或濡白风团。伴有轻度发热，头痛，咽喉不适等。

常见病种：风痦瘟、唇风等。

②气分证候

特点：热邪由表入里，表现为邪正交争和热郁气机两方面，但由于脏腑部位的不同，反映出来的证候也是多种多样的。

临床表现：连日壮热不退，皮肤红，状如地图，或者遍布周身，伴口干喜饮，大便燥结。

常见病种：详见表4-1。

表 4-1　常见病种与气分病机

类型	病机	常见病种举例
肺	肺热壅遏风	风瘩瘟（急性荨麻疹）
胃	胃热亢盛，正邪交争	诸物中毒（中毒性红斑）
胆	热郁少阳，湿热相搏	缠腰火丹（带状疱疹）
脾	脾湿不化，湿邪蕴热	慢性丹毒

③营分证候

特点：正气虚弱，津液亏乏，病邪乘虚内陷，或毒热入营。

临床表现：大片红斑，大疱，水疱，高热，烦躁，口不甚渴，谵语等。

常见病种：温毒发斑（亚急性系统性红斑狼疮）、大疱性多形红斑、风毒肿（药疹）等。

④血分证候

特点：热邪熏灼血分，血热炽盛，迫血妄行，血溢成斑。此外，还会导致心神受扰，进入危笃阶段。

临床表现：皮肤紫斑，多种出血证候群，如齿衄、便血、溺血，甚则狂动或昏迷不醒。

常见病种：紫癜、继发性红皮病、温毒发斑（亚急性系统性红斑狼疮脑损害）。

综合上述，将皮肤病各期的八纲辨证、脏腑辨证和卫气营血辨证要点，主要证候，典型病种，治法和代表方剂归纳如下（表 4-2）：

表 4-2　皮肤病各期的八纲、脏腑、卫气营血辨证要点，主要证候，典型病种，治法和代表方剂

分期	化热期	红斑期	入营期	伤阴期
八纲辨证	表实热	里热实	里实热	里虚热
脏腑辨证	肺	肺、胃、肠	心包、胃、肝	肝肾
卫气营血辨证	卫或卫>气	气、气血	气>营、营	血
主要证候	发热、大片红斑、丘疹、风团	红斑、瘀斑	低热，神昏谵语，出血	痉、厥、大量脱屑
典型病种	急性荨麻疹	猩红热样药疹	系统性红斑狼疮	剥脱性皮炎
治法	宣肺清气	解毒退斑	清营护阴	救阴，平肝息风
代表方剂	银翘散	化斑汤	清营汤	羚羊钩藤饮

（4）病因辨证：致病的因素主要有外感与内伤。外感指气候异常（六淫）、疫疠、创伤、虫兽侵犯人体皮毛肌肉，或从口鼻吸入；内伤指精神因素、劳倦和饮食不节等。

皮肤病的病因辨证同样也离不开上述两个方面。

1）外感：宇宙间的风、寒、暑、湿、燥、火六种气候，在反常的情况下，加之人体抵抗力低下时，就能成为致病的因素。

①风证：《内经》说，"风为百病之长，善行而数变"。风为阳邪，风胜则燥。其皮损分布常为播散性，发病迅速，消失亦快，易于与其他因素合并侵犯人体而致病，故有"风为六淫之首"的说法。致病特点：

瘙痒：风为阳邪性烈，易伤阴血津液，表现为皮肤干燥发痒，脱屑。

播散：皮损常呈播散、游走不定的倾向。

脱屑：风性燥烈，易耗阴血，皮肤失其濡养，糠秕状鳞屑。

病位：偏于上部居多。

常见病种：风痦瘰、痒风、白屑风。

②寒证：分内寒与外寒。外寒主要指气候严寒，侵入人体使之血凝气滞而发生多种疾病；内寒多数由于脾肾阳虚，寒邪乘虚而入。外寒与内寒有时不能截然分开，合并致病也是很常见的。致病特点：

肢体清冷：寒性收引，易伤阳气，而寒凝血瘀，症见肢体冰冷、青紫，或筋脉拘挛、收缩疼痛。

水液清稀：包括大便稀薄、小便清长、痰液清淡、脓水清稀、疱液清亮等，总之这些水液均呈澄澈清冷的外观。

肿块坚实：凡在皮内膜外、扪及质地坚硬、表面光滑的各种肿块，多数是寒凝血瘀的结果。

常见病种：冻疮。

③暑证：暑为阳邪，其性炎热，烈日暴晒，易损皮肤。暑邪虽然属于热邪的范围，但它又有自己的特点。致病特点：

耗气伤津：常有汗出过多、口渴、心慌、气短乏力等气耗津伤的现象。

暑常夹湿：表现为头重如裹、身重胸闷、食欲减退、泄泻等。

常见病种：黄水疮（脓疱疮）、痱子、暑热疮（夏季皮炎）。

④湿证：清代沈金鳌说，"湿之为病，内外因俱有之。其由内因者，则本脾上之化湿，火盛化为湿热，水盛化为湿邪……其由外因者，则为天雨露，地泥水，人饮食，与汗衣湿衫"。沈氏所论，说明外湿起病与气候、环境有关，内湿之证多数与脾脏的阴阳盛衰有关。致病特点：

泛发性：湿邪从上到下无所不犯。如发生在下颏为"燕窝疮"；发生在耳廓为"旋耳疮"；发生在膝、肘窝为"四弯风"；发生在阴囊为"绣球风"；发生在小儿为"胎癥疮"等。

复杂性：湿为重浊之邪，性黏腻，致病后常病程迁延，或者愈后又易复发。

病位：多数偏于下部。

常见病种：风湿疡、缠腰火丹等。

⑤燥证：分外燥和内燥。外燥指气候的干燥；内燥指久病阴血耗损，肤失所养。致病特点：

毛发焦枯：阴血耗损，症见毛发萎黄，焦枯。

大量脱屑：皮肤干燥，小片脱屑如糠秕，大片脱屑似落叶。

皲裂：阴液耗伤，兼寒邪易发生皲裂。

常见病种：手足皲裂，风瘙痒等。

⑥火证：温、热、火三者同类，只是在程度上有所区别，古人素有"热乃温之渐，火乃热之极"的说法。热毒、火毒皆是化脓性皮肤病的主要致病原因，故《医宗金鉴·外科心法要诀》说："痈疽原是火毒生。"致病特点：

皮肤焮红：皮肤赤，扪之有灼热感。

发病危急：病情危笃，变化多端，且易传化。

疼痛明显：热胜肉腐，故而疼痛颇重。

逼血妄行：多见于各种血溢于肤急性出血的表现。

常见病种：抱头火丹（颜面丹毒）、疖、紫斑病（过敏性紫癜）等。

2）内伤

①精神因素：情绪的急剧变化，可以引起人体阴阳失调，气血违和，脏腑功能紊乱。与精神因素有紧密关系的皮肤病有油风（斑秃）、摄领疮（神经性皮炎）、白疕（银屑病）等。

②痰：痰为津液被热煎熬凝聚而成，常见病种有瘰疬性皮肤结核。此外，还有怪证多生于痰的说法。

③瘀：气滞血瘀，阻隔经络，常见病种有瓜藤缠（结节性红斑）。

（5）经络辨证：经络学说应用中医疮疡，始见于明代中医外科文献。《外科启玄》说："夫人之体者也，皮肤肉筋骨共则成形，五体悉具。外有部位，中有经络，内应脏腑是也……七窍者，目肝，耳肾，鼻肺，舌心，口脾，是五脏之窍也。如有疮疡可以即知经络所属脏腑也。"经络是运行气血的道路，内源于脏腑，外行于体表，将人体内脏与皮毛、血脉、筋骨、四肢、百骸、五官联系起来，成为一个有机的整体，使人体的内外、上下保持着平衡与协调。

经，径也，像径路无所不通；络，网也，像网络包罗连接。经的范围包括经脉、经筋、经别、经水等；络的范围包括络脉、别络、血络、孙络等。

此外，经络系统还包括十五络和奇经八脉。前者络穴有列缺、通里、内关、支正、偏历、外关、飞扬、光明、丰隆、公孙、大钟、蠡沟、尾翳、长强、大包，是经与经的经气交会之处，能够起到一种特殊的作用；后者八脉为督脉、任脉、冲脉、带脉、阴跷、阳跷、阴维、阳维。

结合皮肤病的特点，经络辨证的内容包括下列要点：

①辨疮疡发生与传变：《洞天奥旨》说，"脏腑之气血不行，则脏腑之经络即闭塞不通，而外之皮肉即生疮疡"。这就是说，脏腑病变通过经络表现在外。如心经火炎，可见口舌生疮；脾虚痰凝，可生肉瘿；肺热上熏，可生酒渣鼻等。

②辨疮疡发生之病所：《证治准绳·疡科》说，"人身之有经络，犹地理之有界分，治病不知经络，犹捕贼不知界分，其能无诛伐无过之咎乎"。可见辨别经络的目的是针对疮疡地界即病所而言。一般而论，疮疡发生在多气多血的部位容易治愈，发生在多气少血的部位最难收功，多血少气时治宜扶正。

③辨疮疡发生与用药：病情有寒、热、虚、实之不同，用药有温、清、补、泻之分，因疮疡起源的经络脏腑不同，就要选用相应的归经药，以提高疗效，据文献记载可分为引导药和引经药，列表如下（表4-3，表4-4），临床应用时可以相互参照。

表4-3 引导药

部位	药物	部位	药物
颠顶	羌活	耳窍	菖蒲
头脑	藁本	胁肋	柴胡、青皮
鬓	川芎	腹部	香附
额面	白芷	腰骶	杜仲、独活
胸部	桔梗	上肢	桂枝、姜黄
颈	夏枯草	手指	桑枝、忍冬藤
项背	羌活	下肢	牛膝
乳房	蒲公英	睾丸	橘核
鼻	辛夷	肛门	枳壳

表4-4 引经药

经络	药物	经络	药物
手少阴	独活、细辛、灯心草、龙眼肉	手少阳	柴胡、川芎、青皮
足少阴	独活、肉桂、牛膝、盐、酒	足少阳	川芎、柴胡、青皮
手太阴	白芷、升麻、葱白、生姜	手太阳	羌活、藁本、黄柏

经络	药物	经络	药物
足太阴	白芍、麻黄、大枣、莲肉	足太阳	藁本、羌活、黄柏
手厥阴	柴胡、川芎、青皮	手阳明	葛根、升麻、白芷
足厥阴	川芎、柴胡、青皮、乌梅	足阳明	葛根、升麻、白芷

（据《外科大成·十二经补泻药品》）

归经药既有单味药的归经，又有组（处）方的归经。比如清火解毒药，可根据脏腑经络而选用：黄连泻心火；龙胆草泻肝火；大黄泻脾火；黄芩泻肺火；知母泻肾火；石膏泻胃火；木通泻小肠火；槐花泻大肠火；柴胡泻胆火；黄柏泻膀胱火；地骨皮泻三焦火。又如理气药：宣肺气用桔梗；疏肝气用青皮；开心气用远志；舒脾气用木香；调肾气用沉香。诸如此类等。龙胆泻肝汤泻肝火；导赤散泻心火；清肠饮泻大肠火；清胃散泻胃火；知柏地黄汤泻肾火等。

④辨疮疡所在部位、器官、组织所属经络：从疮疡所在部位辨别经络所属，实质上就是从部位、器官、组织等来辨别脏腑，进而确定病位，详见表4-5。

表4-5　部位、器官、组织所属经络

部位			器官		
部位	头顶	膀胱经	器官	目	肝经
	头侧	三焦经、胆经		鼻	肺经
	额	胃经		耳	肾经
	颡	胃经		舌	心经
	颐	胃经		口	脾经
	髭	胃经		唇	胃经
	颈侧	三焦经、胆经		咽	胃经
	项后	正中：督脉；两侧：膀胱经		喉	肺经
	缺盆	任脉		乳头	肝经
	胸	肺经		乳房	女：胃经；男：肾经
	胁	胆经		阴茎	肾经
	腋	肝经		尿道	小肠经
	腹	脾经		阴囊	肝经
	脐	小肠经		睾丸	肾经
	背	正中：督脉；两侧：膀胱经		肛门	大肠经
	上肢	外侧：小肠、三焦、大肠经 内侧：心、肺、心包经	组织	皮肤	肺经
	下肢	前、外、后侧：胃、胆、膀胱经 内侧：脾、肝、肾经		肌肉	脾经
				筋腱	肝经
				血脉	心经
				骨骼	肾经

第五章　皮肤病的防治

一、皮肤病的预防

皮肤病的预防，应根据各个疾病的发病原因、疾病的性质以及预后等不同情况而采取不同的措施。关于各类皮肤病的预防方法在后文有具体介绍，这里仅叙述一般原则以供参考。

1.经常保持正常皮肤的清洁卫生，对预防皮肤病的发生具有一定意义。特别是皮肤皱褶处，如腋下、肛门附近、会阴部、趾指间以及女性的乳房下和婴幼儿的颈部，最好常用温水洗涤淋浴，尤其是在夏天汗出过多或皮肤尘埃附着及污垢过多时。汗液分泌可散发热量，柔化表皮角层，帮助排泄体内废物，但多汗或污秽的皮肤容易致细菌繁殖而发生皮肤病。因此，除了常用清水洗涤外，还可撒扑细腻的粉剂，如滑石粉、爽身粉之类，或外搽 5% 明矾溶液，手足多汗还可以使用 3% ～ 10% 甲醛溶液等以保持皮肤干燥。

皮肤排泄皮脂是其生理功能之一，皮脂可以滋润皮肤，皮面游离脂酸具有抑菌作用，但过多的排泄常可引起脂溢性皮炎、酒渣鼻、痤疮等皮肤病的发生。因此，对此类病人，最好经常用中性肥皂和温水洗涤多脂皮肤。反之，对皮肤干燥少脂者，则不宜多用肥皂，尤其是碱性大的洗衣肥皂。在寒冷及干燥季节，宜常用润肤香霜或油膏涂布皮肤，以保持皮肤的柔软弹性，减轻皮肤皲裂。

适当的日光照射，可以改善皮肤的血液循环，加强组织的新陈代谢，亦是保持皮肤健康的一个重要措施。日光可以刺激皮脂排泄，汗液分泌增多，维生素 D 形成增加，有助于防止皮肤干燥和增强皮肤的抗病能力。

对日光耐受性低的皮肤，要经常参加户外活动，采取逐渐暴露于日光下或日光浴的方法，以增强对日光的耐受性。但对日光高度敏感者，或患有光感性皮肤病及红斑狼疮的病人则应避免日晒，外出活动时，酌情采取一定的防光措施，如戴宽边帽、穿长袖衣和长脚裤等；亦可外搽防光剂，如 5% 二氧化钛乳剂、对氨基苯甲酸乳剂等预防。

头发可以保护头皮免受外界刺激，并有助于外表美观。要经常保持头发的清洁卫生，可定期洗头。多头脂者可用温水及中性肥皂清洗；头发干燥者洗发次数不宜过多，用多脂肥皂清洗，待干后涂布植物油或润发油。指甲应经常修剪，并经常清除甲前缘下的垢积物。

2. 某些感染性皮肤病，如对梅毒、淋病等性病以及一些性传播疾病，必须采取积极的防治措施，包括普及性病防治知识的宣传教育、建立健全性病防治专业机构和人员、建立长期监测性病网点、了解国际性病发展动态并引进新技术新疗法、加强性病的研究工作等。对化脓性皮肤病如脓疱疮、疖肿以及皮肤真菌病的预防，最重要的措施是经常保持皮肤、毛发的清洁卫生，适当进行隔离，防止接触感染。对瘙痒性皮肤病，及时进行合理治疗，防止因搔抓而继发感染；新发病例，要早期诊断，及时治疗。

3. 精神因素往往是皮肤病发病的诱因或加重的原因。很多皮肤病与精神创伤、情绪急躁、精神紧张、神经衰弱等有密切关系，例如斑秃、神经性皮炎、多汗症等。因此，平时要保持情绪安定，避免精神创伤，锻炼身体，增强中枢神经系统的功能以预防某些皮肤病的发生。已经发生皮肤病后，应帮助病人正确对待疾病，提高与疾病作斗争的积极性和战胜疾病的信心，与医师密切配合，以取得皮肤病的早日痊愈。

4. 有许多皮肤病，例如湿疹、荨麻疹、银屑病、酒渣鼻、脂溢性皮炎等，其发病与饮食有着极其密切的关系。因此对那些有食物过敏因素的患者，在发病期间或疾病痊愈后，应限制或禁食鱼、虾、蟹等海腥发物，鸡、鹅、鸭等禽类食物，葱、蒜、辣椒、酒类等刺激食物，或油炸等难以消化的食物。

对患有维生素缺乏性皮肤病及皮肤结核病的病人，除药物治疗外，还应给予高蛋白、高维生素饮食，以加速疾病的痊愈。

5. 已经发生皮肤病或治愈后的病人，为防止病情加重或复发，应根据不同情况，注意或避免过度搔抓、热水烫洗、肥皂洗涤等。局部用药浓度要适当，避免再用致敏性药物。

关于职业性皮肤病、物理性皮肤病、病毒性皮肤病、寄生虫性皮肤病、遗传性皮肤病等的预防详见各章内容。

二、皮肤病的治疗

皮肤病的治疗，要根据辨证中所搜集的资料，结合不同形态的皮肤损害，灵活地运用各种治疗措施，务必达到"治病必求其本"的目的。

关于治疗措施，在《素问·至真要大论》中曾有个原则性论述："寒者热之，热者寒之，微者逆之，甚者从之，坚者削之，客者除之，劳者温之，结者散之，留者攻之，燥者濡之，急者缓之，散者收之，损者温之，逸者行之，惊者平之，上之下之，摩之浴之，薄之劫之，开之发之，适事为故。"这些措施概括为汗、吐、下、和、温、清、消、补八大法则。

鉴于皮肤病多数发生在肤表，其辨证既要整体与局部相结合，又要内治与外治兼顾。其内治法有相同于内科的一面，又有别于内科的特性，加上"外科之法，尤重外治"的原则，从而构成了独特的皮肤科诊疗体系。

（一）基本特点

中医治疗疾病的各种方法与手段，长盛不衰，沿用至今，深受群众欢迎，这是由其所具有的优势和特点决定的，集中体现在以下几个方面。

1. 方法丰富多彩　中医治疗学的显著特点之一，就是其治疗方法丰富多彩。既有多种方药内治（为治疗疾病的主要手段），又可采用药物外治（如薄贴、药油、熏洗、雾化、灌肠等）；既常用各种针灸疗法（如毫针、隔姜灸、爆灯火等），又注重调神、调息，还常配合饮食调治、心理疗法等。此外，还有放血疗法、水火罐疗法……真可谓不胜枚举。

2. 疗效切实可靠　世界范围内之所以会出现"中医热""针灸热"，其中最根本的一点就在于各种治法的临床疗效可靠。

例如感染性皮肤病、变态反应性皮肤病、血管性皮肤病、红斑鳞屑性皮肤病、结缔组织疾病、皮肤附属器疾病及皮肤肿瘤等，中医治疗均有显著效果。此外，补益剂的强身抗老防衰作用，以及针灸推拿治疗多种病证……其疗效之显著，已为世界医学界所公认。

3. 毒副作用较小　随着化学合成药物的毒副作用逐步呈现，使得世界药物研制趋势发生某些转变，如由化学合成药物转向天然药物的研制，由单纯医疗性药物转向营养滋补型药物的研制等，而在这方面正好是中药的特点和优势。大多数具有一定毒性的中草药经过炮制加工后，不仅可增强疗效，而且其毒副作用常明显降低或几无毒性存在；许多药物（主要是补益药）具有提高机体的免疫功能、增强机体抗病能力等功效；各种疗法如中医心理疗法、饮食疗法、推拿疗法等，更具有"毒副作用小"这一特点；即便是针刺疗法、穴位注射疗法、放血疗法、水火罐疗法等，只要操作要领掌握正确，严格注意各种要点，一般不会发生副作用或出现意外情况。

4. 主张多法联用　临床重视"多法联用"乃是中医治疗学的又一独到之处。

（1）一方之中融合多种治法，以发挥药物协同作用：例如，对于阳虚患者，常规治法是温补阳气。然中医认为"善补阳者，必于阴中求阳，则阳得阴助而生化无穷"（《景岳全书·新方八略》），故于温补阳气之时，每每加用滋阴之品以助阳生。又如，清热解毒、解表祛邪，是治疗外感热性疾患的常规治法，尤为近代研究所推崇。"温病下不嫌早"，早用攻下，釜底抽薪，是清除温热病邪的基本途径。还有清法下法并举、汗法下法同治、表里双解、攻补兼施等。这种相互配合、相互补充，发挥协同作用，以各个击破，通过多途径攻邪，急挫热势，自然能缩短退热时间，从而产生单法或两三种治法联用起不到的迅速作用。

（2）一病之中采用多种疗法，以产生相互补充效应：多种疗法合用于一病以迅速产生治疗效果亦是中医治疗学的特点和优势。对于一些病情比较复杂，难以及时治愈的顽症，多法联用显得尤为重要。例如血栓闭塞性脉管炎、淋巴结核等外科疾患，一方面应结合病情选用方药内服，研制方药外治（如局部排脓、解毒、散结等），与之同时还常配合采用熏洗药物、饮食疗法、局部按摩疗法等治之。狼疮性肾炎发生慢性肾功能衰竭的方药中，即融合补肾温阳滋阴、益气健脾、清热解毒、通里攻下等药物；另一方面，配合大黄为主的煎剂保留灌肠，常能有效地控制病情发展，缓解各种复杂病理证候，并逐渐促使该病的逆转。

5. 强调整体治疗　整体，即事物的统一性和完整性。中医治疗疾病，非常重视人体自身的统一性、完整性，以及自然环境之间的密切内在联系。这种治病注重内外环境之间的整体统一思想，即是中医学中的整体治疗观。

（1）治病非常重视人体自身的完整性：构成人体的各种组成部分之间，于组织结构上是不可分割的，生理功能上是相互为用、密切配合的，发生病理变化时亦是相互影响、相互累及的。如脏腑病变常可通过经络反映于体表，体表病变亦可循经向内传变于内脏，治疗时则应根据脏腑组织器官之间的相互影响规律而确定相应的治疗方法。例如，两目红肿疼痛可用清泻肝火之法（肝开窍于目），口舌糜烂当用清心泻火之法（心开窍于舌），均是从整体观着眼而采取的有效治疗措施。

（2）治病必须考虑人与自然的相关性：人类生存于自然环境之中，自然界存在着人类赖以生存的各种必要条件；自然界的运动变化又常常直接或间接地影响着人体，机体受自然气候、地理环境等因素的影响亦必然相应地发生生理或病理上的变化。在同一地域内，外在环境基本一致，所患病证相同，若季节不同，治法与用药常有较明显的区别；地域不同，治法与用药亦有较大差异（北方寒凉药量宜小而温热药量可偏大，南方则与之相反）。

6. 尤重辨证论治　辨证是决定治疗的前提和依据，论治则是治疗疾病的具体手段和方法，也是校验辨证是否准确的标准。辨证与论治，是中医诊疗疾病过程中相互联系、不同分割的两大组成部分，是中医治疗学最主要的特点之一。

"证"与"症"的概念不同。"症"即症状（包括体征）；"证"乃证候，它是机体在疾病发生发展过程中某一阶段的病因、病位、病性以及邪正盛衰等情况的高度概括。由于"证"辨证地分析了病变的部位、原因、性质，因而它比症状更全面、更深刻、更正确地反映着疾病的本质。所以中医认识并治疗疾病主要是从"证"入手的。例如，荨麻疹常表现为大小不等的风团和瘙痒等症状，但由于致病因素及机体反应性的不同，又常表现出风寒证（白色风团，遇寒则重，遇热则轻）、风热证（红色风团，遇热则重，遇寒则轻）等，从而确定以辛温或辛凉法分别治之。

（二）基本原则

治疗原则简称治则，指在整体观念和辨证论治精神指导下而制定的，对临床任何疾病的立法、处方、用药及采用其他措施，均具有普遍性指导意义的基本原则。

一般来说，医生在实践中必须善于从复杂多变的疾病现象中抓住病变的本质，以治病求本；根据疾病发生发展过程中各种矛盾双方的主次关系而急则治标或缓则治本；结合邪正斗争所产生的虚实变化，以决定扶正或祛邪；按照阴阳失调的病变规律而调整阴阳；针对不同脏腑气血的功能失调而调理脏腑气血；结合发病的不同时间、地点和不同特点的病人，以便因时、因地、因人制宜，调整阴阳平衡，调理脏腑气血等。上述 6 个方面均属中医治则的范畴。

1. 治病必求于本

（1）"正治"与"反治"：《素问·至真要大论》指出，"逆者正治，从者反治"。提出了在治病求本的前提下，应正确处理好常规治法（正治）与特殊治法（反治）的关系。

正治（正常的治疗原则），是指疾病的征象（症状和体征）与性质（本质或病因病机）相一致时，采取逆其征象而治的治疗原则，故正治又称"逆治"。其主要是指运用方药的寒、热、补、泻性质，与疾病的热、寒、虚、实性质相抗逆、对抗。

反治（反常的、特殊的治疗法则），是指疾病的某些征象（这些征象一定是假象）与性质（本质或病机）不相一致时，采取顺从这些假象而治的治疗法则。故反治法又称"从治"。从，即运用方药的寒、热、补、泻性质，以顺从疾病的某些假象而治。

（2）治"病"与治"证"："病"指疾病，亦指疾病的名称；证则是指机体在疾病发生发展过程中某一阶段的病因、病位、病性以及邪正盛衰等情况的综合概念，能反映疾病的本质。

①同病异治：指相同的病，由于发病的时间、地点及患者机体的反应性不同，或所处的阶段不同，所表现的"证"不同，而采取不同治法。

②异病同治：指不同的疾病，如果在其发展变化过程中表现出相同的"证"，便可采取相同的方法治疗。

2. 分清标本缓急

（1）急则治其标：指在标症甚急，甚至危及患者生命或影响对"本"病的治疗时，采取的一种暂时急救的法则。所以，这一原则主要适用于急性病、危重病的治疗。《素问·标本病传论》说，"先热而后生中满者，治其标"，"先病而后生中满者，治其标"，"大小不利者，治其标"。

（2）缓则治其本：在一般情况下，标病不急，或缓解之后，应针对该病的本质（病因病机）而治。这一原则对慢性病或急性病、重病的恢复期有重要指导意义。

（3）标本兼治：指在标病本病并重的情况下采取标本兼治的原则。表证未解，里证又出，则应表里双解，亦属标本同治。

治病求本的"本"，一定是指病因病机；而标本的"本"既可以指病因病机，也可指正气（正与邪）、内脏病变（内脏与体表）、旧病（旧病与新病）……如同是一邪气（病因），若与正气相比即为"标"，而与症状相较则为"本"。故两者所指显然有别，不可混为一谈。

3. 注重扶正祛邪

（1）药物扶正祛邪：不同脏腑的病变应采取不同的扶正方法，但从治疗大法角度言之，以药物扶正不外滋阴、养血、益气、温阳等几个方面。祛邪的方法更多，诸如以药发汗解表、通里攻下、清热泻火、涤暑利湿、活血消瘀、消积导滞、化痰利水……

（2）食物扶正祛邪：如大病、久病，或病后初愈，在运用药物等方法治疗时，每常兼用食疗补治。如肺虚者，常用大枣、黄芪、粳米煮粥调补即是。对于老年人，食疗显得更为重要，如饮食合理，即可防病治病，延年益寿。

（3）运用针灸扶正祛邪：如针刺的补泻手法中，泻法重在祛邪，而补法则可扶助正气；灸法具有温补助阳，散寒祛湿之功。

（4）其他治法扶正祛邪：如心理疗法等具有扶正作用；火罐、水罐、放血、针挑疗法等则以祛邪为主。

扶正，可使正气加强，即有助于抗御和驱逐病邪，"正足则邪去"；祛邪，排除了病邪的侵犯、干扰和对正气的损伤，则有利于保存正气与正气的恢复，"邪去则正自安"，病体自可康复。

4. 掌握"三因"制宜　"三因"制宜，是因时、因地、因人制宜的简称。它强调对任何疾患均应根据不同的季节、不同的地理环境以及不同的年龄、性别、体质、职业等而考虑采取相适宜的方法来治疗。

（1）因时制宜：春夏季节气候由温渐热，阳气升发，人体腠理相应疏松开泄，此时即便外感风寒之邪，也不宜过用辛温发散药物，以免发汗太过，耗伤气阴；而至秋冬季节，气候由凉转寒，阴气至盛，人体腠理致密，阳气内敛，此时若非大热之证，即当慎用寒凉之药，以防伤及阳气。《素问·六元正纪大论》所谓"用寒远寒，用凉远凉，用温远温，用热远热，食宜同法"，即指此而言。夏季对于阳衰之证，热药不可过于辛燥；冬日出现大热之证，寒药不可过于寒凉。

（2）因地制宜：地理环境不同，治法应有区别。如我国西北高原地区，气候寒冷，干燥少雨，其民多依山陵而居，经常处在风寒环境中，多食鲜美酥酪骨肉和牛羊乳汁，体质大多强壮，患病每易出现寒证、燥证、内热证。东南地区，临海傍水，平原沼泽较多，地势低洼，气候温热多雨，湿热熏蒸，故东南方患病者，每易出现外感温热、暑热、湿热之证。治疗各种病时亦应考虑这些发病特点兼而治之。

（3）因人制宜：人类有年龄大小不同，性别有男女之别，体质有强健弱小之分，更有职业、性格气质、生活习惯等方面的差异。而这些不同因素又常常影响着疾病的发生、发展与变化，决定着疾病的预后与转归。

1）因年龄制宜：不同年龄的患者其病理生理状况（如气血盈亏）自有不同，治疗用药则应有所区别。如老年人生机减退，气血亏虚，患病多虚证，或虚实夹杂，治疗虚证宜以补法；即便邪气炽盛，正气尚未大虚而以攻法为主时，也要考虑老年人的生理特点，尽量选用性味平和之品，且用量应比青壮年小，中病即止。小儿生机旺盛，生长迅速，但脏腑娇嫩，气血未充，易寒易热，易虚易实，一旦患病，病情变幻莫测。故小儿病证的治疗，既应少用补益，亦应忌投峻攻之剂，用药量宜轻灵，疗程宜快宜短。

2）因性别制宜：女性有经、带、胎、产等生理特点。如月经期间，无论何病皆应慎用破血化瘀之品，以防造成出血不止；若在妊娠期，对峻下、破血、滑利、走窜伤胎或有毒药物，皆当禁用或慎用；产后治疗他病（例如伤风感冒），应考虑阳气阴血俱亏及恶露等情况的存在；青年男性肾精渐充，性功能成熟，其精易泄，治疗某些年内伤杂病时，亦应顾及这一发病特点。

3）因体质制宜：体质代表着脏腑、气血的特性，因此体质的分类以个体的脏腑、气血功能特点和病理特征作为主要依据。

①正常质：功能协调，机体强健质，多见于体力劳动者，亦多见青春期前后发育正常的健康男女。故此型人患病，宜多用、早用攻邪诸法，使邪气早去而正气复原。

②晦滞质：常见肤色晦滞、口唇色紫、眼眶暗黑、爪甲枯槁、肌肤甲错、丝缕斑痕、舌质偏暗、脉象沉涩弦紧。气血易滞者常由此型发展而来，故对此型人的治疗应注意选用行气活血化瘀之品。

③倦㿠质：常见面色㿠白、倦怠无力、气短懒言、头晕目眩、心悸健忘、极易疲劳、动则汗出、不耐寒热、易为感冒、纳食量少、不耐劳作、月经量少。故对此型人

的治疗应注意选用益气养血（尤其是补益脾肾）之品，正充则邪去。

④腻滞质：常见形体肥胖、口甜而黏、身重如裹、口干不饮、大便不实。治疗应注意选用祛湿、燥湿、化痰、涤痰之品。

⑤热燥质：常见形体较瘦、面颊潮红、口燥咽干、失眠、心易烦躁、耳鸣不爽、平素喜凉饮、大便易干结、阳痿遗精、尿黄短少、舌红少苔、脉细弦数。治疗应注意选用滋阴养液、生津润燥之品。

⑥冷静质：常见形体白胖、形寒肢冷、唇淡口润、喜热饮、四肢倦怠乏力、少气懒言、面色㿠白、肤冷自汗、大便不实、夜尿频而清长、形体易衰。阳气易衰者常由此型发展而来。治疗应注意温补阳气。

4）因职业制宜：不同的职业常易产生不同的职业病。长期从事脑力工作者，其患病每常表现为心脾两虚或心血暗耗，此类病人应注意补益心脾；长期野外作业的工人、农民、汽车司机，由于饮食不节，饥饱失常，易致脾胃受伤，此类病人调理脾胃尤为重要；以湖水沼泽地带作业为主的农民、渔民，易感寒湿之邪，治疗应兼用祛湿药物，工作时注意力高度紧张的人员（如火车、汽车司机），常易使肝肾阳虚、肝阳上亢，治病时应兼而顾之。

5）因性格（气质）制宜：性格、情绪的差别，常可导致不同的病证。

①平和质：精神情志活动无明显偏颇，平素气血调和，情志舒畅，既不易抑郁，亦不致亢奋，能妥善处理各种事务，性格外向或内向。一般少患情志病，即便患病，也容易向愈。

②亢奋质：情志活动偏激，平素遇事容易激动，喜言好动，不太冷静，心烦易怒。应注意选用疏肝平肝、镇肝潜阳之品。

③抑郁质：平素郁郁寡言，情绪低落，性格孤僻内向，忧愁善感多虑，夜寐欠佳，睡眠多梦。多见于妇女及心胸狭隘之男性。应注意采用心理疗法或选用疏肝理气解郁之品。

④怯弱质：平素胆小怕事，易惊易恐，遇事犹豫，多欠主见，性格内向。常见于小儿、女性及年老体弱者。此类病人一方面要帮助其加强坚强意志的培养，另一方面一旦患病则应注意选用补肾宁心之品。

⑤淡漠质：精神萎靡，双目无神，厌倦社会活动，甚至对生活失去信心和勇气。遇失偶、丧亲、失恋等，易悲好泣，甚则产生自杀念头。对挫折或疾病等耐受能力低下者，其性格多怪僻。应注意采用心理疗法（如宽慰、疏导、鼓励），帮助其树立战胜困难的信心、正确对待生活中的不幸等。

6）因生活习惯制宜：生活习惯不同，机体受邪后常可表现出不同的证候类型，治疗时应结合这一发病特点而选用适当的方法治之。如素来嗜食辛辣之品，或长期饮酒及嗜烟者，每常积久化热，进而灼伤阴津，治疗时应注意清热养阴增液；嗜食肥甘厚味，"甘能生中满"，"肥能生痰浊"，脾胃因之受到影响，此类病人应注意调理脾胃气机，促使其恢复健运，以利痰湿散而痞满诸候消除；喜贪冷露宿或嗜食生冷者，应注意顾护"后天之本"，防止外邪直中肠胃，否则其病难以恢复；喜欢夜间伏案工作者，常易使心脾之气更伤，应告知改变这一不良生活习惯。

5. 调整阴阳平衡　调整阴阳是针对体内阴阳平衡的病理变化而提出的治疗原则。疾病的发生，从根本上而言，是阴阳的相对平衡遭到破坏，出现偏盛或偏衰的结果。因此调整阴阳，补偏救弊，恢复阴阳的相对平衡，促进机体阴平阳秘，乃是临床治疗的根本原则之一。

（1）从狭义而言

阴阳偏盛（邪盛）——损其有余：即阴邪（如寒、痰、湿之邪）或阳邪（如火热、毒、暑、燥诸邪）过盛的病证，应采取"损其有余"的方法治之。

阴阳偏虚（正虚）——补其不足，对于阴精或阳气虚损不足的病证，应采取"补其不足"的方法治之。

阴阳格拒——破阴破阳：此乃阴阳失调病证中比较特殊的一种类型，包括阴盛格阳和阳盛格阴两类证候。阴盛格阳（又称格阳证），系指阴寒之邪壅盛于内，逼迫阳气浮越于外，使阴阳之气不相顺接，互相格拒的病理证候，故又称为真寒假热证。治当破阴回阳救逆，常用通脉四逆汤之类。阳盛格阴（又称格阴证）系指邪热内盛，深伏于里，阳气被遏，郁闭于内，不能外达于肢体而格阴于外的病理证候。治当泻热以破阳盛格阴之势，常用白虎汤、承气汤等。

亡阴亡阳——救阴回阳：亡阳是指机体阳气发生突然性脱失，而致全身功能突然严重衰竭的病理证候。治当回阳救逆，常用四逆汤、参附汤等。亡阴是指由于机体阴液发生突然性消耗或丢失，而致全身功能严重衰竭的病理证候。治当以救阴为主，常用生脉散、独参汤诸方。

（2）从广义而言：调整阴阳平衡为一切病证总的治疗原则。由于阴阳是辨证的总纲，疾病的各种病理变化亦均可以阴阳失调加以概括。从广泛的角度言之，诸如调整脏腑经络功能，解表攻里、升清降浊、寒热温清、虚实补泻，以及调和营卫、调理气血等治疗方法，亦自然可概括于阴阳治则之内。《素问·阴阳应象大论》曾说："其高者，因而越之；其下者，引而竭之；中满者，泻之于内；其有邪者，渍形以为汗；其在皮内，汗而发之；其剽悍者，按而收之；其实者，散而泻之，审其阴阳，以别柔刚，阳病治阳，定其血气，各守其乡。"即是强调调整阴阳这一治则的广泛性。

6. 调理脏腑气血

（1）调整脏腑功能：原则上应注意两点。其一，某一脏的功能失调，治疗时应结合病理特点而采用多种措施调理，促使该脏功能恢复。其二，由于人体是一个有机的整体，脏与脏、脏与腑、腑与腑之间于生理上是相互协调、相互促进的，病理上则相互影响，如某一脏腑发生病变时，应注意调整脏腑之间的关系。

（2）调理气血关系：其一，针对气与血自身的不足或失调而调治之。如气虚、气滞、气逆、气陷、气闭、气脱等病理证候，分别采用补气、行气、降气、升气、开闭、固脱诸法治之；血虚、血瘀、血溢、血热、血寒等病理证候，分别采用补血、活血、摄血、凉血、温通血脉诸法治之。其二，气血均为物质基础，同时功能活动上又相互为用，密切相关。生理上气能生血、行血、摄血，故称"气为血之帅"；而血能为气的活动提供物质基础，且血能载气，故又称"血为气之母"。气虚则血生不足，可致血虚，或气虚或气滞，可致血行减慢而瘀滞不畅，是为气虚血瘀或气滞血瘀。治宜补气行血或行气活血化瘀。气机逆乱，则血行也随之逆乱，如肝气上逆，血随气升，则常可导致中风或咯血，治疗宜引气血下行或降气和血。气能摄血，气虚不能摄血，可导致血外溢而出血，治则补气以摄血。

（三）病证结合论治

病证结合论治的形式在临床上常用者有四种，即分证分型论治、分期分阶段论治、方证相对论治和固定方加减论治。

1. 分证分型论治　对同一种疾病分辨出几种不同的证候类型进行治疗，称为分证分型论治，简称分证论治。近年来，随着大量实践观察和经验总结，将分证论治运用于西医学各科疾病，也取得了良好效果。

分证论治，最适于多因素所致，多脏腑受累，多病机演变的综合性疾病，这类疾病在人群中型别突出，各证型的治疗方向迥异。例如丹毒依据发病部位和皮损特征分风热证、肺火证、湿热证、寒湿证、胎热证、毒攻证等。证型特征明显，容易辨别，有利于治疗。分证论治的优点也在于此。

2. 分期分阶段论治　根据疾病过程不同时期、不同阶段的病机变化特点，进行辨证论治的形式，称为分期分阶段论治，简称分期论治。例如，麻疹顺证分疹前期、见形期和收没期，各3～4天。在疹前期宜辛宣透疹，使疹出毒解；见形期宜解毒透疹；收没期宜养阴清化。这是麻疹顺证必经的三个病机演变过程及其论治大法。若病情演变不循此过程进行，如疹出不透或出而即没、体温骤降、气急鼻翕等，出现这些现象提示属于麻疹逆证，当及早主动采取措施。

3. 方证相对论治　方证相对，以方名证，把诊断与治疗融为一体，这是清代柯韵伯所强调和发挥张仲景《伤寒论》辨证论治的形式。柯韵伯认为，既然张仲景书中有柴胡汤证、桂枝汤证的提法，张仲景必定是以方证为基础进行辨证论治的。他强调有是证用是方，不必拘于何经何病。例如有壮热、大汗、大烦渴、脉洪大的白虎证，就用白虎汤治疗；有口苦、咽干、目眩、往来寒热、胸胁苦满、心烦喜呕的柴胡证，就用小柴胡汤治疗等。

4. 固定方加减论治　固定一方为基础，据病情加减通治一病，也是现代经常使用的论治形式。这种论治形式，大体适用于下列两类疾病：一是病因病机单一，病程较短；二是致病因素虽然比较复杂，病程也长，但其基本病机则始终是共同的。如面游风以消风散为主方，若干性鳞屑痒重，加首乌、小胡麻；滋水较多，结橘黄色痂皮加炒胆草、黄柏、炒地榆；便秘加酒大黄、炒枳壳；热重加寒水石、白花蛇舌草、黄芩等。

（四）治法

古人谓："治外必本诸内，治内亦即治外。"总的原则，应审证求因、辨证施治。皮肤病常见的内治法大致可分为止痒法、理湿法、解毒法、理血法、补益法、软坚法、和解法、安定法、开窍法、固涩法等十大类。

1. 止痒法　在临床中，常用的止痒法有十种，简介如下：

（1）祛风止痒：方书云，"诸疮宜散"。风热袭于肤表，营卫不和之痒，治宜疏风清热，药用荆芥、防风、牛蒡子、白蒺藜、蝉蜕、浮萍、薄荷、杭菊花等；风寒外侵肌表，营卫不和者，治宜散寒解表，选用麻桂各半汤，药用麻黄、桂枝、独活、羌活、细辛、辛夷、白芷、威灵仙等。兼风毒之顽痒加乌蛇之类虫药搜剔之；兼脾虚之淫痒加白术、陈皮、砂仁扶固之；兼气虚之隐痒加黄芪、白术、大枣补益之。

（2）理湿止痒：徐之才说，"燥可去湿"。用于皮肤病的理湿止痒，不外乎芳香化湿、辛温散湿和淡渗利湿三类。湿热互结，外受于风之痒，治宜芳香化湿，选用泻黄散，药用藿香、佩兰、薏苡仁、砂仁。兼热者选用茵陈、滑石、白鲜皮、萹蓄、金钱草、豨莶草、土茯苓；兼寒者选用萆薢、槟榔、路路通、海桐皮；兼血热者选用荆芥、益母草、赤芍、红花、丹皮、凌霄花；兼伤阴者选用何首乌、白芍、生地、熟地、钩藤等。

（3）杀虫止痒：分内服与外用两大类。内服驱虫、杀虫药仅作用于肠道寄生虫，如蛔虫、蛲虫、绦虫等，选用乌梅丸，药用使君子、槟榔、雷丸、榧子、芜荑、南瓜子等；外用杀虫止痒药颇多，如蛇床子、雄黄、川槿皮、藜芦、轻粉、硫黄、大风子、蟾酥、斑蝥、蜈蚣、芦荟、枯矾等。

（4）清热止痒：主要指邪在气、营之间，外透，邪易走表，痒感更重；内凉，引邪入里，或留滞不去，痒亦难除，唯用清法较为合适。治宜清热止痒，选用《医宗金鉴》消风散，药用生石膏、知母、寒水石、玄参、黄芩、生地、苍耳子、白鲜皮、连翘、绿豆衣等；热重化毒者选用焦山栀、野菊花、蒲公英、金银花、地丁；热夹湿毒者选用黄柏、车前子、萆薢、海金沙、金钱草、蚕沙；热而夹风者选用青蒿、蝉蜕、木贼草、青葙子、桑叶、牛蒡子等。

（5）润燥止痒：燥痒虽有内伤精血，外受燥邪所袭之殊，但其润燥止痒的根蒂乃在肝、肾两脏。治宜润燥息风、滋肤止痒，选用地黄饮子，药用何首乌、天冬、麦冬、山药、沙苑子、枸杞子、干地黄、合欢皮、百合、钩藤、龙眼肉、东阿胶、小胡麻、白芍、夜交藤、紫齿贝、磁石等。兼血热选用丹皮、紫草、白茅根；兼血虚选用桑椹子、玄参、熟地；兼血瘀选用丹参、桃仁、红花、苏木。

（6）消食止痒：暴食鱼、虾、蟹和海鲜之类动风发物，胃难磨腐，酿致食毒发痒。治宜消食导滞，选用保和丸，药用神曲、山楂、苏叶、蒲公英、胡黄连、广木香、乌药、谷芽、麦芽、鸡内金、大黄、陈皮等。另据《本草从新》说："胡黄连解吃烟毒。"据此，用于某些中烟草之毒所致的皮肤瘙痒，效验亦佳。

（7）解毒止痒：金石药品，性温味烈，若长期内服常会导致阴灼液耗，皮肤瘙痒颇重，治宜护阴解毒、息风止痒，选用解毒养阴汤，药用西洋参、南沙参、北沙参、石斛、玄参、生地、丹参、金银花、蒲公英、天冬、麦冬、地骨皮。

（8）化瘀止痒：用于气滞血瘀，凝聚结块，经气不畅之发痒。瘀滞结块，痒时非抓至乌血外溢者，治宜活血散结，选用桃红四物汤。瘀而兼热，选用生地、蒲黄、丹皮、赤芍、甲珠、桃仁、大蓟、茜草、地榆、丹参、凌霄花、郁金、山茶花、益母草、败酱草；瘀而兼湿，选用马鞭草、路路通、花蕊石；瘀而兼寒，选用三七、当归、乳香、泽兰、川芎、石菖蒲、皂刺、王不留行、刘寄奴、苏木、血竭等。

（9）醒酒止痒：李东垣说："酒大热有毒，无形之物也"。饮之或过量饮酒后，温热之毒，积于肠胃者，治宜醒酒利尿，选用葛花醒酒汤。解酒之毒，一是从肌肤而解，选用白豆蔻、香橼皮、砂仁、葛花、枳椇子、西河柳、丁香、肉豆蔻、白扁豆、高良姜、煨草果、桑椹子、山楂等，一是从小便而解，选用泽泻、猪苓、茯苓、白茅根、竹叶等，以上下分消其湿气。

（10）补虚止痒：方书谓，"诸痛为实，诸痒为虚"。因虚致痒并不少见，补虚止痒要分清阴、阳、气、血虚的不同，然后分别施治，较为贴切。偏于阴虚而痒者，治宜滋阴息风，方用沙参麦冬饮，药用石斛、沙参、天冬、麦冬、鸡子黄、干地黄；偏于阳虚而痒者，治宜扶阳止痒，方用黄芪建中汤，药用紫石英、黑附块、上肉桂、补骨脂、山萸肉、沉香、巴戟天、淫羊藿、仙茅等；偏于气虚而痒者，治宜益气止痒，方用四君子汤加味，药用黄芪、党参、白术、山药、冬虫夏草、人参、甘草等；偏于血虚而痒者，治宜养血止痒，方用四物汤加味，药用熟地、当归、阿胶、桑椹子、何首乌、白芍、夜交藤等。

此外，历代本草记载虫类药物、鳞介类药，如蜈蚣、全蝎、僵蚕、羚羊角、蜂房、乌梢蛇、白花蛇、玳瑁、龟甲、鳖甲、水蛭等，皆为清热解毒、息风止痒之品。特别是对风毒顽痒，用之恰当，效如桴鼓，并为临床所证实。不过，亦有部分患者口服或外涂后，痒感非但不止，反有加重的现象。因此，在临床应用上述诸药时，往往要注意询问以下几点：一问，平素吃鱼、虾、鸡之类食品时，皮肤有无反应；二问，在过去是否用过虫类药或鳞介类药，效果如何，有无副作用；三问，初诊时应从小剂量开始，视之痒感是减轻还是加重。总之，尽量做到药贵在精、药贵对症，是十分重要的。

2. 理湿法 湿重宜燥宜化；湿轻宜利宜渗，使湿从下窍而走；流水日久，则伤阴耗血，又宜滋阴除湿。

（1）健脾化湿：脾湿泛滥，身起丘疱疹、水疱、渗液、肤色不红，热象不显，伴有纳呆、脘闷、便溏和腹胀者，治宜健脾化湿，选用除湿胃苓汤，药用白术、山药、莲子、炒扁豆、芡实、泽泻、陈皮等，或用香橘丹。

（2）清热利湿：湿热俱重，浸淫遍布，病情呈急性表现，红斑、水疱、丘疱疹、渗液、糜烂严重，橘黄色痂皮，病变部位主要集中在下肢、阴囊、女阴、肛门、趾缝等者，治宜清热利湿，选用龙胆泻肝汤加萆薢、赤苓、滑石、赤小豆、黄柏、白茅根等。

（3）祛风燥湿：湿与风二邪夹杂，侵袭肤腠，症见皮损肥厚，形如苔藓样变，或如松皮，病程迁延，剧烈瘙痒者，治宜祛风燥湿，选用万灵丹、痒疡立效丹，药用苍术、枳壳、陈皮、赤石脂、厚朴、地肤子、苍耳子、白鲜皮、苦参、蚕沙、王不留行等。

（4）滋阴除湿：渗液日久，伤阴耗液，症见皮肤干燥脱屑，或者久用淡渗利湿，苦寒燥湿而致阴伤津者，治宜滋阴除湿，选用滋阴除湿汤，药用生地、玄参、茯苓、泽泻、当归、丹参、丹皮、白鲜皮、蛇床子、沙参、薏苡仁等。

3. 解毒法 热毒侵入人体，表现为红、肿、热、痛四大主要体征，进而热胜肉腐而蕴酿成脓，演变为"毒热"。在通常情况下，凡见血热宜凉血解毒、热毒宜清热解毒、毒热入营宜清营解毒、毒热伤阴宜增液解毒等。

（1）凉血解毒：血热炽盛，皮肤发丹，焮红灼热，丘疹、红斑相间而生者，治宜凉血解毒，选用清热地黄汤（犀角地黄汤）、凉血四物汤，药用生地、赤芍、丹皮、紫草、红花、白茅根、凌霄花。

（2）清热解毒：热毒侵入肤表，症见红、肿、热、痛，疱形高突，根盘渐束，患者体质壮实，伴口干喜饮、小便短赤、大便燥结等者，治宜清热解毒，选用五味消毒饮、野菊败毒汤等，药用蒲公英、野菊花、黄连、黄芩、焦山栀、牛黄、人中黄、板蓝根、升麻、知母、连翘等。

（3）清营解毒：内中药毒，或毒热传变，致使毒热入营，症见大片红斑，焮赤肿胀，伴有壮热不退，严重时出现抽搐、谵狂者，治宜清营解毒，选用清营汤、清宫汤，药用玄参心、莲子心、竹叶卷心、连翘心、生地、麦冬、琥珀、丹皮、赤芍、生石膏、寒水石、金银花、绿豆衣等。

（4）增液解毒：毒热入营，损阴耗液，症见皮肤灼热，大片剥脱，或者大疱燎浆，糜烂严重，结痂如酥皮，伴有发热、气短乏力、言语低微，甚则昏迷者，治宜增液解毒，选用增液解毒汤，药用生地、玄参、麦冬、沙参、石斛、天花粉、鳖甲、赤芍、金银花、连翘、琥珀、生甘草、玳瑁、羚羊角、寒水石、水牛角等。

4.理血法 大凡在皮肤上出现红斑、结节或者毛窍阻塞，均与血分有关。按药物性质和功效，理血法可分凉血、活血、破瘀三类，不过在理血的过程中，一定要遵循"气为血帅，气行则血行"的原则，酌加理气药以提高理血药的药效反应。

（1）凉血法：皮肤上可见红斑，甚则融合成片，严重时还会发生红皮病样倾向，伴有发热、痒重，治宜凉血退斑，选用凉血五根汤，药用紫草根、茜草根、白茅根、生地、丹皮、赤芍、凌霄花、炒槐花。

（2）活血法：气滞血瘀，阻隔经络，在皮内膜外可扪及结节、硬块，压痛明显，肤色红或暗红者，治宜理气活血，选用通窍活血汤、通络活血方，药用当归、赤芍、红花、郁金、川芎、乳香、没药、五灵脂、活血藤、鸡血藤、酒大黄、延胡索、青皮、香附、川楝子等。

（3）破瘀法：瘀血阻于经络，瘀血不去则新血不生，症见结节较大且硬，时间较久，肤色暗红或不变，或见斑秃及顽固难愈的风瘩瘰治宜破瘀通络，方用大黄䗪虫丸，药用三棱、莪术、桃仁、苏木、水蛭、䗪虫、酒大黄、麝香、川芎、老葱、红花。

5.补益法 补益法具有营养补虚的作用，多数用于疾病后期的虚损阶段。虚证分气虚、阳虚、血虚、阴虚四大类。不过，补虚有个总的原则："阳虚多寒者宜补以甘温；阴虚多热者补以甘凉。"其具体方法有平补、峻补、益气、益精、益血脉、壮筋骨、益髭发、驻颜色等。总之，衰者补之，损者益之，补益法有补养气血、增强体力、消除虚弱、恢复健康的作用。

值得一提的是，运用药补，一定要通晓阴阳相济之妙用，诚如张景岳所说："善补阳者，必于阴中求阳，则阳得阴助而生化无穷；善补阴者，必于阳中求阴，则阴得阳升而泉源不竭。"张氏之言，堪称至理，不可忘怀。

（1）扶阳法：凡阳气不足，阴寒偏盛，症见疮形平塌，色白不红，成脓缓慢，溃后难敛，或见肢端冰冷、苍白或青紫，伴见精神倦怠，畏寒怕冷，饮食少思，便溏，遗精带多，腰酸膝软等，治宜扶阳散寒。偏于肾阳虚，选用桂附八味丸；偏于脾阳虚，选用托里温中汤。药用鹿茸、肉苁蓉、山萸肉、蛤蚧、制附块、上肉桂、菟丝子、五味子、紫河车、淫羊藿、胡桃肉、阳起石、炒杜仲、黄芪、桂枝、吴茱萸、干姜等。

（2）滋阴法：又称补阴法。阴虚火旺或者素体阴液不足，症见颜面色泽晦暗或憔悴，形体瘦削，低热，双目干涩，潮热盗汗，干咳，津枯便秘，目眩耳鸣，口干咽燥，腰膝酸软等，治宜滋阴降火，选用六味地黄汤，药用熟地、丹皮、石斛、女贞子、天冬、麦冬、枸杞子、冬虫夏草、西洋参、沙参、龟甲、鳖甲、百合、黄精、鸡子黄。不过，滋阴药物多偏滋腻，用时宜兼顾脾胃，以免引起纳呆腹胀；若病属阳虚，或湿痰壅盛，应慎用或者不用，以免引起变迁。

（3）补气法：气虚则难以托毒外出，补气法尤其适用于久病或大疮溃后，长期不能愈合者，凡症见面色㿠白，肢体无力，食差便溏，少气懒言，神疲嗜睡，头晕眼花，脓水清稀，腐肉不去，疮口不敛者，治宜补气，选用四君子汤加味，药用党参、黄芪、人参、山药、白术、甘草、大枣、太子参等。

（4）补血法：血虚，在外则肌肤失濡，症见皮肤干燥，发痒；在内则失守，症见心慌，健忘，失眠；若毒热逼血妄行，累及肌肤和二便，就会出现肌衄、溺血以及便血等，治宜补血，选用四物汤加味，药用当归、白芍、熟地、何首乌、阿胶、鸡血藤、桑椹子、龙眼肉、龟胶等。

总的来说，补益之剂不可用于毒邪盛而正气未衰之际，以免助邪为患；其有胃纳呆滞，或脾胃虚弱者，则应健脾和胃为先，毒邪未清者，在补益之中亦应以清解为主，以免毒邪留恋或引起余毒复炽。

6. 软坚法　痰凝结块，阻隔经络，症见皮下结节、硬块，肤色正常或微红，或微热，偶有刺痛或不痛者，治宜和营软坚，选用香贝养营汤、消瘰丸，药用浙贝母、夏枯草、昆布、海藻、茯苓、牡蛎、山慈菇、香附、天龙、玄参、青皮、陈皮、姜半夏、黄药子、白药子。

7. 和解法　凡具有和解少阳、疏畅气机、调和营卫、调理脏腑功能的治疗方法，称为和解法，简称和法。其分为和解少阳、调和营卫、调和肝脾、调和肠胃等法。

（1）和解少阳法：主要适用于邪犯足少阳胆经，少阳枢机不利的病证。如病邪由表入里，症见皮肤瘙痒，风团时隐时现，口苦，咽干，舌苔薄白，脉弦等，常用小柴胡汤治疗，药用柴胡、青蒿、黄芩、绿萼梅、玫瑰花、炒二芽、荆芥、郁金等。如暑邪居留少阳，兼夹痰湿，症见寒热如疟，寒轻热重，泛酸呕苦，或呕黄涎而黏，方宜蒿芩清胆汤。

（2）调和肝脾法：适用于肝郁气结，横逆犯脾，或脾虚不运，阻碍肝气条达之证。症见两肋疼痛，神情抑郁，纳呆腹胀，大便不调，四肢厥冷等，方选逍遥散加减，药用柴胡、枳壳、陈皮、当归、白芍、香附、白术、甘草、茯苓。

（3）调和肠胃法：适用于邪犯肠胃，寒热夹杂，升降失常，虚实并见之证。症见风团发作，时伴有胃脘不适或干呕、呕吐、肠鸣下利，舌苔薄黄而腻，脉弦数等，方选半夏泻心汤，药用干姜、黄芩、黄连、法半夏等。

（4）调和营卫法：营行脉内，卫行脉外。症见皮肤瘙痒或风团明显加重，方选桂枝汤加减，药用桂枝、白芍、生姜、大枣等。

8. 安定法　安定法亦即安神定志、镇惊息风法，就是利用各种方法，通过安神定志、滋养心神、镇肝息风等，以治疗神志不宁、惊悸怔忡、肝风内动等病证的一种治疗大法。临床分为镇惊安神、重镇安神、养心安神、镇肝息风等。

（1）镇惊安神法：适用于心气虚胆怯之惊悸证。症见心悸，善惊易恐，坐卧不安，多梦易醒，恶闻声响，纳呆，脉细数或弦细，方选龙虎镇心丹、琥珀养心丹等，药用钩藤、茯神、生铁落、生龙骨、生牡蛎、琥珀、炒枣仁、夜交藤、合欢皮、珍珠母等。

（2）重镇安神法：适用于痰火未尽之癫狂或心肾不交之心悸、不寐、癫痫等证。症见心神烦乱，失眠多梦，或心悸怔忡，耳鸣耳聋，视物昏花，舌红脉细数等，方选朱砂安神丸、磁朱丸，药用磁石、青龙齿、石决明、琥珀、丹参、远志、枣仁、柏子仁等。

（3）养心安神法：适用于心脾两虚之心悸证及心阴不足之证。症见心悸气短，头昏目眩，面色无华，神疲乏力，纳呆腹胀，或精神恍惚，时常悲伤欲哭，或舌淡脉细弱，或舌红少苔脉细数，方选归脾汤，药用沙参、麦冬、五味子、黄芪、杭白芍、枣仁、茯神等。

（4）镇肝息风法：适用于因肝阳上亢、肝风内动所致的眩晕、中风等证。症见头目眩晕，目胀耳鸣，或脑中热痛，面色如醉，或肢体麻木，或活动不灵，或口眼歪斜等，方选镇肝息风汤、天麻钩藤饮，药用天麻、钩藤、白芍、生龙骨、生牡蛎、珍珠母、白附子、石菖蒲、玄参、茯神、琥珀等。

9. 开窍法　开窍法或称开闭法，指利用各种方法，通过通窍开闭、苏醒神志，以治疗窍闭神昏病证的一种治疗大法。

（1）清热开窍法：即凉开法。适用于温病邪热内陷心包等神昏闭证而属痰热者。症见神昏谵语或不语，身热烦躁，或痰盛气粗，或舌蹇肢厥，舌红苔黄或垢腻，脉数，方选清宫汤、安宫牛黄丸、紫雪丹、至宝丹等，药用人工牛黄、麝香、羚羊角、菖蒲、郁金、远志等。

（2）温通开窍法：即温开法。适用于寒湿痰浊恋阻心包之神昏证。临床以牙关紧急、痰壅神昏为主，方选苏合香丸，药用苏合香、冰片、丹参、檀香、安息香、沉香、荜茇、丁香等。

10. 固涩法　固涩法就是利用各种方法，通过收敛、固涩、止遗或摄血，以治疗精气血津液外遗的一种治疗大法。临床分为益气固脱、固精缩尿、温脾摄血等。

（1）益气固脱法：适用于元气亏虚，症见面色无华或苍白，汗出肢冷，呼吸微弱或风团呈淡红色，时隐时现，久治不愈，舌质淡，脉沉微，方选参附汤、参附汤加龙骨、牡蛎等，药用人参、制附块、生龙骨、牡蛎、干姜、甘草等。

（2）固精缩尿法：适用于心气不足或肾虚不摄所致的滑精、遗尿证，或小儿遗尿，或小便频数，或尿液蛋白丢失，或心神恍惚、健忘，或腰酸膝软，头昏耳鸣，舌淡苔白，脉细弱，方选金锁固精丸，药用金樱子、菟丝子、覆盆子、党参、五味子、枣皮、黄芪、生龙骨、生牡蛎等。

（3）温脾摄血法：适用于脾阳不足、统摄失权的各种出血证。常见血色暗淡，四肢不温，面色萎黄，倦怠乏力，或皮下瘀点或瘀斑相互融合成片，或纳少便溏，舌淡苔白，脉沉细无力，方选黄土汤，药用干地黄、白术、阿胶、炮附子、甘草、黄芪、党参、白术等。

（五）外治法

在皮肤病的治疗中，外治法占有十分重要的地位，是治疗许多皮肤病不可缺少的措施。

从《五十二病方》中可知古代已用药浴治疗灸伤、用葱熨治疗冻疮、用艾叶和柳覃（药名）蒸熏治疗胸痒（肛门虫病）等。《素问》保存的十三方里就有"豕膏"（徐注：猪脂熬膏）；晋·《肘后备急方》记载有密陀僧防腐，雄黄、艾叶消毒等；晋·《刘涓子鬼遗方》有治久病疥癣诸恶疮毒五黄膏（雌黄、雄黄、黄连、黄柏、黄芩）、治白秃疮五味子膏（五味子、雄黄、雌黄、蛇床子等）；宋·《太平圣惠方》收录外治皮肤病的药方达一百余首；明·《外科正宗》不仅外治法多，而且外用药亦多，并且出现了诸如清凉膏之类的油与水相混合的乳剂；晚清吴尚先在总结前人经验的基础上，撰写了一部外治法的专著——《理瀹骈文》，该书所载外治法包括敷、洗、熨、熏、浸、盦、擦、坐、嚏、嚏、刮痧、火罐、推拿、按摩等，大体上包括了古代使用的各种方法。由此可见，在中医学中蕴藏着丰富多彩的外治疗法，亟待进一步整理和提高。

1. 外用药的基本原则 清代徐灵胎说，"外科之法，最重外治"。但是，外用药的效验能否得到充分发挥，不仅决定于药物的性质、浓度、剂型，而且取决于病人的体质、用药的方法等。因此，在临床施治中，必须熟练掌握和运用外用药的基本原则。

（1）疾病的演变：皮肤病的演变及影响演变过程的因素包括病因、性质（寒热）、禀赋、地域、饮食、卫生习惯等。一般而论，病变处于热性、急性，禀赋较弱，地域偏于东南，用药宜缓和，避免过强的刺激；反之，则应加强药效的刺激，以缩短病程。

（2）机体的反应：指病人对外用药的耐受力和反应。比如：颜面、颈部、外生殖器和四肢屈侧皮肤，对外用药的反应较为敏感；婴幼儿皮肤薄而嫩，对外用药的吸收较快；女性皮肤比男性皮肤的吸收能力要强。因此，在用药的过程中，还要全面考虑患者的性别、年龄和病变部位皮肤的特殊性。

（3）药物的浓度：外用药所含药物成分浓度的高低对机体至关重要。这种重要性集中表现在两个方面：其一，浓度与吸收，特别是有剧毒的药物，浓度偏高，体表皮肤过多地吸收会引起药物中毒；其二，浓度与剂型，外用药浓度与剂型是否恰当，直接影响疗效。多数医家的经验是对水洗剂、溻渍剂、熏洗剂等浓度要求不严，既可以是百分之百的浓度，也可以是不足40%的浓度，但是，软膏、硬膏、糊膏、霜剂等在配制中比较重视药物浓度的比例。软膏浓度波动在1%～25%之间；糊膏浓度波动在25%～35%之间；油调剂多数在40%以上；霜剂波动在0.5%～1%之间。总的来说，外用药应该从低浓度开始，视患者反应和耐受力，逐步增加或提高浓度，才较为安全妥当。

（4）药物的剂型：外用药的剂型很多，现在比较通用的剂型有溶液、散剂、洗剂、浸剂、油剂、乳剂、搽剂、熏剂、软膏剂、硬膏剂、搓药剂、药捻等。这些剂型有各自不同的治疗作用、应用范围和注意事项。剂型选择恰当与否，往往直接影响疗效。

（5）使用方法：若药物配制、剂型选择都很恰当，但使用方法不对，仍然达不到治愈疾病的目的。这就要求医生向病人详细交代正确用药的方法，必要的时候，可当面示范。此外，还要嘱咐病人注意用药后的反应；每次给药的数量不宜过多，避免浪费和搁置日久，药物变质失效。

2. 外用药的选择 用于治疗皮肤病的外用药物有很多，包括植物、动物、矿物及其调和这些药物所需要的基质。现按主要功效和类别归纳如下：

（1）外用药的分类

止痒药：薄荷、樟脑、冰片、铜绿、香附、威灵仙、地肤子、蛇床子、苍耳子、川椒、皂刺、西月石、山柰、艾叶、吴茱萸、丁香、金钱草、益母草、苦参、路路通、蜂房、蚕沙等。

清热药：黄连、黄芩、黄柏、虎杖、马齿苋、大黄、山栀、青黛、芙蓉叶、紫花地丁、大青叶、人中黄、大黄、寒水石、儿茶、麝香、蒲公英等。

收湿药：熟石膏、炉甘石、五倍子、滑石、枯矾、海螵蛸、花蕊石、儿茶、苍术、赤石脂、煅龙骨、煅牡蛎、蛤粉、白螺壳、官粉、钟乳石、铅粉、蚕沙、百草霜、伏龙肝等。

散寒药：乌头、艾叶、干姜、肉桂、川椒、吴茱萸、白芷、姜黄、陈皮、山柰、白附子、麻黄、葱白、蟾酥、苍耳子等。

润肤药：胡麻、蓖麻、核桃、生地、当归、猪脂、蜂蜜、枣仁、羊脂、大风子、狗脂、芦荟、白及、桃仁、杏仁、鸡卵、珍珠、桐油、琥珀、象皮、蜂蜡、甘草、白芷等。

生肌药：乳香、没药、血竭、象皮、花蕊石、血余、琥珀、珍珠、凤凰衣、生赭石、钟乳石、银朱、牛皮胶、阿胶等。

　　杀虫药：轻粉、砒、水银、硫黄、雄黄、铅丹、蟾酥、土槿皮、百部、大风子、芜荑、苦参、芫花、路路通、鹤虱、槟榔、芜菁、藜芦、羊蹄根、苦楝子、凤仙花、玉簪。

　　蚀腐药：鸦胆子、乌梅、石灰、硇砂、木鳖子、轻粉、雄黄、煅皂矾。

　　发疱药：斑蝥、巴豆、红娘子等。

　　止血药：三七、地榆、紫草、侧柏叶、蒲黄、陈棕炭、血余炭、仙鹤草、白及、五倍子、刘寄奴、石灰、丝瓜炭、松花粉等。

　　麻醉药：天南星、急性子、半夏、川乌、草乌、洋金花、麻黄、羊踯躅、茉莉花根、莨菪子等。

　　（2）基质

　　动物类：猪脂、猪苦胆、羊脂、牛脂、牛髓、鱼脂、鱼胆、鸡蛋清、蛋黄油、蜂蜜、黄蜡。

　　植物类：蔬菜类有丝瓜（叶）、冬瓜、西红柿、茄子、马铃薯、苦瓜、萝卜、大白菜、韭菜、青葱、大蒜、马齿苋等；水果类有荸荠、菱角、香蕉、橄榄、柠檬、草莓、黄瓜、苹果等；药物植物有鲜青蒿、鲜仙人掌、鲜芦荟、鲜蒲公英、鲜半枝莲等。捣烂压榨取鲜汁。

　　植物油类：麻油、菜油、蓖麻油、橄榄油、薄荷油、桉叶油等。

　　药露类：银花露、菊花露、薄荷露、茉莉露、蔷薇露等。

　　其他：醋、酒、人乳、米泔水、茶叶水、红糖水等。

　　（3）外用药的剂型

　　①水溶液剂：指以水为溶媒制备的液体药剂，其中不含有固体粉末。

　　水溶液剂分水浸和水煎两类。所谓水浸，是用水浸泡药物，使其本身或其可溶成分溶于水内，过滤去渣或不过滤，供临床应用。如《永类钤方》用煅绿矾泡汤洗治烂弦风眼（眼睑湿疹）等。所谓水煎，是将药物置于水中加热煎煮，使药物本身或其可溶成分溶于水内使用。不过，在操作中应当注意四点：一是入煎前药物应切碎或捣烂为粗末，特别是不易溶化或不易溶解的药物，如乳香、没药等树脂类药物，金石药及介类药更应捣碎久煎。二是芳香药及易挥发药则宜轻煎，久煎恐失药效。三是极易溶于水的药物宜后下，或者煎汤去渣后冲化，如《疡医大全》用马鞭草、荔枝草、蒲公英煎汤，后下皂矾，洗治痔疾，并谓"皂矾久煎升去无功"。四是作为洗眼药或冲洗窦道药液，宜过滤，以防含有杂质。

　　作用：疏导腠理，通调血脉，抑制渗出，清洁疮面，涤脓去腐，去臭，去鳞屑，解毒止痒，以利于浅表皮损的恢复。

　　范围：皮损区呈红肿胀，渗出明显（急性期）；化脓疮面，或者鳞屑厚且多；皮肤、外阴和肛周瘙痒；漱口消毒等。

用法：临床上分洗渍药（淋洗、熏洗、坐浴、渍渍即湿敷）、荡洗药（冲洗及灌肠等）、含漱药、涂敷药（方书中亦称"扫"或"刷"）、点眼药等。然而，运用最多者主要有浸渍（湿敷）和熏洗（浸洗）两种。浸渍法，又称渍渍法，现代称之湿敷法。清·《外科大成》详细描述了湿敷的操作过程和作用，至今仍有指导意义。祁坤说："以软帛叠成七八重，勿令太干，带汤于疮上，两手轻盈，施压片时，帛温再换，如此洗按四五次，流通气血，解毒止痛，祛瘀脱腐，此手功之要法，大疮不可缺也。"按现代的用法，即将纱布叠 6 ～ 8 层，或用小毛巾对折，或用干净口罩代替，先浸透药液，春、夏、秋三季用冷敷，冬季略温，贴紧敷在皮损区域，每隔 15 ～ 30 分钟换一次，如此反复连续应用，每日 3 ～ 5 次。熏洗法，将温热的药液对准患处，周围用干毛巾围住，先以热气熏之，待温后再浸洗，每次 10 ～ 15 分钟，1 日 1 ～ 2 次。

药物举要：凡皮损处于急性期，选用马齿苋、生地榆、石榴皮、黄柏、败酱草、五倍子、黄连等数种，煎至适当浓度，湿敷或浸渍，有解毒、消肿，抑制滋水外溢的作用。皮损肥厚，状如牛领之皮，或者痒感泛发且剧，选用楮桃叶、艾叶、威灵仙、香附、苦参、五加皮、徐长卿、苍耳子、陈皮、路路通、吴茱萸等，煎汁熏洗，有软皮润肤、散风祛湿、杀虫止痒的作用。其总的原则：以安抚止痒作用为主者，多用辛温、辛热、发散类中草药；以清热解毒、抑菌杀菌为主者，多用苦寒泻火类中草药；以抑制渗出，促进浅表糜烂恢复为主者，多用苦寒、酸涩类的中草药等。

注意事项：水温要适当，太热可致烫伤，凉则药力不足；凡高低不平的部位，如耳、肛门、阴部和鼻等区域，湿敷时一定要紧贴皮损，方可奏效；药汁要新鲜，最好随用随煎，久放恐防变质；冬季要注意保暖，避免受凉，加重病情。

常用方剂：急性湿疹、皮炎选用马齿苋水洗方；多发性疖肿选用芫花水洗方；手足多汗选用干葛水洗方；脂溢性脱发选用透骨草水洗方；浸渍型足癣选用黄丁水洗方；感染性皮肤病选用苍肤水洗方；寻常疣选用香木水洗方；银屑病选用金扁水洗方；皮肤瘙痒症选用路路通水洗方；女阴白斑选用淫蛇水洗方；肾囊瘙痒选用复方蛇床子汤；肛门、女阴瘙痒选用止痒洗方 1 号；白屑风选用脂溢洗方等。此外，还有治疗口疮的青果漱口方。

②散剂：又称粉剂、药粉、药面，是将一种或多种药物干燥后，研成细末，再用 100 ～ 120 目细罗筛筛过备用。其配制的工艺分两类：其一研散；其二制散。

研散要达到临床应用的要求，必须处理好五个环节：一是研末必须"研至无声为度"，也就是说，矿物药与介类药不可混有颗粒，习惯上用"水飞"方法加工。动物药粉不可含粗渣，植物药粉中不可含有肉眼可见的植物纤维。因为药粉颗粒粗糙，不仅对创面产生有害的刺激作用，而且药物也不能充分发挥其药效。二是应区别药物合研与各研，尤其是"细料"，或剧毒药以及峻蚀药，应在各药研细后，再将其药末逐渐兑入并充分乳匀。三是不易乳细的药物，应经过特殊的乳研方法。如水银应先与铅或硫黄同炒，谓之"结砂"，使之成为铅汞齑或硫化汞后再乳；或与枣肉以及含油脂的药物同研至"不见星珠"，再和他药混匀。又如蜈蚣、山甲片、筋余等动物药宜先"炒烫"酥后再研。乳香、没药等树脂药应先炙去油后再研。灯心、通草等须用米糊挂浆晒干后再研。冰片则宜先用湿布揩拭乳钵及杵头研。总之，要依据药物特性分别进行特殊乳研。四是对另注炮制的药物要尊重原方加工意见。如巴豆、蓖麻仁等有去衣膜，也有不去衣膜；斑蝥、红娘子等有生用，有炒用，有去足翅、有不去等。五是应密封、避光保存。如芳香药，麝香、冰片、薄荷脑、白芷、川芎等，散置则易走泄药气而失药效；又如含有汞剂的药，经日光照射，难免变色。

制散指生药经过特殊加工制为药末，这类药剂的名称不一，常见有称"粉"、称"霜"、称"膏"等，配制的方法有五：一是取某些能溶于水的药物经特殊滤过的方法制为药末，如西瓜霜（芒硝）。二是取某些生药自然汁使之干燥，然后制成粉末，如葱粉、姜粉。三是取含油脂的植物种子药物，除去其中油脂，取其残余药渣制成粉末，如巴豆霜等。四是加工中经过化学变化而生成的粉末，如青黛。五是某些生药自然析出物，如柿霜。

作用：清凉安抚，清热解毒，散风祛湿，化腐生肌，止痒、止痛、止血。

范围：急性炎症性皮肤病，皮肤与黏膜糜烂、溃疡，脓腐已尽或未尽，出血等。

用法：直接撒扑在损害区或疮面上；用鲜生姜、鲜芦荟、鲜茄蒂、黄瓜等新鲜蔬菜、瓜果，蘸药末涂搽患处；用鲜丝瓜汁、鲜马齿苋汁、鲜大白菜叶等捣烂合药末如糊状，外涂；用蜂蜜、植物油、红糖水、鸡蛋清、乳汁、米醋、酒和药汁或清水调药外搽。

注意事项：直接掺在糜烂或溃疡疮面上的药末，要求研磨至极细，否则影响疗效；凡毛发丛生的部位，不宜外扑粉剂；凡见水疱或脓疱的损害，不宜直接扑撒药末，否则致表面结一层假性痂，影响病情的好转。

药物举要：炉甘石、煅石膏、冰片、珍珠、煅龙骨、煅牡蛎、花蕊石、石灰、麝香、青黛、儿茶、枯矾、滑石、海浮石等。

常用方剂：治疗急性湿疹选用祛湿散、湿疹散；治疗丹毒选用大黄散；治疗酒渣鼻选用颠倒散；治疗疖、痈选用如意金黄散；治疗热痱、红臀（尿布皮炎）选用青白散、湿毒散；治疗黄水疮选用龟板散；治疗发际疮（多发性疖肿）选用发际散；治疗浅表性溃疡选用冰石散等。

③混悬剂：又名洗剂振荡剂。将一定分量不溶于水的药末与冷开水或蒸馏水相混合而成，久置后药粉沉淀于瓶底。不过，中医学所称的"混悬剂"，既有同于西医学混

悬剂的含义，又有不同的一面。如在制备的过程中，用水、酒、醋、油液、植物鲜药自然汁、动物体液等液体药，调和药末，使之呈稀糊状供临床使用。这种药剂以固体药末为主要成分，薄涂患处。

作用：清热解毒，收湿散风，消肿止痛。

范围：急性炎症性皮肤病、轻微渗出和糜烂。

用法：具体应用视病情而定。无渗出或糜烂的急性炎症性皮肤病，如热痱，在临用时振荡后外刷患处，一日 2～3 次；若见轻糜烂时，可临时取油液或植物鲜药自然汁调成糊状外涂患处，一日 1～2 次。

注意事项：凡年老和体弱者，一次外涂的面积不得超过体表面积的 1/3，否则急骤散热常会带来不良后果；在冬天不用或尽量少用；油液调涂时，要防止油渍衣服和被褥等。

药物举要：炉甘石、滑石、赤石脂、黄连、黄芩、黄柏、龟甲、鳖甲、硫黄、西月石等。

常用方剂：热痱选用九华粉洗剂、炉虎洗剂、1% 薄荷三黄洗剂、三石洗剂；粉刺选用痤疮洗剂、颠倒散洗剂；黄水疮（脓疱疮）选用龟板散混悬剂等。

④浸剂：包括酒浸剂（酊剂）和醋泡剂（泡剂）两种。前者是以酒或以酒为溶媒制备的液体药剂，其中不含有固体粉末。常用的酒有黄酒与白酒。目前常用50%～60% 的酒精代白酒用；后者用醋或用醋作溶媒制备的液体药剂，其中不含固体粉末。但由于各地制醋原料不一，醋的名称各异，临床上习惯多用米醋。

作用：收湿散风，杀虫止痒，散瘀消肿，刺激色素，活血通窍。

范围：各种慢性皮肤病，如顽癣、风痞瘟、风瘙痒；浅表霉菌病，如圆癣、灰指甲、鹅掌风；色素减退性皮肤病，如白癜风；毛发性疾病，如油风等。

用法：酊剂用棉棒或毛笔蘸药液，直接外涂患处，一日 1～2 次；泡剂则将皮损置于药液中浸泡，一日 2～3 次，1 次 15 -- 30 分钟。

注意事项：凡急性炎症性皮肤病，破皮糜烂时均禁用；手足皲裂时，应适当稀释浓度后再用，否则有刺痛和加重病情的副作用。

药物举要：花椒、羊蹄根、土槿皮、闹羊花、黄精、藿香、五倍子、苦参、补骨脂、浮萍、牙皂、凤仙花等。

常用方法：浅表霉菌病选用羊蹄根酒、10% 土槿皮酊；风瘙痒、风痞瘟选用止痒酊、20% 百部酊；白驳风选用白斑酊；摄领疮选用苦参酒；手、足癣和甲癣选用浮萍醋、醋泡方、藿香浸剂等。

⑤油剂：以植物油（如芝麻油、菜油等）与药粉调和混匀而成；或以药物浸入植物油中熬煎至枯去渣，再加入适量黄蜡制成。此外，还可直接从动物或植物中压榨取

油，备用。从动物或植物中压榨取油的加工方法，通常有三：一是将含油脂的药物放在火上煎炼取油，如蛋黄油；二是将含油脂的药物冷轧取油，如松节油；三是将生药蒸馏取油，如黑豆馏油、糠馏油等。

作用：清热解毒，润肌防裂，生肌长皮，收湿敛疮。

范围：急性或亚急性伴有轻、中度糜烂、渗出的皮肤病；继发性感染和毒染成疮；皮肤干燥脱屑和皲裂等。

用法：棉棒或毛笔蘸油剂直接涂于皮损处，一日 2 ～ 3 次；或者涂布在消毒纱布上，敷贴患处，一日 1 次。

注意事项：外涂油剂时，要做好隔离防护，尽量减少对衣被的油渍。

药物举要：黄连、芙蓉、白螺壳、煅龙骨、煅牡蛎、青黛、大风子、杏仁、蛋黄、鸦胆子、甘草、黑豆、麦麸、松、柏、谷糠、山豆根等。

常用方剂：漆疮、黄水疮、粟疮分别选用青黛油、黄连油；皮肤糜烂或浅表溃疡，久不生肌，选用蛋黄油；手足皮肤皲裂，选用大风子油；寻常疣、扁平疣选用鸦胆子油；头皮鳞屑颇多，抓之又生，选用山豆根油；清洗疮面痂皮，选用甘草油。

⑥乳剂：是一种油与水混合振荡剂，静置后分离，呈乳白色。其制作过程早在明代就有记载，如《外科正宗》说："以白石灰一升，用水二碗和匀，候一日许，用灰上面清倾入碗内，加麻油对分和匀，以竹筋搅百转，自成稠膏。"这与现代药剂学的乳剂基本相同。

作用：清热解毒，护肤止痒，安抚消肿，退斑止痛。

范围：急性炎症性皮肤病；烫火灼伤；特殊损伤，如放射性皮炎、光毒性皮炎等。

用法：用棉棒或毛笔蘸乳剂直接涂布在患处；或者摊布在消毒纱布上敷贴患处，一日换 1 ～ 2 次。

注意事项：乳剂最好是临时配制，特别是含有新鲜药汁的乳剂，否则容易变质。

药物举要：鲜芦荟、鲜青蒿、桉叶油、阿拉伯胶、石灰、植物油（橄榄油、芝麻油、花生油等）。

常用方剂：烫泼火烧伤选用清凉膏；放射性皮炎、光毒性皮炎选用芦荟乳剂。

⑦搽剂：又名擦剂。用植物块茎切断面蘸药粉，外搽患处的一种剂型。诚如《外科正宗》治疗酸痛所描述："逢冬即发者，须三伏时晒捣烂大蒜，间擦三次，不再发。"

作用：软皮散结，润肤止痒，增加色素。

范围：皮损泛发，肥厚和痒感较重的皮肤病，如顽癣、粟疮、松皮癣、顽湿疡（慢性湿疹）；白癜风；单侧性萎缩等。

用法：采用植物块茎或蒂切片蘸药，直接外搽患处；或将药粉用油调制成丸状，外用夏布包裹后，再搽皮损区，以微有湿润为宜，一日 2 ～ 3 次。

注意事项：植物块茎、蒂一定要新鲜，含水分较多为佳；布包以夏布为上乘，因纱布之类遇湿太软，达不到软皮摩擦止痒的目的。

药物举要：密陀僧、硫黄、威灵仙、陈皮、苍耳子、鲜茄、鲜黄瓜、鲜苦瓜、鲜土瓜、鲜丝瓜等。

常用方剂：紫白癜风选用汗斑搽剂；酒渣鼻用鲜丝瓜蘸酒渣鼻搽剂；腋臭用腋臭搽剂；顽癣选用布帛搽剂、葛布袋剂；白癜风选用鲜紫色茄或蒂直接外搽患处，一日2～3次。

⑧搓药：将单味药或复方中药共研细末，用植物油或动物油脂共捣，或调和如泥状，搓成丸药，每丸重30～90g；亦可将药共同浓煎，取出其中带棘状的药物，搓擦患处用。

作用：软坚润肤，杀虫止痒，祛屑柔皮。

范围：皮肤肥厚，呈播散倾向，如播散性神经性皮炎；病疮（手部盘状湿疹）、疣目、鹅掌风等。

用法：放在掌心或合掌，往来搓之；或取带棘状的中药，轻巧而均匀地搓擦患处，一日2～3次。

注意事项：外搓时用力要轻巧、均匀，以不渗血或微有渗血为度。

药物举要：乌贼骨、木贼草、金毛狗脊、香附、苍耳子、川乌、草乌、威灵仙、吴茱萸、蔓荆子、猪脂、芝麻油、橄榄油等。

常用方剂：鹅掌风、病疮选用合掌搓药；播散性神经性皮炎选用苍乌搓药；疣目选用香木搓药方；疥疮选用七星丸搓方等。

⑨软膏：将单味或复方中药研成细末，与基质调成一种均匀、细腻、半固体状的剂型。基质应具备下列要求：首先是无臭无味，性质安定，久贮不起变化；其次，对皮肤有亲和性，不油腻，无刺激；最后是对配入药物不起变化，能保持其均匀性和良好的透入吸收作用。传统的基质有猪脂、植物油、蜂蜜、酒、食醋和凡士林、羊毛脂。现代多数用凡士林和羊毛脂。

软膏的配制方法可分三大类：其一，调膏。采用凝固点较低的油液调药末使之成糊状，如《医宗金鉴》的"三妙散"用苏合油调。其二，研膏。用富含油脂的植物种子，或动物脂肪或其新鲜组织作为主要治疗药物，有时亦配伍其他药物兼取其作赋型剂，经用机械的捣研方法制备成膏，供临床使用。如《证治准绳》的乌金膏用巴豆炒黑乳研成泥膏作腐蚀药。其三，熬膏。用植物油或动物油煎熬药料溶取其可溶成分，滤净，称为药油，再加蜂蜡或虫白蜡融化成膏，如《疡医大全》的绿蜡膏。

作用：清热解毒，润肤防裂，消肿止痛，软坚散结，生肌长皮。

范围：深部炎症的软化、局限或吸收；皮肤干燥、皲裂；肥厚、苔藓样变；化脓或脓毒已净的疮面等。

用法：分直接涂搽和敷贴两种。前者轻巧薄涂在皮损区；若皮疹肥厚，则应先用梅花针叩刺，再涂搽或外扑药粉，或包封起来，效果更佳。后者将软膏摊在消毒纱布上，敷贴患处，亦可扑撒药粉后再敷贴之，一日换1～2次。

注意事项：凡滋水较多、糜烂较重的皮损，均不宜外涂或敷贴软膏。

药物举要：苦楝子、蛇床子、枯矾、梅片、五倍子、狼毒、薄荷脑、煅龙骨、蛤粉、乌梅、紫草、黄连、当归、姜黄、黄蜡等。

常用方剂：头癣选用苦楝子膏、秃疮膏；面游风选用摩风膏；牛皮癣（神经性皮炎）选用皮癣膏、黑油膏；肾囊风选用五倍子膏；皮肤浅表溃疡选用黄连膏、生肌玉红膏；风湿疡选用湿疹膏、湿毒膏、五石膏；顽湿疡选用薄肤膏、利肤膏、狼毒膏；手足皲裂选用润肌膏、红皲膏；肿疡初期（红肿热痛）选用如意金黄膏等。

⑩硬膏：古称薄贴，俗称膏药。将药物放在植物油中煎熬至枯，除去药渣，再将药油加入适量黄丹，待不老不嫩时收膏。该膏在常温下较硬，加热则变软，呈软膏状，具有极强的黏性，是一种使用方便，疗效甚好，深受患者欢迎的古老剂型。根据药肉的薄厚，分为治表和治里两大类：治表，要求药肉薄，有消肿、呼脓、祛腐、止痛、生肌、遮风、护肉的作用，宜勤换。治里，要求药肉厚，有驱风寒、和气血、消痰痞、壮筋骨、散瘀滞等作用，常是一周乃至一月一换。

作用：软坚散结，搜风止痒，护肤防裂，呼脓祛腐，生肌止痛，驱寒蠲痹等。

范围：慢性、局限性肥厚样损害的皮肤病，如结节性痒疹、皮肤淀粉样变、局限性神经性皮炎；浅表溃疡；皮损呈高度增殖角化而孤立的一类皮肤病，如灰指甲、脑湿（皮角）、疣目、肉龟、瘢痕疙瘩等。

用法：视皮损范围的大小，剪裁相应的硬膏，烘软后紧贴患处，1～2日换1次；药棍则在烘软后，剪一段，乘热捏成皮损大小，紧贴之，3～5日换1次。

注意事项：药肉要摊平，大小要适宜；硬膏贴后若皮肤上出现红斑、丘疹、丘疱疹，甚则水疱、渗出、糜烂时，中医称之"膏药风"，应停用，按急性皮炎处理。

药物举要：制马钱子、苦杏仁、川乌、草乌、硇砂、斑蝥、蜈蚣、千金子、南星、皂角、凤仙子、独角莲、苏木、刺猬皮、干蟾、血余炭、乳香、没药、透骨草、银杏、藤黄、全蝎等。

常用方剂：肉龟、瘢痕疙瘩选用黑色拔膏棍；灰指甲、嵌甲、甲沟炎选用拔甲硬膏；马疥（结节性痒疹）、毛囊炎选用独角莲膏、疔疖膏；顽湿疡、摄领疮选用康肤硬膏；浅表溃疡选用安庆余良鲫鱼膏等。

⑪熏蒸剂：熏蒸剂是指熏与蒸两大部分，熏包括烟熏，蒸则包括汽蒸、热罨。

前者首载于《内经》："阳气怫郁在表，当熏之。"后世《古今图书集成医部全录·痈疽疔毒门》进一步描述："好真降香末、枫香末，右二味于铫中搅匀，丸如弹子大，取香炉一枚，依炉口造纸筒一个，如烧龙涎香样，慢慢烧，紧以烟筒口熏疮上，不拘丸数，稍倦暂止，然后再熏。"今人北京赵炳南教授曾用"癣症熏药"治疗神经性皮炎，收到良好效果，引起了学者的重视和研究的兴趣。后者采用药物液化，水汽蒸腾于创口；还可将加热后的药物乘热罨敷在患处。

作用：疏通气血，温经通络，杀虫止痒，涤腐生肌。

范围：皮肤肥厚，状如牛领之皮；慢性溃疡日久不愈；皮肤瘙痒等。

用法：烟熏时，浓烟密闭，仅熏患处，或者露出口、鼻、耳、目，让烟熏周身。蒸法，将药汁煮沸，周围用毛巾围住，乘热熏蒸患处，待温再洗之。

注意事项：凡是急性炎症，原患高血压、体质极度虚弱者忌用或慎用；药烟对黏膜有一定刺激性，因此，在施治的过程中，应将口、鼻、眼露在外边，或者戴好眼罩、口罩等保护用品。

药物举要：苦参、艾叶、鹤虱、大风子、松香、五倍子、苍术、硫黄、细辛、闹羊花、肉桂末、人参芦、白芥子、炮姜、白蔹、黄芪、川芎等。

常用方剂：顽湿疡、牛皮癣选用癣症熏药；鹅掌风选用鹅掌风熏洗方；疥疮、虱病选用硫黄熏药；慢性溃疡，日久不愈选用回阳熏药等。

（六）针灸疗法

针灸疗法是一项重要的外治法，早在晋·《甲乙经》一书，就有针灸治疗皮肤病的记载。采用针灸治疗皮肤病，安全易学，疗效显著，工具简单，携带方便，费用低廉，适应证广。近年来，针灸治疗皮肤病有了长足的进展，主要表现在疗效确切的病种200有余；对疗效机制也作了许多深入研究，尤以提高机体双向免疫功能的调整引人注目，深受国内外医生和患者的青睐。

针和灸是两种不同的外治法。针刺，是应用金属制的毫针刺入人体的一定部位，通过机械刺激以治疗疾病；灸法，主要使用艾叶制成的灸绒或艾条，烧灼体表的某一特定部位，通过温热刺激而起治疗作用。针和灸这两种疗法，虽然各有特点，但在临床上往往合并使用，故而合称针灸疗法。

1. 针法

（1）配穴原则

1）辨证取穴法：以脏腑作为病位，结合病因、病机来明确证类，然后选用相应的穴位治疗。如疏肝取太冲、宣肺取列缺、化痰取丰隆、利湿取阴陵泉等。

2）循经取穴法：按经络循行的区域寻取穴位，具体应用是指某一脏腑经脉发生病变，可选用该经脉上的腧穴来进行治疗。如少商治汗、尺泽治咳嗽、大迎治颈痛等。

3）本经取穴法：又名本经相配取穴法。在同一条经络上，选取2～3个或3个以上的腧穴相配成方。如面口病，取曲池、合谷；舌喉咽病，取照海、太溪；腹脐外阴病，取公孙、三阴交等。

4）原络配穴法：以病经原穴为主，其表里经络穴为配，这种原穴与络穴相互配合应用的取穴法谓之原络配穴法。如肺系病，以肺经原穴太渊为主，配大肠经的络穴偏历为辅。

5）俞募配穴法：又名前后配穴法。募穴在前，背俞穴在后，两者相互配合应用。在临床上习惯于五脏病多取背俞穴，如肾病取肾俞、肺病取肺俞等；六腑病多取募穴，如胃病多取中脘、大肠病取天枢等。

6）局远配穴法：指病变局部的腧穴与远距离病变的腧穴配合应用，从而调节局部与整体功能的一种取穴法。如目痒取攒竹配三间、脱肛取长强配百会等。但在具体应用中，还需遵循一条原则：急性病应先取远距离腧穴，后取局部腧穴；慢性病则反而取之。

7）表里经取穴法：脏与腑互为表里，也就是说，脏病影响腑，腑病也影响脏，这种脏腑表里的关系是表里经取穴的基础。如老年人便秘当先灸肺俞以宣通肺气，后针刺太渊、偏历，便秘可望通顺。

8）同名经取穴法：指在相同名称的经脉上取穴的方法。如牙痛上取手阳明经合谷、下取足阳明经内庭等。

9）同类经取穴法：手足三阴经同属阴经；手足三阳经同属阳经。按上述原则，在取穴时采取阴经与阴经相配、阳经与阳经相配，并可同时留针。

10）痛取穴法：指以压痛点作为取穴和施术部位，唐代的阿是穴就属此列，现代人常以压痛点进行诊疗。如胆囊穴可诊治胆囊炎、胆石症，阑尾穴可诊治阑尾炎。

11）经验取穴：指某些穴位对某些疾病确有殊效，如传统习诵四总穴歌就是例证。

12）左右交叉取穴法：病变在右取左侧穴；病变在左取右侧穴。

13）前后交叉取穴法：病变在胸腹（前）取背俞穴；病变在背、腰（后）取胸腹的募穴。

14）上下交叉取穴法：病变在上取下部穴治之；病变在下取上部穴治之。

15）中病旁取穴法：病变在躯干或在脏腑，取旁开四肢穴治之。

16）四肢病取中取穴法：病变在四肢，选取中（腹）部穴治之。

（2）毫针疗法

1）患者的体位：针刺时患者采取适当的体位颇为重要，不当的体位不仅影响取穴的准确，而且容易发生晕针、折针、弯针等事故。常用的体位分卧位和坐位两大类。

卧位：①仰卧位。适用于头面、胸腹、上下肢前侧及内外侧。如上星、攒竹、太阳、中脘、关元、天枢、内关、足三里、阳陵泉、三阴交等。②侧卧位。适用于头、面、颈项、肩背、胸腹及上下肢外侧，如颊车、下关、风池、章门、带脉、肾俞、秩边、环跳、委中、昆仑等。③俯卧位。适用于后颈、背、腰、腿等后侧，如风池、风府、心俞、肝俞、胃俞、肾俞、殷门、承扶、承山等。

坐位：①仰靠坐位。头向后仰坐靠于椅背，适用于头颈部的穴位如攒竹、丝空竹、阳白、四白、迎香、天突等。②侧伏坐位。屈肘于桌上，头侧枕在肘部，适用于下关、翳风、听宫、颊车、大迎、头维等。③俯伏坐位。屈肘于桌上，双手重叠，就其下垫，低头前额置于手腕部，适用于头、项部、背部的穴位如风府、风池、大椎、大杼及各背俞等。

2）针刺方向与深浅

针刺方向：指针体与皮肤的角度。常取的方向有3种。①直刺：毫针与穴位所在的皮肤成直角垂直进针。适用于肌肉丰厚的区域，如四肢、腹部、腰部等穴。②斜刺：毫针与穴位所在皮肤平面约成45°角，亦可在30°～60°之间斜刺。适用于关节部位穴位，如养老、列缺、膝眼等，或胸背部的腧穴。③横刺：又名沿皮刺或平刺，是毫针与穴位所在的皮肤平面约成15°角，亦可在15°～30°角间进针。适用于肌肉浅薄区域的腧穴，如头面部位的百会、上星、阳白、印堂等。此外，施一针透两穴时，也需横刺，如攒竹透丝空、四白透迎香、颊车透地仓等。

针刺深浅：针刺治病，当深则深，当浅则浅，深浅要恰到好处，总之，针刺深浅常与体质、年龄、病情、部位、季节以及术者经验有关。①针刺深浅与体质：体胖而偏盛者宜深刺；虚弱而消瘦者宜浅刺。②针刺深浅与年龄：小儿应浅刺；年迈老人、气血两亏者均不宜深刺。③针刺深浅与病情：病属阳或实证宜浅刺；病属阴火虚证宜深刺。④针刺深浅与经脉循行部位：经络循行于头面、四肢远端，气血浮而浅，宜浅刺；经络循行于膝肘以上，气血随之深入，宜深刺。⑤针刺深浅与解剖部位：背部较薄，不得深刺；腹部较厚针刺稍深；腧穴下有脏器或大血管处不得深刺。⑥针刺深浅与季节：春季阳气在上，人气亦在上，宜浅刺；秋冬阳气在下，人气小在卜，宜深刺。⑦针刺深浅与术者经验：针刺深浅要根据个人临床经验，取某穴较一般为深或浅，亦能获得殊效。⑧针刺深浅与得气：进针后很浅便得气，不必再深刺，但也不能为找感传而盲目深刺，以防发生意外。

3）进针的方法：进针是针刺的基本方法，常用手法有三种。

缓慢进针法（捻针进针法）：右手持针柄，拇食两指用力均匀缓慢捻转，不超过180°，边捻针边加压力，使毫针缓慢刺入穴位。此法疼痛轻，容易掌握，不易弯针。

快速刺入法（直刺法）：右手拇指、食指、中指持针，直接迅速施加压力，毫针快速刺入穴内3～5mm深。此法进针快不痛，已被广泛采用。

刺入捻进法：左手拇食二指将毫针直刺穴内3～5mm深，然后右手拇食二指边捻边加压力，将毫针刺入穴位深部。此法适用于较长的毫针，其优点是进针快而不痛，可防止针身弯曲。

此外，还有管针进针法和进针器进针法，借助于弹簧的机械力量打击针尾使针射入皮肤，速度快，进针疼痛仅为 2% ～ 3%。

4）补泻的手法：在针刺操作的过程中，往往根据进针快慢、直刺和分段，进退提插的轻重缓急，捻转左右、角度大小，针刺的深浅方向，行针次数的多少，留针时间的长短以及循经方向等，对疾病发挥补虚泻实的双向调节作用。现简介几种常见的手法操作。

捻转补泻：行针时捻转速度较慢，角度较小，用指力轻，为补法；捻转速度较快，角度较大，用指力重，为泻法。

提插补泻：进针得气后，将针反复重插、轻提，为补；与之相反，将针反复轻插、重提，为泻。

徐疾补泻：进针缓慢，捻转缓慢，退针时快速退出，为补；进针迅速，快速捻转，出针时较缓慢退出，为泻。

迎随补泻：进针时针尖迎着经脉来的方向斜刺，并且逆着经脉依次取穴，为泻；进针时针尖沿着经脉处的方向斜刺，并顺着经脉依次取穴，为补。

呼吸补泻：呼气时进针，吸气时出针，为补；吸气时进针，呼气时出针，为泻。

开阖补泻：出针时较快，退针出体表立即以手指按压针孔，为补；出针缓慢，边出针边摇动针柄，使针孔扩大，针退出体表时不压按针孔，为泻。

平补平泻：针刺入穴位，均匀捻转、提插，捻转角度的大小和提插的深度适中，对虚实兼有的病症或体虚病实者，均可用之。

烧山火、透天凉法：①烧山火操作法：针刺入穴位后，先在天部施急插慢提法，顺时针飞 9 下，然后将针刺入人部，继续急插慢提飞 9 下，最后将针刺入地部，急插慢提飞 9 下，此为一度，为"三进一退"。出针时，急按慢提，急速揉按针孔。在行针过程中，患者感到针下或全身发热，补益脏腑经络之气，治一切虚寒性病症。②透天凉操作法：与烧山火相反，进针缓慢刺入地部，分段急速提针，每部逆时针飞 6 下，最后退到天部，为"一进三退"，出针时紧提不按其孔。在针刺过程中，患者感到针下或全身发凉，疏泻偏盛的阳气或病邪，治一切实热证。

阳中隐阴法：原则是先浅后深、先补后泻，是补泻兼施的手法，适用于先寒后热、虚中夹实的疾病。

阴中隐阳法：原则是先深后浅、先泻后补，亦为补泻兼施的手法，适用于先热后寒、寒中有虚的疾病。

5）留针与出针

留针：毫针刺入穴位，通过运针行气等不同手法，将针停留在穴位内一定时间，称为留针。留针的目的有三：一是为了"候气"；二是保持针感，延长和加强针刺的治疗作用；三是通过运针催气加强针感，便于针感沿经传导或使"气至病所"。留针时间的长短应根据病情而定，一般而论，小儿、老人、体瘦弱者、脑力劳动者、病情轻者，得气快，感传好，立即见效，留针时间短或不留针；若青壮年、体壮实者、体力劳动者、病情重者，得气慢或不得气无感传，见效慢，留针时间宜长，15～30分钟，少数则需要2～4小时不等。

出针：又名退针、起针。临床实践出针方法有三：①快速出针法。左手用消毒棉球按住针孔部，右手持针柄将针快速退出，并按压片刻，防止出血。②缓慢出针法。右手持针，左手轻压针孔部，将针缓慢退出。③分段出针法。按地部、人部、天部的出针法，就是先将针退出针感区，再留针1～2分钟，第二步将针退至皮下，停留片刻后，最后将针全部退出体外。

6）得气与针感：得气是通过针刺手法，在穴位内所产生的酸、胀、麻、沉、触电样以及传导感等反应。但是，在许多情况下，常因得气缓慢而影响疗效，其主要因素有：

取穴不准：针之穴无得气反应，疗效欠佳。

手法不熟：医者手法不熟练，难以体察气至，失去运针催气的最佳时机。

深浅方向不当：经络有深有浅，气血运行也因部位、时间、季节等不同而有深浅，因此，掌握不好针刺的深浅和方向，也会影响得气。

体质和病情：敏感体质、体壮、实证、热证、阳证，得气反应强，疗效高；反应迟钝、体弱、虚证、寒证、阴证，得气反应差，疗效低。

为了克服上述得气的影响因素，临床上常用5种催气法：①弹法：用手指轻弹针体，使之轻微震动，以促得感应。②刮法：用右于食指或中指指甲轻夹针身，拇指指甲由上向下刮动针柄，诱发得气。③摇法：将直刺的针体由快而慢，再由慢到快顺时针与逆时针摇动针柄，亦可诱发得气。④飞法：以拇指、食指捻针连搓2～3下，然后拇指立即张开，如飞鸟展翼之状，如此反复数次，促使气至。⑤颤法：右手持针柄，做小幅度较快提插，状如震颤，可诱发得气和增强针感。

针感传导的强弱，关系到疗效的高低。头部穴易出现沉重、紧张感，多向四周扩散；面部穴易出现胀痛感，多在局部；颈项部穴易出现酸麻或触电感，多向头、肩、胸放射；胸背部穴多出现沉重麻胀感，多沿肋骨向胸胁或上腹放射；腰部穴易出现麻胀或沉重感，多向下腹和下肢放射；下腹部穴多出现沉重、酸麻感，向下放射；四肢穴多出现酸麻或触电感，肘膝以上穴位多数向远端放射，或呈双向放射。

7）针刺意外及预防

晕针：针刺过程中出现的一种晕厥现象。①原因：初次接受针刺治疗，精神过度紧张；体质虚弱，手法不当，劳倦、过饥过饱等。症状：轻症仅有头晕、两眼发黑；重症则出现恶心呕吐、心慌、胸闷、面色苍白、大汗淋漓、血压降低，甚至二便失禁等症状。②处理：首先停止针刺，扶患者平卧，头部稍低，指掐压人中，让患者安静休息，或用温开水或糖开水灌滴；重者请内科协助处理。③预防：对初次接受针刺者，应消除其惧怕针刺的顾虑，取穴少，手法轻而稳；体弱者、久病者、儿童、孕妇等，针刺手法要轻巧；饥饿、过饱、劳累、酒后、情绪波动较大者，暂时不宜针刺。

滞针：针在穴位内不能捻转、提插，出针困难的现象谓之滞针。①原因：针刺部位肌肉拘急挛缩，或者捻转针向一个方向时，被组织缠绕针体，或在留针时移动体位所致。此时医者感到针下沉紧、滞涩，针体无法转动，进退困难，一时不能将针退出。②处理：首先用手指在滞针周围轻轻抓切揉按，或在其附近另针刺一针；或用艾条施温和灸3～5分钟，使拘急挛缩的肌肉松弛后再出针。③预防：进针不要过猛；嘱患者不要移动体位；捻针角度适当也是防止滞针的重要方法。

弯针：指针身在体内弯曲，不易出针的现象。①原因：医者针刺手法不熟练，针刺用力过猛，行针过快，针感强烈，引起患者躲避，或使深部肌肉急剧收缩而造成。患者不适当改变体位，也会发生弯针。临床发现针柄斜向一侧，退针困难；或患者感到疼痛。②处理：因体位所致弯针，应恢复原体位，循弯针的方向缓慢分次退针，切忌过猛、过急退针，以免造成折针。③预防：针刺前选好适当的体位，针刺后嘱患者不要变动体位，针刺手法要轻巧，指力要均匀，避免突然出现过强的针感，引起肢体抽动。

折针：指针身在体内发生折断。①原因：毫针质量低劣；医者针刺手法过重，引起病人肌肉强烈收缩，导致针体折断。最多见的是针尖或根部折断。②处理：发生折针后，医生应冷静，嘱患者不要变动体位，尽量将残留针身露出皮肤，用镊子将针拔出；若断针在12mm以上，当用X线拍片定位后，请外科医生取出断针残体。③毫针在使用前应认真检查，发现有弯曲、损伤、无法修理的毫针应丢弃。针身不要全部刺入体内，应露在穴外10～15mm，以防万一。

血肿与出血：偶尔毫针刺破血管会引起血肿或出血，因此取针时要缓慢，并在局部轻压，可防止出血。针刺引起皮下或软组织血肿，可采用热敷加速血肿的吸收。

刺伤重要脏器：在重要脏器表面的穴位针刺不宜过深，以免发生医疗事故。最常见的是刺伤肺引起外伤性气胸，应予注意。

（3）火针疗法：消毒皮肤后，用紫药水或碘酒标明病变部位，然后将特制的火针放在酒精灯上烧灼，待针身烧红后，迅速而准确刺入和退出，最后用消毒棉球按压针孔。

（4）梅花针疗法：梅花针又名七星针、皮肤针、小儿针等。右手握针柄，食指伸直压在针柄上面，以拇指和中指夹持针柄，再以无名指、小指将针柄尾部固定于小鱼际处，运用手腕的弹力，均匀而有节奏地弹刺，其频率为每分钟 90 ～ 120 次。按病情需要分别施用轻、中、重三种刺激法。

（5）头针疗法：又名头皮针疗法、颅针疗法。采用长度 1.5 ～ 2 寸的毫针，按照头皮特定区、线，快速沿皮针刺，每分钟捻 200 次左右，间隔 5 ～ 10 分钟再重复捻转，留针 30 分钟，少数病例还可埋针。

（6）腕踝针疗法：在腕部或踝部的相应点，采用毫针沿皮下浅刺，将针体倾斜与皮肤呈 10°角度贴近皮肤，刺入一定深度，当病人有酸、麻、胀、重等感觉时，留针 30 分钟。

（7）面针疗法：局部消毒后，采用 0.5mm 毫针，视皮肤的厚薄而分别横刺、斜刺或直刺，还可透穴。针刺得气后，可留针 30 分钟，每隔 5 ～ 10 分钟捻转 1 次。

（8）鼻针疗法：鼻与经脉系统相联络，通于宗气，联于脏腑。常规消毒后，以 0.5 寸毫针轻缓刺入穴位，直达皮下，捻转要轻，待患者有酸、胀感时，可留针 10 ～ 20 分钟。不要深刺，一般以不刺及软骨为标准。

（9）电针疗法：毫针针刺得气后，将电针仪的输出线正负极分别接在针柄或针身上，然后视病情选择所需要的波形和频率。治疗完毕，关闭电源开关，拆去导线，拔出毫针。

（10）注意事项

1）穴位的皮肤区域一定要严密消毒，特别是耳廓、鼻翼等部位，不要刺伤内脏和骨膜。

2）针刺前要向患者说明情况，若患者出现心慌、气短、面色苍白、汗多等，一定要防止晕针，立即拔针，做相应处理。

3）针刺穴位，凡遇到大、中血管和神经及重要脏腑时一定要避开，否则有刺伤的危险。

4）年老体弱、婴幼儿、孕妇、久病和癌瘤患者等，均不宜针刺或应慎用。

5）若因肌肉紧张或痉挛缠住针体造成滞针时，可向相反方向捻转，轻微捻动几下，使针体松动，即可继续捻转或者拔针。

2. 灸法　灸法是利用某些易燃材料和药物，在体表的患处或穴位上烧灼、熏熨和敷贴，借其温热的刺激，通过经络的作用来调整人体生理功能的平衡，达到治疗和保健目的的一种外治方法。

（1）灸法的种类：从总体上讲，灸法分艾灸法和非艾灸法两大类。艾灸法又分艾炷灸、艾卷灸和温灸；非艾灸法则包括天灸、灯火灸、黄蜡灸、药熏灸、吴茱萸灸等。

1）艾灸法：采用艾叶制成的艾绒作为施灸材料进行灸治的一种方法。

艾炷灸：将艾绒制成圆锥小体，称为艾炷。大凡久病，体质虚弱者艾炷宜小，壮数宜少；初病、体质强壮者艾炷宜大，壮数宜多；肌肉薄的头、面、颈、项、四肢末端宜小壮少灸；肌肉丰厚的腰、背、腹、股、肩部宜大壮多灸。按施灸的方式，艾炷灸又分着肤灸和隔物灸。①着肤灸：又称直接灸，古称为着肉灸。把艾炷直接放在皮肤上施灸，具体包括无瘢痕灸、瘢痕灸、发疱灸等。②隔物灸：指艾炷与皮肤之间隔垫某种药物而施灸的一种方法，所隔的物品有动物、植物和矿物，常用隔姜、隔蒜、隔葱、隔盐灸等。

艾卷灸：艾卷又称艾条，艾卷灸是将艾绒包裹于纸中呈圆筒形，一端点燃，在穴位或患处施灸的一种方法。

2）非艾灸法：凡用艾绒以外的物品作为施灸材料进行治疗者，统称为非艾灸法。

天灸：又称自灸，是将对皮肤刺激性较强的药物涂敷在施灸的部位，使皮肤起疱的一种灸法。常用的材料有蒜泥、白芥子、斑蝥、白胡椒、威灵仙等。

黄蜡灸：指将黄蜡烤热熔化，乘热在患处施灸的一种方法。

灯火灸：又名灯草灸、油捻灸、十三元霄火、打灯火等。指用灯心草蘸油（麻油、苏子油均可）点燃后，快速按在穴位上进行烫的方法。

吴茱萸灸：取吴茱萸适量研为细末，加入少许醋或酒，调成膏状，敷贴在穴位上，以治疗疾病的方法。

药熏灸：利用药液蒸气喷熏穴位或患处的一种方法。

此外，据文献记载，非艾灸法还有桑枝灸、桃枝灸、麻叶灸、烟草灸、线香灸、火柴头灸、药捻灸等，均可视病情而选用。

（2）注意事项

1）要根据患者的体质和病情选用适合的灸法，医生要耐心解释，以取得患者的合作。如瘢痕灸，一定要取得患者的同意。

2）施灸的程序：一般是先灸上部，后灸下部；先灸背，后灸腹；先灸头部，后灸四肢；先灸阳经，后灸阴经。若临床情况特殊，可灵活掌握。

3）颜面部、头部、心区、大血管和肌腱处，不可用着肤灸。禁灸穴有睛明、丝竹空、瞳子髎、人迎、经渠、尺泽、委中等。妇女妊娠期，腰骶部和小腹部不宜施灸。

4）施灸时，严防艾火烧坏患者衣服、被褥等物。施灸完毕，必须把艾卷或艾炷彻底熄灭，以免引起火灾。

5）凡遇"晕灸"、水疱等，应及时做出相应处理。

（七）其他疗法

1.穴位注射法 亦有人泛称为水针疗法，包括小剂量药物穴位注射、穴位注药、穴位注水、穴位封闭、穴位组织液注射、穴位注氧等。

（1）穴位注水及注药法：选好穴位后，常规消毒，根据不同的部位采用斜刺缓进，如头面部、胸背部及关节周围；还可采用快速直刺，如软组织较厚的部位。当患者感觉到酸麻或胀痛时，回抽无血，方可缓慢推注液体或药液，注完退针，消毒棉球压迫之。

（2）穴位封闭法：定位与消毒同上，采用0.25%盐酸普鲁卡因溶液，在穴位上推注少许形成皮丘，然后再根据病情要求，变换方向或分段注入药液。

（3）穴位注氧法：采用消毒后的注射器抽入氧气，快速刺入已消毒的穴位中，每次注入氧气3～5mL。

（4）穴位注血法：先在患者上肢静脉抽3～5mL血液，然后刺入已消毒的穴位中，每次2～3mL。为了保留血细胞和血小板的完整性，注射针头以6.5～7号为宜。

选用药物与剂量：适用于穴位注射的药物有丹参注射液，川芎注射液，当归注射液，柴胡注射液及维生素B_{12}、B_6，普鲁卡因，激素等。通常采用常规剂量的1/5～1/2较为稳妥，具体而言，头面部、关节处、皮损处可注入0.3～1.0mL，其他部位可注入1.0～5.0mL，个别穴位（如环跳）则可注入5～10mL。

注意事项：首先要彻底了解所注药物的效应、浓度、剂量与副作用；其次要了解患者对某些药物是否过敏。操作过程中一定要严格消毒，同时，还要避免神经干的损伤等。

2.穴位激光法 通过激光的光、热、压力和电磁效应作用于穴位，以治疗疾病的方法。本法具有无痛、无菌和疗效显著等优点。

（1）激光医疗机：主要有氦-氖激光、二氧化碳激光、氩离子激光、氦镉激光医疗机等。临床上应用较广泛的是氦-氖激光医疗机。

（2）操作方法：首先要检查有无漏电、混线以及地线是否接妥；照射前患者要选择合适而舒适的体位，开启电源后，调节好电流（以6mA为宜），照射穴位要准确，时间最长不要超过3分钟，治疗完毕立即关闭电源开关。

3.穴位磁疗法 通过磁场作用于穴位，调节经络与脏腑的功能，以防治疾病的方法。该疗法具有无创伤、无痛苦、疗效显著、副作用少等优点。

（1）磁疗器具：磁疗的器具颇多，常用的有磁片（包括磁块、磁柱、磁珠等）、磁疗机、电磁疗机等，可视病情而选择。

（2）常用磁疗方法：主要方法有贴敷法、旋转磁疗法、耳磁疗法、磁场电脉冲法、磁针法等。

贴敷法：将磁片直接或间接贴敷于某一穴位或部位上，外用胶布固封；也可缝于衣帽或佩戴于患处。

旋转磁疗法：将旋磁机机头对准病变部位，保持一定距离，压之不可太紧；每人每次治疗时间以 20 ～ 30 分钟为宜，避免轴心发热。

耳磁疗法：将 1 ～ 3mm 的磁珠，用胶布固定在耳穴上，每次以贴 3 ～ 5 粒磁珠为宜，5 ～ 7 日换贴另一耳。

磁场电脉冲法：将 G6805 治疗机或"6.26 治疗机"的双导线缠在 2000Gs 以上的磁块上，然后把磁块固定于穴位或病变部位，使之产生磁场与脉冲电流的综合效应。

磁针法：可将磁片或磁场脉冲机头接在或附着在皮内针或毫针上，使之产生综合效应。

（3）注意事项：对新生儿，孕妇，急性传染病、高烧、皮肤出血、皮肤破溃、高血压及支气管扩张等患者，应慎用。

4. 穴位敷贴法　本疗法是在药熨、涂敷等疗法的基础上发展起来的外治法，它是穴位与药物相结合的一种特殊疗法。

（1）选药要求：一般认为"热药"作用大，效果好；"凉药"次之；"攻药"容易生效，"补药"次之。临床可选用辛窜开窍、通经活络之品，如冰片、麝香、丁香、薄荷（脑）、细辛、花椒、白芥子、姜、葱、蒜、皂角、甲珠等，这类药含有多种挥发油或刺激性较强的成分；味厚力猛、有毒之品，如生南星、生半夏、乌头、甘遂、巴豆、斑蝥、砒霜、轻粉等；动物的内脏（如羊肝、猪肾）以及乌鸡骨、鳖甲、鲫鱼等。

（2）常用剂型：根据病情，可将药物分别配制成泥剂、浸剂、散剂、糊剂、药饼、丸剂、锭剂、膏剂等。

（3）取穴原则：穴位敷贴法多数以局部或邻近区域取穴为主。在具体应用的过程中，必须遵循以下原则：

三焦辨证取穴：病在上焦可取膻中、心俞、肺俞、劳宫等；病在中焦可取神阙、中脘、期门、章门等；病在下焦可取关元、命门、肾俞、涌泉等。

脏腑辨证取穴：五脏病变多取背俞诸穴，六腑病变多取腹募诸穴。

循经辨证取穴：以本经和表里经为主，或左病取右，右病取左；上病取下，下病取上。

按病因取穴：外受风邪或寒邪，多取太阳、风池、风门、大椎等；脏、腑、气、血、筋、骨、髓诸病，可取相应的八会穴。

局部取穴（阿是穴）：多用于止痒、止痛及散结、解毒等。

（4）注意事项：鉴于所用药物多刺激性强、毒性大，因此，若发现过敏、起疱等反应时，应立即撤除，并做相应处理。此外，对孕妇、幼儿原则上要避免使用刺激性强、毒性大的药物，敷贴时间也不宜长。

5. 穴位埋藏法　在穴内埋藏某些物品，通过持续性刺激，产生治疗作用的一种疗法。

（1）埋藏物品：用于埋藏的物品种类较多，如羊肠线、不锈钢圈、动物组织（兔脑垂体，牛、马、猪、羊、鸡的肾上腺，狗的甲状腺等），其中以羊肠线较为常用。

（2）操作方法：按无菌操作，将腰椎穿刺针刺入穴位得气后，再用穿刺针心把羊肠线顶入肌层，取出穿刺针，外盖消毒纱布，胶布固定。每次埋 2～4 个穴，7～10日埋 1 次。

（3）注意事项：一定要无菌操作；在埋藏 1～5 日内，局部可能出现不同程度的红、肿、痛、热等无菌性炎症反应，一般无须处理。若发现分泌物较多，则应采取相应措施。严重心脏病、糖尿病、高热患者及孕妇等不宜用此法，女性患者月经期慎用。

6. 刺血法　古称"刺络"，又称针刺放血疗法。其是用三棱针等刺破末梢血管或浅表的静脉，使之出血少许，以防治疾病的方法。

（1）针刺工具：以大、中、小三种型号的三棱针点刺脉络，多用于放血量较多的病例；圆利针，多用于点刺十二井和十宣穴。此外，还有瓷锋针等。

（2）针刺部位：最常用的部位有十二井、十宣、人中、阳白、耳尖；其次是浅静脉，如曲泽、尺泽、委中、太阳、耳后等浅静脉。

（3）针刺方法：点刺多用于末梢部位，缓刺多用于小静脉放血。此外，病变在躯干和上、下肢时，采用点刺与拔罐相结合的方法。急性病每日 1 次，慢性病 3～5 日 1次。不过，还应根据患者体质、年龄、效果而灵活掌握。

（4）注意事项：凡毫针的禁针也适用于刺血疗法，较重的贫血、低血压、出血性疾患、静脉曲张、血管瘤均应禁用。

7. 针挑法　以病理反应点为主，用特别针具挑断其皮下白色纤维组织，以防治疾病的方法。

（1）针具：通常采用三棱针、圆利针、大号注射针头和眼科"角膜钩"改制而成的钩状挑治针。

（2）部位：主要是背部和患处疼痛点。背部凡在夹脊区域发现隆起、凹陷、松弛和异常者均为反应点。头面、颈、颊、项部疾患，应在颈 1～7 椎夹脊处寻找反应点；胸腔及上肢疾患，应在颈 3～胸 7 椎夹脊处寻找反应点；腹部内脏疾患，应在胸10～腰 2 椎夹脊处寻找反应点；腰部和下腹部内脏疾患，应在胸 10～腰 2 椎夹脊处寻找反应点；肛门部和下肢疾患应在腰 2～骶 4 椎夹脊处寻找反应点。患处则应依据"以痛为输"的原则寻找痛点，如肩痛多在肩胛冈上表面和三角肌的前缘处寻找痛点、腿痛多在腰骶关节面寻找痛点。

（3）方法：先用碘酒、酒精严格消毒，左手固定反应点，右手持针，将针刺入反应点皮下，用力上挑，纵向挑破 0.2 ～ 0.3mm 皮肤，然后针尖深入表皮下挑，要求挑断皮下白色纤维物数根，术后敷上无菌纱布，胶布固定。

（4）注意事项：一定要在无菌条件下施术，术后要保持患处清洁干燥无菌，3 ～ 5 日内不沾水，防止感染。孕妇、严重心脏病患者、出血倾向者慎用或不用该法。

8. 拔罐法 古称角法，现称吸筒疗法，俗名拔罐子。这种疗法是以某种杯罐作工具，吸附于身体的一定部位，使之产生瘀血现象，从而治疗疾病的方法。

（1）杯罐种类：有竹罐、陶罐、玻璃罐、铁罐和铜罐等，其中以陶罐、玻璃罐和竹罐较为常用。

（2）拔罐方法：有利用火力、蒸气、负压和药煎以及针罐结合等数种方法。

火罐法：利用火烧时火焰的热力，排出空气，形成负压，将罐吸附在皮肤上。常用投火法、闪火法、架火法、贴棉法、滴酒法等。

蒸气罐法：竹罐倒置于水内煮沸，使用时用镊子将罐夹出，甩去水液，迅速按拔在皮肤上，吸住即可。

抽气罐法：将抽气玻璃罐紧贴在皮肤上，然后用抽气机抽去罐内空气，制成负压，吸住即可。

药罐法：分煮药罐和贮药罐两种。前者为先将药物熬煮至适当浓度，再将竹罐放入药液中煮 10 ～ 15 分钟，然后按蒸气罐法操作。后者既可事先将贮药液的药罐紧扣患处，再抽去罐内空气；又可在玻璃罐盛贮一定量的药汁，按火罐法快速吸附在患处。

针罐法：先在穴位上针刺，施补泻手法后，将针留在原处，再以针刺为中心拔上火罐。

刺血拔罐法：先在一定部位上用三棱针点刺出血，再以闪火法将火罐拔上。

（3）注意事项：操作中防止烫伤；留罐时间不宜太久，避免皮肤起疱；若局部瘀血严重或疼痛时，可轻轻按摩以缓解。刺血拔罐法不宜在眼区、面颊区操作；体质虚弱、贫血、肿瘤、出血性疾病患者，孕妇及女性月经期均不宜采用。

9. 割治法 又称割脂疗法。在人体某一部位或穴位上，采用外科手术的方法，摘出少量皮下脂肪组织，并对局部予以适量刺激，以治疗疾病的方法。

（1）工具：尖形手术刀、手术剪、血管钳、消毒纱布等。

（2）部位：手掌的大、小鱼际，以及膻中、鸠尾、肝俞、脾俞、上脘、中脘、然谷、公孙、足三里、天枢等。

（3）方法：被割治区域皮肤消毒、局部麻醉后，切开皮肤 0.5 ～ 1cm，用直式血管钳分离切口，剪去少量皮下脂肪，再用血管钳或刀柄进行刺激，当患者出现酸、麻、胀感后，手术完毕，外盖消毒纱布，包扎固定。7 ～ 10 日割治 1 次。同一部位再施术，须间隔 1 个月以后进行。

（4）注意事项：严格在无菌条件下操作，施术中刺激强度要适当，尤其对于老弱妇孺患者更要轻巧，以防晕厥。术后若出现周身不适、关节酸痛、食欲减少等，一般无须处理，几天后即可自行消失；如反应症状严重时，可对症处理。凡有出血倾向疾患、严重心脏病、高热、感染者，均不宜用割治法。

三、皮肤病的护理

护理古称"将息法"，较早见于《刘涓子治痈疽神仙遗论》。《外科精义》将护理归纳于"将护忌慎法"之中。任何疾病在治疗和休养期间，患者的生活、精神、饮食、起居与周围环境的调摄护理都是非常重要的，诚如《外科正宗》所说："凡人无病时，不善调理而致生百病，况既病之后，若不加调摄而疾岂能得愈矣。"为此，将护理要旨归纳如下。

1. 病室卫生 病室卫生包括病人住院的病房、门诊、诊疗室和换药室等。每天在诊疗前及结束后，均应坚持扫地及拖地板，并打开门窗，保持空气的流通和新鲜，换药室还应进行紫外线空气消毒。总之，应建立定期的除害灭菌的大扫除制度，要求病室洁净馨香。对患者卧室则应是"房内洁净，冬必温帏，夏宜凉帐，庶防苍蝇蜈蚣之属侵之……"（陈实功语）

2. 休养环境 病室环境应安静，工作人员要做到说话轻、走路轻、操作轻、关门轻，同时将病室的门和椅脚等钉上橡胶，以避免碰击产生噪音；切忌大声喧哗、咒骂殴打，妨碍病人的休息与睡眠，甚则使病情加重。诚如《外科精义》所说："于患人左右止息烦杂，切忌打触器物，诸恶声音，争辩是非，咒骂斗殴。"

3. 饮食宜忌 《外科证治全书》说："古人治病，虽赖手药，亦资手饵。药之所忌，关乎人之生死；饵之宜忌，涉乎病之轻重。饵者饮食之类也，凡病人恣啖无忌，以致证候因循反复，变态无常……"这指明了饮食宜忌的重要性。凡见阳证均为湿热火毒蕴结所致，饮食宜素净清淡、易于消化之品，诸如豆浆、藕粉、米汤之类；阴证大多由于体虚，宜食富于营养之品，一般如牛奶、鸡蛋、豆制品等。偏于阴虚者可服乌龟、甲鱼之类；偏于阳虚者可服牛肉、牛骨髓、墨鱼等。不过，皮肤病应忌食鱼、虾、蟹、酒类之物，尤其变态反应性皮肤病，更应忌服。

4. 隔离措施 早在战国末期，就对"癞病"实施隔离，防其传染。一般而论，对某些传染性较大的疾病，如烂疔（气性坏疽）、疫疔（炭疽）、疫喉痧（猩红热）、麻风、白秃疮（白癣）、肥疮（黄癣）等，不仅应做好隔离工作，而且对其衣物和医疗器械，也要严格消毒或烧焚。

5. 亲友探望　凡亲友探视病人，进入病室须行动轻缓、声音放低，和病人交谈态度要和蔼，语言要婉转，鼓励病人树立战胜疾病的信心，不可向病人流露出哀痛的神情，家中繁琐之事尽量不要向病人讲，以免增加其烦恼。探望、慰问时间不宜过长，以免病人疲劳。

以上仅是原则性概述，具体内容可参见《中医护理学》等专书。

第六章　皮肤病近代研究进展

中医中药对中华民族的繁衍和发展起到了巨大的推动作用，被国人誉为中华民族文化"瑰宝"。随着对外开放步伐的加快，中医中药的国际影响不断扩大，现将中医对皮肤病的研究进展简要介绍如下。

一、临床诊疗进展

（一）病因病机的研究

纵观现行的有关皮肤科专著，所提及的病因仍不外乎六淫、疫疠、七情、饮食劳倦及外伤，所述病因病机亦围于阴阳气血及脏腑功能失调等传统观念。近些年来，著名中医皮肤病学专家朱仁康提出从整体出发认识皮肤病发病机制的观点，强调既注意体表局部的病理改变，又重视体内脏腑气血经络功能失调对皮肤病的影响，由此说明皮肤病虽发于外，但体内脏腑功能失调、气血逆乱以及偏盛偏衰是其发病的根本原因。

（二）辨病辨证的研究

辨病方面，主张在保留中医辨病独特方法的同时，采用西医学的诊断技术和工具去认识皮肤病，使之成为互参互补的整体。辨证方面，多数从八纲、卫气营血、脏腑、气血、经络、皮肤损害、自觉症状和脉舌等方面阐述皮肤病的内容。至于在具体病种中，又各有所偏重。如气血的病机又分为气虚、气滞、血虚、血瘀、血热、血燥、气血不调等；又如对痒则按风、湿、虫、热、燥、毒、食、瘀、酒、虚等进行辨证论治。

（三）治法的研究

急性皮肤病的内治法，徐宜厚总结为五法，即疏表宣透法、清热解毒法、清营凉血法、气血双清法和表里双解法。凡病位在肺宜轻宣透达；在心宜清热解毒；在气与营宜清；在血宜凉。此外，有人提出从肝论治的八法，即缓肝疏风治疗瘙痒症、柔肝养阴治疗斑秃、清肝利湿治疗肾囊风、泻肝解毒治疗火丹、调肝理脾治疗痞瘕、疏肝通络治疗肌衄、凉肝化痰治疗疣目、养肝补血治疗甲病。至于活血化瘀法在皮肤科的应用更是广泛，报道文献亦多，详见有关专著。

（四）方药的研究

李林通过对《外科启玄》等6本古今医书所载708个方剂的整理分析，总结出皮肤病内服方药的配伍规律：治疗感染性皮肤病方剂以清热药为主，适当配伍补益扶正药、解表药和祛湿药；治疗非感染性皮肤病的方剂以补益扶正药为主，适当配伍清热药、祛湿药、理血药、解表药。此外，还有人认为可以用祛风药配养血、清热药，清热药分别配宣散、泻下、养阳、祛湿药，活血药分别配伍清热、祛寒、补养、理气药等。

（五）单味药的研究

三七：滋补强壮，功同人参。现已证实，三七具有抗疲劳、耐缺氧、壮阳、抗衰老、降血糖和提高机体免疫功能等多方面的滋补强壮作用。

抗病毒中药的筛选：抗疱疹病毒的有金银花、紫花地丁、马齿苋、板蓝根、大青叶、虎杖；抗埃柯病毒的有大青叶、金银花、一见喜、鱼腥草、野菊花、蒲公英、虎杖；抗柯萨奇病毒的有大枣、虎杖。

青蒿：其中的青蒿素不仅具有体液免疫抑制剂和细胞免疫促进作用，可作为免疫佐剂调节免疫，而且还有抗流感病毒的作用。

抗癌药物的筛选：药理研究认为，某些清热解毒药具有抗癌作用，如白花蛇舌草、草河车、半枝莲、半边莲、蒲公英、鱼腥草、猫爪草、紫草等。

大蒜：该药既抑制细菌，又抑制真菌。近年还发现大蒜是植物抗癌中的佼佼者，同时是治疗艾滋病的要品，内服、外用效果均显著。

大黄：又称火参、将军，是传统中药的"四大金刚"之一。该药的研究成果突破了原有的水平，现在发现大黄可治疗急性胃出血、十二指肠出血等25种疾病，还具有免疫、抗衰老、降血脂、减肥、抑菌、抗炎等功效。

此外，蚂蚁治疗类风湿性疾病，助阳药、滋阴药促进抗体生长，滋阴药显著延长抗体存在时间等，均取得了举世瞩目的成果。

（六）疑难病的研究

1. 红斑狼疮的研究 红斑狼疮内因肾阴亏损、阴虚火旺，外因烈日暴晒，是内外因相互作用产生的一系列复杂病理变化的疾病。据此，多数学者采用辨证分型论治：①毒热炽盛型：治宜清营解毒、凉血护阴，方选犀角地黄汤、化斑汤等。②阴虚内热型：治宜养阴清热、凉血解毒，方选青蒿鳖甲汤、滋阴清营汤等。③肝肾阴虚型：治宜滋补肝肾、养血清热，方选六味地黄丸、五子衍宗丸等。④邪热伤肝型：治宜疏肝理气、活血化瘀，方选一贯煎、疏肝活血汤等。⑤脾肾阳虚型：治宜温补脾肾、通阳利水，方选真武汤、金匮肾气丸等。⑥风湿热痹型：治宜祛风通络、清热和营，方选独活寄生丸、蠲痹汤等。此外，有人从痹论治或从瘀血论治，以及采用昆明山海棠、雷公藤、复方金荞片等治疗红斑狼疮，亦颇多特色。

2. 银屑病的研究　初步统计近年来发表中医药治疗银屑病的论文数百篇，综合归纳如下：①辨证论治：血热型（进行期）宜清热凉血活血，方用凉血活血汤；血燥型（静止期）宜养血润燥，方用养血润肤饮；湿热型（渗出性银屑病）宜清热除湿解毒，方用黄连解毒汤；毒热型（脓疱型或红皮病型银屑病）宜清热解毒、凉血护阴，方用清热地黄汤；冲任失调型（内分泌紊乱）宜调理冲任，方用二仙汤。②辨证与辨病结合论治：急性点滴状银屑病，采用清热解毒方药，如银花虎杖汤等，疗效良好。表皮细胞过度增殖，采用抗肿瘤的中草药，如石见穿、半枝莲、北豆根、菝葜、丹参、斑蝥等，亦取得一定效果。③单验方：比较突出的有青黛与靛玉红（有效率81.8%，治愈率13.6%）、国桐叶（总有效率86%）、洋金花（300例，效果满意）、紫草注射液（总有效率96%，痊愈26%）、板蓝根注射液、牛西西注射液、虎杖片等。④中西医结合治疗：采用中药加长波紫外线（黑光）治疗银屑病，取得了一定的成果。

3. 艾滋病的研究　1986年，中美两国中医专家采用中医名方"甘露消毒丹"，随证化裁，灵活应用，治疗1名确诊为艾滋病的患者，取得了缓解临床症状、改善身体素质、延长生存时间的效果。防治艾滋病的关键是以扶正祛邪为原则：扶正可采用益气养血、补肾滋阴法，药用人参、党参、黄芪、甘草、大枣、当归、杜仲、淫羊藿、女贞子、天冬、麦冬、生地、玄参、阿胶、首乌等；祛邪可用清热解毒、透邪出表、表里分消法，药用金银花、连翘、大青叶、板蓝根、白花蛇舌草、鱼腥草、夏枯草、栀子、知母、丹皮等。

4. 鱼鳞病的研究　周鸣岐医师总结多年经验，认为鱼鳞病以肝肾阴虚，脾胃虚弱，气血不足，血虚生风，风盛则燥，皮肤失养为其病因病机的基础。据此，自拟"鱼鳞病汤"，治疗70例患者，总有效率97.1%，其中痊愈占17.1%。后在原方基础上予以改进，制成鱼鳞汤Ⅰ号、Ⅱ号片剂和糖浆，共治疗483例患者，总有效率为94.33%。治疗前后病理组织学观察变化明显，治愈后皮肤基本恢复正常。

二、文献整理进展

中医皮肤科在20世纪80年代以前，均隶属于中医外科，但从1980年以后，中医皮肤科以其特有的专科文献出现在杏林书海，并且得到了迅速发展，主要反映在以下几个方面。

（一）老中医经验集

众所周知，中医的诊疗经验多集中在老中医的手里，要发展中医皮肤病学，首先要继承、整理老中医的宝贵经验。北京中医医院率先整理出版了《赵炳南临床经验集》（1975），该书收集 51 个病种，137 例有效验案，并对赵老辨证的思路、用药方法、经验效方等均作了较为全面、准确的阐述。随后，各地分别出版了《朱仁康临床经验集》（1979）、顾伯华的《外科经验选》（1977）、夏少农的中医《外科心得》（1980）、徐福松整理的《许履和外科医案医话集》（1980），徐宜厚整理的《单苍桂外科经验集》（1984）、史宇广编辑的《当代名医临证精华·皮肤病专辑》（1992），内容丰富多彩。

（二）综合性专著

1980 年起，中医皮肤病学综述性专著可分为三类：

1. 中医专著 徐宜厚在学习各地老中医经验的基础上，综合个人多年心得体会，编著的《皮肤病中医诊疗简编》（1980），5 年以后又重新修订，扩大病种 200 余种，易名为《中医皮肤科诊疗学》（1984），该书以清代《医宗金鉴·外科心法》为蓝本，参考有关古今文献，按部位归纳法分类，迄今为止，仍是一本收集病种较多、治疗方法较全的专著。

此外，管汾编著的《实用中医皮肤病学》（1981），张曼华、许德清编著的《中医皮肤病学精华》（1988），均从不同的角度增添了许多新的内容。

2. 中西医结合专著 天津市南开医院皮肤科组织编写的《中西医结合治疗常见皮肤病》（1976）一书，从某种程度上反映了中西医结合治疗皮肤病的思路和成就。随着时代的发展，中西医结合的特色逐渐被人们所接受，其著作的出版也日趋成熟，代表著作有刘辅仁、张志礼主编的《实用皮肤科学》（1984），张锦章主编的《中西医结合皮肤性病治疗学》（1992）等。

3. 针灸学专著 针灸学是中医学的重要组成部分，不少学者运用针灸疗法治疗皮肤病，取得了良好效果。为了及时反映这方面的成就和疗法，针灸治疗皮肤病的专著也应运而生。如徐宜厚、王保方编著的《皮肤病针灸治疗学》（1994），该书钩玄撮要地介绍了近 130 种皮肤病的针灸疗法，颇具特色。王宇华编著的《实用针灸美容手册》（1991），是一本集各家之长、参以己见、不可多得的针灸美容专著。

（三）专病专著

深入的研究，势必导致专病专著的出版，比较有代表性的专著有王渭川编著的《红斑狼疮的中医治疗》（1984）、徐宜厚等编著的《结缔组织病中医治疗指南》（1992）、李林编著的《牛皮癣中医疗法》（1989）、谢远明等编著的《脱发的中医防治》（1988）、高丹枫等编著的《古今性病论治》（1993）、张志礼等主编的《中医性病学》（1996）、徐宜厚编著的《手足皮肤病的防治》（1989）和《痒与止痒》等。这些专著较为全面、系统地介绍了某一种皮肤病或某一组皮肤病的诊疗经验，对临床、教学、科研具有一定的指导意义。

（四）普及本

李博鉴编著的《皮科便览》（1986）、《皮科易览》（1989），共载病种200个，起到了"举书可以对症索方，疗疾更须随宜用药"的目的，是本有参考意义的读物。此外，徐宜厚编著的《夏季常见皮肤病》（1986）、《怎样保护皮肤与头发》（1981），梁剑辉编著的《常见皮肤病中医治疗简编》（1979）等，对普及中医皮肤科的诊疗知识，也起到了一定作用。

（五）方药专著

近20年来，从皮肤性病学的角度，对散见于医籍、医案、医话中的方药进行了诸多整理，其中代表著作有庄国康等整理出版的《疮疡外用本草》（1982）一书，共收228味药，较为系统地阐述了药物外治的性能功效与使用方法，为广大医药工作者提供了可资学习的蓝本。苏庆山撰写的《中医外科外用药与制剂》（1987），不仅介绍了200多味中药、300多首方剂，而且较为详细地介绍了制剂的方法与过程，以及质量要求，对于外用药制剂的规范化有一定指导意义。此外，相继出版的方药专著还有邓丙戌编著的《皮肤病中医外治学》（2005）、李博鉴著的《皮科精方心典》（2007）、张晓杰主编的《皮肤病常用中药》（2009）、徐宜厚著的《徐宜厚皮肤病用药心得十讲》（2013）等。

第七章　头面部皮肤病

油风（斑秃）

【病名释义】

油风病名首见于明·《外科正宗》。该书说："油风，乃血虚不能随气荣养肌肤……"油风又称"油风毒"（《外科真诠》）、"梅衣秃"（《本草纲目》）、"鬼舐头"（《诸病源候论》）等。然而，在隋唐之前，对本病曾有过许多描述脱发的病名，如《黄帝内经》一书中载有"毛拔""发落""发坠"等，《难经》称"毛落"。本病具有不知不觉地突然脱发、头皮松软等特征，并以青年人群较为普遍，相当于西医学的斑秃，近代医家朱仁康认为"油风之症，亦包括脂溢性脱发在内"。

【病因病机】

引起本病的原因较多。清代《冯氏锦囊秘录》有段原则性论述："发乃血之余。焦枯者血不足也；忽然脱落，头皮多痒，须眉并落者，乃血热生风，风木摇动之象也；病后疮后产后发落者，精血耗损，无以荣养所致也。"冯氏的这段论述，可视为本病病因的高度概括，具有指导临床实践的意义。

另外，情志异常造成的脱发也并不少见，如怒伤肝、喜伤心、思伤脾、忧伤肺、恐伤肾，情志失调，五脏受累，进而影响机体的脏腑功能，可促使脱发突然加剧。至于小儿脱发，或者发生不荣，或者发焦且枯黄的原因，清代《兰台轨范·小儿》说："发久不生，生则不黑，皆胎弱。"徐灵胎的这种看法很有现实意义。综合上述文献，兹将本病的病因病机分述如下。

1. 肾虚说 此说倡于《黄帝内经》。该书说："女子七岁，肾气实，齿更发长……五七，阳明脉衰，面始焦，发始坠……丈夫八岁，肾气实，发长齿更……五八，肾气衰，发落齿枯……"肾藏五脏六腑之精华，精虚不能化生阴血，致使毛发生化少源，故症见脱发或头发过早花白。

2. 肺损说 张仲岩说："肺主皮毛，肺败则皮毛先绝。可知周身之毛，皆肺主之。察其毛色枯润，可以觇肺之病。"肺位最高，为脏之华盖，主一身之气。肺气旺则能助津液营血的宣发与敷布，内则荣养脏腑，外则润滋肌肤皮毛和空窍。若肺损则会变生诸证，其中毛发稀少、枯黄或花白脱落，就是多见的外证之一。

3. 血瘀说 清·《血证论·瘀血》说："凡系离经之血，与养荣周身之血已睽绝而不合，瘀血在上焦，或发脱不生。"《医林改错》更是明确指出："……头发脱落，各医书皆言伤血，不知皮里肉外血瘀，阻塞血路，新血不能养发，故发脱落。"血瘀毛窍，经气不宣，新血难以灌注于发根而失其濡养，故而迅即出现大面积的头发脱落。

4. 血热说 金·《儒门事亲》说："年少发早白落，此血热太过也。世俗止知发者血之余，血衰故耳。岂知血热而发反不茂！肝者，木也。火多水少，木反不荣；火至于顶，炎上之甚也。热病汗后，发多脱落，岂有寒耶？"血为水谷精微所化，以奉养周身。若过食辛热、炙煿之味，或情志抑郁化火，或者年少气血方刚，肝木化火，皆能暗耗阴血，或者血热生风，风热随气上窜于颠顶，毛根得不到阴血的滋养，头发则会突然脱落或焦黄，或早白等。

5. 失精说 汉·《金匮要略》说："失精家，少腹弦急，阴头寒，目眩，发落，脉极虚芤，为清谷亡血失精。"所谓失精家，是指平素失精的男性患者，精泄过多，造成精室血海空损，阳气也随精而外泄，症见龟头冷、目眩、发落等。

6. 血虚说 隋·《诸病源候论》说："冲任之脉，谓之血海，其别络上唇口。若血盛则荣于须发，故须发美；若血气衰弱，经脉虚竭，不能荣润，故须发秃落。"营血虚损，冲任脉衰，均可出现毛发枯而不润，或者萎黄稀少，乃至毛发脱落等症。

7. 偏虚说 隋·《诸病源候论》说："人有风邪在头，有偏虚处，则发秃落，肌肉枯死。或如钱大，或如指大，发不生，亦不痒，故谓之鬼剃头。"头皮空虚，外风乘虚攻注，使之发根空松，濡养不足，故现斑块状脱发。

8. 湿热说 清·《临证指南》说："湿从内生者，必旁洁酒醴过度，或嗜饮茶汤，或食生冷瓜果及甜腻之物。"说明恣食甘肥，容易伤胃损脾，湿热内蕴，循经上蒸颠顶，侵蚀发根白浆，导致头发黏腻，或头发稀少，或均匀性脱落。

9. 忧愁说 唐·《千金翼方》说："……忧愁早白，远视风泪出，手足烦热，恍惚忘误……"所思不遂，情志内伤，损及心脾，脾伤则运化失职，气血化生无源，故而在外形伤表现为白发、脱发，在内神伤，故有烦劳虚热等症。

10.胎弱说 古人认为怀孕7个月后，始见毛发生长。受胎之时，若禀赋不足，胎气虚怯，则肾气匮乏，头发生长迟缓或者稀少，或者焦枯色黄少华。诚如清·《兰台轨范·小儿》所说："发久不生，生则不黑，皆胎弱。"

上述文献说明，本病发生的原因不外乎虚与实。所谓虚，一指气血之虚，一指肝肾之虚。人受水谷精微，化生为气血、阴精，一旦阴血亏损，不能化生精血，毛根空虚，发无生长之源，即致头发大片脱落。所谓实，多因过食辛热，炙煿厚味，或者情志抑郁化火，暗耗阴血，血热生风，或者血瘀毛窍，毛根得不到阴血的濡养，都能导致头发不知不觉地脱落。

【诊鉴要点】

（一）诊断要点

①患者以青壮年居多；②无意中发现一块乃至数块圆形脱发，范围大小不一，境界清楚，严重时还会出现眉毛、睫毛、胡须、腋毛、阴毛的脱落，此时称为"全秃"；③部分伴有气血虚弱或肝肾不足全身症状。

（二）鉴别诊断

1.白秃疮（白癣） 本病以儿童多见，毛发干枯，容易折断，日久也会引起脱发，但到青春发育期，大部分可以不治自愈。

2.白屑风（干性皮脂溢出） 头部能见到弥漫而均匀的干性糠秕状鳞屑，落之又生，自觉痒重，日久也会出现脱发。

3.假性斑秃 患处头皮萎缩，光滑如薄纸，毛囊口不明显，秃发区边缘头发不松动。

4.头皮限局性硬皮病 一般不呈圆形或椭圆形，常像刀砍状，局部头皮变硬，常有色泽改变。

【辨证施治】

总的原则，实证以清以通为主。血热清则血循其经，血瘀祛则新血易生，都有利于毛根局部营养物质的摄取和血液的供应。虚证以补以摄为要，补可祛虚，摄可密精，精血得补，更能助益毛发的生长。

（一）内治法

1.血热生风证 突然脱发，进展较快，常是大片大片的头发脱落；偶尔有头皮瘙痒；部分伴有头部烘热，心烦易怒，急躁不安；舌质红，苔少，脉细数。个别患者还会相继发生眉毛、胡须脱落的现象。治宜凉血息风，养阴护发。方用四物汤、六味地黄丸合裁。生地、女贞子、桑椹子各15g，炒丹皮、赤白芍、山茱萸各10g，玄参、巨胜子、菟丝子各 12g，茯神、当归、侧柏叶、生赭石各 18g。

2.血瘀毛窍证 脱发前先有头痛或头皮刺痛等自觉症状，继而出现斑块状脱发，时间一久，则会发生全秃。伴有夜多噩梦，烦热难以入睡、龀齿等全身症状。舌质暗红或夹有瘀点，苔少，脉沉涩。治宜通窍活血。方用通窍活血汤加减。归尾、赤芍、生地各 12g，川芎、甘草、桃仁、红花、枣仁、杭菊花、桑叶各 10g，白芷、蔓荆子、远志各 6g。

3.气血两虚证 患者多系病后、产后、疮后，脱发往往是渐进性加重，范围由小而大，数目由少而多，头皮光亮松软，在脱发区还能见到散在性参差不齐的残存头发，但轻轻触摸就会脱落。伴有唇白，心悸，气短语微，头昏，嗜睡，倦怠无力。舌质淡红，苔薄白，脉细弱。治宜益气补血。方用八珍汤加味。当归、熟地黄、炒白芍、党参、漂白术各 12g，黄芪、茯神、女贞子、何首乌、桑椹子、黄精各 15g，川芎、白附子、炙甘草各 6g。

4.肝肾不足证 平素头发焦黄或花白，患者年龄多数在 40 岁以上，发病时头发常是大片而均匀地脱落，严重时还会出现眉毛、腋毛、阴毛乃至汗毛的脱落；伴有面色白，肢冷畏寒，头昏耳鸣，腰膝酸软，龟头冷；舌质淡红有裂纹，苔少或无，脉沉细无力。治宜滋肝益肾，方用七宝美髯丹加减。何首乌、枸杞子、菟丝子、当归各 15g，女贞子、黑芝麻、胡桃肉、怀牛膝各 12g，黄精、桑椹子、远志、石菖蒲各 10g。

加减法：心悸，夜难入睡加五味子、百合、拌麦冬、柏子仁、石莲子；情志抑郁，多愁善感加合欢皮、合欢花、郁金、香附；食少腹胀加香谷芽、鸡内金、玫瑰花、厚朴花、佛手片；风热偏胜，脱发迅猛加天麻、白附子、茺蔚子。

（二）外治法

1.酊剂类 在配制的过程中，以辛香走窜和滋补药并用，更有利于毛根的再生。如生发酊、桂枝斑蝥醋、红花侧柏酊、斑蝥酊、山柰酊、冬虫夏草酒等。任选一种，或交替应用，外搽患处，1 日 2～3 次。

2.溶液类 选用海艾汤，水煎取药汁外洗，每日 1～2 次，适用于血热生风证。

3.软膏类 取雄黄、硫黄、凤凰衣各 15g，炮甲珠 9g，滑石粉 30g，猪板油 30g，猪苦胆 1 个。前五味中药共研细末，用猪板油、猪苦胆汁调和药末，捣如泥即成。用时纱布包好，搽抹患处，每日 2～3 次，连用 1～2 周，即可生出头发。[《新医药学杂志》，1974（1）：33]

（三）针灸疗法

1.辨证取穴 血热证：风池、血海、足三里；血瘀证：太冲、内关透外关、三阴交、膈俞；血虚证：肝俞、肾俞、足三里；肝肾不足证：肾俞、肝俞、太溪、血海、三阴交。

2. 循经取穴　主穴：足三里、三阴交；配穴：头维、足临泣、侠溪、昆仑、太冲、太溪。

3. 邻近取穴　主穴：百会、上星、后顶；配穴：痒重加风池、大椎；失眠加四神聪、神门；两鬓脱发加头维、率谷；食欲不振加中脘、足三里；脱眉加鱼腰透丝竹空。

4. 经验取穴　主穴：防老（百会穴后1寸）、健脑（风池下0.5寸）；配穴：痒重加大椎，头发油腻加上星，两鬓脱发加头维。

手法：实证泻之；虚证补之。针刺得气后留针30分钟，其间行针3～5次，2日1次，10次为1疗程。

（四）其他疗法

1. 耳针法　取肺、肾、神门、交感、内分泌、脾。方法：针刺后留针30分钟，其间行针5～6次，2日1次，10次为1疗程。

2. 梅花针法

（1）辨病叩刺：主穴取阿是穴（斑秃区）；配穴取两鬓脱发加头维，头顶加百会、前顶、后顶，痒重加风池、风府，失眠加安眠，肾虚加肾俞、太溪。

（2）循经叩刺：阿是穴（斑秃区）、风池、太渊、内关、颈部、骶部、腰部。

（3）局部叩刺：阿是穴（斑秃）。方法：既可采用中等刺激，又可采用电刺激，2日1次，每次10分钟，14次为1疗程。

3. 穴位注射法　主穴：阿是穴（斑秃区）。配穴：头维、百会、风池、脾俞、心俞、膈俞、脾俞、风池、大椎、命门、曲池。方法：当归注射液、丹参注射液及维生素B_{12}、维生素B_6和三磷酸腺苷等，任选一种，针刺得气后，每穴各推注0.5～1.5mL，2～3日1次，10次为1疗程。

【偏方荟萃】

1. 生发丸　党参、白术、熟地黄、柏子仁各45g，何首乌、菟丝子各30g，茯苓15g，川芎、甘草各6g，共研细末，炼蜜为丸，每丸重9g，每次1丸，日3次。

2. 侧柏丸　侧柏叶120g，当归60g，共研细末，炼蜜为丸，每丸重9g，每次1丸，日2次。

3. 生发饮　制首乌、桑椹子、生黄芪、枸杞子、菟丝子、玄参各15g，酒当归9g，酒川芎3g，补骨脂、生地、熟地、党参各12g，黑芝麻24g。水煎服。

4. 一麻二至丸　黑芝麻30g，女贞子、旱莲草、制首乌、侧柏叶、枸杞子各10g，生地、熟地各15g，黄精20g。水煎服。

5. 益肾荣发丸　熟地240g，制首乌160g，补骨脂120g，菟丝子120g，骨碎补120g，枸杞子150g，五味子90g，覆盆子120g，黑胡麻120g，肉苁蓉180g，全当归 120g，大川芎 60g，炙黄芪 180g，紫河车 180g，制黄精 180g，党参 180g，广陈皮 90g，炒白术 120g，茯苓 120g，炙甘草 60g。共研细末，白蜜和白水等量，泛丸如绿豆大，每次 10g，1 日 2～3 次，饭前白开水送服。

【调摄护理】

1. 注意劳逸结合，保持心情舒畅，切忌烦恼、悲观、忧愁和动怒。

2. 饮食要多样化，克服和改正偏食的不良习惯。

3. 讲究头发卫生，不要用碱性太强的肥皂洗头发，平素理发后尽可能少用电吹风和染发。

4. 发现本病后，在调治中要有信心和耐心，处方用药不宜频繁更改，应该守法守方，坚持治疗。

【预后判析】

本病有自愈倾向，但在大多数情况下，只要辨证准确，疗效较好。不过，全秃的治疗，尚属困难。

【医案精选】

案 1：蔡某，男性，26 岁。两个月前无意中发现脱发，日渐加重。就诊检查：头部右侧和枕部有 3 处脱发，形如银圆大小。自述夜寐欠安，倦怠乏力。舌质正常，苔薄白，脉细弱。

证属气血耗怯，难以上潮，以致发落。治宜益气养血法。药用：何首乌 15g，生地 24g，党参、焦白术、黄芩各 10g，炙甘草 3g。每日 1 剂，连服 40 剂后，脱发区有新发生长。改用八珍膏，每次 15mL，日 2 次，温开水送下。3 个月后复查，新发生长良好而获痊愈。（《单苍桂外科经验集》）

案 2：徐某，男，54 岁。患全秃 3 年，头皮不痒，无脱屑，神疲，畏冷，食欲不振，夜寐差，二便通调。脉细无力，舌苔薄。益肾荣发丸一料，历时两个月，新发生长，精神、食欲、睡眠均好转。又服一料，头发全部生长，茂荣黑润。随访 10 余年，发如常人。（《中国当代名医验方大全·汤承祖案》）

【名论摘要】

《医参》："人身毫毛皆微而发独盛者，何也？百脉会于百会，血气上行而为之生发也。血气上行，必有所止，止而因复下行，则发为之卫。"

《杂病源流犀烛》："毛发也者，所以为一身之仪表，而可验盛衰于冲任二脉者也。"

《寿世保元》："大率发属于心，禀大气，故上生。须属于肾，禀水气，故下生。眉属于肝，故侧生。男子肾气外行，上为须，下为势，故女子宦人无势，则亦无须，而眉发无异于男子，则知不属肾也明矣。"

《医鉴》："过服辛热药而眉发脱落者，乃肝血受伤而火动，非风也。宜四物汤、六味地黄丸，以滋肝血，生肾水。"

《外证医案汇编》："肾气盛则发长，肾之衰则发坠，阳气竭则发白，故秃疮发落，治在肾与三阳也。阳气虚不能卫外，腠理不密，外风凑袭，此为表症，凉血祛风一法也。血不上潮，气血不得流通，物朽亦可生虫，大补肝肾，外以踯躅花油加润燥凉血杀虫，内外兼治一法也。血虚风袭，补散并施，亦一法也。未老头童，养血祛风一法也。四方之中，填补肝肾，俱夹升阳散风之品，养血分而兼通阳。"

发蛀脱发（脂溢性脱发）

【病名释义】

发蛀脱发病名始见于清·《外科全生集》，嗣后清·《外科证治全书》又提出"蛀发癣"的病名，并对其病因、症状和治疗作了简要的叙述："……由阴虚热盛，剃头时风邪袭入孔腠，抟聚不散，血气不潮而成。生木鳖切片浸数日，入锅煮透煎汤，剃头后洗之，搽蜈蚣油，至愈乃止。"据此文献描述，本病类似西医学所称的"脂溢性脱发"。

今人赵炳南将本病分为油性与干性两大类：前者系湿热内蕴，治用祛湿健发汤；后者系血虚风燥，治用巨胜子汤。此论对临床实践具有较大的指导意义。

值得一提的是，本病与油风既有关联的一面，又有各自独立的一面，故在临证中要注意分析这种特有的双重性。

【病因病机】

本病初期以血热风燥为主，病久不愈则可出现血虚风燥的证候。此外，脾胃湿热，循经上壅者也较为常见，具体分述如下：

1. 血热风燥　血热偏亢，导致风胜则燥，进而耗伤阴血。阴血不能上潮颠顶，荣养毛发，毛根干涸，故发焦脱落。诚如《儒门事亲》所说："肝者木也，火多水少，水反不荣，大至于顶，炎上之甚。"

2. 脾胃湿热　脾气虚弱，加之恣食甘肥，伤胃损脾，致使湿热上蒸颠顶，侵蚀发根白浆，发根渐被腐蚀，引起头发黏腻而脱落。

总之，凡见干性脱屑而痒，头发稀少干焦或枯黄者，多为血热化风化燥所致；湿性脱屑而痒重，头发黏腻或如油涂水洗者，常由湿热上蒸所为。其病变在毛发，病位在脏腑，尤其与肝、脾、肾三脏关系密切。

【诊鉴要点】

（一）诊断要点

①患者以青壮年男性居多。②头顶区域出现均匀性脱发，有的油腻，如同油涂水淋；有的头发焦枯柔细，缺少光泽。③鳞屑较多，抓之叠叠飞起，落之又生。④自觉瘙痒，时轻时重。⑤部分伴见早老性脱发（又名高额）。

（二）鉴别诊断

1. 油风（斑秃） 脱发可发生在头部的任何区域，病变多数为圆形或椭圆形，很少伴有瘙痒。

2. 白屑风（干性皮脂溢出） 多发生在头面耳项发际等处，初感微痒，继起糠秕状白屑，搔之白屑飞起，脱之又生；虽伴脱发，但不严重。

3. 早秃（高额） 家族史明显，男性早秃多从前额开始，渐向上延，女性较少见。

【辨证施治】

（一）内治法

1. 血热风燥证 头发干枯，略有焦黄，均匀而稀疏脱落；搔之则白屑飞扬，落之又生，自觉头部烘热，头皮燥痒；舌质红，苔微黄或微干，脉细数。治宜凉血消风，润燥护发。方用凉血消风散加减。生地黄、当归、白蒺藜各12g，荆芥、蝉蜕、羌活、苦参各6g，巨胜子、女贞子、旱莲草、杭菊花、桑叶、玄参各10g。

2. 脾胃湿热证 患者平素有恣食肥甘厚味者居多；头发潮湿，状如搽油或水浸，甚则数根头发彼此粘连一起；鳞屑油腻呈橘黄色，固着很紧，难以涤除。舌质红，苔黄微腻，脉濡数。治宜健脾祛湿，清热护发。方用祛湿健发汤加减。炒白术、泽泻、猪苓、白鲜皮各12g，干地黄、何首乌、赤石脂、苍术各10g，羌活、川芎各3g，山楂、虎杖、茵陈、生薏苡仁各15g。

3. 肝肾湿热证 患者以体弱或脑力过度者为主；头顶头发均匀而稀少性脱落，呈渐进性加重，头发花白缺少光泽，头皮松软油腻感重；伴有口苦乏力，虚烦难寐，头顶和颜面汗多；舌质红或微胖，苔少或根部黄腻，脉虚弦而滑。治宜清肝泻火，滋阴化湿。方用龙胆泻肝汤、知柏地黄丸合裁。炒胆草、焦山栀、黄芩、黄柏、柴胡各6g，生地黄、茯苓、泽泻、山药、山茱萸各12g，炒丹皮、白鲜皮、车前子各10g，五味子、木通各3g。

加减法：头发潮湿或油多，加蚕沙、赤茯苓、滑石；头发焦黄干枯，加桑椹子、菟丝子、何首乌；痒感颇重，加白附子、蔓荆子、天麻、杭菊花、茺蔚子；头皮潮红，或生疮疡，加金银花、莲子心、连翘、紫草；头汗多，头油重，加五味子、桑叶、蝼蛄等。

（二）外治法

1. 溶液剂 湿热偏重，头发油腻时，选用透骨草水洗剂、脂溢洗方、山豆根洗方；血热风燥，头发干焦时，选用桑白皮洗方、藜芦洗剂。

2. 酊剂 湿热证，选用生姜牛黄酊；血热证，选用侧柏羊花碎补酊。

3. 散剂 头发油腻，痒重时，选用干洗头方、藜芦散。用法：每次取药末10～15g，掺撒于头发中，用手如梳头状将药物梳理均匀，然后用梳子梳理，梳去药末，有燥湿去垢、祛风止痒的功效。

（三）针灸疗法

主穴：百会、四神聪、头维、生发穴（风池与风府连线的中点）；配穴：皮脂溢出过多，配上星；失眠，配安眠（合谷与三间连线的中点）或翳风。手法：平补平泻，针刺得气后留针30分钟，或加用适量电流刺激，2日1次，10次为1疗程。

【偏方荟萃】

1. 赞化血余丹加减 血余炭、菟丝子、炒枣仁、白芍各15g，熟地、当归各20g，枸杞子、桑寄生、山药、桑椹子、旱莲草、女贞子各30g，鹿角胶25g，何首乌60g。共细末，炼蜜为丸约320g，每丸重3g，日2次，1次9g。

2. 敛液生发汤 生地、白芍、白术各12～15g，当归、女贞子、五味子、桑叶各9～12g，制首乌、桑椹子、旱莲草、茯苓各15～30g，人参6～9g（党参15～30g）。水服或蜜丸服。

3. 脱发方 生黄芪15g，当归、炒白术各9g，阿胶、牛蒡子、茯苓、枳壳、桂枝各6g，党参12g，甘草3g。

4. 脱发良方 制首乌25g，熟地、黄精、侧柏叶各15g，骨碎补12g，当归、白芍各10g，红枣5枚。

5. 润肤丸 桃仁、红花、熟地、独活、防风、防己各30g，川芎、当归、丹皮各45g，羌活、生地、白鲜皮各60g。研细末，水泛为丸，每次3～6g，日2次。

6. 巨胜子丸 巨胜子、黑芝麻、桑椹子、川芎、当归、甘草各9g，菟丝子、首乌、白芍各12g，炒白术15g。水煎服，日1剂。

【调摄护理】

1. 少食甘肥食品，少饮酒类与咖啡类饮料。

2. 头发一般以 5～7 日清洗 1 次为宜，不要清洗过勤。

3. 平素常食山楂、草莓之类，对控制头发的油腻感有颇多裨益。

【预后判析】

本病呈渐进性发展，经过治疗后可以延缓病情的不良进展。一般而论，除对美容有影响外，对身体无多大害处。

【医案精选】

案 1：黄某，女，25 岁。1987 年 3 月 20 日初诊。脱发年余，头发稀疏，几近秃头，心情抑郁。嘱服脱发良方 1 个月。在服药过程中，头发此落彼长，新发长出寸许又脱，患者认为发既能复生，谅必有效，遂坚持服药。继服 60 余剂后，新发不再脱落，3 个月后满头基本乌黑。(《中国当代名医验方大全·俞长荣案》)

案 2：王某，女，23 岁，一年前头皮瘙痒，继而脱发，日渐加重。检查：头发稀疏，毛发枯燥，头昏，纳呆，胸闷，口干不欲饮，周身倦怠；舌质红，苔薄稍腻，脉弦滑。脉证合参，系脾胃湿热，外感风邪，湿热之邪羁留中宫，阻滞气机清阳不升，导致血行不畅，发失血濡。治宜清热渗湿，祛风活血。用防风通圣散合四物汤化裁。防风、薄荷、川芎各 9g，芥穗、甘草各 6g，川大黄、栀子、当归、苦参、白术各 10g，赤芍 15g，白鲜皮 30g。服方 6 剂后，饮食增加，头昏、胸闷均愈，头皮瘙痒悉除。诊其脉和缓，知湿热已解，改以四物汤加何首乌、菟丝子、菊花、白鲜皮、枸杞、白术、苦参、黄芪、茯苓等药，继服 20 剂，脱发全部再生。半年后新发色黑，光泽如常。追访 4 年未复发。[《河北中医》，1982（1）：44]

【名论摘要】

《岳美中医案集》："发秃的形成，多因水气上泛颠顶，侵蚀发根，使发根腐而枯落。茯苓能上行渗水湿，而导饮下降，湿去则发生，虽不是直接生发，但亦合乎'先其所因，伏其所生'的治疗法则。"

白 发

【病名释义】

白发，又名发白，俗称"少白头"。白发病名，出自隋代《诸病源候论》，该书说："若血气虚，则肾气弱；肾气弱，则骨髓枯竭，故发变白也。"然而，对本病论述最早者，当推《素问·上古天真论》，首次指出头发变白是人体趋向衰老的外征之一，该论说，"女子……六七，三阳脉衰于上，面皆焦，发始白……丈夫……六八，阳气衰竭于上，面焦，发鬓颁白。"由此明确指出白发与阳气衰竭于上的密切关系，为今人探索本病的防治奠定了基础。金·《儒门事亲》对少年白发又提出了"血热太过"的论点，颇合临床实践。

临床上将白发分先天禀赋不足和后天脏腑失调两类：先天禀赋不足的白发，除出现在"白化病"（俗称白羊人）中外，还可出现在某些遗传性综合征中；后天脏腑失调的白发，则包括老年人白发、少年白发等。

总之，本病在大多数情况下可以视为正常现象，不一定当作疾病看待。但在一些特定的环境中，或许是某些病变的一种外征，因此，只有把整体证候与局部证候有机地结合起来分析，才能做出准确的判断。

【病因病机】

白发素有虚实之分，主要归纳为血热偏盛、情志烦劳和精血虚弱三个方面，分述如下：

1. 血热偏盛 青少年，血气方刚，易于激动，致使水不涵木，肝旺血燥，血热偏盛，毛根失其濡养，故头发早白或花白。诚如《儒门事亲》所说："至于年少，发早白落，或白屑者，此血热而太过也。"

2. 情志烦劳 所思不遂，或者忧愁恚怒过度，肝失疏泄，脾失运化，进而损及心脾。一则气机郁结，血气运行不畅；二则郁热化火，暗灼营血，故而形伤在外则为白发，神耗在内则烦劳精夺。唐·《千金翼方》所说头发"忧愁早白"就是这个道理。

3. 精血虚弱 肾藏五脏六腑之精，若先天禀赋不足，或后天失调，如用脑过度，或房事过频，均能导致肾中精气亏损，精虚不能化生阴血，阴血不足，导致发不荣而早白。正如明·《医学入门》所说："因房劳损精易白。"

由此可见，本病的脏腑定位，主要在肾、肝、脾三脏，其中与肾的关系更为密切。

血热偏盛属实证；情志烦劳、精虚血弱属虚证。但在临证之际，还应注意虚实相互转化或相互夹杂出现的情况。

【诊鉴要点】

（一）诊断要点

①多数从头顶开始，然后向他处扩展；亦有从两鬓角开始，终至满头白发。②初期黑白发间杂一起，有的持续不变，有的迅速变白。③少数伴有头昏耳鸣、神疲乏力、倦怠肢软等症状。

（二）鉴别诊断

1. 白驳风（白癜风）　病变发生在头部时，除局部头发变白外，其基底部皮肤亦脱色变白。

2. 油风（斑秃）　在病情恢复的过程中，初生白色毳毛，稀疏细软，时间一久，逐渐变黑、变粗，乃至完全变黑。

【辨证施治】

（一）内治法

1. 血热偏盛证　患者以青少年为主，头发早白，或先是焦黄后渐变为花白，病情有的静止数年不再发展，但有的迅速发展而变白，成为所谓少年白头。伴有烦躁易怒，头部烘热。舌质红，苔少，脉数。治宜凉血，滋阴，乌发。方用草还丹加减。菟丝子、枸杞子、桑椹子各15g，生地、赤芍、桑叶各12g，炒丹皮、杭菊花各10g，川芎、白芷、蔓荆子各6g。

2. 情志烦劳证　患者性格抑郁，加之烦劳过度，往往在较短的时间里头发变白，严重时满头银发，病变多从两鬓开始。伴有精神忧郁，纳谷不香，口干咽燥，腹胁胀痛。舌质淡红，苔薄白，脉虚大。治宜疏肝扶脾，宁神乌发。方用归脾汤加减。炙黄芪、干地黄、漂白术、茯苓各10g，党参、龙眼肉、枣仁、合欢皮各12g，软柴胡、炙甘草、广木香、远志各6g，何首乌、香谷芽各15g。

3. 精亏血虚证　患者多数在40岁以上，白发从两鬓角开始，继而扩大乃至白头，亦可见于少数青少年。伴有头昏眼花，视物不明，健忘，腰膝酸软，不耐劳作，倦怠嗜睡。舌质淡红有裂纹，苔少，脉沉细。治宜补肾益精，柔肝乌发。方用七宝美髯丹加减。干地黄、何首乌、巨胜子、菟丝子各15g，黑芝麻、桑椹子、茯神、山茱萸各12g，龟甲胶（烊化）10g，甘草6g。

加减法：头部烘热感重，加天冬、玄参；烦躁易怒，加生赭石、生磁石、珍珠母；房劳损精，加鹿角片、鹿茸、龟甲胶、巴戟天；肝血不足，加当归、炒白芍、五味子；

肺痨气伤或咳血，加紫菀、百合、冬虫夏草。

（二）外治法

一般无须外治，但从美容角度出发，可酌情染发，如卫生易简染黑方、染头发方、染发仙方、乌云散。

【偏方荟萃】

1.女贞子膏（女贞子，洗净，阴干，熬膏），每次 15～30mL，一日 2～3 次。

2.桑麻丸（冬桑叶 240g，黑芝麻 120g，共研细末，水泛为丸），每次 4～5g，一日 2 次。

3.血热白发方，生地 12～15g，丹皮、赤芍、当归、黄芩、女贞子各 9～12g，制首乌、旱莲草各 15～30g，黑芝麻 30g。

4.肝郁白发方，生地 12～15g，丹皮、白芍、当归、茯苓、白术各 9～12g，薄荷 3～6g，栀子 9g，柴胡 6～9g，制首乌 15～30g，桑叶 9～15g。

5.肾虚白发方，何首乌、旱莲草、桑椹子、黑豆 15～30g，生地、熟地、枸杞子各 12～15g，当归、菟丝子、补骨脂、女贞子各 9～12g，黑芝麻 30g。

【调摄护理】

尽量避免烦劳，保持心情舒畅，量力而行地做些文体活动。染发时应注意防止药物过敏，一旦发生则按急性皮炎处理。

【预后判析】

本病在大多数情况下无须治疗，对健康亦无影响。不过，对于某些内证明显、头发早白者予以治疗，或许能获疗效。

黄　发

【病名释义】

黄发又称发黄，指头发枯萎变黄，干燥脆裂。黄发病名始见于隋·《诸病源候论》，该书说："足少阴之经血，外养于发。血气盛，发则润黑；虚竭者，不能荣发，故令发变黄。"我国属于黄色人种，正常发色应为黑色或棕黑色。少数健康而皮肤白皙的黄种人，亦可能是荣润光泽的棕黄色头发，属于正常生理范畴。

【病因病机】

1.气血亏损　禀赋素弱，或者久病失养，热病伤阴，或者产后失血过多等，均能导致气血亏损，发失荣润而成黄发。正如明·《普济方》所说："足少阴血气盛，则须润泽而黑；足太阳血气盛，则发润泽而黑。二经血气虚乏，则须发变为黄白。"

2.脾虚胃弱　患儿饮食不节，或者偏食，或者恣食生冷、油腻和香燥之物，致使脾胃损伤，运化无力，气血生化无源，阴血不能濡养毛发。

3.阴虚血燥　气候干燥，加之洗涤不当，如用碱性洗发剂，或者洗涤过勤，造成头发干枯、焦黄，乃至末端纵裂。

【诊鉴要点】

诊断要点：①患者以小儿或青少年居多。②头发干枯或焦黄，末端分叉。③部分患者伴有消化功能不良和面色㿠白少华、气短乏力、神疲倦怠等全身症状。

【辨证施治】

（一）内治法

1.气血亏损证　头发色枯而黄，干燥易折。伴有面色萎黄、四肢羸瘦，大便溏泄，食不甘味。舌质淡红，苔少，脉细弱。治宜益气补血，滋阴乌发。方用八珍汤加减。炙黄芪30g，党参、茯神、炒白术、白芍、阿胶各10g，熟地、当归身各15g，何首乌12g。

2.脾虚胃弱证　小儿头发枯黄少泽，萎软纤细，易于折断，或者生长迟缓，倦怠，面黄肌瘦，肚大青筋，神情委顿，大便不调，舌质淡红，苔微黄且腻，脉滑数。治宜消疳理脾，驱虫清热。方用消疳理脾汤加减。焦神曲、槟榔、陈皮、使君子、胡黄连、炒白术各6g，炒麦芽10g，青皮、莪术各3g，鸡内金、山药、炒扁豆、山楂各12g。

3.阴虚血燥证　头发变黄且脆，末端纵裂成多条细丝，呈羽毛状。伴有五心烦热，面色潮红，小便短黄。舌质红，苔少，脉细数。治宜滋阴养血，润燥乌发。方用养血润肤饮加减。当归身、生地、熟地、天冬、麦冬各15g，何首乌、黑芝麻、玉竹、石斛各12g，升麻、远志各6g，竹叶10g。

（二）外治法

1.溶液剂　巫云散、柏叶散、一染黑等。

2.浸剂　摩顶黑发方、酸榴浆方。

【偏方荟萃】

1.秦椒丸，秦椒（去目）、杏仁各 10g，熟地黄、干地黄各 15g。酒浸一宿，取出与杏仁共捣如泥，炭烧令赤，候冷取出，研细末，入糯米饭 500g，共捣为丸，如梧桐子大，每次 3～6g，空心温酒送下，一日 2 次。

2.菟丝子丸（一名牛膝丸），菟丝子、地骨皮各 15g，枳壳 30g，生牛膝、生地黄各 12g，研细末，炼蜜为丸，每次 6～10g，一日 2 次。

【调摄护理】

1.避免应用碱性过大的洗涤剂洗头，也不宜过勤洗头。

2.积极治疗原有的其他疾病。

3.鼓励食谱多样化，尤其是多食紫菜、核桃、黑芝麻等，克服偏食习惯。

【预后判析】

除先天因素外，大多数在治疗其他疾病获效的基础上，黄发的色泽和发质也会随之改善。

【名论摘要】

《诸病源候论·令毛发不生候》："足少阴之血气其华在发，足太阳之血气盛则眉美，足少阳之血气盛则须美，足阳明之血气盛则发美，手阳明之血气盛则髭美。诸经血气盛，则眉髭须发美泽；若虚少枯竭，则变黄白悴秃。"

发不生（假性斑秃）

【病名释义】

发不生的病名始见于《诸病源候论》，后世《世医得效方》和《小儿药证直诀》也有记载。不过，前者指火烧斑痕致密的毛发不生，属实证；后者属五迟之一，专指虚损。由此可见，前者类似假性斑秃或瘢痕性斑秃，后者可能与先天性秃发接近。

【病因病机】

1.气血不荣 外伤后包括火灼、机械性损伤以及某些大疮愈后，遗留瘢痕致密，气血不荣，难以宣通腠理，故毛发不能生长。

2. 肾气不充　发为血之余、肾之苗，肾气不充，血虚失养，均可致头发稀疏不密，生长迟缓。

【诊鉴要点】

（一）诊断要点

①头部不规则秃发，头皮表面萎缩而略有凹陷；②头发发育不良，稀少，甚至全秃。③患者以中年男性或小儿居多。④可寻找到外伤或家族遗传史。

（二）鉴别诊断

1. 斑秃　突然发生斑块状秃发，头皮不萎缩，尚能自愈。

2. 鬼脸疮（盘状红斑狼疮）　损害边缘炎症明显，局部皮肤有色泽改变，同时脸部有典型皮损。

【辨证施治】

本病治疗尚属困难，可分实证与虚证施治。

（一）内治法

1. 气血不荣证　头部可见明显萎缩性瘢痕，头皮薄而光滑，头发极少，乃至全无，周身症状不明显，舌质正常或红，苔少，脉细涩。治宜益气养血，宣通腠理。方用麻黄四物汤加减。炙麻黄、川芎、石菖蒲各6g，全当归、生地、熟地、炙黄芪、党参各15g，桂枝、杏仁、甘草、白芍各10g，大枣5枚，生姜3片。

2. 肾气不充证　发病以小儿为主，头发稀少、细软、焦枯少泽，甚则不生，乃至眉毛亦无，牙齿疏少，疲倦多卧，面色无华，舌质淡红，少苔。治宜扶阳益阴。方用还少丹加减。熟地、枸杞子、山茱萸、肉苁蓉各10g，五味子、楮实子、远志、小茴香各6g，山药、茯苓、补骨脂各12g。

（二）针灸疗法

取涌泉、血海；以艾条灸，每次10～15分钟，日2次。

【调摄护理】

外伤后应立即处理，避免损伤毛根；小儿则要补充营养较为丰富的食物，如牛奶、肉汤等；积极防治营养不良性疾病。

【预后判析】

本病目前尚无有效疗法。

【名论摘要】

《诸病源候论》："夫发之生，血气所润养也。火烧之处，疮痕致密，则气血下沉，不能荣宣腠理，故发不生。"

《张氏医通》："……发久不生，生则不黑，皆胎弱也。良由父母精血不足，肾气虚弱，不能养荣而然。"

拔毛癖

【病名释义】

拔毛癖又称抽搐性拔毛，系患者自己强迫性拔除毛发。中医文献尚未查到类似描述。不过，从患者多为小儿，性情多急躁、易冲动等特点出发，从清肝泻心施治，常能获效。

【病因病机】

1.食热内扰 饮食不节，脾胃乃伤，湿热困于中宫，进而化痰化火，痰火上扰，蒙蔽清窍而神明不聪，故躁动而拔弄头发。

2.心脾两虚 心主血而藏神，心虚则神不藏。脾主运化，濡养心神。若脾虚则运化不足，心神失养，致使神不守舍，故而动作异常。

【诊鉴要点】

诊断要点：①患者多为孩童，青壮年亦可发病。②病人用手或用铁夹及镊子等物，将自己的毛发强行拔除。③受累部位以头顶前方及颞部较为多见。④眉毛和睫毛常受累，成人还会累及胡须、腋毛和阴毛。

【辨证施治】

1.食热内扰证 偏食或者食多善饥，面色黄，形体瘦，时常躁动，用手或镊子无意识地拔除头部的毛发，口干苦，口臭，大便燥结，舌质红，苔黄腻，脉滑数。治宜保和丸、栀子豉汤合裁。神曲、山楂各 12g，法半夏、陈皮、连翘心各 10g，茯苓、栀子、竹叶各 6g，琥珀 3g。

2.心脾两虚证 面色萎黄少华，神目呆痴，动作细微，时弄头发或者拔除头发，舌质淡红，苔少，脉细弱。治宜扶脾宁心，安神定志。方用归脾汤加减。黄芪、党参、干地黄、白芍、茯神各 12g，麦冬、五味子、莲子心各 10g，枣仁、石莲子、生石决明各 15g，钩藤 30g。

【偏方荟萃】

1. 朱砂安神丸 朱砂 15g，黄连、甘草各 3g，干地黄、当归各 10g。

2. 茯神散 知母、茯神、麦冬各 10g，通草、升麻、桂心各 3g，紫菀、竹茹各 6g，赤石脂 15g。

【调摄护理】

注意精神调摄，开导患者，解除其精神紧张，保持心情舒畅，鼓励患者到室外活动；克服不良陋习，配合治疗。

【预后判析】

消除患者精神紧张感，转移其对疾病的注意力，配合治疗，可望获愈。

白屑风（皮脂溢出）

【病名释义】

白屑风，又名头风白屑。"头皮燥痒，生白屑"是明·《医学入门》中首先描述的。白屑风作为病名则始见于《外科正宗》，如说："白屑风多生于头、面、耳、项发中，初起微痒，久则渐生白屑，叠叠飞起，脱之又生，此皆起丁热体当风，风热所化，治当消风散、玉肌散，次以当归膏润之。发中作痒有脂水者……宜翠云锭搽之。"可见，本病有干性与油性之分。清·《外科大成》《医宗金鉴·外科心法要诀》《外科真诠》等著作，多宗其说。

本病相当于西医学的皮脂溢出。

【病因病机】

1. 肌热风燥 素食辛热、炙煿食品，肤腠内热偏盛，风邪侵入毛发，郁而化燥，肤腠失养，症见燥痒白屑脱落，复又再生。

2. 湿热蕴蒸 湿热内阻，复受风邪，风、湿、热三邪蕴蒸，循经上行于头面，临床以皮肤油光、油性鳞屑为主症。

【诊鉴要点】

（一）诊断要点

1. 油性脂溢 颜面、头部和鼻部异常油腻；皮脂与尘埃混杂，形成脂垢堆集，用手指挤压极易挤出白色线状软脂。发病以 20 ～ 40 岁最重，年老则减轻；常合并痤疮，易继发脂溢性脱发等。

2. 干性脂溢 头皮可见灰白色细小鳞屑，梳头或搔抓则飘扬坠落，犹如麸皮。洗头后很快又生新的鳞屑；自觉瘙痒；日久头发逐渐稀疏脱落，呈进行性加重。

（二）鉴别诊断

1. 头部银屑病 头皮鲜红色或暗红色，其上附有多层银白色的鳞屑，皮损处头发呈束状，皮损常超过发际；多数有冬重夏轻的现象，身体其他部位也有同样损害。

2. 脂溢性皮炎 好发于皮脂腺分布较多的部位，特别是毛发部位，如头部、腋窝、阴毛部，炎症较明显，部分病人渗出较著。

3. 白癣 主要见于儿童，青春期能自愈；头部呈限局性的灰白色鳞屑斑，毛发无光泽，有折断现象；真菌检查阳性。

【辨证施治】

（一）内治法

1. 肌热风燥证 头面可见大量干燥细碎白屑，叠叠飞起，脱之又生，自觉瘙痒。舌红，苔薄，脉数。治宜凉血清热，消风止痒。方用凉血消风散加减。荆芥、白附子各 3g，羌活、防风各 6g，泽泻、杭菊花、钩藤各 12g，川芎、苍耳子各 4.5g，生薏苡仁 30g，生地、冬瓜仁、炒丹皮各 15g。

2. 湿热蕴蒸证 头皮、颜面油光滑亮，毛囊口扩大，覆有油腻性污垢或少量鳞屑，洗浴后油脂仍多，时有微痒。舌质红，苔薄，脉滑数。治宜清热除湿，散风止痒。方用祛风换肌散加减。威灵仙、苦参、苍术、川芎各 6g，当归、赤茯苓、大胡麻、何首乌各 10 ～ 12g，芜蔚子、杭菊花、山楂片、虎杖、茵陈各 15g。

加减法：鳞屑偏多，加蔓荆子、王不留行、草薢；剧痒，加刺蒺藜、天麻、石菖蒲；油腻感重，加五味子、蛇舌草、青蒿。

（二）外治法

1. 溶液剂 头部油腻，鳞屑堆积较多，选用苍肤水洗剂、透骨草水洗剂、山豆根水洗剂、脂溢洗方等。

2. 散剂 翠云散用于头部；玉肌散用于面部；冰硫散用于颈项部等。

3. 软膏　肌热风燥证用润肌膏、当归膏；湿热蕴蒸证用白屑风酊（软膏）。

4. 油剂　肌热干燥，白屑较多者，选山豆根油剂、零陵香油剂等。

（三）针灸疗法

毫针法：取风池、风府、承山、脾俞、胃俞、肝俞、胆俞。方法：施泻法，其中对胆俞施点刺术，2日1次，5次为1疗程。

（四）其他疗法

1. 耳针法　取脾、胃、内分泌。方法：针刺后留针30分钟，2日1次，10次为1疗程。

2. 穴位注射法　取肘、曲池。方法：当归注射液或维生素 B_6、维生素 B_1 等任选一种，针刺得气后，每穴推注 1～1.5mL，2～3日1次，7次为1疗程。

3. 埋针法　取脾、皮疹相应区域。方法：常规消毒后，揿针刺入，每周换1次，5次为1疗程。

【偏方荟萃】

1. 防风荆芥散：荆芥穗、莎草根（去毛）各15g，甘草105g，甘菊花50g，川芎、白芷、羌活、防风各100g，研细末，每次取10～15g，水煎，过滤留汁，饮之，日2次。

2. 天麻饼：天麻、川芎、白芷各150g，研细末，炼蜜为丸，1次6～10g，日2次。

3. 菊花汤：菊花、独活、茵陈、防风、细辛、蜀椒、皂荚、桂皮、杜蘅、莽草各15g，研细末，每次用30g，水煎取药汁，外洗患处，3～5日1次。

4. 紫草、当归各等量，研细末，香油调和，外搽患处，适用于肌热风燥证。

5. 麦饭石少量，研极细末，过油少许，调搽患处。

6. 苍耳子、贯众各30g，水煎，外洗，用于油腻污垢多者或颜面油腻多者。

【调摄护理】

1. 少食辛辣、肥甘食品，如酒、生葱、生蒜、肥肉、浓茶等；宜食清淡食物，如蔬菜、水果、豆制品等。

2. 洗头、面不要过勤，忌用碱性大的肥皂，可适当选用含有硫黄的药皂洗浴。

【预后判析】

部分病例呈慢性且缠绵，影响头发脱落，但坚持适当治疗，获效和治愈也是有可能的。

面游风（脂溢性皮炎）

【病名释义】

面游风病名始见于清·《疡科选粹》。鉴于本病是以颜面出现淡红或淡黄的斑片，上覆糠秕状鳞屑为特征，故在中医文献里，将发于胸前者名曰钮扣风、发于眉间者名曰眉风癣，病名不同，症状接近，所以一起论述之。此外，本病别名还有面风、面上风等。据《医宗金鉴·外科心法要诀》说："此证生于面上，初发面目浮肿，痒若虫行，肌肤干燥，时起白屑。次后极痒，抓破，热湿盛者津黄水，风燥盛者津血，痛楚难堪。"本病类似西医学的脂溢性皮炎（风燥盛）或脂溢性湿疹（热湿盛）。

【病因病机】

1. 血热风燥 患者平素为血燥之体，复食辛辣厚味、油腻、酒类食品，致使脾胃运化失常，内蕴积热，外感风热之邪，使血热风燥，肤失濡养而成。正如《医宗金鉴·外科心法要诀》所说："……平素血燥，过食辛辣厚味，以致阳明胃经湿热，受风而成。"

2. 阴伤血燥 风为阳邪，久郁不散，导致阴血暗伤；血虚阴伤，肤腠失其温煦，则愈生风化燥。两者互为因果，形成恶性循行，症见肤燥脱皮、瘙痒无度等。

总之，本病内因为过食油腻、辛辣和炙煿食品，使积热在里；外因为触犯风湿热邪，以致热壅上焦，气血沸扬。风热盛，症见红斑、丘疹、灰白色鳞屑；湿热聚则出现油腻性鳞屑或痂皮，甚至滋水外溢等。

【诊鉴要点】

（一）诊断要点

①好发于头皮、面部、耳后，或累及胸背、腋下、腹股沟等处，重则延及全身。②多见于成年人及新生儿。③皮损为散在性红丘疹，或见黄红斑片，边界清楚，覆灰白色鳞屑或油腻性鳞屑，或有橘黄色厚性油腻痂皮。④自觉不同程度瘙痒，抓后则有滋水外溢。

（二）鉴别诊断

1. 头部白疕（头部银屑病） 头皮有大小不等的红斑，上覆干燥银白色鳞屑，毛发呈束状，身体其他处也有同样皮损，冬重夏轻。

2. 浸淫疮（泛发性湿疹） 皮损呈多形性，如红斑、丘疹、水疱、糜烂、渗出等，境界不清，多对称分布，伴剧痒。

3. 白屑风（皮脂溢出症） 有油腻性或灰白色鳞屑，但无边界清楚的红斑。

【辨证施治】

（一）内治法

1. 热盛风燥证 头皮、颜面等处可见浅红斑或黄红斑，散在少量红丘疹，覆有灰白色秕糠状鳞屑，皮肤粗糙，自觉轻度瘙痒，舌质红，苔薄，脉数。治宜凉血清热，消风止痒。方用消风散加减。荆芥、防风、蝉蜕各6g，生地、煅石膏各12g，当归、苍术、炒牛蒡子、升麻、红花、凌霄花、苦参各10g。

2. 湿热蕴阻证 头面、胸背及腋窝等处见大片红斑、黄红斑，覆有较多油腻性鳞屑，或少量渗出后结橘黄色厚痂皮，自觉瘙痒，咽干，口不渴，便溏，纳呆，舌质红，苔腻，脉弦滑。治宜清热利湿。方用泻黄散加减。藿香、佩兰各12g，炒黄连3g，炒黄芩、羌活各6g，赤茯苓、生薏苡仁、茵陈、泽泻各12～15g，桑叶、杭菊花各10g。

加减法：干性鳞屑较多，瘙痒较重时，加何首乌、小胡麻、干地黄、徐长卿；滋水较多，并结橘黄或脓痂，加炒龙胆草、炒黄柏、金银花、炒地榆；大便秘结，加酒大黄、炒枳壳；热重，加寒水石、白花蛇舌草；皮损若累及外阴、脐周、乳头等，加柴胡、焦山栀、炒胆草、郁金。

（二）外治法

1. 溶液剂 选用海艾汤，或用马齿苋、龙胆草各30～60g，加水适量，煎取药汁，湿敷。适用于滋水较多或伴感染阶段。

2. 软膏 选用摩风膏、润肌膏，任选一种外搽，日2～3次，适用风热偏盛证。

3. 散剂 翠云散、玉肌散、冰硫散等任选一种，外掺或以香油或茶水调搽，适用于湿热蕴阻证。

（三）其他疗法

耳针法：取肝、脾、内分泌、枕、肾、肾上腺。方法：每次取3～4穴，针后留针30分钟，2日1次，7次为1疗程。

【偏方荟萃】

1. 苍耳子、苦参各30g，白鲜皮、明矾各10g，水煎取汁，湿敷或外洗，日1～2次，适用于热盛风燥证。

2. 皂角、侧柏叶各30g，透骨草15g。用法同上。

3. 白芷、零陵香各等份，研细末，香油调搽，适用于热盛风燥证。

4. 祛风白芷散：白芷 10g，黄连、黄柏、黄丹各 6g，茯苓 4.5g，轻粉 3g。研细末，香油调搽，适用于湿热蕴阻证。

5. 黄柏散：黄柏 1 块，猪胰涂，炙酥研细末。湿者干掺，干者麻油调搽之。

【调摄护理】

1. 少食荤腥、油腻、甘甜食物，多吃水果、蔬菜等清淡之物。
2. 忌用热水烫洗和刺激强的外用药。

【预后判析】

本病治疗正确，注重调摄，常可获愈。

【医案精选】

某女，32 岁。颜面、额部、两颊及耳前后可见褐红色斑疹，上覆蜡黄色鳞屑。后背及四肢伸侧有大片地图状褐红色斑，覆盖污秽痂皮。诊断：脂溢性皮炎。治则：祛风止痒，清热退斑。处方：白鲜皮 31g，僵蚕 12g，蜈蚣 3 条，蝉蜕、全蝎、丹皮、黄芩、荆芥、防风、麻黄、桂枝、甘草各 9g。服 3 剂后，皮疹减轻。又服 5 剂，四肢、躯干皮疹消退，唯余颜面潮红鳞屑，继服上方去荆、防、麻、桂、甘草，加黄连、黄柏、紫草根、白茅根、炒槐花，服 5 剂，皮疹消失。(《中医皮肤病学简编》)

【名论摘要】

《疡医大全》："眉风癣乃肝血枯燥，风湿外袭，初起作痒，搔之累累流脂，延蔓额上眼胞者是也。治当养血滋肝，不得妄用斑蝥砒硇猛厉燥烈之药搽擦，只宜紫茸膏涂之，自愈。"

《外科正宗》："钮扣风，乃风湿凝聚生疮，久则搔痒如癣，不治则沿漫项背，治以冰硫散搽。"

白皮瘕（石棉状糠疹）

【病名释义】

瘕，同癣，干疡也。白皮瘕的病名，首见于梁·《名医别录》，该书说："碧青石……去白皮瘕。"后世医籍，提及甚少。不过，从《说文解字》一书对字的解释，本病十分类似一种好发于头部的慢性鳞屑性皮肤病——石棉状糠疹。

【病因病机】

1. 湿热上壅 湿为重浊之邪，常夹风、寒、热三邪为病，以热为多。湿热互结，循经上行于头，症见糠状鳞屑，堆积难除。

2. 燥热怫郁 素禀血热体质，加之喜食肥甘辛辣，火助燥热，怫郁肌肤，症见鳞屑纯白，酷似石棉结晶。

【诊鉴要点】

（一）诊断要点

①患者女性多于男性；②以毛囊或毛干为中心，周围绕以灰白色的鞘状物，酷似石棉状结晶；③鳞屑为小片状，常在毛发近端黏着成块，堆积成屋瓦状。④毛发不受影响，既不变质，又不脱落，也无炎症反应，仅伴轻度瘙痒。

（二）鉴别诊断

1. 白癣 灰白色鳞屑呈卫星状分布，头发无光泽，容易折断，真菌检查阳性。

2. 头部银屑病 头皮有鲜红或暗红色的斑疹，表面附着多层银白鳞屑，皮损头发呈束状，身体其他部位常有同样损害。

3. 干性脂溢 头皮常有弥漫性灰白色的细小鳞屑，梳头时飘扬坠落，毛发逐渐稀疏，脱发日益严重，自觉瘙痒。

【辨证施治】

（一）内治法

1. 湿热上壅证 灰白色或污性鳞屑，围绕毛干而堆积，状如霜雪，但搔之不易脱落，偶尔还可闻及腥臭气味。舌质红，苔薄黄微腻，脉濡数。治宜清化湿热。方用三仁汤、二妙散加减。生薏苡仁 15g，炒苍术、炒黄柏、炒丹皮、羌活各 10g，通草、竹叶、焦山栀、砂仁（后下）各 6g，赤茯苓、川牛膝各 12g，赤小豆 30g，灯心 3 扎。

2. 燥热怫郁证 白色鳞屑，片状分布于头皮，堆积成屋瓦状，形如石棉覆盖于头，伴有轻微瘙痒，心烦，易怒，口干，鼻燥。舌质红，苔薄黄微干少津，脉细数。治宜润燥养阴，息风止痒。方用知柏地黄汤加减。炒黄柏、炒丹皮、焦山栀、莲子心各 6g，生地、天冬、玉竹、石斛、花粉各 12g，天麻、钩藤、白附子各 10g，何首乌、生龙骨、牡蛎各 30g。

（二）外治方

本病外治可用白屑风方，还可选用桑白皮水洗方。

（三）针灸疗法

取合谷、曲池、大椎、血海、足三里。方法：施泻法，针刺得气后留针30分钟，2日1次，10次为1疗程。

（四）其他疗法

刺络法：取委中。方法：常规消毒后，采用2～3cm毫针快速刺入，针感强烈时拔针，挤出1～2滴鲜血，或以皮下青紫为度，7日1次，5次为1疗程。

【偏方荟萃】

1. 加味当归饮　当归、白芍、黄柏、生地各10g，沙参、滑石各15g，炒知母、大黄、甘草各6g，桑叶、杭菊花各12g。

2. 加减甘露饮　熟地、生地、天冬、枇杷叶各10g，黄芩、石斛各12g，茵陈30g，升麻、白附子、石菖蒲各6g，虎杖15g。

3. 羌活散加减　羌活、淡竹叶、白附子、焦山栀、黄芩各6g，泽泻、茯苓、薏苡仁各15g，木贼草、防风、藁本各10g。

【调摄护理】

少食动物油脂、辛辣、酒和咖啡等，多食新鲜蔬菜，保持大便通畅。

【预后判析】

认证准确，适当治疗，可望治愈。

【医案精选】

王某，女，34岁。2005年5月3日初诊。自诉近3个月来感觉头屑增多，抓之白屑脱落，且有痒感。检查：枕部可见大片灰白色鳞屑，相互融合成片，闻之略有腥臭气味，发质油腻。脉象细数，舌质红，苔薄黄微腻。证属湿热上壅。诊断：石棉状糠疹。治宜清热化湿，疏风止痒。药用炒苡仁15g，炒白术、炒黄柏、炒丹皮、泽泻、羌活各10g，通草、竹叶、焦栀子、白附子各6g，赤茯苓、川牛膝各12g，赤小豆30g。

外用豆根祛屑洗方（山豆根、蚕沙、五倍子各15g，皂角、透骨草、巨胜子、桑白皮各12g，桂皮、松针、炒牛蒡子各10g）浓煎取汁，浸洗头部，2日1次。

二诊：1周后，患者感觉瘙痒减轻，白屑范围也有缩小趋势。继用原方内服与外治。

三诊：3周后复诊。枕部鳞屑消除，痒感亦愈。嘱其内服防风通圣丸，1日2次，1次6g。温开水送下。少食动物脂肪、辛辣、酒、糖类，多食新鲜蔬菜，保持大便通畅。

四诊：1个月后复诊，头部皮肤与毛发恢复正常。（徐宜厚医案）

【经验与体会】

本病曾称为石棉状癣，好发于头部，特别是枕部，为一种慢性皮肤病，依据头屑的特征，概分为干、湿两大类。前者多为燥热怫郁；后者重在湿热上壅。本案为后者，拟用清热化湿、散风止痒之法而愈。然其治疗要点有三：一是素体血热是本，恣食甘肥辛辣是标。二是治则以滋润降火为重点，酌加息风祛屑之品，如杭菊花、蝉蜕、天麻、钩藤等。三是内治与外治并重，特别是外治可以直接作用于皮肤损害处，既能清除头部鳞屑，又能息风止痒。两者协同，效果更佳。

白秃疮（白癣）

【病名释义】

白秃疮病名首见于晋·《刘涓子鬼遗方》，常见别名有白鬎鬎、瘌头疮、瘌头、梅花疮、头上疮、头秃疮、秃疮等，俗称钱癣、瘋痢疮等。历代文献对其论述颇丰，如明·《外科启玄》说："秃疮，是足太阳膀胱、督脉二经，受湿热生虫作痒，疮痂高堆是也。沾风则起白屑，热则成秃，久则伤孔不生发也。"清·《外科大成》指出，秃疮、肥疮的区别："秃疮生白痂成个而不相连。若肥疮则生黄痂成片，有脓为异耳。"《疡科心得集》对本病病因有新的见解，如"肥疮生于头顶，乃脏腑不和之气上冲，血热之毒上注。小儿阳气未足，阳火有余，故最多犯之"，说明机体抵抗力下降是患病的基础。本病类似西医学所称的白癣。

【病因病机】

脏腑不和，气虚于内，腠理失于固密；或湿热蕴蒸，上攻于头，腠理疏松，外邪易于侵扰。如密切接触本病患者，或剃发相传，均可染毒而发病。

【诊鉴要点】

（一）诊断要点

①多为儿童期患病，青春期后可自愈。②初期在头皮上发现大小不一的白色痂片，小者如豆，大者如钱，时有瘙痒，日久蔓延，形成大片灰白色鳞屑。③损害部位的头

发失去光泽，容易折断脱落，发干外围白套，参差不齐，无渗液、糜烂和红肿。

（二）鉴别诊断

1. 肥疮（黄癣） 有典型的黄癣痂和特殊的鼠粪臭味，愈后有瘢痕，毛发永久脱落。

2. 油风（斑秃） 常突然发生，呈斑片状脱落，病变处光泽而无鳞屑。

3. 白屑风（头部皮脂溢出症） 多见于青年，白色鳞屑堆叠飞起，虽也脱发，但无断发现象。

4. 白疕（头部银屑病） 皮损为较厚的银白色鳞屑性斑片，呈云母片状，边缘暗红，境界清楚，头发呈束状，搔去鳞屑可见渗出和出血点而无断发。同时，身体其他部位也有同样皮损。

5. 白皮癞（石棉状糠疹） 灰白色鳞屑堆积如瓦状，较难脱落，少见脱发现象。

【辨证施治】

（一）内治法

本病不以内治法为主，但可试服防风通圣丸，每次 10g，日 3 次。

（二）外治法

本病治疗关键在于杀虫、止痒，并适当配合病发拔除。常用拔发方（雄黄 0.3g，石灰 1.2g，水调成糊状）外涂患处，3～7 日后，再用镊子拔去活动病发，然后视病情分别选用一扫光、肥油膏、雄黄膏、苦楝膏、秃疮膏、扫虫散外用。

（三）针灸疗法

1. 毫针法 取曲池、然谷。方法：施泻法，针刺得气后留针 30 分钟，1 日 1 次，7 次为 1 疗程。

2. 灸法 ①直接灸：洗净患处，将点燃的艾条对准病区施雀啄术，每次 15 分钟，2 日 1 次，5 次为 1 疗程。②间接灸：取然谷、足三里。方法：将鲜生姜片贴在穴上，每穴灸 5～7 壮，日 1 次，10 次为 1 疗程。

【偏方荟萃】

1. 鲜苦楝子（打碎），适量，放入棉油中熬枯，去渣，取油外搽。1 日 2～3 次。

2. 川楝子、百部各 15g，研细末，用凡士林按 25% 浓度调成软膏，外搽，1 日 1～2 次。

3. 五倍子 30g，水煎取汁，再兑入米醋 120mL 混匀，涂刷患处，1 日 2～3 次。

4. 蜂房适量，焙黄，研细末，用猪油按 15%～20% 浓度调成软膏，外搽，1 日 2～3 次。

5.煅白矾、青矾（生用）各30g，石硫黄（生用）、生石膏各15g，食油（麻油或豆油或菜油的沉淀物）120g，煎药研细末，混入油中调匀，然后再在锅中煎之即可。外搽，日2次。

6.百草霜研细，麻油调搽，日1～2次。

【调摄护理】

1.宣传本病常识，争取早发现、早治疗。

2.对患者污染的衣帽、枕巾、枕套及梳子、篦子等，应进行晒、烫、熏、煮消毒；从患者病损部位除落的头发、鳞屑、痂皮等及时焚毁；未治愈前，不宜参加集体活动，如入托儿所、游泳等。

3.理发店要经常消毒理发工具。

【预后判析】

本病若治疗及时、恰当，可以治愈；进入青春期后可自愈，对头发损伤也甚少，但可引起圆癣。

【名论摘要】

《外科正宗》："白秃疮俗名瘌痢，乃剃头时腠理司开，外风袭入，结聚不散，以致气血不潮，皮肉干枯，遂成白秃疮，久则发白脱落。"

《外科理例》："白秃疮久则发落，根无荣养，如秃斑光泽不痒，内血不潮，以姜擦润肌膏，常擦其发渐生。如秃斑干枯作痒者，内必有虫，宜用杀虫之药治之。"

肥疮（黄癣）

【病名释义】

肥疮病名首见于唐·《备急千金要方》，该书说："凡热疮起，便自脓黄烂，疮起即浅，但出黄汁肥疮。"其别名有堆沙鬎鬁、肥黏疮、黏疮赤秃等。相当于西医学的黄癣，部分可能还包括脓癣。

【病因病机】

本病常因接触患者用过的帽子、枕巾、理发工具或者污手摸头，以致染毒而成；

亦有由于脾胃湿热内蕴，上攻于头，郁久化虫，虫蚀发根，秃落成疮。若不根治，则终生难愈。

【诊鉴要点】

（一）诊断要点

①多由儿童期开始，持续到成人；②初起为红色丘疹或脓疱，干燥结痂，颜色蜡黄，边缘稍隆起，中央微凹陷，外观呈蝶形，中心毛发贯穿，称为黄癣痂；③痂皮不易剥去，刮去后可见潮红的湿润面，扩大、增多或相互融合，结成大片的黄色厚痂，往往散发出鼠粪的臭味；④头发干燥，失去光泽，散在脱落，日久痊愈，留有萎缩性瘢痕；⑤少数糜烂化脓，伴附近臀核肿胀疼痛，部分还可侵犯指（趾）甲，使之甲板混浊、变形，甲板游离缘下可有黄癣痂。

（二）鉴别诊断

1. 白秃疮 病发容易折断，青春期可自愈，不发生成片的萎缩性瘢痕。

2. 白疕 在棕红色的斑片上，有较厚云母状的银白色鳞屑，头发很少脱落，不发生秃疮。

3. 风湿疡（头部湿疹） 多形性皮损，如丘疱疹、水疱、流滋、糜烂、结痂等，伴有瘙痒，愈后不留瘢痕，亦不脱发。

【辨证施治】

（一）内治法

本病不以内治法为主，但亦可酌情选用，诚如《冯氏锦囊秘录》所说："此疮脏腑不和之气上冲，血热之毒上注，小儿阴气未足，阳火有余，故最多犯之，宜内服……清热解毒，凉血和血之剂，俟毒气少解，方外用药以涂之。切不可骤加寒凉涂遏，以致热毒内攻不救。盖小儿脏腑娇嫩，易入难出也。"据此选用荆防方加减。防风、荆芥、炒牛蒡子、连翘各6g，玄参、花粉、浙贝母、赤芍各10g，生地、金银花、何首乌各12g。

（二）外治法

1. 溶液剂 肥疮洗剂、葱或槐条水煎外洗之。

2. 软膏剂 肥疮膏、肥油膏。

【偏方荟萃】

1. 胡黄连、轻粉、雄黄各0.9g，胆矾0.6g，枯矾3g，猪蹄鞋3个（煅存性），研细末，洗净后外搽患处，日2次。

2. 铜绿、松香各 10g，黄蜡 6g，香油 45g，煎熬去渣，留药油，外涂，日 1～2 次。

3. 海螵蛸 6g，白胶香、轻粉各 1.5g，研细末，以清油润疮，去痂皮后外搽，日 1 次。

4. 紫草、没药、淮盐（炒）各 10g，木柏油 60g，胆矾 3g，石乳 6g，樟脑 6g。研细末，柏油调匀。先将病发剃净，再洗，后搽药，日 1 次。

【调摄护理】

同"白秃疮"。

【预后判析】

本病若治疗不及时，病程长者可留下瘢痕，成为永久性秃发。

【名论摘要】

《外科正宗》："肥疮由胎毒而成者少，因饮食之后油手摩头，或枕头不洁而成者多。"

《外科启玄》："小儿头上多生肥黏疮，黄脓显暴，皆因油手抓头生之，亦是太阳风热所致，亦有剃刀所过。"

赤秃（脓癣）

【病名释义】

赤秃病名始见于《诸病源候论》，该书说："此由头疮，虫食发秃落，无白痂，有汁，皮赤而痒，故谓之赤秃。"由此可见，前述白秃疮、肥疮在某个过程中，均可见到有汁、皮赤的损害。

【病因病机】

因患白秃疮后，毒邪未散，蕴热熏蒸；或接触病者用过的梳、篦等理发工具，沾染毒邪；或接触患病的猫、狗，染着湿热毒邪而致病。

【诊鉴要点】

（一）诊断要点

①初起仅为毛囊炎状，迅速融合成平台样隆起，边齐如刀切，触之较软，挤压时有溢脓现象，发松动易拔。②自觉有痛或无症状。③愈后可形成瘢痕。

（二）鉴别诊断

1. 头部脓疱疮 为脓性痂损害，霉菌检查阴性。

2. 头部干性脂溢性皮炎 此病头皮有细碎的糠秕样脱屑，病损较弥散，霉菌检查及培养阴性。此外，还应与化脓性肉芽肿或脓肿鉴别，通过霉菌检查易区别。

【辨证施治】

（一）内治法

患处毛孔隆起，上生脓点，赤肿胀，压之脓出，痛痒相兼。伴发寒热，口干作渴，头皮黄脓黏多，颈周臖核肿大，舌质红，苔薄黄。治宜清热解毒，消肿散结，方用驱毒汤加减。金银花、防风、地丁、黄芩、牛蒡子、赤芍、生甘草各10g，连翘、蒲公英各12g，蛇舌草、茵陈、赤茯苓各15g。

（二）外治法

1. 溶液剂 苦楝子20g，苦参、百部各15g，雄黄10g，水煎取汁，洗净患处，日1次。

2. 散剂 雄黄10g，枯矾12g，六一散15g，冰片1g，硫黄6g，研细末，香油调成糊状，外涂，日2次。

【偏方荟萃】

1. 连床散：黄连15g，蛇床子7.5g，五倍子4.5g，轻粉3g，研细末，清油调成糊状，外涂，日1次。

2. 香薷煎：陈香薷60g，胡粉30g，猪脂15g，水煎取汁，入胡粉、猪脂和匀，1日外涂多次。

3. 鸽子粪适量，新瓦上焙干存性，研细末，麻油或菜油调匀，先用葱、椒煎水外洗患处后，再涂之。

4. 黑桑椹子适量，入瓶后晒21天，临用时，加水适量，外洗之。

5. 百草霜适量，研细，麻油调搽之。

【调摄护理】

同"肥疮"。

【预后判析】

本病若治疗及时，毛囊尚未破坏时，一般不留瘢痕。

蝼蛄疖（脓肿性穿掘性头部毛囊周围炎）

【病名释义】

蝼蛄疖又名鳝拱头、蟮拱头、貉猫、猫猪等。然其蝼蛄疖病名，出自清·《外科大成》，该书说："蝼蛄疖即鳝拱头……内有衣膜，故愈而复发。"其病名要旨，指疖生头上，未破如鼬蟮拱头，溃后似蝼蛄串穴，起伏不定。这基本概括了本病的临床特征，十分接近西医学所指脓肿性穿掘性头部毛囊周围炎。

【病因病机】

本病多由暑热成毒，患生暑疖，失之治疗；或因小儿禀受悠远，胎中受毒而成。成人所患者，常与风热外邪蕴结头部皮肉有关。

1. 暑毒蕴结　头生暑疖，治之不当，导致溃口太小，脓液引流不畅，脓毒潴留，而暑毒蕴结日甚所致。

2. 风热上攻　风热外感，蕴结于头部，肌腠不解，导致毒化成脓，脓毒旁窜，流走于头皮之下，常此起彼伏，如蝼蛄串穴。

3. 正虚毒结　先天禀受不足，加之调护不当，复因脓毒侵漫，耗伤气血；加之头部皮肉较薄，容易互相蔓延，腐筋串络，坏烂皮肉，形成串空状，毒难外托，以致缠绵不愈。

由此可见，头部皮肉较薄是本病发生的条件，而气血亏损，脓毒旁窜，是疾病产生的内在因素。

【诊鉴要点】

诊断要点：①好发于枕部，严重时波及整个头部。②初起为毛囊炎性丘疹，渐变为黄豆至核桃大小不等的炎性结节，进而形成波动性脓肿，相邻的脓肿常互相连通，成为不规则的较大脓肿。③向深部发展时，蜿蜒或如伏鳝，肤色紫暗，压之或以探针探之，则有稀薄的黄色脓液或带血的褐红色脓液从多处毛孔溢出。④有的脓肿被吸收，但在别处又反复出现新的结节和脓肿。一般而论，皮薄脱壳，病情较轻；皮厚且硬，病情较重。⑤部分伴有形体瘦削，精神萎靡不振，不同程度的胀痛或疼痛等。

【辨证施治】

（一）内治法

1. 暑毒蕴结证 疖肿如梅李，溃脓不畅，口不收敛，脓窦串通，或脓出渐消，复日又肿。伴精神不振，食少纳呆，烦躁不安。舌质红，苔薄黄而腻，脉濡数。治宜清暑利湿，解毒托脓。方用五神汤加减。银花、地丁各30g，茯苓、车前子、皂刺、浙贝母、黄芪各12g，升麻、川芎各6g，当归、赤芍、连翘各10g，金头蜈蚣1条。

2. 风热上攻证 初起如豆，根脚坚硬，肿势局限，脓溃不消；或本处未愈，他处又发，疖肿相连，疮不敛口，宛如蝼蛄串穴。伴面赤口渴，头痛烦躁。舌质红，苔薄黄，脉数或浮数。治宜疏风清热，解毒散结。方用仙方活命饮加减。银花、连翘、地丁、蒲公英各15g，当归、赤芍、花粉、陈皮、皂角刺各10g，制乳香、制没药、甘草各6g，浙贝母12g，蜈蚣1条。

3. 正虚毒结证 经年累月，疖肿不愈，或作结块，迟不化毒，或已溃破，脓液淡薄，或疮口日久不敛。伴神疲乏力，面色无华。舌质淡红，苔少，脉虚细。治宜扶正托毒，透脓散结。方用四妙汤加减。生黄芪12～15g，党参、茯苓、浙贝母、白蔹、当归、陈皮各10g，银花15g，生甘草、玄参、山药各12g。此外，同时加服散结灵与人参养荣丸，前者晨服，后者晚服，每次3～6g。

（二）外治法

1. 溶液剂 初起阶段，选用芫花水洗方，湿敷或溻洗。

2. 药锭剂 疮口已溃，脓毒排出不畅，或者硬结不化，轻症用九一丹药捻，重症用三品一条枪，插入疮内，外盖千捶膏。

3. 散剂 脓腐已尽，新肉红活如珠，生肌散、桃花散、八宝丹等，任选一种，掺在疮面上，外盖千捶膏，直至收功。

此外，疮周滋水津溢，瘙痒颇重时，选用败铜散，香油调搽。

【偏方荟萃】

1. 鲜芭蕉叶、根，洗净，捣烂如泥，敷贴患处，1日2～3次。适用于初起阶段。

2. 天花粉30g，焙干，研细末，植物油调成糊状，外敷患处，日1次。适用于脓未成阶段。

3.乌梅肉捣烂，再和黄蜜捣如膏，外贴患处，日1次。适用于溃后胬肉外翻与不平者。

4.蛇蜕1片，润湿，外贴疮口，日1次。适用于脓毒将尽，疮口未收阶段。

5.大黄䗪虫丸（《金匮要略》方），每次1.5～3g，1日2～3次，温开水送下。适用于调理阶段，有预防复发的作用。

【调摄护理】

本病除治疗外，应注意头部卫生，勤于洗涤；当头皮患疖肿时，切勿挤压；患病期间，忌食发物，古人谓："凡患鳝拱头收功后，当戒鳝鱼，否则次年必发。"（《疡医大全》）

【预后判析】

初起阶段经过及时而正确的治疗，包括脓成切开引流和食疗等，是可以治愈的。若正气虚弱，脓毒偏重，常会缠绵难以近期治好。

【医案精选】

王某，男性，初诊日期1971年10月20日。

两年前在头顶发现数个小脓疙瘩，逐渐增大，形如梅李，三五相连，呈蝼蛄掘窝状。有的溃破流脓，或溢出黏稠样物，不易封口，日久形成头皮下空腔，肤色紫褐，自觉疼痛且痒。伴有精神不振，食纳呆，大便干；舌质正常，苔薄白，脉沉弦。辨证：湿毒蕴结于肌肤，发为蝼蛄串（穿掘性头部毛囊周围炎）。治宜解毒除湿，活血破瘀。内服大黄䗪虫丸，早服1丸；秦艽丸，晚服1丸；外用透骨草30g，芫花、苦参各15g，明矾12g，煎水外洗，另用黑色拔膏棍外贴较大的疖肿处，黑布化毒膏外贴较小疖肿处。

11月22日，药后头部较大疖肿显著消退，周围小疖肿也缩小，留有硬结瘢痕，成脓疖肿大部分溃破流脓，痛痒逐渐减轻，继用前法。12月24日，头部疖肿大部分回缩，未见新生脓肿。内服药加连翘败毒丸，每次6g，日1次，以加强清热解毒的作用。外洗药原方去明矾，加红花12g，白芷、甘草各10g，败酱草30g。1972年1月3日，3个月后头部疖肿全部消退，遗留愈合瘢痕，自觉轻微瘙痒，嘱用玉树油外涂以善其后。（《赵炳南临床经验集》）

【名论摘要】

《万氏秘传外科心法》："蝼蛄串者，虫多也。其形如蜻蜓，头短尾长，善迎风走水。患此疾，不破不已。如溃破，若不断其脓水，自肩井贯串至肘臂之上，贯而串，串而三焉……内服汤药，外用膏药并生肌散，调治月余而愈。不然恐成废人。此疾因五脏六腑，蓄受湿热，故外伤皮肤而成也。"

《外科真诠》："鳝拱疽生于脑顶前后左右，初起小红吻，渐次延开如肥疮，外用大皂散刷，不须服药。久则宜服玄参鹿茸当归等药，方能收功。"

发际疮（毛囊炎）

【病名释义】

发际疮病名始见于《疡科会粹》。然而，对发际生疮的论述早在 5 世纪就有记载，如南齐《刘涓子鬼遗方》说："发际起如粟米，头白，肉赤，痛如锥刺。"明、清两代才开始沿用"发际疮"的病名。有的对头部其他部位的毛囊炎称之为"鬓毛疮"；发生在左右发际的小疮则称为"发际疡"。鉴于本病骤然发作，形小而有脓头，痛痒相兼易治，类似急性毛囊炎；如因循日久，反复发作，呈慢性过程，类似慢性毛囊炎。

【病因病机】

本病多因脾经或肌中内蕴湿热，复感风、毒之邪，风热上壅或风湿热相互搏结而发疮毒，故其脏腑定位在脾和心。如正虚邪实，正不胜邪则缠绵难愈。

1.内郁湿热 多见于胖人，胖人多湿、多痰。湿邪与肌热相结，复感风邪，风性趋上，湿热或风热上壅而发。诚如《医宗金鉴·外科心法要诀》所说："此由内郁湿热，外兼受风，相搏而成。"

2.血虚火旺 素体虚弱，气血亏损，心经血虚火旺，正不胜邪，则疮疡反复，经年不愈；或因正不御邪，湿热毒邪，阻于络道，则见气血瘀滞，疮疖累累，亦见缠绵难愈。

总之，本病初起阶段，发病骤然，热毒壅盛，多属实热证，治疗易收效；如已成慢性，正不胜邪，反复发作，病情迁延，旷久不愈。

【诊鉴要点】

（一）诊断要点

①好发于项后发际。②皮损初起为红色丘疹，中心贯穿毛发，顶端迅速出现脓头，

此后变成丘疹性脓疱，周围肉赤红晕，继而干燥结痂，皮疹数目多少不定，孤立散在。③自觉局部灼痛或瘙痒。

（二）鉴别诊断

1. 疖（好发于颈后的疖）　皮损较大，浸润漫肿坚硬，表面光亮紧张，色红灼热，或成熟后中心有脓栓，破溃脓出而呈火山口状；剧痛，脓出痛减。

2. 火珠疮（秃发性毛囊炎）　发于发际者症状与发际疮雷同，但小疡愈合留有小片秃斑，毛发永不复生。

【辨证施治】

（一）内治法

1. 风热毒盛证　发病急，项后发际见多个红丘疹，顶端有脓头，或有丘疹性脓头，周围肉赤红晕，局部灼热或痒痛。咽干口渴，便秘溲短黄。舌质红，苔薄黄，脉数或滑数。治宜疏风、清热、解毒。方用升麻消毒饮加减。升麻、羌活、防风、白芷、桔梗、生甘草各 6g，银花、连翘、赤芍、当归、炒牛蒡子、花粉各 10g，野菊花、草河车各 12g。

2. 湿热结毒证　项后发际处皮疹，常此起彼伏，时有丘疹性脓疱，脓溢结痂。舌质红，苔黄腻，脉滑或滑数。治宜清热、除湿、解毒。方用蜂房散加减。蜂房 6g，泽泻、地丁、赤茯苓、赤芍各 12g，银花、蒲公英各 15g，羌活 4.5g，土贝母 10 ～ 12g，升麻 10g。

3. 气虚邪恋证　素体虚弱，气血亏损，面色白，疮疡色淡不红，间见脓头，微感疼痛，伴有夜难入寐，心悸；病情反复发作，经年不愈。舌质淡红，或间见瘀斑，脉细数。治宜益气托毒。方用托里消毒散加减。黄芪、党参、麦冬、石斛、草河车、当归各 12g，地丁、蒲公英、银花、蛇舌草各 15g，生地、茯苓、浙贝母、陈皮、天冬各 10g。

加减法：疮口早封，脓毒未尽，加皂刺炭；肿块坚硬难化，加金头蜈蚣、山慈菇；口干喜饮，加乌梅、山药、花粉；疮面色泽晦暗不红活，加鹿角片、上肉桂。

（二）外治法

1. 溶液剂　初起阶段，仅见红肿疼痛，芫花水洗剂、苍肤水洗剂、毛疮水剂，任选一方，水煎取药汁，湿敷，每次 10 ～ 15 分钟，1 日 2 ～ 3 次。

2. 软膏剂　红肿未溃阶段，冷水丹、琥珀膏、黑布化毒膏、燥湿消炎膏、五倍子膏等，任选一方，外敷患处，日 1 次。

3. 散剂　各型发际疮均可选用，如二白散、如意金黄散、玉露散、发际散等，分别采用植物油、蛋黄油、醋等调成糊状，外涂患处，日 2 ～ 3 次。局部溃破，则按溃疡处理。

（三）针灸疗法

1.毫针法 主穴：大椎、陶道、风池、天柱、完骨、新建（位于第4、5颈椎之间，旁开1.5寸）；配穴：束骨、侠溪、至阴、京骨、丘墟、窍阴（足）、临泣（足）、通谷（足）。方法：施泻法，1～2日针1次，针刺得气后留针30分钟。

2.灸法 阿是穴（患处）。方法：先将蒜切成薄片，每片约0.2cm厚，放置阿是穴上，然后连灸10壮，日1次，10次为1疗程。适用于慢性发际疮。

（四）其他疗法

1.针刺加灸法 取穴：风池、曲池、委中。方法：施泻法，拔针后再在患处加艾条熏灸，每次15～20分钟，日1次。

2.针刺加火罐法 取穴：委中。方法：先在委中用毫针点刺出血，再于局部拔火罐，留罐10分钟；亦可在患处化脓疮口周围以毫针点刺后，再拔火罐，2～3日拔1次。

3.耳针法 取枕、神门、肾上腺、心。方法：针刺后留针30～60分钟，日1次。

【偏方荟萃】

1.露蜂房2个（烧存性）研细末，巴豆21粒（用植物油煎巴豆至2～3沸）取油调药粉，外敷患处。一般敷8小时左右去掉。若敷药时间太长，则会起疱。适用于慢性毛囊炎。

2.曼陀罗适量，烧存性，研细末，用茶清调成糊状，外敷患处，日1次。

3.生山药1块，蓖麻仁20粒，共捣烂如泥，敷贴患处，1日2次。

4.五倍子7个，研末，香油120g，熬至1/2，去渣，外搽患处，日2次。

5.生南星1枚，米醋适量，磨成糊状，外搽患处，日2次。

【调摄护理】

平素不能偏嗜肥甘厚味及辛辣食品，发病时以清淡饮食为主；注意个人卫生，勤洗头项；衣物宜柔软，勤洗勤换；患处禁止搔抓。

【预后判析】

本病易反复发作，病程缓慢，经久不愈，愈后一般不留瘢痕。若皮疹有时融合，愈后可留小片秃发斑点。

【医案精选】

案 1：王某，男，24 岁。初诊日期 1967 年 5 月 8 日。头皮发生小脓疱，此愈彼起，反复发作已一年多。刻下在头皮上可见针头大的小白脓疱，几乎布满全头，部分周围绕有红晕；苔薄黄，脉弦滑。诊断：发际疮（慢性毛囊炎）。证属湿热上蒸，化为火毒。治则：清热燥湿，和营解毒。药用：马尾连、黄芩、黑山栀各 9g，蒲公英 30g，生甘草 6g，配服犀黄丸，每次 3g，日 3 次。外洗：苍耳子 15g，雄黄 15g，明矾 9g，水煎温洗患处，日洗 3～4 次；外用金黄散 18g，雄黄 6g，麻油调搽。二诊（5 月 23 日）上方连服 15 剂，头皮已基本不起脓疱，患者平时大便干结，前方加生大黄 6g（后下）。续服 10 剂，痊愈。（《朱仁康临床经验集》）

案 2：郭某，男，58 岁。项部发际处反复生疖 7 个月，此愈彼起，绵绵不休，曾经多方治疗，未能见效。就诊时，项、枕部满布似黄豆、绿豆大小不等的疖肿，均未溃破，痒痛交作。予黄香饼外敷患处，日换 1 次。同时内服汤药，经治 10 天，局部疖肿已消失，继用原方巩固，后即痊愈。（黄香饼：黄柏 30g，乳香 9g，槐花 3g。黄柏、乳香研细末，以槐花煎汤待冷，调药粉如糊状，备用。）（《中国当代名医验方大全·许履和案》）

【名论摘要】

《证治准绳·疡科》："发际疮，初起如粟米，头白肉赤，热痛如锥刺……始因风湿上攻或因风热上壅，若如芡实，漫肿寒热，若痛或痒者，是发际疽也。"

《医宗金鉴·外科心法要诀》："此疽生项后发际，形如黍豆，痛如锥刺，痒如火燎，破津脓水亦有浸淫发内者，此由内郁湿热，外兼受风相搏而成。肿高肿者易治；平塌漫肿，毒流肩背，未脓先腐者，难治。十四日得脓为吉。"

项后肉龟疮（项部硬结性毛囊炎）

【病名释义】

项后肉龟疮病名始见于清·《疡医大全》。因其形态高肿、坚实，状如黄瓜横卧于枕后发际，乃至背脊，故又名黄瓜痈、黄瓜疽等。据《医宗金鉴·外科心法要诀》描述："肉龟疮，即胖人项后发际疽。盖胖人项后发际肉厚而多折纹，其发反刺疮内，因循日久不瘥，又兼外袭风寒，凝结形如卧瓜，破烂津水，时破时敛，俗名谓之肉龟。"

本病十分接近西医学所称之"项部硬结性毛囊炎"。

【病因病机】

湿痰壅遏，日久化毒，复遭风寒外邪侵袭，致使气滞血瘀，阻隔经络；加之气虚难以托毒外泄，遂成肉龟。

【诊鉴要点】

诊断要点：①本病多发于中年男性；②皮损初发在枕部、项部发际处，可见散在性红色毛囊丘疹，逐渐发展为硬结，或聚集、融合而成瘢痕疙瘩性硬块，大小不等，形态不一，呈圆形、卵圆形或不规则形，孤立或互相连接成乳头状、条索状；③患处凹凸不平，表面光滑、萎缩，呈淡红色或正常肤色，触之坚硬，刺破容易出血；④旧的皮疹平复，新的皮疹又发生，部分急性炎症后可形成皮下脓肿；⑤瘢痕处头发稀少或完全脱落，或者仅有几根乃至几十根短发穿出；⑥病程经过缓慢，可迁延数年，如不治疗，很难自然痊愈。

【辨证施治】

（一）内治法

后项发际连及背部两旁，可见炎性丘疹或脓肿，相互融合成片，状如瓜卧，色红或不红，破津滋水，时破时起，伴有疼痛，时重时轻。舌质红，苔薄黄，脉濡数。治宜清热化痰，利湿散结。方用排脓散加减。当归、黄芪、防风、羌活、泽泻、白芷各10g，赤茯苓、法半夏、浙贝母各12g，银花、草河车、蛇舌草各30g，皂角刺、甲珠、川芎各6g，金头蜈蚣1条。

（二）外治法

琥珀膏，外敷，日换1次。

【偏方荟萃】

1.生山药1块，蓖麻仁10粒，捣烂，外敷患处，日1次。

2.梅花点舌丹（《外科全生集》方）每服1丸，以葱白打碎，陈酒送服；亦可用醋溶化，外敷患处，日1次。

3.黑布药膏贴敷患处，对瘢痕组织的软化和吸收有一定的疗效。

【调摄护理】

早期发现，早期治疗；患病期间少食或禁肥肉、油腻、辛辣和酒类；注意个人卫生，勤洗濯，勤理发。

【预后判析】

早期而正确的治疗，可获治愈；若迁延日久，或者失治，治疗则较困难，同时还会遗留秃发和瘢痕。

火珠疮（秃发性毛囊炎）

【病名释义】

火珠疮病名始见于清·《疡医大全》。据该病描述："火珠疮，其形如珠，始于发中，相染不已，亦有伤命者。其气如烙，四畔红赤，中藏明亮如珠，此心肝二经积热炽盛而成。"本病类似西医学所称"秃发性毛囊炎"。

【病因病机】

1.湿热蕴毒 因过食肥甘辛辣、油腻酒酪，湿邪内蕴，郁久化热，上犯颠顶而发病。

2.心肝积热 七情不调，心绪烦扰，肝火内炽，心肝二经积热炽盛，上灼于头所致。

由此可见，本病外因多与辛甘食品关系密切；内因则是心肝二经积热。其病位在心、肝两脏，为积热化毒，熏蒸于上致病。

【诊鉴要点】

（一）诊断要点

①病者以青壮年为主；②病变部位除头发处外，尚可发生于胡须部、腋毛和阴毛等处；③初起为毛囊性红斑、丘疹，后演变为丘疹性脓疱，愈后遗留有圆形或椭圆形瘢痕，在其四周可发生散在性红斑、脓疱和瘢痕性秃发；④自觉瘙痒，病程缓慢，可经过数年或数十年。

（二）鉴别诊断

本病必须与其他因素所致的瘢痕性秃发如黄癣、须部寻常狼疮、黏蛋白性秃发等进行鉴别。黄癣可以寻找黄癣菌；寻常狼疮及黏蛋白性秃发可以通过病理切片来鉴别。

【辨证施治】

（一）内治法

1. 湿热蕴毒证　初起头皮生有粟疹，如黍如豆，中心有毛发穿过，四畔红晕，顶现脓疱，痒痛相兼。伴胸闷纳呆，大便不调，小便黄赤。舌质红，苔薄黄腻，脉滑数。治宜清热利湿，解毒祛邪。方用除湿解毒汤加减。黄芩、牛蒡子、连翘、六一散（包煎）、龙胆草各10g，泽泻12g，银花、赤茯苓各15g，白芷、羌活各6g。

2. 心肝积热证　皮疹大如黄豆、芡实，周围赤，出脓带血。伴有心烦口干，渴喜冷饮，便结溲赤。舌质红绛，苔少，脉弦数。治宜凉血解毒。方用凉血解毒汤加减。炒栀子、炒龙胆草、炒丹皮、赤芍各10g，蒲公英、野菊花、银花、浙贝母、连翘各12g，生地30g，地丁15g。

（二）外治法

1. 溶液剂　选用芫花水洗方；或用苍耳子60g，苦参、雄黄、明矾各10g，黄柏15g，水煎取汁，外洗或湿敷。

2. 锭剂　选用紫金锭，或梅花点舌丹，醋调糊状，敷于患处。

（三）针灸法

1. 毫针法　主穴：大椎、曲池、合谷、外关；配穴：足三里、风池、委中、足临泣、丘墟、昆仑。方法：施泻法，针刺得气后留针15～30分钟，日1次，7次为1疗程。

2. 灸法　大椎或患处。方法：按艾炷隔蒜灸法操作，每次可灸10壮，日1次，10次为1疗程。

【偏方荟萃】

1. 解毒泻心汤：炒黄连、炒山栀、竹叶、甘草各6g，炒牛蒡子、防风、荆芥、黄芩、玄参各10g，生石膏、滑石各12g，银花15g，灯心3扎，水煎内服。

2. 生萝卜捣烂，将滴醋浸，外敷疮上。

【调摄护理】

本病除治疗外，应忌食辛辣厚味、油腻肥甘，饮食以清淡为宜，戒除烟酒，保持头皮清洁，经常洗浴，避免烦恼忧思。

【预后判析】

尽快控制脓疱，防止瘢痕的发生，可避免永久性秃发。

【医案精选】

王某，男，33岁。自诉颈后患毛囊炎已10年，治愈又复发，夏冬两季严重。检查：颈后发际处红肿，有散在性数个米粒大小的毛囊丘疹，呈红色和深红色，中心贯穿毛发，周围有炎性红肿丘疹，有的成脓疱如蜂窝状。采用艾炷隔蒜灸治疗，前6天中，当艾炷烧完2/3时，患者感到特别舒服，无痛感。第7天后，当艾炷燃烧至2/3时患处皮肤有痛感。经灸治1个疗程，炎症消退，脓头穿破，但拔不出来。第2个疗程后，将长约0.5cm的脓头拔出，患处不再疼痛。第3个疗程结束时，患处干燥结痂而痊愈。随访观察5年，未见复发。（《针灸医学验集·田从豁案》）

【名论摘要】

《外科真诠》："火珠疮四畔红赤，中藏明亮如珠，痛如烙，始于发中，相染不已。乃心肝二经积热炽盛而成。"

时毒暑疖（单纯性毛囊炎）

【病名释义】

时毒暑疖病名始见于明·《外科启玄》。该书说："是夏月受暑热而生，大者为毒，小者为疖。令人发热作脓而痛，别无七恶之症。"此外，清·《医宗金鉴·外科心法要诀》又称之"暑令疡毒小疖"，诸如还有从外观形态而称之的"珍珠疖"等，相当于西医学单纯性毛囊炎。

【病因病机】

患者素质虚弱，外感风邪，与血气相搏，熏发肌肤而成。

1.暑毒蕴肤 暑为火热之气，性酷热。气候炎热之际，每使人汗出太多，耗气伤津，荣逆血热，结毒生疖；长夏之令，暑湿之邪，每易相兼，郁蒸肌肤而发病。

2.正气虚弱 幼儿禀赋薄弱，脾胃素虚；产后妇女，气血受损，腠理虚而不密，易为外邪所乘。诚如《诸病源候论》所说："产则血气伤损，腠理虚，为风所乘，风邪与血气相搏，脏腑生热，熏发肌肤，故生疮也。"

【诊鉴要点】

（一）诊断要点

①本病好发于夏秋之交，多见于幼儿或初产妇。②局部皮肤潮红，继则肿痛，根浅局限，有黄白色脓头，自行溃破；亦有结块肿痛无头者，呈现黄豆到粟子大小硬性结节，顶端纯圆，肤色鲜红或紫红色，成脓溃破，流出黄绿色脓液，或流血水。③部分伴有发热烦渴，便秘溲赤等。

（二）鉴别诊断

1. 痈（急性化脓性蜂窝织炎） 数目单个，范围大，顶高色赤红肿，表皮紧张光亮，全身症状明显，比疖重。

2. 颜面疔疮（疖、痈） 疮形如粟，坚硬根深，如钉丁之状，或有粟粒样脓头，感痛痒麻木，头身疼痛，易伴发"走黄"。

【辨证施治】

（一）内治法

1. 暑湿蕴肤证 初起头皮有脓疱，自行溃破，流溢黄白脓液，或渗出血水，肿硬疼痛。伴身热烦渴，便秘溲赤。舌质红，苔黄，脉数。治宜清暑利湿，解毒止痛。方用清暑汤加减。连翘、赤芍、花粉、车前子、泽泻各 10g，银花、滑石、蒲公英、地丁各 15g，甘草梢、淡竹叶各 6g。

2. 正虚毒恋证 疖肿红赤渐退，渗流滋水，结痂而愈；但本毒未罢，新疮又起，或有全身违和、口渴等；舌质淡红、苔少，脉虚细且数。治宜益气养阴，清暑解毒。方用王氏清暑益气汤加减。沙参 15g，石斛、炒知母、竹叶、佩兰各 10g，银花 30g，西瓜翠衣、粳米、荷梗各 12g，黄连、甘草梢各 4.5g。

加减法：暑湿在肤表，头痛不适，加青蒿、荷叶；暑湿偏重，加佩兰、藿香、大豆黄卷；暑热偏重，加生石膏、黄连、知母；气阴虚，加西洋参、麦冬、沙参；脓成未溃，加皂角刺、芙蓉叶；肿疼痛较重，加地丁、制乳香、制没药。

（二）外治法

1. 初期 消肿止痛，玉露散、如意金黄散、化毒散软膏、铁箍膏、青黛散，任选一种外敷或外贴；亦可选用鲜犁头草、蒲公英、野菊花、败酱草、田边菊等 1～2 味，捣烂外敷；红肿痛甚者，可用黑布化毒散膏外敷。

2. 中期 脓成欲溃，外敷千捶膏；脓成不溃，宜切开排脓。

3. 后期 生肌收口，可选用九一丹或冰石散少许外掺疮口，外盖黄连膏或太乙膏，日换 1 次。

【偏方荟萃】

1.穿山甲、蒲公英、白芷、土贝母、地丁、花粉、金莲花各 10g，皂角刺 6g。煎服。

2.鲜野菊 30g，或鲜蒲公英 30g，或马齿苋 30g，煎汤代茶，频饮之。

3.六神丸（中成药），每次 5～10 丸，日 2～3 次，或者醋溶后外涂患处。

4.黄芩、黄连、大黄各 10g，蛇床子、寒水石各 6g，黄丹 1.5g，白矾 3g，轻粉、白芷各少许，木香少许，共研细末，麻油调涂。

【调摄护理】

少食膏粱厚味和动发食物；注意皮肤清洁，多汗时，宜用粉剂保持干燥；切忌自行挤压。

【预后判析】

患者系幼儿时，每在夏令缠绵难愈；部分在酷暑过后，天气转凉，则渐痊愈；在病程治疗中，脓成不溃，应及时切开排脓，均能如期治愈。

【医案精选】

江某，男，2 岁。患儿生后 5 个月，头部开始生疮，经常反复，局部肿痛，溃破脓出，食少，便干，尿黄。苔黄厚，脉沉细。辨证：气阴两伤，胎毒湿热上蒸。治宜清热解毒，扶正祛邪。方药：玄参、知母各 9g，薄荷、陈皮、升麻、甘草、川大黄各 3g，连翘、茯苓、黄芪各 12g，银花、蒲公英各 15g。外用铁箍膏外敷。药后热退，按前方加减，并配合服用启脾丸、八珍丸。三诊时，行手术切开脓肿，搔扒内部腐肉，外用甲字提毒粉干撒，贴痈疽膏，每日换药一次，改服托里透脓，2 日痊愈。（《房芝萱外科经验》）

【名论摘要】

《外科大成》：夏月暑疡"因暑而得者，则发热无时，为昼夜不止也。然必见暑证，如头目眩晕，口舌干苦，心烦，背热，肢体倦怠也。外形初起，背有红晕，次发肿疼，治宜败毒散加香、藿、黄连、石膏等药以清之，暑热解则肿自消矣。壮实者，用槐花末，蜂蜜拌成块，黄酒调服亦佳。"

《洞天奥旨·时毒暑疖》："身生疖毒，乃夏天感暑热之气，而又多饮凉水冷汤，或好食生果，寒物，以致气不流通，血不疏泄，乃生毒疖矣"。

疖（疖与疖病）

【病名释义】

疖的病名，始见于《刘涓子鬼遗方》，《证治准绳·疡医》对疖的基本特征有概括性描述："疖者，初生突起，浮赤而无根脚，肿见于皮肤之间，上阔一二寸，有少疼痛，数日后则微软，薄皮剥起，始出清水，后自破……脓出即愈。"后世医籍依其季节，或部位，或形态，或病程与转归，而分为热疖、坐板疮、蝼蛄疖、软疖、石疖以及疖毒等。笔者认为，疖既包括病变部位，又包括病情转归，尤其是软疖、石疖和疖毒，十分类似西医学的疖与疖病。

【病因病机】

本病内因脏腑燥热，外因感受风热，两者相搏，蕴于皮肤而成。

1. 湿火郁结 饮食失节，数食甘美肥腻，甘者令人中满，肥者生内热，中州失运，湿火郁结，蕴毒于皮肤。

2. 阴虚血热 素患消渴，脏腑燥热，阴虚火旺，消灼胃阴，津液不荣肌肤，荣卫不行，外感风热之邪相召，则易感而发病。诚如《诸病源候论》所说："房室过度，肾气虚耗……下焦生热，热则肾燥……热犹未尽，发于皮肤，皮肤先有风湿，湿热相搏，所以生疮。"

总之，本病多由脏腑蕴热，发于皮肤，与风邪毒气搏结，血气壅涩而成。

【诊鉴要点】

（一）诊断要点

①好发于头项、颈及臀部；②初起为丘疹，继则增大，为红色硬结，有压痛与疼痛，2～3天后，结节化脓形成脓疡，中心部位有坏死的脓栓，1～2周内结痂愈合；③部分此起彼伏，反复发生，迁延日久。

（二）鉴别诊断

1. 时毒暑疖 常见于幼儿或产妇，多发于酷暑，有脓疱，随季节转换而减轻或痊愈。

2. 有头疽 形如粟米，顶有脓头、红肿热痛，其范围为3～4寸，疮顶呈数个脓头，且有早期全身症状。

3. 囊肿型痤疮 好发于面部及背部，初发为粟粒样丘疹、色白，挤之有米粒样的白色物质；其多发者，可满布结节，大小不一，色泽暗红。一般自青春期发病，到30岁左右减轻或消失。

【辨证施治】

（一）内治法

1. 湿火蕴结证 好发于项后、背、臂等处，皮损呈圆形硬节，红肿热痛，后渐软化，有黄色脓头，溃出黄脓。伴有发热口渴，头身痛。舌质红，苔薄黄，脉浮数或濡数。治宜清热化湿，解毒散结。方用五味消毒饮加减。野菊花、蒲公英、紫背天葵、赤芍各12g，银花15g，当归、地丁、甘草各10g，浙贝母、花粉各6g。

2. 阴虚血热证 疖肿在身体各部位散在发生，或固在一处，此伏彼起，连绵不断，脓成迟缓，其色暗红。伴口干，消谷善饥，心烦难寐，小便黄赤。舌质红，苔少，脉虚数。治宜滋阴清热，扶正托毒。方用滋膵汤加味。生地、黄芪、南沙参、北沙参、蒲公英、银花各15g，山药30g，山萸肉、玄参、石斛、天冬、麦冬各12g，灯心3扎、竹叶、莲子心各6g。

（二）外治法

同"时毒暑疖"。

【偏方荟萃】

1. 防风通圣丸，每次6g，日3次。

2. 菊花根适量，捣汁，黄酒送下。疖在上半身空服；疖在下半身饱服。

3. 白木槿花适量，煅存性，研末，外掺其上，或油调涂之。

4. 大黄、朴硝各等份，研细末，醋调敷。

5. 生巴豆半粒，同饭捣成饼，贴疖上。适用于疖不出脓头。

6. 白面适量，人乳调成糊状，敷之。适用于顽疖不出脓头。

【调摄护理】

饮食有节，勿食膏粱厚味、动发之品；保持皮肤清洁，衣物整洁；尽量少用油膏贴敷。

【预后判析】

本病预后良否，关键在于辨证，湿热证、阴虚证尤须特别注意。阴虚证勿选用苦寒之品，以免化燥伤阴，反使邪火更炽。

【医案精选】

潘某，男，19岁。头面反复生疖疮3个月余。疖肿时在头部，时在颈部，时在面部，反复发生，微红、压痛。内服连翘败毒散加减以清解热毒；外用六合丹敷贴。处方：荆芥、防风、银花、连翘、栀子、黄芩、赤芍、车前仁、蒲公英、茯苓。服上方2剂后，疖疮已消，未再发。但半年后面部又长1～2枚小疖，再服原方2剂，获愈，为巩固疗效，嘱续服3剂，观察半年未见复发。（《吴介诚疮疡经验集》）

【名论摘要】

《太平圣惠方》："疖者，由风湿冷气搏于血，结聚所生也。人运役劳动，则阳气发泄，因而汗出，遇冷湿气搏于经络，血得冷析，则结涩不通，而生疖。"

《诸病源候论》："肿结长一寸至二寸，名之为疖，亦如痛，热痛，久则脓溃，捻脓血尽便瘥。亦是风热之气，客于皮肤，血气壅结所成。"

热疖（假性疖肿）

【病名释义】

热疖病名始见于《华佗神医秘传》，又名热肿疖（《肘后备急方》）。现代学者提出中医文献所称热疖，类似西医学的假性疖肿（郭子英主编《实用皮肤病学》）。

【病因病机】

暑湿蕴结，瘀阻肤腠，使之气滞血瘀或者痰结于络，加之皮肤不洁，染毒而成。

【诊鉴要点】

诊断要点：①好发于头部、颈部及大腿等处，且多为营养不良及皮肤污秽的小儿。②通常发生在夏季，并与红痱并存。③患处可见鲜红或紫红色坚实结节，豌豆至栗子大，顶钝圆，无毛发贯穿，结节迅速化脓，破溃后排出黄绿色黏稠脓液，结痂而愈。④有时旧的消退，新疖又发生，但愈后不留瘢痕。

【辨证施治】

（一）内治法

头部、颈部发生圆形结节，肤色暗红，迅即化脓，破溃流溢黄绿色稠脓，脓尽又偶出新的皮损；自觉疼痛明显，时有发热，口干喜饮；舌质红，苔薄黄，脉弦数。证属湿痰暑热互结，阻于肤腠结毒而成。治宜清化痰湿，涤暑散结。方用香贝养荣汤加减。制香附、陈皮、连翘、玄参各10g，银花、浙贝母、茯苓各12g，当归、赤芍、藿香、干地黄各6g，蜈蚣1条，夏枯草、草河车各15g。

（二）外治法

同"时毒暑疖"。

【偏方荟萃】

1. 鲜凤仙花适量，杵烂，敷红肿处，日换2～3次，适用于初期。
2. 胆南星、赤小豆各等份，研细末，米醋调敷患处，日1～2次。

【调摄护理】

同"时毒暑疖"。

脑疽（项后痈）

【病名释义】

脑疽病名出自《集验背疽方》，又名对口、对口发、对口疽、对口疗、对口痈、脑漯、落头疽、项疽、项中疽、脑后发、脑痈、大疽等。综观上述病名的出现，主要反映四个问题：①病位在项后。②病情有轻重之别。③范围有大小不同。④病变的特征：初起即有粟粒状脓点，根盘坚硬，红肿痛，继而溃破，组织坏死，其上出现多个脓点，状如蜂房，坏死组织落失，则形成深在性溃疡；伴有寒热、头痛、便秘、口干等全身症状。由此可见，脑疽属于西医学所称痈的范围。

【病因病机】

1. 外感邪毒　头为诸阳之会，外邪侵入，阳经受之，外感湿热之邪，客入督脉与膀胱经，湿热交蒸而发病。正如《外科正宗》所说："湿热之为病，由于天行气候寒暑不调，节序温凉阴阳失度，体虚者易于侵袭。项后虽属督脉，又主太阳寒水司行之道，一经侵袭，气血必凝，凝则必肿，此从外感受者。"

2. 内伤脏腑 七情内伤，脏腑功能失调，致营卫不和而发病。特别是脾、肾两脏尤为突出，如思虑伤脾，膏粱厚味，欲恣伤肾，真阴亏损，相火燔灼，阴精消涸，毒火乘之而生。《外科证治全书》说："阴阳调和，百骸畅适，苟六淫外伤，七情内贼，饮食不节，起居不慎，以致脏腑乖变，经络滞隔，气血凝结，随其阴阳之所属，而致发于肌肤筋脉之间，此痈疽之所以发也。"

总之，本病为外感风温、湿热，内有脏腑蕴毒，凝聚肌肤，以致经络阻隔，营卫不和，气血凝滞，热盛肉腐而成。

【诊鉴要点】

（一）诊断要点

①本病多见于中老年人。②初起一粒，形如麻豆，1～2个月，赤肿痛，边界不清，渐渐加大，或形后根盘红肿，顶突宽松，憎寒壮热，朝轻暮重，脓溃易出；亦可见疮不高肿，根盘平塌，腐烂形似蜂窝，脓水稀薄，身虽发热，面白形寒。③若兼见神昏谵语、气息急促等严重全身症状，应提防内陷危证的发生。

（二）鉴别诊断

1. 发际疮 最初为毛囊口脓疱或局部隆起炎性硬块，红肿痛，硬结逐渐增大，疼痛加剧，中央出现黄白色脓栓，自行溃破或切开后，出脓则愈。部分脓液外溢，再经数天后收口，但又反复发作，缠绵一段时间而难愈。

2. 蜂窝织炎 局部呈弥漫性红肿，浸润，境界不清，表面无多个脓头。

3. 脓癣 发生于头发部，为毛囊性脓疱，可形成片状红肿的痈状隆起，患处头发常易折断及拔出，且可找到真菌。

【辨证施治】

（一）内治法

1. 火毒炽盛证 多见于项后正中，初如粟米，赤肿痛，引头顶肩项，继而向周围扩大，有多个脓头，头项活动不利，疼痛剧烈；溃腐则形如蜂窝，外出脓液稠厚。伴有发热口渴，溲赤便秘。苔黄腻，脉弦滑数。治宜清热解毒，和营理湿。方用仙方活命饮加减。防风、白芷、炙穿山甲片、制乳香、制没药、陈皮各6g，浙贝母、赤芍、当归、皂角刺、花粉各10g，银花15g，甘草3g。

2. 阴亏毒炽证 多见于项后偏侧，局部疮形平塌，根盘散漫，疮面紫滞，不易化脓，腐肉难脱，溃后脓水稀少或呈血水，疼痛剧烈。伴有壮热，憎寒，唇燥口干，大便秘结，小便短赤，食少纳呆。舌质红，苔黄，脉细数。治宜滋阴生津，清热托毒。方用竹叶黄芪汤加减。竹叶、麦冬、白芍、甘草、连翘各 10g，沙参、生石膏、生地各 15g，银花 30g，浙贝母 12g，当归、川芎各 6g，地丁 18g。

加减法：寒热无汗加荆芥；大便秘结加生大黄、炒枳壳；小便短赤加竹叶、车前子；肿胀腐烂较剧，脓出不畅，加服琥珀蜡矾丸，或西黄丸；口渴加花粉、石斛、乌梅、麦冬；纳谷不香加炒二芽、神曲、鸡内金、陈皮。

（二）外治法

初期选用玉露散或金黄散外敷；中期如脓已成，可用火针透脓或者在脓腔部位做"十"字形或"井"字形切开引流，然后用五五丹药线引流，外盖生肌玉红膏或生肌白玉膏；如胬肉高突，选用平胬丹。后期如脓尽肌生，选用生肌散、冰石散，外盖生肌玉红膏。

（三）针灸疗法

1.毫针法 ①循经取穴法：灵台、委中（双）、昆仑（患侧）。方法：施透天凉手法，2 日 1 次，5 次为 1 疗程。②局部取穴法：病变在项部取肩井、风池、风门、委中；病变在背部取膈俞、肝俞、委中。高热加刺大椎、曲池、尺泽、三阴交、涌泉。方法：施泻法，针刺得气后留针 30 分钟，日 1 次，5 次为 1 疗程。③围刺法：阿是穴（患处）。方法：采用 1～2 寸毫针，在距患处 0.5cm 处斜刺，其针尖朝向疮的基底部，上下左右各 1 针，针刺得气后留针 30 分钟，其间捻转 4～5 次，2 日 1 次，5 次为 1 疗程。

2.灸法 将生姜片或大蒜片放在病变处，其上置黄豆大的艾炷，点燃灸之，每次 3～7 壮，以痛者灸至不痛、不痛者灸至痛为度，日 2 次，5 次为 1 疗程。

（四）其他疗法

1.针罐兼施法 取曲池、委中、大椎、身柱、阿是穴（患处）。方法：采用三棱针点刺后，迅即加拔火罐，持续 10 分钟后去罐，2 日 1 次，5 次为 1 疗程。

2.刺血法 主穴取委中，配穴取大椎、尺泽。方法：采用三棱针点刺出血少许，1 周 1 次，4 次为 1 疗程。

【偏方荟萃】

1.鲜菊花叶适量，加红糖少许，捣烂，外敷患处。

2.鲜蒲公英 60g，煎汤，冷敷患处。

3.大叶芙蓉花或叶，加红糖、赤小豆各适量，捣烂外敷，日 1 次。

4.一见喜干叶 20g，雄黄、冰片各 3g，加凡士林 50g，调成软膏，敷患处，日 1 次。

5.松香 9g，酒精或烧酒适量，将松香研成细末，加酒精调成稀糊样，隔水加温，待溶解后，外敷患处，日1次。

【调摄护理】

1. 注意个人卫生，及时治疗疖肿、糖尿病等。

2. 患者在高热时，应卧床休息，多饮开水及清凉之品。

3. 饮食宜忌：《丹溪心法》提出，"凡痈疽勿食羊、鸡、鱼、面、煎炒炙醇酒等味，犯之必发热。盖厚味能引起宿火之热，此诚富贵豢养口腹者，所宜谨守。若冬寒与虚老人，宁无权法乎，略加滋味，以补胃气，庶易收敛"。可见凡虚证可进以鸡肉等营养之品，不可一概而论。

4. 换药时，应注意将疮面洗拭平净，以免脓水浸淫，并发湿疹。此外，掺药要分布均匀，不宜太薄太厚，如油膏则摊在纱布上紧贴局部；箍围药，在将药粉和液体调成糊状，宜注意干、湿度，敷药后，胶布固定，外加四头带包扎。

【预后判析】

本病为外科第一险证，素为历代外科医家所重视。其得于外感者，形小病位浅，治而易愈。若病位深，肿如横木，疼痛剧烈，兼见神昏谵语、气息急促等全身症状，为疔毒内陷，则按卫气营血辨证施治。有消渴证者，亦同时按内科法治疗，否则不易奏效。

【医案精选】

陈某，男，60岁。半个月前脑后发际右侧生疔，当时并未介意。5天后，肿痛日渐剧增，在某医院治疗未效。就诊时，肿势蔓延，约有24cm×12cm，疮顶将溃，脓栓未脱，状如蜂窝。自述剧烈疼痛，昼夜不解，精神萎靡，纳谷不香，大便干结，三日未行，脉虚数，舌质红，苔薄黄。辨证：毒热壅滞，皆由气衰，处处要提防毒陷变证的发生。治宜托里败毒。方用托里消毒散加减。黄芪、金银花各15g，当归、玄参、连翘、浙贝母、麻仁各10g，黄芩、皂角刺各6g，砂仁2.4g（后下）。另加服西黄丸，每次3g，日2次。局部用提脓散药线，插入脓栓引流，外盖鲫鱼膏，周围敷消炎膏。

二诊：5天后，脓毒大泄，脓液稠厚，疮形红活，在其边缘新肉隐现，精神转佳。唯其夜间多汗，唇干舌燥，脉虚细，此乃阴虚明征。治宜扶正育阴，佐以托毒法。生地、玄参、麦冬、党参、连翘、浮小麦各10g，黄芪15g，黄芩、甘草各3g，红枣3枚。疮面外掺提脓散，外盖黄连膏，日1次。

三诊：又过5天，汗止，疮面剪去腐肉甚多，肿势已消，有部分新肉生长。但由于年高精亏，以致虚火上炎，致使发生口舌冲破生疮，故予清心、降火、滋阴法。生地、玄参、石斛、金银花、连翘、竹叶各 10g，麦冬 6g，甘草、通草各 3g。另用绿袍散吹拂在口舌生疮处，日 4 次；疮面有脓部位点提脓散，其他部位外掺九一丹，外盖黄连膏，日 1 次。

4 天后，腐肉尽脱，新肉红活如珠，口舌破烂已趋见好，均属佳兆。治宜扶正托毒，兼心清解法。金银花、黄芪各 12g，党参、当归、茯苓、薏苡仁各 10g，白术 6g，黄芩、甘草各 3g。局部用九一丹，外盖黄连膏，日 1 次。

按上方治疗 28 天后，内症和疮面俱平。(《单苍桂外科经验集》)

【名论摘要】

《洞天奥旨》："对口发者，发于风府、哑门之穴也。正对于前唇口，故以对口名之，乃督脉之火毒也……此症之生，本是凶症，然而生于对口者犹轻，生于偏旁发际穴天柱穴间者为更重。"

《实用中医外科学》："痈、疽、发三个疾病在古代文献中常混淆不清……今根据实践和有关文献记载，将痈、疽、发加以明确区分。痈者，发于皮肤肌肉之间，未溃之前，皮薄光软无头，局部红肿高突，周围界限分明，在未脓时容易消散，成脓后易于溃破，溃破后易于收敛，一般不致损伤筋骨，多数类似西医学的浅表脓肿和急性化脓性淋巴结炎。疽者，有两种类型：一种发于皮肤肌肉，初起即有脓头，色白焦枯，形成粟米，易向周围扩展腐烂，脓头多如蜂窝的叫有头疽，相当于西医学所称的痈；另一种发于筋骨或关节之间，初起没有脓头，漫肿色白，不红不热，酸多痛少，在未成脓时难以消散，成脓后难以溃破，溃后亦难收口，往往损伤筋骨，或形成漏管的叫无头疽，相当于西医学的急性化脓性骨髓炎或急性化脓性关节炎。发者，或由疖、痈、有头疽并发而来，所谓痈疽之大者，谓之发，或初起无头，红肿明显，边缘不清，3～4 天后，皮肤湿烂，色黑腐溃，或中软不溃，全身症状严重，相当于西医学的急性蜂窝组织炎。"

面发毒（面部脓皮病）

【病名释义】

面发毒病名出自《疮疡经验全书》，又名面疮、脸发，是以面部生疮，出脓黄绿，愈后结疤为特点的皮肤病。《医宗金鉴·外科心法要诀》说："此证生面上颊车骨间，初生一个，渐发数枚，形如赤豆，色红痛，坚硬似疔，时津黄水。"本病类似西医学所称面部脓皮病。

【病因病机】

1. 风热夹毒　腠理不密，卫外不固，风热客于阳明，上攻于面而成。

2. 湿热夹毒　饮食不节，过食肥甘厚味，脾胃积热化毒，或者湿邪内蕴，郁久化热，夹毒循经上犯而致病。

【诊鉴要点】

（一）诊断要点

①患者以 20 岁左右的青年女性居多。②初起面部皮肤突然发生脓疱、囊肿，小若粟米针尖，大若赤豆芡实，孤立散在，或密如撒粟，周围绕以鲜赤或紫红。③皮疹之间，窦道相通，如蝼蛄串穴，一口多端，内含黄绿脓汁，压之即出。

（二）鉴别诊断

痤疮：黑头粉刺或白头粉刺，或两者相兼而生，除面部外，背部等区域也有类似皮损。

【辨证施治】

（一）内治法

1. 风热夹毒证　在患处常见到脓疱，疱壁坚实，周边红晕，压之有黄绿色脓汁外溢。伴有痒痛相兼，发热恶寒，口渴饮冷，心烦易怒，大便干结，小便短赤。舌红苔黄，脉弦数。治宜散风清热，解毒凉血。方用荆防败毒散加减。荆芥、防风、羌活、桔梗、丹皮、连翘、白芷、生甘草、地榆各 10g。

2. 湿热夹毒证　脓疱、囊肿丛生，四畔掀赤，窦道贯通，如蝼蛄串穴，出脓黄绿。伴有壮热恶寒，便结溲赤。舌红苔少，脉数。治宜清热除湿，解毒排脓。方用解毒排脓汤加减。金银花 15g，炒牛蒡子、山甲片、皂角刺、川芎、黄芩、焦山栀、白芷、浙贝母各 10g，黄连、山慈菇各 6g。

（二）外治法

初期未溃时，选用白及、金银花各 10g，雄黄 12g，黄柏 15g。水煎取药汁，湿敷患处，日 2～3 次，每次 30～45 分钟。脓溃可用九一丹药捻插入疮内，外贴化毒膏，日 1 次。

【偏方荟萃】

1. 凉膈散　连翘、大黄、甘草、芒硝、栀子、黄芩、薄荷，研粗末，加竹叶、蜂蜜。适用于胃热偏盛者。

2. 清凉拔毒散 白及、雄黄、麝香、乳香、山慈菇、花粉、黄柏、乌药，研细末，鸡子清敷，或蜜水润之。

3. 参术内托散 人参、白术、粉草、贝母、黄连、防风、酒炒黄芩、羌活、桔梗、当归、生地、白芍、前胡、花粉、姜。适用于体虚者。

4. 黄柏散 黄柏，猪胰涂，炙酥为末，湿者外掺，干者麻油调搽之。

【调摄护理】

本病应忌食膏粱厚味、五辛腥发之物；保持患处清洁，切勿自行挤压患处。

【预后判析】

本病治疗正确和及时，常可获愈；否则延误病情，可持续数月方痊。

【名论摘要】

《慎斋遗书》："面为诸阳之会，邪所不容，面上生疮，是邪胜正，阳虚也。"

《疮疡经验全书》："面发毒，此证之发，多起丁房劳太过，乘虚风入经络，阳明经虚。发于面，或面生疔。患者欲求速愈，而庸医或以毒药敷点，或以艾火灸之，或以针刀刺之，或犯尻神恶宿，或破后房事不戒，或受狂风霜雪，寒露暴戾之气，或服金石草木诸部，恶毒相攻相反之剂，以致病证日剧。殊不知面为诸阳之首，禁火、禁刀、禁毒，况耳、目、口、鼻之官，总系一处，比四肢不同。若不保重，命亦难生。"

月蚀疮（耳后间隙性湿疹）

【病名释义】

月蚀疮病名首见于《诸病源候论》，历代医籍从不同的角度有过多种描述。如《外科启玄》说："……耳边有疮能蚀者，名月蚀疳，乃足阳明胃经，少阳胆经湿热……"《医宗金鉴·外科心法要诀》说："此证生耳后缝间，延及耳折上下，如刀裂之状，色红，时津黄水，由胆、脾二经所致。"此外，本病别名还有旋耳疮、月食疮、小儿耳下疮、月蚀耳疮、月疮及俗称油耳朵等。上述众多记载，表明本病类似西医学所称耳后间隙性湿疹。

【病因病机】

耳周乃肝、脾两经循行之处，肝与胆，脾与胃互为表里。由于饮食不节，多食鱼腥油腻发物，脾运失健，湿热上壅，循经而在耳部生疮。

【诊鉴要点】

（一）诊断要点

①多发生在耳后皱褶处。②初期可见红斑、丘疱疹等，继而湿润糜烂，终致肥厚、皲裂和脱屑等。③痒重。④部分还可由中耳炎脓液外溢所致。⑤多见于儿童。

（二）鉴别诊断

1. 接触性皮炎 有明显刺激物接触史，如染发剂等，皮损为红肿、水疱和渗出，境界清晰可辨。

2. 神经性皮炎 皮损局限、肥厚呈苔藓状外观，极少渗出，痒感时轻时重。

【辨证施治】

（一）内治法

1. 湿热蕴肤证 起病较急，耳壳肿胀，水疱云集，破皮则滋水外溢，呈湿烂剧痒外观。伴口苦且干，大便秘结，小便短黄。舌质红，苔薄黄微腻，脉滑数。治宜清热凉血，祛湿止痒。方用龙胆泻肝汤加减。炒龙胆草、黄芩、车前子、炒丹皮、焦山栀各 10g，生地 30g，白茅根 15g，六一散 12g（荷叶包煎），柴胡、竹叶各 6g。

2. 阴虚血燥证 病久迁延及反复，耳折缝裂开，鳞屑落之又生，自觉痛如刀割。伴见燥痒，口干、肤粗。舌质红少津，苔少，脉细数。治宜滋阴养血，润燥除湿。方用滋阴除湿汤加减。生地 30g，玄参、当归各 15g，丹参、茯苓、泽泻各 12g，白鲜皮、地肤子、钩藤各 10g，柴胡、炒白芍各 6g。

（二）外治法

1. 溶液剂 选用路路通水洗方，或用地榆 15g，黄柏、蒲公英各 10g，水煎取汁，湿敷患处，日 2～3 次。适用于急性渗出阶段。

2. 散剂 穿粉散、解毒丹、粉灰散、川粉散等，任选一种，香油调成糊状，外涂。

3. 糊膏剂 选用地虎糊，外涂。

【偏方荟萃】

1. 黄柏 10g，香油 12g，研细末，调成糊状，外涂。

2. 龙化丹：黄丹、枯矾、炉甘石、烟胶各 3g，蚯蚓粪 10g，冰片 0.33g，研细末，香油调敷。

3. 连蛤散：黄连、蛤粉、明雄、海螵蛸、黄柏、青黛各 3g，枯矾 1.5g，梅片 0.03g。研细末，香油调敷。

4. 黄丹（煅赤）、枯矾、真粉各 3g，冰片 0.5g，研细末，外掺或茶水调敷。

5. 黄连、枯矾、胡粉、蛇床子各等份，研细末，外掺，或茶水调敷。

【调摄护理】

患病期间应保持患处洁净，不宜烫洗；忌食油腻鱼腥、辛辣酒酪之品；发病诱因如与戴眼镜有关，应及时更换眼镜架。

【预后判析】

本病除去病因，正确治疗，可望治愈。

【医案精选】

汤，平阳，耳后缝间，皮色红裂，时出黄水津津，名为旋耳疮。此系肝胆湿热。拟轻清少阳，并渗脾土。羚羊角、连翘、赤芍、青蒿、黄芩、池菊、丹皮、米仁、六一散。外用穿粉散，香油调搽。（余听鸿《外证医案汇编》）

【名论摘要】

《证治准绳·疡科》："月蚀疳疮，生小儿耳窍之旁，虽曰指月而生，恐未必然。大抵风湿热毒成疳耳。"

《医宗金鉴·外科心法要诀》："月蚀疮，又名旋耳疮，生于耳后缝间，延及耳摺上下，如刀裂之状，色红时津黄水。由胆脾湿热所致。"

【经验与体会】

病变部位在耳郭四周，其治疗当分虚实。实证，病程短，红斑、丘疱疹、渗出明显，痒感较重，治在肝、胆，方选龙胆泻肝汤或柴胡清肝饮之类；虚证，病程长，干燥、脱屑、肥厚，痒感时轻时重，治在脾、肾，方选滋阴除湿汤或知柏地黄汤之类。同时要告诫患者：患处应洁净，不宜烫洗。忌食油腻、辛辣、酒酪之品。发病诱因如与戴眼镜有关，除去病因，正确及时治疗，可望治愈。

青记（眼上腭部褐青色痣）

【病名释义】

青记病名出自《医林改错》，类似眼上腭部褐青色痣，又名太田痣。

【病因病机】

先天禀赋不足，气血违和，以致经脉气血循行滞塞，不能濡煦肌肤，瘀阻经络而成青记。

【诊鉴要点】

（一）诊断要点

①病变好发于颜面一侧的上下眼睑、颧部及颞部，偶尔发生于两侧。②皮疹通常为斑状，偶见结节；其颜色可为褐色、青灰、蓝、黑或紫色；分布广泛时波及眼睑、结膜、巩膜、颊、额、头皮、鼻翼及耳；形态呈网状或地图状。③通常分轻型、中型、重型和双侧型。轻型包括轻眼眶型（淡褐色限于上下眼睑）和轻颧骨型（淡褐色限于颧骨部）；中型为深青灰色到紫褐色，分布于眼睑、颧骨及鼻根部；重型为深蓝到褐色，分布于三叉神经支配区；双侧型约占 5%。④外伤后或在结膜炎后，病情可加重。

（二）鉴别诊断

本病需与色痣、蓝痣、蒙古斑、伊藤痣相鉴别，详见表 7-1。

表 7-1　各种黑色素细胞痣的特点

病名	太田痣	色痣	蓝痣	蒙古斑	伊藤痣
损害	斑，很少为分散的丘疹，似蓝痣	斑或丘疹（半球形、疣状等）	通常为丘疹（稍高起）　斑		斑，很少为分散的丘疹，似蓝痣
大小	通常 5cm，或更大	通常几毫米，或较大	通常可到 1.5cm	通常 5cm 或更大	通常 5cm 或更大
颜色	青灰，褐，蓝	晒黑，褐黑	明显蓝色	青灰，褐，蓝	青灰，褐，蓝

续表

病名	太田痣	色痣	蓝痣	蒙古斑	伊藤痣
毛发	正常	较粗,较正常为多	正常	正常	正常
分布	单侧	两侧	单侧	通常在中线部位	单侧
数目	单个或多数	平均15个或更多	单个,极少多个	单个,有时多个	单个,有时多个
部位	面,眼周,三叉神经区	任何部位	四肢侧侧,手足,背,臀,面部	腰骶区	肩及上臂
种族	黄种人及黑皮肤者	黑皮肤者	较少黑皮肤者	较多黄种人	黄种人及黑皮肤者
家族史	很少	某些病例	无	很多病例	很少
性别	80%女性	无差别	60%女性	无差别	80%女性
出现年龄	60%在出生时	10～20岁以前	出生或出生后不久	出生时	60%在出生时
发展	很少消失,通常不变	年长时有时可消失	不变	通常生后可消失	很少消失,通常不变
恶化趋热	很少	很少,但约50%的恶性黑色素瘤由此开始	很少	无	很少

【辨证施治】

(·)内治法

1. 实证 皮损范围波及较广,其色呈褐青、紫蓝,甚则灰黑,伴舌质暗红,上有瘀点或瘀斑,脉涩滞。治宜活血化瘀,通行经络。方用通窍活血汤加减。麝香 0.1g(绢包或用白芷 10g 代替之),赤芍、川芎、桃仁、红花、苏木、白附子、生姜各 10g,血竭 6g,老葱 3 根,黄酒 100mL。

2. 虚证 发病部位仅限于上下眼睑、颧、颞部,色泽较淡,呈淡褐或青灰色,舌暗红,脉细涩。治宜滋肾养阴,调和气血。方用六味地黄丸加减。熟地、丹参各 15g,山药、山萸肉、丹皮、阿胶 10g(烊化),凌霄花、茯苓各 10g,香附 6g。

加减法:气虚加黄芪;血虚加何首乌;阴虚加麦冬、石斛;肾阳虚加仙灵脾;肾阴虚加地骨皮、覆盆子。

（二）外治法

视病情选用洗面药粉、血木洗方，煎汁外洗，日 2 次，每次 15 ～ 30 分钟，洗毕再用温水冲洗局部。

（三）针灸疗法

取阳白、鱼腰、太阳、四白、印堂。方法：施平补平泻法，针后留针 30 分钟，2 日 1 次。

（四）其他疗法

耳压法：取肾、内分泌、卵巢、肝。方法：采用王不留行籽贴于穴上，外用胶布固定，5 日换 1 次，其间嘱患者每天压按 3 ～ 5 次，每次 1 分钟左右。

【偏方荟萃】

1. 消青饮　生黄芪、当归、川芎、白芍、熟地、桃仁、红花。内服。

2. 桂枝茯苓丸　加味桂枝、赤芍、当归、香附各 15g，茯苓、薏苡仁各 30g，丹皮、桃仁、红花各 12g，甘草 3g。内服。血瘀重者加丹参、益母草；湿重者加苍术。

3. 血竭白扁豆汤　当归、生地、川芎、赤芍、桃仁、红花、血竭、白扁豆、白僵蚕、白附子、白芷、鹿角胶、阿胶、龟甲胶。内服。

【调摄护理】

本病除治疗需要外，不宜滥用外涂药物；患处皮肤应避免抓碰擦破，以防外伤后使皮肤损害处颜色加深。

【预后判析】

本病治疗后可获色素减退，但要完全消失较为困难。

【名论摘要】

《医林改错》："青记脸如黑，血瘀症，长于天庭者多，三十付可愈（注：指通窍活血汤）。"

鼻赤（酒渣鼻）

【病名释义】

鼻赤既是症状，又是病名，然而，作为两者的结合，首见于《素问·刺热论》。酒鼻的病名，出自《魏书·王慧龙传》。后世医籍从病因、症状出发，派生出众多病名，较为常见的有肺风、赤皰鼻、赤皰酒皶、鼻齄、鼻酒齄、鼻皶赘子、鼻赤齄、齄齇、酒渣鼻齄、酒渣、酒齄、酒皶鼻、酒疱齄鼻、鼻准头，俗称红鼻头。上述众多病名，足以说明历代文献对其重视和内容的丰富。中西医对本病论述颇多雷同，其特点表现为鼻部的红斑、毛细血管扩张及丘疹、脓疱，皮脂腺过度增生肥大。

【病因病机】

病变外在鼻区，内关肺胃。若过食辛辣、外邪侵袭常会加重病情。

1. 肺热积热　禀赋不同，人到中年，肺经阳气偏颇，郁而化热，热与血相搏，血热入肺窍，使鼻渐红，而生病矣。正如《景岳全书》说："肺经素多风热，色伪红黑，而生疖者，亦有之。"

2. 脾胃积热　脾与胃以膜相连，若脾胃素有积热，复因嗜食辛辣之品，生热化火，火热循经熏蒸，亦会使鼻部潮红，络脉充盈。

3. 寒凝血瘀　寒主收引，风寒客于皮肤，或冷水洗面，以致血瘀凝结，鼻部先红后紫，久则变为黯红。《证治准绳·疡科》说："酒乃热血入面，为寒所拂，热血得寒，污浊凝滞而然。"

【诊鉴要点】

（一）诊断要点

①多发生于中年以后的男女及嗜酒者。②病变主要集中在鼻及两侧。③初期鼻准呈暂时性红斑，其间夹有针帽大小的丘疹、脓疱等；进而出现红斑不退，血丝隐约可见；后期则在鼻准处发生高低不平的结节性增生，状如瘤赘。

（二）鉴别诊断

1. 肺风粉刺（痤疮）　多发生于青春期男女，可见黑头粉刺，无弥漫性红斑和毛细血管扩张。

2. 酒渣鼻样结核疹　皮疹主要发生在两颊，以密集针头大或更大的丘疱疹为主，

137

病理检查可证实。

3. 鼻红粒病　多见于儿童，皮疹为局限性红斑，上有圆形尖顶丘疹，局部多汗。

【辨证施治】

（一）内治法

1. 肺胃积热证　鼻区皮肤发红，持久不退，形成弥漫性红斑，遇热更红。伴见口干渴饮，皮肤油腻光亮。舌质红，苔黄，脉数。治宜清泄肺胃积热，方用枇杷清肺饮加减。炙枇杷叶、枯芩、地骨皮各 10g，桑白皮 12g，炒丹皮、炒知母、生甘草各 6g，红花 4.5g，酒大黄 3g，生石膏 15g。

2. 血热壅聚证　患者肤色转为深红色，并有血丝显露，鼻尖常见针头至高粱大小的红色丘疹及脓疱。伴见大便干，小便黄。舌质红，苔薄黄，脉滑数或弦数。治宜凉血清肺，方用凉血清肺饮加减。生地、黄芩、生石膏各 12g，炒丹皮、赤芍、桑白皮、枇杷叶各 10g，甘草 6g，焦山栀 4.5g，白茅根 30g。

3. 血瘀凝滞证　鼻部暗红或紫红，并有逐渐肥厚增大，或者结节增生如瘤状，终致鼻赘，全身症状不明显。舌质暗红或有瘀斑，脉弦涩。治宜活血化瘀，方用通窍活血汤加减。归尾、赤芍、桃仁、甲珠各 10g，白芷、川芎各 6g，生地、炒丹皮各 12g，凌霄花、炒槐花各 9g，升麻、酒大黄各 3g。

加减法：伴见脓疱，加蒲公英、银花、地丁；肤色赤，加白花蛇舌草、草河车；大便秘结，加炒枳壳、厚朴、炒黄连；酒热熏蒸，加枳椇子、葛花、苦参；月经潮前皮疹加重，加益母草膏或四制香附丸。

（二）外治法

1. 散剂　颠倒散；或用明矾、硫黄、乳香各等份，研细末，冷开水调搽。适用于丘疹、脓疱、红斑为主的阶段。

2. 软膏　去斑膏、四黄膏、银脑四仁膏、酒渣鼻膏，任选一种，外搽。适用于丘疹、红斑、脓疱和轻度鼻赘阶段。

（三）针灸疗法

主穴：印堂、素髎、迎香、地仓、承浆、颧髎；配穴：禾髎、大迎、合谷、曲池。方法：泻法，针刺得气，留针 20～30 分钟，2～3 日针 1 次。

（四）其他疗法

1. 水针疗法　取迎香（双）；方法：0.25% 普鲁卡因溶液，在两侧迎香穴各推注 0.5mL，1 周 2～3 次，10 次为 1 疗程，效果不显著加印堂穴。

2. 耳针疗法　取外鼻、肺、内分泌、肾上腺。方法：每次取 2～3 穴，针后留针 20～30 分钟，日 1 次。

3. 刺络疗法　取阿是穴（鼻赘区域）；方法：局部消毒后，采用三棱针点刺放血后，用脱色拔膏棍贴敷，2 ～ 3 日换药 1 次。

4. 梅花针疗法　取阿是穴（鼻准区域）；方法：局部消毒后，采用梅花针轻巧叩刺至极少渗血为度，2 ～ 3 日 1 次。

【偏方荟萃】

1. 一扫灵（水银 0.5g，胡桃肉 3g，大风子肉 10 个，共捣如泥，青布包好，用线扎牢），时时外搽患处，使之感到有热感即可，每日搽 4 ～ 5 次，次日用另一块纱布裹药搽之。忌饮酒及食刺激性食物。

2. 绿豆 750g，荷叶瓣 60g（晒干），滑石、白芷、白附子各 15g，冰片、密陀僧各 6g，共研细末。用时先将患处洗净，白天以此药粉搽之；晚上则以温水调成糊状，封涂患处，晨起洗去。如此用药，至愈为止。

3. 桃仁 9g，珍珠 1 ～ 1.5g，麻仁 6 ～ 9g，轻粉、红粉各 0.15g。共研细末，加入熬好冷却凝固的猪板油适量，搅拌调匀，贮瓶备用。用时先用温热水洗净拭干，后用药膏涂于患处，日 1 ～ 2 次，直至治愈。

4. 将硫黄放入萝卜内，糠火煨一宿，取出加轻粉和乌头尖各少许，研细末，以酥油调和，时时敷之。

5. 栀子金花丸（栀子、黄柏、黄芩、花粉、知母各 10g，黄连、酒大黄各 3g，研细末，水泛为丸），每次 4.5 ～ 6g，日 2 次。适用于红斑、丘疹和脓疱为主的阶段。

6. 凌霄花散（凌霄花、山栀各等份），每次 6 ～ 10g，日 2 次，开水冲泡或煎服均可。适用于红斑、丘疹和脓疱为主的阶段。

7. 大黄䗪虫丸（《金匮要略》方），每次 6 ～ 10g，日 2 ～ 3 次，适用于鼻赘早期。

【调摄护理】

1. 忌食辛辣、酒类等刺激性食物，少饮浓茶和咖啡等。

2. 饮食宜清淡，素日大便秘结者宜多食蔬菜水果，保持大便通畅。若大便干者，宜服药调理。

3. 平时洗脸水温适宜，避免冷热水刺激及不洁之物接触鼻面。外搽药前，应先用温水洗净擦干。

4. 本病发生在鼻面区域，影响容颜，尤其是鼻赘期患者，精神上负担较重，医者及家属应予以关心体贴，开导安慰。

【预后判析】

本病早期只要治疗及时，皮疹可以治愈；鼻赘期可采用手术治疗。

【医案精选】

案1：金某，杭州。右脉洪数，面鼻起瘰，色紫肿痛，此属肺经血热，致发肺风。但由来已久，一时难得痊愈。且与辛凉清解。荆芥、防风、蝉蜕、白蒺藜、桑叶、桔梗、甘草、黄芩、牛蒡子、杏仁。复方面鼻皮色稍淡，红蕾依然，宗风淫于内，治以辛凉。羚羊角、黄芩、生石决、连翘、枇杷叶、生小栀、甘草、白蒺藜、桔梗、天花粉。（《余听鸿外证医案汇编》）

案2：郭某，女，44岁。初诊日期1965年4月25日。鼻部发红两年多，虽然经过多方治疗，效果不显。刻下鼻准、鼻翼及两颊部皮肤潮红，皮脂溢出，毛孔扩大，并有脓疱性痤疮损害；脉细滑带数，舌质红，苔微黄。诊断：酒渣鼻。证属：肺经血热。治疗：凉血清热。药用：生地30g，当归、赤芍、丹参、陈皮、黄芩、红花各9g，生甘草6g。外用去斑膏，日搽1次。二诊（5月3日）药后见明显减轻。嘱继服前方及外用。1970年2月来称：5年前来门诊治疗酒渣鼻，服药30余剂，并外用药，痊愈后至今未见复发。（《朱仁康临床经验集》）

【名论摘要】

《外证医案汇编》："张会卿曰：鼻病无他也，非风寒外感，则内火上炎耳。外感治宜辛散；内热治宜清凉，知斯二者，治鼻大纲尽乎是矣……肺蜜疮、酒齄鼻、赤鼻、粉刺、肺风，或酒湿伤脾，脾经蕴热熏灼于肺，属脾肺者多。"

《外科正宗》："肺风、粉刺、酒齄鼻三名同种。粉刺属肺，鼻属脾，总皆血热郁滞不散。"

《锦囊秘录》："肺之为肺，其位高，其体脆，性畏寒，又恶热，故多酒之人，酒气熏蒸，则为鼻齄。准赤得热愈红，热血得冷则凝，污而不行，故色紫黑。其治之法，亡血者温补之；热血者清利之；寒凝者，化滞生新，四物汤加酒芩、酒红花之类；气弱者，更加酒浸黄芪以运之。"

肺风粉刺（痤疮）

【病名释义】

肺风粉刺在中医文献论述颇多，早在《素问·生气通天论》就有记载："劳汗当风，寒薄为皶。"王冰注曰："皶刺长于皮中，形如米，或如针，久者上黑，长一分，余色白黄而瘦（疑"痤"）于玄府中，俗曰粉刺。"这里虽未指出发病部位，但对症状描述较为贴切。后代文献从发病年龄、病变部位和皮疹特征，相继出现多种病名：隋唐以前称为"面疱""皶疱""嗣面""面皶疱""面生皶疱"、"皰疮"等；明清以后称为"粉疵""酒刺""谷嘴疮""粉刺"等；现俗称"暗疮""壮疙瘩""青春粒"等。本病类似西医学所称"痤疮"。

【病因病机】

脾胃积热，熏蒸颜面为其主要病机，详述如下：

1. 血热偏盛 青年人生机旺盛，血气方刚。然而，有部分人因素体阳热偏盛，生机活泼之际，营血日渐偏热，血热外壅，体表络脉充盈，气血郁滞，因而发病。

2. 肺胃积热 辛辣之品属阳性热物，偏嗜日久，更能助阳化热；鱼腥油腻肥甘之品，过食则中焦运化不周，积久亦可化生火热，热熏于面则生红色粟疹之类。

3. 气血凝塞 由于防护失宜，复受风热之邪，或不洁尘埃附着，或用冷水洗浴，均可致血热搏结，遂生粟疹累累和黑头等。

4. 血郁痰结 病情旷久不愈，气血郁滞经脉失畅，或肺胃积热，久蕴不解，化湿生痰，痰血瘀结，致使皮疹扩大或局部出现结节、囊肿，相连而生。

总之，素体血热偏盛是发病的内因，饮食不节、外邪侵袭是致病的条件。若血郁痰结，则会使病情复杂且重。

【诊鉴要点】

（一）诊断要点

①好发于颜面，甚则胸背，乃至臀部。②患者以青年男女居多。③皮损为散在性的红丘疹，顶端可见黑头，可挤出黄白色粉渣，易遗留凹陷性瘢痕。④部分病情较重时，还会出现脓疱、结节、囊肿、脓肿和萎缩性瘢痕，或者恶病质。⑤部分在青春发育后期，随着年龄的增大，有自愈的倾向或者减轻。

（二）鉴别诊断

1. 酒渣鼻 发病年龄较晚，多见于壮年，皮损仅仅局限于颜面中部的鼻区，发疹单纯，伴有毛细血管扩张。

2. 流皮漏（颜面播散性粟粒狼疮） 多见于成年人，皮损为半球状或略扁平的丘疹，无黑头粉刺，用玻片按压丘疹时可显示黄色或褐色小点。

【辨证施治】

（一）内治法

1. 肺胃蕴热证 多见于颜面、前额，重者还可发生在胸背区域；皮疹呈散在分布，针头至芝麻大小的丘疹，色红或稍红，部分疮顶可见黑头，挤压可出粉刺或黄稠脓头；肤色油滑光亮。伴见口干，便秘，溺黄。舌质红，苔薄黄或厚腻，脉滑数。治宜清宣肺胃。方用枇杷清肺饮加减。枇杷叶、焦山栀、连翘、赤芍、桑白皮各10g，黄芩、炒丹皮、红花、凌霄花各6g，生地、银花、冬瓜仁、冬瓜皮各12g。

2. 气血郁滞证 颜面皮疹经年不退，肤色红或暗红。伴有经血来潮皮疹加重，经后减轻，或者平素月经不调，经行带血块，腹痛；男性患者面色晦暗或紫红。舌质黯红或有瘀斑，脉沉细涩。治宜行气理血，解毒散结。方用凉血清肺饮加减。生地、金银花、茵陈、白花蛇舌草各30g，炒丹皮、黄芩、赤芍、桃仁各10g，益母草、浙贝母、连翘、地丁各12g，炒知母、枇杷叶各6g。

3. 痰瘀结聚证 面颊及下颌部皮疹反复发作，经久不消失，并且增至黄豆或蚕豆大的肿块，高突不平，色紫红，扪之柔软，挤压可见脓血或黄色胶样物，破溃后遗留瘢痕。舌质淡红，苔滑腻，脉濡滑。治宜活血化瘀，消痰软坚。方用海藻玉壶汤加减。海藻、浙贝母、陈皮、海带、法半夏各10g，连翘、夏枯草、生龙骨、牡蛎各12g，当归、川芎、青皮各6g，蜈蚣1条。

加减法：颜面肤红，日久难退，加鸡冠花、玫瑰花、炒槐花、生石膏、寒水石；脓肿胀痛较重，加蒲公英、地丁、草河车、虎杖；大便秘结，加炒枳壳、熟大黄、泻叶；皮损呈结节或囊肿较重，加黄药子、土贝母、皂刺、昆布、金头蜈蚣；月经不调或经前皮疹加重，加益母草、乌药、香附、淫羊藿、炒白芍、当归；皮肤油腻感重，加五味子、茵陈、虎杖。

（二）外治法

1. 散剂 颠倒散、龟板散、鹅黄散，任选一种，茶水调搽。

2. 洗剂 三黄洗剂、痤疮洗剂，任选一种外涂。适用于以丘疹、丘疱和少许脓疱皮损为主的阶段。

3. 软膏 黑布膏、祛斑膏及独角莲硬膏，任选一种外敷或外贴。适用于以结节、囊肿、瘢痕为主的阶段。

（三）针灸疗法

毫针法　①辨证取穴：肺经风热证取大椎、脾俞；脾胃湿热证取足三里、合谷；冲任失调证取三阴交、肾俞。②循经取穴：曲池、合谷、三阴交、迎香、攒竹。③邻近取穴：太阳、攒竹、迎香、颧髎、印堂、颊车。方法：施平补平泻手法，针刺得气后留针 30 分钟，日 1 次，7 次为 1 疗程。

（四）其他疗法

1.耳针法　①辨病取穴：主穴肺（双）、肾（双）；配穴脓疱局部加心；大便秘结加大肠；皮脂溢出加脾；痛经加肝、内分泌。②经验取穴：肺（双）、神门、交感、内分泌、皮质下。方法：针后留针 30 分钟，2 日 1 次，10 次为 1 疗程。

2.耳压法　内分泌、皮质下、肺、心、胃。方法：采用王不留行籽贴在穴位上，并嘱患者每天轻压 1 分钟左右，5 日换 1 次，7 次为 1 疗程。

3.刺血法　取大椎、肺俞（双）。方法：采用小号三棱针点刺出血少许，3 日 1 次，5 次为 1 疗程。

4.挑刺法　取风门、肺俞、厥阴俞、心俞、膈俞、肝俞、胆俞、脾俞、胃俞、三焦俞、气海俞、肾俞。方法：严格消毒后，采用三棱针每次挑刺 5 ～ 7 穴，交替选用，3 日 1 次，7 次为 1 疗程。

5.刺络拔罐法　主穴：大椎、至阳、身柱、筋缩、神道、命门；配穴：降压沟、热穴。方法：主穴采用三棱针点刺出血少许，立即拔罐 5 分钟；配穴仅点刺出血少许即可。3 日 1 次，7 次为 1 疗程。

6.割治法　主穴：肺俞（双）；配穴：神门、交感、内分泌、皮质下。方法：严格消毒后，采用尖形小号手术刀，轻巧割破，渗血少许，然后外掺药末（雄黄、冰片、硼酸、滑石粉各等份），外盖消毒纱布固定，5 日 1 次，7 次为 1 疗程。

7.埋针法　取内分泌。方法：严密消毒后，将揿针 1 枚刺入皮下，有麻胀感后，外用胶布固定，并嘱患者每日轻巧按压 5 分钟,15 日换 1 次，两耳交替选用,6 次为 1 疗程。

8.穴位注射法　取足三里（双）。方法：常规消毒后，将抽取的自己的静脉血 3.5mL，迅速刺入足三里推注，每侧注入 1.5 ～ 2.5mL，1 周 2 次，7 次为 1 疗程。

【偏方荟萃】

1.硫贝散：硫黄、浙贝母、煅石膏、枯矾各 10g，冰片 3g，研细末，稀蜜水调搽，日 1 ～ 2 次。适用于油脂较多的痤疮。

2.白花蛇舌草，每日 9 ～ 30g，水煎取汁，代茶频服之。

3.白草枇杷饮：白花蛇舌草 50 ～ 60g，生枇杷 9 ～ 15g，当归、生栀子、黄柏各

9g，白芷 6g，桑白皮 12g，黄连 3～5g，生甘草 3g。适用于囊肿性及硬结性痤疮。

4. 痤疮平：银花、蒲公英各 15g，虎杖、山楂各 12g，炒枳壳、酒大黄各 10g。适用于以炎性丘疹、丘疱疹和脓疱为主要损害的痤疮。

5. 山慈菇，研细末，温开水调成糊状，夜间临睡时涂敷患处，晨起洗去。适用于结节性和囊肿性痤疮。

6. 皂角、透骨草各 30g，水煎取汁，湿敷患处，日 2 次，1 次 30 分钟。适用于脓疱和结节性痤疮。

7. 鲜菟丝子，洗净，捣烂绞汁，外涂或敷患处，日 1～3 次。适用于以炎性丘疹和脓疱为主的痤疮。

8. 云母粉、杏仁各等份，研细末，牛乳调成糊状，夜间临睡时涂搽，晨起洗去。适用于以炎性丘疹和脓疱为主的痤疮。

9. 白蔹 0.6g，杏仁 0.15g，鸡白矢 0.3g，研细末，温开水调涂患处，日 2 次。适用于以炎性丘疹和脓疱为主的痤疮。

10. 白矾，研细末，白酒调成糊状，外涂，日 1～2 次。适用于以炎性丘疹和脓疱为主的痤疮。

【调摄护理】

1. 鉴于病变在颜面，有碍美容，部分患者喜欢用手挤压或抚弄，容易引起继发感染，且留下凹陷性瘢痕，故禁用手挤压。

2. 少食油腻、辛辣及糖类食品；宜多食蔬菜水果；保持大便通畅。

3. 宜用温水清洗颜面，以减少油腻附着于面部，堵塞毛孔。

【预后判析】

本病为青春期皮肤病，待青春期过后可望自愈；在发病期间，挤压后可留凹陷性瘢痕。

【医案精选】

某女，19 岁。面部起粉刺 3 个月。颜面潮红，遍布粉刺，自觉烘热，微痒痛，无汗，脉数弦紧有力，苔薄白而滑。证属冲任壅实，上蒸颜面，阳热内郁，不得发越。治宜开启腠理，发散郁热，疏泄冲任。处方先予大青龙汤：麻黄 20g，桂枝、杏仁、甘草、生姜各 10g，大枣 30g，生石膏 50g，日 1 剂，水煎分 2 次服。服 2 剂后，汗出较多，改用桂枝茯苓丸原方：桂枝、茯苓、丹皮、白芍、桃仁各 20g，日 1 剂。服 12 服后粉刺基本消失。嘱再服 6 剂，尽剂而愈。（《山东中医杂志》，1990，9（5）：20–22）

【名论摘要】

《外科启玄》："肺气不清，受风而生，或冷水洗面，热血凝结而成。"

《诸病源候论》："嗣面者，云面皮上有滓如米粒者也。此由肤腠受于风邪，搏于津液，津液之虚，因虚作之也。亦言因傅胡粉，而皮肤虚者，粉气入腠理化生之也。"

【经验与体会】

痤疮虽为小疾，但其病变严重时，往往毁坏面容，不少青年男女为之烦恼。因此，在治疗本病中，必须强调四点：①皮损特点：本病的基本皮损有粉刺、结节、脓疱、囊肿等。其中粉刺又有黑白之分，黑头粉刺为湿重于热，白头粉刺为热重于湿，故而前者郁于肤腠，缠绵难除，后者易于化脓成毒，脓去而愈。结节通常是血郁肤腠，致使气滞结块，囊肿则是痰湿血瘀互结。②皮损部位：按照经络学说，皮损发生在前额，与胃有关，发生在口周与脾有关，发生在面颊两侧与肝胆有关，发生在胸前与任脉有关，发生在背后与督脉有关。③辨识体质：本病患者以两种体质为多。一是湿热体质，特点为喜食甘肥厚味，面部皮肤油腻，皮损以脓疱结节为多；二是燥热体质，形体偏于干瘦，肤色偏红，皮损以丘疹粉刺居多。④注重兼症：本病的发生多与肠胃功能与生殖有关，临证要注意大便与月经的辨别，前者表明肺热移于大肠，或者胃热偏盛，灼伤阴液，则大肠失运，故见便秘。然而，通便又有虚实之分。虚证常用玉竹、瓜蒌仁、郁李仁、火麻仁、肉苁蓉等；实证常用炒枳壳、熟大黄、玄明粉、厚朴等。女性患者多有月经不调、痛经、乳胀等。辨证之中除了注重"热"与"瘀"之外，还应重视"郁"。一般情况，月经不调兼有乳胀治从肝，兼有腹痛治从肾或者冲任入手。

总之，在治疗中，对女性病人要重视月经的调理；对男性病人则要注重肠胃功能的调理。外治对消除皮损，缩短疗程确有帮助。与此同时，还要嘱咐患者注意调整消化功能，少吃脂肪和甜食，多食蔬菜和水果，常用温水洗涤和湿敷面部，避免用手挤压。禁用溴剂、碘类药物。本病为青春期皮肤病，待青春期过后，可望自愈；在发病期间，挤压后可留凹陷性瘢痕。

迟发性女性痤疮

【概述】

迟发性女性痤疮专指青春期后或至成年后发病的痤疮。据有关文献报道，该病在人群中的发病率为 20%～24%。另据 1999 年国外文献报道，450 万患痤疮或与痤疮有关的疾病的就诊中，25～34 岁的成年人中约 8% 患迟发性女性痤疮，35～44 岁的中年人中约 3% 患此病。

【辨证施治】

根据临床经验，该病的发生与加重，常责于肝肾或肺胃，前者以虚证居多，后者以实证为主，临床分两型治疗。

1. 肝郁肾虚证 患者以 28 岁后的成年女性为主，在口鼻四周特别是下颌区域可见炎性丘疹、结节、脓疱，皮肤油腻。月经前 3～7 天，皮损明显加重，伴有心烦易怒、痛经、乳胀和腰酸、经血夹有瘀块等。脉象虚数，舌质红，苔少。治宜解郁柔肝，补水制火。方选顺经汤和逍遥散化裁。处方：当归、炒白芍、熟地、延胡索、茯神各 10g，炒丹皮、炒蒲黄、五灵脂、鸡内金各 6g，银花、蒲公英、麦芽、谷芽各 12g。

2. 肺胃郁热证 经期过后，在口鼻四周前额可见炎性丘疹、粉刺、脓疱，甚者结节。皮肤油腻，大便干燥，2～3 日一行。进食油煎或牛羊、海鲜之类食品，皮损骤然加重，脉数，舌红苔少。治宜轻宣肺胃郁热，方选金花栀子丸加味。处方：金银花、生石膏各 15g，焦栀子、野菊花、黄芩各 6g，连翘、夏枯草、浙贝母、藿香、紫花地丁、蒲公英、玄参各 10g，升麻 3g。

【医案精选】

王某，女，31 岁。2005 年 5 月 3 日初诊。近两三年来，在前额、口鼻四周可见大小不等的炎性丘疹、粉刺等。院外按迟发性女性痤疮给予对症治疗。病情时轻时重，甚为烦恼。检查：前额、两颧和口鼻四周可见大小不等的炎性丘疹、结节和脓疱，皮肤发红、油腻，毛孔扩大。询之，曾大产一胎，人工流产二胎。近几年来，在月经来潮前 3～5 天，面部损害明显加重，伴有不同程度的乳房胀痛，经量多，伴随心情烦躁、易怒。脉细数，舌质红苔少。证属肝郁化热，热蕴化毒，上蒸于面。诊断：迟发性女性痤疮。治宜疏肝调经，养阴解毒。方用丹栀逍遥散加减：醋柴胡、炒丹皮、当归、焦栀子、黄柏各 10g，橘核、生地、茯苓、炒白术、炒白芍、益母草、泽兰各 12g，山楂 6g。

二诊：服方 6 天后月经按时而至，乳胀和面部损害略有减轻。待其经净后拟用清宣肺热、解毒散结法，方用金花栀子丸加味：银花、蒲公英、地丁、生石膏、夏枯草、黄芩各 12g，连翘、藿香、茯苓、浙贝母、焦栀子、松针、皂刺、花粉各 6g。

三诊：守方治疗两周后，皮肤损害基本见好，油腻也明显减轻。嘱其在月经前 3～5 天服首诊调经方 6 剂。经净后再服二诊方。坚持 3 个月的治疗，不仅月经得到调理，而且痤疮损害也基本见好。

【经验与体会】

本病的治疗，强调三个要素：一是诊治时间，月经来潮前3～5天重点是调经，以肝为核心；经净后重点是解毒散结，肺胃为之核心。二是遣方用药调经主方是逍遥散；解毒散结主方是金花栀子丸。调经方面伴有乳胀轻者加川楝子、郁金；重者加橘核、荔枝核；痛经属寒之轻者用失笑散加吴茱萸，重者加沉香；属瘀者用失笑散加山楂、花蕊石；皮损以炎性丘疹为主加金莲花、洛神花、凌霄花；皮损以脓疱为主加野菊花、龙葵；结节囊肿轻者加山慈菇、夏枯草、僵蚕；重者加蜈蚣、蜂房。三是注重体质，燥热质主症有形体较瘦、心烦、忧郁，酌加滋阴养液药，如女贞子、百合、玉竹、石斛、合欢花；腻滞质主症为形体肥胖、身重如裹、大便不适，加燥湿化痰药，如苍术、蚕沙、赤石脂、胆南星、决明子、荷叶、山楂、绞股蓝等；晦滞质主症为肤色晦暗或肌肤甲错，眼眶黯黑，加行气化瘀之药，如陈皮、乌药、苏木、桃仁、红花、三七、丹参、积雪草等。

走皮瘈疮（头部脂溢性湿疹）

【病名释义】

走皮瘈疮病名首见于宋·《仁斋直指》。明清两代文献相继有记载，如《医学入门》《世医得效方》《疡科会粹》等书，其别名还有走皮瘈疮、红饼疮、悲羊疮等。据《仁斋直指》描述："走皮瘈疮，满头满顶湿烂，湿烂延及两耳，痒而出水，发歇不定。"其提出病变部在头、颊、项等，临床特征为湿烂流、发歇不定等。本病接近西医学所称的头部脂溢性湿疹。

【病因病机】

脾胃湿热，蕴阻肤腠，循经上行于头面，兼之复受风热，两者相搏而成。

【诊鉴要点】

（一）诊断要点

①患者以青壮年和形体胖硕之人居多。②病变区域好发于皮脂较丰富的部位，如头皮、耳后等。③常自头部开始，渐向面颊、颈部发展，首见黄红色或淡红色红斑，

继而发生丘疱疹，搔抓渗出，重者湿烂并结油腻污秽的痂皮；痒重。④病程长，常反复发作，多年难愈。

（二）鉴别诊断

1. 风热疮（玫瑰糠疹） 有"母斑"，损害为椭圆形，其长轴与皮肤纹理一致，表面呈皱纹纸样，有自限性。

2. 白疕（头部银屑病） 好发于头皮和四肢伸侧，为红斑损害，边缘清楚，有云母样银白色鳞屑、薄膜、点状出血现象。

3. 风湿疡（湿疹） 无油腻性鳞屑，损害为多形性，如丘疹、水疱、红斑、糜烂、渗液等，境界不明显，瘙痒剧烈。

【辨证施治】

（一）内治法

头面连及颈项等处，可见红斑、丘疱，破皮滋水外溢，时结橘黄厚痂，自觉痒重。伴心烦口苦，小便短黄。舌质红，苔黄微腻。治宜清化湿热，疏风止痒。方用泻黄散加减。藿香、生石膏、生地、茵陈各15g，防风、荆芥、焦山栀、黄芩、赤茯苓各10g，蝉蜕、灯心草、竹叶各4.5g，白茅根30g。

（二）外治法

1. 溶液剂 山豆根水洗方，水煎取汁，外洗或湿敷，日1次。适用于渗出和毒染阶段。

2. 糊膏剂 地虎糊，外涂，日2次。

3. 散剂 祛湿散、湿疹散，选用一种，植物油调成糊状外涂，日1～2次。适用于红斑、血疱疹和毒染阶段。

【偏方荟萃】

1. 桑寄生、桑根皮各一握，白芷、川连各少许，煎汤，外洗患处，待痂皮去尽，拭干；再用皂角、麻竹箬，俱烧存性，黄柏、黄连、樟叶、白芷各等份，研细末，麻油调搽，日1～2次。

2. 皂荚、枯矾、轻粉、黄柏、黄连各等份，研细末，外扑患处，日1次。

3. 凌霄花、叶各适量，水煎取汁，外洗或湿敷，日1～2次。

【调摄护理】

少食油腻和辛辣食品；多食蔬菜，保持大便通畅。避免用刺激强的外用药。

【预后判析】

患病期间禁用热水烫洗，要克服手抓，否则影响疗效。在医生指导下，通常可望治愈。

【名论摘要】

《医学入门》："走皮瘑疮，生满颊项，如豆梅，痒而多汁，延蔓两耳，内外湿烂如浸淫疮之状。"

羊胡疮（须疮）

【病名释义】

羊胡疮病名出自《外科启玄》，又名羊须疮、羊胡须疮、胡须顽湿、羊胡子疮等。在现代中医皮肤科、外科专著中，将羊胡疮称为燕窝疮，两者混淆为一。其实在历代文献中，对燕窝疮的部位有两种说法。如《洞天奥旨》说："燕窝疮生于脑后项之窝"；《外科证治全书》则说："（燕窝疮）生于下颏。"

【病因病机】

下颏、口周是足阳明胃经和任脉循行经过的部位。若平素过食肥甘厚味、辛辣酒酪，致使脾失健运，湿热蕴结，外淫肌肤，则湿烂成片，甚则湿郁化热，热盛肉腐，可见脓头。故《外科启玄》说"羊胡疮是任脉经湿热所生也"，《外科证治全书》亦说"本病系脾胃湿热"所致。

【诊鉴要点】

（一）诊断要点

①患者以 30～40 岁男性居多。②初起为一水肿性红斑、毛囊性丘疹或脓疱，中心贯穿毛发，脓疱破后，干燥结痂。③病程慢性经过，旧的损害见愈，但不断有新疹出现。④自觉灼热或瘙痒。

（二）鉴别诊断

1. 须癣　常发生于下颏及颊部，为簇集性脓疱、水肿及浸润，炎症现象明显；镜检可找到真菌。

2. 流皮漏（寻常狼疮） 有狼疮结节及溃疡，必要时可做病理切片检查。

【辨证施治】

（一）内治法

1. 热毒偏盛证 下颏区域皮肤红成片，脓疱如簇如攒，自觉痛痒相兼。舌质红，苔薄黄，脉弦数。治宜清热解毒，健脾燥湿。方用芩栀平胃散加减。黄芩、炒丹皮、赤茯苓、焦山栀各 10g，生地 15g，炒枳壳、厚朴、苍术、陈皮各 6g，升麻 4.5g，蛇舌草、茵陈各 30g。

2. 湿毒偏盛证 下颏部皮疹红，湿烂浸淫，间见散在性脓疱。舌质红，苔黄腻，脉濡数。治宜淡渗利湿，清热解毒。方用导赤散加减。生地、滑石（荷叶包煎）、赤茯苓各 12～15g，通草、竹叶各 6g，车前子、草各 10g，茵陈 30g，白鲜皮 10g。

3. 痰瘀互结证 病程旷久，反复不愈，脓疱、丘疹等损害常是此起彼伏，自觉刺痛，舌质暗有瘀斑，脉涩滞。治宜清热化痰，活血散结。方用除湿散瘀汤加减。桃仁、苍术、赤芍、陈皮、川牛膝、法半夏各 10g，浙贝母、黄芪、泽兰、黄柏各 12g，当归、山慈菇各 6g。

（二）外治法

1. 溶液剂 苍肤水洗剂，水煎取汁，外洗或湿敷患处，日 1～2 次，每次持续 30 分钟。此外，还可用黄柏 15g，雄黄 6g，明矾 3g。用法同上。适用于脓疱和渗出明显阶段。

2. 散剂 选用青白散，香油调糊外涂，日 2 次。适用于脓疱为主阶段。此外，还可选用碧玉散、羊须散、鹅黄散等，用法同上。

（三）针灸疗法

取风池、曲池、委中。方法：施泻法，针刺得气后留针 30 分钟；与此同时，在下颏患处用艾条灸之，每次 10～30 分钟，尤对慢性反复发作而红斑不明显者有效。

【偏方荟萃】

1. 蚕豆荚，烧灰，用菜油调敷。

2. 松树尖（松毛）适量，煎水取汁，外洗。

3. 黄柏粉 10g，枯矾 3g，冰片 1g，研细末，香油调敷。

4. 五倍子（和枣肉煅）、羊须、槟榔、杏仁（去皮尖）、大风子肉各 10g，铜青、黄连、樟冰各 3g，枯矾、轻粉、松香各 6g，研细末，香油调敷之。

【调摄护理】

1. 患病期间，应保持患处清洁，切勿用手挤压。

2. 忌食肥甘厚味、油腻酒酪、辛辣炙煿之品。

3. 平时应戒除用手拔须毛的不良习惯，病处须毛可用消毒镊子拔除。

【预后判析】

本病比较顽固，应予正确及时诊治，争取早期治愈，否则迁延难愈。

【名论摘要】

《外科启玄》："下唇下巴骨生疱故名，乃任脉经湿热所生也，在承浆穴地角边，宜除湿清热药主之。"

《外证医案汇编》："（芩连平胃汤）……芩连苦寒化湿热，又苦以化燥杀虫，合平胃朴术苦以燥湿，橘皮健脾，甘草调中解毒兼和药性，恐苦寒伤胃。脾健湿去，热退痒止，湿尽滋水收矣。"

赤白游风（血管性水肿）

【病名释义】

赤白游风病名出自明·《外科枢要》，但在隋唐时期，始有赤游风病名的记载，宋代《太平圣惠方》根据水肿"游于皮肤之间"而称之游肿，同时，还观察到有"攻头面"者、有"流遍身"者之不同情况，若发生在外阴部位，则称之"阴肿"（女性）"蚯蚓毒"。到了明代遂将水肿表面色红者为赤游风，白色者为白游风，统称赤白游风。据《外科大成》说："游风者，为肌肤倏然赤肿痛，游走无定，由风热壅滞，荣卫不宣，则善行而数变矣。较之丹毒，只红肿起粟而不走，故与游风为异耳。其风热者则色赤，宜小柴胡汤，加防风、连翘清之；内热甚者，紫雪丹下之；肿势甚者，砭之。风寒者则色白，宜荆防败毒散散之，再血热者，四物汤加柴胡、栀子、丹皮；胃虚者，补中益气汤加防风、羌活；肝肾虚热者，宜加味逍遥散、六味地黄丸，以资化源，则火自息，风自定，痒自止矣。误用祛风辛热之药，复伤之气，则客风内淫、血随火化，反为难治，赤肿游入腹者不治。"祁坤这段宏论，不仅指明了本病的病因、症状、治疗，而且提出了鉴别和注意事项，迄今仍为金科玉言。本病相当于西医学的血管性水肿。

【病因病机】

1. 脾肺气虚，风寒相搏 脾主肌肉，主运化水湿；肺主皮毛，主一身之气。脾肺气虚，导致水湿停聚，加之气机失宣，腠理失密，水湿与风寒外邪相搏而致局部皮肤肿胀。不过脾肺气虚，其肿胀宣浮而色淡。

2. 脾肺燥热，风燥热壅 因食鱼虾海鲜、辛辣炙煿之味，以及某些药物，致使脾肺燥热，兼之风热化燥，侵袭疏松的肤腠，导致肿胀充实而色红。

【诊鉴要点】

（一）诊断要点

①好发于口唇、眼睑及耳垂等处；严重时还可波及外阴及喉头。②皮损以局限性水肿为主，边界不清，压之无凹陷，表面紧张发亮，色浅白或淡红。③常是突然发病，自觉局部胀满麻痒，若发生在咽喉，还可出现气闷，呼吸困难，甚至引起窒息。

（二）鉴别诊断

1. 颜面丹毒 局部红肿痛，境界较清楚，常伴有恶寒壮热等全身症状。

2. 唇风 口唇肿胀，下唇尤明显，日久破裂起白屑，痛如火燎。

3. 虫咬症 毒虫如蚊、蜂等叮咬颜面时，局部红肿，但其中央隐约可见叮痕和暗红色瘀点或瘀斑，或小水疱，伴有瘙痒等。

【辨证施治】

（一）内治法

1. 脾肺气虚，风寒相搏证 口唇、眼睑、耳垂等处突然肿起，局部皮肤紧张发亮，呈正常肤色或浅白色，压之无凹陷色不变，往往持续数日不消退。伴微恶风寒，无汗，少气乏力，饮食欠佳。舌质淡、苔薄白，脉濡细或缓。治宜补肺益脾，疏风散寒。方用补中益气汤、补肺汤合裁。黄芪、党参、熟地黄、炒白术、当归各 10g，升麻、柴胡、五味子、生甘草、陈皮、蝉蜕各 6g。

2. 脾肺燥热，风热壅滞证 发病部位以口唇、眼睑为主，甚则累及整个颜面，肿起如云片，边界不清，色浅红，压之无凹陷而色变浅，皮肤热，发病急速，消退较快。伴口干渴饮，身热，溲黄。舌质红，苔薄黄，脉数或滑数。治宜清润脾肺，消散风热。方用四物消风散加减。当归、炒白芍、生地黄各 10g，荆芥、柴胡、蝉蜕、黄芩各 6g，浮萍、生石膏各 12g，白茅根 30g。

（二）外治法

1. 散剂 选用如意金黄散，或如冰散，冷开水调外敷。适用于局部肿胀。

2. 洗剂 选用九华粉洗剂，或三黄洗剂，外涂。适用局部肿胀和痒重。

3. 针灸疗法 ①辨病位取穴法：眼睑区取四白、阳白、太阳；口唇区取地仓、人中、承浆、曲池、合谷；外阴区取中极、长强、水分。方法：施泻法，针刺得气后留针30分钟，其间行针3～5次，日1次，5次为1疗程。②邻近取穴法：膻中、合谷。方法：针刺得气后，对膻中穴针尖指向天突穴处，轻巧行针3～5分钟后拔出；合谷施泻法，留针30分钟，日1次，3次为1疗程。适用于喉头水肿，对消除窒息很有帮助。

（三）其他疗法

1. 耳针法 取肺、心、皮质下、荨麻疹区。方法：针后留针30分钟，其间行针3～5次，日1次，5次为1疗程。

2. 刺血法 阿是穴（唇红肿胀区）。方法：常规消毒后，持短毫针3～5根，丛刺阿是穴，使之可见少许渗液或渗血，2日1次，3次为1疗程。

【偏方荟萃】

1. 黄柏15g，生石膏6g，研细末加豆腐15g，调成膏状，涂敷患处。适用于小儿包皮水肿（蚯蚓毒）。

2. 冬瓜皮、地骨皮各30g，水煎代茶，频饮之。还可饮冷米醋15～30mL。适用于颜面突然宣浮肿胀。

3. 西河柳30g，水煎取汁，湿敷。适用于颜面突然宣浮肿胀。

4. 鸡蛋清或大黄（研细末），外涂。适用于颜面突然宣浮肿胀。

5. 生猪肉适量，切薄片，敷贴局部肿胀处，日2～3次。有消肿退红的功效。

6. 川大黄60g，慎火草150g，研细末，外敷，日2～3次。适用于风热偏盛。

【调摄护理】

本病忌食鱼腥、海味、鸡、鹅等动风燥血之物；在患病期间，以半流质饮食为好。

【预后判析】

本病消退后，不留痕迹，但可反复发作。

【医案精选】

徐某，男，11岁。家长代述：该孩喜在潮湿地上玩耍、坐卧。三天前，突然发现阴茎包皮肿胀，皮薄光亮，状如蚯蚓弯曲；自觉又痒又痛，尿时更为明显；舌质红，苔薄黄。辨证：风湿热邪，客聚外肾肤腠，遂成蚯蚓毒。治宜清热、疏风、理湿。方用消风散加减。药用蝉蜕 3g，薄荷 2.4g（后下），银花、菊花、冬瓜皮、白鲜皮、炒车前子、马鞭草、甘草梢各 10g，连皮苓 12g，防风、苍术各 6g。外用如意金黄散、蜂蜜调成糊状，外敷，日 2 次。服方 2 剂后，肿渐消，痒渐止。嘱服原方 2 剂，小便畅快，肿消痒除而愈。(《单苍桂外科经验集》)

【名论摘要】

《诸病源候论》："小儿有肌肉虚者，为风毒热气所乘，热毒搏于血气，则皮肤赤而肿起，其风随气行游不定，故名赤游肿也。"

《外科枢要》："赤白游风属脾肺气虚，腠理不密，风热相搏；或寒闭腠理，内热拂郁；或阴虚火动，外邪可乘；或肝火风热、血热。"

唇风（唇炎）

【病名释义】

唇风病名出自明·《外科正宗》。隋唐称为紧唇、沈唇；明清以后，按其发病特征，别名还有舐唇风、唇湿、驴嘴风、唇瞤、唇沈等。据《诸病源候论》记载："脾胃有热，气发于唇，则唇生疮，而重被风邪，寒湿之气搏于疮，则微肿湿烂，或冷或热，乍瘥乍发，积月累年，谓之紧唇，亦名沈唇。"本病接近西医学光化性唇炎、剥脱性唇炎、糜烂性唇炎、湿疹糜烂性唇炎等。

【病因病机】

1. 胃经风热 足阳明胃经挟口环唇，下交承浆，故下唇肿与胃经关系最密切。本病多因偏食辛辣厚味，胃腑积热化火，复受风热外袭，风火相搏，熏灼唇部，气血凝滞而成。

2. 脾经血燥 脾开窍于口，其华在唇，主统血。若过食香燥食品，致使脾经蓄热日久，耗阴损血；或思虑伤脾、抑郁伤阴，血热化燥生风，风盛则唇，燥热熏灼则口唇干裂流水，甚如无皮之状。

3. 气虚风盛 素体虚弱，气虚不能收摄，脾湿蕴郁，复感风邪，风湿上扰，则口唇红肿、破裂等。

此外，外晒阳光，风吹、舔唇、咬唇等不良习惯，亦能诱发或加重病情。

【诊鉴要点】

（一）诊断要点

①患者以儿童和青年妇女为主。②病变常先从下唇中部开始，逐渐扩展到整个下唇，乃至上唇。③初起仅有轻度红肿，继而干裂，脱屑，屑脱则显露潮湿的糜烂面，复结痂皮，反复发作不已。④自觉灼热疼痛不适。

（二）鉴别诊断

1. 唇肿 亦称唇风肿，症见唇部突然肿胀，不红不痛或微痛，多有麻木感，无破裂流水等。

2. 唇疔 多生于上唇，初起形如粟粒，上有白色脓头，四周赤肿坚硬，形小而根脚较深，有灼痛及麻痒感。

3. 唇疽 色紫肿硬有头，大者如李，小者如枣，时觉木痛，日久不消则破溃，难以愈合。

4. 茧唇（唇癌） 初如豆粒，渐成蚕茧，或唇肿如黑枣，肿胀边界不清，燥裂发痒。久则溃破如菜花。晚期疼痛，流脓血，腥臭，颔下核亦肿，固定不动，此时难治。

【辨证施治】

（一）内治法

1. 胃经风火证 起病迅速，初发时唇部发痒，色红肿痛，继而裂干流水，如无皮之状，唇动。伴口渴口臭，喜冷饮，大便秘结。舌质红，苔薄黄，脉滑数。治宜清热泻火，凉血疏风。方用双解通圣散。防风、荆芥、连翘、白术、黄芩、白芍各10g，当归、桔梗、甘草、栀子、升麻各6g，生石膏、滑石（荷叶包煎）各15g。

2. 脾经血燥证 发病缓慢，唇部肿胀，干燥如火燎，皲裂脱屑，或干裂流水，状若无皮。伴口甜黏浊、小便黄赤。舌质红，苔干少津，脉数。治宜凉血润燥，祛风清热。方用四物消风饮加减。生地30g，当归、赤芍、防风、黄芩各10g，柴胡、荆芥、甘草、升麻各6g。

3. 气虚风盛证 唇风日久，淡红肿胀，破裂流水。伴气短乏力，食少腹胀，大便溏泻，肌肉消瘦。舌质淡红、苔薄白，脉细数。治宜健脾益气疏风。方用参苓白术散加减。党参、白术、茯苓、陈皮、炒扁豆各10g，山药、薏苡仁各30g，砂仁8g（后下），桔梗、甘草各6g。

（二）外治法

1. 散剂 选用橄榄散、青吹口散，香油调涂，日1～2次。适用于干裂和痛痒。

2. 软膏　选用黄连膏、甘草油、紫归油等外涂，日 1 ～ 2 次。

【偏方荟萃】

1. 炒薏苡仁、萆薢、赤小豆、炙甘草各等份，入姜为引煎服。治疗风湿入脾，唇口动揭。

2. 柴胡、防风、荆芥、生山栀、生甘草、当归、赤小豆、薏苡仁。水煎服，治唇。

3. 取白荷花瓣适量，冷开水浸后贴在唇上，日换 3 ～ 5 次。

4. 大青叶（鲜品）洗净，捣烂取汁，外涂唇部，日 2 ～ 3 次。

【调摄护理】

1. 减少烟酒和口红及唇膏的刺激；少食辛辣厚味。

2. 戒除舔唇、咬唇，揭剥唇口鳞屑等不良习惯。裂口流水时忌用生冷水洗涤，可用双氧水洗之。

3. 鼓励加用食疗，如用薏苡仁、芡实、荸荠、赤小豆煲汤服之。

【医案精选】

何某，女，47 岁。1982 年 11 月 3 日初诊。下唇红肿溃破，渗流脂液，并见星点腐膜，间或流血；自觉灼热疼痛，进食或吹风，疼感更剧。渴饮，小便黄，大便干燥。舌苔薄腻微黄，脉滑数。辨证为阳明胃经风火，脾经血燥。治宜清凉润燥。处方：生地黄、麦冬、知母、石斛、黄芩、茵陈、枳壳、甘草、灯心、水牛角尖、竹叶、大黄、石膏、花粉。3 剂，外搽黄连膏、锡类散。5 天后复诊：局部红肿，灼痛、渗液均见减轻，但溃面仍然。仰上方加玄参、蒲公英；外用黄连膏、珠黄散交替掺搽。内热诸症好转，如口渴解、大便解、小便清等。原方去大黄、石膏、玄参，外用药同上。1 周后局部已新生上皮，肿势全消，进餐无异样感觉，精神较佳。再拟方善后而愈。(《福建中医药》，1985（1）：27）

【名论摘要】

《重楼玉钥》："初起下唇生一红疮，逐时肿大，渐至下唇长出，用消芦散熏，服紫地汤，吹冰硼散。可用破皮针，针破即效，针法须认两旁肿处针之。"

《疡医大全·胡景周》："唇紧湿烂，乍好乍发，经年累月，又名唇沈，乃脾家湿热也。"

黑舌苔（黑毛舌）

【病名释义】

黑舌苔指舌苔隆起如芒刺，色如黑漆的一种疾病，临床较少见。中医学历来把舌诊列为望诊的重点内容，认为"辨舌质可辨脏腑的虚实，视舌苔可察六淫之浅深"（曹炳章《辨舌指南》）。本病早在元代就有记载，大多数是从急性热病的传统角度认为：凡是黑苔皆为里证、重证、险证。如元·《敖氏伤寒金镜录》说："若见舌苔如黑漆之光者，十无一生。"清·《伤寒舌镜》也说："伤寒五七日，舌见黑苔，最为危候。"近些年来，上海、北京等地学者进一步证明和发现，黑舌苔是一种多因素造成的现象，从而推动了本病的深入研究。本病类似西医学的黑毛舌。

【病因病机】

临床大多根据舌苔的变化推测疾病的演变，如：苔由白变黄，由黄变黑，说明疾病由表传里的过程；有的从津液的润燥，说明疾病寒热的性质。但是，从病因病机角度分析，造成黑舌苔的因素主要有二：①阳明实热：邪热内传阳明，与有形燥实内结，邪热上熏于舌，故苔起芒刺焦黑。②阳虚内寒：久病既能阳损及阴，又能阴损及阳，终致脏腑虚怯而阴寒内盛，阴寒滞凝舌上，故色黑而滑。

【诊鉴要点】

（一）诊断要点

①多见于中年人，小儿少见。②病变初起在舌后伸侧，渐向前向两侧发展，色泽从黄色到棕灰色、黑色不等。③少数病人有不适和内证出现。

（二）鉴别诊断

染舌　可询问染舌食品，如杨梅；此外，服用某些药品也可致舌苔染色，一旦中断，渐可恢复原状。

【辨证施治】

（一）内治法

1.阳明实热证　舌苔变黑皲裂，芒刺干焦。伴有腹胀，便秘，口苦，纳呆。脉沉伏。治宜急下救阴。方用大承气汤加减。生石膏 15 ~ 30g（先煎），玄参、玄明粉

（冲）、熟大黄、甘草各 10g，炒枳壳、升麻各 6g。

2. 阳虚内寒证 舌黑薄润，无朱点，无芒刺，无罅裂，刮之明净，如水浸猪肤。伴有畏寒，肢冷，口不苦，唇不燥，腰酸，头晕，耳鸣，遗精。脉迟沉而微。治宜益气扶正，温阳散寒。方用附子理中汤加减。制附块 10g，熟地黄、炒白术、党参、炙甘草各 12g，炮干姜 4.5g，黄芪 15g，上肉桂 3g。

（二）外治法

选用 0.5% 黄连溶液外搽舌体，日 3 ～ 4 次，有加速黑舌苔消退或脱落的作用；还可选用锡类散噙化，日 2 ～ 3 次，亦有类似作用。

【偏方荟萃】

1. 金匮肾气丸（中成药）每次 6g，日 3 次，淡盐开水，送下。适用于阳虚内寒证。

2. 还少丹（熟地、山药、牛膝、枸杞、山茱萸、茯苓、杜仲、远志、五味子、楮实、小茴香、巴戟天、肉苁蓉、石菖蒲）。适用于阴阳两虚阶段。

【调摄护理】

1. 黑舌苔的出现，多为里证、重证和危证，应密切观察疾病的演变，并及时做出处理。

2. 在吃杨梅之类水果，或内服某些药物后，也会造成某些染舌的假象，应予排除。

3. 注意口腔卫生，经常刷牙，尽量少吸或不吸烟。

【预后判析】

实证急下存阴，容易见效；虚证温阳散寒，见效缓慢。此外，还要防止虚脱之证的发生。

【医案精选】

男性，68 岁。舌根及舌中满布棕黑色厚苔，黑毛长 1 分左右，刮之呈絮状；兼有食少，口淡无味，口干。内服黄药子、生地各 12g，山豆根、当归、丹皮各 10g，石膏 30g，黄连、大黄各 3g，升麻 6g。日 1 剂；同时，噙化锡类散 1 支。10 天后复诊，黑苔渐退，上方去大黄加玄参，再治 10 剂而愈（《江苏中医杂志》，1980，1（4）：24）

口疮（复发性口疮）

【病名释义】

口疮病名最早出自《素问·气交变大论》："岁金不及，炎火乃行……民病口疮。"后世医籍对其论述，从气候变化的诱因，较多转向内因，因而，先后出现了上焦热壅、中气伤损、冲任失调等，但以明·《医贯》概括较为全面，该书说："口疮上焦实热，中焦虚寒，下焦阴火，各经传变所致。"赵氏之论，迄今仍有指导临床的实用价值。本病的别名还有口疡、大人口破等，类似西医学的复发性口疮。

【病因病机】

1. 心脾蕴热　心开窍于舌，其脉络小肠上布于舌；脾开窍于口，其脉络胃上行咽侧，连舌根，分布舌下。若过食辛辣炙煿，脾胃积热，或情志内郁，心阳亢盛，致心脾火热循经上冲，熏蒸口舌，热腐肌膜，即成口疮溃疡。正如《圣济总录》说："口疮者，由心脾有热，气冲上焦，熏发口舌，故作疮也。"

2. 外邪侵袭　若素体蕴热，复受风热之邪，或口腔不洁，毒邪侵袭，外邪与脏腑之火相搏，损伤肌膜，亦可发为口疮。

3. 虚火上炎　素体阴虚或病后伤阴，或劳伤过度，心、脾、肾等脏阴液不足，虚火妄动，上炎口舌，灼腐肌膜而成本病。《寿世保元》说："口疮连年不愈者，此虚火也。"虚火久羁，体虚遇劳，或外感后加重，则溃疡反复发作，经久不愈。

4. 脾肾阳虚　禀赋阳虚，或过食寒凉、苦寒之品，或房劳损伤之气，致脾肾阳虚，温化失调，津液停滞，湿邪上泛口舌，寒湿困于肌膜则腐溃成疮。《寿世保元》说："口疮白，脏腑冷。"又说："手足冷，肚腹作痛，大便不实，饮食少思，口疮者，中焦虚寒也。"

总之，本病分虚与实、新与久。大凡实证多因心火上炎，脾胃热盛；虚证则系阴虚火旺，脾肾阳衰。

【诊鉴要点】

（一）诊断要点

①口腔黏膜部位，如唇、舌、颊及齿龈等处，出现黄白色大小不等的单个或多个表浅小溃疡点。②自觉疼痛或饮食刺激时痛重。③一般 7～10 日可自愈，但易复发。④伴有程度不一的全身症状，如口渴、心烦、精神萎靡、纳呆等。

（二）鉴别诊断

1. 口糜（轻型多形渗出性红斑） 其特征是口腔黏膜或舌面等处糜烂如粥样，并伴有特殊气味，其溃烂面多呈片状。

2. 口腔白斑 口腔黏膜部位的灰白色斑片，不肿不痛，或有粗糙感觉，病久斑片较硬，经久不愈可以转变癌瘤。

【辨证施治】

（一）内治法

1. 心火上炎证 口疮发于舌部，患处肌膜溃烂，溃疡大小不等，甚则融合成片，周围红肿明显，灼热而痛，言语或饮食时疼痛加重，口渴心烦，舌质红，苔黄，脉数。治宜清心凉血，消肿止痛。方用导赤散加减。生地、金银花各 15 ～ 30g，竹叶、栀子、甘草梢各 10g，灯心 3 扎，琥珀 4.5g，车前子、车前草各 12g，滑石 15g（荷叶包煎）。

2. 脾胃热盛证 口疮发于唇、龈、颊与上腭等处，多溃烂成片，红肿疼痛，或流热涎，口渴便秘，舌质红，苔黄，脉滑数。治宜清胃泻火，消肿止痛。方用清胃散加减。当归、生地黄、花粉、菊花、炒丹皮各 10g，生石膏 15g，葛根、苦参、熟大黄、升麻各 6g。

3. 阴虚火旺证 口腔溃疡点分散量少，溃疡面周围微红微肿，或绕以红晕，疼痛轻微，溃疡反复发作，心悸虚烦少寐，腰膝酸软，手足心热，耳鸣颧红，小便黄。舌干少津，舌尖红赤，脉细数。治宜滋阴、清热、养血。方用归芍天地煎加味。当归 10g，炒白芍、天冬各 12g，熟地黄 15g。偏脾阴虚口干纳减，加石斛、茵陈；兼气虚乏力，加太子参、茯苓；偏肾阴虚，加山萸肉、山药、知母；口疮日久不愈者，加瓦松、五倍子。

4. 脾肾阳虚证 口腔黏膜溃烂面个数少而分散，患处色白痛轻，周围不红肿，四肢欠温，不思饮食，大便溏泻，小便清长。舌质淡红，苔白微腻。治宜温中散寒，健脾益气。方用附子理中汤加减。党参、炒白术、甘草各 10g，制附片 12g，干姜 6g。泄泻口渴，呕吐酸水加黄连；身半以下恶寒，小便清长，尺脉沉弱加干地黄，山萸肉、山药、丹皮、茯苓、泽泻；口疮久不愈加苍术、五倍子。

（二）外治法

1. 溶液剂 野蔷薇根或金石斛煎汤含漱；或用 10% 甘薇根或金石斛煎汤含漱；或用 10% 甘草水含漱。适用于各种证型，作为消毒或清洁剂。

2. 散剂 选用冰麝散（用于实火证）、锡类散（用于虚火证）、柳花散（用于阳虚）、绿袍散（用于实火证）、养阴生肌散、珠黄散（用于日久不愈）等。

（三）针灸疗法

承浆、合谷、人中、长强、委中。方法：施平补平泻。针刺得气后留针30分钟，

2日1次。

（四）其他疗法

1.刺血法　取金津、玉液。方法：小号三棱针点刺出血少许，2日1次。

2.耳针法　取神门、心、脾、胃、肝、肾、内分泌等。方法：针刺后留针30分钟，3日1次；亦可埋针，1周换1次。

3.敷贴法　吴茱萸，研细末，敷贴涌泉穴。治实火口疮。

【偏方荟萃】

1.鸡内金烧灰研细末，敷之。

2.云南白药，外敷患处。

3.蜜炙黄柏与青黛为末，掺之。治心脾热，口颊舌上生疮。

4.生附子为末酢面调敷足心，男左女右，日再换之，治久患口疮。

5.白矾100～120g，开水冲淡为一盆，临睡泡足1次。

6.细辛，研细末，醋调敷脐，1～2日换1次。

7.草乌、南星、干姜各等份，研细末，醋调敷手心足心，1～2日换1次。

8.金莲花，研粗末，每次用6g，开水冲后加盖3～5分钟，作茶频饮之。

【调摄护理】

保持口腔卫生，少食辛辣厚味，加强身体锻炼，避免精神刺激，积极治疗各种慢性疾病，可减少本病的发生。

【预后判析】

本病病程有自限性，一般在7～10日后多数能自愈，愈后局部不留瘢痕，但易复发。据临床观察，属阴虚湿热证者尤易复发，反复发作可达数年乃至数十年之久。

【医案精选】

案1：李某，男，62岁。口腔溃疡反复发作6年，日渐频繁，每次发作出现溃疡3～4块，间隔期3～4周。检查：下唇内侧黏膜、舌侧缘、颊部均有溃疡，约0.5cm×0.4cm，边缘高起轻度充血，溃疡基底平坦、有黄色分泌物覆盖。经服中药及外用养阴生肌散（明腰黄、青黛、甘草、冰片各2份，牛黄、黄柏、龙胆草各1份，研细末，过筛瓶装，备用），6天后愈后，追访1年，偶有小发作，发作时，自用养阴生肌散2～3天即愈合。（《中国当代名医验方大全·徐治鸿案》）

案2：许某，男，54岁。口腔溃疡10年，反复发作，逐年加重，影响饮食；近年伴发泄泻。检查：口内黏膜多处溃疡，大小不等，新旧交织。脉沉缓无力，舌质红绛，苔薄白。服顽固性口疮方［党参、附子、茅根、防风各20g，黄芪、生地各30g，干姜15g，肉桂、黄连（酒炒）、羌活各10g］6剂，口腔黏膜溃疡明显好转，又服12剂，口腔溃疡消失。唯虑其复发，兼伴发泄泻，故在原方基础上加升阳益胃之药，继服2个月痊愈，追访数年未复发。（《中国当代名医验方大全·陈景河案》）

【名论摘要】

《外台秘要》："心脾有热，常患口疮，乍发乍差。"

《圣济总录》："心火炽盛，传至脾土，两脏俱蓄热毒不得发散，致冲上焦，故令口舌之间生疮肿痛。"

《医论选要》："夫口者，脾之窍，诸经多有会于口者。盖五味入口，藏于脾胃，为之运化津液，以养五气，节宣微爽，五脏之气偏胜，由是诸疾生焉。故口疮者，乃脾气凝滞，加之风热，治当清胃泻火。"

《冯氏锦囊秘录》："凡口舌生疮，初起不可使用凉药敷掺，恐寒凝不散，内溃奔走，久而难愈。必先用辛轻升散，而后清凉，使郁火达外，再视其所因而治之。更有中气不足，脾胃虚衰，不能敛纳下焦，阴火被逼上炎，以致虚阳口疮。丹溪所谓：劳役过度，虚火上炎，游行无制，舌破口疮，又当从理中汤加附子治之。若作实热，误投凉药，则害又不止口疮矣。"

【经验与体会】

《医贯》说："口疮上焦实热，中焦虚寒，下焦阴火，各经传变所致。"临床体会有三点：一是病有虚实。二是治分三焦，上焦在心，中焦在脾，下焦在肾。三是病分新久，新病初起，实热居多，治在清胃泻火；久病虚寒或虚火上炎为主，治宜扶正固本，同时，视溃疡部位的不同，遣方用药略有差异，溃疡在舌体，从心治；溃疡在牙龈，从胃治；溃疡在颊黏膜，从脾、肾治。

口糜（多形渗出性红斑）

【病名释义】

口糜病名最早见于《内经》。如《素问·至真要大论》说："少阳之复，大热将至……火气内发，上为口糜"；《素问·气厥论》也说："膀胱移热于小肠，鬲肠不便，上为口糜。"前者说明火烁于内所致口糜；后者揭示膀胱移热，湿热交织，以致满口糜烂。尽管这些论述不够精详，但对临床实践仍有较大的现实意义。糜，烂也。口糜系指口腔糜烂，甚于口疮。

本病以发热、满口糜烂、色红作痛为特征，相当于西医学的轻型多形渗出性红斑。

【病因病机】

1. 饮食不节 过食膏粱厚味，喜好饮酒，致使胃中生湿生热，火性上炎，燔灼脾胃，导致满口糜烂，出血、疼痛，甚则牙龈肿胀。

2. 思虑太甚 脾主口，在窍为口，在志为思。思虑过甚伤脾，脾病则虚火动，热毒内蕴，消烁津液，而致满口糜烂生疮。

【诊鉴要点】

（一）诊断要点

①发病急骤，多发生在春、秋、冬三季。②口腔内可见大小不一的糜烂，色红，渗血，疼痛，甚则腮舌俱肿。③伴有心烦，口干舌燥，不思饮食，夜寐不安，尿赤便秘等。

（二）鉴别诊断

1. 白喉 其病变多在咽喉部位，偶见于鼻部或口腔，其白膜坚韧厚实，属急性传染病。

2. 口疮 口腔黏膜溃烂，边缘明显，周围红肿突起，灼热疼痛，溃烂面上无糜粥样腐物。

3. 鹅口疮 多见于久病或婴儿，口腔内有特殊甜味及口臭，白膜松而腐厚。

【辨证施治】

（一）内治法

1. 心火证 思虑过度，则火起于心。心与小肠相表里，心经实火，下移于小肠，则出现小便短赤，灼热疼痛。舌为心之苗，心火炽盛，则出现舌赤糜烂、出血，烦躁不安等，脉浮数。治宜清心泻火，方用导赤散加减。生地、车前子（布包）、银花、连翘各15g，竹叶、玄参、赤茯苓、黄芩各10g，炒黄连、莲子心、琥珀各6g，灯心3扎。

2. 胃火证 胃喜润恶燥，胃火重则耗伤津液，出现口干舌燥，口臭，喜饮，牙痛龈宣，腮颊颐肿。胃火炽盛，出现龈及口舌大片糜烂，唇红部形成脓血痂皮，疼痛剧烈，发热，脉洪数。治宜清泻胃火。方用清胃散加减。生石膏30g，生地、玄参、地骨皮、天麦冬各10～15g，石斛、玉竹、炒白芍、桔梗、炒枳壳各10g，熟大黄6g（后下）。

（二）外治法

先用冰硼散化水（1∶100）含漱，然后外掺或外吹冰片散、养阴生肌散、化腐生肌定痛散。日 2～3 次。

【偏方荟萃】

1. 黄葵花或葵根烧末，研细末，外掺。
2. 硫黄研末，水调涂于足心，日 1 次。
3. 细辛研末，醋调贴脐窝处，日 1 次。
4. 橄榄核 30g，儿茶 15g，冰片 0.6g，研细末，外搽。
5. 甘蔗皮，烧研细末，外搽。
6. 缩砂仁壳，煅研细末，外搽。
7. 鸡肫皮，烧存性，研细末，外搽。

【调摄护理】

少食辛辣、厚味和坚硬油煎食品；多食蔬菜和容易消化的食物；保持口腔卫生，心情要舒畅、豁达，注意劳逸结合。

【预后判析】

本病若除去病因，正确治疗可获痊愈。

【医案精选】

迟某，男，32 岁。1966 年 6 月 16 日初诊。患者口腔糜烂溃疡已年余，蔓延及唇舌，口无完肤，赤烂疼痛，妨碍语言、饮食，口涎频流，心烦少寐，小便黄赤，大便偏干。屡用外治无效。舌质红绛，苔黄厚腻，脉沉滑数。病属口糜。辨证：心脾积热，湿滞不化。治以清热利湿。拟导赤散合清胃散加减。处方：生石膏 12g，酒川连 1g，生地、竹叶、当归各 9g，连翘 15g，丹皮 4.5g，桔梗、莲子心各 6g，生甘草 3g，升麻 1.5g。外用西黄散，每次 1.5g 吹患处。6 月 21 日二诊。服药 5 剂，糜烂明显好转，疼痛消失，口涎已止，眠食均可，小便仍黄，大便干，舌赤苔薄黄。伏热未尽，湿仍未化。再按上方去升麻，加知母 4.5g，炒山栀 4.5g，继服。(《中医临床大全》)

【名论摘要】

《冯氏锦囊秘录》："满口生疮者，名曰口糜。若白细点子，生于上腭者，名曰七星疮也。总不外手心肺胃三经之蕴热，随所经而清利之。间有泄泻，脾元衰弱，不能按纳下焦阴火，是以上乘，为口疮糜烂者，不可误投凉剂，宜六君子理中汤之类。"

《外科正宗》："口破，虚火色淡而白斑细点，甚者陷露龟纹，脉虚不渴。此因思烦太甚，多醒少睡，治以知柏四物汤加丹皮、肉桂。实火者，色红而满口烂斑，甚者腮舌俱肿，脉实口干，此乃膏粱厚味，醇酒炙煿，心火妄动，治以凉膈散。"

口疳（疱疹性口炎）

【病名释义】

口疳病名出自唐·《外台秘要》。因其有口内溃烂小如针尖，灼热疼痛，时愈时发的特征，故而名曰口疳。根据其发病的临床经过，在中医学中还相继出现"脾瘅""口舌疮""口破"等名。本病相当于西医学的"疱疹性口炎"。

【病因病机】

本病多因思虑过度，心脾积热，郁久化火，虚火上炎所致；亦有过食肥甘，或辛辣，脾胃积热，熏蒸于上而成。正如《外科证治全书》所说："有经年不愈者，有时愈时发者，皆因素食肥甘所致。食肥多热，食甘满中，其气上溢生疳。"

【诊鉴要点】

（一）诊断要点

①病变部位主要在口、舌、腮颊、腭，甚者连及咽喉。②初起出现粟粒大的小水疱，数小时后疱破疹破形成溃疡；继而溃疡上覆黄白色纤维素性渗出物，自觉灼热刺痛。③伴有全身症状，如烦躁不安、口干便秘、饮食不佳、颌下核肿大压痛、小便短黄等。

（二）鉴别诊断

1. 口疮（复发性口疮） 溃疡大如绿豆或黄豆，复发较频繁；全身症状不明显。

2. 鹅口疮（念珠菌病） 可发生在口腔任何部位，黏膜上有乳白色绒状膜，似凝乳，略为凸起，不易剥离，若强行剥离，则发生溢血。

【辨证施治】

（一）内治法

1. 实火证 多见于婴幼儿，口内发红，溃烂布满口舌，甚至连及咽喉，恶寒发热，啼哭不安，流涎拒食，舌质红，苔黄，脉浮数。治宜清热解毒，散风止痛。方用玄参连翘饮加减。玄参、连翘各 12g，银花、地丁、炒牛蒡子、僵蚕、炒丹皮各 10g，板蓝根 20g，生地 15g，薄荷 6g（后下），灯心 3 扎，琥珀 4.5g。

2. 虚火证 多见于成人，溃疡以舌和两腮居多，色淡红，口不渴，夜寐欠安，大便溏泄，舌质淡红，苔薄，脉细数。治宜养阴清热，解毒止痛。方用增液汤加减。大生地 15 ～ 30g，天冬、麦冬、玉竹、石斛、玄参、花粉、炒白芍、当归各 10g，炒黄柏、炒知母、炒丹皮各 6g，山药、枣皮各 15g。

加减法：大便秘结，加凉膈散（包煎）；小便短黄，加车前子（包）；失眠多梦，加酸枣仁、五味子、柏子仁或加肉桂末 0.9g（饭丸吞服）；腰膝酸痛，加川续断、怀牛膝、炒杜仲。

（二）外治法

1. 散剂 口疳散、珍珠散、养阴生肌散、口疮散、人中白散等，适用于实火证；柳花散、青吹口散等，适用于虚火证。

2. 溶液剂 选用青果水洗剂，漱口，适用于实火证和虚火证。

【偏方荟萃】

1. 红枣 10 枚（烧存性），冰片 0.6g，研细末，吹患处。

2. 半夏、香附各等份，研细末，用鸡子清调成糊状，左病贴右涌泉，右病贴左涌泉。

3. 好儿茶 30g，五倍子（炒黄）1.2g，黄柏（蜜炙）1.5g，冰片 0.6g，研细末，吹搽患处。

4. 人中白（煅）60g，铜青 11.5g，冰片 0.6g，麝香 0.3g，研细末，冷浓茶净口，吹少许。重证还可用西牛黄 0.3g。

5. 蜜柏散 黄柏不计多少，蜜炙灰色，研细末，外掺。忌酒、醋、酱。

【调摄护理】

少食肥甘炙煿，多食蔬菜、水果；讲究烹调方法，发病期间给予患者清淡半流质饮食；保持心情舒畅，适当休息，可防止或减少复发。

【预后判析】

早期发现，及时治疗；即使病愈之后，也可酌服滋肝补肾之类中成药，对于防止复发颇多裨益。

【医案精选】

江某，男，2 岁。口唇、二颊、咽部均见圆形疱疹及白色溃疡，糜烂，牙龈红肿出血，并有发热、口臭、疼痛、烦躁不能进食等。用口疳八味汤（生石膏、芦根各 30g，大青叶 20g，生地、玄参、赤芍、丹皮各 10g，生甘草 5g），2 剂后热退。第 4 天溃疡即愈，疼痛亦除。(《中国当代名医验方大全·徐小洲案》)

【名论摘要】

《百效全书》："凡口疮用凉药不愈者，乃中气虚，相火泛上无制，用干姜、人参、白术煎服，从治之即愈。甚者，加附子或官桂末掺之，或用干姜、黄连等份为末掺之，涎出立效。"

《外科启玄》："口疳，是湿热在于胃口。盖口乃脾之窍，若不早治，恐蚀其口、唇、腮、颊，则凶。"

《疡医大全·奎光》："糜疳，令人满口糜烂，与小儿口疳同治。"

鹅口疮（白色念珠菌病）

【病名释义】

鹅口疮病名出自隋·《诸病源候论》，又名雪口、鹅口白屑、白口糊、鹅口等。《外科正宗》："鹅口疮，皆心、脾二经胎热上攻，致满口皆生白斑雪片，甚则咽间叠叠肿起，致难乳哺，多生啼叫。"唐·《备急千金要方》也说："凡小儿初出腹有鹅口者，其舌上有白屑如末，剧者鼻中亦有之。"上述文献不仅详细描述了本病的症状，而且指明其病因多与心、脾二经之火热有关。本病类似西医学的白色念珠菌病。

【病因病机】

1.胎热上攻 心、脾二经积热，热气循经上熏于口，致使满口皆生白斑雪片。

2.气阴两虚 体质虚弱之因，既有先天不足，又有病后失调，特别是热病之后，气阴两虚，外邪乘虚而袭，虚火上炎，火热结聚，熏蒸于口。

【诊鉴要点】

（一）诊断要点

①好发于婴、幼儿营养不良者和病后失调者。②病变部位可为口腔任何区域，但以舌、颊、软腭及口底更为多见。③在病变处发现乳白色绒状膜，似豆腐渣或凝乳状，刮去时基底发红，容易出血。④部分伴见口角发红、浸渍、脱屑，甚则糜烂，并有皲裂等现象。⑤部分有灼痛感，婴幼儿拒食、流涎、烦躁不安和低热等。

（二）鉴别诊断

详见表 7-2。

表 7-2　口疮、口糜、口疳、鹅口疮鉴别表

病名	口疮	口糜	口疳	鹅口疮
年龄	青壮年较多	青壮年	婴幼儿	婴幼儿居多
疾病性质	慢性，无身热	急性	急性，恶寒恶热	急性或亚急性，有时身热
健康情况	一般	一般	一般	哺喂婴幼儿或营养不良或重病或长期应用抗生素者
病因病机	脾胃虚弱，外邪入侵，饮食不节，情志不舒，冲任失调	毒火内蕴，饮食不节，思虑太甚	脾胃积热，外感风邪，火毒上攻或虚火上炎	胎热上攻心脾，虚火上炎
病损特征	溃疡散在，形如绿豆或黄豆，稍凹陷，被覆浅黄色或灰白色薄膜，边缘红晕，不出血	满口大片糜烂，早期无膜，1～2日后溃疡覆盖微黄色膜状物，出血	口内溃疡，小如针尖，大似黄豆，不出血	色红或色淡的黏膜上有白色突出细点或绒面斑片，不出血
疼痛感觉	疼痛影响饮食	疼痛剧烈	灼热疼痛	灼热样痛
病程	7～10天，自愈	2～3周，自愈	7～10天，自愈	不处理，病情能发展
复发性	易复发	有复发史	有时复发	不易
预后	好	一般良好	一般良好	一般良好，失治危及生命

【辨证施治】

（一）内治法

1. 实火证　多见于婴幼儿。口内色红，满口皆生白斑雪片，口涎增多，啼哭不安，难于哺乳，小便短赤，大便秘结，唇红舌赤，苔黄，指纹透三关，色暗紫。治宜清泻实火。方用黄连解毒汤加减。炒黄连、莲子心各 3g，炒黄芩、炒黄柏、焦山栀各 6g，银花、连翘、赤茯苓各 10g，灯心 3 扎，竹叶 4.5g。

2. 虚火证　多见于成人及长期慢性病患者，如消渴或癥瘕积聚、白血病等重病，或长期应用抗生素者，口内色淡，白斑细点散布于口，甚者陷露龟纹，不思饮食，面色无华，大便秘结或溏泻，舌苔白或厚腻，脉虚。治宜扶正补虚。方用保元汤加减。炙黄芪、党参、茯苓、炒白术各 10g，上肉桂 1.5g，黄连、琥珀各 6g，山药、生地、熟地、炒白芍各 12g，白薇、甘草各 4.5g。

加减法：热甚加地骨皮、生石膏；湿甚加苍术、枳壳、陈皮或养胃汤，或平胃散；饱胀加瓜蒌、枳实、山楂，或凉膈散。

（二）外治法

1. 溶液剂 选用野蔷薇露或金银花露或一枝黄花 30g。外洗或搽拭患处白点。

2. 散剂青 吹口散或柳花散、冰硼散、青液散、驱腐丹等。洗净后，外涂或吹患处。

【偏方荟萃】

1. 天南星或吴茱萸为末，醋调涂足心。

2. 槟榔烧枯，研末点之。

3. 桑白皮汁和胡粉敷之。

4. 冰片、枯矾研末敷之。

5. 青黛、硼砂各 1.5g，黄柏 3g，冰片 0.3g。研细末，搽于患处。

6. 冰硼散 250g，兑入蜂蜜 454g，使成糊状，外涂患处。

【调摄护理】

1. 平素注意口腔卫生，经常用温开水，或淡盐水洗涤婴幼儿口腔；哺乳期间注意妇幼卫生，哺乳用具尽可能煮沸消毒。

2. 重病患者可常用苦参 15g，甘草 6g 煎水漱口，以防病邪入侵。

【预后判析】

本病增强体质，积极治疗，预后良好；不过，对重症要防止危及生命的情况发生。

【医案精选】

褚，丹徒。小儿鹅口疮，乃心脾之热，兼夹胎热上攻，以致满口皆生白色斑点，作痛，连络咽喉，重重叠起，难于哺乳。煎剂更属难投，且与冰硼散搽之，以去浊涎。（《外证医案汇编》）

【名论摘要】

《赤水玄珠》："若初生百日内，口中生白点无数，拭之则去，少刻复有，口角流涎，日夜啼哭不乳，又名鹅口白屑。皆由胎热或母贪嗜酒曲，遗热于儿，用甘草、黄连各一钱煎浓，以帛裹手指，口中拭去再不复发。"

《推拿秘书》："小儿胎火攻心，上腭有白点，状如粟米，名曰乳鹅；或口内白沫满口，上腭戴碍，壮如鹅口，开而不合，语声不出，乳食多艰。皆由热毒上攻也。宜延寿丹。"

走马疳（坏疽性口炎）

【病名释义】

走马疳病名出自《急救普济良方》，又名走马牙疳，走马、臭息、崩砂、溃槽、宣露、腐根、穿腮毒、痧痘口疳、痧痘疳等，名称虽多，大都以病因、症状特征而命名。清·《重楼玉钥》说："盖齿属肾，与胃相通，肾主一身之元气，凡受积热火毒，疳气即奔上焦，或于麻痘之后，乃伤寒杂症热病而成，或因平昔过服助阳热药，并饮毒所中。"《医宗金鉴·外科心法要诀》亦说："走马牙疳证不轻，癖积疹痘毒火攻，牙根腐臭随变黑，顽肉难脱不食凶。"上文均描述了本病特征、病因病机，并指出预后不良。本病类似西医学所称坏疽性口炎、水癌等。

【病因病机】

本病多因素嗜肥甘，日久蕴热上蒸；或小儿胎毒，时疫痧痘后毒热上攻；或久病之后体虚正衰，虚火上炎诱发。

【诊鉴要点】

（一）诊断要点

①多发生在全身抵抗力极度低弱的 1～7 岁儿童，成人极少见。②早期在牙龈及颊黏膜发生局部充血性硬结，迅即腐溃，疼感不明显；中期（发病 4～5 天后）有大量腐肉脱落，牙龈腐蚀骨露，重者延及口唇腮鼻；晚期（治疗及时可转危为安）在局部呈现严重损坏，造成腮瘘破唇、露齿见骨、面部塌陷等畸形。③合并败血症、肺炎等，可导致死亡。

（二）鉴别诊断

牙疳（坏死性龈口炎） 有剧烈疼痛，突然发病，但不向四周深部发展，仅局限于浅层肌肤，腐肉脱离前触之不硬，腐尸样恶臭较轻，无全身厥逆诸证。

【辨证施治】

（一）内治法

1.毒热上壅证 口臭似腐尸，迅速龈溃，腐根，破唇蚀腮颊，热血迸出。舌质红绛，苔黄腻，脉数或细。治宜清热解毒。方用芦荟清疳饮加减。芦荟、炒牛蒡子、银柴胡各10g，羚羊角0.3～0.6g，玄参、甘草各12g，生石膏30g，炒黄连、炒山栀、薄荷（后下）各6g，花粉、紫草、桔梗各12g。

2.虚火上炎证 牙龈腐烂，溢脓清稀，蚀骨齿豁，腮颊穿通。伴见面无血色，精神萎靡。舌质淡红，少苔，脉沉细无力。治宜补益气血兼清火毒。方用当归补血汤合五味消毒饮加减。当归、炒白芍、地丁、浙贝母各10g，黄芪、金银花、蛇舌草各30g，蒲公英、连翘、玄参各12g，玉竹、石斛、沙参各15g。

加减法：早期酌加蝉蜕、马勃、白芷、僵蚕；中期加生地、赤芍、紫草、丹皮；晚期加乳香、没药、麝香、花粉；脾胃虚加服人参茯苓粥；痧痘余毒未尽加服清疳解毒汤（人中黄、黄连、柴胡、知母、连翘、牛蒡子、玄参、荆芥、防风、石膏、竹叶、灯心）；邪毒内陷加安宫牛黄丸。

（二）外治法

初起用淡盐汤漱口，外掺紫金散，日3次；或用溺白散搽之。若见坚硬青紫腮穿齿摇者，用芦荟散擦之，甚者用秋霜散、人中白散、冰硼散等。腐烂渐开，以致穿腮破唇，用青莲膏外贴之。

【偏方荟萃】

1.赤霜散：红枣1枚，去核，入红矾黄豆1粒，扎好放炭火上炙，至枣炭上起白烟尽为度，取以盖熄候冷，加入冰片0.3g，研细末，外掺之。

2.同气散：五谷虫10g，洗净，焙干，人中白10g，黄连、细辛、薄荷、硼砂各3g，真青黛6g，冰片0.6g，研细末，外掺患处，日2次。

3.人中白（煅）、川黄连、五倍子、黄丹、雄黄、血竭各3g，青黛（澄清）、硼砂各0.9g，冰片、麝香、牛黄各0.3g，研细末，洗净患处后吹之。疼痛时用丝瓜藤一把，川椒一撮，灯心一把，水煎浓汁漱口。适用于腐肉脱落，出血成脓阶段。

【调摄护理】

1.凡患急性传染性疾病时，如麻疹、烂喉痧、肺热咳喘及恶病质期，必须重视口腔卫生。

2.对患者餐具、用具应消毒，尽可能隔离，防止传染。

3.外用赤霜散时，尽量避免吞咽入腹。

4.积极进行全身性疾病的治疗；同时，给予高热量高蛋白易消化饮食，以加强营养。如果患儿饮食不便，可用鼻饲法。

【预后判析】

本病治疗要及时，对严重病例应中西并举，手术清除坏死组织，内服凉营、清热、解毒中药；部分也可合并败血症或肺炎而死亡。

【医案精选】

朱某，年约二旬，业商。症见牙龈肿痛，溃烂流血，色黑味臭，齿摇身热。脉两手浮数，寸关尤甚，舌苔厚腻而灰。病属温毒牙疳，因温病月余，热毒未净，杂进食物厚味，夹热毒熏蒸脾胃而成。此温毒病变之走马牙疳也，治以内服，外搽、漱口之药并用，处方：生石膏八钱（研细），鲜石斛三钱，知母四钱，生山栀三钱，人中白钱半，银柴胡二钱，生杭芍三钱，苦桔梗六分，升麻五分，鲜芦芽八寸，鲜淡竹叶二十片。每日煎药两剂。外搽方：赤砒霜一两，人中白二两，真梅冰片一钱，大黑枣五十枚（去核）。将赤砒一两匀分为五十份，安放于枣内，以线扎之，置炭火上煅炼，俟去尽白烟或炭形为度，取起为末，后入漂煅之人中白，真梅片，共研为极细末，瓷瓶收贮，掺时用毛笔蘸药，轻轻拍在患处，日夜搽药八九次。漱口方：香白芷一钱，北细辛一钱，乌附尖一钱，生蒲黄二钱，漱口均在搽药之前施之。效果：一二日腐脱臭少，三四日肉红热清，旬日则齿固肉生矣。(《中医临床大全》)

【名论摘要】

《外科大成》："走马牙疳，疳者迅速之为也……其症牙根作烂，随变黑腐，臭秽难闻。由肝胃二经虚火，热极上攻所致。宜芦荟消疳散、三黄香黛散，以清腑热，人参茯苓粥以养胃气，外用手法，取去腐肉，内见红肉流鲜血者为吉，如顽肉不脱，腐黑复生，牙落无血，穿破唇，肿外发，身热不退，臭秽不止，用药罔效者，俱为不治。"

热气疮（单纯疱疹）

【病名释义】

热气疮又名热疮，出自晋·葛洪《肘后备急方》，后世医家根据病变部位和发病季节，又分别称为时气口疮、火燎疱等。宋·《圣济总录》说："热疮本于热盛，风气因而乘之，故特谓之热疮。"本病相当于西医学的单纯疱疹。

【病因病机】

脏腑虚弱，复遭风热外袭；或肺胃热盛蕴蒸于上；或因脾胃失和，月经、妊娠风热之邪，均可乘虚侵袭，循经脉循行外发于口吻等处而生。

【诊鉴要点】

（一）诊断要点

①病变部位以皮肤黏膜交界处为主，如口角、鼻孔周围，偶尔还可发生于颜面及前后阴部。②发疹前，常患热病，如感冒、烂喉痧（猩红热）、疟疾等；还可继发于月经来潮前、妊娠、消化不良等。③初起皮疹呈密集成群的针帽大小的水疱，基底四周绕以红晕，始为疱液澄清，后转黄浊，疱破后露出糜烂面，干燥结痂而愈，遗留轻微色素沉着。④自觉灼热刺痛和瘙痒感。⑤历时1周左右而愈，但又复发。

（二）鉴别诊断

1.蛇串疮（带状疱疹） 皮疹沿外周神经一侧分布，成群的水疱，排列成带状；伴有剧痛和烧灼感。

2.滴脓疮（脓疱疮） 好发于儿童的颜面、手背等处，多见于夏秋两季，其基本皮疹为黄豆大小的水疱、脓疱，呈散在分布，破后结痂较厚呈橘黄色。

【辨证施治】

（一）内治法

1.风热湿毒证 病程短，皮疹以丘疱疹为主，糜烂颇重。自觉灼热刺痛，偶有发热、口干、咳嗽等全身症状。舌质红，苔薄黄微腻，脉浮数。治宜散风清热，化湿解毒。方用辛夷清肺饮加减。黄芩4.5g，大青叶、焦山栀、枇杷叶、升麻各6g，生薏苡仁、麦冬、玄参各10g。

2.气阴两虚证 病程长，皮疹反复发作，迁延日久难愈，舌质红，苔少或光苔，脉细数。治宜益气养阴，扶正固本。方用人参固本丸加减。沙参、生地各15g，天冬、麦冬、生薏苡仁、山药各12g，生黄芪、甘草、炒白芍各10g，升麻、板蓝根各6g。

3.湿热互结证 皮疹主要在前后阴部，疱疹破后糜烂、渗出，脂水浸渍。伴见乏力倦怠，大便不调，小便黄赤。舌红，苔腻，脉滑数。治宜清热利湿，解毒祛邪。方用龙胆泻肝汤加减。炒龙胆草6g，泽泻、车前子（包）、焦山栀、生甘草、黄芩、大青叶各10g，生薏苡仁、白茅根、板蓝根各15g。

加减法：皮疹发生在眼部，加青葙子、杭菊花、桑叶；反复发作，多年不愈，加西洋参、白薇、白蔹、绿豆衣；刺痒，灼痛重，加紫草、钩藤、石决明。

（二）外治法

1. 溶液剂　选用马齿苋水洗剂，煎后取汁，湿敷，每次 10 ～ 15 分钟，日 3 ～ 5 次。适用于丘疱疹，糜烂偏重者。

2. 散剂　玉露散、青吹口散、如意金黄散等，任选一种，植物油调成糊，外涂。多用于糜烂、结痂和即愈时。

3. 软膏剂　选用紫草膏、黄连膏，外搽。适用于糜烂和结痂及即愈阶段。

【偏方荟萃】

1. 琼玉膏或养阴清肺膏，每次 20mL，日 3 次，温开水送服。

2. 海金沙藤的嫩芽、嫩叶适量，捣烂绞汁加食盐适量（每 100mL 加食盐 1.5g），外涂患处，每小时 1 次。适用于糜烂渍水阶段。

3. 黄柏 15g，生地榆 10g，水煎取汁，冷敷患处，日 2 ～ 3 次。适用于水疱、糜烂。

【调摄护理】

患病期间，应保持局部清洁、干燥，切忌洗烫搔抓；忌食膏粱厚味，辛辣醇酒；对反复发作者应加强食疗，增强体质。

【预后判析】

本病辨证准确，治疗及时，可获痊愈，但对复发病例，应从益气养阴方面调补之。

【名论摘要】

《诸病源候论》："诸阳气在表，阳气盛则表热。因运动劳役，腠理则虚而开，为风邪所客。风热相搏，留于皮肤则生疮。初作癞浆，黄汁出，风多则痒，热多则痛。"

口吻疮（核黄素缺乏性口角炎）

【病名释义】

口吻疮病名出自《千金翼方》，其别名还有口吻生白疮、燕口疮、燕口肥疮、燕吻疮、燕口吻疮、口肥疮、口角疮等，俗称口丫疮。《诸病源候论》说："小儿两吻生疮，其疮色白，如燕子之吻，故名燕口疮也。"由此可见，古人对病名的命名多从形象和部位出发。本病类似西医学核黄素缺乏性口角炎。

【病因病机】

1. 脾胃积热，循经脉而凝结于口角。

2. 体质虚弱或继发染毒所致。

3. 先天遗毒，加之后天偏食，致使部分营养供应不足或缺乏而成。

此外，小儿流涎和不卫生习惯，如咬指、咬铅笔等亦可诱发或加重本病。

【诊鉴要点】

（一）诊断要点

①患者以小儿居多，且为群体发病，成人偶然有之。②口角初起呈轻微红肿，继则成灰白色糜烂、横形皲裂或角化，严重时还会出现口干、舌燥、咽痛等。③自觉局部灼热干痛，口唇开合不利，伴有出血和附近瞽核肿大。

（二）鉴别诊断

本病应与口糜相鉴别。

【辨证施治】

（一）内治法

清解脾胃积热，方用清胃汤加减。生石膏 15g，炒丹皮、炒黄芩、连翘各 10g，玄参、玉竹、石斛、山药各 12g，升麻、炒黄连各 4.5g，一枝黄花、野蔷薇各 15g。

（二）外治法

选用青吹口油膏或黄连膏，外涂，日 3～4 次。

【偏方荟萃】

1. 麸皮 15g，竹叶 4.5g，生石膏 18g（打碎），煎汤代茶，频饮。

2. 乱头发，洗净煅存性，研细末，猪油调搽之。

3. 青布烧灰、涂之，或用蜜调，外涂。

【调摄护理】

保持口腔清洁，多食猪肝、牛肝、鸡肝、蔬菜等。

【预后判析】

补充营养，调整饮食结构，加之及时治疗，可获痊愈。

【名论摘要】

《疡医大全》："剪口疮又名夹口疮，脾热者多患此。亦有父母遗毒，小儿口角色白生疮。"

风赤疮痍（眼睑湿疹）

【病名释义】

风赤疮痍病名首见于《秘传眼科龙木论》，又名风赤疮疾。该书说："风赤生于脾脏家，疮生面睑似朱砂，乌珠洁净未为事。"这段话的意思是说，眼睑皮肤红赤如涂朱色，起细疹或水疱，甚至局部糜烂，而对眼珠并无妨碍，剖析原因是脾脏毒风即热膈中所致。本病与西医学的眼睑湿疹相似。

【病因病机】

1. 脾经风热 饮食不节，过食辛辣，脾胃蕴热，复感风邪，引动内热，上攻于目，风热相搏，客于胞睑肌肤而致病。

2. 风热上攻 内因脾胃湿热熏蒸，外感风、湿、热，三邪郁滞于血分，蕴于胞睑皮肤而发病。

3. 湿热偏重 素体内热较重，又食腥发之物，内外合邪，浸淫肌肤；或者皮肤接触毒物，频频揩拭，感受毒邪而成。

【诊鉴要点】

（一）诊断要点

①病变仅限局在眼睑区域。②初起可见肤红赤，继则出现针尖大小的丘疹、丘疱疹和水疱等，疱破则糜烂，溃处色泽如涂朱砂，自觉痒痛并作。③病程常是此起彼伏，迁延日久，若失治还有影响眼珠的可能。

（二）鉴别诊断

睑弦赤烂（睑缘炎） 以睑弦刺痒、红赤、糜烂为其主要特征，顽固难愈。

【辨证施治】

（一）内治法

1. 脾经风热证　胞睑红赤，灼痒肿痛，起疱，渗出黏液。治宜清脾热，除风邪。方用除风清脾饮加减。连翘、防风、玄参、生地各 12g，黄芩、桔梗、荆芥、知母、赤芍各 10g，焦山栀、茺蔚子各 6g。

2. 风热上攻证　胞睑红赤，干涩瘙痒，或痛难忍，局部溃烂。治宜清热解毒，疏风散邪。方用普济消毒饮加减。黄芩、玄参、板蓝根、生地、连翘各 12g，黄连、升麻、陈皮、马勃各 6g，炒牛蒡子、柴胡、赤芍各 10g。

3. 湿热偏重证　胞睑肿胜于痒，紫血脓烂而腥臭，痂壳湿秽堆积。治宜清热除湿。方用除湿汤加减。连翘、茯苓、防风、炒枳壳各 10g，滑石 15g（包），车前子（包）12g，黄连、荆芥、甘草各 6g。

加减法：痒重，加苍耳子、蝉蜕、蛇蜕、地肤子；赤痛重，加赤芍、丹皮；溃烂脓血，加土茯苓、金银花、蒲公英、紫花地丁。

（二）外治法

外治时分干湿而分治，大凡皮肤红赤干燥，或虽烂而黏汁不多者，可按干症施治，用青黛与麻油调涂之；若黏水多，可按湿证治之，外敷滑石粉或精制炉甘石以除湿清热。

【偏方荟萃】

1. 驱风清脾饮：川黄连、山栀子、赤芍、茯苓、枳壳、防风、葛根、前胡、连翘、甘草、荆芥、陈皮。适用于湿热偏重证。

2. 薏仁肉、杏仁各 30g，汤浸去皮尖，同研，入腻粉少许为丸，热汤化洗。主治风赤疮痍。

3. 驱风散：白矾 30g，煅过铜青 10g，研细，每用 1.5g，热汤泡，澄清洗。适用于风热上攻证。

4. 泻脾汤：人参、黄芩、茯苓、大黄、桔梗、芒硝、玄参、茺蔚子。适用于脾经风热证。

【调摄护理】

保持局部清洁，避免疮痍渗液入目；忌食辛辣海腥等物；对某种直接刺激引起者，应避免再次接触。

【预后判析】

治疗及时，无后遗症；但若日久失治，可侵及黑睛，渐生翳膜，应予重视。

【医案精选】

崔某，男，27 岁，1972 年 1 月 24 日初诊。主症：双眼睑及颜面红肿赤烂 2 周。痛痒甚，头痛，便润，双眼睑及鼻两旁颜面均呈红肿赤烂状，并有散在性小黄疱，黄液渗出，脉细数。诊断为风赤疮痍。辨证：脾胃湿毒。治则以清热燥湿，凉血解毒。药用金银花、蒲公英各 30g，连翘、胡黄连、苍术各 12g，赤芍、羌活、白芷、丹皮、枳壳各 9g，甘草 3g，生地 15g。外用金霉素膏涂患处。5 天后复诊，湿疹已见平滑，但皮色仍稍发红，后继以前方加减服用，眼睑及颜面皮肤渐渐恢复正常。(《中医临床大全》)

【名论摘要】

《杂病源流犀烛》谓：(风赤疮痍)"由脾脏风热蕴结，两睑似朱涂而生疮，黑睛端然无染，不治，便生翳膜。"

《医宗金鉴·眼科心法要诀》："风赤疮痍眦睑生，黑睛端好睑烂红，脾经风热宜急治，久生翳膜遮瞳睛，加减四物汤生地，苦参牛蒡薄荷风，当归赤芍天花粉，连翘荆芥穗川芎。"

睑弦赤烂（睑缘炎）

【病名释义】

睑弦赤烂病名出自《诸病源流论》，其别名还有胎风赤烂、烂弦风睑、风沿烂眼、迎风赤烂等，名目虽多，其证则一。本病以睑弦刺痒、红赤、糜烂为主要特征，病程冗长，顽固难愈。本病相当于西医学的睑缘炎。

【病因病机】

1. 外感风热　外感风热，伤于睑眦，与津液相搏，致令赤烂，诚如《诸病源候论》所说："此由冒触风日，风热之气伤于目，而眦睑皆赤烂，见风弥甚，世亦云风眼。"

2. 脾胃湿热　嗜食辛辣脂甘，脾土湿热蕴结，复感风邪，郁滞于胞睑。

3.脾虚湿重　大病初愈，饮食不节，脾土虚衰，不能化湿，浊气上泛，以致睑弦湿烂。

【诊鉴要点】

（一）诊断要点

①患者以婴儿和成年人居多。②睑胞红赤，灼热刺痒。③按主症和病变部位分为几种：鳞屑性睑缘炎睑弦潮红刺痒，睫毛根部有白屑，频频揉搽；溃疡性睑缘炎睑弦溃烂，生脓结痂，睫毛乱生或脱落，痛痒并作，羞明流泪，眵泪胶黏；糜烂性睑缘炎红赤糜烂限于两眦，且灼热奇痒。

（二）鉴别诊断

风赤疮痍　胞睑皮肤红赤，起细疹或小水疱，甚至局部溃烂的眼病。

【辨证施治】

（一）内治法

1.外感风热证　睑弦红赤，干痒不舒，睫毛根部有鳞屑附着，舌苔薄白。治宜祛风止痒，清热润燥。方用驱风清脾饮加减。防风、荆芥、炒枳壳、连翘、赤芍、陈皮各 10g，炒黄连、焦山栀、甘草、葛根各 6g，茯苓 15g。

2.脾胃湿热证　睑弦赤烂，红肿尤著，刺痛不已，怕热羞明，口渴唇红，舌红，苔黄，脉滑数。治宜清热化湿，方用泻黄散加减。黄柏、炒知母、地骨皮各 10g，苍术、大黄、桔梗、甘草各 6g，赤茯苓、白茅根各 30g，蝉蜕 4.5g，灯心 3 扎。

3.脾虚湿重证　睑弦赤烂，眵泪胶黏，痛痒并作，食少便溏，四肢倦怠，舌淡苔腻。治宜健脾除湿。方用参苓白术散加减。党参、白术、茯苓、陈皮各 10g，山药、莲子、薏苡仁各 15g，桔梗、砂仁（后下）、甘草各 6g，荆芥、防风、蝉蜕各 4.5g。

加减法：痒重，加乌梢蛇；鳞屑多，加花粉；湿重，加茵陈、萆薢、土茯苓；红肿痛，加蒲公英、金银花。

（二）外治法

偏风重者，选用二圣散；偏湿重者，选用疏风散湿汤；偏热重者，选用万金膏。外治之前，均应先用温开水清除痂皮或脓液后再涂外用药。

【偏方荟萃】

1.铜绿膏　用鲜铜绿 6～9g，研细末，以生蜜调置粗碗内，将碗覆转，烧艾烟熏至焦黑为度，取起冷定，以乳汁调匀放饭上蒸过，擦烂处。

2.升葛汤　升麻、葛根、赤芍、甘草。适用于外感风热证。

3.除湿散　黄丹海螵蛸各等份，共研细末，外涂。适用于脾胃湿热证。

4. 理脾散 苍术、薏苡仁、白术、茯苓、白芍、甘草、土茯苓、防风、泡参、花粉、灶心土、蒲公英、竹茹。适用于脾虚湿重证。

5. 柴胡饮子 柴胡、羌活、防风、赤芍、桔梗、荆芥、生地、甘草。适用于外感风热证。

【调摄护理】

素有屈光不正，营养不良，睡眠不足，以及卫生习惯不良者，易患本病。应注意克服或避免上述诱因。

【预后判析】

睑弦赤烂为慢性眼病，常累及双眼，病情顽固，时轻时重，或易反复发作，重者可致秃睫。若治疗及时，耐心细致，多可治愈。

【医案精选】

刘某，女，36 岁。1981 年 2 月 16 日初诊。双目睑缘红肿，两内眦部及整个睑缘糜烂，眵多黄黏，有痒痛感 20 余天，近 2 天加重。双眼睑缘红肿糜烂，睫毛稀疏不整，眦角有黄色脓性物，舌边尖红，中心白腻苔，脉濡数。诊断为脾胃湿热蓄积，外感风邪，治以运脾除湿、清心祛风。药用连翘、防风各 15g，茯苓、苍术、山栀子、滑石各 20g，车前子、枳壳、黄芩、黄连、陈皮、赤芍、荆芥、生甘草各 10g，水煎服。另以炉甘石、苍术各 30g，黄连 10g，铜绿 20g，硼砂 15g。水煎熏洗患眼，日 3 次。14 剂而愈。一年后随访无复发［《中医杂志》，1985（2）：52］

吹花癣（单纯糠疹）

【病名释义】

吹花癣病名出自《疡科选粹》。清·《外科证治全书》说："吹花癣，生面上如钱，瘙痒抓之如白屑，发于春日，故俗名桃花癣，妇女多有之。"其别名还有花癣、荷花癣等。从发病的季节性和皮疹特征来看，本病类似西医学的单纯糠疹。

【病因病机】

1. 风热扑肤 春季阳气外发，复感风邪，风热相搏，怫郁腠理，因而发病。

2. 脾失健运　肺胃虚弱，肤腠空疏，内有虫积，脾失健运，湿热互结，随之上熏于面而生。

【诊鉴要点】

（一）诊断要点

①患者以妇女和儿童居多。②病变好发于面部，亦可偶发其他部位，如颈部、肩、臂等处。③皮损常为淡白或淡红色斑片，大小不等，边界不清，复有少量干燥细薄鳞屑。④多无自觉症状，或有微痒，且以春季发病率较高。

（二）鉴别诊断

1. 白驳风（白癜风）　皮损色白，边界清楚而不规则，无鳞屑，周身均可发病。

2. 白屑风（脂溢性皮炎）　亦好发于头面部，有浅红斑片，多复有油腻性鳞屑。

【辨证施治】

（一）内治法

1. 风热扑肤证　颜面可见淡红色斑片，上覆糠秕状鳞屑，微痒。治宜疏风清热，和胃止痒。方用消风散加减。荆芥、炒牛蒡子、杭菊花、浮萍、连翘、丹皮各10g，生地15g，白茅根30g，蝉蜕6g，黄芩、焦山栀各4.5g。

2. 脾失健运证　面部淡白斑，搔之白屑，纳谷不香，胃脘不适。治宜健脾和胃，佐以杀虫。方用香砂六君子汤加减。广木香、炒白术、党参、茯苓各10g，砂仁、防风、荆芥、使君子、槟榔各6g，蝉蜕4.5g。

（二）外治法

初期仅有淡红色斑丘疹时，选用皮癣水、苦参酒、三黄洗剂，外涂，日1～2次。干燥、脱屑、微痒，选用兰油膏、润肌膏、生肌白玉膏，日2～3次。

【偏方荟萃】

1. 精白盐，锅内炒过，取少许外搽；或用枯矾少许外搽，日1～2次。
2. 凉血五花汤（红花、鸡冠花、凌霄花、玫瑰花、野菊花），适用于风热扑肤证。
3. 鹅黄膏（煅石膏、炒黄柏、轻粉），植物油调糊状，外涂，日1～2次。

【调摄护理】

发病期间，忌食辛辣、腥物；外出回家后，立即用温水清洗颜面；小儿患者应酌加驱虫药。

【预后判析】

本病多在春天发病，经过一段时间后可自行消退，但第二年春天若不注意保护，还可复发。

【名论摘要】

《证治准绳·疡科》："面上风癣，初起，或渐成细疮，时作痛痒。发于春月，名吹花癣，女人多生之。"

日晒疮（日光性皮炎）

【病名释义】

日晒疮病名出自《外科启玄》，又名夏日沸烂疮。其病由日光暴晒而得名，临床特征是暴晒部位焮红漫肿，表面光亮紧绷，燎浆起疱，局部灼热、瘙痒、刺痛。《外科启玄》："日晒疮，三伏炎天，勤苦之人，劳于工作，不惜生命，受酷日暴晒，先疼后破而成疮者，非血气所生也。内宜服香茹饮加芩、连之类，外搽金黄散、制柏散，青黛等药治之。"这段文献指出了本病的发病季节、主要症状、内服外治等，迄今仍有现实意义。本病相当于西医学的日光性皮炎。

【病因病机】

1. 毒热侵袭　盛夏酷暑，烈日当头，阳光暴晒，形成毒热，侵袭肤表，气血沸腾，伤肤腐肉，暂时成疮。正如《洞天奥旨》说："日晒疮乃夏天酷烈之日暴而成毒也。必先疼后破，乃外热所伤，非内热所损也。"

2. 湿毒搏结　盛夏之季，暑热常夹湿毒，湿毒暑热搏结，浸淫肌肤，故出现红斑、燎浆起疱。

【诊鉴要点】

（一）诊断要点

①好发于皮肤裸露部位，如颜面、颈部四肢等处。②多见于夏季，好发于妇女、儿童及室外作业者。③在受晒部位出现弥漫性红斑、肿胀，表面光亮，甚则有红丘疹、水疱，疱破糜烂，渗水，不久干燥结痂。④症状轻者，仅有局部灼热、刺痛；症状重

者，晒伤面积大时，可伴有发热、头痛、恶心和全身不适等症。

（二）鉴别诊断

1. 漆疮（接触性皮炎）　与日晒无关，但接触某种刺激物后立即发病，红斑的范围与致敏物的形态相一致，可发生于任何季节，自觉瘙痒。

2. 红花草疮（植物日光性皮炎）　食入野菜、经日晒而发病，面部及暴露部位出现弥漫红斑水肿，双眼睑肿胀不能睁开。

【辨证施治】

（一）内治法

1. 毒热证　受晒部位焮红漫肿，表现紧张光亮或有红色丘疹密布，局部灼热刺痒或刺痛。舌红，苔薄，脉数。治宜清热祛暑，解毒消肿。方用清暑汤加减。金银花、连翘、车前子（包）、地丁、蒲公英各 12g，青蒿、滑石（荷叶包）各 30g，赤芍、泽泻、竹叶、甘草各 10g。

2. 湿毒证　暴晒部位出现弥漫性红斑，面积较大，肿胀明显，有大量水疱密布，部分破溃糜烂，渗液，自觉瘙痒。身热，口渴，眼睑红，眵多，小便短黄。舌红，苔黄，脉滑数。治宜清热渗湿，活血解毒。方用龙胆泻肝汤加减。炒胆草、焦山栀、柴胡各 6g，生地、车前子（包）各 15g，泽泻、茯苓皮、赤芍、赤小豆各 12g，连翘、甘草各 10g。

加减法：畏寒、发热，加柴胡、水牛角、生石膏；红肿刺痛，加绿豆衣、紫草；局部水肿，加冬瓜皮、蝉蜕；口渴明显，加花粉、桑叶、菊花；水疱多，破裂糜烂，加苍术、马齿苋、黄柏；口不渴或渴不多饮，加藿香、佩兰、淡竹茹；神昏谵语，加琥珀、石菖蒲、远志，或加服紫雪丹或安宫牛黄丸。

（二）外治法

1. 皮损红肿、瘙痒，外扑清凉粉；或用三黄洗剂；或用青白散水调（香油调亦可），薄涂于患处，日 2～3 次。

2. 水疱集簇未破，可用玉露散香油调糊外涂，或外敷玉露膏，日 1～2 次。

3. 疱破渗出及糜烂，可用马齿苋水剂，或用野菊花、龙葵、楮桃叶、生地榆、贯众、青蒿、冬瓜皮等，每次取 3～4 味，水煎取汁，湿敷患处，每次 30～45 分钟，日 2 次。干燥结痂后，可涂玉露膏。

【偏方荟萃】

1. 鲜青蒿 60g，洗净，捣烂绞汁，取汁加冷开水适量，服之；其渣敷患处。

2. 黄柏、青黛各等份，研细末，香油调成糊状，外涂患处，日 2 次。

【调摄护理】

1. 盛夏酷暑，在烈日下工作或劳动时间宜缩短，避免过长时间暴晒，或者外搽护肤霜剂；还应穿长袖衣，长脚裤，戴宽边帽，保护暴露部位。

2. 若皮肤有糜烂处，应及时处理；瘙痒时，严禁抓破，以防继发感染。

【预后判析】

一般在日晒后的第二天皮损最为明显，经调数日后即可恢复。皮损消退后留有色素减退斑。

【医案精选】

蔡某，女，42岁，2006年8月7日初诊。患者1周前赴海南岛旅游，返回后感觉面部、颈项、手背等处发红、发痒、脱皮等。检查：颜面、颈项和上肢皮肤呈弥漫性红斑，略有肿胀，扪之灼热，自觉刺痒不适，并有少量糠秕状鳞屑脱落。自述心烦口干。脉象弦数，舌质红，苔少。证属毒热袭肤。治宜清气解毒，疏风止痒。方用加味白虎汤：生石膏15～30g（先煎），生地、山药、绿豆衣、白茅根、芦根各15g，紫草、茜草、茯苓皮、白鲜皮、水牛角粉各12g，浮萍、防风、蝉蜕各6g。

3天后复诊，颜面等处红肿痒感明显减轻，糠秕状鳞屑脱落亦多，守上方加百合、款冬花、金莲花各10g。1周后复诊，皮损消退，痒感消除，见愈。（《徐宜厚皮科传心录》）

【名论摘要】

《洞天奥旨》："日晒疮，乃夏天酷烈之日曝而成者也，必先疼后破，乃外热所伤，非内热所损也。大约皆奔走劳役之人，与耕田胼胝之农夫居多，若安闲之客，安得生此疮乎。故只须消暑热之药，如青蒿一味饮之，外用末药敷之即安。"

【经验与体会】

日光性皮炎，系由夏天酷烈阳光暴晒而成，非内热所损。故而内服方药的重点有六：一是清气清热，如生石膏；二是凉血退斑，如生地、白茅根；三是解毒，如紫草、绿豆衣、水牛角粉；四是疏风止痒，如浮萍、蝉蜕、白鲜皮；五是消肿，如茯苓皮、白茅根；六是养阴，如百合、款冬花、芦根等。总之，用药宜轻、宣、化、清，重浊之味不可投之，至要。

粉花疮（化妆皮炎）

【病名释义】

粉花疮病名见于明·《外科启玄》。该书原文说："妇女面生窠瘘作痒，名曰粉花疮。乃肺受风热，或绞面感风，致生粉刺，盖受湿热也。"清·《疡医大全》进一步描述了本病的典型症状和致病因素："粉花疮多生于室女，火浮于上，面生粟累或痛或痒，旋灭旋起；亦有妇女好搽铅粉，铅毒所致。"综观古代文献所叙，本病十分类似西医学的化妆皮炎。

【病因病机】

素体禀赋不耐，腠理空虚，复感风毒或铅毒之类邪气所致。

【诊鉴要点】

（一）诊断要点

①患者多为喜用各种化妆品的妇女。②早期仅在外涂化妆品的颜面区域，出现密集性针尖至针帽大小的丘疹、呈淡红或红色，部分相互融合成片，境界清楚。③伴有程度不一的瘙痒感。④日久留有色素沉着和皮肤粗糙。

（二）鉴别诊断

1. 皮脂溢出　肤色淡红，糠秕状鳞屑，多发生在皮脂腺丰富区域。

2. 油彩皮炎　由油彩引起，以演员为主，其皮损呈多种形态，如湿疹、痤疮、皮炎等。

【辨证施治】

（一）内治法

本病治宜解毒悦色，方用绿豆解毒汤加减。绿豆衣、冬瓜仁、山药各30g，茯苓、炒扁豆、柴胡、升麻各10g，当归尾、炒白芍、甘草、红花、凌霄花各6g。

（二）外治法

选用如玉散，人乳调成糊状，晚上临睡时外涂，第二天早上洗去。

【偏方荟萃】

1. 干荷叶揉碎，每次用 1.5g，滚开水冲后加盖 3 ～ 5 分钟后，饮之，日 1 ～ 2 次。

2. 淀粉 15g，菜籽油调泥碗内，用艾 1 ～ 2 团，烧烟熏之，俟烟尽，覆地上，一夜取出，油调搽。

【调摄护理】

质量低劣和陈旧的化妆品，最好不用；素体过敏者亦不宜用化妆品；若外涂化妆品后，感觉皮肤刺痒，应立即用清水洗涤之。

【预后判析】

消除致病因素，加上适当治疗，可获痊愈。

【名论摘要】

《洞天奥旨》："粉花疮生于人面，窠瘘生痒，乃肺受风热也。此疮妇女居多，盖绞面感冒寒风，以致血热不活，遂生粉刺，湿热两停也。"

油彩皮炎

【病名释义】

油彩皮炎古籍未载，是由于沾触油彩之类所致的一种职业性皮肤病。

【病因病机】

禀性不耐，腠理不密，玄府失固，复由外涂油彩，如大红、朱红、肉色、棕色和黄色最易诱发，尤其是含有油质、填料、香精、铅、砷、汞等有毒物质，以致染毒化热，侵袭肤表，壅于肌肤，则发为病。

【诊鉴要点】

（一）诊断要点

①患者以中青年演员为主，女性略多。②病变主要发生在面部，尤以眼周常见。③按皮损分为几种类型：皮炎型以水肿性红斑、丘疹为主，边界往往不清，以眼周、

前额及两颧颊部为突出。粉刺型以毛囊性丘疹为主，与寻常痤疮相似，主要见于前额、两颊及下颌部。若已患痤疮者，外涂油彩后往往使病情加重。色素沉着型大多继发于皮炎反复发作后，少数无皮炎史，为大小不等的黑褐色或灰褐色色素斑，位于眼周、颞、颊及耳前，分布多对称。瘙痒症多在外涂油彩后不久发生，卸妆后几小时内能自行消失，无明显皮疹可见。④自觉不同程度的瘙痒或灼热感。

（二）鉴别诊断

1.粉刺（寻常痤疮） 青年男女居多，炎性丘疹、脓疱、结节、囊肿，皮肤油腻，青春期后病情见愈或减轻。

2.湿疡（湿疹） 皮疹呈多形性，常易反复，剧烈瘙痒等。

【辨证施治】

（一）内治法

1.血热证 病起较急，患处红肿胀，肤起白屑，灼热痒痛，发热口渴，烦躁不眠。舌红，苔黄，脉弦数。治宜清热凉血，散风解毒。方用化斑汤加减。生石膏30g（先下），生地15g、炒丹皮、赤芍、知母、生甘草各10g，金银花、连翘、绿豆衣各12g，防风、蝉蜕、紫草各6g。

2.湿毒证 患处潮红湿烂，脂水浸淫，自觉瘙痒剧烈。舌红，苔腻，脉滑数。治宜清热利湿，凉血解毒。方用解毒除湿汤加减。连翘、丹皮、赤芍、车前子（包）、六一散（包）、黄芩、泽泻、龙胆草各10g，大青叶15g，茯苓皮30g。

（二）外治法

皮损呈丘疱疹时，选用解毒搽剂；红斑外扑止痒扑粉；糜烂、渗出时，选用野菊花、生地榆、甘草、蒲公英、马齿苋、黄柏，任选3～4味，水煎取汁，冷敷患处，日2～3次。粉刺为主者，可外用痤疮洗剂；色素沉着可选用白附子、白芷、滑石各240g，僵蚕120g，研细末，每次用一匙，早晚洗面后搽患处亦可。

【偏方荟萃】

1.龙胆泻肝丸（中成药），每次6g，日3次，适用于湿毒证。

2.连翘败毒丸（中成药），每次6g，日3次，适用于痤疮证。

3.知柏地黄丸（中成药），每次6～9g，日3次，淡盐开水送下。

【调摄护理】

本病除治疗外，应注意积极预防，包括：不用低劣的油彩；青年女性，尽可能少用或不用油腻过重的油彩，以减少发病的机会；原患痤疮者，应避免接触油彩，否则易加重病情。

【预后判析】

一旦发生油彩皮炎，应脱离或避免再接触，常能见愈。若反复发作，导致色素沉着，则较难治愈。

红花草疮（植物－日光性皮炎）

【病名释义】

红花草疮病名从民间俗称演变而来，文字记载出自《简明中医辞典》。《诸病源候论》一书曾有专章论述动物、植物、药物等所引起的中毒症状，其中提到"食诸菜蕈菌""食野菜芹、荇之类"所导致的中毒症状，应该说是较为客观、可信，迄今仍有一定的指导意义。

红花草又名紫云英，是江南农村食用蔬菜之一，盛长于四月间（清明节前后），此间大量食用后再加日晒而发病，故名红花草疮。其实，引起疾病者除红花草外，尚有食用的蔬菜，如灰菜、苋菜、猪毛菜、洋槐花、棠梨叶、青青菜、萎陵菜、麦蒿、厥谷、榆树叶、萝卜叶、刺菜、莴苣、小白菜、油菜、马齿苋等。从本病的临床经过来看，与西医学的植物－日光性皮炎相当。

【病因病机】

禀性不耐，皮毛腠理空疏不密，复因食用过量的蔬菜，如红花草、猪毛菜、苋菜等，以致脾胃运化失职、蕴久化热，湿热内生，加以外晒阳光，阳毒外燔，相互影响，使之风热毒邪不得宣泄，郁于肌肤而成。重者，则风毒由表而流注，入于营血，血热内蕴，邪毒炽盛，症见大片瘀斑和高度肿胀以及神昏等。极少数患者经接触或吸入红花草之类蔬菜的花粉，加上日晒也可致病，此系邪毒经肌肤而传肺脏所致。

【诊鉴要点】

（一）诊断要点

①发病季节为3～8月，尤以3～5月最多。②发病前有过多食用某些蔬菜和日光照射史。③病变发生在曝光部位，如面部、手背，重者还可累及颈部和四肢。④皮损以弥漫性实质性浮肿最多见，其次有瘀点、瘀斑、水疱、糜烂和溃疡等。⑤自觉局

部有指尖麻木、疼痛（包括灼痛、刺痛、胀痛等）、瘙痒和蚁行感，全身间有头痛、发热等。⑥浮肿轻者 3～5 天；重者 10 日左右或更久可消退。

（二）鉴别诊断

1. 赤白游风（血管性水肿） 惯发于眼睑、口唇、外阴部等组织疏松部位，与日光暴晒无关。

2. 漆疮（漆性皮炎） 感受漆气而发。虽多发于暴露部位，但往往较局限，接触的皮肤虽然突然红肿，但边界较为清楚。常可查询到接触漆类物品史。

3. 浮肿病 病起缓慢，浮肿以凹陷和下沉部位为主，局部无自觉症状；常伴发于肾、心等疾患及阳性的实验室发现。

4. 烟酸缺乏症 损害初为边缘鲜明的急性红斑，继有棕黑色痂，皮损常增厚、粗糙、角化过度，常伴有胃肠道和精神症状。

【辨证施治】

（一）内治法

1. 轻证 发病较急，但病势稍缓。常先在颜面、手背等处发生轻度浮肿，按之无凹陷，手触皮热，眼睑稍肿，局部麻木，微热微痒，口干便黄。舌微红，苔腻，脉滑。治宜消风化斑，凉血解毒。方用化斑解毒汤加减。玄参、连翘、炒牛蒡子、淡竹叶各 10g，生石膏 15g，炒知母、炒黄连各 6g，升麻、生甘草、蝉蜕各 4.5g。

2. 重证 病势较快较重，在数小时内皮肤迅速红浮肿，可由头面发展到颈胸、手背、前臂、足背、胫踝等处，眼睑闭合不能启动，患处肿胀灼痛，继而出现瘀点、瘀斑，甲下瘀肿，胀痛不休。伴有发热头晕，胸闷纳呆。舌质红，苔黄，脉滑数。治宜清热解毒，散风消肿。方用普济消毒饮加减。板蓝根、大青叶、蒲公英、金银花各 12g，炒牛蒡子、炒黄芩、连翘、绿豆衣各 10g，浮萍、桑叶、焦山栀各 6g，车前子、生薏苡仁各 15g。

3. 虚证 病势缓慢或发作数次，中度肿胀，皮损以淡红斑疹，丘疱疹和水疱为主。伴有食纳不佳，胸闷不适等。舌质淡红，苔少，脉虚细。治宜疏风解毒，健脾利湿。方用参苓白术散、麻黄连翘赤小豆汤合裁。麻黄 3g，连翘、车前子各 12g，赤小豆、白茅根各 30g，茯苓皮、炒白扁豆、土炒白术、生薏苡仁各 15g，桑叶、杭菊花、浮萍、党参各 10g。

加减法：高度肿胀，加防风、僵蚕、蝉蜕；瘀斑或大片紫黑斑，加鲜生地、丹皮、紫草、大蓟、小蓟、仙鹤草；糜烂严重，甚则坏死，加白蔹、紫草、阿胶、蒲公英、白花蛇舌草；呼吸急促，痰涎壅盛，加蛇胆、陈皮末、桑白皮、甜葶苈、大枣；胸闷，大便秘结，加炒枳壳、酒大黄、桔梗；高热烦躁，神识昏糊，加服安宫牛黄丸或紫雪丹。

（二）外治法

皮疹以红斑、丘疹、丘疱疹为主，尚未溃烂时，选用蒲公英、徐长卿、野菊花、马齿苋、生甘草，每次 3～4 味，水煎取药汁，湿敷，日 3～5 次，每次 15～30 分钟；破溃、糜烂，甚至坏死，用青黛膏、玉露膏外敷，日 1 次。

（三）针灸疗法

发于头面区域取穴人中、巨髎、颊车、劳宫、颧髎、承浆、下关、太阳、攒竹、四白；发于四肢区域取穴外关、劳宫、合谷、太溪、昆仑。方法：施泻法，针刺得气后留针 15 分钟，日 1～2 次。

【偏方荟萃】

1. 蒲公英 30～60g，煎汤代茶；药渣待冷还可湿敷患处。用于轻者。

2. 芙蓉花嫩叶，捣烂如泥，外敷患处，日 2～3 次，用于浅表溃烂疮面。

3. 生乳香、生没药、乌贼骨各 15g，雄黄 4g，冰片 2g，研极细末，香油调搽，日 2～3 次。

4. 马齿苋 30g，黄柏 20g，水煎取汁，冷湿敷患处，日 2～3 次。

【调摄护理】

1. 改进烹调方法，炒菜时加入少量米醋，以破坏菜中毒汁，同时不可多食红花草之类蔬菜。

2. 注意预防复发，往年发病者，以后禁食红花草之类蔬菜。在下田或室外劳动和工作时，宜戴阔边草帽，穿长袖衣服，避免风吹日晒。

3. 加强护理，患者应禁止日晒，禁止用热水洗烫患处，禁止食用辛辣品及红花草之类蔬菜。平时宜多饮凉开水。

【预后判析】

本病除去病因、治疗及时，通常可在短期治愈，但要注意预防复发。

【医案精选】

贾某，男，48 岁。1961 年 5 月 10 日院外会诊。发病前一天和当天曾吃过熬灰菜和灰菜馅饼，吃后在烈日下劳动数小时，当时感到面部刺痒，继而面、手明显肿胀，眼睑肿胀不能睁开，自觉灼热刺痛。胸闷发憋，咽干，微咳，大便干燥，小便短赤。舌苔薄白，脉弦滑。辨证：湿毒内蕴，日晒后阳毒外燔发为湿毒疡（植物 – 日光性皮炎）。治宜清热，解毒，利湿。金银花、连翘各 18g，浮萍、车前子（包）各 10g，蒲公英 15g，薏苡仁 12g，生甘草 30g；外用黄柏 60g，煎汁冷敷患处。

5 月 11 日肿已大消，口眼能张开，仍感咳嗽咽痛，咳痰不爽，大便两天未解。上方加贝母 10g，杏仁 10g，大黄 10g。5 月 12 日，肿胀部位基本消退，眼已自如睁开。按前方加瓜蒌仁、黄芩、桔梗，服 1 剂。

5 月 13 日，肿胀消退，面部遗留较多的血斑呈紫暗色，仍有疼痛，按前法佐凉血活血之剂。生地、薏苡仁各 12g，丹皮、紫草根、浮萍、白鲜皮、车前子（包）、连翘、生甘草各 10g，金银花 18g。冷湿敷改为热湿敷。

5 月 22 日，上方 10 剂，紫斑基本消退，局部有 3cm×2cm 糜烂面，用化毒散、青黛散等量，花生油调上后，基本痊愈出院。（《赵炳南临床经验集》）

【名论摘要】

赵炳南说："从其临床症状上看，本病相当于中医所说的日晒疮。由于机体内部脾虚水湿不化，蕴久化热，湿热内生，外受阳光毒热之邪，内外合邪而成湿毒，所以在治法上以清热解毒利湿为主。"

《外科经验选》："在祖国医学文献中，没有此种病名，但临床观察红花草植物日光性皮炎一系列的临床表现，与大头瘟很类似……以清热解毒的普济消毒饮加减应用，治疗红花草植物日光性皮炎都获得显著的效果。"

泥螺毒（泥螺 – 日光性皮炎）

【病名释义】

泥螺毒是指食用泥螺，复经日晒之后所致的一种皮肤病。本病从临床表现来看，十分类似西医学的泥螺日光性皮炎。

【病因病机】

禀性不耐，多食泥螺动风发物，易致脾胃积热助湿，兼受日光照射，以致风湿热毒，阻滞肤表而成。

【诊鉴要点】

（一）诊断要点

①患者以女性和儿童居多，常发生在我国沿海及江湖区域的农村及城镇。②发病季节为春季或夏季。③病变部位主要在头、面和手足背等处。④病发之前有吃泥螺和日晒史，初起在暴露部位出现潮红，浮肿，大小不等的水疱，含澄清液体或血液，还可见到瘀斑、糜烂、坏死和溃疡，愈合后留有萎缩性瘢痕。⑤自觉瘙痒、发麻或蚁行感。⑥部分伴有头昏、头痛、全身乏力、食欲不振、腹痛或腹泻等。

（二）鉴别诊断

1.日晒疮 局部皮肤红肿和水疱，但很少发生显著的瘀斑，没有吃泥螺史，常在日晒数小时或十余小时后发疹。

2.烟酸缺乏症 见前之相关论述。

3.光毒性药疹 有明确服药史，无食泥螺史，与性别和年龄无关。

【辨证施治】

（一）内治法

面、手足背肿胀光亮，出现大小不等的水疱，偶见瘀斑、糜烂；自觉瘙痒或蚁行感，伴有周身困乏，纳差。舌红，苔薄黄微腻，脉滑数。治宜散风，解毒，化湿。方用紫苏饮加减。紫苏、胡黄连各6g，陈皮、大腹皮、山楂、赤芍、紫草各10g，蒲公英15g，归尾、浮萍、红花、凌霄花各12g，白茅根30g。

加减法：高热、便秘加大黄（后下）；肿颇重加车前子、灯心；热盛伤阴加玄参、石斛、南北沙参；胸闷加枳壳；尿赤加泽泻、车前子；气急加桑白皮、葶苈子；肿胀严重加服五苓散。

（二）外治法

参照"红花草疮"。

（三）针灸疗法

发于颜面取下关、颊车、太阳、承浆；发于肢端取外关、合谷、曲池、太溪、昆仑、足三里。方法：施泻法，针刺得气后留针30分钟，日2次，有缓解肿痛的作用。

【调摄护理】

加强卫生宣传教育，注意饮食卫生；应避免过多食用泥螺，在食前应将其充分洗净和腌透备食；不饮鲜泥螺汤，不食其内脏，仅食泥螺肉，但食后须避晒太阳。

【预后判析】

同"红花草疮"。

【名论摘要】

《中医外科学》："南方海湖之民，偏嗜泥螺，此肉为动风发物厚味，易致脾胃积热助湿，若暴饮暴食，尤以儿童脾胃薄弱，更易食滞化热。脾胃受损，阳热外袭，腠理疏松，或禀性不耐，即发为本病。"

激素依赖性皮炎

【病名释义】

皮肤接触外界物质后，可能发生多种不良反应，包括色素沉着、色素减退、痤疮、荨麻疹、萎缩、光毒性反应及湿疹等。

刺激性接触性皮炎占所有接触性皮炎的80%，变应性接触性皮炎是皮肤接触刺激性化学制品后引起的局部性反应，面部激素依赖性皮炎则是属于变应性接触性皮炎的范围。

从某种意义上讲，外用糖皮质激素对部分患者影响较大，其中包括痤疮样或激素性酒渣鼻样皮疹或口周丘疹性皮损等。

【病因病机】

在临床上引起激素依赖性皮炎的激素外用剂主要有皮炎平霜（地塞米松）、皮康王（氯倍他索）、恩肤霜（氯倍他索）、乐肤液（哈西奈德）、复方康纳乐霜（曲安奈德）等。

《杂病源流犀烛·面部病源流》说："面部所有之处，其脉俱有以维络之，故面病专属于胃……风热乘之，则令人面肿……或面热……因于胃家郁热……独燎其面，宜升麻黄连汤。"沈氏之言，有三点启发：一是面病专属于胃；二是风热乘之，令人面肿或面热；三是治疗方剂为升麻黄连汤（升麻、葛根、白芷、白芍、甘草、酒黄连、犀角、川芎、荆芥、薄荷。服法：食后温服，忌酒、五辛）。

【辨证施治】

根据皮肤损害部位的不同，将本病分为三型治疗：

1. 口周型　皮肤损害集中在口唇四周，特别是下唇更为多见，损害有红斑、炎性丘疹、脓疱等。脉细数，舌红苔少。治宜清化湿热。方用泻黄汤加减。生石膏10～15g，藿香、炒薏苡仁、赤茯苓、生地各10g，焦栀子、黄芩、升麻、砂仁、野菊花各6g，地丁15g。

2. 中央型　皮损在面部中央，主要集中在眼鼻区域，部分蔓延到前额及两颊，皮损为炎性丘疹、红斑，毛细血管扩张明显，皮肤油腻。自觉面部烘热和轻重不等的瘙痒感。脉浮数，舌质红苔少。治宜凉血消风，方选升麻黄连汤加减。水牛角15g，茵陈、青蒿、生地、白芍、绿豆衣各12g，防风、升麻、荆芥各6g，炒黄连、甘草各3g。

3. 弥漫型　皮损为整个颜面区域，甚者累及颈项，新旧皮损交替出现，典型的皮损为针帽大小的炎性丘疹或丘疱疹，部分干燥有糠秕状鳞屑，部分伴有轻微肿胀外观，自觉烘热。脉细数，舌红，苔少。治宜清宣肺胃，方用变通白虎汤。生石膏、山药、玄参、生地各10g，南沙参、北沙参各15g，浮萍、知母、蝉蜕、鸡冠花、甘草、桔梗各6g，绿豆衣、白茅根各30g。

加减法：面部烘热较重时加银柴胡、白薇、青蒿、地骨皮、丹皮；皮肤干燥，糠秕状鳞屑较多时加玉竹、石斛、地骨皮、蝉蜕、绿豆衣；皮肤油腻时加赤苓、猪苓、泽泻、焦山楂、炒决明子；病变在臀部者加炒胆草、黄柏、炒杜仲、土茯苓。

【医案精选】

余某，女，26岁。2006年4月8日初诊。患者原患寻常型痤疮，炎性丘疹较多，自购含有皮质类固醇的软膏涂擦，病情时轻时重，持续两个月之久仍未愈。两颧皮肤变红、变薄，伴有糠秕状鳞屑渐多。检查：颜面、前额、两颧皮肤发红，毛细血管隐约可见。自述遇热或阳光暴晒后皮损明显加重，并有刺痒不适的感觉。脉象细数，舌质红，苔少。诊断为面部激素依赖性皮炎。证属肺胃蕴热，宣泄于肤腠。治宜清宣肺胃，方选变通白虎汤加减。南沙参、北沙参各15g，生石膏、玄参、天冬、麦冬、生地各10g，桔梗、浮萍、知母、蝉蜕、甘草各6g，白茅根、芦根、绿豆衣各30g。

二诊：5天后面部发红发痒略轻，但其糠秕状鳞屑仍然较多，考虑为阴液亏损，肤失濡润。守上方加山药15g，龟甲10g（先煎）。

三诊：10天后复诊，面部发红、发痒和鳞屑基本见好，但毛细血管隐约可见，嘱其改用西红花茶（西红花15g，绍兴酒30g，放入玻璃瓶中拌匀密封）。每日取1g再加入5g龙井茶开水泡后饮之。坚持1个月后，毛细血管扩张明显改善。（徐宜厚医案）

【经验与体会】

皮质类固醇激素依赖性皮炎又称激素依赖性皮炎。究其原因，系由长期反复外用含有皮质类固醇激素的药物引起的皮炎。本病治疗的指导思想有三：一是重视病变的部位，颜面区域居多，偶尔发生在臀部，然其治疗要点在阳明，主方以白虎汤为基础加减。二是药物的遴选，初期以清宣为主，如浮萍、蝉蜕、白茅根；待其发红、发痒有所改善之后，则应重视血液的流通，特别是要疏通孙络，选用花类药品如金莲花、西红花、凌霄花、鸡冠花等。三是了解药物的性质，皮质类固醇外用的副作用，除弥漫性红斑、皮肤干燥、脱屑、表皮萎缩和毛细血管扩张外，还有可能出现阴虚血瘀之象，因此加入龟甲、醋鳖甲之类效果更佳。

颜面再发性皮炎

【病名释义】

颜面再发性皮炎，别名较多，主要有"女子颜面再发性皮炎""再发性潮红脱屑性颜面红皮病""颜面颈部糠性皮炎"等。上述名称突出了本病的三个基本特征：一是病变部位在颜面，颈区次之；二是基本皮损有潮红、脱屑、糠状、红皮病；三是患者以女性居多。

【病因病机】

李东垣说："阳明经多气多血，又兼夹风热上行，诸阳皆会于头面，故令面热如醉。治宜先散其风热，或以调胃承气汤加黄连、犀角，疏下两三行，撤其本热，散其风热，以升麻汤加黄连主之。"张景岳说："若病人两颧鲜赤，如指如缕，而余地不赤者，此阴虚也。"冯鲁瞻说："人之面部，阳明之所属也。其或胃中有热，有郁火，则面热，升麻汤加黄连。"李时珍说："冬瓜仁服汁，去面热……杏仁同鸡子白涂，两颊赤痒频搽之。"

上述文献的叙述有三点提示：一是病名类似面热如醉；二是病因风热上行，胃中郁火，阴虚；三是主方为调胃承气汤、升麻汤加黄连、六味地黄汤。

【辨证施治】

临床将本病归纳为虚证与实证施治。

1. 实证　发病急，颜面特别是眼睑区域，可见红斑，伴有不同程度的灼热刺痒、口干、烦躁、大便秘结，脉滑数。舌质红，苔少。证属胃中郁火复感风热。治宜通腑泄热，佐以散风止痒。方用调胃承气汤、五花汤合裁。熟大黄（后下）、芒硝（冲下）、红花、凌霄花、焦栀子、炒槐花、黄芩各6g，鸡冠花、生地各10g，金银花、绿豆衣各12g，升麻3g。

2.虚证 病程日久，颜面连及颈项可见黯红色斑块，糠秕状鳞屑落之又生，自觉轻微瘙痒。若反复发作者常与月经不调，或者精神紧张，或者嗜食甘肥之类食品有关。脉细数，舌红，苔少。证属阴虚津亏，虚火外扑于肤。治宜养阴生津，潜阳息风。方用麦味地黄汤、升麻黄连汤合裁。麦冬、干地黄、玄参各10g，五味子、炒丹皮、地骨皮各6g，山药、玉竹、石斛各12g，升麻、黄连各3g，生龙骨、生牡蛎各15g。

加减法：失眠加百合、淮小麦、酸枣仁；月经提前加焦栀子、女贞子、旱莲草；月经推后加紫石英、桑椹子、鸡血藤；痛经加炒蒲黄、五灵脂、延胡索；夹瘀者加山楂；夹寒者加沉香；乳胀者加橘核、绿萼梅；神疲乏力加仙鹤草、大枣；大便秘结加生白术、枳实；纳谷不香加焦三仙、砂仁；皮损以眼周为主加青葙子、杭菊花；皮损在颈项区加水牛角、白茅根，灼热较重者加银柴胡、青蒿；瘙痒明显者加钩藤、蝉蜕。

【医案精选】

王某，女，32岁。2012年4月7日初诊。近1个月来，在颜面特别是眼周区域出现红斑，自觉灼热刺痒，院外诊断为颜面再发性皮炎。外搽药不详。时常反复。检查：面颊连及眼周可见红肿性皮损，且有少量糠秕状鳞屑，自觉灼热刺痒，大便秘结，常3～4日一行。脉数，舌红，苔黄微腻。治宜清宣胃腑，方用调胃承气汤、五花汤化裁。生大黄3g（后下），红花、凌霄花、甘草、炒槐花、芒硝各6g，青葙子、杭菊花、鸡冠花、生地、丹皮、地骨皮各10g，绿豆衣、白茅根各15g。

二诊：5天后，红斑略有消退，灼热刺痒亦有减轻，但仍有较多的糠秕状鳞屑。守上方去大黄、芒硝，加铁皮石斛6g、玉竹12g。

三诊：10天后，皮损和痒感基本控制，嘱其食疗以善其后。绿豆50g，糯米30g，甜冬瓜条5根，共煮熬粥。2日1次。（徐宜厚医案）

【经验与体会】

颜面再发性皮炎以中年女性居多，文献报道该病就诊患者占95%以上，且与月经周期和使用化妆品有较大的关系。因此，本病在治疗中要注意四个问题：一是分阶段治疗，月经前5～7天服用丹栀逍遥散、益母胜金丹合裁；月经干净后再按文中施治。二是鼓励患者用温水洗脸，勤换洗脸毛巾，少用或慎用洗面奶和化妆品。三是日常生活中，做到三不，即不熬夜、不郁闷、不吃甘甜咸辣食品，调节好心理状态。四是外出时做好防晒的准备工作，如撑伞或戴宽边帽，避免阳光直接照射。

皮肤垢着病

【病名释义】

皮肤垢着病是 1960 年首次由日本学者坂本邦树报道，其认为此病是一种精神障碍性皮肤病。近些年来学者大多认为该病继发于糠秕马拉色菌感染。

【辨证施治】

本病多见于青少年女性，发病年龄多为 9～50 岁，平均年龄为 20 岁。典型的皮肤损害为面颊两侧可见绿豆大小的灰褐色小丘疹，呈多发性，日久相互融合成片，其表面呈污垢堆积，或者褐黄色痂、质硬，不宜剥脱，界限清楚，同时在乳头、乳晕也能见到。但以颜面颊部居多，额部次之，既可为双侧性，又可单侧分布，伴有不同程度的瘙痒和性格内向等。

《伤寒论》第 219 条说："三阳合病，腹满身重，难以转侧，口不仁，面垢，谵语遗尿。发汗则谵语，下之则额上生汗，手足逆冷。若自汗出者，白虎汤主之。"该条的要点为三阳合病，偏重于阳明经证的治疗及误治的辨证。面垢系面部如蒙尘垢，并有油性外观，责其病因为胃热炽盛，津液被灼，浊气上熏，变生面垢。加减：心情抑郁加柴胡、白芍、合欢皮、郁金、佛手；沉默寡言加远志、石菖蒲、川芎；夜间惊恐、失眠加生龙骨、生牡蛎、琥珀、珍珠母、淮小麦、百合；病位在乳头、乳晕处加钩藤、龙胆草；病位在前额加白芷、升麻、蔓荆子；垢着呈褐色加赤茯苓、茵陈、赤石脂。

古人提出治疗六郁的药物可随证选用。如气郁用香附、苍术、川芎；湿郁用白芷、苍术、川芎、茯苓；痰郁用海浮石、香附、胆南星、瓜蒌；热郁用栀子、青黛、香附、苍术、川芎；血瘀用红花、桃仁、青黛、川芎、香附；食郁用苍术、香附、山楂、神曲、砂仁。

【医案精选】

丁某，男，15 岁。2013 年 8 月 17 日初诊。患者母亲介绍，近半年来，在面颊发现黄色垢着，不易除去。检查：面颊两侧可见橘黄色痂皮，覆盖其上，不易剥脱，且有扩展的趋势，性格内向，沉默寡言，脉象濡数。舌质红，苔薄黄。证属肺胃湿热，互结于肤。治宜清化湿热，方选当归六黄汤加减。黄芪 15g，生地黄、熟地黄各 10g，黄芩、黄柏、桃仁、红花、柴胡、山楂各 6g，炒薏苡仁、茵陈各 30g，升麻、炒黄连各 3g。外用绿豆粉 30g，茯苓粉 10g，茵陈汁 15mL，加入适当的维生素 E 霜调成糊状敷面部，保留 30 分钟后用温水洗去。1 日 1 次。

二诊：1 周后，面部橘黄色垢着损害基本消退，仅有轻微痒感，大便干结，守上方，去黄连加生白术 18g，枳实 3g，浮萍 6g，白茅根、青蒿各 15g。面部敷药同前。

三诊：2 周后，面部垢着和痒感基本消除。改用茵陈蒿汤加味，以善其后。处方：茵陈、白茅根、芦根各 15g，焦栀子、红花、金莲花、凌霄花、鸡冠花各 6g，青蒿、连翘、金银花各 10g，冬瓜皮 30g。

2 周后，告知，诸恙俱平。（徐宜厚医案）

【经验与体会】

根据脉证及病变部位，本病属湿热互结，循经上熏于面，临床一般用黄连、黄芩、黄柏清泻上中下三焦实火；另用薏苡仁、茵陈、红花、山楂，前两味清化湿浊，后两味活血化瘀，重用黄芪有扶正托毒之意，外用绿豆粉等有清热解毒之效。古人曾认为绿豆粉是治疗疮痘的佳品。重用生白术、枳实，取生白术燥而能润，温而能和，配合枳实宽中下气，常能收到消除痞浊、通肠利便的功效。

沥青疮（沥青皮炎）

【病名释义】

沥青疮古代医籍未载。近代随着工业化的发展，接触沥青后复遭日光照射所引起的光毒性皮炎，一般称沥青皮炎，亦有称沥青中毒者。

【病因病机】

禀赋不耐，皮毛腠理不密，复感沥青热毒之气，再遭日光照射，两热相搏蕴蒸肌肤而生。

【诊鉴要点】

（一）诊断要点

①患者以炼钢、搬运和建筑工人为主。②病前均有接触沥青和复照日光史，且以夏秋季为多。③病变主要发生在颜面、颈项、手腕等暴露部位，严重时还会遍布全身。

④初期出现红斑、丘疹、丘疱疹，搔破有少量渗出，或结血痂；若反复发作则皮疹逐渐加重，并变肥厚，状如苔藓。⑤部分伴有头昏、头痛、咳嗽、神疲乏力等全身症状。

（二）鉴别诊断

日晒疮（日光性皮炎）　在阳光暴晒下，暴露部位如面、手等出现红斑、小疱或水疱，自觉灼热刺痛且痒，无接触沥青史。

【辨证施治】

（一）内治法

本病按皮损特征分两型施治。

1. 干性型　皮损为光泽红斑，干燥，少许脱屑；若转为暗红，经 3～4 天后轻微脱屑而愈，自觉灼痛或微痒。治宜凉血解毒，活血退斑。方用犀角地黄汤加减。绿豆壳 30g，生地、紫草、板蓝根各 12g，焦山栀、制大黄、炒丹皮、赤芍各 6g，红花、凌霄花各 4.5g，生石膏 15g（先煎）。

2. 湿性型　初起时皮肤红，继而肿胀，上起丘疹和水疱，甚则水疱破裂糜烂，滋水淋漓，约经 7 天后肿消，14 天后滋水渐少而愈。自觉剧痒或微痛。治宜凉血清热，解毒利湿。方用龙胆泻肝汤加减。炒龙胆草、焦山栀、炒黄连、炒黄芩各 4.5g，茯苓皮、银花、绿豆壳、车前子（包）各 12g，赤小豆 30g，竹叶各 6g，生地 15g。

上述出现头昏、咳嗽、神疲等按内证处理。

（二）外治法

皮损肿胀、焮红、丘疱疹为主时，选用马齿苋水洗剂、湿敷；疱破糜烂时，选用青白散、祛湿散，植物油调成糊状，外涂。

【偏方荟萃】

1. 蒲公英 30～60g，或用 10% 黄柏溶液湿敷，日 3～4 次，1 次 30～45 分钟。适用于湿性型沥青疮。

2. 青黛散，用冷开水或茶汁调糊外涂，适用于干性型沥青疮；用植物油调糊外涂，适用于湿性型沥青疮。

3. 清凉油乳剂（风化石灰 1kg，清水 500mL，麻油适量），外涂，日 4～5 次。适用于湿性型沥青疮。

【调摄护理】

本病在劳动的过程中，要注意劳动保护，避免皮肤接触沥青；调整工休时间，尽量利用日光照射不强烈的时间，如清晨或晚上；患病期间不可用热水洗涤；忌食酒类、辛辣刺激之物。

【预后判析】

离开沥青环境，加之适当治疗和休息，可以获愈。

【医案精选】

张某，男，41岁。今年2月份，在颈、项、两前臂出现丘疹、水疱，轻度肿胀，疱破有少量滋水渗出，据述接触矿物及化学品后，常反复出现上述皮疹。自觉灼热、瘙痒，舌稍红，苔白腻，脉缓滑。谅由禀赋不耐，接触矿物，皮肤中毒所致。治拟清热解毒，内外并治。①鲜生地60g，淡竹叶、焦山栀各12g，茯苓、冬瓜皮、五加皮、连翘、野菊花各10g，川柏皮5g，赤芍6g，板蓝根15g，芦根2尺，灯心5扎。②青黛散，麻油调敷，日1次。

青黛散只用1天，感到疼痛，局部改用保肤散（煅炉甘石、煅石膏、飞滑石各600g，煅赤石脂300g，共研细末，外用）麻油调敷。入院后3天，皮损水疱干燥，丘疹焦光脱皮，灼热疼痛减轻。共住8天，皮肤恢复正常，痊愈出院。（《许履和外科医案医话集》）

【名论摘要】

《简明中医辞典》："因体质关系，接触沥青而成。以颜面、颈、手指及前臂等暴露部位多见……治宜清热凉血解毒为主。内服清瘟败毒饮，外涂清凉膏蘸扫伤处，或野菊花、蒲公英煎汤湿敷。湿烂者用青黛散麻油调涂。"

扁瘊（扁平疣）

【病名释义】

疣的病名出自《灵枢·经脉》，是一种常见的皮肤良性赘生物，但由于发生的部位和形态的不同，故而出现多种病名，如病变主要发生在颜面及手背、前臂等处，则俗称扁瘊。本病类似西医学的青年扁平疣。

【病因病机】

本病由于肝胆血燥，气血不和，复感风热之毒，蕴阻于肌肤所致。

【诊鉴要点】

（一）诊断要点

①患者多为青年男女，尤以青春期前后的少女更为常见。②皮疹主要在颜面，其次在手背、前臂，少数还会见于颈项、肩胛等处。③初起皮疹状如芝麻大小或粟粒大，扁平，色淡褐，界限明显，少则十数个，多则可达上百个。④自觉微痒，若用手抓挖则会促使疣体扩散，排列成一串。⑤有自愈趋势，若发现疣突然增多、发痒、色红、鼓起，表明不久即可脱落。

（二）鉴别诊断

1.毛发上皮瘤 有遗传史，皮疹呈针头或绿豆大小的半圆形结节，浅黄或淡红色，以鼻根、颊部、前额部为多。

2.汗管瘤 女性多见，在眼睑区域可见米粒大小的小结节，夏季隆起更为明显，呈正常肤色。

3.疣状表皮结构不良 单个皮疹类似扁瘊，但多广泛分布在脸、四肢（尤其手足背部）、颈、皮疹可为米粒大小至指甲大小呈圆形、椭圆形或多角形，表面光滑呈蜡光样，覆有油腻状鳞屑。

4.雀斑 可有遗传史，几代人在同样部位出现同样皮损；以女性为多，且与日光照射有关，夏季明显，冬季不显；为棕色或黑褐色的斑疹，不高出皮面。

【辨证施治】

（一）内治法

本病的基本治则为散风平肝，清热解毒，活血平疣。方用大青薏仁汤。生赭石、生龙骨、生牡蛎、生薏苡仁、马齿苋各30g，大青叶、归尾、赤芍、白芍、丹参各12g，升麻、柴胡各6g，生地、熟地各10g。

（二）外治法

皮疹较多，选用疣洗方，乘热反复温洗患处，日4～5次，每次15分钟。皮疹孤立，顽固难消，选用鸭蛋子油，蘸少许勿碰触四周健康皮肤，2～3日可望脱落。

（三）针灸疗法

毫针法 处方①：列缺、合谷、足三里；处方②：大骨空。方法：施泻法，针刺得气后留针30分钟，日1次，10次为1疗程。

（四）其他疗法

1.耳针法 肝、皮质下、肺。方法：针后留针15分钟，2日1次，10次为1疗程。

2.撳针法 主穴：肺、肝、肾、皮质下；配穴：病变相应部位。方法：常规消毒后，将灭菌揿针刺入不透过软骨，外盖胶布固定，夏季 3 日 1 次，冬季 7 日 1 次，5 次为 1 疗程。

3. 火针法 阿是穴（疣体）。方法：采用火针放在酒精灯上烧红，迅速点刺疣体使之炭化，疣多者分次点灼，但每次以 4 ～ 6 个为宜。

4. 穴位注射法 血海、风池、大骨空。方法：每次选 1 ～ 2 穴，采用 10% 川芎注射液或 10% 防风注射液，针刺得气后，每穴各推注 1 ～ 1.5mL，2 日 1 次，7 次为 1 疗程。

【偏方荟萃】

1. 生薏苡仁 60g，小儿减半，水煎服或煮粥吃，连续服 2 ～ 3 周。

2. 板蓝根或泽漆各 30g，煎汤代茶，日服 1 剂，连服 1 个月。

3. 扁平疣上海方：灵磁石、代赭石、紫贝齿各 30g，生决明（或生牡蛎 30g）12g，生白芍 6g，紫草 9 ～ 30g。

4. 扁平疣湖北方：珍珠母 60g，生赭石、灵磁石各 30g，桑叶、杭菊花各 12g，紫草、黄芩各 9g。

5. 马齿苋合剂：马齿苋 60g，大青叶 15g，紫草、败酱草各 10g。

6. 马齿苋 60g，蜂房 9g，生薏苡仁 30g，紫草 15g。

【调摄护理】

搔抓和热水烫洗，常会促使病情加重或者恶化。

【预后判析】

本病治疗正确和及时，预后良好，但其获效时间长短不一。

【医案精选】

雍某，男，25 岁。患者额部及两手背患扁平疣已年余……稍有痒感，口中干，舌苔黄。此风毒袭于肌肤。治以祛风散毒。药用生牡蛎、板蓝根、生薏苡仁各 30g，紫草、黄芩、赤芍、豨莶草、海桐皮各 9g，桑叶 6g。上药服 5 剂，症状接近消失；再服 7 剂，病即痊愈。（《许履和外科医案医话集》）

【名论摘要】

《外科枢要》："一男子脸患疣，初如赤椹，杂用敷贴之药，翻张如菌。又用腐蚀，大如瘤。此足三阴经虚证悉具，治以补脾肺生肝肾等剂而寻愈。"

鸦啗疮（寻常狼疮）

【病名释义】

鸦啗疮病名首次见于《疮疡经验全书》。该书说："鸦啗者，久中邪热，脏腑虚寒，血气衰少，腠理不密，发于皮肤上，相生如钱窍，后烂似鸦啗，日久将来损伤难治。"现代医学家赵炳南从临床经过及特征出发，如肤生紫红硬结、溃烂结疤、毁坏面容等，将其称之为"流皮漏"。本病类似西医学所称寻常狼疮。

【病因病机】

本病系因肺肾阴虚，水亏火旺，邪热蕴阻肌肤，炼熬津液为痰，痰热互结，或痰热互阻而成。肺肾二脏功能失调，导致津液不能正常运行，亦可凝聚为痰。早期轻症以肺阴虚为主，多表现为阴虚痰热，痰热交阻；肺肾为母子之脏，肺虚日久，多累及肾，晚期久病多见肾阴不足，并因痰阻日久，阻碍气血运行，日久生瘀，而致痰瘀互结。

【诊鉴要点】

（一）诊断要点

①患者以青少年和儿童为主。②病变部位多为颜面，其中以鼻颊区更为常见，占十之八九，其次为臀部和四肢，躯干比较少见。③初起发生针尖至针帽大小的丘疹、小结节，色泽暗褐或黄褐；继而扩大渐成紫红色斑块上覆少许鳞屑；结节破溃，外溢少量脓滋，溃疡愈合，留下萎缩性瘢痕；病情恶化或发展时，可在原有的瘢痕上出现新的结节；部分病例还可在鼻、唇、口腔、齿龈等黏膜上出现新的结节或呈乳头状增生及溃疡。④伴有低热、干咳、形瘦、乏力等内证；必要时做脏腑结核病灶的检查。

（二）鉴别诊断

1. 杨梅结毒（三期梅毒疹） 皮损呈铜红色，发展较快，结节硬如软骨，如破溃呈凿孔状，愈后结疤，瘢痕上不再生小结节。

2. 麻风 亦可有成群结节，但玻片压诊无黄褐色小点遗留，常有麻木不仁及勾手吊足等症。

【辨证施治】

（一）内治法

1. 阴虚痰热证 病程较短，皮损为淡红色小结节，无明显紫色调，或呈半透明状，较柔软，探针微用力即可刺入贯通。部分小结节表面有黄色脓点，甚至破溃，患处皮毛干燥、枯槁、脱屑。伴有微热，盗汗，颧红，口干，咽燥或五心烦热，甚则还会出现无力、消瘦、纳呆、动则气短、汗出等症。治宜养阴清肺，解毒除痰。方用增液汤合苓部丹加减。沙参30g，生地、熟地、天冬、麦冬、百部、石斛、玉竹各15g，黄芩、丹参、浙贝母、陈皮、僵蚕各10g，生龙骨、生牡蛎、连翘、夏枯草各12g，蜈蚣1条。

2. 痰瘀互结证 病程较久，皮损为紫红色小结节，较硬，玻片压诊时遗留黄褐色明显小点；伴见腰酸，头晕，耳鸣，甚则夜寐欠安。舌淡紫，脉细涩。治宜除痰养阴，化瘀散结。方用海藻玉壶汤加减。海藻、海带、浙贝母、姜半夏、陈皮各10g，当归、川芎各6g，女贞子、丹参、夏枯草各15g。

加减法：夜寐欠安加夜交藤、茯神、枣仁；腰酸甚加淫羊藿、金毛狗脊；低热或五心烦热加白薇、银柴胡、青蒿；硬结不化加服小金丹或散结灵；溃疡久不收敛加黄芪、党参；肝郁气滞明显加服逍遥丸，姜水送下。

（二）外治法

未溃阶段选用蛇蜕膏、黑布膏、蜂房膏和狼毒洗剂，日1次；已溃阶段选用鸦啖散、东方一号药膏，或红油膏掺七三丹敷贴，日1～2次。

（三）针灸疗法

虚证：合谷、曲池、迎香、四白；实证：灵台。方法：虚者用补法；实者用泻法。1～2日1次，15次为1疗程。

（四）其他疗法

肺俞（双）、足三里（双）。方法：采用鱼腥草注射液，针刺得气后，每穴推注1～1.5mL，2日1次，10次为1疗程。

【偏方荟萃】

1. 壁虎（一名守宫）10条，裹入泥中，火煅存性，去泥研末，每次0.3～0.5g，日2次，陈酒或温开水送下。

2. 鲜山药、蓖麻仁各30g，生捣烂成泥膏状，外敷贴患处，日1次。

3. 山豆根、五味子各30g，研细末，植物油调成糊状，外敷患处，日1次。

4. 香贝养荣汤：香附、陈皮、桔梗、川芎各10g，沙参、浙贝母、茯苓、熟地各

12g，当归、白芍、甘草各 6g，生姜 3 片，大枣 5 枚。适用于气滞痰结证。

5.内消瘰疬丸、夏枯草膏，适用于结散但未全消，可作为调理剂，并有防止复发的作用。

【调摄护理】

本病在肺肾阴虚的基础上发病，故增强体质、注意营养、避免过劳，有利于抗御外邪，预防发病；不宜食辛辣和酒类食品。

【预后判析】

本病为慢性经过，坚持治疗是治愈的关键，否则，迁延日久，影响疗效，甚则毁坏面容。

【医案精选】

阁老杨石斋子年十七，发热作渴，日晡颊赤，左关赤脉大而浮。此肝肾阴虚，用补阴八珍汤五十余剂；又加参、芪，二十余剂而溃。但脓水清稀，肌肉不生，乃以参、芪、归、术为主，佐以芍药、熟地、麦冬、五味，脓水稠而肌肉生；更服必效散一剂，病毒去而疮口敛。(《外科枢要·瘰疬》)

【名论摘要】

《中医大辞典·外科骨伤五官科分册》："鸦啗疮，由脏腑虚寒，气血衰少，热邪侵袭肌肤而成……初起疮形如钱孔，肿痛突起，后渐溃烂，色黑流水，疮面凹陷，形似乌鸦所啄之状。治宜扶正解毒，内服四妙散加减。外用鸦啗散干掺。"

附：皮肤结核诊断要点

（一）皮肤损害

狼疮结节：见于寻常狼疮、颜面粟粒性狼疮。狼疮结节在玻片压诊下呈黄褐色，半透明状，但此临床表现并非皮肤结核所特有，凡真皮内形成肉芽肿的疾病，如结节病、麻风、梅毒、深部真菌病等皆可发生类似的损害。

溃疡、瘢痕：见于瘰疬性皮肤结核、寻常狼疮、溃疡性皮肤结核、硬红斑、原发性综合性皮肤结核等。结核性溃疡为苍白易出血的肉芽组织，边缘为潜行性。

脓疱、小瘢痕：见于颜面粟粒性狼疮、丘疹坏死性结核疹、阴茎结核疹。

丘疹：见于颜面粟粒性狼疮、丘疹坏死性结核疹、阴茎结核疹、瘰疬性苔藓、全身性粟粒性皮肤结核。

（二）好发部位

颜面：寻常狼疮、颜面粟粒性狼疮。

颈部：瘰疬性皮肤结核。

躯干：瘰疬性苔藓、全身性粟粒性皮肤结核。

四肢：丘疹坏死性结核疹、疣状皮肤结核、硬红斑、原发性综合性皮肤结核。

皮肤结膜交界处：寻常狼疮、溃疡性皮肤结核。

外生殖器：阴茎结核疹、瘰疬性皮肤结核、原发性综合性皮肤结核。

（三）临床经过

原发性及再感染性皮肤结核呈慢性经过，新疹成批出现者为结核疹。部分伴有全身症状，如发热、倦怠、关节痛等。

（四）结核菌检查

皮肤结核的结核菌检查较呼吸及泌尿系结核的结核菌检查复杂得多，因此，很少作为常规检查。主要检查情况如表 7-3：

表 7-3　结核菌检查情况

皮肤结核病型	检查方法
原发性综合性皮肤结核、全身性粟粒性皮肤结核、溃疡性皮肤结核（瘰疬性皮肤结核）	直接涂片检查、组织内菌体染色检查
瘰疬性皮肤结核、疣状皮肤结核、寻常狼疮结核疹	培养动物接种

颜面雀啄形血风疮（颜面播散性粟粒性狼疮）

【病名释义】

古代医籍尚未查到本病名称，现代医家赵炳南从临床形态出发，认为颜面雀啄形血风疮，类似西医学所称颜面播散性粟粒性狼疮（又称颜面粟粒性狼疮、毛囊性粟粒性狼疮、粟粒狼疮样结核病、颜面播散性粟粒性结核病）。

【病因病机】

肝胆风火，脾胃湿热，风火与顽湿互结，阻滞经络，循经上行于颜面而成。

【诊鉴要点】

（一）诊断要点

①患者以成年人为主。②病变主要在眼睑、颊部及鼻两侧，偶尔发生在颈、肩和四肢。③初起为粟粒大小圆形或略带扁平的结节，表面光滑，色泽红褐色或略带紫红色，用玻片压诊可呈苹果酱色。结节分批出现，孤立散在，有的集簇发生，数目不定，可达数十个之多，有的两三个互相融合；少数结节可以破溃而覆以痂皮。④病程为慢性，结节经数月或数年才渐渐消失，留有萎缩性凹陷性瘢痕。

（二）鉴别诊断

1. 寻常痤疮　有多种形态的皮疹，以黑头粉刺为痤疮的特点。

2. 酒渣鼻　鼻尖及颊部潮红，充血明显，毛细血管扩张，毛囊口扩大，晚期有鼻赘。

3. 汗腺囊瘤　为鼻及眼睑部正常颜色的多数小圆形丘疹，夏季较突起，凉爽时部分或完全消失，刺破有少量汗液排出。

4. 皮脂腺瘤　损害为多发性的丘疹或结节，柔软而孤立，发生于面中央部位，无自觉症状，患者多伴有智力低下及癫痫。

【辨证施治】

（一）内治法

眼周和鼻翼两侧可见黄米大小的结节，质柔软，色深褐，偶尔破溃结痂，痂落则遗留萎缩性瘢痕。舌质暗红，苔少，脉弦。治宜清肝泻胆，祛湿散结。方用软坚清肝饮加减。柴胡、黄芩、丹皮、赤芍、炒枳壳各 10g，浙贝母、连翘各 12g，海藻、生牡蛎、夏枯草各 30g，蜈蚣 1 条，黄药子、白药子各 6g。

（二）外治法

未溃阶段选用紫色消肿膏，溃破阶段选用紫色疳疮膏，外敷患处，日换 1 次。

【偏方荟萃】

1. 人参养荣丸，每次 9g，日 3 次，适用于体虚者。
2. 内消瘰疬丸，每次 6～9g，日 3 次，适用于本病初期。

【调摄护理】

加强营养，增强体质；结节不要用力挤压，防止毒染和病情恶化。

【预后判析】

本病经过缓慢，为了提高疗效可采用中西医两法联合治疗，必要时全身治疗与局部治疗并举。

【医案精选】

范某，男，40岁。1977年1月30日初诊。面部起粟米大红色皮疹，逐渐增多，院外活检报告：粟粒性狼疮。刻下在眼睑、鼻周、口周等处满布粟粒大至米粒大暗红色丘疹，多至百个以上；玻压可见黄褐色小结节。舌质红起刺，苔薄黄，脉细滑。辨证：阴虚火升，痰瘀交结。治宜滋阴清热，活血软坚。生地15g，丹皮、茯苓、泽泻、山药、当归、丹参、茜草、红花各9g，生甘草6g。

二诊：上方5剂，加三棱9g。丘疹较平，舌红苔黄腻，上方去山药，加大青叶15g。一周后丘疹变平色淡，部分消退。改用下方拟用丸剂，缓缓图之。丹皮、茯苓、泽泻、地骨皮、大青叶、黄芩各60g，红花、茜草、甘草、炒三棱、陈皮各30g。研末炼蜜为丸，每丸9g，日2次。（《朱仁康临床经验集》）

【名论摘要】

朱仁康："一般抗结核药疗效不著，以六味地黄丸增损，加茜草、红花、地骨皮、三棱等活血散坚之品，取得较好的疗效。"

面尘（黄褐斑）

【病名释义】

面尘病名出自《素问·至真要大论》："燥淫所胜，民病面尘，身无膏泽。"此即指面色不华，晦暗如蒙尘垢者。又有因肝病而起者，故亦称为"肝斑"。自《素问·至真要大论》首次提出面尘病名，汉代以来的中医专著都很少沿用此病名，相继出现了"面疱""黧黑斑"等，常与本病混淆。笔者一方面从皮损形态出发，另一方面从古籍字词含义辨析，发现凡言黚、黔、黧黯等，皆指面部黑色的变化，只是在程度和部位上各有差异，因此，提出在概念上应予澄清。况且，本病又多发生在妊娠期，故还可称为妊娠斑，十分接近西医学黄褐斑。

【病因病机】

大凡七情内伤、饮食劳倦、妇人经血不调等均可致病。

1.情志不遂　凡情志失调，如肝郁气滞、暴怒伤肝、思虑伤脾、惊恐伤肾等，皆可使气机紊乱。气血逆悖，不能上荣于面，则生褐斑。诚如《医宗金鉴·外科心法要诀》所说："原于忧思抑郁，血弱不华，火燥结滞而生于面上，妇女多有之。"

2.劳伤脾土　凡饮食不节，劳倦过度，偏嗜五味，使中土转输失职，或土虚不能制水，水气上泛，气血不能濡煦，则变生褐斑。

3.肾精受损　凡房室过度，久伤阴精，则水亏不能制火，虚火上炎，颜面不能荣润而酿成褐斑。

总之，本病与肝、脾、肾三脏关系密切，气血不能上荣于面为其主要病机。

【诊鉴要点】

（一）诊断要点

①患者以妊娠期妇女、中年男子以及肝病者居多。②病变部位主要在前额、面颊、口鼻四周。③淡褐至深褐色色素沉着，形态、大小很不一致。在妊娠期或肝病发展时色素加深，范围扩大；反之，分娩后或肝病好转，色沉也会随之减淡，乃至消退。

（二）鉴别诊断

1.艾迪生病　在面、手、乳晕、外生殖器和口腔黏膜等处，均可见色素增加；同时，伴有体重减轻、血压降低、食欲减退等内证。

2.黑变病　皮损为褐黑色斑片、深浅不一，好发于前额、耳后、颈侧，亦可发于前臂、手背、腋窝、脐部。初起局部发红，自觉瘙痒，以后逐渐变为点状蓝褐色，有些似细网状。

【辨证施治】

（一）内治法

1.肝郁证　患者以妇女为主，同时伴不孕或月经不调病史，部分为患肝病的男性。皮损为浅褐至深褐色斑片，大小不定，匡廓易辨，呈地图状或蝴蝶状，对称分布于两颧、目周。伴见胁胀胸痞，烦躁易怒，纳谷不香；女子月经不调，或经前斑色加深，乳房作胀或疼痛。舌苔薄白，脉弦滑。治宜疏肝理气，活血退斑。方用逍遥散加减。柴胡、青皮、陈皮、川楝子、当归各10g，茯苓、炒白芍、白术各12g，红花、凌霄花各6g，干地黄15g。

2.脾湿证　鼻翼、前额、口周可见灰暗、灰黑或淡褐色斑片。伴有气短乏力，神疲纳少，脘腹胀闷，或宿有痰饮内停，或带下清稀。舌质淡红微胖，苔薄黄微腻，脉濡细。治宜扶脾化湿，活血悦色。方用人参健脾丸加减。炙黄芪、党参、白术、茯苓、当归各12g，红花、凌霄花、砂仁（后下）、白附子、升麻各6g，山药、冬瓜皮各30g，炙甘草10g。

3. 肾虚证 以鼻为中心，对称分布于颜面，皮损为灰黑色或灰暗色，如蒙灰尘，清洗不去。伴有形寒肢冷，腰膝软弱无力，五心烦热，夜尿频清，男子遗精，女子不孕或月经不调。舌红、苔少，脉沉细数。治宜温阳益肾，化瘀退斑。方用金匮肾气丸加减。制附块、山茱萸、淫羊藿各10g，干地黄、茯苓、山药各15g，菟丝子、巴戟天各12g，红花、凌霄花、细辛各6g。

加减法：胸闷乳胀加郁金、炒川楝子、金橘叶、绿萼梅；腹胀便溏加党参、炒山药、炒扁豆；腹胀纳差加炒二芽、玫瑰花、陈皮、厚朴；妇女经血不调加丹参、益母草；经来血块加桃仁、红花；遗精盗汗加金樱子、芡实、莲须；失眠多梦加生龙骨、生牡蛎、生枣仁、熟枣仁、柏子仁、合欢皮。

（二）外治法

本病可根据具体情况灵活选用柿叶去斑膏、玉容散、玉白膏等。

（三）针灸疗法

1. 毫针法 ①辨证取穴：肝郁证主穴取三阴交、足三里、太冲，配穴取阴陵泉、行间、肝俞、脾俞；脾湿证主穴取中脘、足三里、三阴交，配穴取脾俞、上脘、下脘；肾虚证主穴取太溪、三阴交，配穴取肾俞、阴陵泉。方法：实证施泻法，虚证施补法。②邻近取穴：鱼腰、太阳、颧髎。方法：施平补平泻法，针刺得气后留针30分钟。1周2次，10次为1疗程。③经验取穴：主穴取迎香、四白、下关、颊车、合谷，肝郁气滞配内关、太冲，脾虚气弱配足三里、公孙，气血不足配足三里、气海（灸）。方法：实证施泻法，虚证施补法。

2. 灸法 穴位取足三里、气海、肾俞。方法：直接灸，每穴灸5～10分钟，日2次。

（四）其他疗法

1. 耳针法 ①辨病取穴：主穴取肾、肝、脾、内分泌，病变在前额配上星、阳白，颧颊区配颊车、四白、下关，鼻区配迎香、印堂，上唇区配地仓，下唇区配承浆。②经验取穴：肾上腺、内分泌、子宫、脾、肺。方法：针后留针30分钟，2日1次，15次为1疗程。

2. 刺血法 取耳穴热穴、疖肿穴、皮质下、内分泌、脾。方法：严密消毒后，采用小号三棱针点刺出血少许，3日1次，5次为1疗程。

3. 刺血拔罐法 取耳穴降压沟、热穴、胃穴；背部大椎、身柱、神道、至阳、筋缩、命门。方法：耳穴采用小号三棱针点刺出血少许；背部点刺出血后立即用闪火法拔罐，留罐15～20分钟，3日1次，10次为1疗程。注意：有出血倾向者及妇女经期，不宜应用本法。

【偏方荟萃】

1.菟丝祛斑汤　菟丝子、女贞子、生地、熟地各 15g，旱莲草、白芍、当归各 10g，何首乌 12g，阿胶、枸杞各 9g。合并贫血加党参、鸡血藤、黄芪、破故纸。

2.韩氏化斑汤　珍珠母 20g，白僵蚕、白菊花、丝瓜络、赤芍、白芍各 9g，茵陈、夏枯草、六月雪、白茯苓各 12g，生甘草 3g。

【调摄护理】

避免精神抑郁，少晒太阳，必要时戴宽边草帽或撑伞，减少阳光的照射。饮食以清淡而富有营养为宜，勿食油腻、辛辣及酒酪之品。临睡时在洗脸水中加入食醋一汤匙，乘温热湿敷，每次 15 ～ 30 分钟，日久有促使色素减轻和悦肤的作用。面部切忌外涂药膏，特别是含有激素类的外用药。

【预后判析】

部分色素随着分娩或肝病的好转而减淡，乃至消失，但也有不见好转的现象。大多数情况下，只要辨证确切是可以治好的。

【医案精选】

沈某，女，37 岁。1982 年 5 月 24 日初诊。患者于 1 个月前面部起黑斑，开始在两颧部，后渐扩大至两颧颊部。伴急躁心烦，夜寐多梦，月经后错 10 天左右，经血量少色黑。诊见两颧颊部有境界清楚的淡褐色斑疹，大小为 8cm×6cm，呈蝶翼状对称分布，脉微滑，舌淡苔薄白。证属肾阴不足，肝郁气滞。治以滋阴补肾，疏肝理气。药用：熟地、山萸肉、山药、泽泻、茯苓、丹皮、白芍、丹参、陈皮、柴胡各 10g，旱莲草、女贞子、鸡血藤各 15g，首乌藤 30g。服药 1 个月后复诊，急躁心烦、夜寐多梦已大有改善，上方去柴胡，加益母草 10g。再服药 1 个月，黄褐斑色已显著变淡，心情甚好，月经基本正常。原方去益母草，继服 1 个月，黄褐斑已基本消退，仅隐约可见。（《中医杂志》1983 ）

【名论摘要】

《灵枢·经脉》："足阳明脉之脉……是动则病……颜黑……足少阴之脉……是动则病……面如漆柴……手厥阴心包络之脉……是动则病……面赤……足少阳之脉……是动则病……面微有尘……足厥阴之脉……是动则病……面尘……"

黧黑斑（黑变病）

【病名释义】

黧黑斑病名出自《外科正宗》，其别名还有面皯黯、面䵟黯、面皯点、黧黑䵟黯等。其皮损多为淡褐、深褐、灰黑色色素沉着斑，时有局部瘙痒或某些脏腑症状。本病类似西医学的黑变病。

【病因病机】

肝肾阴亏，水不制火，加上思虑抑郁，血弱不能外华于肤，以致火燥结成黑斑，色枯不泽，遂在颜面出现黧黑病变。

【诊鉴要点】

（一）诊断要点

①好发于青壮年，尤以女性居多。②在面额、颈项等处，严重时还会波及胸、腋、脐、腰、腹、背等处，发现黄褐至灰黑的色素沉着，相互融合成片，境界不清楚。③皮肤干燥，并有少量糠秕状鳞屑脱落。④兼有头昏、食少和形体消瘦等全身症状。

（二）鉴别诊断

1. 焦油黑变病　有长期接触煤焦油的历史，皮损主要在面颈暴露部位，呈弥漫性色素沉着，往往伴有痤疮样炎性反应。

2. 艾迪生病　色素沉着除在皮肤外，黏膜上也有褐黑色斑片，常伴有神疲乏力、怕冷等症状。

3. 网状色素性皮肤异色病　基本皮损为红棕色的网状色素沉着，夹杂淡白色萎缩性斑点，以及有明显毛细血管扩张，多对称性地分布于面颈部。

【辨证施治】

（一）内治法

1. 肝郁证　病变初期，面色灰黑，日晒更重，并感到刺痒和潮红，常伴有性情急躁，纳呆泛恶，五心烦热。舌质红，苔薄黄，脉弦数。治宜疏肝解郁，方用逍遥散加减。醋柴胡、小青皮、甘草各6g，熟地、白芍、茯苓、炒白术各10g，黄芪、鸡血藤、青蒿各15g，地骨皮、炒谷芽、炒麦芽、冬瓜皮、炒扁豆各12g。

2. 痰湿证　色泽灰暗少华，形态大小不一，但主要集中在鼻梁区，兼有食少腹胀，痰多，形体胖硕。舌质胖有齿痕，苔薄白，脉濡数。治宜扶脾化湿，涤痰悦色。方用桂苓甘术汤加减。茯苓15g，土炒白术、甘草、白僵蚕、山药、炒扁豆各10g，炒枳壳、红花、凌霄花、升麻、陈皮、竹茹各6g，冬瓜仁30g，泽泻12g。

3. 肾亏证　病程迁延日久，面色黑暗状如煤炭，伴有腰酸膝软乏力，头昏耳鸣。舌质淡红，苔剥，脉沉细。治宜滋补肾元，佐以悦色。方用六味地黄丸加减。熟地、泽泻、山萸肉、枸杞子、仙茅各10g，仙灵脾、女贞子、旱莲草、山药各12g，炒丹皮6g，丹参15g，青蒿30g。

（二）外治法

徐氏悦肤散　临睡前先用温水洗净面部皮肤，然后取悦肤散适量，净水少许调成糊状，均匀外涂患处，2日1次，每次保留45～60分钟后，再用温水洗去。

（三）针灸疗法

1. 针刺法　①辨证取穴：肝郁气滞证主穴取足三里、三阴交、太冲，配穴取阴陵泉、行间、肝俞、脾俞；脾虚痰浊证：主穴取中脘、足三里、三阴交，配穴取脾俞、上脘、下脘；肾水亏损证：主穴取太溪、三阴交，配穴取肾俞、阴陵泉。方法：实证泻之，虚证补之。②循经取穴：主穴取大椎、曲池、血海、足三里、三阴交、风池，配穴取太溪、命门、神门、内关、乳根、中极、夹脊。方法：施补法，针刺得气后留针30分钟，日1次，10次为1疗程。

2. 灸法　肾俞、脾俞、膈俞。方法：点燃艾条在上述穴位施雀啄术，每穴持续5分钟，日1次，10次为1疗程。

（四）其他疗法

1. 耳针法　主穴：肝、肾、脾、面；配穴：痛经配卵巢、内分泌；体倦乏力配皮质下、神门。方法：针后留针30分钟，2日1次，10次为1疗程。

2. 穴位注射法　肺俞、心俞、肝俞、肾俞。方法：血虚用当归注射液，血瘀用川芎注射液，肝郁用丹参注射液，偏虚用胎盘组织液，每穴推注2mL，2日1次，10次为1疗程。

【偏方荟萃】

1. 国老膏：甘草适量，依法熬膏，每次10mL，日2～3次。

2. 普济白面方：牡蛎打粉，水飞，蜜丸梧子大。每服30丸，日1次。

3. 千金白面方：牡蛎150g，土瓜根30g，研细末，白蜜调之。晚上洗脸后涂药，清晨洗净。

4. 太平变白方：云母粉30g，杏仁30g。依法研细末，夜卧时涂面，清晨洗净。

5. 斑点方：桃花、杏花各 100g，清水浸 3 ～ 5 日后（夏天当天浸泡当天洗面），取药液外洗之。

【调摄护理】

避晒太阳，少食含吸光谱的蔬菜；性格宜开朗，切忌忧思与过度劳累。

【预后判析】

本病经过缓慢，多在数个月之后停止发展，但其色素长期存在，仅少数可自行消退，但一般不会完全消失。

【医案精选】

案 1：金某，女，40 岁。1970 年 3 月初诊。

自诉 1954 年因葡萄胎做过子宫摘除术，术后数年，体形渐胖。1960 年在鼻梁双侧隐约可见尘垢淡褐数块。逾年，颜色深黑，俨然蝴蝶标本紧贴面部中央，不痛不痒。舌微红，无苔，脉弦稍数。治以丹栀逍遥散加龙胆草（改作汤剂），嘱服 4 剂。

4 天后，原方去当归、白术，加丹参、生地、山药。10 天后，颜色有深有浅，宗原方去龙胆草。又服 10 剂，黑色均减，边缘不清。嘱按前方改为研细末，每服 4.5g，日 2 ～ 3 次。

复诊发现肤色基本正常。嘱停药观察。逾年，未见复发。（《老中医医案医话案·杨作棋案》）

案 2：徐某，女，38 岁，2006 年 7 月 9 日初诊。

自述一年来，始觉面部连及颈项皮肤变黑，日渐加重，同时经常烦躁不安，夜寐欠宁，检查颜面、前额、两颊、颈项等处皮肤颜色深黑，腹部肌肤亦然。伴有神疲乏力、心烦，入冬后畏寒尤为明显，喜用热水袋之类取暖。脉沉细，舌质淡红，苔少。证属脾肾虚弱，血弱不华，肾色外露。治宜疏肝益肾。方用二仙汤、逍遥散合裁。仙茅、柴胡、当归、桃仁、红花、山楂各 6g，淫羊藿、熟地、炒白术、炒白芍、仙鹤草各 10g，菟丝子、覆盆子、茯神各 10g，谷芽、麦芽各 15g，大枣 5 枚。

二诊：5 天后，自觉神疲乏力略有好转，守上方加海燕、雄蚕蛾各 6g。

三诊：半个月后复查，肤色见淡、畏寒等症明显改善，上方增损改为药丸调治。醋柴胡、当归、红花、桃仁、雄蚕蛾、海燕、仙茅各 50g，丹参、仙鹤草、淫羊藿、炒白术、炒白芍、熟地、茯神各 100g，百合、天冬、麦冬各 100g，枣仁、柏子仁各 80g，菟丝子、覆盆子、小麦、青蒿、山药各 120g。研细末，炼蜜为丸，如梧桐子大，1 日 3 次，1 次 6g。

四诊：3 个月后复诊，肤色减淡很多，前额、面颊渐趋正常，神疲乏力、畏寒等症基本见愈，嘱其守原方做丸药，服 2 个月。

6 个月后复查，肤色恢复正常。（《当代中医皮肤科临床家丛书·徐宜厚》）

【名论摘要】

《外科大成》："鼃黑斑多生女子之面，由血弱不华，火燥结成，疑事不决所致。宜服肾气丸以滋化源；洗玉容散。兼戒忧思方可。"

《普济方》："痰饮积于脏腑，风邪入于腠理，使气血不和，或涩或浊，不能荣于皮肤，故变生黑。若皮肤受风邪，外治则瘥；若脏腑有痰饮，内疗则愈也。"

【经验与体会】

黑变病是一种以外露部位弥漫性色素沉着为特征的皮肤病，笔者认为，脾肾阳虚是本病辨证施治的核心，用方以二仙汤、逍遥散为主方，随证加减。鉴于患者阳虚为其主要病机，方中用了两味比较少见的中药：一是雄原蚕蛾，该药始见于《名医别录》，李时珍说："蚕蛾性淫，出茧即媾，至于枯槁乃已，故强阴益精用之。"二是海燕，始载于《本草纲目》，具有滋阴壮阳之效。在临床中，凡见肾阳虚怯、本色外露的色素沉着病，两药小剂量同用，不仅能温阳散寒，而且还能和颜悦色，有利于身体功能的改善。

鬼脸疮（慢性盘状红斑狼疮）

【病名释义】

鬼脸疮是近代医家根据面容被毁而命名的，在中医古籍文献中并无记载。

慢性盘状红斑狼疮是红斑狼疮的一种类型，因其多局限于肌肤，少有内攻脏腑，故又称为皮肤型红斑狼疮，通常情况下其预后较之系统性红斑狼疮要好，但不能因此而大意，有报道 1.3%～5% 的患者可能在各种诱因的刺激下可激发为系统性红斑狼疮。

【病因病机】

1. 先天禀赋不足　肾阴亏损，水亏火旺，则虚热内生。人体腠理固密，有赖于卫外之气，卫气根源于下焦，滋养于中焦，开发于上焦，因此素体虚弱，肾阳不足，则卫外失固，阳毒易于外袭。

2. 日光阳毒，外袭肌肤　常人腠理固密，日光照晒对皮肤损伤极小，但腠理失于固密，虚邪贼风，易于外袭，日光照射，阳毒外攻，客于肌腠，内有虚热，外有阳毒，两热相搏，壅阻肌肤而发疹。

3. 阳毒阻络，气血瘀滞，热毒入里，阻于孙络，肌肤失于濡养，则叠起皮屑，肌肤甲错。

总之，本病内因禀赋不足，不耐寒热，外因复照强烈阳光，致使热毒燔灼营血，瘀阻经络，伤及肌肤而发病。

【诊鉴要点】

（一）诊断要点

①患者年龄女性在 30 岁左右；男性以 40 岁多见。②皮肤损害：通常为颜面的颧骨和鼻背区域，其次为耳轮、头部、手背等处；初起为红色的斑疹，状如黄豆，逐渐扩大，边缘略高起，上覆黏着紧密的干燥性鳞屑，轻巧剥去灰白鳞屑，在基底部可见角质钉栓。若皮疹泛发而严重时，常能毁坏面容；若皮疹发生在头皮，往往皮下脂肪消失呈明显萎缩，伴有永久性脱发，此种特殊改变常被称为"狼疮发"；若皮疹发生在耳轮处，易与冻疮相混淆。上述皮疹在各种不良性的反复刺激下，约有 4% 可能发生癌变，其中以鳞状上皮细胞癌多见，基底细胞癌甚少。③黏膜损害：口唇的表面常被覆着一层银白色的鳞屑，周围绕以紫红色的晕轮，称为"镀银唇"。下唇的发病和病变的程度比之上唇要早、要重。④在强烈日光的照射下，或者过度劳累，还会诱发低热、关节酸痛、周身乏力、食少等症状。

（二）鉴别诊断

1. 面游风　好发于脸部，但多见于发际；湿热盛者，破津黄水，瘙痒无度，且多并发白屑风。盘状红斑狼疮无渗溢脂水，瘙痒不显，发于头皮，可见秃发萎缩性皮疹。

2. 多形性日光疹　日光照射后多见加剧或发疹，且多发于暴露部位，如前臂伸侧、脸部高突部位、胸前衣襟袒露部位，入冬即消退，且多见破津流水。盘状红斑狼疮除暴露部位发疹外，亦可见于背部、躯干，且常伴有低热、关节酸楚不适。

3. 唇风　各种唇风湿烂溢水，结痂脱屑，均限局于唇部，其他部位未见皮疹，可能与外用化妆品或长期日晒有关。

4. 扁平苔藓　唇部扁平苔藓与盘状红斑狼疮发于唇部者极为相似，但本病除口唇黏膜充血、水肿、糜烂外，于口腔颊黏膜可见树枝状或网状白色细纹，且于舌部、齿龈、硬腭部亦可见白色斑疹，躯干他部亦可见紫红色皮癣。

【辨证施治】

（一）内治法

1. 阴虚火旺证　斑疹限局，红浮肿，匡廓清晰，日晒后加重。伴有低热，神疲乏力，五心烦热，午后颧红，自汗盗汗，腰膝酸软，关节痛楚，月经涩少。舌质尖红，苔花剥，脉细数。治宜滋阴补肾，凉血清热。方用地骨皮汤加减。生地、玄参、天冬、麦冬、玉竹、石斛、地骨皮、银柴胡、胡黄连、女贞子、枸杞子、菟丝子、覆盆子、楮实子各10g，茅根、芦根各15g。

2.肝郁气滞证 斑疹主要分布在颧、耳、头皮和口唇等肝经循行区域，色泽黯红，叠起皮屑倒刺，久则肌肤略见萎缩，月经量少夹有血块。舌质黯红有瘀斑，苔少，脉沉涩。治宜疏肝和胃，活血化瘀。方用疏肝活血汤加减。柴胡、青皮、白术各6g，白芍、生地、熟地、茯苓、川楝子、丹参各12g，青蒿30g，活血藤15g。

3.血热毒胜证 病程短，起病急，斑疹鲜红，且有泛发倾向，日光照射后更为明显或病情加重。舌质红，苔少，脉细数。治宜凉血解毒，活血退斑。方用清骨散加减。秦艽、地骨皮、青蒿各15g，银柴胡、炒知母、鳖甲各6g，生地、红花、凌霄花、炒槐花各10g，山药12g，炒丹皮4.5g。

4.气虚血瘀证 病程长，病情由急性期向缓解期过渡，或者皮疹时轻时重，偶尔有低热、关节酸痛。舌质淡红，苔少，脉细涩。治宜益气固本，活血退斑。方用补脾胃泻阴火升阳汤加减。黄芪、党参各12g，苍术10g，羌活、升麻、柴胡各3g，炒黄连、炒黄芩、炒丹皮各6g，凌霄花、红花、赤芍各4.5g，寒水石15g（先煎）。

加减法：发生在头皮部者，常兼有面色萎黄、头晕眼花，加当归、白芍、菊花、炙地龙；发生在耳廓等处似冻疮，兼有怕冷、手足冰凉，加黄芪、红花、桂枝、鸡血藤；以唇部和黏膜损害为主，兼有口干欲渴、口舌生疮、大便干结、小溲黄赤，加制黄精、花粉、生大黄、车前子；面部似脂溢性皮炎，且有油腻性鳞屑，加生山楂、侧柏叶、土大黄、虎杖；皮损水肿明显似多形性红斑，加赤芍、丹皮、紫草；皮质炎症轻微，以粗糙、角化、肥厚为主，加丹参、鸡血藤、肥玉竹、黑芝麻；毛细血管扩张，加红花、桃仁泥。

（二）外治法

皮疹呈泛发，色泽暗红或鲜红，鳞屑较多时，选用清凉膏、20%青蒿膏、白玉膏、日1～2次，外涂之。

（三）针灸疗法

毫针法 合谷、曲池、曲泽、迎香、四白。方法：施平补平泻法，针刺得气后留针30～60分钟，其间捻转3～5次。日1次，10次为1疗程。

（四）其他疗法

1.耳针法 主穴取病变区域（如面颊、外鼻等），据中医理论配肺、肾，月经不调或内分泌紊乱配内分泌、阳性反应点（如敏感点），失眠配神门，食欲不振配胃、脾。方法：每次取3～4穴，针后留针30分钟，其间捻转3～5次，1～2日1次，10次为 1 疗程。

2. 围刺法 阿是穴（皮损区）；方法：先用生理盐水搽净皮损区，继用 26 号毫针沿皮损边缘围刺 4 针，促使针感向四周扩散。日 1 次，10 次为 1 疗程。

3. 针挑法 大杼（双）、风门（双）、肺俞（双）。方法：常规消毒和局麻后，采用三棱针破皮约 0.2cm，继用直圆针挑起肌筋膜，左右摇动，以不挑断筋膜为宜，外盖消毒纱布，并嘱防止感染。每次只挑 1 对穴，间隔 30～40 日再挑，1～4 次为 1 疗程。

4. 穴位注射法 主穴：阳白（病变在三叉神经第一支），四白、巨髎、下关（第二支），颊车、大迎、承浆（第三支）；配穴：合谷。方法：每次选 3～4 穴，交替选用，采用 0.25% 盐酸普鲁卡因注射液，先做皮丘，然后刺入，缓慢推注 1～3mL，2 日 1 次，10 次为 1 疗程。

【偏方荟萃】

1. 菝土紫梅汤：菝葜、紫草、乌梅各 10g，土茯苓 24g。

2. 盘形红斑狼疮基础方：党参 60g，鸡血藤、紫草、大青叶、蒲公英、甘草各 30g，桑寄生 24g，佩兰、白鲜皮各 15g，丹参 12g，蜈蚣 2 条，乌蛇、生蒲黄、鸡内金各 10g。

3. 秦艽丸：秦艽、黄芪各 15～24g，漏芦、乌蛇各 9～15g，黄连 3～6g，赤芍 10g，玫瑰花 6g，红花 4.5g，金毛狗脊 15～30g。适用于角化萎缩型盘状红斑狼疮。

4. 青蒿研细末，水泛为丸，如梧桐子大，每次 6～10g。日 3 次。

5. 雷公藤制剂（包括糖浆 10～20 毫升／次；药片 3～5 片／次），日 3 次。副作用：服药初期，胃有不适感，面部色素沉着，头昏和纳差，经期提前，但继续治疗可自行消失。

【调摄护理】

1. 避免日光照晒：本病约有 50% 的患者在夏季加重，因此外出时应戴草帽等遮光，也可涂上避光药物，以减少阳光热毒外袭，诱发旧病复发或加重。

2. 避免受冻：有 10% 的患者在受冻后病情加重，故在严冬季节，对容易受冻部位如双耳廓、手足、脸部应加以保护，如戴手套、穿厚袜、戴口罩等。

3. 发病后应积极治疗，避免长期外用有刺激性的药物，以防癌变。

【预后判析】

本病应积极治疗，即使病情缓解仍应坚持再治疗一段时间，以巩固疗效。通常情况下预后良好。

【医案精选】

案1：吕某，女，52岁，北京话剧团演员。1974年1月8日初诊。

两颧部有明显对称性红斑，畏阳光，阳光照射一会儿即发病。北京某医院确诊为盘状红斑狼疮，血中查出红斑狼疮细胞。伴有低热，关节痛，腰痛，脚跟痛，耳鸣，心悸气紧，浮肿，精神疲乏，无力上楼，脱发，自汗，食欲差，腹胀，形寒，喜热饮，失眠。脉沉弱，舌质淡，苔薄白。治则：清热解毒，活血化瘀，佐以益气。蜈蚣2条，白花蛇、地鳖虫、生蒲黄、银花、连翘、地骨皮、土红花、桃仁各9g，紫草60g，补骨脂、炒北五味、山萸肉各12g，党参、黄芪各30g，鸡血藤18g，槟榔6g。另加入蛇头一颗草、白花蛇舌草各60g，半枝莲、无花果、石大年各30g，隔山撬、苦荞头、瞿麦根各15g。

服药2周，低热已退，精神渐增，浮肿减轻，步行较前有力，耳鸣减轻。但关节仍痛，食欲仍差，腹微胀。守上方去桃仁、红花、金银花、连翘，加鹿角胶15g（冲服），阿胶珠9g（冲服），厚朴、砂仁、蔻仁各6g，鸡内金9g。

上方连服2周，脸上蝴蝶斑逐渐消退，在阳光下走路未引起皮肤痛感，但仍浮肿，血沉快。

守二诊方去地骨皮，加炒五灵脂等，草药八种同煎。

1个月后，基本痊愈，为防止复发，处以膏方巩固疗效。党参、鸡血藤、生黄芪、鱼鳔胶、糯米草、细生地、桑椹子、覆盆子、淫羊藿、紫草各120g，熟枣仁、白花蛇舌草各90g，槟榔、厚朴、炒五灵脂、苦荞头、半枝莲、枸杞子各60g，旱莲草90g，无花果120g，威灵仙30g，蜈蚣20条。制法：上药熬4次，合取浓汁，加鸡内金、山楂、地鳖虫、炒蒲黄、琥珀末各24g，合蜂糖1000g，缓缓搅匀收膏，每次30mL，日3次，风寒感冒时停服。（王渭川《红斑狼疮的中医治疗》）。

案2：马某，男，37岁，1964年4月15日初诊。

一年前先在左下颌出现小片紫红色斑片，叠起鳞屑，不易剥落，轻微痒感；3个月后，在鼻背偏右又出现两片紫红斑，互相融合成片，表面附有干燥鳞屑，周边见紫红晕；又隔3个月，口唇右外方起小片类似皮损。伴午后低烧，体倦肢倦，困乏无力。病理诊断：盘状红斑狼疮。舌质正常，苔薄布，脉弦数。证属肝脾失和，气滞血瘀。治则：疏肝和脾，活血化瘀。当归、赤白芍、茯苓、炒白术、丹参、紫草各9g，柴胡、红花、丹皮、甘草各6g。

二诊：服药5剂，低热已去，仍宗前方继服10剂。精神振作，体重增加，皮损边缘明显缩小。治宗前方加香附、桃仁各9g。7月4日函告：鼻部皮损逐渐缩小，红晕已退。仍嘱继服，以竟全功。（《朱仁康临床经验集》）

【名论摘要】

《名医特色经验精华·郭铭信》:"盘状红斑，宜疏风清热、活血润燥，用清上防风汤。瘙痒甚者，用消风散。热毒较重者，用温清饮。应注意，本病治疗时间较长，无论凉血解毒、活血化瘀，均不可大剂过量，要顾护脾胃，或用反佐，以免中土受戕，影响服药和病人康复。"

肉蛆（皮肤蝇蛆病）

【病名释义】

肉蛆病名出自《外科证治全书》，又名蛆瘕、头出蛆、头皮出蛆等，属怪症范畴。许克昌等说:"头皮内时有蛆行，用竹刀割破，以丝瓜叶挤汁搽之，蛆出尽愈。"据此描述类似西医学的皮肤蝇蛆病。

【病因病机】

因皮肤不洁，夏日露宿，复受蝇虫叮咬，毒秽自外内袭；或皮肤破伤，或生疮疡痈疽，疮口不洁，蝇虫产卵疮上，孵化成蛆，均可致病。

【诊鉴要点】

（一）诊断要点

①病变部位多在暴露区域，如面、头和前臂、小腿。②初起患处皮肤发红，肿胀疼痛，继则隆起肿块，少则一个，多者数枚，小如芡实、豌豆，大若梅李、鸡卵，中有小孔，时有脓血外溢；或肤起，中有水疱，大若黄豆，疱壁菲薄充盈，破之可见蝇蛆，细如线头，其色黄红，蝇蛆出后，肿块也随之缩小。③蝇蛆钻行之处常感有闪击性疼痛，斑块处有瘙痒感。

（二）鉴别诊断

本病在未破溃前应与疖肿相鉴别。

【辨证施治】

（一）内治法

1. 毒热外袭证　肤起肿块，内有蝇蛆，伴发热恶寒，痒痛相兼，恶心头痛。舌质红，苔薄黄，脉弦数。治宜清热解毒，杀虫驱邪。方用化毒汤加减。金银花、生甘草、地丁、赤芍、苦楝皮、川楝子各 10g，连翘 12g。

2. 湿热蕴毒证　肤起，上生水疱，内有蝇蛆，伴瘙痒疼痛。舌质红，苔腻，脉滑数。治宜清热利湿，驱邪杀虫。方用龙胆泻肝汤加减。炒龙胆草、泽泻、车前子、鹤虱各 10g，胡黄连各 6g，土茯苓 30g。

（二）外治法

丝瓜叶、百部各 60g，鹤虱 30g。煎水取药汁，洗涤患处，日 2～3 次。

【偏方荟萃】

1. 蝉花散：蛇蜕、蝉蜕、青黛、细辛，研末，黄酒调服。

2. 寒水石，或海参，或皂矾，任选一种，研细末，外掺患处，日 1～2 次。

3. 藜芦、贯众、白芨各等份，研细末，香油调敷患处，日 1～2 次。

【调摄护理】

1. 搞好环境卫生，加强粪便管理，防止成蝇孳生；搞好个人卫生，要随时注意灭蝇灭蛆。

2. 牧区要加强卫生知识的普及，定期对牧民、饲养员开展体检工作。

【预后判析】

本病对症治疗，预后良好。

【医案精选】

李楼治烂痘生蛆，嫩柳叶铺卧引出之。高武用猪肉片引出，以藜芦、贯众、白芨为末，用真香油调敷之也。（《本草纲目》）

【名论摘要】

《医宗金鉴·外科心法要诀》："夏月诸疮溃烂腐臭，或孤单及懒惰之人，失于洗浴，积脓污秽，苍蝇闻秽丛聚，以致生蛆。宜急服蝉花散，蛆尽化水而出，蝇亦不敢近疮。婴儿痘烂生蛆者，亦服前药。外用寒水石细末掺之。又治疮脓忽臭，有冬月溃疮生蛆者，系阴湿之所生也，宜海参为末撒之，或皂矾飞过为末撒之，其蛆亦化为水。"

第八章　颈项部皮肤病

摄领疮（神经性皮炎）

【病名释义】

摄领疮病名出自《诸病源候论》，后世《世医得效方》等医籍相继出现的病名有牛皮癣、牛皮风癣、牛领马鞍疮、牛领、牛癣、顽癣等。这些病名有的指好发部位，如摄领疮；有的指皮疹特征，如牛皮癣；有的指瘙痒剧烈，如牛皮风癣；有的指顽固难治，如顽癣。

《诸病源候论》说："摄领疮，如癣之类，生于颈上痒痛，衣领拂着即剧。云是衣领揩所作，故名摄领疮也。"这段文字描述准确地指出了本病的发病部位和自觉症状，类似西医学神经性皮炎。

【病因病机】

情志不遂，风邪侵扰，以致营血失和，经脉失疏，为本病的主要病因病机特点。

1. 情志内伤　由于情绪波动、精神紧张及性情急躁等精神因素的变化，郁而化热生火，火热伏于营血，产生血热。血热生风，风盛则燥，故剧痒而脱少量干燥皮屑。日久渐伤阴血，营血不足，经脉失疏，肤肌失养，故斑疹肥厚粗糙。

2. 风邪侵扰　风邪为百病之长，善行而数变。风邪外袭体表，郁于肌腠而化热，致使营血热盛，经脉充盈；或者风邪久羁，伏于腠理，经脉失和，影响经脉流通而导致久病不愈。

总之，情志内伤、风邪侵扰是本病的诱发因素，营血失和、经脉失疏为本病病机特点。当然，衣物摩擦和反复搔抓，不利营血和调，经脉疏通，故亦会加重病情，导致皮疹粗糙增厚。

【诊鉴要点】

（一）诊断要点

①好发于颈项、肘、膝等，但亦可泛发于四肢、眼周和尾骶等处。②患者多见于成人，无明显季节变化。③皮损常对称分布，有不规则或多角形红色扁平丘疹密集或融合成片，表面粗糙，纹理加深；日久皮损淡红，渐至褐色，皮肤增厚，呈大片苔藓变，上覆干燥细碎鳞屑。④自觉剧烈瘙痒，夜间尤甚。病程慢性，常反复发作。

（二）鉴别诊断

1. 松皮癣（银屑病） 有明显季节性，冬重夏轻，皮疹为大小不等的潮红斑疹，常覆有多层银白色干燥鳞屑，刮除鳞屑则有点状出血现象。若发生在头部，其毛发呈束状。

2. 顽湿疡（慢性湿疹） 无固定部位，局部皮疹显著变厚，有搔痕，甚则渗出、轻度糜烂，时常反复发作。

3. 扁平苔藓 无固定部位，肤色紫红或暗红，不规则扁平丘疹，表面有非常细的鳞屑，形成一有光泽的膜，颊黏膜也可见灰白色扁平多角形皮疹。

4. 原发性皮肤淀粉样变 两小腿伸侧有对称的圆形丘疹样苔藓化斑片，粗糙而坚硬。

【辨证施治】

（一）内治法

1. 血热风盛证 皮疹初起为红色扁平丘疹，迅速融合成红色斑片，高出皮肤，边界清楚，表面粗糙，纹理加深，上覆细薄干燥鳞屑，可见抓痕或血痂，自觉剧烈瘙痒。伴有心烦口渴，睡眠不佳。舌质红，苔薄黄，脉弦滑或滑数。治宜凉血清热，消风止痒。方用消风散加减。荆芥、防风、苦参各6g，炒牛蒡子、生地、丹参、炒丹皮各10g，生石膏、茯苓皮、地肤子、白鲜皮各12g。

2. 阴虚血燥证 皮损日久不退，呈淡红或灰白色，局部干燥肥厚，甚则皮损泛发。伴有剧烈瘙痒，夜间尤重，影响睡眠。舌质红，苔少，脉虚细。治宜养阴润肤，息风止痒。方用四物润肤汤加减。当归、胡麻仁、秦艽各10g，炒白芍、干地黄、何首乌、钩藤各12g，生赭石、珍珠母、沙参各15g，枣仁6g，山药30g。

3. 风湿蕴郁证 病程日久，经治未愈，皮疹浸润肥厚，状如牛领之皮，自觉剧烈瘙痒。舌质红绛，苔少，脉沉涩。治宜搜风化湿，清热止痒。方用乌蛇驱风汤加减。

乌梢蛇、荆芥、黄芩、羌活各 10g，防风、连翘、金银花各 12g，蝉蜕、生甘草各 6g，苦参 4.5g，徐长卿、赤小豆各 30g。

加减法：性情偏急，暴怒或易怒，加生龙骨、牡蛎、合欢皮、五味子、夜交藤；伴有肠胃功能紊乱，加炒枳壳、白术、橘皮；伴有月经不调，加益母草、乌药、制香附、月月红；皮损肥厚，状如席纹，加赤石脂、酒大黄、桃仁、苍术、甲珠；偏于风热，加浮萍；偏于寒湿，加生薏苡仁、威灵仙、麻黄；偏于风毒，加苍耳子、全蝎；夜寐欠安，加柏子仁、远志、琥珀。

（二）外治法

皮损局限，瘙痒剧烈时，外用羊蹄根酒、斑蝥醋浸剂、新五玉膏；皮损较薄时，外用黑油膏、皮癣膏；皮损较厚时，外用薄肤膏；皮疹泛发时，外用布帛搽剂、黑油膏等。

（三）针灸疗法

1.毫针法　①经验取穴：主穴取曲池、血海；配穴取合谷、三阴交、阿是穴（皮损区）。方法：施平补平泻法，针刺得气后留针 30 分钟，日 1 次，10 次为 1 疗程。适用于局限性神经性皮炎。②循经取穴：风池、天柱、风府、哑门、大椎、曲池、内关、合谷、委中、足三里、血海。方法：每次选 5 ～ 6 穴，施泻法，针刺得气后留针 30 分钟，日 1 次，10 次为 1 疗程。适用于播散性神经性皮炎。

2.灸法　①直接灸：阿是穴（皮损区）。方法：分着肤灸和艾卷熏灸，前者在阿是穴周围，每间隔一定距离，放置艾炷 5 ～ 7 个，依次点燃灸之；后者点燃艾条后，在患处熏灸之，其温度以患者能忍耐为度。②间接灸：阿是穴（皮损区）。方法：在阿是穴上放置鲜姜片或鲜蒜片，将艾炷放其上，每次灸 3 ～ 5 壮，日 1 次，10 次为 1 疗程。

（四）其他疗法

1.耳针法　肺、神门、肾上腺、肝、皮质下。方法：针后留针 30 分钟，日 1 次，10 次为 1 疗程。

2.围刺法　①局部围刺法：阿是穴（皮损区）。方法：采用毫针在上下左右不同方向斜刺，针刺得气后留针 30 分钟，2 日 1 次，5 次为 1 疗程，适用于局限性神经性皮炎。②电针围刺法：阿是穴（皮损区）。方法：在阿是穴四周各斜刺 1 针，针尖指向皮损中心，针柄接通 G6805 型电麻仪，拟用连续波 500 ～ 600 次频率刺激之，留针 15 ～ 30 分钟，1 ～ 2 日 1 次，10 次为 1 疗程。

3.七星针法　①局限性神经性皮炎：病变在头面颈区域，取颈椎两侧压痛区、患处、背部条索状阳性物、曲池、内关、太渊、合谷；病变在上肢区域，取第 4 颈椎至第 5 胸椎两侧压痛区和条索状阳性物、患处、内关、曲池、肺俞、心俞；病变在下肢区域，取腰骶区条索及包状阳性物、患处、血海、足三里、肾俞；病变在腹部、会阴区域，取第 10 ～ 12 胸椎两侧、患处、脾俞、肾俞、关元、三阴交、足三里。②播散性神经性皮炎：治疗阶段取脊柱两侧、结节和条索阳性物、患处、风池、曲池、血海、足三里；调整巩固阶段取脊柱两侧、患处、肺俞、心俞、脾俞、太渊、足三里。方法：体质强壮者可重叩刺，体质虚弱者可轻叩刺，2 日 1 次，7 次为 1 疗程。

4. 穴位注射法　①局部注射法：肺俞、阿是穴（皮损区）。②循经注射法：肺俞、心俞、脾俞、肾俞、肝俞、至阳及其周围阳性物。方法：维生素 B_{12}200 ～ 300μg、维丁胶性钙、当归注射液，任选一种，针刺得气后，每穴推入药液 0.2 ～ 0.3mL，2 ～ 3 日 1 次，7 次为 1 疗程。

【偏方荟萃】

1. 土槿皮 60g，槟榔 30g，研细末，醋调成糊状，敷贴患处，日 1 次。

2. 鲜石榴皮蘸明矾粉，外搽患处，日 1 ～ 3 次。

3. 鸡蛋 3 枚，食醋 250mL，加盖密封，放置阴凉处，浸泡 7 天 7 夜后，取鸡蛋弃醋，将蛋清、蛋黄充分搅匀。临用时，用棉签蘸蛋液外搽患处，日 2 ～ 3 次。

4. 轻陀散：轻粉 5g，冰片 9g，密陀僧 15g，研细末，植物油调成糊状，外敷，日 2 次。

5. 复方黄连搽剂：川黄连 50g，花椒 25g，70% 酒精适量，浸泡 3 天后，取药汁外搽患处，日 3 ～ 4 次。

6. 赵炳南熏药：苍术、苦参、黄柏、防风各 9g，大风子、白鲜皮各 30g，松香、鹤虱草各 12g，五倍子 15g，共碾粗末，用较厚草纸卷药末成纸卷，点燃以烟熏皮损处，每次 15 ～ 30 分钟，温度以病人能耐受为宜，日 1 ～ 2 次。

7. 顾伯华烘药：净扫盆、东丹、飞辰砂各 1g，共研细末，先以麻油 120g 煎微沸，入黄蜡 30g，再煎至以无黄沫为度，取起离火，将药粉渐渐投入，调匀成膏（名疯油膏）。用时，先将疯油膏涂于患处，均匀极薄，然后用电吹风烘患处，每次 20 分钟，日 2 次。烘毕即可把薄药膏擦去，不必另涂药。

8. 雄巴膏：雄黄 3g，巴豆（去外壳）30g，共捣碎混合，用四层纱布包扎后搽患处，每次 1 ～ 2 分钟，日 3 ～ 4 次，用至痒感消失。如患处出现红肿、水疱，停药 3 ～ 4 天，可自行消退。如 1 次未愈，还可重复应用。

9. 青核桃，切开取果皮，直接搽患处，日 1 ～ 2 次。

10. 楮桃枝或叶，刀砍取汁，外搽患处，日 1 ～ 2 次。

【调摄护理】

1. 避免精神刺激，保持情绪稳定；避免阳光照射和硬衣领的摩擦。

2.若因食辛辣等物而致病情加重者，应予忌食、戒酒。

3.患者不宜自行乱涂外用药。

【预后判析】

本病多为慢性病程，常多年不愈，易反复发作。

【医案精选】

案1：关某，女，35岁，1965年8月13日初诊。颈部、两下肢皮肤瘙痒变粗糙已一年多。近来渐向全身发展，皮肤变粗变厚，晚间瘙痒加重，致使不能入睡，脉沉弦，舌苔薄白。辨证：汗出当风，风邪客于肌肤。治宜活血散风止痒。药用：全蝎、赤芍、蛇床子、厚朴、炙甘草各9g，干地黄15g，白鲜皮、当归各12g，浮萍、陈皮各6g。外用止痒药膏、黑豆软膏。前药连服9剂，痒止，皮损变薄，后以紫云风丸巩固疗效。5日后已基本痊愈。（《赵炳南临床经验集》）

案2：段某，男，32岁。颈后患局限性神经性皮炎已4年余，自觉瘙痒难忍，曾经多方治疗无效。检查有4cm×6cm和5.5cm×8cm苔藓样皮损各一块，用艾炷着肤灸（皮损区涂以蒜汁，上置艾炷，每炷间距约1.5cm，然后依次点燃，为了减轻艾灸烧灼痛，可在附近轻轻拍打）治疗3次而愈。随访8年，未见复发。（灸后不可用酒精、肥皂等刺激物擦洗患处。）（《针灸医学验集》）

【名论摘要】

《圣济总录》：“状似牛皮，于诸癣中最为厚，邪毒之甚者，俗谓之牛皮癣。”

《外科正宗》：“顽癣乃风、热、湿、虫四者为患……牛皮癣如牛项之皮，顽硬且坚，抓之如朽木……此等总皆血燥风毒克于脾、肺二经。初起用消风散加浮萍一两，葱、豉为引，取汁发散。久者服首乌丸、蜡矾丸，外擦土大黄膏，用槿皮散选而用之，亦可渐效。”

【经验与体会】

神经性皮炎，中医称为“摄领疮”，又名“顽癣”。究其缘由，“皆由血燥风毒客于脾肺两经，初期用消风散加浮萍……久者服首乌丸”（《外科正宗》）。陈实功之语告知我们治疗神经性皮炎的要素：一是用药要刚柔并进，收敛同行；其二是病变初期宣散多于柔敛，久病则应柔敛多于宣散。此外，酌情加入对症药物，如情绪激动或者易怒者加生龙骨、生牡蛎、合欢皮、夜交藤；皮损肥厚，状如席纹加赤石脂、蚕沙、松针；剧烈瘙痒加全蝎、乌梢蛇、徐长卿等。

蟠蛇疬（瘰疬性皮肤结核）

【病名释义】

蟠蛇疬病名出自《证治准绳·疡科》。因其瘰疬或溃烂，如蛇盘绕于颈项，故又名蛇盘疬。不过，由于病变部位的不同和病情的复杂性，在文献中先后出现的病名还有鼠瘘、鼠疮、老鼠疮、九子疮、鼠疬、走鼠疮、蝼蛄疬、延珠瘰、野瘰、串疮、瘰疬漏等。

古代文献认为：本病小者称瘰，大者称疬，结核连续者为瘰疬，连及胸胁者为马刀夹瘿，俗名老鼠疮。本病常发生在颈侧、颌下，或延及缺盆；初起结核一枚或数枚，不痛不痒，继则累累如串珠，久则溃脓，穿破皮肤，脓水清稀，夹有"败絮"状物，形成溃疡、窦道或瘘管，久不收口，经年不愈。此临床特征十分类似西医学的瘰疬性皮肤结核。

【病因病机】

本病形证不一，发病因素较为复杂，归纳起来，外感于风寒暑热，内伤于情志和先天禀赋不足，内外相互为因果。

1. 外感六淫 外感风寒、暑热、四时不正杀厉之毒，循由皮毛肌腠而入，与体内痰湿搏结，凝于脉络而发。

2. 内伤情志 忧思恶怒，情志不畅，导致肝脾运化功能失常。肝气郁结，气机失于疏泄，郁而化火，煎熬津液，灼为痰火，结于颈项脉络而发；脾失健运，不能运化水湿，停湿生痰。肝胆失于疏泄，三焦气化不利，结于少阳脉络，凝结于颈项而发。

3. 禀赋不足 先天禀赋不足，禀赋薄弱，脾虚失运，遂致颈项结核累累。

总之，"鼠瘘之本，皆在于脏"，本病根源于脏腑，故痰为标、脏腑虚实为本。此外，《普济本事方》《古今医统》已认识到痨瘵由痨虫引起，并具有传染性。《疡科全书》提出痰火行之脏腑，咳嗽咯血，行之经络，则或瘰疬。所有这些说明本病与西医学结核由结核杆菌或非典型分枝杆菌引起的原因十分相近。

【诊鉴要点】

（一）诊断要点

①好发于颈项部，亦可见于腋下、缺盆、腹股沟处。②结节期：初起结核一枚或

数枚，多不相连，继则增大，与周围组织粘连，或相互融合。③脓肿期：结肿液化成脓，初期皮色不变，触之应指；亦有皮色转红而破溃者。④破溃期：脓肿破溃，穿破皮肤，形成溃疡、窦道、瘘管。⑤全身症状：发病隐渐，早期可无症状，中晚期严重者，可有午后潮热、盗汗乏力、五心烦热、消瘦等，甚而有咳嗽咯血者。

（二）鉴别诊断

1.瘰核（慢性淋巴结炎） 常由颜面和口腔咽喉部炎症诱发，压之疼痛，很少化脓。原发炎症已消失者，要仔细询问病史，以助诊断。

2.失荣（颈部转移性癌） 由口腔、鼻咽部等恶性肿瘤转移而来，多见于老年人。颈部淋巴结肿大，进展快，人渐消瘦。尤其要注意鼻咽癌的转移，其原发癌多隐藏在鼻咽腔内，甚小，不易发现。锁骨上的淋巴结肿大，应想到是肺、胃肠、胰腺或乳房的恶性肿瘤发展而来。

3.恶性淋巴癌 男性青年多见，腋窝，腹股沟等处的淋巴结和肝脾也往往肿大，有严重贫血，不规则发热。必要时取活体组织做病理检查，予以确诊。

4.颈痈（急性化脓性淋巴结炎） 有外感史，咽痛咳嗽，颈淋巴结迅速肿大，焮热疼痛，溃脓后，疮口容易敛合。瘰疬有倾向急性发作者，破溃后形成溃疡，不易敛合。

5.甲状舌骨囊肿或瘘 在颈前有一结块，下有蒂柄，按捏肿块蒂柄，能随伸舌动作而上下移动。破溃后初有少量脓液（但无败絮样物）而后流出唾液样黏液，久不收口，即使疮口暂时愈合，而后又会破溃而复发。

【辨证施治】

（一）内治法

本病临证因有标本虚实之异，故其治法有别。初起在表、在经者，患者正气不虚，视其所因，"急则治其标"，以祛邪为主，庶望消散于无形；在里、在脏者，"缓则治其本"，视其病证，见机而施。如体质不虚者，适其所因，坚者削之，留者攻之，务求邪去而不伤正；虚中夹实者，祛邪固正，俾使病气衰去而正安；气血不足，正气已虚者，以扶正为主，寓攻于补，解其痰结。此正"间者并行，甚者独行"之意。

1.结节期

风毒证：结核发于颈项，多为1～2枚，表浅，肿势宣浮，边界不清，皮色不变，身先寒后热，或寒热。舌质红，苔白腻，脉浮数或浮滑。治宜祛风胜湿，化痰散结。方用防风羌活汤加减。防风、羌活、炒牛蒡子、黄芩各10g，连翘、海带、海藻、僵蚕、土贝母各12g，夏枯草15g，升麻、川芎各6g。

热毒证：颈项两侧可见结核，坚硬，初起色白漫肿，继则肤红灼热，压之疼痛，难消，溃迟，敛迟。伴有发热烦躁，口苦咽干。舌质红，苔黄腻，脉滑数。治宜清热解毒，攻坚消肿。方用柴胡连翘汤加减。柴胡、知母、黄芩、黄柏各6g，生地、炒牛蒡子、当归、浙贝母各12g，连翘、生龙骨、生牡蛎、黄芪、花粉各10g。

气毒证：病变多发生于耳项胸腋，骤成肿块，宣发暴肿，继而色红皮热，身寒热，头痛项强，四肢不舒。舌质红，苔少，脉弦数。治宜清肝泻火，攻坚消肿。方用舒肝溃坚汤加减。夏枯草30g，柴胡、炒胆草、黄柏、黄芩、桔梗各6g、花粉、海带、海藻、连翘、白芍、土贝母各12g，三棱、莪术、当归、黄芪各10g。

肝郁证：肿块多发于颈侧，结核大小不定，皮色如常，不痛。结核常是单个或散在发生，互不粘连，形同槟榔，以指揉之，环转如丸，愈起愈多，劳怒则增剧。伴有胸闷胁胀，口苦，纳食不香。舌质淡红，苔薄白，脉弦滑。治宜疏肝解郁，化痰散结。方用逍遥散合二陈汤加减。柴胡、薄荷各6g，生地、熟地、炒白芍、炒白术、陈皮各10g，法半夏、浙贝母、蒲公英、天葵、金银花各12g，郁金、石菖蒲各4.5g。

肝火证：结核发于颈侧少阳经所属部位，局部红肿疼痛，核大而坚，粘连成块。伴有心烦喜呕，面颊灼热，或目赤，或头部胀痛。舌质红，无苔或苔黄，脉弦紧或弦数。治宜清肝泻火，化痰散结。方用小柴胡汤加减。柴胡、黄芩各6g，法半夏、浙贝母、陈皮、僵蚕、生地、熟地各12g，夏枯草30g，玄参、连翘、生龙骨、牡蛎各10g。

胃火证：病核发于颈前阳明经循行之区域，初则肤色濡白，继则肤红肿痛，咽干口臭，咳嗽痰臭，或干咳无痰，或尿黄便结。舌质红，苔薄黄或黄腻，脉数。治宜清热化痰，软坚散结。方用四海舒郁丸加减。海带、海藻、陈皮、炒牛蒡子、苦桔梗、瓜蒌仁各10g，海蛤粉、海螵蛸、郁金各12g，夏枯草30g，橘核仁15g。

童子痨：多见于儿童。发于颈项胸腋之间，结核累累，呈豆粒到李核大小，揉之活动，皮色不变，久久不易化腐。伴有面色萎黄，食少乏力，发枯而立。舌质淡红，苔白，脉细弱。治宜健脾化湿，祛痰散结。方用六君子汤加减。党参、白术、陈皮、法半夏、茯苓各10g，山药、夏枯草各15g，砂仁、广木香、甘草各6g，炒二芽、神曲各12g。

2. 脓肿期

寒痰证：肿块按之有波动，少有疼痛，皮色不变。伴面色㿠白，畏寒，脘闷纳呆。舌质淡红，苔白，脉弦细。治宜散寒通滞，行气回阳。方用阳和汤加减。炙麻黄、炮姜、炒白芥各6g，熟地30g，黄芪、金银花、党参各12g，当归、川芎、浙贝母、甘草各10g。

热痰证：肿块按之有波动，皮色暗红微热，伴有疼痛，两颧潮红，低热盗汗，腰腿酸软。舌质红，苔少，脉沉弦而数。治宜滋补肝肾，托里排脓。方用托里透脓汤加减。黄芪、金银花各15～30g，地丁、皂刺、川芎、当归、浙贝母、桔梗各10g，陈皮6g，花粉12g。

3. 破溃期

气虚证：疮面脓水稀薄，夹有"败絮"样分泌物外溢，肌肉生长迟缓。伴有食少乏力，胃脘不舒，肠鸣泄泻，肢冷。舌质淡红，苔薄白，脉虚弱。治宜补虚益气，调理脾胃。方用补中益气汤加减。黄芪15g，炒白术、陈皮、当归身各10g，升麻、柴胡各6g，浙贝母、炒谷芽、炒麦芽、神曲、党参各12g。

气血两虚证：溃后久不收口，脓水清稀，面白无华，神疲乏力，头晕眼花。舌质淡红，苔薄白，脉沉或细缓。治宜补气益血，调和营卫。方用益气养荣汤加减。党参、茯苓、陈皮、香附、白术各10g，黄芪、熟地、白芍、浙贝母各12g，川芎、柴胡、桔梗各6g。

疮痨证：颈项结核累累，任指揉之，不摇不动，久则成脓溃破，形成溃疡和瘘管，此愈彼起，经久不愈，身体羸瘦，咳嗽咯血，潮热盗汗，口干颧红，男子失精，女子经闭，肠鸣泄泻。舌质光红少津，苔少，脉细数。治宜益气养阴。方用月华丸加减。天冬、麦冬、生地、熟地、川贝母、百部各10g，山药，沙参各15g，地骨皮、茯苓、阿胶（烊化）各12g。

为了叙述方便和有条理性，本病常分结节、脓肿、破溃三期，但在临床上，往往三者或二者并见，有时不能截然分开。

加减法：低热者，加知母、地骨皮、银柴胡、鳖甲、生地；盗汗者，加生龙骨、牡蛎、浮小麦；夜寐不安者，加炒枣仁、柏子仁、远志、茯神；红肿痛剧者，加服西黄丸；结核坚硬难消者，加服小金丹、散结灵。

（二）外治法

1. 结节期　发病较快，肤色发红，选用铁箍膏、金素膏；肤色不变，选用消核膏、阳和解凝膏、回阳玉龙膏。

2. 脓肿期　内脓已成，可用火针决脓，或者切开排脓。

3. 破溃期　主要针对溃疡及瘘管进行处理。瘘管者可视病情分别选用五五丹、七三丹、八二丹、红升丹、白降丹等，待其瘘管腐蚀脱出后，可改用生肌散、白玉膏、生肌玉红膏，直至疮敛。

不过，应当注意的是，外用药多含有汞及砒，局部应用时易引起疼痛，故使用含砒制剂时可间断用药，以减少发生砒中毒的可能。

（三）针灸疗法

1. 毫针法　主穴：阿是穴（淋巴结周围，按八方位围刺）、肩井、肘尖、外关、曲池透臂臑。配穴：肺俞、支沟、合谷、足三里、百劳、翳风。方法：阿是穴围刺，进针后用泻法，应多捻捣刺激；其他穴则施以补法或平补平泻法，留针10～20分钟。1～2日1次，10次为1疗程。

2. 灸法　瘰疬穴〔以病人左手或者右手的中指末端（中冲穴）起，至肘关节横纹（曲泽穴）止，为长度标准。取穴时以标好之长度，以患者长强穴作起点，沿脊柱正中向上，在终点处作一记号，再将已标好的宽度（患者的口长）横直其上做"T"字形，宽度两侧终点即为瘰疬穴（相当于膈俞穴）。第 2 疗程治疗时可在瘰疬穴边缘下方或上方施灸〕。方法：患者取俯卧位，施灸前在穴位上涂少许凡士林或茶油，然后将黄豆大之艾炷直立在穴位上，从顶端点燃，燃至无烟为度（小儿可先用普鲁卡因适量做局部麻醉，然后施灸），灸完后以硼酸软膏外敷，以防感染。灸 1 次，经过 2 个月后为 1 疗程。

（四）其他疗法

1. 火针疗法　淋巴结局部。方法：按火针法操作。左手捏起肿大结核，右手持针在酒精灯上灼红，迅速将针透过皮肤，直至核内，深度以结核中心为度，留针 30 秒拔出，每一病灶 3～5 针，外盖消毒纱布，3～5 日 1 次。注意：施用火针时，要避开血管及神经，更不能盲目刺入，以免伤及正常组织。适用于结节期和脓肿期。

2. 石氏截根术　臂臑（两臂三角肌下端）。方法：消毒皮肤，以 0.5% 普鲁卡因注射液浸润麻醉，然后提起皮肤，以消毒钢针在皮下的脂肪层（不达肌层）约 3cm 处横向穿过，然后用手术刀沿钢针上切开皮肤，形成横切口，对合伤口，盖以消毒纱布，绷带包扎，以防出血。适用于各型瘰疬。

3. 挑治法　膈俞、肝俞；或从第 6 至第 9 胸椎旁开 1.5 寸的阳性点。方法：常规消毒，局部麻醉，用手术刀片划破表面 1～2cm 长，用针将白色纤维样物挑断，术毕缝合（切口小也可不缝合），敷以消毒纱布固定即可。15 日挑治 1 次。适用于各型瘰疬。

4. 耳针法　胆、肝、肺、胃。方法：毫针刺之，2～3 日 1 次，10 次为 1 疗程。

5. 割治法　①辨病取穴：结节期取第 6～9 胸椎旁开 1.5 寸处阳性点。方法：局麻后采用尖形手术刀切开皮肤 2cm，暴露出白色纤维，然后用三棱针将白色纤维一一挑断，直至脂肪层，缝合皮肤，外盖消毒纱布，1 个月 1 次，5 次为 1 疗程。通治各型瘰疬：取两臂三角肌下端。方法：局麻后先用三棱针横向穿刺于皮下 3cm 深，再用手术刀沿针切开皮肤，呈横切口，盖消毒纱布包扎止血，1 个月 1 次，3 次为 1 疗程。②循经取穴：主穴取膈俞、肝俞；配穴取肺俞、鸠尾。方法：同前结节期。③经验取穴：嘱患者取端正坐位，开口卷起舌尖，暴露舌下组织，按口腔手术将提钩刺入一侧舌下部分组织。方法：表面麻醉后，将钩起组织剪去 2mm，拭去残血，撒布冰硼散 3～5 分钟后，再用生理盐水漱口，直至不出血，15 日 1 次，2 次为 1 疗程。

6. 七星针疗法　大椎、合谷、外关、三阴交、期门、后颈区、颌下区、患处局部。方法：施中度刺激；后颈区、颌下区、患处局部、期门施重度刺激。2 日 1 次，7 次为 1 疗程。

【偏方荟萃】

1. 龟板粉胶囊，1次3g，日3次。

2. 猫爪草30g，水煎取汁当茶饮之。

3. 全蝎1g，胡桃肉12g，共捣粗末，水煎取汁服之。

4. 内消瘰疬丸、内消连翘丸、小金丹等，适用于结节期，有散结软坚，化大为小的功用。

5. 西黄丸适用于脓肿期，有解毒止痛的作用。

6. 人参养荣丸、六味地黄丸、夏枯草膏等，适用于溃破期的气虚、阴虚和血虚等证候。

【调摄护理】

1. 宜心情舒畅，避免忧思恚怒，劳神过度，或不早眠。

2. 避免过度体力活动，注意劳逸结合。

3. 增加营养，但忌食生痰助火之品及陈腐、酸辣食物。

4. 控制性生活，以免房劳耗伤肾阴。

5. 及早进行结核病的预防，发现后积极治疗。

【预后判析】

本病经治疗是可以痊愈的。在治疗上，慢性消耗患者要抓住以补虚为主、祛邪为辅的关键点。外治方法是可以选用的，如挑割、针刺、割治等，有时可收到意想不到的效果。破溃之后形成瘘管者，插药疗法可显露其长。在有瘘管与周围组织粘连局限时，有手术条件者可行清创，一次缝合或部分缝合，外敷药物至愈，都能缩短疗程。

【医案精选】

案1：己巳岁，尚书王西翁乃爱，颈项患核肿痛，药不愈，召予问其故。曰项颈之疾，自有各以原络并俞会合之处。取其原穴以刺之，后果随针而愈，更灸数壮，永不见发。大抵颈项乃横肉之地，经脉会聚之后，凡有核肿，非吉兆也，若不究其根，以灸刺之，则流窜之势理所必致矣。患者慎之。（《针灸大成》）

案2：徐某，女，25岁。有肺结核史。1962年3月左颈项结块，诊为颈淋巴结结核，半年后来诊。现查其颈项上部结核坚硬，下部溃破，根盘散漫，延及耳根、咽干、头痛如锥刺，夜寐梦扰，苔薄而糙，脉象虚弱。此由肝旺兼夹痰热内蕴所致。药用：白芍6g，珍珠母、生牡蛎各30g，桔梗、生甘草各3g，瓜蒌皮、淡海藻、夏枯草各9g，西黄醒消丸 1.5g（吞服）。5 剂。

二诊：食后腹胀，于原方去瓜蒌皮，加夜交藤、焦白术各 9g，炒枳壳 4.5g。5 剂。三诊：耳项牵痛，头晕眼花，睡较好，胃胀已减。苔淡薄，脉细弱。平肝软坚，药用：生白芍 4.5g，珍珠母 30g（先煎），菊花、夏枯草、浙贝母、夜交藤、生枣仁、熟枣仁、焦白术、昆布、海藻各 9g，西黄醒消丸 1.5g（吞服）。7 剂。四至六诊：续见好转，白腐已去，肉芽增生，溃面之核退，唯腹脘闷，上方去夜交藤、生枣仁、熟枣仁、焦白术；加炒枳壳 6g，春砂花 2.5g，炒乌药 4.5g，采芸曲 9g（包煎）。15 剂。七诊：疮口洁净，势将收敛，唯头昏胀如束，再与和营平肝，理气宣化。药用：生白芍、丹参、甘菊花、浙贝母、春砂花、炒乌药各 4.5g，夏枯草、昆布、海藻、采芸曲（包煎）各 9g，桔梗 3g，甘草 2.5g。西黄醒消丸 1.5g（吞服）。八诊和九诊：疮口已敛，上部余块未消，给服西黄醒消丸 9g，分 6 日服；香砂六君丸 60g，日服 2 次，每次 4.5g。后全消。外治：第一步揭狮，剪开连接二瘘口处皮肤，掺拔毒生肌散，盖表灵软膏。第二步疮口脓液已少，剪去边缘凸出部分，掺拔毒生肌散，盖和合软膏。第三步疮面洁净，换掺桃花五五丹，仍覆和合软膏，至收口为止。（《张赞臣临床经验选编》）

【名论摘要】

《脉因证治》："大抵食味太过，郁气之积，曰毒曰风曰热，皆此三端，变化引换，须分虚实，实者易治，虚者可虑。夫初发于少阳一经，不守禁戒，延及阳明。盖胆经至主决断，有相火，而且气多血少。"

《丹溪手镜》："虚则补元气，千金散主之；实则泻阴火，玉烛散主之。"

《洞天奥旨》："病虽有九，而治法上有三也；其一治在肝胆，其二治在脾胃，其三治在心肾。"

《医宗金鉴·外科心法要诀》："（瘰疬）推之移动为无根，属阳，外治宜因证用针灸、敷贴、蚀腐等法；推之不移动者为有根且深，属阴，皆不治之证也。切忌针砭追蚀等药，如妄用之，则难收敛。"

紫白癜风（花斑癣）

【病名释义】

紫白癜风病名始见于明·《证治准绳·疡科》，又名紫癜风、汗斑。《圣济总录》说："紫癜风之状，皮肤生紫点，搔之皮起而痒痛是也。"《外科正宗》说："紫白癜风乃一体二种。紫因血滞，白因气滞，总由热体风湿所侵，凝滞毛孔，气血不行所致。"鉴于本病好发于胸背等多汗之处，常表现为颜色各异的斑点，十分类似西医学的花斑癣。又因本病夏季炎热时多见，汗出时斑点明显易见，极以汗渍，又称之夏日斑、夏月汗斑。

【病因病机】

本病多由体热被风湿所侵，郁于皮肤腠理所致，或因汗衣着体，复经日晒，暑湿浸滞毛窍而成。诚如《外科证治全书》所说："由汗衣经晒着体，或带汗行日中，暑湿浸滞毛窍所致。"

【诊鉴要点】

（一）诊断要点

①好发于胸背、腹部，也可延及面颈和其他部位。②多见于成年人，尤好发于夏季和出汗多的人。③皮损初起为许多细小斑点，很快扩大成米粒或豆大圆形斑片，覆有极细鳞屑，斑色浅白或浅红，黄棕或暗棕色。④轻度瘙痒，且有传染性和复发性。

（二）鉴别诊断

1. 白驳风（白癜风） 正常皮肤中间出现散在的白色斑片，大小不等，边界清楚，白斑中毛发亦白，无痛痒感觉。

2. 风热疮（玫瑰糠疹） 初起有母斑，迅速波及躯干。皮损为椭圆或圆形红斑，其长轴与皮纹方向一致，有秕糠状鳞屑。

3. 病疬风（皮肤异色症） 多为中年之人，好发于乳房、臀沟和腋窝皱襞之处，色素沉着，状如网眼，皮肤枯萎，兼有瘙痒之感。

4. 贫血痣 为先天禀赋所致。出生时即生，或发生于幼儿。外形卵圆，重拍不红，四周皮肤发红，毫无痛痒，亦不沿开，终生难消。

【辨证施治】

（一）内治法

本病一般无须内治；对于顽固病例，胡麻丸、防风通圣丸、万灵丹、任选一种，既可作成药服之，又可水煎内服。

（二）外治法

先用肥皂方洗搽患处，然后再用雌雄四黄散、密陀僧散、汗斑擦剂、陀柏散、五香散，任选一种。若以紫色为主，用醋调；以白色为主，用姜片蘸药粉搽之，日1次，搽后不要用水冲洗。此外，还可选用汗斑方1号或2号、普癣水等，日2～3次。

【偏方荟萃】

1. 贝母、南星各等份，研细末，生姜汁调药搽之。

2. 贝母、干姜各等份，研细末，水调洗浴，待汗为妙。

3. 夏枯草适量，煎取浓汁，日日洗之，7日即焦，皮落可愈。

4. 胆矾、牡蛎各等份，研细末，醋调抹之。

5. 五倍子、土槿皮各 30g，水煎外洗。

6. 枯矾、雄黄各等份，研细末，鲜茄子切块，蘸药粉外搽。

7. 浮萍 300g，茯苓 15g，研细末，炼蜜为丸，每丸重 10g，每次 1～2 丸，日 2 次。

【调摄护理】

1. 勤洗浴，保持皮肤清洁。

2. 勤换衣服，尤其贴身内衣洗去汗液后，宜日晒或煮沸消毒。

【预后判析】

本病治疗及时，皮损可望消退，但有部分在夏季炎热之时易复发。

【名论摘要】

《外科大成》："俗名汗斑也。紫因血滞，白因气滞，皆由热体被风湿所侵，留于腠理，搔之起皮而不痛。此从外来，治宜汗之，如绀珠丹、松漆丸、浮萍、苍耳之类。"

线瘊（丝状疣）

【病名释义】

疣的病名出自《灵枢·经脉》，包括丝状疣在内的诸种疣疾。因本病是发于颈围及眼睑部位的细软丝状突起，故称之线瘊，类似西医学的丝状疣。

【病因病机】

肝虚血燥，风热外泄而成。

【诊鉴要点】

①本病在任何年龄均可发病。②病变部位主要在颈围、胸前和眼睑等区域。③皮疹呈细软的丝状隆起，高度在 1cm 左右。④无自觉症状。⑤患者以老年及成年人居多。

【辨证施治】

（一）内治法

本病无须内治。

（二）外治法

1.结扎法　取长头发 5～7 根，在疣体的基底部结扎，经 3～5 日后，疣体逐渐干涸脱落而愈。

2.点蚀法　在保护好疣体周围皮肤的情况下，取鸦蛋子油点蚀疣体，2 日 1 次，3～5 次，即可脱落。

（三）针灸疗法

艾灸法　在局麻下，将艾炷放在疣体上，点燃后烧至疣的基底部，常可 1 次即愈。

【偏方荟萃】

挫疣粉　将沉淀后的石灰，放入锅内用小火炒至微黄为度，取炒石灰 5g，加龙骨散 25g，奴夫卡因 2g，冰片 2g，共研混匀。方法：取少许药粉倒在疣的表面，以拇指反复揉搓，直至疣体活动为止，再以拇指稍加压力扭转，疣即脱落。

【调摄护理】

皮疹数目较多时，可分批治疗。病变在眼睑区域，应提防结膜炎或角膜炎的发生。

冷流肿（成人硬肿病）

【病名释义】

冷流肿病名出自《诸病源候论》，该书说："流肿，凡有两候，有热有冷。冷肿者，其痛隐隐然，沉深着臂膊，在背上则肿起，凭凭然而急痛。"从病变部位在背、臂膊、皮损形征板实感、自觉证候深沉重着来看，本病十分类似西医学的成人硬肿病。对此疾在后世医籍论述极少，实为憾事。

【病因病机】

内因气虚血弱，卫外不固；外因风寒湿邪，乘虚侵袭，阻于经络肌表血脉之间所致。

【诊鉴要点】

（一）诊断要点

①患者女性多于男性，10岁以前者占29%，10～20岁者占22%，余为成人；偶有家庭史。②发病前几天到6周有感染史，如流感、扁桃腺炎、咽炎、麻疹、腮腺炎、猩红热、脓疱疮或蜂窝织炎。③皮损自颈或背、头面开始，两侧对称，呈现肿胀发硬，与正常皮肤间界限不清，表面光滑、苍白、发凉，肿胀呈非凹陷性，似木板样硬肿。④面部无表情，呈假面具状，病人皱额、笑及张口均有困难；舌、咽部受累，可致吞咽困难。⑤心肌受损时有心电图改变；腮腺和眼亦可受损；伴糖尿病和肥胖的顽固病例可有心血管病变，故称之为特殊类型硬肿病。

（二）鉴别诊断

1. 系统性或限局性硬皮病 起病缓慢，发硬区呈象牙色，境界清楚，边缘呈淡紫红色，伴有雷诺征。

2. 皮肌炎 虽有皮肤水肿，但面部尤其是上眼睑可见紫红色斑，肌痛明显。

【辨证施治】

（一）内治法

1. 风寒袭腠证 颈背肩皮肤硬肿。伴有恶风，微热，身倦，骨节疼痛。舌苔白，脉弦略数。治宜祛风散寒，通络和血。方用独活寄生汤加减。黄芪、党参各12g，当归、丹参、茯苓、桑寄生各15g，羌活、独活、秦艽、威灵仙、海桐皮各10g，甲珠6g。

2. 脾胃虚弱证 病程较久，周身皮肤硬肿。伴有倦怠乏力，纳食欠佳，胃脘满闷，腹胀便溏。舌苔白，脉濡。治宜健脾和胃，理气通痹。方用参苓白术散加减。党参、炒白术、陈皮、法半夏各10g，黄芪、活血藤、丹参、乌药各15g，砂仁8g（后下），炒谷芽、炒麦芽、鸡内金各12g，甲珠、桂枝、炙甘草各6g。

3. 脾肾阳虚证 病程旷久，皮肤硬肿。伴有身疲乏力，少气懒言，腰寒畏冷。舌质淡红，苔薄白，脉沉细。治宜温补脾肾，活血通痹。方用温阳健脾汤加减。党参、白术、茯苓、炒杜仲、补骨脂、续断、胡芦巴各10g，当归、海风藤、陈皮各12g，巴戟天、熟地、鸡血藤、丹参各15g。

（二）外治法

视病情而选用红花酒、红灵酒，蘸药酒揉搽，每次持续 15 分钟，日 2 次。

（三）针灸疗法

取穴：大椎。方法：将艾条点燃，在大椎穴处施雀啄术，每次 15 分钟，日 2 次。

【偏方荟萃】

硬肿膏 肉桂 12g，丁香 6g，川乌、草乌、乳香、没药、干姜各 15g，红花、当归各 30g，共研细末，按 50% 浓度采用羊毛脂及凡士林调膏，外敷患处，2 日 1 次。

【调摄护理】

1. 患病期间应卧床休息，禁食或少食生冷和冰冻食品及饮料。
2. 在治疗期间或冬季应予保温，防止寒邪袭入而加重病情。

【预后判析】

本病只要没有内脏损害，预后良好。

【医案精选】

杨某，女，48 岁。1 年前始觉颈项俯仰活动不便，继而发现皮肤漫肿发硬，且向肩背发展；自觉患处紧张，如绳所缚。病理活检报告：成人硬肿病（武汉市病理检验站标本号：73-932）。舌质淡红，苔薄白，脉沉涩。证属督脉空虚，风寒湿三邪乘隙杂至，经络壅蔽，气血痹塞，发为冷流肿。治宜益气助阳，填精补髓。炙麻黄、炒白芍、当归、羌活、独活、鹿角胶（烊化）、川续断各 10g，川椒、甲珠、上肉桂、细辛、枳壳各 6g，金毛狗脊、桑寄生各 12g。连服 15 剂后，项背俯仰活动自如，周身如绳所缚的紧张感完全消失。嘱服全鹿丸（中成药），每次 6g，日 2 次。1 个月后复查，诸恙俱平而愈（《纪念李时珍逝世 400 周年'93 国际医药学术研讨会议论文集·徐宜厚案》）

【经验与体会】

督脉行于中，统率全身之阳。古人谓：督脉为病，脊强而厥。督脉空虚，外邪乘隙而入，导致颈项肩背经气痹塞不通，肤腠硬如软骨。其用药当选刚药通阳诸品，如当归、白芍、黄芪之类甘温扶正；鹿角胶、桑寄生、川续断、金毛狗脊填补精髓；麻黄、羌活、独活、肉桂、川椒、细辛驱散督脉、膀胱二经的风寒之邪。总之，阳气一振，阴寒自散，其证霍然。

颊疡（放线菌病）

【病名释义】

颊疡病名出自《证治准绳·疡科》，其别名还有金腮疮、颊腮疮、颊车痈等。今人根据古人所载"初如米粒，渐大如豆，久而不治，溃蚀透颊"的描述（《证治准绳·疡科·颊疡》），认为本病类似西医学的面颊型放线菌病。

【病因病机】

颊属阳明，风热痰浊，内侵肌腠，复遭外伤毒染，如拔牙、口腔黏膜损伤，毒邪乘隙侵入，以致气滞痰凝，经络阻隔，结肿成块所致。

【诊鉴要点】

（一）诊断要点

①患者多见于 15～35 岁，农业劳动者最多。②病变多发生在下腭，初为局部肿痛，渐次发硬如木质，肤色暗红或黄紫色，酿脓变软，形成脓肿。③脓肿溃破，流溢出带有黄白色的颗粒。④病变向四周扩展，在陈旧结节上又起新的结节，再化脓、结疤，邻近脓肿，可以互相沟通，相串成瘘管，严重时还会出现"溃烂不敛，口吐臭痰，喘急神昏"（王肯堂语）等危笃重证。

（二）鉴别诊断

1.瘰疬性皮肤结核 流溢脓液呈败絮状，真菌检查阴性。

2.奴卡菌病 原发感染在肺，75% 病例有肺部症状。

【辨证施治】

（一）内治法

1.痰热毒壅证 初起患处硬结，肿痛不已，尚未成脓，周边红晕，质硬如木。伴有颈周臀核肿大，口渴心烦，便秘溲赤。舌质红，苔黄，脉洪数。治宜清热解毒，消肿散结。方用解毒散结汤加减。黄连 6g，黄芩、山栀子、生大黄、甲珠、当归尾、浙贝母、花粉各 10g，金银花、夏枯草各 30g。

2.气血两亏证 脓成已溃，烂蚀穿透，日久不敛，相串成瘘。伴有面色少华，神疲乏力。舌质淡红，苔少，脉数无力。治宜补气益血，扶正化毒。方用托里消毒散加减。党参、黄芪、当归各 15g，白芍、白术、白芷、川芎、桔梗、浙贝母、白僵蚕各 10g，金银花、蒲公英各 30g，甘草 6g，蜈蚣 1 条。

加减法：痰浊壅盛加蛇胆陈皮末、竹沥、姜半夏；溃烂日久不敛加白蔹、金头蜈蚣、全蝎；神昏喘急加服安宫牛黄丸；口吐臭痰加鱼腥草、百部、芦根等。

（二）外治法

结块木硬未溃，金素膏、如意金黄散、紫金锭，任选一种，外敷患处；脓成初溃选用提脓散药线，引流脓液，外盖玉红膏；脓腐已尽选用二宝丹、生肌散，外盖玉红膏；若成瘘管则应扩创，再酌情掺祛腐提毒、生肌长肉药。

【偏方荟萃】

1.犀角升麻汤加减　黄芩、白芷、炒牛蒡子、浙贝母各 10g，板蓝根、白僵蚕、金银花各 15g，升麻、白附子、羌活、赤芍、川芎各 6g。适用于初期、体质壮实者。

2.二金散　郁金、鸡内金各等份，研细末，先用淡盐开水漱净，外掺患处。适用于疮蚀透腮颊阶段。

3.双解贵金丸　大黄 500g，白芷 300g，研细末，水泛为丸，每次 6～9g，日 2 次。适用于痰热毒壅证。

【调摄护理】

1. 经常用淡盐水漱口，注意口腔卫生。
2. 忌食辛辣厚味、油腻腥荤。
3. 戒除烟酒，慎房事。

【预后判析】

全身与局部治疗相结合，必要时中西医并举治疗，疗效尚佳。

【医案精选】

古一人因惊骇后，常用手指甲掐住两颊，遂致两颊破损，心懊不安，脉数而实，诸药不愈。用《活幼方》中牛黄清心凉膈丸，数服而愈。（《疡医大全》）

【名论摘要】

《外科大成》："生于耳下颊车之上，一名金腮。初起如粟，渐大如豆，亦由胃热。壮者贵金丸下之，或犀角升麻汤；已成者内托散加羌活、独活。溃则难以收口，多有附骨，久必成漏。"

　　《疡医大全》："金腮疮，多生于嗜酒之人，糟粕之味熏蒸胃腑，是以腮颔结肿痛。初起四妙汤主之，寒热加荆芥、防风、葛根、赤芍；已成加白芷；将溃加穿山甲、皂角刺；溃后四妙汤加白芷排脓。二三剂脓尽，速于生肌收口，不得妄自追蚀提药，防其透膜。此症全赖补托，兼戒房事，庶不致收口腮凹，亦可免夫成鱼腮漏，终年淌水也。"

第九章　躯干部皮肤病

风热疮（玫瑰糠疹）

【病名释义】

风热疮病名出自《外科启玄》，该书认为其病因"肺受风热，故皮毛间有此症也"。其临床表现为"初则疙瘩，痒之难忍，爬之成疮，似疥非疥"。又因本病先有一个较大的母斑，而后出现较多的子斑，上覆糠秕状鳞屑，故而俗称母子癣。本病类似西医学所称玫瑰糠疹。

【病因病机】

本病多因内有血热，复感风邪，或者外感风热而成。

1. 风热外束　外感风热之邪，或汗出当风，外邪蕴郁肌肤，闭塞腠理，日久不散，郁而化热，热灼阴血，肤失濡润而成，正如《诸病源候论》所说："风热之气，先从皮毛入于肺也。肺为五脏上盖，候身之皮毛。若肤腠虚，则风热之气，先伤皮毛。"

2. 血热内蕴　过食辛馨炙煿，肥甘辛辣，或心情烦躁，五志化火，均能导致血热内蕴，复遭风邪外袭，风热相搏而发病。

3. 阴虚血燥　肺阴不足，气化无力，致使津液难以敷布于肤腠，形成阴火内炽，脾湿肺燥，肤失濡养，故而肤痒而鳞屑亦多。

总之，本病之成，一是血热内蕴，二是复受风热，内外合邪，郁于肌肤，闭塞腠理。热盛则脉络充盈，故肤现红斑；风邪燥血，肌肤失养，则起鳞屑；风邪往来肌腠，故发瘙痒。

【诊鉴要点】

（一）诊断要点

①好发于躯干及四肢近端。②多见于成人，春秋多发。③皮损为身体腋区或少腹区，先出现一个母斑，经 1～2 周后躯干等处成批出现斑疹，色泽初起淡红或黄褐、红褐，逐渐变成玫瑰色，斑疹呈椭圆形，长轴与皮纹平行，散在分布，斑上覆有细薄糠秕状鳞屑。④伴有不同程度的瘙痒感。

（二）鉴别诊断

1. 圆癣（体癣）　皮损为圆形、半环形或同心圆形斑片，边界清楚，中心愈合向外扩展，周边有小丘疹、水疱，冬轻夏重。

2. 白疕（银屑病）　红斑疹上有多层干燥银白色鳞屑，刮除则见筛状出血。

3. 白屑风（脂溢性皮炎）　多见于头皮、颜面，有油腻性鳞屑；发于躯干者，皮损排列无特殊性。

4. 紫白癜风（花斑癣）　皮损形态及发疹部位有时与玫瑰糠疹相似，但真菌检查呈阳性。

此外，文献报告金制剂、灭滴灵、铋、砷、肿凡拉明以及牛痘菌导致玫瑰糠疹样发疹。在手足部的水疱性玫瑰糠疹可能与汗疱疹相同。玫瑰糠疹的 1～2mm 丘疹也能和疥疮相混淆。婴儿和儿童的一种非特异性病毒疹偶尔难以与玫瑰糠疹区别。因此，在鉴别诊断时也应予以注意。

【辨证施治】

（一）内治法

1. 风热证　起病急，皮疹遍布躯干和上肢，其母斑多数发生在腋胁区，呈圆形或椭圆形斑疹，不仅皮疹大，而且常有相互融合的倾向，状如地图，斑疹呈淡红色或鲜红色，上覆较多的糠秕状鳞屑。自觉中度偏重的瘙痒感，皮疹发生前后伴有轻度发热，咽疼不适，轻微咳嗽，口渴欲饮。舌质微红，苔薄黄或少苔。治宜辛凉清鲜。方用银翘散加减。金银花、绿豆衣各 15g，炒牛蒡子、桔梗、荆芥、防风、生甘草各 6g，生地、炒丹皮、连翘、大青叶各 10g，南沙参 12g。

2. 血热证　病程较短，皮疹主要集中在躯干，尤以胸腹区为重；中等大小的圆形或椭圆形环状斑疹，其直径很少超过 2～5cm，斑疹色泽较红，遇热或午后更为明显，中央覆盖少许薄皱纸状鳞屑。自觉轻微瘙痒，偶有短暂性刺痛感。伴有性情急躁，心烦易怒，夜难入睡，小便短黄。舌质红，苔少，脉细数。治宜凉血消风。方用凉血消风散加减。生地 18g，紫草、炒槐花各 12g，炒丹皮、赤芍、茜草、黄芩各 10g，焦山栀、荆芥炭、防风、桑白皮、红花、凌霄花各 6g。

3. 血燥证　病程迁延，日久未愈，通常在下腹、腰骶和大腿等处发现不规则圆形或椭圆形斑疹，皮疹边缘参差不整齐，色泽淡褐至褐色，表面覆盖较多的细碎状糠秕状鳞屑，皮肤干燥，偶有轻度肥厚，或少量渗出和轻度糜烂，自觉痒重。伴有咽喉轻微干燥作痛，纳谷欠佳，脘腹时有膨胀不适，口干，饮水不多，小便赤涩。舌质红，苔少或无苔，脉滑数有力。治宜滋阴润燥。方用滋阴除湿汤加减。南沙参、北沙参各 30g，玄参、石斛、生薏苡仁、白术各 12g，当归、泽泻、炒白芍、丹参各 10g，白鲜皮、生地各 15g，甘草 6g。

加减法：皮疹主要在下腹和大腿内侧，加炒杜仲、桑寄生、生薏苡仁；皮疹在腋窝、胁肋区，加柴胡、青蒿；大便秘结，加炒枳壳、熟大黄、火麻仁、桔梗；瘙痒感重者，加钩藤、地肤子、苦参；病程超过 4～6 周，酌加炒槐花、益母草、赤小豆、丹参；便溏，加山药、苍术。

（二）外治法

视病情而分别选用三黄洗剂、九华粉洗剂、三石水、5%～10% 硫黄膏等；还可外扑清凉粉，更有利皮疹的消退。

（三）针灸疗法

毫针法　①循经取穴：主穴取合谷、风池、血海；配穴取大椎、曲池、足三里。方法：皮疹鲜红时施泻法；皮疹淡红时施补法。针刺得气后留针 30 分钟，日 1 次，10 次为 1 疗程。②经验取穴：会（双）、天窗（双）、胃俞（双）。方法：施平补平泻法，针刺得气后留针 15 分钟，日 1 次，10 次为 1 疗程。

（四）其他疗法

1. 耳针法　肺、心、肝、皮质下。方法：针后留针 30 分钟，2 日 1 次，10 次为 1 疗程。

2. 刺络拔罐法　大椎。方法：常规消毒，三棱针点刺大椎，加拔火罐 3～5 分钟，外溢瘀血少许，3 日 1 次，5 次为 1 疗程。

3. 穴位充氧法　大杼、三阴交、曲池、膈俞。方法：分两组，交替选用，按规则操作，每穴充氧 3～5mL，1～2 日 1 次，10 次为 1 疗程。注意：有出血素质者禁用。

【偏方荟萃】

1. 紫草 30g，大青叶 15g，刺蒺藜 15g。水煎服。

2. 蛇床子、炉甘石各 10g，石炭酸 1mL，甘油 5mL，加水至 100mL，外涂。

3. 猪肚 1 枚，白鲜皮 30g，同煮至猪肚熟，去白鲜皮，食猪肚。

4. 山豆根 30g，研细末，麻油调敷患处。

5. 绿豆 30g，当归 15g，水煎服。

6. 艾叶、紫草各等份，煎汤熏洗患处。

7. 野菊花、黄芩、丹皮、刺蒺藜各 9g，玄参、金银花各 15g，生地 30g，甘草 3g，水煎服。

8. 三圣地肤汤：地肤子 30g，防风 6g，黄芩 10g。水煎服药汁 500 ～ 800mL，加猪胆 2 枚，再煎少时，外搽患处。

【调摄护理】

1. 春秋季节尤要注意避免汗出或浴后吹风，避免风热外邪乘虚而入。

2. 发病期间，不可过食辛辣、油腻和鱼腥海鲜之品。

3. 发病期间应减少热水浴，不要乱涂刺激性较强的外用药。

【预后判析】

本病一般经过 4 ～ 6 周皮疹可自行消退，遗有暂时性色素减退或色素沉着斑，很少复发，少数病例病程可长达半年乃至更长时间才能痊愈。

【医案精选】

贺某，男，28 岁，初诊日期 1964 年 9 月 8 日。10 天前发现胸背两胁部起红色环状皮疹，边缘有菲薄鳞屑，自觉瘙痒。辨证：血热外受风毒。治宜凉血疏风，清热解毒。药用：赤芍、白芍各 12g，当归、茜草根、生枳壳、生甘草各 10g，白茅根、白鲜皮各 30g，蝉蜕 6g，浮萍 3g，刺蒺藜、金银花各 15g。外用寒水石、炉甘石各 15g，滑石 30g、冰片 1.5g，研细末，加水至 200mL 混匀外用。前方连续服用 8 剂而治愈（《赵炳南临床经验集》）。

【名论摘要】

《洞天奥旨》："风热疮，多生于四肢、胸胁。初起如疙瘩，痒而难忍，爬之少快，多爬久搔，未有不成疮者。甚则鲜血淋漓，似疥非疥。乃肺经内热而外感风寒，寒热相激而皮毛受之，故成此症也。有人以防风通圣散治之，亦有愈者，然铎更有治其外而自愈。纪之以便不愿服药之男妇也。"

【经验与体会】

玫瑰糠疹的病因尚不清楚，一般认为与病毒感染有关。

《医学真传》曰："求其本，必知其原；知其原，治之不远矣。"求本寻原的方法，不外乎发病季节、病变部位、皮疹形态等。玫瑰糠疹则主要发生在春秋两季，春主风，秋主燥。而风又是终岁常在，故湿、热、燥、寒无不依附于风而侵袭人体，诱发疾病。因此，病之初期，除典型红色母斑外，大多数情况下，伴有低热、头痛、咽喉疼痛、全身不适等内症出现。风为阳邪，极易化热，热扰血分，致使血热扑肤，故在半身以上的区域，常能发现鲜红或黯红褐色环状斑疹。随着病程的推延，因风邪具有善变而数动的特性，故或从湿化，或从燥化。前者以阳虚体质居多，后者以阴虚体质为主，故有血热型与血燥型之分。

基于上述求本寻源的认识，立法用药既要散风而不动血，重在祛邪；又要润燥而不碍湿，意在治本。因而，立法偏于轻剂，用药多宜清解。如治疗风热型的银翘散加减，治疗血热型的凉血消风散加减，治疗血燥型的滋阴除湿汤加减等，均是偏于辛凉轻宣，或者甘寒清润之剂，正合"善治者治之皮毛"之旨，少用或不用大苦大寒之品，避免引邪内犯、变证丛生之咎。此外，在具体用药中应有偏重，如治疗风热型的辛凉之剂，酌加大青叶之类以解毒、沙参以护阴；治疗血热型的辛透之方，重用生地、紫草之类以宁血；治疗血燥型的滋阴之法，辅以泽泻、薏苡仁以淡渗之，其目的在于阳病用阳法。

水疥（丘疹性荨麻疹）

【病名释义】

水疥病名出自《诸病源候论》，该书说"水疥者，如小瘰浆，摘破有水出。"后世医籍依据皮疹形态的不同，其名称也是多种多样，常见别名有水丹、风丹、细皮风疹、脓窠疥等。如皮疹初发，状如虫咬，称之细皮风疹；当皮疹顶端出现小水疱，称之水丹；搔破水疱，毒染化脓，则更与脓窠疥接近。此外，《诸病源候论》在"土风疮候"中也说："土风疮，状如风胗而头破，乍发乍瘥，此由肌腠虚疏，风尘入于皮肤故也。"总之，上述文献从不同角度描述了本病的临床特征，颇似西医学所称的丘疹性荨麻疹。

【病因病机】

本病常因胎中遗热，蕴于肌肤，复感风热，内外相合而成；或因湿热内蕴，外受虫咬，如蚊虫、蚤螨等的毒汁，以致湿热毒汁交阻于肌肤而引起；还有因禀性不耐，进食鱼虾之类动风之物，致使脾胃运化失调，湿热郁阻肌肤而发病。

【诊鉴要点】

（一）诊断要点

①患者以儿童多见，好发于夏秋两季。②病变部位多数在腰骶、臀部、躯干和四肢。③皮疹初起为花生米大小，椭圆形，红色浸润性风团，中央有丘疱疹或水疱，皮疹的多少不等，呈散在性分布，部分搔破则会毒染化脓或结痂。④自觉瘙痒。

（二）鉴别诊断

1. 风瘩瘟（荨麻疹） 可发生于任何年龄，任何季节；皮疹为大小不等的风团，中央无水疱或丘疱疹，发无定处，倏隐倏现，消退后不留痕迹，自觉剧痒。

2. 水痘 常先出现发热恶寒等全身症状，继而在头面、躯干及四肢散发大量小水疱，水疱下无风团样损害，疱破渗出结痂，有流行性。

3. 毒虫叮咬（虫咬皮炎） 皮疹主要在肢端的暴露部位，并可发现毒虫叮咬的痕迹，经数天后自行消退。

【辨证施治】

（一）内治法

1. 风热搏结证 红色浸润性风团，大小不等，中心少有丘疱疹或水疱，散在分布在上半身，往往成批出现，此起彼伏，自觉瘙痒。舌质红，苔薄红，脉数。治宜疏风清热止痒。方用银翘散加减。金银花、连翘各10g，蝉蜕、炒牛蒡子各4.5g，荆芥、防风各6g，黄芩、丹皮各3g。

2. 湿热郁结证 红色浸润性风团，中央常有水疱，抓破渗水，或见大疱、血疱、破溃表面湿烂，多散布于下身，自觉瘙痒。舌质红，苔红腻，脉滑数。治宜清热祛湿，疏风止痒。方用枳术赤豆汤加减。炒白术、炒枳壳、蝉蜕、赤芍、防风各6g，茯苓皮、赤小豆各12g，荆芥3g，砂仁4.5g（后下），益母草10g。

加减法：痒感剧烈加白蒺藜、白鲜皮、苍耳子、地肤子；大疱或血疱加丹皮、紫草、竹叶、车前子；皮疹糜烂流水加生地榆、马齿苋、赤石脂；因肠胃寄生虫而诱发加苦楝子、使君子；毒染化脓加地丁、蒲公英、败酱草、绿豆衣；因食鱼虾或饮食不当加苏叶、焦三仙、胡黄连。

（二）外治法

皮疹以丘疹、丘疱疹为主时，选用百部醋、九华粉洗剂；疱破糜烂，可用马齿苋、生地榆等份，水煎取汁湿敷，每次15～30分钟，日2次；皮疹毒染化脓，可用地虎散、植物油调成糊状，外涂患处，日1～2次。

【偏方荟萃】

1. 路路通 30g，苍耳子、百部各 15g，水煎，去渣取液，外洗局部，日 2～4 次。

2. 瘙痒明显，可用川椒 10g、野菊花、苦参各 15g，水煎外洗，日 2～3 次。

3. 瘙痒兼有水疱、渗出，可用路路通、苍术各 60g，百部、艾叶、枯矾各 15g，水煎去渣取汁，外洗局部，日 3～4 次。

4. 患者以小儿为主，可服用市售牛黄清热散，每次 1/3～1/2，日 2～3 次。

【调摄护理】

1. 避免毒虫叮刺；若居室潮湿或室内喂养猫、鸽、犬之类宠物，可适时在阴暗角落喷洒消毒药水，或采用其他有效方法。

2. 发病后，避免搔抓过度，以防破溃感染。

3. 注意调节饮食，若发现肠内有寄生虫应及时治疗。

【预后判析】

皮疹经 1～2 周消退，留有暂时性色素沉着，也有病程迁延较久。夏秋两季易复发。

【医案精选】

陈某，女，8 岁。1 周前腰骶、大腿和前臂等处，可见散在纺锤状红色风团，疮顶呈粟米样丘疱疹，并有继续增多趋势，自觉痒甚。证属脾胃虚弱，风邪外袭。治宜扶脾化湿，疏风散邪。方用枳术赤豆饮。炒枳壳、土炒白术、蝉蜕、防风、赤芍各 6g，赤小豆 12g，茯苓皮 15g，荆芥 3g，益母草 10g，砂仁 4.5g（后下）。服上方 2 天后，皮疹收没，痒感顿减。续服 3 剂而愈。（《中国当代名医验方大全·徐宜厚案》）

【名论摘要】

《疡科会粹》："夫疥癣者，皆由脾经湿热及肺气风毒客于肌肤所致也。风毒之浮浅者为疥，风毒之深沉者为癣……三日水疥，含浆，摘破出水。"

《许履和外科医案医话集》："本症是由素禀不耐，血分有热，风邪外袭，郁于肌肤所致。余常用牛蒡、薄荷、荆芥、蝉蜕、苍耳、地肤祛风邪；生地、丹皮、赤芍、连翘清血热，取名十味风疹汤，一般 3～5 帖即能见效。"

【经验与体会】

本病多发生在少儿的腰、臀及下肢部位，治疗当以化湿凉血，散风止痒。笔者常用验方枳术赤豆饮加减治之，效果甚好。若因搔抓而毒染化脓时，当用地虎散，植物油调外涂，有效。笔者曾系统观察 56 例，痊愈 53 例，有效 3 例。其中服药 3～9 剂而愈者 44 例，10～15 剂而愈者 12 例。同时告诫家属注意环境及个人卫生，消灭蚊、蚤等害虫，同时避免摄入过敏食物，以防复发。

痱疮（痱子）

【病名释义】

痱的含义有二：一是痱义同废，指一种中风后遗症；二是由汗出不畅所致的皮肤病。痱疮病名出自《圣济总录》，其别名还有痱汗疹、痱子、痱疮、汗疹，若因搔抓而继发感染则引起痱毒。

【病因病机】

《圣济总录》说："痱疮，盖热盛汗出，阳气发泄而腠理疏，反以寒水洗浴，则热气内郁于皮腠之间，轻则为痱，重则为痤也。"其简要概述了发病机理。从发病来说，本病主要与三个方面有关。

1. 盛夏酷暑 盛夏之际，气候炎热，暑气当令，侵袭体表，腠理闭塞，玄府不通，汗液失于宣散，故生本病。

2. 体热汗闭 炎热之时，体热汗出，复遭冷水洗浴或淋雨水，毛孔闭郁，热汗浸渍而成。

3. 湿热交蒸 高温作业，厚衣加身，体热汗出，湿热交蒸，肺热脾湿所致。

总之，外因暑热，内由湿郁，两邪相合而成，然其临床表现仅有湿重于热或热重于湿的不同。

【诊鉴要点】

（一）诊断要点

①多见于盛夏酷暑，小儿及肥胖者易患。②病变主要分布在头面、颈项、胸、背、腰、腹，或见于肘及腋窝等处。③临床常见以下几种类型。晶形：高温，大量汗出，

长期卧床，过度衰弱，在颈、躯干发生针尖至针帽大浅表性小水疱，壁极薄，微亮，轻擦易破，干后有极薄的细小鳞屑。红色：皮疹呈圆而尖形针头大小的密集的丘疹或丘疱疹，轻度红晕，自觉轻微烧灼和刺痒感。脓疱：痱顶有针头大浅表性小脓疱，脓疱内容常无菌或为非致病性球菌。深部：常见于严重且反复发生红色粟粒疹患者，当皮疹广泛时，可致热带汗闭性衰弱或热衰弱，伴有疲劳、食欲不振、倦睡、眩晕、头痛等全身症状。

（二）鉴别诊断

1. 白㾦 见于湿温病患者，因发热汗出而起晶莹水疱且不发红，此为白㾦，或称汗㾦，与晶形粟粒疹有别。

2. 药疹 有服药史，常突然发生麻疹样皮疹或猩红热样，与季节无关。

【辨证施治】

（一）内治法

痱疹色红或丘疱疹，密如撒粟，自觉痒痛不一，小便黄赤，舌红，苔少，脉浮数。治宜清暑涤湿，解毒止痒。方用清暑汤加减。青蒿、鲜藿香、鲜佩兰、六一散（荷叶包煎）各15g，绿豆衣、金银花各12g，赤茯苓、沙参各10g，灯心3扎。西瓜翠衣、冬瓜皮各30g。

加减法：晶形粟粒疹加鲜白茅根、鲜芦根、白鲜皮；红色粟粒疹加凌霄花、赤芍、炒槐花；脓疱粟粒疹加白花蛇舌草、草河车、赤小豆；深部粟粒疹加生薏苡仁、黄芪、沙苑子、五味子。

（二）外治法

皮疹以红色丘疹、丘疱疹为主时，选用痱子草30g，鲜丝瓜叶15g，水煎取汁，待冷湿敷或沐浴之；还可选用三黄洗剂、炉虎水洗剂、清凉粉、痱子粉外涂或外扑患处。若痱毒呈现脓疱时，选用玉露散、鹅黄散，植物油调成糊状，外涂，日1～2次。

（三）其他疗法

耳针法 肺、肾上腺、枕、神门。方法：针刺后留针30分钟，日1次，有良好的消炎止痒作用。

【偏方荟萃】

1. 清凉痱子粉（六一散30g，枯矾、冰片各3g，白芷10g，甘松6g，研细末和匀），纱布包扑患处，日2～3次。

2. 马齿苋、虎杖、败酱草、鲜蒲公英，任选2～3味，水煎取浓汁，外洗患处，日2～3次。适用于痱毒。

3. 青蒿露、银花露、地骨皮露等，代茶饮之。

4. 干擦散（滑石 300g，氧化锌、炉甘石各 60g，硼酸 30g，硫黄 3.6g，薄荷脑 7.2g，研极细末），外扑患处，日 2 ~ 3 次。

【调摄护理】

1. 在炎热天气应处在通风荫凉的地方，避免在日晒下劳动；适量服清凉饮料，如酸梅汤等。

2. 出汗多时应及时用温水冲洗肢体（不用肥皂），婴儿浴后避免用毛巾重擦皮肤及避免搔破皮肤，适时外扑粉剂，以帮助肤热的散发。

3. 衣着宜穿宽大、柔软、透气好的棉织品或丝绸品。

【预后判析】

改善环境，避免高温工作，经治疗后可愈。

【名论摘要】

《医学入门》："痱痤疮，因汗出见湿而生，轻者状如撒粟，用青蒿煎汤洗之，或枣叶亦好。重者热汗浸渍，匝匝成疮，用玉女英绵蘸扑之，摩破成疮，如黄柏、枣叶各五钱，片脑少许。"

《外科正宗》："痤痱者，密如撒粟，尖如芒刺，痒痛如常，浑身草刺。此因热体见风，毛窍所闭，宜服消风散，洗用苦参汤。甚者皮损匝匝成疮，以鹅黄散，软绢帛蘸药扑之。"

鼠乳（传染性软疣）

【病名释义】

鼠乳病名出自《诸病源候论》。该书说："鼠乳者，身面忽生肉，如鼠乳之状，谓之鼠乳也。"本病类似西医学的传染性软疣。

【病因病机】

风邪搏于肌肤；或肝虚血虚，筋气不荣，或由传染所致。

【诊鉴要点】

（一）诊断要点

①患者以儿童及青年居多。②病变虽可发生于任何部位，但以躯干、胸前、肩胛、前臂及阴囊多见。③初起坚实，小者如米粒，大者如豌豆，呈半球形隆起，色泽灰白，或乳白或正常皮色，表面光滑，有蜡样光泽，中间凹陷如脐窝，周围微红，挑破可挤出乳酪样物质，愈合后不留瘢痕。④数目多少不一，分布呈集簇状或散在状。⑤可因搔抓或自身传染而扩散，不断增多。

（二）鉴别诊断

1. 寻常疣　表面粗糙不平，如花蕊状，虽呈乳头状而中间无脐形凹窝。

2. 扁平苔藓　亦可见脐凹状丘疹损害，但好发于屈侧面，皮损为紫红色。

3. 软痣　初起可为小扁平或球状隆起之丘疹，或呈悬垂状。

【辨证施治】

（一）内治法

疣数众多时，可参考扁平疣内治药方，亦可选用平肝、解毒、活血、散结之法，方用治瘊汤加减。干地黄、炒白芍、首乌各12g，生薏苡仁15g，板蓝根、大青叶各10g，红花、桃仁、升麻各6g。

（二）外治法

1. 疣洗方　适用于疣体小数目多者，不便于逐个挑破，可选用疣洗方擦洗，亦可用颠倒散洗剂外搽之。

2. 斑蝥膏　斑蝥12.5g，雄黄2g，捣研细末，加蜂蜜半食匙，混合调匀成膏，备用。用法：疣上先涂碘酒消毒，依疣大小，挑取相当大小斑蝥膏，用拇指丸成扁圆形，放于疣面上，再用胶布固定；局部略有红肿痛起小疱，经10～15小时，将疣剥离皮肤。

3. 涂点法　用液体石炭酸，棉棒蘸药少许，点涂疣上，3日点1次，1～3次可结痂脱落痊愈。

4. 针挑法　先在局部用75%酒精消毒，后用缝衣针，经消毒后，在软疣顶端挑破，挤出乳酪样物汁，再以棉棒蘸碘酒涂布挑破处。疣数多者可分批挑治。

5. 千金散　局部消毒后，用消毒针挑破顶端，点少许千金散，外盖胶布，3日换1次。

【偏方荟萃】

1. 紫草、生薏苡仁各15g，煎取药汁，代茶饮之。

2. 板蓝根 15g，煎取药汁，代茶饮之。

【调摄护理】

1. 健康儿童少与患者接触，避免染上疾患。
2. 患处避免搔抓，以减少扩散；勤换衣服，衣服最好煮沸消毒。

【预后判析】

正确治疗可望痊愈，亦不留痕迹。

【医案精选】

案 1：崔某，男，17 岁。1973 年夏患传染性软疣一月余，先从肩部开始，而后延及颈部、两上肢及背部，气候炎热则增多，天稍凉快则焦头。亦用生牡蛎、板蓝根各 30g，紫草、桑叶、赤芍各 9g，黄芩 6g，生薏苡仁 30g。服 5 剂即消失。两个月后复发，仍用原方服 5 剂而愈。(《许履和外科医案医话集》)

案 2：某传染性软疣患者，其证属胃中积热，腑气不通，热邪熏蒸，蕴于皮肤。用调胃承气汤加板蓝根 15g，地肤子 12g。3 剂后丘疹明显减退，诸症减轻，唯尚有皮肤瘙痒。此余邪未尽，应防邪热复聚，以原方减量服之。3 剂后诸症悉除，丘疹尽退而告痊愈。观察半年未复发。(《中医名方应用进展·池辰兴案》)

狐臭（臭汗症）

【病名释义】

狐臭病名出自晋·葛洪《肘后备急方》，其别名众多，诸如胡臭、体气、漏液、腋气、胡气、腋臭、狐骚、狐气、狐腋、狐臊、狐殠等。《外科正宗》说："体气一名狐气……凡此腋下多有棕纹数孔，出此气味。"指明了病变的主要部位。《古今医统》还认识到本病尚可累及阴股、阴囊等多汗皱襞处。《外科大成》提出"诸药鲜能除根，故治法不立"，说明本病难以根治。由此可见，中医文献较为客观地反映了本病的特殊性，不过，保持局部清洁，加强外治或许能减轻臭汗气的散发。本病相当于西医学的臭汗症。

【病因病机】

本病既与先天禀赋有关，又因湿热内蕴，气血违和而发。

1. 先天禀赋　多禀赋于先天，受诸父母，秽浊之气从腋下而出。清·《杂病源流犀烛》说："腋臭、漏腋，皆先天湿郁病也。"此皆承袭父母腋下秽浊之气，熏蒸于外，则犹如野狐之气味。

2. 湿热内蕴　过食辛馨炙煿、油腻酒酪、肥甘厚味等，致使湿热蕴郁于内；或由天暑衣厚，久不洗浴，使津液不能循行畅达，以致湿热污垢，酿成秽浊之气，熏蒸于体肤之外，臭秽难闻。《诸病源候论》说："腋下常湿仍臭生疮，谓之漏腋，此亦是气血不和，为风邪所搏，津液蕴瘀，故令湿臭。"

综观历代有关文献，比较一致地认为：湿热内蕴，气血不和，使精液杂秽；或由受秉未形之初，父母遗传，腋下多有棕纹缕孔，浊气随汗从毛孔而出，故令人散发臭气。

【诊鉴要点】

（一）诊断要点

①患者多为青年男女，以女性更为常见。②病变部位主要集中在腋窝、脐窝、阴部和足趾等处。③夏天臭气加重，冬天减轻，乃至闻不到。④青年发育期臭气最浓，随着年龄的增长，臭气减轻，乃至消失。

（二）鉴别诊断

色汗症　在腋窝仅能见汗液颜色染衫衣的变化，常见黄色汗、蓝色汗等，无臭气散发。

【辨证施治】

（一）内治法

1. 秽浊内蕴证　常有家族史，多在青春期开始发病，腋下、乳晕、脐周、鼠蹊部、阴部均可散发出如野狐臊臭气，盛夏或汗出时更甚。尤其腋下有棕纹缕孔时，则汗出色黄如柏汁而沾衣。耳道多有柔软耵聍，舌脉可如常人。治宜芳香辟秽。方用五香丸加减。藿香 12g，丁香、木香、香附、零陵香各 4.6g，白芷、当归、槟榔各 10g，茯苓、草薢各 15g，柴胡、黄芩各 6g。

2. 湿热熏蒸证　常无家族史，好发于夏天，腋下多汗，染著衬衣呈黄色，有轻微狐臭气味，经洗浴后可暂时减轻或消除。舌质红，苔黄微腻，脉滑数。治宜清热利湿，芳香化浊。方用甘露消毒丹加减。茵陈 30g，藿香、连翘、滑石（荷叶包）各 12g，石菖蒲、川贝母各 6g，佩兰、甘松各 10g。

（二）外治法

选用干葛水洗剂、白芷水洗剂，水煎，待温洗涤局部，然后分别选用狐臭粉、五香散、密陀僧散、腋香散、无价散外扑之，日 3 次。此外，还可用热蒸饼（或馒头）劈开两半，掺上密陀僧粉末 3g，急夹腋窝内，平卧持续 30 分钟后弃之。

【偏方荟萃】

1. 寒水石、密陀僧各等份，研细末和匀，外扑患处，日 3 次。洗后再扑之更佳。

2. 枯矾 30g，蛤蜊壳、樟脑各 15g，研细末和匀，外扑患处，日 3 次。

3. 公丁香 30g，冰片 6g，研细末和匀，外扑患处。

4. 龙眼核 12 枚，胡椒 50 枚，共研细末，外扑患处。

5. 铜绿 6g，轻粉 1g，研细末和匀，醋调成糊状，外涂患处，2 日 1 次。

6. 大蜘蛛 3 枚，焙干研细，兑入轻粉 3g，冰片 1g，共研极细末，纱布包扑，日 1 次。

7. 胡粉、牛脂各等份，调成软膏，外涂患处，日 1 次，连用 1 周。

8. 白芷 10g，丁香 20g，密陀僧 15g，分别研细末和匀，纱布包扑患处，日 1 次。

9. 甘松 10g，白芷 12g，佩兰 6g，煎服，日 1 剂；药渣另加水煎煮，洗浴腋下。

10. 公猪肚 1 具，大蒜 49 枚（去皮），将大蒜入猪肚内，水煮烂，蘸盐、醋食之，每周 1 次。

【调摄护理】

1. 少吃或不吃辛辣刺激性的食品，戒除烟酒。
2. 局部勤用温水洗涤，勤换内衣。

【预后判析】

本病在大多数情况下，随着年龄的增长而臭气逐渐减轻，甚至可不治而愈。

【名论摘要】

《三因极一病证方论》："夫胡臭者，多因劳逸汗渍，以手摸而嗅之，致清气道中，受此宿秽，故传而为病。"

《外科大成》："俗名狐臭，受秉于未形之初，腋内有窍，浊气由此而出，诸药鲜能除根，故治法不立。"

《中医名方应用进展·阮士军》："用防己黄芪汤加生姜 9g，大枣 20g；水湿甚者加茅术，车前子、车前草；脾虚明显者加茯苓皮、泽泻；伴有肥胖病加茵陈、焦山楂各20g。治疗12例均愈，最短2个月，最长6.5个月。"

黄汗（色汗症）

【病名释义】

黄汗病名出自《金匮要略·水气病脉证并治》。据今人杨作谋考证《武威汉墓医简》，列为七伤之一的"囊下湿而养黄汁出"，即为阴囊部黄汗症的最早记载。后世《诸病源候论》将本病列入黄病之中;《外台秘要》设有治疗黄汗专方；明清两代医籍均将本病划入汗症门论述。本病类似西医学所称色汗症。

【病因病机】

脾胃湿热，汗出腠疏，复入水中沐浴，或涉水淋雨，水气从汗孔渗入腠理，水寒之气遏汗液于肌中，卫气不得宣达，体内蕴热为水寒所遏，湿热交蒸互郁，并从腠理蒸动脾所主的膏油与汗液合体，脾之本色从汗液外泄，故沾衣呈黄色，正如《诸病源候论》所说："此由脾胃有热，汗出入水中浴。若水入汗孔中，得成黄汗也。"

此外，表虚营卫失和，水湿侵袭，湿热交蒸，均可造成黄汗；肝经湿热下注，可致阴囊潮湿而黄汗外渗。

【诊鉴要点】

（一）诊断要点

①黄汗可发生于任何年龄。②病变部位主要集中在腋窝、阴囊等处。③汗出色黄，沾在衣服上如黄柏汁所染。④部分伴有程度不一的全身症状，诸如身眴、身疼重、烦躁和小便不利等。

（二）鉴别诊断

1.风水 黄汗兼见湿盛身肿者，状似风水，但风水恶风脉浮、出汗不黄，黄汗则不恶风、脉沉、汗出如柏汁。

2.历节风 黄汗兼见阳郁身痛者，常有关节肿痛，与历节相似；历节有时亦于关节病中有黄汗出。两者的鉴别要点是历节两胫发热，黄汗则两胫自冷；历节不一定有黄汗，黄汗则汗出必黄。

【辨证施治】

（一）内治法

1. 湿热交蒸证 黄汗，兼有身肿，发热，汗出而渴，脉沉迟。治宜温化水湿，固表扶阳法。方用黄芪芍药桂枝苦酒汤加减。黄芪 15g，炒白芍、桂枝各 10g，茵陈、焦山栀、车前子各 12g，加水煎时兑入苦酒 1/7，温服之。

2. 阳郁不宣证 黄汗，兼身痛，发热，肌肉𬇕动，烦躁，胫冷，小便不利。治宜益气行阳，调和营血法。方用桂枝加黄芪汤加减。桂枝、炒白芍各 10g，黄芪、防风、甘草各 12g，大枣 7 枚，桔梗、桑白皮各 6g，煅牡蛎 15g。

3. 湿热下注证 阴囊汗出，色黄染衣。伴有瘙痒和臊臭气味，衣厚或衣紧则局部灼热难忍，黄汗不止。舌质红，苔薄黄微腻，脉弦数。治宜清肝火、祛湿热。方用龙胆泻肝汤加减。炒胆草、焦山栀、柴胡、当归各 6g，泽泻、赤茯苓、赤小豆、忍冬藤各 12g，青皮、小茴香各 4.5g，炒杜仲、蛇床子各 10g。

（二）外治法

选用牡矾丹，外扑，尤对腋窝、阴囊等处黄汗更有效。

【偏方荟萃】

1. 蔓菁子捣为末，早晨以井花水和一大匙服之，第二日渐加至 2 匙。

2. 六一散 30g，枯矾 6g，冰片 1g，分别研细和匀，纱布包扑患处，日 1～2 次。

3. 苍术白虎汤加减：生石膏（先煎）、茵陈各 30g，知母、苍术、白术、防风、黄芪、黄柏、六一散（包）各 10g。适用于湿热内蕴，迫汗外溢之黄汗症。

【调摄护理】

1. 热体汗出时，应以温水洗浴，切忌冷水淋洒或雨湿淋露。

2. 治疗期间不宜过食辛辣炙煿、葱蒜酒酪，避免病情加重。

【预后判析】

本病治疗及时、正确，可获临床症状缓解，乃至控制。

【医案精选】

某患者，女性，24 岁。两腋下潮湿黏手，黄染衣服，臊气甚浓，经来加重。治宜固表阳，祛风湿。用防己黄芪汤加生茅术 15g，茯苓、泽泻各 20g，车前子（包）、车前草各 12g。服 3 剂后，腋窝汗出已少，气味稍淡。上方加滑石（包）20g，服 6 剂，气味十去六七。再用 8 剂时，正值经潮，气味复浓。四诊增汉防己、生黄芪各 60g，加川芎、丝瓜络各 10g，并嘱保持腋下清洁，6 剂后症状若失。继服 15 剂，腋下汗止，臊气已除。后以归芍异功汤调治月余而收功。（《中医名方应用进展·阮士军案》）

【名论摘要】

《金匮要略》："黄汗之为病，身体肿，发热汗出而渴，状如风水，汗沾衣，色黄如柏汁，脉自沉。"又说："若身重，汗出已辄轻者，久久必身瞤，瞤即胸中痛……身疼重，烦躁，小便不利，此为黄汗。"

血汗（色汗症）

【病名释义】

血汗又名汗血，病名出自《诸病源候论》，其别名还有肌衄、红汗、脉溢等。

《三因极一病证方论》对血汗曾作如下定义："病者汗出正赤，污衣，名曰血汗。"《医碥》又说："血自毛孔中出，曰血汗，又名脉溢，心主血脉，虚极有火则见。"此外，《血证论》对本病的病因、辨证、施治均作了进一步论述，迄今仍有指导意义。本病类似西医学的色汗症。

【病因病机】

"血汗同源。"正常情况下汗出肤腠，血行脉中，两者互不相混。然而，血不循经，血从肤腠而出，见于汗中。归纳其病因如下：

1. 火热亢盛 《外科证治全书》说："……心主血又主汗，虚极有火则见血汗。"《血证论》说："胃火亢盛亦能汗血，以胃主肌肉，热蒸肌肉，故令汗血。"由此可见，心、胃火盛均能迫血妄行，随汗而出。

2. 伤肝动血 《诸病源候论》说："肝藏血，心主血脉。产则劳损肝心，伤动血气。血为阴，阴虚而阳气乘之，即令汗血。此为阴气大虚，血气动伤，故因汗血出。"《血证论》也说："盖血气阴阳原互根互宅。阴分之血盛，则阳分之水阴自然充达，阳分之水阴足以布护灌溉，则阴分之血愈为和泽，而无阳乘阴之病矣。若阳分之水阴不足，则益伤血之阴……阳乘阴而外泄，则发为皮肤血汗矣。"所述均系阴血两伤之证。

3. 血随气乱 喜怒失节，五志化火，火伤元气，使之气乱，随之血乱而溢于脉外。《三因极一病证方论》说："汗血皆由大喜伤心，喜则气散，血随气行。"

4. 脾虚失统 脾虚不能统摄气血，血则无气收摄，离经而外现于肤腠，出现血随汗溢。

5. 肺虚易泄 肺虚则玄府空虚，皮毛易泄，故而血随汗而泄出。《诸病源候论》说的"表虚则汗血"就是这个道理。

总之，尽管本病病因涉及心、肝、胃、脾、肺等多种脏腑，然其要旨不外乎实与虚，实证偏于火炽，虚证多宗虚极，临床上则应从心火、胃火、肝火、肺虚等不同表现来辨证。

【诊鉴要点】

（一）诊断要点

①汗出色赤如血，染赤衣衫。②腋窝、手掌等某一局部汗血。

（二）鉴别诊断

本病应与鼠疫、血友病、月经异常或严重神经疾患相鉴别。

【辨证施治】

（一）内治法

1. 火热亢盛证 血汗兼见身热，烦渴，大便干结，尿黄。伴心火偏亢者见心烦不眠，口舌糜烂，舌尖红赤等；肝火偏亢者见目赤，口苦，急躁易怒，脉弦数；胃火偏亢者见口臭，消谷善饥，牙龈肿痛等。治宜清热降火，和气宁血。方用凉血地黄汤加减。黄芩、荆芥穗、蔓荆子各0.3g，黄柏、知母、川芎各0.6g，黄连、柴胡、升麻、防风各0.9g，生地、当归各1.5g，甘草3g，红花0.5g，炒丹皮6g。

加减法：心火加百合、蒲黄；肝火加当归龙荟丸；胃火加仙鹤草、紫草、糯稻根。

2. 伤阴动血证 血汗兼见口干咽燥，手足心热，头晕，目眩，心悸，肢麻，唇指色淡等。舌光剥，脉细数无力。治宜滋阴清热，养血宁血。方用增液汤合四物汤加减。石斛、沙参、麦冬、生地各12g，花粉、丹皮、当归、白芍各10g，紫草15g，玄参、三七末各6g，鲜藕节7枚为引。

3. 血随气乱证 血汗兼见喜怒无常，或情志抑郁，冲气上逆，胸闷胁胀。舌淡脉弦。治宜调气安中，和络宁血。方用逍遥散合甘麦大枣汤加减。醋柴胡、当归、丹皮、甘草各6g，生地、熟地、茯苓、白术、麦冬、苏梗各10g，炒谷芽、炒麦芽、玫瑰花、丝瓜络各12g，大枣5枚。

4. 脾虚失统证 血汗兼见纳呆，乏力，腹胀。舌淡有齿痕，或有腻苔，脉缓。治宜健脾利湿，益气摄血。方用归脾汤加减。当归、远志、广木香、柴胡各6g，生地、熟地、炒白芍、炙黄芪、党参各12g，白术、茯苓各10g，赤小豆、生薏苡仁各30g。

5. 肺虚腠疏证　血汗兼见气短，乏力，畏风，自汗。舌质淡红苔少，脉缓无力。治宜调补肺金，充实皮毛。方用人参清肺汤加减。人参（沙参重用）、地骨皮、炒知母、桑白皮各10g，阿胶6g（烊化），杏仁、甘草各4.5g，乌梅3枚，蒲黄9g。

加减法：血虚火甚加服当归六黄汤；气虚血少加服当归补血汤加桑白皮、地骨皮、丹皮、蝉蜕、棕榈炭、黄芩、秦皮等。

（二）外治法

1. 生猪肉1片，贴在患处，日2～3次。

2. 京墨研细末，醋调之，外涂患处，日2～3次。

【偏方荟萃】

1. 脉溢汤　人参、黄芪、当归身、茯神、麦冬、石莲肉、生地、五味子、朱砂。上方既可煎服，又可为丸内服。

2. 藻洗药　干荷叶、藁本、甘松、零陵香各15g，威灵仙20g，白芷、藿香各10g。煎汤洗浴，日2次。

3. 养心汤化裁　柏子仁、炒枣仁、五味子、麦冬、党参、茯神各10g，浮小麦、生龙骨（先煎）、生牡蛎（先煎）各30g，灵磁石12g（后下）。适用于心气不足所致血汗。

【调摄护理】

1. 患病期间，应重视个人卫生，勤于洗浴，贴身内衣不仅要勤换，而且以棉织品为好。

2. 力求戒除烦恼焦虑，保持心情舒畅；忌食辛辣酒酪、肥甘炙煿食物。

【预后判析】

本病少见，仅有血汗而无疫邪内侵之类，预后尚好。

【医案精选】

案1：男，51岁。近一周午饭后胸脘，鼻旁、四肢出汗渗血。面灰滞，四肢懈惰，腰酸背痛，纳呆无力。舌淡，苔薄白。辨证为脾气虚弱，气不摄血，故血随汗出。遵清《血证论》"治水即以治血，治血即以治水"之理，以参、芪、归、芍、草、枣益气养血以治血；佐以茯苓、薏仁、赤小豆健脾利湿以治水；并用丹皮、赤芍、仙鹤草敛阴止血。血水同治，标本兼顾。5剂后汗血止，随访两年未复发。[《河南中医杂志·董汉良案》，1981（4）：28]

案2：女，32岁。半年来两手掌渗出鲜红色血汗，手帕擦去，五六分钟又复渗出。

大便干。舌尖红，苔薄白，脉弦细。辨证为胃阴不足，胃火炽盛，熏蒸肌肉，故"阳乘阴而外泄，则发为皮肤血汗矣"。用地黄、赤芍、丹皮清胃火；仙鹤草、紫草凉血止血；牡蛎、糯稻根敛汗固涩；黄芩、白术清火平肝；甘草、红枣和中。5剂后汗血已止大半，又5剂痊愈［《浙江中医学院学报》，1982（6）：57］。

【名论摘要】

《奇症汇》："头皮血出如汗，此肝肾之火逆上，因血热甚，所以从发窍直出。盖汗乃血之液，从气化血。《内经》有肌衄一条，因气散不能从化，故肌肤汗血。"又说："疫邪内攻，迫血于脉络节次而出，名曰脉溢。盖邪壅于中，卫气散解，因不营行而不能护卫其血，故血外流。"

《杂病源流犀烛》："血汗者，汗出污衣，甚如苏木水渐染，即《内经》之衄症，则由胆经受热，血遂妄行。又与手少阴气并，故成此症。亦有由大喜伤心者，则以喜必气散，血随气行，故成此症。亦或有产妇血汗者，则以气血亏耗也。"

附：因温热病而出现血汗危笃症状的辨证施治

温热毒邪，迫血妄行证：病起急骤，汗出如血，其色鲜红。伴有高热夜甚，神昏谵语，心烦不眠，肌肤发斑，或潮红水肿，或燎浆水疱、血疱，或伴吐衄、便血、崩漏。舌绛少苔，脉细数。治宜清热解毒，凉血止血。方用消斑青黛饮加减。青黛3g(包煎)，黄连、知母、丹皮、赤芍、莲子心各10g，广角6g，生石膏30g，生地40g。另送服安宫牛黄丸1粒，日1次。

心气虚极，脉失收束证：汗出如血，其色淡红。伴少气懒言，低热不退，肌肤枯燥，小便短赤，大便干结。舌质淡红，苔少，脉细。治宜养心益气，清解余毒。方用脉溢汤加减。生地30g，麦冬、五味子、连翘、太子参、人参（另煎兑入）各10g，玉竹、莲子心各6g，玄参12g。

（说明：凡由鼠疫、血友病、败血症、黄热病、紫癜等疾病引起的血汗症，可参考）。

腋痈（化脓性汗腺炎）

【病名释义】

腋痈病名出自《外科正宗》，其别名还有夹肢痈、夹痈、掖痈、夹痈等。《疡医大全》始将腋疽（一名米疽、疚疽、内疚疽）纳入腋痈门加以叙述，这种归纳法不仅避免了古人习惯以痈疽分辨本属同一种病的偏见，而且较为符合临床实践。

《医宗金鉴·外科心法要诀》说："腋疽一名米疽，又名内疚疽，发于肢窝正中，初起之时，其形如核，由脾肝二经忧思恚怒，气凝血滞而成。腋痈又名夹肢痈，发于腋际，属肝脾血热兼忿怒而成。"其文指明了病位在腋窝，脏腑在肝脾，病因恚怒郁结，主症为结块。由此而论，本病类似西医学所称的化脓性汗腺炎。

【病因病机】

1. 肝脾两经，气滞血凝，阻隔腋窝而成硬核。

2. 忧思恚怒，气结血滞所致。

3. 上肢皮肤破溃染毒，或有疮疡等，毒邪循经流窜而诱发。

【诊鉴要点】

（一）诊断要点

①病变主要发生在腋窝、外生殖器及肛周等处。②患者以青年和中年妇女居多。③临床上分腋窝汗腺炎：初起为一个或多个小硬结，继而成批发生新疹，排列成索条状，或群集融合成斑块，自觉压痛，偶有化脓。外生殖器、肛周汗腺炎：多与腋窝同时并发或随后发生，但亦可首发，多见于男性，且常伴有聚合性痤疮。初起在腹股沟、阴囊、股部或臀部，肛周发生豌豆大小的硬性结节，很快破溃，形成瘘道。其病程比腋窝更顽固，可持续多年。曾有报道该病晚期可并发鳞癌。

（二）鉴别诊断

根据其发生硬性结节、潜行性溃疡、交通性瘘管，以及发生于腋窝、腹股沟等部位，典型病例不难诊断。但需与皮肤瘰疬性结核、腹股沟肉芽肿、性病淋巴肉芽肿以及梅毒性淋巴结肿大等进行鉴别，通常可做细菌学及血清学检查，必要时可做活检。

【辨证施治】

（一）内治法

1. 肝脾郁滞证　腋窝或外阴区域，相继发生大小不等的硬性结节，排列呈索状或呈斑块，肤色濡白或微红，压之略痛。舌质暗红，苔薄白，脉弦涩。治宜疏肝理脾，化痰散结。方用香贝养荣汤加减。制香附、浙贝母、赤白芍、白僵蚕、花粉、青皮、陈皮各10g，党参、茯苓、桔梗、川芎各6g，熟地、白术、当归各12g，夏枯草、橘核仁各15g。

2. 毒染酿脓证　硬结扩大，肤色焮红，压之有波动感。伴有高热或低热，疼痛颇重，夜间更剧。舌质红、苔少，脉弦数。治宜托里排脓，理气散结。方用托里排脓汤加减。当归15g，黄芪30g，茯苓、浙贝母各12g，白术、连翘、金银花、陈皮、白芷、川芎、地丁各10g。

3.脓毒未尽证　已溃破出脓，窦道经久不敛，疮周硬结尚存。伴有气短乏力，纳谷不香。舌淡红，苔薄白，脉细弱。治宜扶正固本，排脓生肌。方用八珍汤加减。当归、炒白芍、干地黄各10g，黄芪、党参、茯苓、土炒白术各12g，制香附、浙贝母、橘核仁各15g，蜈蚣1条。

加减法：溃破，久不收敛，加白蔹；溃后遗留硬结不化，加服小金丹或散结灵。

（二）外治法

未溃阶段，选用冲和膏，青葱一把，共捣如泥外敷，日1次；还可选用紫金锭，醋磨如稠汁外涂患处，日2～3次。破溃后则按溃疡处理。溃后硬结未化，酌用新订八将丹掺在阳和解凝膏中，外贴，3～5日换1次；或用蟾酥丸，醋磨稠汁，外涂患处，日2～3次，直至结消。

【偏方荟萃】

1.柴胡清肝饮加减：柴胡、黄芩、牛蒡子、连翘、赤芍、丹皮、龙胆草、金银花、苍术，水煎服。

2.胡芦巴焙研，每次用木瓜酒调10g，日1～2次。

3.金钱鼠黏汤：鼠黏子、黄连、当归、生甘草、天花粉、柴胡、连翘、红花、玄参、白芍、金银花。水煎服。适用于初期未溃阶段。

4.消坚汤：当归、白芍、金银花、蒲公英、柴胡、花粉、炙甘草、全蝎、桔梗、鼠黏子。水煎服。

【调摄护理】

1.患处应保持洁净，腋下宜常洗浴；贴身衬衣，以棉织品为好，切勿自行挤压，避免毒散。

2.治疗期间忌食辛辣炙煿食品；此外，心情要豁达开朗。

【预后判析】

早期处理可获消散，否则酿脓溃后，则延长愈合时间，即使愈合也遗留硬结未化，应继服化痰散结之剂，促使完全消散，避免死灰复燃。

【医案精选】

余某，女，31岁，2006年5月7日初诊。

2周前右侧腋窝发现肿块，继而感觉隐约疼痛，检查：右侧腋窝可见一个鸽蛋大小的结块，表面光滑，肤色微红，触之中等硬度，轻度压痛，其他部位未见类似肿块。脉象弦数，舌质黯红，苔少。证属肝经血滞，脾经气凝，共结为肿块。治宜疏肝理脾，化痰散结。方用香贝养荣汤加减。制香附、赤芍、白芍、柴胡、青皮、陈皮、浙贝母、僵蚕各10g，干地黄、党参、桔梗、川芎各6g，熟地、夏枯草、橘核各12g，蜈蚣1条。

二诊：5天后复诊，腋窝肿块略有缩小，肤红也有减退。守原方再进10剂。2周后检查，腋窝肿块消退8/10，肤红和压痛见好。改服小金丸，每日2次，每次0.6g。

三诊：2周后肿块消失而愈。（《徐宜厚皮科传心录》）

【名论摘要】

《证治准绳·疡科》："腋痈即夹肢痈，生肩膊下隙内，属手少阴心经，手厥阴心包络经风热所致。宜服内托黄芪柴胡汤。"

《外科正宗》："腋痈又名夹痈，此起腋下，皮色不变，漫肿无头，日久方痛，乃生寒热。此乃肝经血滞，脾经气凝，共结为肿，此患难消，终必作脓。未破者，柴胡清肝汤；已破，十全大补汤去肉桂，加香附、陈皮；急者开之。首尾温补，切忌寒凉。"

【经验与体会】

化脓性汗腺炎是一种大汗腺的慢性化脓性炎症，主要发生在腋窝和会阴处。中医常依据病情的进展，分初期、中期和后期治疗。初期仅见肿块和轻微肤红，治宜疏肝散结，方选香贝养荣汤；中期酿脓将溃，疼痛较重，治宜托里排脓，方用托里排脓汤；后期瘘管难敛，治宜排脓生肌，方用四妙汤加味。笔者对本病的治疗中，从初期到后期均喜用蜈蚣，又名天龙。其始载于《本草纲目》，具有祛风、散结、解毒的功效。对于疮疡、恶疮效验，不过剂量宜小，恐防中毒之虑。

火丹瘾疹（环状红斑）

【病名释名】

火丹瘾疹病名始见于《本草纲目》。现代医家赵炳南认为，环状红斑属血风疮的范围。许履和则说：环状红斑与《瘰疬丹斑同异辨》中所称风斑相似。不过，本书从环状红斑的皮损特征出发，认为本病既有火丹的色泽艳红，又有瘾疹变化较快的属性，故而取明·李时珍火丹瘾疹病名，将其归入环状红斑。

【病因病机】

暑热或风热，暑湿外邪，皆可侵袭肤腠，阻滞经络，进而波及血分，蕴积肤表而成。

【诊鉴要点】

（一）诊断要点

①患者多见于中年，男女均可发生。②皮疹好发于躯干、四肢、臀部和大腿内侧，很少发生在面部。③初起皮疹仅为一个或数个红色丘疹，逐渐扩大，中央消退，边缘隆起成环状，其环状直径可达几厘米或更大，数环融合也可形成花环形、弧形、多环形或回纹形，有时中心部分消退又可出现新的皮疹。④部分皮疹可在多年内呈周期性活动。⑤病变加重时，伴有低热、轻度痒感等。

（二）鉴别诊断

1. 多形红斑　多见于冬春季，常对称发生于手足背部，典型皮疹为彩虹状的红斑，多数为外红内紫，边缘高起，中心常有水疱；伴有烧灼及痒感，严重时还会发现口腔黏膜损害和全身症状。

2. 环状肉芽肿　多侵犯儿童，好发于手背部，为扁平的皮内结节逐渐扩展而成略微隆起的环形或弧形皮疹，可持续存在数月。

3. 荨麻疹　可见环状损害，但发病急，皮疹发生快，消退也快，瘙痒剧烈，常有典型风团。

4. 单纯回状红斑　又称血管神经性环状红斑，皮疹为淡红至鲜红色不规则的环状或回旋状的线纹，一般不隆起，很可能与环状红斑为同一病或同一病的不同表现。

5. 体癣　红斑亦呈环形，常单发，边缘有鳞屑、水疱，中央消退或为正常皮肤，自边缘取水疱壁或刮取鳞屑镜检，可查到霉菌；常见于夏季。

6. 结核样型麻风　红斑发展缓慢，暗红色，边缘有鳞屑和小丘疹，有感觉障碍和浅神经增粗，病理为结核样肉芽肿变化。

【辨证施治】

（一）内治法

1. 风热证　皮疹色红，进展较快，常是数环相互融合，状如花环，自觉轻微瘙痒。舌质红，苔薄白，脉浮数。治宜疏风、清热、凉血。方用四物消风散加减。炒牛蒡子、连翘、赤芍、紫草、丹皮各 10g，薄荷、荆芥、防风各 4.5g，蝉蜕 3g，细生地 12g，玉泉散（包）15g。

2. 暑湿证 皮疹色淡，边缘略高起，且有发硬，并有脱屑现象，在阴雨闷热时，皮疹明显加重。舌质淡红，苔薄黄微腻，脉濡数。治宜理湿清热，涤暑通络。方用凉血五根汤加减。紫草根、板蓝根、茜草根各 10g，鸡血藤、海风藤、忍冬藤、马鞭草各 12g，红花、凌霄花、生地、丹皮、丝瓜络、炒槐花各 6g，生薏苡仁、赤小豆、鲜藿香各 30g。

加减法：发热加水牛角粉，肢痛加秦艽、桑枝、鸡血藤、木瓜；皮疹鲜红，口干加生石膏、竹叶；皮疹暗红，迁延日久加桃仁、凌霄花、苏木。

（二）外治法

酌情选用解毒雄黄散，柏油调敷；或金花散，蜂蜜和水，调匀外涂；或用清凉粉外扑。

（三）针灸疗法

大椎、中脘、曲池、足三里、阿是穴（皮疹四周）。方法：施泻法，针刺得气后留针 30 分钟，日 1 次，7 次为 1 疗程。

（四）其他疗法

1. 耳针法 肺、心、皮质下。方法：针后留针 15 分钟，2 日 1 次，5 次为 1 疗程。

2. 刺血法 委中。方法：常规消毒后，取小号三棱针点刺，放血少许，5 日 1 次，3 次为 1 疗程。

3. 穴位激光疗法 委中、承山。方法：采用氦 – 氖激光治疗机，每穴照射 5 分钟，2 日 1 次，10 次为 1 疗程。

【偏方荟萃】

1. 鲜生地 18g，生石膏 30g，淡竹叶 9g，水煎服。

2. 知母、茵陈、徐长卿各 15g，水煎服。

3. 炒牛蒡子、苍耳草、白鲜皮、豨莶草、金银花、黄柏、生地、板蓝根、地骨皮、西河柳、生甘草。水煎服。

4. 大黄䗪虫丸，适用于病程较长、虚实夹杂之证。

【调摄护理】

1. 注意饮食卫生，不吃发霉食品；避免毒虫叮咬。

2. 增强体质，防止外感风热或暑湿之邪，避免因关节肿胀疼痛而诱发或加重病情。

【预后判析】

注重原发病灶的治疗，一旦得到控制，本病也会随之减轻，乃至消失。

【医案精选】

关某，男，36 岁，住院日期：1968 年 3 月 11 日。原患周身关节游走性肿胀、疼痛，继而发现游走性片状、环状红斑，时轻时重，至今 7 年。入院后，在肩、肘、膝、踝关节处可见散见多个片状、环状红斑，其直径 2 ～ 3cm。舌苔薄白，脉弦缓。辨证：蕴湿化热，湿热凝聚，阻隔经络，复感风邪，发为血风疮。治宜活血通络，佐以利湿。南红花、苏木、凌霄花、玫瑰花、宣木瓜、丝瓜络各 10g，紫草根、茜草根、赤芍、白芍、桃仁各 12g。10 剂后，红斑明显消退，其关节肿胀、疼痛虽轻但仍未控制，改用理气通络止痛之剂。青木香、蔻米、砂仁、透骨草、橘络、延胡索各 6g，枳椇子、陈皮、丝瓜络、川贝母各 10g，伸筋草 12g，姜黄 4.5g。又服 10 剂，疼痛减轻，红肿范围缩小，偶有少数红斑再现，加服大黄蟅虫丸、舒筋丸，早晚各 1 丸，凌霄花 12g，水煎代茶。10 天后，红斑肿胀全部消失，偶见少量红斑，拟以凉血活血通络，祛风邪解余毒为法。鸡血藤、海风藤、酒全当、酒白芍、秦艽、丝瓜络、赤芍、凌霄花、紫草根、茜草根各 10g，川草薢 12g，玫瑰花 6g。每剂加黄酒 15mL。再经 9 天治疗，诸症向愈。随访一年未见复发。(《赵炳南临床经验集》)

【名论摘要】

《本草纲目》："火丹瘾疹，以酪和盐煮热，摩之即消。"

《许履和外科医案医话集》：远心性环状红斑与《痧疹丹斑同异辨》中所称之"风斑"相似。色红者偏于火，邪在血分；兼有瘙痒，又夹风邪。药用牛蒡子 9g，薄荷 4.5g，荆芥、防风各 4.5g，蝉蜕 3g 以疏其风，玉泉散（包）15g，连翘 9g，金银花 12g 以清其热，细生地 12g，丹皮 9g，赤芍 9g，紫草 9g 以凉其血。

圆癣（体癣）

【病名释义】

圆癣病名出自《诸病源候论》。中医古籍对本病的别名颇多，但大多数均以不同形态而取名，诸如环癣、金钱癣、钱癣、笔管癣、荷叶癣、雀眼癣、圈癣、荷钱癣疮、铜钱癣等。综观历代文献，隋唐时期不仅对圆癣皮疹有典型描述，而且还隐指由虫而发。此外，《外台秘要》说："病源癣病之状，皮肉隐疹如钱文，渐渐增长，或圆或斜，痒痛，有匡郭，里生虫，搔之有汁。"若钱癣久搔，可见脂水外渗。以上记载颇合临床实践的观察。本病相当于西医学的体癣。

【病因病机】

1.外邪侵袭 本病多因风、湿、热、虫侵袭皮肤而致，诚如《诸病源候论》所说："癣病之状……有匡郭，里生虫，搔之有汁。此由风湿邪气，客于腠理，复值寒湿，与血气相搏，则气血否涩，发此疾也。"这里指出本病多发生于夏季，其湿热之邪感受于肌肤，肤热多汗或潮湿，更易诱发或促使癣疾加重。

2.接触传染 接触虫邪或穿过病者的内衣等，皆可感毒而生；或接触患癣的猫、狗而传染。

【诊鉴要点】

（一）诊断要点

①好发于躯干、面、颈等处。②皮疹开始为群集的红丘疹或丘疱疹，渐次增多向外扩展而呈圆形、半圆形或同心圆形红斑，边界清楚，中心渐愈，周边隆起且有红丘疹，丘疱疹集聚，有时见细薄鳞屑。可为单发，有时也可复发。③自觉瘙痒或奇痒。④病情往往有夏季加重，冬季减轻乃至消失，但在第二年夏季又可能死灰复燃。

（二）鉴别诊断

1.风热疮（玫瑰糠疹） 多为椭圆形红斑，边界清楚，周边隆起而无丘疹，长轴与皮纹平行；常先有母斑，而后发躯干，皮疹多发散在；病程有自限性，不易复发。

2.叠瓦癣 呈棕色丘疹或斑疹，渐次扩大形成多数同心圆形，状如叠瓦，鳞屑一端附着，另一端游离而倾向中心。常年不愈，顽固难治。

3.白疕（银屑病） 好发于头顶及四肢膊膝，银屑叠起，呈点状或斑片，剥离银屑时，可露出潮红湿润之面及筛孔样出血点，无水疱存在，冬重夏轻。此病呈慢性，治疗顽固，积年难瘥。

【辨证施治】

本病无须内治，可根据病情选用药水或药膏等外治法。

（一）外治法

1.皮疹以丘疹、丘疱疹等为主阶段，选用癣酒，洗癣方，癣药水1号、2号、3号，治癣第一灵丹等。

2.皮疹以糜烂、渗出为主时，选用青黛散、五倍散、花蕊石散等，待干燥后，仍涂癣药水。

3.皮疹干燥脱屑，甚则皲裂时，选用癣药膏。

（二）针灸疗法

针刺法按循经取穴的原则，依据皮疹所分布的区域，分别取肩髎、曲泽、曲池、合谷、环跳、风市、阳辅、悬钟、血海、三阴交、委中、昆仑。方法：施泻法，针刺得气后留针 30 分钟，日 1 次。

（三）其他疗法

梅花针疗法　局部皮疹区域。方法：施重刺激或针刺后加灸，可获良好的止痒退疹之效。

【偏方荟萃】

1. 生半夏 1 ～ 5 枚，或用生南星 1 ～ 5 枚，醋磨汁，外涂。

2. 丁香 9g，生大黄 15g，食醋 90mL，药浸泡在醋中 5 ～ 7 天，滤取药汁，外涂。

3. 鲜羊蹄根，洗去泥土，压榨取汁，外涂。

4. 苦参、土槿皮各 15g，苦楝子、蛇床子各 10g，百部 30g，硫黄 6g，米醋 100mL，白酒 400mL，浸泡于醋、酒之中，1 周后去渣取汁，外涂。

【调摄护理】

1. 积极治疗原有的手足癣、甲癣、头癣，防止虫癣互染。

2. 避免接触癣病患者用过的浴盆、毛巾等，还要避免接触有癣病的动物，如猫、狗等。

3. 凡有可能影响机体抵抗力的药物，如皮质类固醇激素、免疫抑制剂等，应尽量避免滥用，以免因机体抵抗力减弱而易致感染。

4. 为保证本病的根治，必须在皮疹完全消失后 1 周方可停用外搽药物。

【预后判析】

坚持治疗和讲究个人卫生，通常可以治愈。但全身泛发性体癣，除外用药外，还应当加服酮康唑或伊曲康唑之类，效果更佳。

【医案精选】

丁某，男，15 岁。游泳后，两腹股沟出现红疹瘙痒，皮肤科拟诊"体癣"，外涂十一烯酸药水，症状更重，颜色紫褐，境界清楚。经用藿黄浸剂汤坐浴，内服消风合剂，病情发展，两胯间红疹密布，今又延及阴囊，瘙痒渗水，小便黄，舌尖红。此湿热充斥于下，淫溢皮肤，故成此病。拟清泄之法。皮炎洗剂，外洗患处，日 2 次；青黛散茶油调搽患处，日 2 次。内服：龙胆草、生甘草各 3g，黑山栀、泽泻、车前子各

9g，柴胡 2g，黄芩、黄柏各 6g，生地 12g，地肤子 10g。

5 天后，红疹明显消退，瘙痒大减，渗水亦止，小便已清，舌红转淡。继用原方治疗 5 天而愈。(《许履和外科医案医话集》)

【名论摘要】

《外科大成》："世称川槿皮癣之圣药也，且难得其真者，须用露水磨涂，今人用泉水，故多罔效。"

丹癣（红癣）

【病名释义】

丹癣病名，乃是今人依据棕红色的斑片皮损而起，文字记载出自《中医皮肤病诊疗学》(1986)。其又名赤癣，出自《中医外科学》。本病相当于西医学的红癣。

【病因病机】

本病多由热体被风湿虫邪所侵袭，留于腠理而成；亦有因汗衣湿溻，淹渐皮肤，湿热浸滞毛窍所致；或由接触传染而生。

【诊鉴要点】

（一）诊断要点

①患者多见于男性青年，好发于皮肤较为柔嫩的皱褶部位，如阴部、股部、腋下和足趾等处。②皮损为圆形或不规则形，呈淡褐色或略带红色，上覆少量鳞屑。③滤过紫外线光检查有红色荧光，并在病损处查到菌体。

（二）鉴别诊断

一定要注意与体癣、股癣、足癣、花斑癣相鉴别，通过霉菌检查、培养和滤过紫外光检查容易区别。

【辨证施治】

本病以外治为主，无须内治。不过，鉴于本病多发生在柔嫩而皱褶区域，不应外用刺激性强的制剂，可酌情选用二号癣药水，或颠倒散洗剂，或红癣霜等。

【调摄护理】

本病治愈后，还要坚持外搽药物 1 ～ 2 周；为了预防复发，要注意个人卫生，衬衣、内裤须经常煮沸或日晒消毒。

【预后判析】

本病治疗中要常进行滤过紫外光检查，病损处只要有珊瑚红色荧光即未治愈，应继续治疗，直至红色荧光消失为止。

脐湿疮（脐部湿疹）

【病名释义】

脐湿疮又名脐湿、脐湿肿、脐疮等。脐疮病名出自《诸病源候论》。历代文献对脐疮曾有过较多论述，如《诸病源候论》说："脐疮由初生断脐，洗浴不即拭燥，湿气在脐中，因解脱遇风，风湿相搏，故脐疮久不瘥也。脐疮不瘥，风气入伤经脉，则变为痫也。"《千金要方》也指出："脐疮轻者脐不大肿，但时出汁。"由此可见，脐湿和脐疮往往是一个疾病的两个阶段。脐湿为脐疮的初起阶段；脐疮则是脐湿的发展和加重阶段。本书宗此说，将脐湿脐疮或分证并列，或融为一病论述。

【病因病机】

脐窝之处易于藏污纳垢，复由洗浴汗出，更衣不勤，或尿液秽浊，沾湿浸渍，或由局部瘙痒，抠抓不洁，久则湿热秽浊，侵袭肤表，酿成本病。

1.水湿浸渍　断脐后护理不当，如洗浴后不及时拭干，水留脐间，或尿布不随时洗涤，尿液浸渍脐部，湿气入内，蕴于腠理而生。

2.湿郁化火　局部气化不及，湿水外渗，郁而化热，壅于脐周，出现红、肿、热、痛等症。

3.邪毒入里　皮肤破损，复感邪毒，阻于脐窝，故见局部肿痛和发热等症。

【诊鉴要点】

（一）诊断要点

①患者以幼儿为主，成年人偶尔有发生。②在脐窝和脐周部位上，轻者可见丘疹、

丘疱疹；重者则浸淫渗出，甚则糜烂成疮。自觉红肿热痛，还会出现发热，恶寒，口干等全身症状。

（二）鉴别诊断

脐血　断脐结扎不善，血从创口渗出，但全身症状不明显。

【辨证施治】

（一）内治法

1. 水湿浸渍证　脐带脱落后，脐孔湿润不干，甚至有汁液外渗，浸渍淹滞，脐孔周围可稍红肿，自觉轻微瘙痒。治宜收敛燥湿法。方用芩连平胃散加减。黄连、陈皮、生甘草、厚朴各10g，苍术12g，防风、蝉蜕各6g，灯心3扎，琥珀4.5g。

2. 湿郁化火证　脐边溃烂，脐周红肿发热，甚则糜烂，脓水流溢，可闻及臭味。治宜清热解毒，敛疮生肌。方用清热利湿汤加减。炒龙胆草、焦山栀、黄芩、炒丹皮各6g，赤芍、苍白术、车前子（包）各10g，金银花、黄芪、茯苓、六一散（包煎）各12g，生地、赤小豆各15g。

3. 邪毒入里证　除局部红肿热痛加重外，可出现恶寒、发热、口干、便秘、溺赤，舌红苔黄等。治宜清热解毒，凉血和营。方用清热消毒散加减。炒黄连、炒山栀各6g，连翘、当归、防风、炒牛蒡子、甘草各10g，生地、金银花、赤芍各12g。必要时加服西黄丸，日2～3次，每次3g。

加减法：高热不退，神志昏愦，加安宫牛黄丸，或改用天麻钩藤饮。

（二）外治法

局部用药应以干燥、洁净、敛液、生肌为主要原则。酌情选用螵蛸散、珠红散、去湿生肌散、龙骨散等，其用法既可干掺患处，又可以植物油调成糊，外敷之。

【偏方荟萃】

1. 神效散：黄连、郁金、黄柏各3g，轻粉0.5g，白矾1.5g，研细末。先以葱煎汤洗净患处，然后将药末掺撒脐上，日3～4次。适用于脐湿疮。

2. 白矾散：枯矾、龙骨各等份，研细末，掺撒脐上，日2～3次。适用于脐湿疮。

3. 渗脐散：枯矾、龙骨各15g，麝香0.5g，共研细末，外掺患处，日1～2次。适用于脐湿疮。

4. 金黄散若干，银花汁调成糊状，外敷患处，日1～2次。适用于脐疮阶段。

5. 车前子（炒焦），或棉花籽（煅灰），或黄柏，或乱发（烧灰），或草纸灰，或大红羊绒（烧灰），或赤石脂等，任选一种，研细末，掺撒之。

【调摄护理】

1. 婴儿娩出断脐时，应严格无菌操作。

2. 断脐后保持脐部清洁、干燥；勤换敷料和尿布，避免水湿、尿液等浸渍。

3. 局部用药时，首先用 75% 酒精擦拭局部或疮口周围，后用掺药或敷药。

【预后判析】

注重严格消毒和及时治疗，预后尚可，但若出现风痉则预后凶险。

【医案精选】

朱某，吴江人，脐中不痛不肿，搔痒则黄津流出，此属肠胃湿热。宜黄连平胃散主之。黄连、苍术、甘草、黄芩、厚朴、陈皮、米仁、赤苓。(《外证医案汇编》)

【名论摘要】

《幼幼新书》：《圣惠》论曰："夫小儿脐湿者，亦由断脐之后，洗浴伤于湿气，水入脐口，致令肿湿经久不干也。凡断脐后，便久著热艾厚裹，不得令儿尿湿著脐，切须慎之。"

《锦囊秘录》："夫脐为根本，风湿防护须严，一有所失，则脐肿不干，久而作搔，入于经络，即成风痫，并撮口脐风，皆为恶候。"

【经验与体会】

脐窝湿疹多由护理不当，或者水湿内侵，在按病情内服药的同时，还必须加强局部治疗，而局部治疗又当以收敛燥湿为主，避免外涂软膏之类。还应特别提醒，在婴儿娩出断脐时，应严格无菌操作。断脐后保持脐部清洁、干燥；勤换敷料和尿布，避免水湿、尿液等浸渍。局部用药时，首先用 75% 酒精擦拭局部或疮口周围，后用掺药或敷药。注意严格消毒和及时治疗，预后尚可，但若出现风痉则预后凶险。

缠腰火丹（带状疱疹）

【病名释义】

缠腰火丹病名出自《证治准绳·疡科》。其别名还有甄带疮、蛇串疮、蛇缠疮、蛇丹、火腰带毒、火带疮、白蛇串，俗称缠腰龙等。今人许履和认为，发于颜面者谓之蛇丹，发于肋腰部者谓之缠腰火丹（或名蛇箍疮）。本病以一侧胸腰出现集簇疱疹，伴剧疼为主要临床特点，相当于西医学的带状疱疹。

【病因病机】

湿热内蕴，感受毒邪为本病的病机特点。

1.湿毒　湿由脾运不周所生，内湿外发肌肤，水液聚于肌表，故水疱累累似珠。诚如《医宗金鉴·外科心法要诀》所说："蛇串疮……湿者色黄白，水疱大小不等，作烂流水，较干者多疼，此属脾肺二经湿热，治宜除湿胃苓汤。"

2.火毒　热由心肝气郁所生，热郁久化火，火热壅肤，流窜经络，阻滞不通，故红斑、丘疱疹和剧痛等症叠见。对此《医宗金鉴·外科心法要诀》也明确指出："蛇串疮……干者色红赤，形如云片，上起风粟，发痒作热。此属肝心二经风火，治宜龙胆泻肝汤。"

3.瘀滞　余毒未尽，经脉失疏，致使气滞血瘀，经气不宣，常遗疼痛不休或刺痛不断。

【诊鉴要点】

（一）诊断要点

①患者以老年人、青年人和体质虚弱者居多。②发病前往往有轻度全身症状，如倦怠、少食、头痛和发热等，潜伏期为 7～12 天。③初起为炎性红斑、丘疹，很快变为水疱，状似珍珠，疱液透明，周围绕以红晕，数个或更多的水疱组成簇集状，沿周围神经排列成带状；经 7～8 天，疱液混浊，或部分破溃、糜烂和渗液，最后干燥结痂，再经数日，痂皮脱落，遗留暂时性淡红色斑或色素沉着，一般不留瘢痕。④本病愈后可获终身免疫，很少再发。⑤根据皮疹分布部位，常见以下几种。胸部带状疱疹：损害往往占 2～3 个肋间神经的分布区；面部带状疱疹：发于面、颊、鼻、唇及颏部；眼部带状疱疹：可在角膜上发生水疱并迅速穿破而成溃疡性角膜炎，或全眼球炎、脑膜炎以致死亡，是最危险的一种；头部带状疱疹：在头的前部，可造成脱发及永久性瘢痕。此外，还有额部带状疱疹、臂部带状疱疹、背部带状疱疹、腹部带状疱疹、股部带状疱疹、黏膜带状疱疹及特殊型的拉 – 亨综合征等。⑥根据病情轻重，又可分为以下几种。无疹型带状疱疹：只有神经痛而无皮疹出现；顿挫型带状疱疹：有神经痛及斑丘疹而不发生水疱；大疱型带状疱疹：皮损以大疱为主，病情较重；出血型带状疱疹：水疱内含有血液；坏疽型带状疱疹：大疱性或出血性合并中心坏死，结以黑褐色痂皮，愈后结疤；泛发型带状疱疹：皮损泛发全身，如同水痘，伴有发热，可引起

死亡，多见于白血病或恶性肿瘤患者。

（二）鉴别诊断

1.热气疮（单纯疱疹）　好发于皮肤黏膜交界处，多在热病之后，易于复发。

2.胁痛（肋间神经痛）　疱疹未出现前，应与肋间神经痛鉴别。

【辨证施治】

（一）内治法

1.湿热搏结证　患处浅红，水疱密集成群，疱液混浊，溃破渗出，或有糜烂。伴疼痛，纳呆腹胀。脉濡数或滑数，舌质淡红，苔白腻或黄腻。治宜清化湿热，凉血解毒。方用薏苡仁赤豆汤加减。生薏苡仁、赤小豆各15g，茯苓皮、金银花、地肤子、生地各12g，车前子、车前草、赤芍、马齿苋各10g，甘草6g，藿香、佩兰各9g。

2.毒热炽盛证　皮肤红，可见丘疹、丘疱疹和疱壁紧张的水疱，集簇成群，或呈带状排列分布，自觉灼热刺痛，夜难成寐。伴咽干口苦，溲黄便秘。脉弦数，舌质红，苔黄或干黄。治宜清热泻火，解毒止痛。方用大青连翘汤加减。大青叶、玄参、贯众、黄芩各9g，连翘、金银花、生地各12g，马齿苋12～15g，炒丹皮、赤芍各6g，绿豆衣15～30g。

3.气滞血瘀证　多见于老年人，疱疹消退后仍剧痛不止，夜卧难眠。伴纳差，心烦，脉细涩。舌质红或暗红，苔少或薄白。治宜疏肝理气，通络止痛。方用金铃子散加减。金铃子、郁金、紫草根各9g，延胡索6～9g，醋柴胡、青皮各6g，炒白芍、当归各12g，丝瓜络10g。

加减法：壮热不退加羚羊角、绿豆衣、银花炭、生地炭；口苦咽干，溲黄加焦山栀、炒胆草、麦冬、桔梗；大便秘结加炒枳壳、酒大黄（后下）、桔梗；皮损发于颜面加杭菊花、桑叶、野菊花；接近眼角区加谷精珠、炒黄连、密蒙花；皮损糜烂、渗液加六一散（荷叶包煎）、生地榆、苍耳子；腹胀便溏加大腹皮、炒枳壳、广木香；纳呆加神曲、炒麦芽；头昏目眩加芫蔚子、蔓荆子、川芎；疼痛日久不除加金头蜈蚣、全蝎；皮损发于下肢加川牛膝、宣木瓜；发于腰骶加炒杜仲、续断；皮损溃烂不敛加黄芪、白蔹、党参、山药。

（二）外治法

疱疹未溃阶段，外涂玉露膏，或用雄黄10g，冰片1g，研细末，凉开水调敷之；皮损为丘疹、丘疱疹、水疱未破阶段，选用鲜芦荟捣烂，酌加梅片少许，或用双柏散、金黄散、二味拔毒散等，外敷患处；皮损破溃或渗出较多阶段，先选用清热、祛湿、解毒之类的中药，如马齿苋、黄连、黄柏、五倍子等，水煎取汁，湿敷，待渗水减少或干燥后，外用冰石散、黄连膏、分块敷贴，直至结痂疮敛；若遗留肤疼未除，选用黑色拔膏棍贴之，并加压包扎，2～3日换1次。

（三）针灸疗法

1. 针刺法 ①循经取穴法。主穴：曲池、身柱、阳陵泉、三阴交；配穴：皮损在眼眶区加太阳、头维、阳白，在颧区加四白、睛明、下关，在下颌区加颊车、地仓、大迎，在腋窝区加肩贞、极泉，在脐上区加合谷，在脐下区加足三里。方法：青年患者施泻法，老年人和体虚患者施补法。2日1次，10次为1疗程。②局部取穴法：阿是穴（皮疹区）。方法：采用30～32号毫针，在阿是穴上下左右四个不同方向，呈15°～30°角度斜刺皮疹下，得气后留针30分钟，其间轻巧捻转3～5次，日1次，10次为1疗程。③辨证取穴。主穴：肝俞、曲池、支沟、阿是穴（皮疹区）；配穴：风火证加期门、曲泉、足窍阴，湿热证加内庭、外关、侠溪，热盛证加合谷、阳陵泉、神门。方法：施泻法，2日1次，10次为1疗程。

2. 灸法 ①围灸法。阿是穴（皮疹区）、心俞、肝俞。方法：直接灸至皮肤泛发为度，持续30～40分钟，日1次；②棉花灸。病损区。方法：将一医用脱脂薄棉片覆盖于整个病损区，然后点燃棉片一端灸之，棉片一过性燃完，日1次。③辨证灸。主穴：阿是穴（皮疹区）；配穴：风热证加灸心俞、肺俞；湿热证加灸肝俞、脾俞。方法：直接灸至皮肤泛红，自觉舒适不知痛为度，日1次（重证日2～3次），5次为1疗程。④经验穴灸。蜘蛛穴（患者正坐，取线量患者头围大小，除去剩余，再测量由前向后颈绕一圈，二线对齐，沿胸椎正中线向背后下稍紧，合拢的线端所达之处）。方法：艾炷置于穴上灸1～3壮，日1次，3次为1疗程。

（四）其他疗法

1. 耳针法 主穴：肺、肾上腺，相应部位。配穴：神门、内分泌、交感、枕、荨麻疹区、肝、脾。方法：针后留针30分钟，2日1次，7次为1疗程。

2. 头针法 取感觉区、运动区。方法：左病取右，右病取左。皮疹在脐以上，针刺下3/5；皮疹在脐以下，针刺上2/5。针刺得气后留针30～45分钟，其间捻转5～10次，日1次，10次为1疗程。

3. 穴位注射法 ①邻近取穴：皮疹在脐以上区域取内关、曲池；皮疹在脐以下区域取足三里、三阴交。②循经取穴：主穴取肝俞、胆俞、太冲；配穴取大杼、风门、肺俞、环跳、足三里。方法：采用的注射液有维生素 B_{12} 500μg，或醋酸强的松龙悬混液0.5～1.0mL，50%当归注射液。任选一种，针刺得气后，每穴分别推注0.5mL，日1次，5次为1疗程。

4. 穴位激光法 取耳穴肝、胆、神门。方法：采用砷化镓半导体激光机，每穴照射5分钟，日1次，7次为1疗程。

5. 梅花针法 取阿是穴（皮疹区）。方法：采用梅花针重刺激局部，以使疱疹破溃且稍出血为度，然后用负压罐吸除局部的残余渗液和血液，拭净，最后外涂紫金锭，外盖消毒纱布，2 日 1 次，3 次为 1 疗程。

【偏方荟萃】

1. 马齿苋合剂：马齿苋 60g，大青叶、当归各 15g，水煎服。

2. 全蝎 30g，研细末，日 2 次，1 次 3g，温开水送下。适用于后遗神经痛。

3. 龙胆草 30g，丹参 15g，川芎 10g，水煎服。

4. 全瓜蒌 30g，红花 10g，生甘草 6g，水煎服。

5. 鲜马齿苋、野菊花各 30g；或用鲜羊蹄草洗净；或用桑螵蛸不拘量（小火烧焦）；或用赤小豆、滑石粉各 30g；或用蛇床子（焙干）；或用冰片 10～20g。植物油或凡士林调成糊状，外敷患处，日 2～3 次。

6. 柿子汁，或麻根水煎取浓汁，外涂患处，日 3～4 次。

7. 侧柏叶、黄柏、韭地蚯蚓粪、生大黄各 15g，赤小豆、雄黄、轻粉各 10g，研细末，用凉开水或香油调搽患处。

8. 蟾酥丸同陈京墨磨，外涂患处。

【调摄护理】

1. 发病期间忌食鱼腥海味和辛辣之品，饮食宜清淡，多吃蔬菜、水果。

2. 禁用热水烫洗皮肤，内衣宜柔软，减少摩擦。

3. 皮损为水疱或血疱时，应保持干燥、洁净，忌用刺激性强的软膏或溶液，以防范围扩大或病情加重。

【预后判析】

皮损消退后，可留暂时性淡红色或色素沉着，不留瘢痕。坏疽型带状疱疹，愈后可留瘢痕。多数患病后不再复发。

【医案精选】

案 1：李某，女，60 岁。1983 年 9 月 19 日就诊。右胸胁部起丘疱疹，疼痛一周余。检查：右侧胁下及乳房下可见 2 片核桃大皮损，其中有密集成簇绿豆大疱疹，疱壁紧张，周边红晕。舌质红，苔黄，脉弦滑。系毒热搏结肌肤所致。法拟清热解毒，佐以镇痛安神。投马齿苋解毒汤。马齿苋 30g，大青叶、败酱草、紫草各 15g，黄连 10g，酸枣仁 15g，煅龙骨 30g（先煎），煅牡蛎 30g（先煎），党参 10g，全蝎 6g（分服）。外用四黄膏涂患处，日 2 次。9 月 26 日复诊：疱液基本消失并出现结痂，疼痛明显减轻。

治宗前方。10月4日复查：皮损全部消退，临床治愈。[《北京中医学院学报》，1985（4）：15]

案2：张某，男，31岁。右上腹起两簇密集的丘疹，如小米大，沿神经排列成带状，有灼热刺痛感，局部皮肤异常敏感，着衣则痛剧。诊断为带状疱疹。主穴取阿是穴，局部常规消毒后，于损害部位的外周，用三棱针挑刺3～5针，破皮出血即可，然后用艾条灸15～30分钟。配穴取阳陵泉，用捻针手法，短促行针。1日治疗1次，3次症状即消失。(《针灸临证集验》)

【名论摘要】

《外科启玄》："此疮生于皮肤间，如水窠疮相似，淡红且痛，五七个成簇，亦能荫开，可用麻在疮上揉搓出水，即以麻烧灰为末，掺在疮上即愈。"

《外科大成》："俗名蛇串疮，初生于腰，紫赤如疹，或起水疱，痛如火燎。"

【经验与体会】

本病在初期阶段，及时投用清热解毒、疏肝止痛的中药，常能获得尽快控制疼痛的效果。皮损若渗出糜烂较重时可选用马齿苋、板蓝根各15g，枯矾3g，煎水取浓汁，局部间断湿敷，更能缩短疗程。若渗出控制仅有糜烂或疱液混浊时，外用冰石散、黄连膏敷贴，也能促使皮损康复。这里要着重指出：部分皮损泛发、病情较重、年龄偏大时，应提防体内是否存在恶性肿瘤，或有慢性进行性消耗疾病。

天泡疮（天疱疮）

【病名释义】

天泡疮病名，出自宋·《疮疡经验全书》，又名天皰疮。综观隋唐以后的有关文献，多数指西医学的天疱疮和脓疱疮两种疾病。如《证治准绳·疡科》描述本病的症状是"火热客于皮肤间，外不得泄，热拂血液，结而成疱，如豌豆疮，根赤头白，或头亦赤，随从而起"，类似脓疱疮。《外科正宗》说："天疱者，乃心火妄动，脾湿随之，有身体上下不同，寒热天时微异"，类似天疱疮。《医宗金鉴·外科心法要诀》又将其区分为两种类型："初起小如芡实，大如棋子，燎浆水疱，色赤者为火赤；若顶白根赤，名天疱疮。"这里所指天疱疮近似于寻常性天疱疮，火赤疮近似红斑性天疱疮。

此外，唐·《外台秘要》所载"天行斑疮"，"生于头面及全身，皮肤发斑，状如锦纹，上戴白浆，破烂成疮，甚则可伴烦躁谵语"，类似天疱疮。

【病因病机】

心火妄动，脾湿随之为本病的病机核心。

1.脾湿蕴结 脾主湿，湿气结于肌肤则水疱堆累，临床上以水疱为主，小如芡实，大如棋子，甚至更大。

2.热盛湿蕴 心主火，火热壅于皮肤则红斑成片，水疱相继叠见。

3.气阴两伤 湿热久蕴化燥，灼津耗气，故在本病后期常致气阴两伤。总之，心经郁热化火，脾虚水湿不运，火热与水湿内蕴，湿随火热外壅肌肤而发病。一般而论，皮疹以上半身为主者，多为风热偏盛；皮疹以下半身为重者，多为湿热偏盛；病久阴液亏损，元气受伤，多为气阴两虚。

【诊鉴要点】

（一）诊断要点

①多见于中年及老年人。②好发于躯干、四肢，口腔黏膜也常累及。③皮损以水疱为主，大小不等，疱壁松弛，疱液清澈充盈，易破，呈糜烂、渗出状，或红斑上出现水疱，斑上结油腻性黄痂。有的在糜烂面上逐渐出现乳头瘤样增殖，表面有恶臭的脓性分泌物，结厚痂。有的在原皮损上出现大量脱屑及结痂。尼氏征阳性。④临床上分以下几种类型。寻常性天疱疮：多发生于中年人，皮损泛发全身和黏膜，尤以受压迫或受摩擦部位为重，尼氏征阳性，糜烂面愈合可形成疣状增生，病程长短不一，少数患者可以治愈，大多最后死于各种并发症。增殖性天疱疮：是寻常性天疱疮的一个类型，通常指恶性增殖性天疱疮，除水疱性损害外，疱破后的糜烂面渐形成肉芽肿性增殖，有血性分泌物，晚期可形成干燥的疣状过度角化增殖，病情较重，多数最后死亡。落叶性天疱疮：皮损初发于头皮、上胸和背部，不仅水疱及其周围湿润结痂，而且无水疱无糜烂处也有渗出或结痂，若全身受累则像剥脱性皮炎，所异者是表皮易剥脱，并有不完全性水疱，糜烂渗出较重，大多数病程迁延，可数年不愈，但健康一般不受影响，只是皮肤常有不适感。红斑性天疱疮：早期类似落叶性天疱疮，仅见红斑与鳞屑角化性损害，湿润及结痂，很少发生不完全性水疱，日光可加重损害。部分病人常伴发热、畏寒、乏力、食欲不振等症状。

（二）鉴别诊断

本病主要应与大疱性类天疱疮、疱疹样皮炎相鉴别（表9-1）。

表 9-1　天泡疮鉴别表

	寻常性天疱疮	大疱性类天疱疮	疱疹样皮炎
性别 （男：女）	3：1	1：1	2：1
发病年龄	中年以上和老年	主要是老年，少数青年和儿童	主要是成年、儿童极少
儿童发病	无	有	少
皮损形态	多为松弛性水疱，向边缘扩展成大疱，疱萎瘪	水疱饱满而大	群簇性、多形性损害，水疱较小而饱满
糜烂面	匐行性大的糜烂面，不易愈合	非匐行性，糜烂面少，愈合倾向良好	糜烂面少而小，愈合倾向良好
口腔损害	晚期100%有	约1/3有	很少
组织病理	表皮内裂隙性疱，有棘松解	表皮下张力性疱，无棘松解	表皮下张力性疱，无棘松解
荧光免疫	免疫荧光在细胞间质内	在表皮下呈线状，为IgG，有循环抗体	在乳头顶部有IgA，呈颗粒状，无循环抗体

【辨证施治】

（一）内治法

1.脾湿蕴蒸证　躯干四肢及口腔出现大量水疱，小如芡实，大如棋子，疱壁松弛，疱液清澈充盈，破后呈糜烂面，渗水较多。伴体倦肢乏，食欲不振，或腹胀便溏。脉沉濡或滑细，舌质淡，苔白腻。治宜清热化湿，凉血解毒。方用清脾除湿饮加减。赤茯苓、生地、连翘、茵陈各15g，炒苍术、白术、麦冬、泽泻、炒枳壳各10g，焦山栀、黄芩各6g，赤小豆、白花蛇舌草各30g。

2.热盛湿蕴证　颜面、胸背等处可见大片红斑并有大小不等水疱，表面覆盖油腻性鳞屑，结痂，层层脱落，状如酥皮。伴心烦，口干不喜饮，腹胀纳呆。脉弦滑或滑数，舌质红，苔黄腻。治宜清热、凉血、除湿。方用解毒泻心汤加减。黄芩、炒牛蒡子、防风、滑石（包）各10g，黄连、炒知母、生栀子、荆芥各6g，生石膏、玄参各12g，生甘草各3g，紫草15g。

3.气阴两伤证　病情缠绵，经久不愈，水疱时起时伏，结痂干涸而不易脱落。伴精神疲惫，体倦肢乏，气短懒言，自汗或盗汗，口干不多饮，烦躁少眠，腹胀纳呆。脉沉细无力，舌质淡有齿痕，苔薄白或剥苔。治宜益气养阴，扶正固本。方用参芪知母汤加减。天冬、麦冬、黄芪、党参各12g，白蔹、苍术、白术、炒白芍、赤茯苓各10g，知母、金银花各15g，山药、绿豆衣、赤小豆、蛇舌草各30g。

加减法：壮热，神昏，加水牛角、羚羊角、玳瑁、莲子；食少或口腔黏膜起疱，加北条参、白薇、砂仁、藿香、佩兰；水疱大且数量多，糜烂重，加五加皮、冬瓜皮、紫草、红花、茯苓皮、车前子草；渗液多并有恶臭，气味难闻，加藿香、佩兰、茵陈、生薏苡仁；瘙痒重，加苦参、白鲜皮、地肤子、钩藤；灼热刺痛，加地骨皮、丹皮、炒黄连、桑白皮；口舌糜烂，加金莲花、金雀花、藏青果、金果榄；疱破滋水不止，不易愈合，加黄芪、煅牡蛎；烦躁不眠，加莲子心、连翘心、生栀子；大便秘结，加玄明粉、炒枳壳、熟大黄。

（二）外治法

水疱较小未破，散布面积较大时，选用青黛散，或用石珍散，或用清凉膏，外涂或植物油调成糊状外敷。水疱较大，疱破渗水较多，糜烂明显时，先用生地榆、马齿苋各等量，或用龙葵、五倍子各等量，或用生甘草，水煎取浓汁，敷湿，后用青黛散，植物油调搽。鳞屑结痂多且厚，外涂湿毒膏。口腔黏膜破溃或糜烂，选用养阴生肌散、锡类散、珠黄散，外吹或外涂患处，日3次。

【偏方荟萃】

1. 雷公藤制剂（含糖浆、片剂），日2次，1次0.5～1.0g，但白细胞偏低时勿用。

2. 金莲花片，日2～3次，1次2片，含化。适用于口腔黏膜糜烂。

3. 清瘟败毒饮加减水：牛角（冲）6g，丹皮、栀子、黄芩、地丁、生甘草各10g，生地、生石膏各30g，白茅根15g，莲子心4.5g。适用于湿热蕴蒸证和热盛湿蕴证急性阶段。

4. 定粉散：定粉10g（火煅为末），丝瓜叶半茶盅（捣汁），轻粉1.5g（为末），雄黄10g。将定粉、雄黄、轻粉共研细末，以丝瓜汁调成糊状，外涂患处，日1～2次。适用于糜烂湿润疮面阶段。

5. 仙炉脂：香炉盖上烟脂10g，黄连、青黛各6g，冰片0.6g，各研细末，鸡子清调或猪汁调敷，日1～2次。适用于糜烂面日久不敛。

【调摄护理】

1. 应及时给予高蛋白、高热量、低盐饮食，以维持机体的抗病能力。

2. 久卧患者宜经常翻动身体，防止褥疮的发生。

3. 局部皮损应及时处理，保持皮肤干燥、清洁，防止继发感染。

【预后判析】

1. 病程呈慢性经过，反复发作，预后往往不好，死亡率较高。

2. 天疱疮可采用中西医结合治疗，应用大剂量皮质类固醇激素，待病情得到控制后，方可递减。不过，本病患者有近半数死于激素的并发症，其次是天疱疮病变本身和并发症。

【医案精选】

王某，女，23岁，未婚。1975年3月20日就诊。主诉：腋下、前胸、后背出现红斑、水疱一年。现病史：一年来开始腋下，继之前胸、后背相继出现红斑水疱，有瘙痒感，水疱如绿豆、蚕豆大小，往往几个水疱融合一起，疱易破，结黄色痂，痂脱后呈暗褐色色素沉着，口腔黏膜未发现水疱。自觉疲倦乏力，周身不适，口渴思饮。病理诊断：符合增殖性天疱疮。舌尖红，苔薄白，脉沉细。证属脾经有湿，胃腑有热，湿热相蒸，发为疱疮。治则：健脾理湿，清热解毒。药用：苍术、茯苓皮、泽泻、猪苓、六一散（包）、丹皮、赤芍、金银花、连翘各9g，陈皮6g。强的松20mg/d。在上方基础上加减，调治半年余。强的松递减，乃至停用。仅胸前留有痂皮2处，日久犹未脱落，服丸药以资巩固。药用：苍术、赤苓、泽泻、赤芍、蚤休、夏枯草各45g，陈皮、生甘草各30g。研末水泛为丸，日2次，1次9g。（《朱仁康临床经验集》）

【名论摘要】

《洞天奥旨》："天疱疮，生于头面，遍身手足之间，乃毒结于皮毛，而不入于营卫……然单散火而不补肺，则火不能去，而气益虚，疮难速愈矣。补气而佐之解暑，则火毒自消，而疮亦易愈。"

《外科正宗》："天疱疮者，乃心火妄动，脾湿随之，有身体上下不同，寒热天时微异。上体者，风热多于湿热，宜凉血散风；下体者，湿热多于风热，宜渗湿为先。若不早治，久则变为顽风紫癜，难愈。"

《外科启玄》："此疮属手太阴肺经，肺主皮毛，因受暑热湿蒸之气，故遍身燎浆白泡，疼痛难忍，皮破赤沾也。"

蜘蛛疮（疱疹样皮炎）

【病名释义】

蜘蛛疮病名出自清·《外科秘录》。该书说："蜘蛛疮生于皮肤之上，如水窠仿佛，其色淡红，微痛，三三两两，或群攒聚，宛如蜘蛛，故以蜘蛛名之……终年不愈，亦可憎之疮也。或谓沾濡蜘蛛之尿而生者，其说非是。大约皆皮肤之血少，而偶沾毒气、湿气，遂生此疮耳。"从这段文字对症状的描述、预后的判析以及成因来看，本病十分接近西医学疱疹样皮炎。明·龚居中《外科百效全书》："紫疥疮，此证五脏六腑之积毒，其气蒸肺，而肺主皮毛，故发于经络，相传头面、体肤、手足，形如紫疥，或痛或痒，遍生不拘何处，项中黑陷，久则呕逆沉重，神思恍惚，速治之，方保无虞。"据此记载，本病也类似疱疹样皮炎的临床经过。

【病因病机】

本病为内有湿热结聚，外感风湿毒气，三邪相搏，蕴积肌肤而成。

1. 心火妄动　肺心两经内伏火毒，致使血热生风，风侵肤腠，遂生疮毒。

2. 湿盛脾困　脾虚则健运失职，湿热内蕴，复招风毒，阻于经络，郁而不宣，皮肤血少，失之濡养而成疮痍。

3. 阴虚血燥　病程迁延，毒热伤津耗血，阴血亏损，化生风燥、血燥，肤失润泽而发病。

【诊鉴要点】

（一）诊断要点

①患者多发生于 20 ～ 55 岁，5 岁以前很少发病，男性比女性多一倍。②病变部位好为腋后皱襞、肩胛、骶尾、臀和前臂等，特别是近肘部的伸侧面。③早期皮损为红斑、丘疹、荨麻疹样风团，红斑上可见小水疱，直径为 3 ～ 4mm，疱液始清后浊，呈群簇对称发生，形如环状或回状不等。④约有 2/3 的患者可并发肠病，部分患者可有恶性肿瘤，如结肠腺癌、绒毛膜上皮癌、淋巴肉瘤、霍奇金病、白血病、黑色素瘤、多发性骨髓瘤等。⑤病程缓慢，易复发。

（二）鉴别诊断

1. 痒疹：好发于儿童，皮损为散在的丘疹、风团、丘疱疹或有结节，以四肢伸侧为多。重者可累及全身，常伴有腹股沟淋巴结肿大。

2. 疱疹样脓疱病：多见于妊娠后期或产后不久的妇女。皮损为在红斑上起针头到绿豆大小的脓疱群，没有水疱是本病的特征。

3. 类天疱疮、天疱疮的鉴别，详见天疱疮。

【辨证施治】

（一）内治法

1. 心火妄动证　皮损以丘疹、丘疱疹为主，呈环状排列，旧的皮损消退，新的皮损又生；自觉剧痒，搔痕明显，抓破则有少许鲜血渗出，并结血痂。脉细数，舌质红，苔少或无苔。治宜泻火解毒，散风止痒。方用芩连解毒汤加减。黄芩、苍术、白术、苦参、防风各10g，炒黄连、焦山栀各6g，炒知母、蝉蜕各4.5g，藿香、佩兰、白鲜皮、地肤子各12g，六一散（包）、赤小豆各30g，苍耳子3g。

2. 湿盛脾困证 皮损以丘疱疹、水疱、脓疱为主，呈聚集倾向，搔破则有滋水浸淫，自觉瘙痒。伴大便稀溏，纳呆食少。脉濡且滑，舌质淡红，苔薄白或薄滑微腻。治宜健脾除湿，散风止痒。方用参苓白术散加减。焦白术、炒扁豆、防风、泽泻各10g，藿香、怀山药、佩兰、白鲜皮、地肤子各12g，黄芩、胡黄连、苦参各6g。

3. 阴虚血燥证 慢性反复发作，除红斑、水疱外，以抓痕、血痂，皮肤肥厚、粗糙、色素沉着为主。伴头昏乏力，四肢倦怠，消瘦纳少。脉细数，舌质红，苔少。治宜养血润燥，滋阴清热。方用当归饮子加减。当归、炒白芍、生地、熟地、玄参各10g，炒参、何首乌、山药、蛇舌草、白鲜皮各15g，防风、钩藤、花粉、生甘草各12g。

加减法：纳呆加鸡内金、生山楂、炒二芽；心烦不眠加合欢皮、柏子仁、五味子；肢软乏力加菟丝子（包）、炙狗脊、徐长卿；剧痒不适加乌蛇、苦参、威灵仙、益母草；皮损主要集中腰背部加豨莶草、炒杜仲；脓疱偏多加蒲公英、草河车、野菊花。

（二）外治法

皮损以丘疹、丘疱疹为主，伴有剧痒时，选用苍肤水洗剂、路路通水洗剂，还可用楮桃叶、香附各60g，木贼草30g，水煎取浓汁，外洗。若见水疱、脓疱、渗出较多时，选用石榴皮水洗剂，水煎取浓汁，湿敷，待渗液干涸后，再用青黛散，植物油调涂之。

【偏方荟萃】

1. 水牛角，磨汁涂之。

2. 黄柏粉15g，炉甘石6g，冰片1g，研细末和匀，香油调涂。

3. 疏风清热饮加减：荆芥、六一散（包）、防风、丹皮、乌梢蛇、川芎各10g，蝉蜕6g，白鲜皮、豨莶草各12g。适用于剧烈瘙痒阶段。

4. 清肌解毒汤：升麻、干葛根、粉甘草、防风、荆芥、连翘、薄荷、白芷、山栀、白术、苍术、黄连、苦参、花粉、桔梗、羌活、胡麻、青皮、龙胆草、当归、川芎、生地、赤芍、灵仙、白蒺藜。

【调摄护理】

1. 患病期间应卧床休息，进食易消化且营养丰富的食品；避免受凉；若长期卧床则应经常翻身，注意卫生，防止褥疮的发生。

2. 患处应保持清洁干燥，避免搔抓或烫洗，以防染毒成脓。

3. 疱破后糜烂，滋水外溢应及时湿敷，尽快促其干燥，防止化脓。口腔内发生疱疹或破溃，应加强口内护理。忌食紫菜、海带、面粉。

【预后判析】

本病病程长，加剧及缓解交替发作，预后良好，死亡较少；儿童发病常至青春期消失；合并内脏恶性肿瘤，预后不良。

【医案精选】

孙某，男，48岁，1975年7月19日就诊。1971年7月始在躯干、四肢不断出现红斑、水疱，时轻时重，从未间断。检查：口腔、躯干、四肢可见水疱，小如针头，大如蚕豆，疱液清澈，部分结黄痂；尼氏征阴性；脉弦，舌苔白腻。辨证心经血热，脾经有湿，湿热内蕴，外发疮毒。诊断：疱疹样皮炎。治宜除湿、清热、解毒。黄芩、赤苓、泽泻、生薏苡仁、蚤休、连翘、白鲜皮、地肤子、丹皮、赤芍各9g，金银花12g，生地30g。

服药后，仍反复发起水疱，瘙痒甚剧，舌淡，苔薄白，脉弦细滑。由于日久伤阴耗血，改拟滋阴除湿法。生地、玄参各90g，丹参、茯苓、泽泻、蛇床子、白鲜皮各60g，甘草30g。研末，蜜丸，每丸9g，日服2丸。外用湿疹粉，麻油调敷。

服药3周后，起疱较少，尚痒，继服原方丸药。两个多月后复查，疱疹不多，少许结痂，大部为深褐色色素沉着。继服前方丸药。（《朱仁康临床经验集》）

【名论摘要】

《外证医案汇编》："鄙意治疮痒者，干湿二字定之矣。若肌肤干燥，瘦削痒痛，搔破出血或无血而起白屑，此乃血燥生风……治宜养血息风，清血中郁热。若肌肤肿胀，痒痛搔破，滋水淋漓，或酿脓窠，此乃风湿相搏，稽留化热。如在表者，急宜解之……湿热盛者，治宜利湿清热。"

登豆疮 (疱疹样脓疱疮)

【病名释义】

登豆疮病名出自《诸病源候论》。该书先后有伤寒登豆疮、时气疱疮、热病疱疮、疫疠疱疮等病名，多从病因、症状和传染性诸方面加以阐述。登豆，古时的一种礼器、祭器，圆形有盖，木制的称豆，瓦制的称登。因本病疮形如登豆，故名登豆疮。

今人对登豆疮有两种看法：其一，认为登豆疮近似天花（《简明中医辞典》）；其二，认为登豆疮类似疱疹样脓疱疮（《实用皮肤科学》）。本书在重温历代文献中发现，早在晋·葛洪《肘后备急方·治卒霍乱诸急方》即指出："建武（晋惠帝年号）中于南阳击房所得，仍呼房疮。"其证候是："发疮头面及身，须臾周匝，状如火疮，皆戴白浆，随决随生，不即治，剧者多死，治得差后，疮瘢紫黑，弥岁方灭。"从葛洪所叙房疮十分接近天花，结合巢元方所载登豆疮是可能有别于天花的另一种疱疹性皮肤病，或者是既有接近天花（疫疠疱疮）的一面，又有不同于天花（热病疱疮）一面的皮肤病。

【病因病机】

1.胎热偏胜　素食辛热之类食品，致使胎热偏胜，久郁化毒，毒热抚于营血，熏蒸肤肤，疮发遍体。

2.湿浊毒胜　表虚里实，湿浊内困，浊气阻遏，蕴结湿浊化毒，内入营血，外发肤表而成疱疮。

【诊鉴要点】

（一）诊断要点

①常在妊娠的最后 3 个月发病，但也偶发于非妊娠妇女和男性。②病变部位好发于股内侧、阴股和腋下、脐窝、乳下等皱襞，舌及颊黏膜也可受累。③初起往往在红斑上发现针帽至绿豆乃至更大的脓疱，部分融合呈环状，部分为不规则的群集分布；疱液干涸，结污灰色薄痂，但在陈旧皮损又出现新的脓疱，如此反复发作，甚则扩展到全身。④伴有持续性或间歇性高热、寒战、腹泻、呕吐，甚至谵妄、手足搐搦等全身症状。

（二）鉴别诊断

1.妊娠疱疹　多形性皮疹，以水疱为主，无全身症状，预后良好。

2.角层下脓疱性皮病　常伴有小水疱，无全身症状，病理改变为角层下脓疱。

3.脓疱性银屑病　皮疹弥漫广泛，多数如粟粒大，脓疱形成斑片，大的脓疱较少，常有指甲损害。

【辨证施治】

（一）内治法

1.胎火偏胜证　以孕妇为主，在红斑上发生群集性脓疱，疱周红，不断扩大，严重时泛发全身。舌质红，苔薄黄，脉滑数。治宜清热解毒，佐以护胎。方用五味消毒饮加减。蒲公英、金银花、地丁各 15g，黄芩、漂白术各 10g，茯苓皮 12g，山药 30g，甘草、莲子心、焦山栀、连翘心各 6g。

2.湿浊毒胜证　儿童与老年人偶患此疾，皮损多发生在股内、腋窝等处，脓疱既大又多，疱周肤色淡红，舌质红、苔黄微腻，脉濡数。治宜清热化浊，凉血解毒。方用赤小豆当归饮加减。赤小豆 30g，生地炭、银花炭、生薏苡仁各 15g，藿香、佩兰、赤芍各 12g，炒丹皮、焦山栀、车前子（包）各 10g。

加减法：壮热加羚羊角、生玳瑁、板蓝根；剧痒加白鲜皮、苦参、刺蒺藜；脓疱大且多加赤茯苓、冬瓜皮、草河车、白花蛇舌草；呕吐加竹茹、刀豆子、姜半夏；神昏谵妄加莲子心、安宫牛黄丸一粒；红斑不退加红花、凌霄花、仙鹤草、紫草。

（二）**外治法**

水疱、脓疱初起时，选用清凉膏薄敷之；疱液干涸，鳞屑似脱非脱时，选用甘草油或紫草油外涂；痒重、红斑明显时，选用三黄洗剂或黄柏搽剂，日 2～3 次。

【**偏方荟萃**】

1.清瘟败毒饮化裁：黄连、黄芩、栀子、赤芍各 10g，玄参、连翘各 12g，生石膏 30g，水牛角粉 6g（冲），大青叶 15g。适用于毒热偏胜的急性期。

2.滋阴解毒汤化裁：生地 30g，麦冬、丹皮、赤芍、连翘、花粉各 10g，玄参、石斛各 12g，大青叶 15g。适用于反复发作的缓解期。

3.黄连、黄柏各 15g，冰片 1g，研细末和匀，香油调涂患处，日 1～2 次。适用于疱破糜烂和结痂将脱阶段。

【**调摄护理**】

1.加强护理，卧床休息，预防并发症，可以考虑终止妊娠，给予高热量、高蛋白、低脂肪饮食。

2.患处应保持清洁、干燥，必要的对症处理。

【**预后判析**】

本病急性起病，以后呈慢性经过，反复发作，预后不良，死亡率较高（22.6%～71.2%），可发生于病后数周至数月内。

【**名论摘要**】

《诸病源候论》："伤寒热毒气盛，多发疱疮，其疮色白或赤，发于皮肤，头作瘭浆，戴白脓者，其毒则轻；有紫黑色作根，隐隐在肌肉里，其毒则重。甚者五内七窍皆有疮。其疮形如登豆，故以名焉。"

又说："（时气疱疮）夫表虚里实，热毒内盛，则多发疱疮。重者周布遍身，其状如火疮。若根赤头白者，则毒轻；若色紫黑，则毒重。其疮形如登豆，亦名登豆疮。"

席疮（褥疮）

【病名释义】

席疮病名出自《外科启玄》，又名印疮（《外科问答》）。申斗垣曾对本病的好发部位、致病原因和难治程度做过准确的描述，认为其特点是受压部位初起为红斑，继而溃烂，坏死难敛。本病十分类似西医学所称褥疮。

【病因病机】

本病多因久病、大病之后，气血虚衰，脾胃功能虚弱，不能养濡肌肤，稍加外力摩擦，极易致使皮肤溃破或坏死；又因外伤诸疾，久着床席，转侧困难，长期受压，气血运行不畅，复受擦磨染毒而成。总之，气血虚衰或气血不畅为其本，外因摩擦为其标。

【诊鉴要点】

诊断要点：①病变多发生于受压和易受摩擦的部位，如骶骨、枕骨、脊柱、肩胛、坐骨结节、股骨粗隆、足外踝及足跟等处。②受压皮肤最初为苍白、灰白或青红色，境界清楚，中心颜色较深；继而在表面发生水疱，破后形成溃疡；处理不及时或不正确，溃疡可深达肌肉、骨或关节，表面形成坏疽。③部分溃疡面较大，偶尔继发感染而引起败血症。

【辨证施治】

（一）内治法

1. 毒热偏胜证　病起初期，疮周赤肿胀，水疱或溃，脓腐尚稠，不易脱落。自觉疼痛，脉数。舌质红，苔薄白。治宜托里消毒，扶正活血。方用托里消毒散加减。党参、当归、白术、白芍、白芷各 10g，金银花、黄芪各 15g，茯苓、桔梗、浙贝母、制乳香、制没药、甘草各 6g，白花蛇舌草、草河车各 30g。

2. 正虚余毒证　病程长，疮周肤色苍白，脓水稀薄或如粉浆污水。伴有周身困乏，肢软乏力，食少。脉沉细，舌质淡红，苔少。治宜扶正益脾，化解余毒。方用四妙汤加减。党参、桂枝、上肉桂、制附片各 6g，枸杞子、生黄芪、金银花各 15g，当归、赤白芍、白术、甘草、炒扁豆、山药、炒杜仲、白蔹各 10g。

加减法：席疮发于脐上加川芎、升麻；席疮发于脐下加牛膝、木瓜；疮周暗红未溃加桃仁、丹参、活血藤、三七粉；疮面久不收敛加鹿角片（胶）、龟胶、阿胶；食少加焦三仙、鸡内金、广木香、炒枳壳；大便干秘加火麻仁、郁李仁、熟大黄。

（二）外治法

未溃阶段选用红花酒或桂枝酒，温熨患处，或用阴毒内消散 12g、如意金黄散 18g，混匀后，植物油或凡士林调敷；已溃阶段，若脓腐不脱，选用甲字提毒粉或提脓散，外掺疮面，外盖玉红膏，日 1 次；待其腐脱，新肉红活如珠，改用生肌散或海浮散，外掺疮面，外盖玉红膏，日 1 次，直至疮敛。

（三）针灸疗法

1. 毫针法　①循经取穴：内关、三阴交、足三里、阳陵泉、阿是穴（疮面区域）。方法：施平补平泻法，日 1 次，10 次为 1 疗程。②局部取穴：阿是穴（疮面区域）。方法：在离疮面 0.5cm 处，从四个不同方向对称斜刺入皮下，留针 30 分钟，其间行针 5 ～ 6 次，日 1 次，10 次为 1 疗程。

2. 艾灸法　①隔姜灸：新鲜姜片贴在红肿或似溃非溃的疮面上，艾炷放在姜片上，每次灸 5 ～ 10 壮，日 1 次，10 次为 1 疗程。②直接灸：清洁疮面，将艾条点燃在患处施雀啄术，每次 3 ～ 5 分钟；然后以回旋法灸之疮周，5 ～ 10 分钟，日 1 次，10 次为 1 疗程。

【偏方荟萃】

1. 溃疡小而表浅，渗液少时，可用白糖，研极细末，外掺于疮面上，日 1 次。

2. 腐肉已去，肉芽生长缓慢时，可用东方一号药膏，日 1 次。

3. 局部红肿时，选用紫草茸油涂敷，或用紫色消肿膏薄敷。

4. 人参养荣丸，或八珍丸，日 2 次，1 次 6 ～ 10g。适用于慢性期和疮面收敛缓解时。

【调摄护理】

1. 患者有大小便失禁、呕吐及出汗等症状时，应及时清洁皮肤，并经常保持清洁、干燥；更换衣服、被单，要求床单柔软、干燥、无褶。

2. 患者消瘦，可在臀部加放气圈垫；肢体接触处及其他骨骼隆起易受压处，应垫以棉垫或棉圈，避免受压。

3. 发生席疮后，用气垫或马勃绢袋垫于疮的周围。

【预后判析】

体质虚弱，或者截瘫，或者恶性肿瘤患者，预后不良，应予重视。

【医案精选】

陈某，37 岁，男，1971 年 10 月 19 日就诊。患者原患乙型脑炎，长期卧床，体温持续在 39 ～ 40℃之间，下肢抽搐，背部肩胛处、脊柱处和髋部等七处发生大面积溃疡，疮面可见暗紫色坏死组织及黑褐色稀薄分泌物，恶臭气。脉洪大，舌质红，苔黄白厚腻。辨证：毒热郁于营血，正气已伤，毒邪不得外托，逆传心包。治宜凉血解毒，扶正内托。药用：丹参、生黄芪各 30g，丹皮、花粉、银花炭、生地炭、赤芍、白芍、炒山甲、炒皂刺各 10g，蒲公英 18g，乳香、没药各 4.5g，生甘草 6g。外用甘草油清洁疮面，以紫色疽疮膏、化毒散软膏各等量外敷疮面上。

按上法处理 20 余日，体温降至 38.5℃左右，神志仍不清，时有狂叫，溃疡面分界明显，部分坏死已脱落，分泌物减少，少数区域有新生肉芽。脉弦微滑，舌苔白微黄腻，舌质红。治宜扶正，解毒内托，清心醒脑安神。药用：生黄芪、蒲公英各 30g，赤芍、白芍、当归、象贝母、山甲炭、皂刺炭、陈皮丝、石菖蒲各 10g，茯苓 15g。另服马宝，日 2 次，1 次 0.3g。外用甘草油清洁疮面，外敷紫色疽疮膏、甘草归蜡膏各等量混匀。

如上处理 1 个月，神志已清楚，能正确回答问题，食欲增进，七处溃疡面的坏死组织均已脱尽，新生肉芽良好，自觉口渴，盗汗。脉细缓软，舌质淡，苔白腻。治宜益气养血固表，健脾生肌。药用：炙黄芪、浮小麦各 30g，党参、茯苓、鸡血藤各 15g，白芍、冬虫夏草、桑椹、泽泻、麻黄根、炙甘草各 10g，山药 18g。外用甘草油清洁后，外敷甘草归蜡膏。

上法连续治疗 2 个多月，痊愈出院。(《赵炳南临床经验集》)

【名论摘要】

《外科启玄》："席疮乃久病著床之人，挨擦磨破而成。上而背脊，下而尾闾，当用马勃软衬，庶不致损而又损，昼夜呻吟也。"

《医宗金鉴·外科心法要诀》："席疮乃大病后久而生眠疮也，乃皮肉先死，不治。"

骨羡疮（痉挛性瘙痒症）

【病名释义】

骨羡疮病名出自《外科启玄》。该书说："骨羡疮，乃足太阳膀胱经多血少气，生于神堂二穴，乃膈关、膈俞。初发作痒不可忍，如燎浆水疱，抓破内见骨，过十日遍身作痒，不可治也。"据此描述，其病变部位主要在背部足太阳膀胱经区域；瘙痒程度剧烈难忍，甚则要抓破见骨；预后若遍布全身，则狂叫不止，治愈颇费周折。由此而论，本病接近西医学痉挛性瘙痒症。

【病因病机】

情志抑郁，五志化火，火动则血燥，肤失濡润，在外则躁痒不宁，在内则躁扰不宁，诚如古人所说："五志唯心所使，五脏应之而动，故心神平治，则五脏神安志康。"否则，五志之火内动，常导致内火扰而神不宁。

【诊鉴要点】

诊断要点：①发病前常有强烈的精神创伤史。②全身或局部突然发生皮肤剧烈瘙痒，呈阵发而不可忍受的痉挛，甚则手舞足蹈，抓无定处，自顾不暇，有时伴有喃喃自语或大声喊叫。③每次发作 30～40 分钟，可逐渐自愈，但以后再受精神刺激又可重新发病。④无原发疹，发病时患处皮肤可因搔抓而引起充血、表皮剥脱、血痂等继发性损害。

【辨证施治】

（一）内治法

1. 心肝火旺证　情绪易于激动，烦躁不安，坐卧不宁，皮肤瘙痒突发，其剧烈难忍。伴有胸中懊忧，哭笑无常，失眠多梦，口干喜饮，便燥溲黄。脉细数，舌质红，苔薄黄。治宜滋养心肝，清火宁神。方用甘麦大枣汤合百合地黄汤加减。小麦、百合、生地各 15g，甘草、枣仁、琥珀、茯神、何首乌各 10g，山药、钩藤各 12g，莲子心 6g，炒黄连 3g，大枣 5 枚。

2. 肝气郁结证　性急易怒，皮肤燥痒，时轻时重。伴有胸胁烦闷，脘痞纳呆，偶尔喃喃自语或者大声喊叫。脉弦，舌淡红，舌薄白。治宜疏肝调气，解郁定志。方用甘麦大枣汤合逍遥散加减。小麦 30g，当归、白芍、白术、茯苓各 10g，生地、熟地各 12g，柴胡、甘草、薄荷各 6g，生姜 3 片，大枣 5 枚。

（二）针灸疗法

毫针法　神门、曲池、血海。方法：施泻法，针刺得气后留针 30 分钟，其间行针 3～5 次，日 1 次。

（三）其他疗法

耳针法　心、肝、安神。方法：针后留针 30 分钟，日 1 次。

【偏方荟萃】

1. 救崇汤 人参 15g，黄芪、当归各 30g，金银花 60g，茯苓、贝母各 10g，草乌 3g。水煎服。

2. 苦参丸 苦参 30g，皂角 60g（水煎取汁）。苦参研细末，皂角汁泛丸如桐子大，日 2 次，1 次 3～4.5g。

【调摄护理】

注意精神调护，配合积极的心理治疗；切勿训斥患者，以免诱发。

【预后判析】

本病重视精神调养，一般来说治疗后可使情志安定而愈，但失治、误治也会导致病势缠绵难愈。

【医案精选】

某一女性患者，半侧面部每受轻微抚摸，即引起痉挛性瘙痒。耳针后即很快痒止，再用手触之亦不痒。(《实用皮肤病学》)

【名论摘要】

《洞天奥旨》："骨羡疮之痒，正患其痒之极也，痒极则不可忍，必抓搔而少已，而无如愈搔而愈痒，愈痒而愈搔，抓搔不已，必至皮肉损破，久而抓搔，乃见骨矣。"

线状 IgA 大疱性皮病

【病名释义】

1979 年，Chorzelski 等首次命名了线状 IgA 大疱性皮病，并且第一次报道其见于儿童的病例，故此病又称儿童良性慢性大疱性皮病。本病发病原因不明，但药物、病毒感染、自身免疫功能紊乱、恶性肿瘤均可诱发。对本病的治疗，多数学者认为应慎用糖皮质激素、环孢素等药物，避免过度治疗。

【病因病机】

查阅中医文献时，发现"赤炎疮"与本病接近。《洞天奥旨》说："赤炎疮，遍体有赤点子，乃手太阴肺经风热而生也，肺主皮毛，肺经气有余而血不足，风热在肺，难于抒泄，无血润之，故留恋于皮毛而不散矣，又名赤炎风……此赤点可以更现，或有或无，久而不愈……治法必须消风清热，而疮自愈也。"陈士铎这段文字的描述有四点启示：一是病位在手太阴肺经；二是病因既有风热，又有心火入侵；三是症状为赤点，新旧更替，或有或无，久而不愈；四是治法为消风退热。同时，笔者推荐以润肺化炎汤治疗本病，组成为桔梗、桑白皮、炙甘草、黄芩、玄参、麦冬、天冬、贝母、陈皮、生地、升麻。左寸脉旺大，乃心火，本方去黄芩，加黄连。

【辨证施治】

鉴于本病有儿童型与成人型的不同，故在临床上分为两型治疗。

1. 心火偏亢证 患者以儿童居多，皮损好发于口周、躯干、腹股沟、大腿内侧等处。初起为丘疱疹，呈环状排列，内含少量淡黄色液体或血性液体；继而在红斑上或正常皮肤上出现大疱，中心轻微糜烂，边缘围绕小水泡或丘疹，糜烂面愈合后留下色素沉着。尼氏征阴性。伴有轻重不一的瘙痒。脉细数，舌质红，苔少。治宜清心泻火。方用升降散加减。僵蚕、连翘、茯苓、水牛角各 10g，绿豆衣 15g，炒丹皮、蝉蜕、防风、荆芥炭、地骨皮各 6g，白茅根 30g，生大黄 3g（后下）。

2. 肺郁风热证 患者以成人男女为主，皮损好发于躯干、四肢，在正常皮肤上可见环状斑丘疹，呈弧状排列，分布不对称。尼氏征阴性。伴有轻至中度的瘙痒，脉浮数。舌质红，苔少。治宜消风清热，佐以扶脾化湿。方用凉血消风散加减。防风、荆芥、鸡冠花、桔梗各 6g；炒牛蒡子、生地、黄芩、玄参、天冬、麦冬各 10g；茯苓、益母草、炒薏苡仁各 15g。

加减：咽喉不适加金莲花、挂金灯、玄参、桔梗；大便秘结 2～3 日一行加生白术、枳实；纳谷不香加鸡内金、麦芽、谷芽、神曲；丘疱疹为主时加茯苓、红花、炒薏苡仁；血性疱为主时加紫草、茯苓、大青叶；痒感较重时加蛇蜕、蝉蜕、苦参、麻黄；病情反复发作时加黄芪、山药、枣皮、丹参、丹皮、地骨皮。

【医案精选】

王某，男，18 岁，2013 年 4 月 22 日初诊。

据述半年前，始觉躯干、手背等处时而发生小水疱，伴有痒感，时轻时重，持续不断。后到某医院就诊，病理切片报告：线状 IgA 大疱性皮病（病理切片号：

20126168）。检查：在躯干、四肢特别是前臂可见环状丘疱疹，边缘高起，中央凹陷，部分抓破，有轻微渗出，部分结有血痂。痒感遇热则重，脉细数，舌淡红，苔薄白。证属风湿互结，走于肤腠。治宜疏风、化湿、止痒。方选验方益威止痒汤加味。组成：益母草、钩藤（后下）、土茯苓、炒薏苡仁各12g，苍耳子、蛇床子各3g，地肤子、炒扁豆、紫草、夜交藤、大青叶各10g，秦艽、威灵仙、羌活、独活、徐长卿各6g。

二诊：10天后复诊，环状丘疱疹和渗出明显减少，但其仍然痒重，同时伴见咽喉不适，咳嗽，痰呈绿色，守上方加减：益母草、浙贝母、苏子、苏叶、杏仁、百部各10g，羌活、独活、炒牛蒡子、灵仙、秦艽、徐长卿各6g；金莲花、蝉蜕、蛇蜕、炒丹皮、地骨皮各4.5g。

三诊：2周后复诊，皮肤损害基本消退，咳嗽见愈，但躯干、前臂还有少量针帽大小的丘疱疹尚未完全消除。守上方加减：益母草、黄芪、金银花、炒薏苡仁、玄参、南沙参、北沙参各10g；羌活、独活、威灵仙、徐长卿、秦艽、挂金灯、金莲花、连翘、炒丹皮、莲子心、地骨皮各6g。

本案前后历时2个月左右，复查皮肤损害消除而获痊愈。（《当代中医皮肤科临床家丛书·徐宜厚》）

【经验与体会】

1975年，Chorzelski和Jablonskz根据免疫病理学首先提出线状IgA大疱性皮病（LAOB）是一种独立性疾病，并被广泛接受。

在发病机制上，人们提出过多种说法，包括胃肠疾病、自身免疫性疾病、恶性肿瘤和多种感染如上呼吸道感染等，认为是病原体激发免疫反应所致。

结合临床，辨证依据有三：一是皮肤损害；二是并发咽喉炎症和咳嗽；三是不同程度的瘙痒。因此，立法遣药亦分三步，然其主轴是祛湿、散风、止痒。随证加入健脾化湿之品，后用宣肺清咽化痰之药，清除毒热之扰，最后加入益气养阴之品，旨在增强机体的抗病能力，所谓"正气存内，邪不可干"是也。

第十章　手、臂部皮肤病

病疮（手足湿疹）

【病名释义】

病疮病名出自《肘后备急方》。《诸病源候论》《外科真诠》等医籍依据皮损特征和预后，分别称为湿疮、燥疮、久疮及掌心风等。如浸淫生长，黄汁外溢者，名湿病疮；干燥脱屑，干枯疼痛者，名燥病疮；常伴痒痛，积久不瘥者，名久病疮；掌心枯裂，燥痒微痛者，名掌心风。据此描述，本病与西医学的手足湿疹极为相似。

【病因病机】

1. 湿热内蕴　脾胃虚弱，禀性不耐，加之饮食不节，过多食入鱼腥发物，炙煿油腻之类食品，致使运化失职，湿热内蕴，浸淫四末而成。

2. 风湿相搏　肤腠空虚，风湿外邪，乘虚而袭，风湿相搏于肤腠，遂成斯疾。《诸病源候论》说："病疮者，由肤腠虚，风湿之气，折于血气，结聚所生。多著手足间，递相对，如新生茱萸子，痛痒，抓搔成疮，黄汁出，浸淫生长坼裂，时瘥时剧……"

3. 血虚风燥　脾胃有热，湿气少，风气多，耗血伤阴，肤失濡养，生风化燥而致。《外科真诠》说："无故掌心燥痒起皮，甚则枯裂微痛者，名掌心风，由脾胃有热，血燥生风，不能荣养皮肤而成。"

4. 湿热化毒　外因常接触水浆，居处卑湿，或者水中作业，均能导致湿气多，风气少，湿热互结，蕴化为毒，毒蚀肌肤而致黄白脓疱，相迭重生，自觉痒痛无时，时好时发，极其疲顽。

【诊鉴要点】

（一）诊断要点

①病变主要发生于手足掌跖及指（趾）间等。②皮肤损害分为以下几种。湿病疮：丘疹、丘疱疹，搔破出汗，湿烂；燥病疮；皮肤干燥坼裂，肥厚，角化明显；久病疮：长久反复，时轻时重，上述诸症互见；毒染病疮：丘疱疹，迅及演变成黄白脓疱，痛痒相兼。自觉瘙痒，或者痒痛相兼。

（二）鉴别诊断

1. 鹅掌风（手癣） 多先发于一侧，甚则可延及两手，境界清楚，真菌镜检呈阳性，病情往往夏重冬轻。

2. 蚂蚁窝（汗疱疹） 掌跖可见深在性小水疱，小似米粒，大如绿豆，疱壁较厚，干燥脱屑，又反复发生，常与多汗有关。

【辨证施治】

（一）内治法

1. 湿热内蕴证 皮损以丘疹、丘疱疹和潜在性水疱为主，搔破则滋水外溢，甚则浸淫结痂。伴大便干燥，小便短黄，自觉痒重。舌质红，苔薄黄或黄腻，脉濡数。治宜清心渗湿。方用黄连解毒汤加减。炒黄连、焦山栀、桑枝各6g，炒黄芩、炒黄柏、白茅根各10g，生薏苡仁、山药、赤小豆各15g。

2. 风湿相搏证 皮肤干燥坼裂，肥厚，状如苔藓，脱屑，或间有少量新起丘疹、水疱，自觉瘙痒或干痒不适。舌质淡红，苔少，脉细数。治宜祛风胜湿，佐以润燥止痒。方用祛风地黄丸加减。生地、熟地各15g，刺蒺藜12g，炒知母、枸杞子、桑椹子、钩藤、何首乌、防风、徐长卿、威灵仙各10g，菟丝子、独活、姜黄、桑枝、川牛膝各6g。

3. 血虚风燥证 皮肤粗糙，时有鳞屑脱落，甚则干燥坼裂作痛，经久不愈，反复发作，自觉痒感时轻时重。舌质红，苔少或无苔，脉虚细且数。治宜养血润燥，滋阴除湿。方用滋阴除湿汤加减。生地15g，当归、沙参、黑料豆、何首乌、钩藤、山药各10g，丹参、白鲜皮、蛇床子各12g，茯苓皮、泽泻、桑枝各9g，赤小豆30g。

4. 湿热化毒证 掌跖反复起水疱、脓疱，常是成簇状出现，搔破则有津黄汁水外溢，皮损时轻时重，自觉痒痛相兼。舌质红，苔薄黄，脉濡数。治宜清热解毒，化湿止痒。方选野菊败毒汤加减。野菊花、半枝莲、紫花地丁各12g，豨莶草、茯苓皮、金银花、蛇舌草各15g，赤小豆30g，莲子心、焦山栀各6g。

（二）外治法

皮疹以丘疱疹、脓疱为主，选用路路通水洗剂，或用苍肤水洗剂，煎汁浸泡或湿敷；湿疿疮选用青蛤散，植物油调搽，或用五石膏；皮肤肥厚，选用薄肤膏；燥疿疮选用黄连膏、润肌膏；久疿疮选用藜芦膏。

（三）其他疗法

穴位注射法　取曲池（双）、血海（双）。方法：取板蓝根注射液 8mL，针刺得气后，每穴分别推注 2mL，2 日 1 次，5 次为 1 疗程。

【偏方荟萃】

1.疿疮膏：密陀僧 30g，煅石膏 15g，枯矾、雄黄各 6g，樟脑 3g，分别研细末，和匀，香油调膏，外搽。

2.螺壳 30g，乱发、龙胆草、胡粉各 15g，研细末，用清油搅匀，调涂之。

3.苦参汤洗方：地榆、桃皮、苦参各 30g，煎汁，待温洗之。

4.白芷、大腹皮各等量，煎汁，外洗。

5.漏芦散：漏芦、升麻、木通、赤芍、炙甘草、防风各 30g，羌活、枳壳、朴硝各 60g，研粗末，每次取药末 15g，煎汁，温服。

6.乌蛇散：乌蛇 60g，羌活、白鲜皮、苦参、枳实、白蒺藜、人参、黄芩、山茱萸、漏芦、牡蛎、附子、白僵蚕、玄参、秦艽、炙甘草、防风、甘菊花各 30g。研细末，每次服 15g。

【调摄护理】

1.患处避免接触碱性强的肥皂，洗浴切忌热水烫洗，尽量不接触羽绒、羊毛、尼龙制品等。

2.对鱼腥海鲜、油腻炙煿之类食品，应避免或者谨慎摄入。

【预后判析】

本病处理恰当预后良好，少数又会复发。

【医案精选】

赵某，女，26 岁，工人。1975 年 5 月 13 日初诊。两手素有湿疹，反复发作已数年。近日因接触某化学药品，遍发红斑、丘疹、水疱，瘙痒，糜烂，结痂，延及前臂。曾用癣药水，使病情加重。某医院采用葡萄糖酸钙、外搽激素类药膏，罔效。目前，水疱满布，部分红肿糜烂，大便两日未行，口干渴。舌质红，苔薄，脉弦细。拟清热利湿。细生地、茵陈、苦参片各 12g，赤芍、丹皮、生大黄（后下）各 10g，蒲公英、白茅根各 30g，生甘草 3g。前两次煎汁服，煎第 3 次后湿敷。

5 月 18 日：皮损大部分减轻，唯仍瘙痒，尚有小水疱，滋水已少，有的已结痂。前方加白鲜皮 12g；外用青黛散，麻油调后，外搽。

5 月 25 日：皮肤干燥脱屑，瘙痒减轻，基本痊愈。龙胆泻肝丸 10g 分服；地龙片，日 3 次，每次 5 片；外搽黄柏冷霜。（顾伯华《外科经验选》）

【名论摘要】

《疡科会粹》："夫病疮者，由腠理虚，风湿之气入于血气结聚所生也。多着手足，递相对如新生茱萸子，痛痒爬抓成疮，黄汁出，浸淫生长，坼裂，时差时发，变化生虫，故名病疮。"

【经验与体会】

本病的外治要分清干与湿。所谓干者，局部肥厚角化，皲裂疼痛，应在浸泡后外涂软膏，以软膏治疗为主；所谓湿者，局部渗出糜烂，剧烈瘙痒，应用药液浸泡或湿敷，日数次，酌情外涂糊膏或软膏，以水洗剂为主。

内治当以心脾为主，痒重时重在清心泻火；湿重时当宜扶脾燥湿，两者均应加引经药。其效更速。同时，应避免或谨慎摄入鱼腥海鲜、油腻炙煿之类的食品；患处避免接触碱性强的肥皂，洗浴切忌热水烫洗；尽量不接触羽绒、羊毛、尼龙制品等。本病处理得当，预后良好，但容易复发。

千日疮（寻常疣）

【病名释义】

千日疮病名出自《外科启玄》。后世医籍对其论述颇多，别名亦繁，常见有枯筋箭、晦气疮、疣、疣疮、瘊子、疣目、疣目疮、胼、胼子，俗称竖头肉等。

中医对本病不仅在临床上有详细描述，如《医学入门》中"疣多患于手背及指间，或如黄豆，或如聚粟，或如熟椹，拔之则丝长三四寸许"；而且在治疗上也丰富多彩，如《医宗金鉴·外科心法要诀》提到外治法有结扎法、艾灸法等，《外科枢要》主张内治，多从肝肾论治。本书从临床实用出发，凡皮疹少，体质壮，以外治为主，求其速效；皮疹多，体质弱，以内治为要，特别要重视滋肾柔肝。

【病因病机】

《灵枢·经脉》说："虚则生疣。"然而，虚在何脏？综观历代文献，多数认为肝胆风热，或怒动肝火，或淫气客肝，均可致使肝经血燥，血不养筋，筋气不荣，风邪外搏肌肤而生。古人素有肝肾同源之说，肝火偏亢，暗灼肾水，肾气不荣，筋失濡养，造成疣赘丛生。

此外，近人顾伯华指出，"皮肤外伤，感受病毒或因搔抓而自身传播接触而发"（《实用中医外科学》），亦属多见。

【诊鉴要点】

（一）诊断要点

①常发生在手指、手背、足缘等处，偶尔生于甲缘。②初起为针尖大的丘疹，渐至豌豆或更大，呈圆形或多角形，表面粗糙，角化明显，触之坚固，高出皮面，灰黄、污黄或污褐色，继续发育呈乳头样增殖，遇有摩擦或撞击时易于出血。③数目多少不一，单个可长期不变，但亦可多至数个，乃至数十个。

（二）鉴别诊断

1.疣状痣 幼年开始，疣状角化皮疹，呈线状排列，不同于本病单个散发。

2.疣状皮肤结核 不规则的疣状斑块，四周绕以红晕，表面裂隙，压之则少量脓汁外溢；结核菌素试验常为弱阳性。

【辨证施治】

（一）内治法

1.肝胆风热证 病程短，皮损数目较多，并呈泛发倾向，自觉微痒。舌质红，苔少，脉弦数。治宜清肝泻火，疏风平疣。方用清肝益荣汤加减。柴胡、川芎、焦山栀、木瓜各6g，茯苓、熟地、白术、炒白芍、当归各10g，金银花、板蓝根、钩藤、防风各15g，生薏苡仁、紫贝齿各30g。

2.肾气不荣证 病程长，屡散屡发，未能根除；或用腐蚀剂后，疣体翻张如菌，时有渗血现象。伴有头昏耳鸣，肢软乏力。舌质淡红，苔少。治宜滋补肾水，平肝铲疣。方用归芍六味地黄丸加减。熟地、茯苓、当归、白芍、丹皮各10g，山药、山萸肉、桑椹子、何首乌各15g，贯众、柴胡、桑枝各6g，生石决明、生薏苡仁各30g。

（二）外治法

皮损多数呈散在分布，选用香木水洗剂；或用马齿苋30g，苍术、蜂房、白芷、陈皮各15g，细辛10g，蛇床子、苦参各12g，煎汁，外洗或湿敷，日1～2次，每次

15～30分钟。对单个，疣体较大者，可选用千金散、鸭蛋子油、斑蝥膏等，外点疣体上，保护好周围健康皮肤，2～3日外点1次，直至疣体完全脱落。

（三）针灸疗法

1. 毫针法 ①直刺法：阿是穴（母疣）。方法：常规消毒后，采用0.5～1寸不锈钢针，术者左手捏紧疣基底部，使之苍白，旨在减轻针刺时的疼痛，在阿是穴中央区垂直进针，快速捻转30次，并在迅速提插后出针，放血1～2滴以达到泻法的目的。以后分别在第4、20、35天各复刺1次，一般3个月见效。②斜刺法：阿是穴（母疣）。方法：取毫针斜刺入母疣，四周呈对称各刺入1针，针后留针30分钟，2～3天1次。

2. 灸法 ①直接灸：阿是穴（疣赘局部）。方法：取艾条或线香点燃一端，对准疣赘的顶端直接灸之，患者不能耐受灸灼之痛时可稍移动之，如此反复施灸，直至疣赘呈焦枯状，通常在5～10天后脱痂而愈。②间接灸：阿是穴（疣赘局部）。方法：消毒后，先用1%普鲁卡因注射液施局麻，再将艾炷放在疣顶端，点燃施灸，直至艾炷燃尽，除掉艾灰，再用镊子钳住疣体剥离或用尖形手术刀轻刮残余疣体，外涂2%龙胆紫溶液，外盖消毒纱布。通常1次见愈；若疣体较大较深，可酌情复灸1次。

（四）其他疗法

1. 耳针法 取肺、皮质腺、内分泌、相应区域。方法：针刺后留针15～30分钟，日1次，10次为1疗程。

2. 火针法 阿是穴（疣赘局部）。方法：局部消毒后，采用火针对准疣赘快速刺入和拔出，其深度为疣赘厚度的2/3；视疣赘范围大小可刺3～5针，一般在刺后5～7天，疣赘干燥脱落。

3. 穴位注射法 ①循经取穴法：外关、曲池、足三里、三阴交。方法：病左取右，病右取左，上下肢各取1穴，交替应用，每穴在针刺得气后各推注板蓝注射液1～1.5mL，3～5天1次，7次为1疗程。②经外奇穴法：骨空（双）。方法：常规消毒后，每穴针刺得气后各推注维生素B_{12} 500μg 0.5mL，2日1次，10次为1疗程。

4. 推疣法 在疣体的根部，用棉签棒或刮匙（刮匙头部用棉花包裹），与皮肤呈30°的角度，向前均匀用力推之，有的疣体可立即推除。表面压迫止血，并用纱布加压包扎。若残留少许疣体，经过1个月后再推1次。

5. 摩擦法 取新鲜荸荠削去皮，用其白色果肉摩擦疣体，每天3～4次，每次要摩至疣体角质层软化，部分脱落，微有少量点状渗血为度，数天后可愈。

6. 钝刮法 疣体消毒局麻后，先用尖形手术刀轻划疣赘四周，再用钝刮器剥离疣体，使之与正常组织完整分离，止血包扎。

【偏方荟萃】

1. 紫蓝方：马齿苋 60g，板蓝根、大青叶各 30g，生薏苡仁、紫草根、赤芍、红花各 15g，水煎服。

2. 四石桃红汤：灵磁石、生牡蛎、代赭石、珍珠母各 30g，桃仁、红花、赤芍各 10g，陈皮 6g，水煎服。

3. 木贼草 30g，香附 45g，陈皮 15g，煎取浓汁，浸泡患处，日 2～3 次。

4. 驱疣汤化裁：大青叶、马齿苋各 15g，赤芍、丹皮、防风、炒三棱、炙山甲各 10g，生薏苡仁 30g，郁金 6g，水煎服。

5. 木贼草、灵磁石各 15g，香附、山豆根各 10g，煎汁外洗，日 2 次。

【调摄护理】

局部忌涂含激素的霜剂或软膏；皮疹区尽量避免搔抓破皮，以防传播他处。

【预后判析】

本病有自限性，民间常谓：母疣治好，子疣也随之脱落，因此，大多数病例可以在较短时间里治愈。若在服药期间发现疣体突然加大、基底发红，或有自觉瘙痒等征兆，还需坚持治疗，不久疣体即可脱落，切勿停止治疗。

【医案精选】

张某，男，41 岁。右侧面颊和前额部出现丘疹，高出皮肤，表面粗糙，状似谷壳，曾在市某医院诊断为寻常疣，当即用电灼治疗。不到 1 个月，在原发部位又有寻常疣生长，数目也较前增多，并向头额部蔓延，自觉微痒，故来我科治疗。检查：右侧面颊、前额、头、颈部均可见米粒至绿豆大小的丘疹 28 个，表面坚实粗糙，高出皮肤，形如谷壳竖在肌肤之上，推压无疼痛，脉舌正常。诊断：多发性寻常疣。中医辨证：肝虚血燥，复感外邪，血不荣筋，赘生疣目。治法：解毒、软坚、平肝、活血。内服处方：紫贝齿、灵磁石、代赭石、马齿苋各 30g，生薏苡仁 15g，大青叶、板蓝根、赤芍各 9g，红花 6g。1 日 1 剂，日服 2 次。外洗方：木贼草、香附、金毛狗脊各 30g，蜂房、细辛各 15g，加水 1000～2000mL 煎后去渣，单个疣体可用木贼草摩擦，多个密集者洗涤或湿敷，每日 1 次，每次 15～20 分钟。

二诊：经上方治疗 5 天后，疣体发痒，周围有炎性红晕，似有萎缩趋势，继用上方治疗。在以后续诊中，守原方酌加桃仁、归尾、乌梅等，连服 45 剂，面部、额、头、颈部疣体全部脱落，仅留减色斑而愈。(《徐宜厚皮肤病用药心得十讲》)

【名论摘要】

《疡科会粹》："凡人病手发，如风热血燥筋急者，宜八味逍遥散加黄连。如因怒火而病者，柴胡清肝汤。如亡精肾枯筋缩，宜肾气丸之类。切忌寒凉降火之药及艾灸等，若犯之则轻者反剧，重者大溃，肿痛发热，出血而死，慎之。"

【经验与体会】

本病由病毒所致，中医文献称为"疣目""枯筋箭""千日疮""瘊子"；发病原因多为肝虚血燥、血不荣筋，又感外邪，郁于肤腠，日生疣赘；方用金石药物重在平肝、养血、活血、解毒同时并进，从而取得铲疣之效。

猫眼疮（多形性红斑）

【病名释义】

猫眼疮病名出自《医宗金鉴·外科心法要诀》，因其疮面红润光泽，形似猫眼而得名。不过，在历代文献中，有从发病季节多在二八月雁来之时而称之"雁疮"（《诸病源候论》）者，有从皮疹外观接近冻疮故又名"寒疮"（《外科大成》）者。总之，本病相当于西医学的多形性红斑，寒疮则类似寒冷性多形红斑。

【病因病机】

1. 外邪侵袭 春秋两季多见风热与风寒两类外邪，阳气不足，不能通达四末，故而形寒肢冷；加之寒气隆盛，致使气血周流不畅，气血凝滞，阻于肌肤而发本病，正如《素问·八正神明论》所说："……天温日明，则人血淖液而卫气浮，故血易泻，气易行；天寒日阴，则人血凝泣而卫气沉。"

2. 脾胃湿热 脾喜燥恶湿，如恣食肥甘、辛辣厚味，伤及脾胃，脾失健运，运化失司，积湿生热，湿热内蕴，外淫肌肤，发为本病。诚如《赵炳南临床经验集》所说："为脾肺蕴湿化热所致。"

3. 毒热入营 素体禀赋不耐，感受药毒，或血热化毒，皆可入扰营血，毒热内攻，外扑于肤，症见斑疹；或毒热与湿热互结，湿热浸淫，外症疱疹等丛生。

总之，本病内因多责之脾肺湿热蕴结；外因常以风、热、寒三淫为主。此外，毒邪内侵，与湿热搏结，突然发病，病情危重，则表现为毒热入营。

【诊鉴要点】

（一）诊断要点

①好发于手足背、前臂、小腿，亦可见于颜面、颈部等处。②春秋多见，冬季亦有。③皮损为多形性，如丘疹、斑丘疹、水疱或大疱，典型皮损形如猫眼，中心常有小水疱；重者唇、口腔内易糜烂或溃疡。④初病有头痛、肢乏，纳呆；重者伴壮热、关节酸痛等全身症状。

（二）鉴别诊断

1. 浸淫疮（湿疹）　皮损亦为多形性，以红斑，丘疹、水疱为主，常有渗出，伴剧痒；皮损可发生于任何部位，但唇、口腔黏膜则无。

2. 天疱疮（寻常型天疱疮）　在皮肤上出现大小不等的水疱，疱壁松弛易破，发病期间用手推，皮肤易破裂伏起。

3. 冻疮及冻伤　均好发于手、足、耳、鼻尖，患处冰冷有水肿性红斑或斑块；冻伤尚可见到水疱及坏疽。

以上三种疾病均无猫眼状皮损。

【辨证施治】

（一）内治法

1. 湿热郁肤证　猫眼状皮疹较多，大小不等，色潮红，并有红丘疹、水疱散布。舌质红，苔薄根腻，脉滑数或濡。治宜清热利湿。方用清肌渗湿汤加减。苍术、柴胡、黄连、焦山栀、升麻各 6g，厚朴、陈皮、泽泻、泽兰、丹参各 10g，赤小豆、生薏苡仁各 15g，茯苓 12g，红花 4.5g。

2. 寒湿瘀结证　猫眼状皮损散布手足，色泽紫红或暗红，间有少量水疱。四肢不温，遇寒加重，得热减轻。舌质淡红，苔薄白根微腻，脉沉紧或弦紧。治宜散寒祛湿，温通经脉。方用当归四逆汤加减。当归、桂枝、赤芍、白芍各 10g，活血藤、鸡血藤、石南藤各 15g，细辛、干姜各 6g，炙甘草、甲珠各 4.5g，大枣 5 枚。

3. 毒热入营证　在皮肤上可见大片水肿性红斑、瘀斑、水疱或血疱，或鼻、口腔等处糜烂明显。发热，头痛，乏力，关节疼痛。舌质红或绛，苔少，脉细数或滑数。治宜清营凉血，解毒祛湿。方用凉血地黄汤（犀角地黄汤）加减。水牛角 15～30g，丹皮 10g，生地炭、银花炭、连翘、石斛各 15g，紫草 12g，沙参、生薏苡仁各 30g，红花、凌霄花、甘草各 6g。

加减法：偏于风热加炒牛蒡子、防风、桔梗、白僵蚕；偏于风寒加青葱、姜黄、九香虫；偏于寒湿加秦艽、独活、木瓜；偏于血热加茜草根、白茅根；伴有壮热加羚羊角、生石膏；关节疼痛加豨莶草、鬼箭羽、寄生、老鹳草；手足冰冷加淡吴萸、干姜、制附块；正气虚弱，时常复发加黄芪、党参。

（二）外治法

皮肤红，瘙痒，外涂九华粉洗剂；水疱多且有破溃渗出者，选用生地榆、贯众各30g，煎汁，湿敷患处，日2次，每次30分钟；皮损为丘疱疹，猫眼状皮损，可选用玉红膏，外涂；局部紫暗，四肢不温，选用川椒、艾叶、红花、桂枝各15g，透骨草、王不留行各30g，煎汁，待温浸泡患处，洗后再涂紫色溃疡膏；口腔糜烂先用青果水洗剂，漱口，后用养阴生肌散外吹患处，日3～5次。

（三）针灸疗法

上肢取外关、曲池、合谷；下肢取足三里、阳陵泉、解溪。方法：施泻法，针刺得气后留针30分钟，行针3～5次，日1次，7次为1疗程。

（四）其他疗法

1.耳针法　肺、脾、肾、内分泌。方法：针后留针15分钟，日1次，7次为1疗程。

2.穴位充氧法　上肢取：①曲池、外关；②大陵、合谷。下肢取：①上巨墟、阳辅；②足三里、光明。方法：每次取一组穴位，交替使用，每穴充氧3～5mL，2日1次，10次为1疗程。注意：有出血倾向者禁用。

凡不伴见黏膜损害的多形性红斑，均可选用针灸疗法。

【偏方荟萃】

1.三花一子藤汤　生槐花、款冬花、菊花、地肤子、首乌藤，煎汁口服。

2.凉血消风汤　生地、茅根、玄参、白芍、生石膏、知母、金银花、牛蒡子、荆芥、防风、升麻、甘草、水牛角。

3.真君妙贴散　明净硫黄90g，荞麦面60g，研极细末，水调成糊，外敷。

【调摄护理】

1.寒疮患者要注意保暖与防寒，避免病情加重或恶化。

2.忌食鱼虾海鲜及辛辣甘肥之品，《疮疡经验全书》说："唯鲤、鲇、鱼、虾、蟹不可食。"

3.重证患者若全身肌肤大疱湿烂，疮面暴露，应注意床单消毒、更换，防止热毒外袭。

4.对因中药毒诱发者，宜立即停药，今后忌服所有可疑药物。

【预后判析】

本病病程有自限性，3～4周消退，皮损消退后留有色素沉着，易复发。重证常是发病突然，全身症状严重，若不及时抢救则有危及生命之虑。

【医案精选】

王某，女，15岁，1973年11月29日初诊。主诉：每年秋冬脸面或手背出现红斑已5年。现病史：5年前，冬天开始于脸面额部出现两片红斑，约经过1个月后消退，以后每年秋冬二季即复发，多发于颜面及手背，有时一年发作2～3次。今年2月又复发。检查：双手背可见类圆形暗红色斑丘疹多片，如钱币大小，中央起疱如彩虹样。脉弦细，舌质淡，苔薄白。中医诊断：猫眼疮（多形性红斑）。辨证：风寒外袭，营卫不和。治则：升阳散风，和营和血。药用：升麻、羌活、防风、当归、红花、赤芍、连翘各9g，白芷、甘草各6g。12月6日复诊：服药5剂后，手背红斑，基本消退。胃纳欠佳，宗前方加陈皮9g，茯苓皮9g。煎服5剂，皮疹完全消退。1975年8月追踪来诊，诉1974年又发作2次，按上方服2剂后即见消退。（《朱仁康临床经验集》）

【名论摘要】

《医宗金鉴·外科心法要诀》："猫眼疮一名寒疮。每生于面及遍身，由脾经久郁湿热，复被外寒凝结而成。初起形如猫眼，光采闪烁无血，但痛痒不常，久则近胫，宜服清肌渗湿汤，外搓妙贴散。"

冻　疮

【病名释义】

冻疮病名出自《诸病源候总论》，又名冻风、瘃冻、冻耳。《疡医大全》把发生足跟部位的冻疮，称之为灶瘃。

在古籍文献里，不仅对冻疮发病的人群和典型证候有描述，而且对冻疮与冻伤也有严格的区别，如《外科秘录》说："冻疮，犯寒风冷气而生者也，贫贱人多生于手足，富贵人多犯耳面，先肿后痛，痛久则破而成疮，北地严寒尤多此症。更有冷极而得者，手足十指，尚有坠落者。"

【病因病机】

暴露在外的肌肤，不善保护，触冒风雪寒毒之气，伤及皮肉，气血凝滞而成。诚如《石室秘录》所说："冻疮乃人不耐寒，而肌肤受冷，骤用火烘，乃成冻疮。"

【诊鉴要点】

（一）诊断要点

①病变部位主要在暴露区域，如手、颧部、耳廓和足。②初期皮疹仅为局限性瘀血性水肿，压之褪色，触之冰冷，压之苍白，撤去压力则又缓慢恢复红肿色泽，严重时还会出现水疱、大疱，疱破后发生溃疡，溃烂疮面，愈合甚慢。③得暖后患处皮肤瘙痒不适。④患者以儿童、妇女或久坐少动以及在低温下经常接触冷水和长时间处于湿冷环境工作者居多。

（二）鉴别诊断

猫眼疮（多形性红斑） 皮疹呈多形性，常发生在四肢的远端，并以春秋两季最为多发，无受热后痒感加重的表现。

【辨证施治】

（一）内治法

1. 轻证 患处红肿，甚则暗红，触之冰凉，遇热则瘙痒不适。舌质淡，苔薄白，脉沉细。治宜益气温阳，通络散寒。方用桂枝加当归汤加减。当归、黄芪、党参、白术、茯苓皮各10g，桂枝、细辛、干姜各6g，甘草、活血藤、鸡血藤、丹参、金银花各15g。

2. 重证 患处肤色紫红，有大小不等的水疱或血疱，疱破露出溃疡，或者溃疡日久不敛。伴有畏寒、肢冷，面色㿠白少华。舌质淡，苔薄白，脉沉细无力。治宜扶阳固本，通络敛疮。方用四妙汤加味。黄芪、金银花、党参各15～30g，茯苓、鸡血藤、山药、白术、制附块、熟地、炙甘草各12g，生姜3片，大枣5枚。

加减法：平素畏寒的阳虚之体加巴戟天、鹿角片（胶）、炮姜、九香虫；气血虚弱加高丽参、东阿胶；冻烂久不收敛加上肉桂、白蔹。

（二）外治法

初期未溃阶段，选用当归、红花、川乌、草乌各10g，透骨草12g，煎汁，先熏后浸泡；红肿或多形性红斑阶段，选用红灵酒外涂，或敷独胜膏；已溃烂，选用20%冻疮膏；伴有毒染，脓腐未脱，选用九一丹、盖灵异膏，待其腐脱新生改用生肌散，盖玉红膏，日换1次，直至收功。

（三）针灸法

1.毫针法 病变在手区，取阳池、阳溪、合谷、外关、中渚；病变在足区，取解溪、通谷、侠溪、公孙；病变在耳区，取阿是穴。方法：施平补平泻法，留针 5 ～ 15 分钟；阿是穴放血少许，间日 1 次。

2.灸法 直接灸：点燃艾条，直接灸患处，每次持续 3 ～ 5 次，1 ～ 2 日灸 1 次。间接灸：鲜生姜切片约 0.5cm 厚度，放在病变区上，点燃艾炷，每次灸 3 ～ 5 壮，日 1 次。

（四）其他疗法

1.刺血法 患处消毒后，在红肿中心进针 1 ～ 4 枚，施捻转提插补法，不留针，出针后挤出血液少许，再轻轻按摩，隔日 1 次。

2.穴位注射法 手区取内关、合谷；足区取三阴交、太溪。方法：50% 当归注射液或维生素 B$_{12}$500μg，针刺得气后，分别推注 1 ～ 1.5mL，2 日 1 次。

【偏方荟萃】

1. 川楝子，或秋茄，或辣椒，或白及，或附子皮，或鸽粪，或鲜蚕豆梗，或甘草甘遂，任选一味，适量，煎汁，先熏后洗，日 1 ～ 2 次。适用于红肿未溃阶段。

2. 独蒜（煨），或腊月羊油，或油胭脂，或鱼胶，任选一种，外涂或外敷，日 1 次。适用于似溃非溃阶段，既有预防作用，又有治疗效果。

3. 黄柏 2.1g，生皮硝 0.7g；或马勃（切片）；或蜂蜜 70g，猪油 30g；或猪蹄硬壳，烘干，研细末。任选一种，外敷，日 1 次。适用于溃疡阶段。

4. 五倍子，猪油捣成膏，填入裂缝。适用于溃后尚未完全收敛者。

【调摄护理】

1. 外出劳动或工作时，要穿戴好御寒性能好的棉衣、棉帽、棉手套等；与此同时，还要注重高蛋白、高糖和维生素丰富饮食的摄入，对体质虚弱和患有慢性消耗性疾病的人，显得格外重要。

2. 手足多汗者，应经常洗晒鞋袜，保持温暖、干燥、舒适。

3. 适度坚持体育锻炼，如慢跑步，打太极拳、乒乓球等，增强机体的抗寒和耐寒能力。

4. 告诫患者对被冻的部位，要注意保持卫生、干燥，避免外伤。

【预后判析】

对症治疗原发病和避免诱发因素，预后良好，部分每到冬季常易复发，对此，应早期治疗，至关重要。

【医案精选】

叶某，女，24 岁。手足冻疮已 4 ～ 5 年，每年天寒发作，春暖则愈。发病时手足肿胀发紫，遇热作痒，有时破溃。此次发病已月余，双侧手足背及指（趾）背部有片状肿胀隆起的紫红色斑块，边缘清楚，扪之发凉。此冻疮之症，予以温经散寒，当归四逆汤加减。当归、桂枝、赤芍、红花各 9g，细辛 1.5g，制川乌 3g，炙甘草、干姜各 6g，大枣 3 枚。外用辣椒水浸泡。服 15 剂，病情基本痊愈（《实用中医皮肤病学》）。

【名论摘要】

《疡医大全》："热肌经冷风所激，凝滞成片作痒，此是冻风，切勿火烤。"

冻烂疮（冻伤）

【病名释义】

冻烂疮病名出自《诸病源候论》，又名"冻烂肿疮"（《圣济总录》）、"冻裂"（《医学入门》）等。巢元方等说："冷气入脏，致令阴气闭于内，阳气绝于外，荣卫结涩，不复流通，故致噤绝而死。若早得救疗，血温气通则生。"据此描述，本病与西医学所称冻伤十分接近。

【病因病机】

寒性收引，易伤阳气。冬令之时，或因疲劳，或因饥饿，或静止少动，时间过长，或因创伤失血，或素体气血不足，寒冷之邪，耗伤阳气，侵袭肌肤，内则血脉不畅，气血凝聚，外则肢体失于温煦，营卫结涩，不复流通，轻者痛肿成疮，重者损败肢节。诚如《圣济总录》所说："冬时严寒，气血凝聚不流，则皮肉不温，瘃冻燃赤，痛肿成疮，轻则溃烂，重则败损肢节也。"

此外，《医宗金鉴·外科心法要诀》说："若暴冻即着热，或进暖屋，或用火烘汤泡，必致肉死损形，轻则溃烂，重则骨脱筋连。"该文提示冻伤不能用暴热疗法，否则冷气与火气搏结，气血瘀滞，加速其溃烂。

【诊鉴要点】

（一）诊断要点

①病变大都发生在身体末梢和暴露区域，如手、足、耳、鼻、面颊等处。②冻伤后仅有皮肤苍白、冰冷、疼痛和麻木，复温后才表现出特征，分为四度：一度冻伤，局部皮肤从苍白色转为斑状蓝紫色，以后红肿、发痒、刺痛和感觉异常；二度冻伤，局部红肿、发痒、灼痛，早期出现水疱，如无继发感染，疱液干涸，形成黑干痂；三度冻伤，皮肤由苍白渐变为蓝色，再成黑色，感觉消失，冻伤周围可出现水肿和水疱，并有剧痛，坏死组织脱落，创面愈合缓慢，形成瘢痕后可能影响功能；四度冻伤，皮肤呈暗灰色，感觉和运动功能完全消失，嗣后干性坏疽或湿性坏疽，遗留伤残和功能障碍。

（二）鉴别诊断

一度冻伤应与冻疮鉴别，详见冻疮一病。

【辨证施治】

（一）内治法

基于寒盛阳虚，气血水凝的病机，治疗宜温、宜补、宜通，温而散寒，补而助阳，通而活脉。

首先要现场急救，其措施包括：撤离寒冷环境，中止致伤源；脱去冰冷潮湿衣鞋；积极保温和复温，将病人置入 40～42℃温水中浸浴，至肢体接近正常体温时为止。配合西医抢救治疗也十分必要。

1.寒凝血瘀证　麻木冷感，肤色青紫，肿胀结块，灼痛发痒，手足清冷。脉沉或沉细，舌质淡红，苔薄白。治宜温经散寒，祛瘀通脉。方用当归四逆汤加减。当归、赤芍、白芍、活血藤、忍冬藤、石南藤各15g，桂枝、川芎、桑枝、炙甘草各10g，黄芪、干姜各12g，细辛6g，大枣5枚。

2.寒凝血虚证　麻木冷痛，暗红漫肿，或有水疱，感觉迟钝，或者消失。神疲体倦，形寒畏冷，面色㿠白少华。脉细弱或沉迟，舌淡苔少。治宜补养气血，温通血脉。方用人参养荣汤加减。黄芪15g，党参、白术、熟地、白芍各12g，桂心、五味子、远志各6g，制附片、甘草、鹿角片、活血藤、鸡血藤各10g。

3.寒化热毒证　疮面溃烂，滋水溢脓，四周红肿，疼痛加重，或伴有发热。舌质红，苔薄黄微干，脉数。治宜养阴解毒，活血止痛。方用四妙勇安汤加减。黄芪、当归、玄参各15g，忍冬藤30g，茯苓、党参、白芍、白术、川牛膝各10g，赤小豆45g，制乳香、制没药各4.5g，地丁6g。

4.寒盛阳衰证　四肢厥逆，嗜睡，感觉麻木，肢末冷痛，面色苍白或略带青绀。

脉沉微，舌质淡紫，苔少。治宜回阳救逆，温通血脉。方用四逆加人参汤加减。制附片 30g（先煎），干姜、党参、白芍、甘草各 10g，桂枝、黄芪、甲珠、路路通各 12g，山药、山萸肉、巴戟天、寄生、丹参各 15g。

5. 寒气入脏证 神识迟钝，或知觉全无，四肢厥逆，甚则僵直，唇甲青紫，面色青灰，或瞳孔散大，呼吸息微。脉微欲绝，或六脉皆无。治宜回阳救逆，散寒通脉，方用参附龙牡救逆汤加减。党参 30g（高丽参 3g），制附片 10g，龙骨、牡蛎、桂枝、寄生、麦冬、五味子各 12g，五加皮、鸡血藤、当归、丹参各 15g，老葱头 3 枚。

（二）**外治法**

未溃阶段，先用甘草、芫花各 15g，煎汁洗浴患处；继而外涂红灵酒或生姜汁，轻柔按摩；局部有水疱或血疱，可用注射器抽尽疱内液体，外盖红油膏包扎。已溃阶段，溃烂面积小者，按一般溃疡处理；损伤面积大，坏死组织脱落干净，肉色鲜而红活，选用生肌象皮膏，或者植皮。坏死严重，骨脱筋连，待其分界清楚时，可行手术疗法。

【偏方荟萃】

1. 肉桂皮 50g，加入 95% 酒精 500mL 浸泡 3～5 日，继而加入松香粉 100g，樟脑 25g，外涂，用于预后和治疗轻证冻伤。

2. 萝卜皮，或无花果叶，或楝树果，任选一种，煎汁，熏洗患处，日 1～2 次。

3. 附子散：附子 15g，川椒、雄黄各 7.5g，白矾 22.5g，腻粉 6g，研细末，麻油调敷疮上。

【调摄护理】

1. 在野外作业者，冬令时应注意手、足、耳、鼻等暴露部位的保暖；同时，还可坚持冬季长跑，增强耐寒能力。

2. 受冻部位严禁火烘或热烫，应保持病室温暖，并可嘱患者饮少量酒或姜糖茶等热饮料。

3. 受冻部位不要碰伤，注意保持清洁、干燥，免受污染。

【预后判析】

本病早期治疗一至三度冻伤可望恢复，四度冻伤则应中西医结合治疗，必要时施手术疗法。

【医案精选】

一女，年数岁，严寒上京，两足受冻，不仁，用汤泡渍，至春，十指俱烂，牵连

未落。予用托里之剂，助其阳气，自溃脱，得保其生。此因寒邪遏绝，运气不至，又加热汤泡渍，故死而不痛也。(《疡科会粹》)

【名论摘要】

《医学入门》："冬月下虚，身触寒冷，血涩生疮，顽滞不知痛痒，内服升麻和气饮去大黄。外用木香、槟榔、硫黄、吴萸、姜黄、麝香，为末，麻油调搽。"

手足厥冷 （肢端动脉痉挛症）

【病名释义】

手足厥冷病名出自《金匮要略》。据其发病特点和临床证候，别名还有四肢厥冷、肢厥、肢冷、手足逆冷、四厥、寒厥、厥逆等。从古代文献记载辨析：一是程度的差异，厥重于冷。二是全身与局部的不同，全身症状明显者称为厥逆、寒厥；仅有四肢症状者称为肢冷、四厥。三是原发与继发有别，如虚劳四肢逆冷、伤寒四肢厥逆，均应留心辨识。由此可见，本病既包含肢端动脉痉挛症，又包括血管痉挛的雷诺征。

【病因病机】

1. 禀赋不足 脾肾阳虚，不能温煦四肢，故而肢端逆冷。

2. 寒冷外袭 痹阻络道，血运不畅，难达四肢，症见肢端苍白、冰冷等。

3. 气血衰少 脉道不利，肌肤得不到濡煦而致病，诚如《诸病源候论》所说："经脉所行，皆起于手足，虚劳则血气衰损，不能温其四肢，故四肢逆冷也。"

总之，本病的内因主要是脾肾阳虚，温煦四肢之力微弱；外因当与寒邪关系密切，古人谓"寒多则凝泣，凝泣则青黑"，两者皆能影响血液的运行，在血行受阻、痹阻不通或欠畅的情况下，皆可导致本病的发生。

【诊鉴要点】

（一）诊断要点

①好发于青年女性；病变通常发生于双侧肢体的末端，手指最多，足趾次之，偶见耳廓、鼻尖、舌尖、颊和颏等。②初期为缺血表现，皮肤苍白，手指发凉，刺痛，感觉异常、麻木，手指发硬不能自由屈伸；中期窒息，皮肤肿胀，发绀，甚则深青或黑褐，伴有刺痛和跳动感；后期缓解，局部变暖，颜色变红，跳动感增强，终至恢复

正常。③寒冷季节发作次数增多，症状较重，严重时还会出现溃疡。④杵状指，指甲裂纹或扭曲变形。

（二）鉴别诊断

1.脱疽（血栓闭塞性脉管炎） 多半发生在单侧下肢，绝大多数是男性，自觉痛甚，足背动脉搏动减弱或消失，晚期出现干性坏疽。

2.肢端发绀症 手足皮肤持续性均匀青紫，没有苍白阶段，范围广泛而并非限于指（趾）末端。

3.冻疮 皮损红肿或青紫，好发于露出部位，有灼热或痒感。

4.闭塞性动脉硬化 症患者多为50岁以上的男性，下肢为主，上肢极少，患肢体位改变可以引起患处皮肤颜色变化。

【辨证施治】

（一）内治法

1.脾肾阳虚证 肢冷苍白，触之如冰，久不转红，逐渐蔓延扩张，自觉肢端麻木疼痛，轻者时转潮红肿胀，重则持续苍白或发绀。伴肢冷疼痛，唇甲色青，腰膝无力，面色白，食少纳差，大便溏薄，舌淡，苔少，脉沉细。治宜温补脾肾，驱寒通络。方用附子理中汤加减。炮附子、干姜、白术、炙甘草、川芎、王不留行、甲珠各10g，党参、黄芪各12g，丹参、鸡血藤各15g，路路通6g。

2.气血衰少证 四肢末端冰冷，甚则发绀，指尖略有变细，僵硬。兼有畏寒无力，少气懒言，面色㿠白，偶有刺痛。舌质淡红，苔少，脉沉细无力。治宜益气温阳，养血通络。方用益气养血汤加减。生黄芪30g，党参、当归各15g，桂枝、鸡血藤、熟地各10g，延胡索、路路通、活血藤、石南藤各12g，地龙、甲珠、苏木各6g。

3.寒邪外袭证 肢端寒冷，麻木疼痛，患处喜暖怕冷，遇冷则肢端皮肤苍白、青紫，继转潮红，得温则缓解。舌质淡，苔薄白，脉细迟。治宜温经散寒，活血通络。方用当归四逆汤加减。当归、黄芪各30g，桂枝、甘草各15g，红花12g，川芎、细辛各6g，羌活、地龙、丹参、橘络各4.5g。

加减法：病发在手加姜黄、桑枝；病发于足加川牛膝、宣木瓜；寒甚加炮姜、炙麻黄、制附片；肢端拘急加全蝎、金头蜈蚣；病久肢端变尖或轻度萎缩加何首乌、透骨草、络石藤、僵蚕等。

（二）外治法

先用麻黄、细辛各15g，苍耳子、威灵仙各30g，煎汁，先熏后浸泡，日2次，每次15～30分钟；继而外涂红灵酒。若出现溃疡，按溃疡处理。

（三）针灸疗法

1.毫针法 ①辨证取穴。主穴：极泉、臂中（腕横纹至臂横纹一线中点）、阳池、三阴交；配穴：体虚加关元、足三里，心情抑郁加太冲、合谷。②辨病取穴。病变以双手指为主，取缺盆、十宣；配穴：病在拇指、食指加手五里，在中指加内关，在无名指加小海。病变在足趾，取三阴交、照海；配穴：足十宣、环跳、秩边。③经验取穴。上肢病变取合谷、八邪、手三里、外关；下肢病变取八风、三阴交、足里。方法：施平补平泻法；十宣点刺放血少许。日1次，15次为1疗程。

2.灸法 分两组取穴：1组取大椎、至阳、命门、上脘、中脘；2组取足三里、膈俞、脾俞、胃俞、肾俞。方法：每次取1组2穴、2组1穴，施直接灸，日2次，每次灸7～9壮。

（四）其他疗法

1.温针法 手部取内关透外关、太渊；足部取三阴交、太溪。方法：针刺得气后，在针柄上安放艾炷一团（拇指头大），点燃烧尽，待冷拔针，日1～2次，15次为1疗程。

2.耳针法 心、肾、皮质下、交感、内分泌。方法：针后留针30分钟，其间行针5～6次，日1次，10次为1疗程。

3.穴位注射法 手部取内关、尺泽，足部取三阴交、足三里。方法：可供选用的注射液有50%当归注射液、丹参注射液、川芎嗪注射液，任选一种，针刺得气后，每穴缓慢推注15～20mL，2日1次，10次为1疗程。

【偏方荟萃】

1.活血温阳汤加减：当归20g，川芎、赤芍、红花各12g，丹参、鸡血藤、黄芪各24g，党参、桂枝各15g，附子、干姜各10g，炙甘草9g。

2.毛冬青片，日3次，1次3～5片。

3.补阳还五汤加减：生黄芪、当归尾、赤芍、川芎、桃仁、地龙、延胡索、苍术、丹参、干姜、制附片。

【调摄护理】

1.注意手部保持温暖、干燥，避免潮湿，防止外伤。

2.消除紧张因素，保持心情舒畅；严禁吸烟、饮酒及食生冷食物。

3.加强营养，给予维生素丰富的食物。此外，注重体育锻炼，促进血脉流通。

【预后判析】

本病缠绵难见速效，因此要积极治疗原发性疾病，对于康复颇有帮助。

【医案精选】

女，34岁。以反复发作手脚指（趾）麻木、冷痛、紫肿、苍白8年，确诊雷诺征。辨证：血虚寒凝，阳气不足，以致气血运行不利，不能温养四肢。当归、白芍、姜黄、郁金养血活血化瘀；升麻、柴胡、天麻升阳息风；黄芪、党参、附片、炙甘草、良姜、砂仁、荜茇、陈皮、白术温阳补肾益气、燥湿健脾、温经散寒通络，脾肾阳气充则全身之阳气旺，方能通达四肢末梢，血通寒散，诸症则消。[《陕西中医》，1989，10（5）：216]

【名论摘要】

《血证论》："杂病四肢厥冷，为脾肾阳虚不能达于四末，四逆汤主之。"

《金匮要略》："寒疝绕脐痛苦，发则白津出，手足厥冷，其脉沉紧者，大乌头煎主之。"

手足皲裂

【病名释义】

手足皲裂病名出自《诸病源候论》，其别名还有皲裂疮、皲痛、裂口疮、裂手裂脚、干裂疮、手足破裂等。综观古代有关文献，本病患者以劳动人民为主，如《外科秘录》说："皲裂疮皆营工手艺之辈，赤手空拳，犯风弄水而成者也……皮破者痛犹轻，纹裂者疼尤甚。"其次，本病诱发原因一是触冒风露，二是血枯不荣。由此可见，本病十分接近西医学的手足皲裂。

【病因病机】

本病内因多责于气血不荣；外因既有触冒风冷寒邪，郁于皮毛；又有外力的摩擦、压力、浸渍，使肤腠抗病力下降，以致血脉阻滞，肤失濡养，燥胜枯槁而成。诚如《外科正宗》所说："手足破裂，破裂者干枯之象，气血不能荣养故也。因热肌腠被风寒所逼，凝滞血脉，以致皮肤渐枯渐槁，乃生破裂；日袭于风，风热相乘，故多作痛。"

此外，原患蛇皮癣、手足皲胝、狐尿刺、鹅掌风、脚湿气等常能并发本病。

【诊鉴要点】

（一）诊断要点

①手部多发生在拇指、食指伸侧的横纹关节活动部位，足部多发生在足跟及其两侧。②易发生于冬季，以成年人为主。③初起时自觉皮肤发紧、发硬，类似鱼鳞病样鳞屑及浅在的裂纹，继而皮肤粗糙、肥厚，同时出现较深的条状裂隙，2～3mm 长或更长，深度达真皮时伴有出血和结痂。④伴手足活动时疼痛，影响工作。

（二）鉴别诊断

1. 鹅掌风（手癣）、脚湿气（足癣） 始发春夏，初起水疱，或见脱屑，晚期亦见皲裂，痒痛相兼，往往传染他人，或有灰指（趾）甲。

2. 蛇皮癣（鱼鳞病） 自幼即有，病程迁延，多见四肢伸侧，重者波及全身，掌跖亦受累，皮干而燥，无痒无痛。

3. 掌跖角化病 婴儿即病，常有家族史，多发于掌跖，肌肤干枯，叠见皲裂，入秋尤重。

【辨证施治】

（一）内治法

掌跖皮肤干枯，关节活动处裂口较深，甚则出血或结痂，遇冷水或碰撞后疼痛颇重。舌质淡红，苔少，脉细数。治宜益气补血，祛寒润燥。方用八珍汤加减。当归6g，白芍、茯苓、熟地、薏苡仁各10g，白术、生甘草各3g，生黄芪、鸡血藤各15g，川芎4.5g。

（二）外治法

先用陈皮葱白汤煎汁，趁势浸泡患处，持续10～15分钟，拭干，再外搽润肌膏；或用大风子油、紫草油、黄丹膏、玉肌膏、三合油、獾油等，任选一种即可。

（三）其他疗法

1. 药烘疗法 患处搽一层疯油膏，然后用电吹风机热烘，日2次，每次30分钟。

2. 贴膏疗法 视病情分别选用伤湿止痛膏、皲裂胶布膏、橡皮膏或太乙膏、两草象皮膏、白及硬膏，贴之。

【偏方荟萃】

1. 地骨皮、白矾各等份，煎汁，浸泡患处，再用蜡羊油溶化，入轻粉3g，搅匀外涂。

2. 大蒜适量，捣烂如泥，外搽患处，三伏天外用，有良好的预防作用。

3. 红枣、猪油、黄酒等份，煮煨至枣烂，日1次，每次半匙口服。

4.苍术，久煮取汁，浓煎成膏，加红糖适量，日 2 次，每次 1 匙口服。

5.新楝树果去核，加猪油，打烂如泥，外搽，日 2 ～ 3 次。

【调摄护理】

1.加强个人防护，平时少用肥皂、药皂或碱粉洗手，入冬应用温水浸泡手脚，及时外涂防裂油之类，有预防之效。

2.因职业而引起皲裂者，应加强劳动保护，严格遵守操作规程，尽可能避免手足直接接触有毒物品。

【预后判析】

本病正确治疗，预后良好。若因原发病引起，应将重点放在原发病上，予以积极治疗。

【名论摘要】

《外科启玄》："行船推车辛苦之辈，及打鱼、染匠、辗玉之人，手足皲裂成疮，招动出血，痛不可忍。"

《诸病源候论》："皲裂者，肌肉破也。言冬时触冒风寒，手足破，故谓之皲裂。"

蚂蚁窝（汗疱症）

【病名释义】

蚂蚁窝病名出自《疡医大全》，该书说："蚂蚁窝……或风湿结成，多生手足，形似蚁窝，严如针眼，奇痒入心，破流脂水。"据此记叙，本病近似西医学的汗疱症。

【病因病机】

思虑过度，劳伤心脾，脾气虚弱，失其转输，湿热内蕴，复感暑湿，内外合邪，不得透达疏泄，熏蒸肤腠，循经流窜掌跖而发病。

【诊鉴要点】

（一）诊断要点

①发病时间多数在春末夏初，夏季加重，冬季常能自愈，每年定期复发。②发病

部位主要在手掌、手指侧面及指端，对称分布，手背、足底少见。③初起仅为潜在性小水疱，米粒大小，呈半球形，略高出皮面，无炎症反应。④疱内水液清澈，发亮，偶变混浊，干涸后脱皮，露出红色新生上皮，薄而嫩，此时常感疼痛。⑤伴有程度不同的瘙痒及烧灼感。

（二）鉴别诊断

1. 水疱型手癣 常先有足癣后有手癣，多为一侧性，一般不对称，可侵犯指甲引起甲癣，侵犯手背可见边缘为弧形的皮损，真菌检查呈阳性。

2. 汗疱型癣菌疹 水疱较浅，疱壁较薄，常有活动的皮癣菌病灶，病灶治愈后癣菌疹即自愈，癣菌素试验呈阳性。

3. 剥脱性角质松解症 皮损主要表现为表皮剥脱，与汗疱症十分相似，有时很难鉴别。但本病无潜在性小水疱。

【辨证施治】

（一）内治法

1. 湿热蕴结证 病程较短，水疱攒起成群，疱液清澈，偶变混浊。自觉灼热瘙痒，伴有腹胀纳呆，大便不调，小便短黄。脉滑数，舌质红，苔薄黄微腻。治宜清热化湿，扶脾解毒。方用泻黄散加减。藿香、佩兰、生薏苡仁各15g，炒黄连、焦山栀各6g，泽泻、连翘、车前子（包）、六一散各12g，山药30g，白鲜皮、金银花、黄芩各10g，桑枝4.5g。

2. 心脾两虚证 病程较长，或者每年复发，疱液干涸，层层脱皮，露出嫩肉，时觉灼痛。伴有乏力倦怠，食少气短，偶尔动则汗出。脉虚细，舌质淡红，苔少。治宜补心益脾，敛汗止痒。方用归脾汤加减。黄芪、党参、茯神、酸枣仁、柏子仁各12g，防风、白术、麦冬、五味子各10g，煅龙骨、牡蛎各30g，莲子心、远志各6g。

（二）外治法

水疱初起，痒痛兼有时，选用干葛水洗剂，或用王不留行30g，明矾10g，煎汁，待温浸泡患处，外涂二号癣药水，或10%土槿皮酊，日2～3次；若嫩肉外露，灼热疼痛时，选用甲珠膏外涂，日1～2次。

（三）针灸疗法

主穴：合谷、劳宫、后溪、八邪、八风、涌泉；配穴：曲池、外关、足三里、解溪。方法：施泻法，日1次。

（四）其他疗法

病变在手掌取内关、合谷；病变在足跖取三阴交、太溪。方法：用50%当归注射液，或用0.25%普鲁卡因溶液，针刺得气后，每穴各推入1.5～2.0mL，2日1次。

【偏方荟萃】

1. 锡灰膏：锡灰 7.5g，轻粉 4.5g，葱白 1 根，同生犍猪油去皮、膜捣膏，外涂。

2. 轻粉 6g，甲珠 30g，研细末，鸡黄油调膏，外敷。

3. 大黄，研细末，桐油调敷。

【调摄护理】

1. 治疗期间，一是避免情绪波动和思虑过度，二是忌食辛辣酒酪、鱼腥发物等，三是尽量避免使用强碱性的肥皂和热水洗烫，以减少外界诱发因素。

2. 患处水疱及脱皮不宜自行刺破或者撕揭，避免染毒而使病情恶化。

【预后判析】

本病多数可望治愈，极少数在应用各种疗法不满意的情况下，可考虑浅层 X 线放射治疗。

【医案精选】

韩某，男，32 岁。1964 年 6 月 8 日初诊。从 1962 年 2 月开始双手掌出现小水疱，继之脱皮，反复发作，平时经常出汗。曾先用清热解毒、利湿散风之剂，症状时轻时重，后改以利湿清热解毒之法，以龙胆泻肝汤加减。龙胆草、黑山栀、赤苓、泽泻、连翘、车前子（包）、黄芩、六一散（包）、萆薢、白鲜皮、金银花各 9g，生地、蒲公英各 15g。7 剂后显效，水疱少起，服上方即愈。(《朱仁康临床经验集》)

【名论摘要】

朱仁康说："好发于手掌、足跖，损害位于表皮深处，起小水疱，成群发生，有灼热瘙痒感，干后脱屑，可反复发生，与手足多汗有关。"

镟指疳（连续性肢端皮炎）

【病名释义】

镟指疳病名出自《外科启玄》。明清两代的中医外科专著不仅继续沿用此病名，而且认识到其顽固难治，如《外科秘录》说："疳疮生于手足，最不易治。"不过，陈远公在该书中又介绍了自己的心得要领，如说："四肢属脾之部位，故疿虽生于十二经之井边，而治法断不可单治井经也。盖疿之生也，本于脾脏之湿热也。湿热善腐诸物，长夏正湿热盛之时也，不见万物之俱腐乎。故治法必须治脾之湿热为主，治脾而胃亦不可置之也。脾胃表里，治则同治耳。或见疿生于井穴，少分各井，而佐之何经之药，尤治之神也。"陈氏这段论述，迄今仍然具有指导临床的现实意义。

此外，该书还补充描述本病累及手指、趾甲，使末端变尖、指（趾）甲脱落等特征，故而又名甲疿。本病相当于西医学的连续性肢端皮炎。

【病因病机】

1. 脾经湿热　脾主四肢，若恣食甘肥，或偏食，或饮醇酒和咖啡之类，损伤脾胃的运化功能，致使脾蕴湿热，湿热化毒，循经外达于肢末，使手足指（趾）脓疱频发，腐烂不已。

2. 外感毒热　六淫阳邪，郁久化火化毒，客于体表，留恋于肢末，热胜则肉腐，肉腐可化为脓，脓疱反复发作，脓汁浸淫，腐烂成疿，缠绵难愈。

总之，本病内因多责之于脾胃湿热，外因主要是感受时邪热毒，内外合并，湿与热，毒与腐互结，病情留滞难除。

【诊鉴要点】

（一）诊断要点

①病变局限于单侧一个手指或足趾的末端，不超过腕、踝关节。②初起在患处可见浅层针尖至米粒大的水疱或脓疱，部分融合、溃破，露出鲜红的糜烂面，少量渗液结痂，亦可自行干枯、结痂、脱屑；原有皮疹将愈，但在皮层下又反复出现脓疱。③病程迁延则会累及指（趾）甲，使之发生营养不良性变形和增厚，甚至脱落。④发展缓慢，迁延难愈，愈后容易复发。

（二）鉴别诊断

1. 掌跖脓疱病　脓疱主要发生于手掌足跖的中心，或见于大小鱼际，不累及黏膜。

2. 脓疱性银屑病　初发脓疱见于掌跖，且被有较厚的鳞屑，指甲可见点状小凹。

3. 疱疹样脓疱病　以女性为多，且多见于孕期，初发于躯体部，在红斑上起针头大小脓疱，孕妇常见流产或死胎。全身症状明显，病情恶化者可致死亡。

【辨证施治】

（一）内治法

1. 毒热证指（趾）　部位成批出现簇状脓疱，焮红肿胀，破皮渗出脂水或脓汁，指甲四周肿胀，久则爪甲脱落或变厚或变形，兼有瘙痒或灼热疼痛。脉洪数，舌质红，苔薄黄。治宜清热解毒。方用内疏黄连汤加减。炒黄连、焦山栀各 6g，炒黄芩、炒黄柏、赤茯苓、片姜黄各 10g，忍冬藤、马鞭草、败酱草各 15g，赤小豆 30g。

2.湿热证指（趾） 皮肤焮红湿烂，脓汁浸淫，间见水疱、脓疱相兼而生，或没而复生，缠绵不断。脉濡数，舌质红，苔黄微腻。治宜清化湿热，活络解毒。方用五苓散加减。白术、苍术、炒胆草各 6g，金银花 15g，猪苓、泽泻、茯苓皮、花粉各 10g，上肉桂 0.6g，炒黄连、焦山栀、丝瓜络、橘络各 3g，丹参、赤小豆各 30g。

加减法：视病变部位分别加引经报使药。病在手拇指（手太阴肺经）加桔梗、升麻、葱白、白芷；病在手食指（手阳明大肠经）加白芷、升麻、生石膏；病在足次趾（足阳明胃经）加白芷、升麻、生石膏、葛根、苍术、白芍；病在手小指外侧（手太阳小肠经）加藁本、黄柏；病在手小指内侧（手少阴心经）加黄连、细辛；病在足小趾外侧（足太阳膀胱经）加羌活；病在足掌心（足少阴肾经）加羌活、知母、肉桂、细辛；病在手中指（手厥阴心包经）加柴胡、牡丹皮；病在手无名指外侧（手少阳三焦经）加连翘、柴胡；病在足小趾、次趾外侧（足少阳胆经）加柴胡、青皮；病在足大趾（足厥阴肝经）加青皮、吴茱萸、川芎、柴胡。脓疱反复发作加半枝莲、龙葵、白花蛇舌草、土茯苓。

（二）外治法

皮疹以丘疱疹、水疱、脓疱为主，选用苍肤水洗剂，或路路通水洗剂；还可选用马齿苋、大青叶各 30g，蒲公英 15g；或用生地榆 30g，煎汁，浸泡或湿敷。然后酌情选用玉露膏、六星丹、龟板散，或用儿茶 15g，雄黄 3g，冰片 0.6g，研细末，植物油调成糊状，外涂。

（三）针灸疗法

上肢取内关、曲池、外关；下肢取足三里、阳陵泉、三阴交。方法：施补法，针刺得气后留针 30 分钟，其间行针 3～5 次，日 1 次。

（四）其他疗法

1.耳针法 脾、心、神门、肾上腺、指（趾）。方法：针后留针 30 分钟，其间捻转 3～5 次，2 日 1 次。

2.穴位注射法 上肢取手三里；下肢取丰隆。方法：采用维生素 B_6 100mg，针刺得气后，每穴各推注 1mL，2 日 1 次。

【偏方荟萃】

1. 儿茶 15g，雄黄 3g，冰片 0.6g，研细末，米泔水洗净，搽之。

2. 大蒜瓣适量，煎汁，浸洗患处，日 1～2 次。

3.鲜土三七茎及叶，洗净，捣烂如泥，敷患处，日2次。

4.五倍子（炒黑），研细末，麻油调成糊状，外涂，日1～2次。

5.中成药：轻者用三黄丸、清解片、龙胆泻肝丸，任选一种口服；重者用西黄醒消丸，或醒消丸，或新消片，任选一种口服。

【调摄护理】

注意患处清洁，保持无菌性干燥，或者及时处理，促使早日干燥结痂；宜食清淡而营养丰富的食品，如豆制品等；不要挑破脓疱或强行撕脱痂皮。

【预后判析】

本病用药有效，停药后易复发，故而在有效的基础上还要继续坚持治疗一段时间，这对于巩固疗效至关重要。

【医案精选】

宋某，女，25岁，1970年6月20日初诊。右中指指头破皮糜烂已1年余。检查：右手中指末节和第二节可见潮红、糜烂，有少量渗出液及结痂。舌质红，苔薄黄，脉细滑。辨证：脾经湿热，外淫肢末。治则：清热、利湿、解毒。生地30g，黄芩、赤苓、泽泻、车前子（包）、六一散（包）各9g，忍冬藤15g。外用：生地榆15g，煎汁湿敷，日4～5次，每次20～30分钟。

6月25日：5日后复诊，皮损大有好转，糜烂面见平，肉芽鲜红，无明显渗出，稍有结痂，继服上方加丹皮9g，外用湿敷同前。

5天后手中指中节皮损已恢复正常，末节皮损亦已消肿。改服龙胆泻肝丸，日2次，1次9g，外用皮湿一膏。1周后复诊已愈。（《朱仁康临床经验集》）

【名论摘要】

《外科启玄》："脾主四肢，脾有湿热，则手足指腐烂成疳是也。如长夏六月间，湿热盛而诸物腐焉……宜服清脾胃、利湿热之剂。"

《疡医大全》："此证指顶如疱，贯脓之后，破烂流水，当用燥湿生肌散干掺自效。"

【经验与体会】

镟指疳又名固定性指端皮炎、匐行性皮炎，是一种慢性、复发性、无菌性、脓疱性皮肤病。中医文献称为"镟指疳"，并深知"疳疮生于手足，最不易治"。根据《洞天奥旨》一书所述："四肢属脾的部位，故疳虽生于十二经之井边，而治法断不可单治井经也。盖疳之生也，本于脾脏之湿热也，湿热善腐诸物，长夏正湿热盛之时也，不见万物之俱腐乎。故治法必以治脾之湿热为主，治脾而胃亦不可置也。脾胃表里，治法同治耳。"笔者对本病的治疗常以验方蚕沙九黄汤加味为基本方，酌加化湿、通络、解毒诸药，共奏湿去毒解、皮肤康复之效。值得注意的是，笔者借鉴古人视病变部位加入引经药的经验：病在手拇指加桔梗、升麻、葱白、白芷；病在手食指加白芷、升麻、生石膏；病在足次趾加白芷、升麻、生石膏、葛根、苍术、白芍；病在手小指外侧加藁本、黄柏；病在小指内侧加黄连、细辛；病在足小趾外侧，加羌活；病在足掌心加羌活、知母、肉桂、细辛；病在手中指加柴胡、丹皮；病在手无名指外侧加连翘、柴胡；病在足小趾、次趾外侧加柴胡、青皮；病在足大趾加青皮、吴茱萸、川芎、柴胡。

鹅掌风（手癣）

【病名释义】

鹅掌风病名出自《外科正宗》，又名鹅掌疯、鹅堂风（《急救普济良》）。据中医文献对鹅掌风的描述，其可能包括手癣、手部慢性盘状湿疹、剥脱性角质松解症、掌跖角化症等一组疾病，不过，现代多数医家认为，《医宗金鉴·外科心法要诀》所说的"……初起紫白斑点，叠起白皮，坚硬且厚，干枯燥裂，延及遍手"，十分接近角化型手癣；《外科秘录》所说的"鹅掌风生于手掌之上……不独犯于手掌，而兼能患于足面，白屑堆起，皮破血出，或疼或痒者有之"，此段所指又与掌跖角化症相似。

【病因病机】

《外台秘要》说："病源癣之状……此由风湿邪气客于腠理，复值寒湿与血气相搏，则血气否涩，发此癣。"本病属癣的范围，同样因人体气血不足，虫邪乘虚而袭，使风湿诸邪，凝聚肌肤，气血不能荣润，皮肤失养所致。此外，由虫毒沾染而来者，亦时常有之。

【诊鉴要点】

（一）诊断要点

①病变部位以掌心和手指腹面为主。②初起发生针帽大小水疱，透明如晶，继而疱破，滋液极少，不久干涸，迭起白屑，日久皮肤干糙变厚，皲裂而痛，屈伸不利。

③夏季病情加剧，冬季减轻，若不医治，年久难愈。④起水疱时，刺痒难忍。

（二）鉴别诊断

1.掌心风（手部皲裂性湿疹）　冬季发病，但开始为红斑、丘疹，水疱如粟，痂皮叠起，皮干坼裂，形似钱币，局限固定，常年难愈，反复发作。

2.田螺疱（脚癣感染）　夏季多见，但好发于掌跖部，水疱较大较深，疱破滋水外溢，甚则染毒成脓，奇臭等。

【辨证施治】

（一）内治法

1.风湿证　初发时仅见针帽大的水疱，搔破滋水外渗，水窠干涸脱皮，留下环状鳞屑，皮枯，自觉痒不可忍。舌质淡红，苔少，脉浮数。祛风利湿，益肾解毒。方用六味地黄汤加减。生地、茯苓、山萸肉、炒白芍、麦冬各12g，炒丹皮、泽泻各10g，山药30g，柴胡、石菖蒲各6g。

2.脾虚血燥证　病程迁延日久，或者失治，皮纹宽深，肥厚粗糙，皲裂痒痛相继而现，宛如鹅掌，自觉枯痛，影响工作。舌燥少津，脉虚细且数。治宜养血润燥，扶脾杀虫。方用当归饮子加减。当归、川芎、桂枝、甘草各6g，何首乌、黄精、生地、熟地、炒白芍各15g，山药、天冬、麦冬、石斛、炒扁豆、玉竹各12g。

（二）**外治法**

皮疹以丘疱疹、鳞屑为主，选用浮萍醋、藿香浸剂、鹅掌风浸泡剂、醋泡方，或用鹅掌风癣药水、土槿皮百部酊、复方土槿皮醋剂等。皮疹有轻微渗液、糜烂或水疱，选用黄丁水洗剂、黄精水洗剂，煎汁湿敷，继用灭癣止湿粉、鹅掌风止痒粉。皮疹干枯或皲裂作痛，选用二矾散熏洗之，继用疯油膏、润肌膏、大风子油、红油、土大黄膏、东矾散等。

（三）**针灸疗法**

1.毫针法　内关、合谷。方法：施泻法，行提插手法，不留针，日1次。

2.灸法　阿是穴（皮疹区）。方法：先用生附子切厚片置于阿是穴上，艾炷灸5～10壮，然后用葱汁调下方（白附子、川乌、草乌、白僵蚕、铜绿、密陀僧、轻粉、胆矾各3g，麝香0.3g，研细末）如糊状，外敷之。

（四）**其他疗法**

1.浆泡法　豆浆两大碗，川椒、透骨草各15g，煮沸，待温泡手约2小时，日1次。

2.热烘法　先涂疯油膏或红油膏，继用电吹风或火烘患处，日1次，每次20～30分钟。

3.烟熏法　先用油核桃擦手，炉内置常山500g，上用胡桃青皮盖好，燃烧熏之，7

日不沾水，退去老皮即愈。

4.穴位注射法 内关、合谷。方法：采用50%当归注射液，针刺得气后，各推1～1.5mL，2日1次。

【偏方荟萃】

1.熊脂膏：熊油30g，瓦松10g，轻粉、樟脑各3g，研末。用法：先用甘草10g，桂枝6g，煎汁外洗，烘干，以熊油调药粉外搽而烘之，日3次。

2.川乌、首乌、苍术、赤芍、地丁、防风、花粉、荆芥各30g，陈蕲艾120g，煎汁熏洗。

3.膏药：凤仙花（连根花叶晒干）、苍耳叶各120g，血余100g，鹿角屑、络石、百部、茜草、剪草各60g，人指甲15g，穿山甲、羌活、龙骨、麻黄、蕲艾、威灵仙各30g，麻油500g，同熬至滴水不散，去渣离火，再下铝粉120g，银珠120g，黄蜡、乳香各60g，和匀，备用。临用化，摊贴患处。

4.凤仙花1株，豨莶草30g，蝉蜕10g，煎汁熏洗。

【调摄护理】

若原患脚湿气者应尽早治疗，否则易传染而招致本病的发生或使病情加重。

【预后判析】

本病虽然顽固，除祛病因尚可治愈。

【医案精选】

何某，女，34岁。患鹅掌风达12年之久。据叙每年夏天，掌心则起粟米大小的水疱，隐没其间，继而脱皮，自觉燥痒难忍，冬天则手掌皮肤粗糙，指端裂口，并伴有出血、疼痛。辨证：感受湿热风毒，聚积皮肤，气血受阻，肤失濡养。治法：疏风祛湿，杀虫止痒。处方：浮萍散。浮萍、白僵蚕、白鲜皮各12g，荆芥、防风、独活、羌活、牙皂、川乌、草乌、威灵仙各10g，鲜凤仙花1株（去根）。用法：陈醋1000g，将上药同醋浸泡24小时，放在小火上煮沸，滤去药渣，留下药醋，备泡手之用。日3次，每次10～20分钟，泡后拭干，照样工作。按方浸泡3剂而愈。（《单苍桂外科经验集》）

【名论摘要】

《外科正宗》："鹅掌风乃手阳明胃经火热血燥，外受寒凉所凝，以致皮肤枯槁。初起紫斑白点，久则手心皮肤枯厚，破裂不已。"

灰指甲（甲癣）

【病名释义】

灰指甲病名出自《外科证治全书》，又名鹅爪风、油灰指甲、油炸甲等，均是依据指（趾）甲枯厚灰白、状如虫蛀等特征而命名。据此而论，本病十分类似西医学的甲癣。

【病因病机】

《内经》说，"肝生筋"，"肝者……其华在爪"。肝血亏虚，爪甲失养，甲病生焉。此外，原患鹅掌风或脚湿气，手抓趾缝，亦会染毒而生。本病外因虫淫，内因肝虚，邪乘虚而患斯疾。

【诊鉴要点】

（一）诊断要点

①初期指（趾）甲远端失去光泽，逐渐增厚或萎缩，与甲床分离。②严重时爪甲蛀空而残缺不全，甚则爪甲变形，甲板变脆易破损，表现为凸凹不平。③合并念珠菌感染常伴有甲沟炎，甲沟红肿，很少化脓。

（二）鉴别诊断

1. 脆甲症　甲壳不韧不坚，多易断裂，此病与长期浸泡碱水有关。

2. 厚甲症　甲壳增厚，为外伤或某种皮肤病的兼发症。

3. 甲变色症　甲壳上有点状或条状异色的斑点，甚至全甲变色，可能与服用某些药物有关。

【辨证施治】

（一）内治法

病久迁延，爪甲枯槁，色泽灰白，甲壳缺损，或者甲壳空洞与甲床分离。证属肝血亏虚，血不荣爪。治宜补养肝血。方用补肝汤加减。当归、白芍、麦冬、枣皮、木瓜各10g，熟地15g，川芎、甘草、补骨脂各6g，何首乌、桑椹子、枸杞子各12g。

加减法：病甲在手指加桂枝、桑枝、姜黄；病甲在足趾加牛膝、青皮、柴胡。

（二）外治法

外治法不仅重要，而且方法众多，用之恰当，疗效甚佳。

1. 搽药法 先用锋利的刀片轻刮病甲，然后涂药，选用灰指甲药水 1 号或 2 号，日 2～3 次，直至新甲长出为止。

2. 浸泡法 醋泡方、灰指甲浸泡剂、鹅爪风软化剂、鹅掌风浸泡剂，任选一种，每次浸泡 30 分钟，待甲壳软化，用刮刀刮去污物，日 1 次。

3. 布包法 取凤仙花 30g，明矾 9g，或土大黄 3g，凤仙花梗 1 棵，枯矾 6g，捣烂如泥，包敷病甲，日换 1 次。

4. 贴膏法 选用黑色拔膏棍，将药棍加温外贴病甲，3～5 日一换。

5. 拔甲法 采用拔甲膏，贴在患处，经 3～5 日换药，清除病甲后，再外涂灰指甲药水 1 号或 2 号，直至新甲长出为止。

（三）针灸疗法

①直接灸：黄豆大小的艾炷，点燃后靠近病甲边缘及中心灸之，日 2～3 次，每次 10～15 分钟。②间接灸：大蒜头剥去皮，捣烂如泥或切薄片，先在病甲上垫一块薄布，再放置蒜饼薄片，艾炷点燃灸之；若感觉灼痛，可稍停片刻，再灸之，3 日 1 次，每次 10 分钟。

【偏方荟萃】

1. 猪苦胆，套在病甲上，日 1 次，10～20 次后，再外涂米醋至愈。

2. 生半夏（剥去外皮）5 个，米醋 1 匙，同放在碗内磨，取汁外涂。

3. 木兰叶适量，浸入石灰水中，任其发酵，3 日后取汁外涂。

4. 大风子肉（研碎）、花椒、烟膏（研碎）、五加皮各 9g，明矾 12g，皂荚（切）、土槿皮各 15g，鲜凤仙花 15 朵，醋 500～1000mL，浸泡外用。

5. 鸦胆子 20g，生百部 30g，白酒、醋各 25g，浸泡 10 日后，外用。

【调摄护理】

患有鹅掌风或脚湿气者要积极医治，以防蔓延成灰指甲。

【预后判析】

本病顽固，宜耐心治疗方可奏效，一般需坚持 3～6 个月。

【名论摘要】

《外科全生集》："鹅爪疯，即油灰指甲。日取白凤仙花，捣烂涂指甲，上下包好，日易一次，涂至灰甲换好而止。"

手足逆胪（逆剥）

【病名释义】

手足逆胪病名始载于《诸病源候论》。《说文》说："胪，皮也。"所谓逆胪，是言手足指（趾）爪甲际的皮肤，枯剥倒卷而翘起的皮肤病，但以手指患病最为常见。本病与西医学的逆剥相似。

【病因病机】

经脉空虚，风邪乘虚侵袭，以致血气运行痞涩，皮肤缺乏濡养，故指（趾）爪边缘皮裂倒卷。

【诊鉴要点】

诊断要点：①患者以学龄期儿童常见，其次是妇人和部分皮肤粗糙的成年人。②爪甲上缘皮肤剥裂，上翘倒卷，强力拉牵则有疼痛和出血的现象。

【辨证施治】

本病以外治为主。《备急千金要方》用"青珠一分，干姜二分"，研细末，涂指末；《外台秘要》《本草纲目》等书相继引用。

本书用细辛15g，艾叶30g，煎汁，待温，浸泡患指，每次10～15分钟，剪去翘起皮肤，然后再用干姜1g，猪脂（羊毛脂亦可）10g，研细末调膏，外涂，日1～2次。有柔软皮肤的作用。此法对本病有良好的治疗与预防效果。

伤水疮（类丹毒）

【病名释义】

伤水疮病名出自《外科启玄》，后世医籍记载不多，不过，《疡科会粹》以"竹木刺针入肉"为题，引述了许多可供参考的外治方，迄今仍有一定的实用价值。

《外科启玄》说："误被竹木签破皮肤，又因生水洗之，溃而疼痛，或鱼刺诸骨破伤，久而不愈。用黄丹蛤粉文蛤等分，同炒变色，掺疮口上，渐次而愈。"这段文字所叙，从病因、主症和预后等方面看，十分接近西医学的类丹毒。

【病因病机】

因操作不慎，被鱼刺、猪骨、鸡骨等刺伤皮肤；或破伤之处，接触猪肉、鱼类和鸭鸡之类，外受毒邪，乘虚袭入，因此而致病。

【诊鉴要点】

（一）诊断要点

①病者多系肉类加工工人、渔业工人，以及菜市场的鱼、肉售货员或家庭妇女。②好发于手指、手背或足部等暴露部位。③破伤的皮肤处发生一个红色小斑点，迅速变成边界清楚的紫红色斑块，边缘微高起，单侧发生，不化脓亦不破损。④另一种损害系边缘向外移行，中央红肿消退，边缘炎症明显，呈环形或不规则形，有时可越过正常皮肤而使附近出现新皮损。⑤皮损泛发时，可伴见轻微的全身症状，如轻度发热、关节酸痛等，偶尔出现高热、谵语、紫癜等中毒症状。

（二）鉴别诊断

指头疔 患处肿胀，剧烈疼痛，易于化脓，无此退彼肿的现象。

【辨证施治】

（一）内治法

1. 湿热毒邪证 初起患处可见红色斑点，迅即扩展为紫红斑片，匡廓清晰，边缘整齐，逐渐肿胀，周边隆起，中心略凹，偶有水疱，形似猫眼，小者如指甲钱币，大者如银元马蹄，甚则肤起紫癜，色若葡萄，压之不退。舌质红，苔薄黄，脉滑数。治宜清热利湿，凉血解毒。方选七星剑加减。金银花、野菊花、半枝莲、蒲公英各15g，地丁、连翘、生甘草、炒丹皮各12g，草河车、生薏苡仁、赤小豆各30g。

2. 毒陷营血证 患处赤肿胀，范围扩展。伴有壮热不退，剧烈疼痛，口渴肢冷，神昏谵语，肤起紫斑，大便秘结，腹胀如鼓。舌质绛红，苔黄微干或少津，脉沉实。治宜清气凉血，清营护心。方用清瘟败毒饮加减。连翘、玄参、大青叶各12g，黑山栀、炒黄连、炒黄芩、赤芍、炒丹皮各10g，生地、生石膏、绿豆壳各30g，莲子心、琥珀各6g，水牛角粉4g（冲服），加服安宫牛黄丸1粒。

（二）外治法

初起赤肿胀时，先用黄柏汁洗涤，然后外敷玉露膏或金黄膏，或紫金锭，或蛇药片；若炎证明显，范围扩大，选用真诠人龙散外敷。

【偏方荟萃】

1. 地丁饮　地丁、野菊花、金银花、连翘、半枝莲、蒲公英、草河车、赤芍、丹皮、甘草，水煎服。

2. 西黄醒消丸　日2次，1次3g。

【调摄护理】

1. 加强从事肉、鱼类行业工作人员的卫生宣传和教育，工作中注意保护，避免外伤。

2. 加强生肉、生鱼类食品的管理，严格检查制度，对患病动物要妥善处理。

3. 皮肤被骨刺破后应立即治疗，患肢要用三角巾吊悬，忌用水洗。

【预后判析】

本病及时处理，预后良好。若合并败血症或心内膜炎等危笃重症，治疗不及时，有引起死亡之可能。

【医案精选】

王某，男，31岁，1964年12月28日初诊。两手红肿六七天。据述：左手拇指在分割死猪肉时被刺破，继而肿胀，边缘明显，随之右手食指红肿，延及虎口。腋窝淋巴结肿大，身寒热不适，口渴。舌质红，脉数。局部分泌物做细菌培养为红斑丹毒丝菌。辨证：毒邪侵袭肌肤，气血凝滞而成类丹毒。治则：清热解毒。方用黄连解毒汤加味。黄连9g，黄芩、黄柏、黑山栀各10g，金银花、蒲公英各30g，连翘12g，甘草6g。

2日后复诊，疮消疱愈，唯肿未消净，大便干结，用上方加川大黄6g，续服2剂而愈。(《中医外科病案选编》)

【名论摘要】

《洞天奥旨》："伤水疮者，因误被竹木签破皮肤，又生水洗之，溃而疼痛；或鱼刺诸骨破伤，久而不愈。"

鱼脐丁疮（皮肤炭疽）

【病名释义】

鱼脐丁疮病名出自《诸病源候论》，又名疫疔、鱼脐丁、鱼脐疮、脉骨疔、鱼脐疮毒等。这些病名的出现，既反映了致病因素的特异性，又表明了本病外征的特点。

《证治准绳·疡科》说："若因开割瘴疫牛马猪羊之毒，或食其肉，致发疗毒，或在手足，或在头面，或在胸腹，或在胸肋，或在背脊……或起紫疱，或起堆核肿痛创人，发热烦闷，头疼身疼骨节烦疼。"这段文字描述表明，本病与西医学的皮肤炭疽十分接近。

【病因病机】

《诸病源候论》说："凡人先有疮而乘马，汗并马毛垢及马屎尿，及坐马皮鞯，并能有毒，毒气入疮，致肿、疼痛、烦热。"皮肤破损，接触病疫死畜，或染污皮毛，毒气自疮口侵入皮肉，经络阻隔，气血凝滞，蕴结不解，皮肉腐坏，而患本病。少数患者还因疫毒侵入营血，尚可发生走癀逆证。

【诊鉴要点】

（一）诊断要点

①潜伏期为12小时至12天，一般为1～3天。②因感染途径不同，临床上分皮肤炭疽、肺炭疽和肠炭疽三型，不过以皮肤炭疽发病率最高。③皮肤炭疽通常发生于手、前臂、面和颈等露出部位。④最初在病菌侵入处发生红色小丘疹，迅速演变为水疱，周围组织肿胀和浸润，继而水疱化脓或带血并自然破裂，病灶中心形成凹陷性黑色干痂，四周发红肿胀，又出现小水疱和脓疱。⑤伴有发热、呕吐、头痛、关节痛及全身不适等症状。⑥少数严重病例局部呈大片水肿，形成大疱和坏死，伴有高热和严重的全身中毒症状，可在几天或几周内死亡。

（二）鉴别诊断

1.颜面疔疮　疮形如粟高突，红肿热痛，坚硬根深。

2.丹毒　皮色鲜红，边缘清楚，灼热疼痛，发展期无疮形脐凹，常有反复发作史。

【辨证施治】

（一）内治法

本病分为初、中、后三期施治。

1. 初期 患处发痒，继起红疹，形如蚊迹。伴有微热，周身违和，脉浮数。治宜解毒消瘅，行气和营。方用仙方活命饮加减。当归、赤芍、花粉、制乳香、制没药各 10g，金银花、地丁、蒲公英、草河车各 15g，浙贝母、连翘、陈皮各 12g，甲珠、川芎各 6g。另服蟾酥丸或玉枢丸。

2. 中期 续发水疱，其色暗紫，破溃结痂，色黑如炭，疮形凹陷，形似鱼脐，疮周肿胀，四畔水疱，破流黄水，发热呕吐，头疼身痛。舌质红，苔薄黄，脉数。治宜解毒清热，利湿消肿。方用五味消毒饮、黄连解毒汤合裁。蒲公英 15g，金银花、地丁、连翘各 12g，甘草、黄连各 6g，川牛膝、黄芩、黄柏各 9g，半枝莲、草河车各 30g。

3. 后期 余毒未尽，病程 1～2 周，腐肉分离，渐至脱落，但有少数病例，坏死黑痂周围又起水疱，红肿明显，壮热不退，关节、肌肉疼痛，此乃疫毒内陷营血，攻于脏腑的走癥。治宜清营解毒，扶正护心。方用清热地黄汤、五味消毒饮合裁。水牛角 30g，丹皮、黄连各 6g，银花炭、蒲公英、地丁、草河车各 15g，川牛膝、生薏苡仁、焦山栀各 9g，半枝莲、白花蛇舌草各 30g，琥珀 4.5g（冲）。

加减法：呕吐口渴加竹茹、法半夏；大便泄泻加地榆、马齿苋；大便下血加槐花、地榆、卷柏、黄芩炭；咳吐痰血加藕节、白及、鱼腥草、桑白皮；壮热不退加生石膏、竹叶；神昏谵语加服安宫牛黄丸，或紫雪丹；风动痉厥加羚羊角、钩藤、龙齿、茯神；黄疸加生大黄、茵陈；阴液损伤，舌红少津加玄参、鲜石斛、麦冬。

（二）外治法

初、中期选用玉露膏掺 10% 蟾酥合剂，或用天仙子如意散外敷；中、后期黑腐不脱，先用三棱针刺破疮面 2～3 处，外掺麝香少许，或阴毒内消散，或二宝丹；若腐脱但未脱尽，选用 5% 蟾酥合剂或七三丹，外掺疮面；腐脱尽，用冰石散或生肌散，外掺，盖贴黄连膏。

【偏方荟萃】

1. 绿矾散：绿矾 15g，丹参 7.5g，马兜铃根 4.5g，麝香少许，研末，外敷。

2. 鲤鱼目，烧灰研末，外敷。其他鱼目皆可，鲤鱼尤佳。

3. 吴茱萸，或牛蒡叶，或地鳖虫，或栗子，任选一种，捣烂，外敷。适用于初期。

【调摄护理】

1. 本病流行地区从事畜产品加工的工人，应做好必要的消毒隔离措施，对牛、羊、马、猪等家畜进行预防注射。

2. 加强畜产品卫生处理，疫毒污染的皮毛、骨等，应先行消毒处理。制革、毛纺工人，畜产品收购、搬运人员，工作时要穿好工作服，戴口罩和橡皮手套。

3. 患者应隔离治疗，所用过的敷料应予以焚毁；所用的医疗器械，必须严格消毒。

4. 病畜或死畜必须深埋。

5. 患处严禁切开引流或切除，也不可挤压，以防病毒扩散而引起走黄。

【预后判析】

本病及时、正确治疗，可望治愈，大部分遗留轻微瘢痕；若出现走黄重证，采用中西医结合疗法抢救之。

【医案精选】

沈某，男，38岁。2日前曾食自死牛肉，右手背一紫黯水疱，麻木作痒，继则寒战高热，3日后局部色黑，肿胀颇甚，泛恶头眩。苔黄腻，脉滑数。处方：黄连2g，金银花、连翘、菊花各12g，蚤休、生甘草、丹皮、黄芩各6g，牛蒡子、焦山栀、山楂肉各6g。外以刀针刺破溃疡四周小脓疱后，点敷冰对散，并加盖千槌膏，用膏药固定。3日后，热减畏寒止，剪去黑色疮面，并剔除部分腐肉，以红升丹敷之，日换1次，内服原方去牛蒡子。三诊时体温正常，韧指之腐肉尽脱，局部四周仍红肿，以三味散撒布，内服上方加青蒿4g，续服5剂，腐去肿退，以九一丹撒布而愈。（《临诊一得录》）

【名论摘要】

《诸病源候论》："此疮头黑深，破之黄水出，四畔浮浆起，狭长似鱼脐，故谓之鱼脐丁疮。"

第十一章　足、股部皮肤病

瓜藤缠（结节性红斑）

【病名释义】

瓜藤缠病名出自《证治准绳·疡科》。综观历代中医文献，对瓜藤缠有两种认识：其一，《医宗金鉴·外科心法要诀》将本病附于"湿毒流注"条下；其二，《外科证治全书》则将本病专门列出。从两书对本病描述的证候来看，古人将西医学所称结节性红斑与硬红斑混淆而论，只言其有轻重的不同。如《医宗金鉴·外科心法要诀》说："此证生于腿胫，流行不定，或发一二处，疮顶形似牛眼，根脚漫肿。轻者则色紫，重者则色黑，破溃脓水浸渍好肉，破烂日久不敛……若绕胫而发即名瓜藤缠，结核数枚，日久肿痛，腐烂不已。"显然，这里的瓜藤缠类似硬红斑。不过，今人皆认为瓜藤缠类似结节性红斑，即结节性血管炎。

此外，还有人依据肤色的变异，将色红漫肿者称为梅核疬、梅核火疬，焮红肿胀者称为室火丹，可资参考。

【病因病机】

1. 血分蕴热　素体血分蕴热，外感湿邪，湿与热结，阻塞经络，以致气血运行失畅，气滞则血瘀，瘀阻经络，不通则痛，瘀乃有形之物，故腿胫结节如梅核。

2. 湿热下注　脾虚失司，水湿内生，湿郁化热，循经下注腿胫，阻隔经络，气血瘀滞，结节丛生。正如明·《证治准绳·疡科》所说："此证属足太阳经，由脏腑湿热流注下部所致。"

3. 寒湿凝聚 体虚之人，气血不足，卫外失固，寒湿之邪易侵肌肤，致使阻隔经络，引起气血瘀滞，而发本病。《医宗金鉴·外科心法要诀》说："此证生于腿胫，由暴风疾雨，寒湿暑火在腠理而肌肉为病也。"

总之，尽管本病致病因素众多，然其最终转归均是络有瘀阻，气血瘀滞，故均见红斑、结节绕胫而生。

【诊鉴要点】

（一）诊断要点

①好发于青年女性，尤以春秋两季发病率高。②病前常有不同程度的发热、恶寒、头痛、咽痛等全身不适症状。③小腿伸侧发现豌豆至枣大的皮下结节，略高出皮肤表面，颜色鲜红，结节消退后不遗留任何痕迹。不过，旧的皮疹将消，新的皮疹又陆续出现。④自觉灼热胀痛，触压更重。

（二）鉴别诊断

1. 硬红斑 起病缓慢，疼痛轻微，结节好发于小腿后侧，易于破溃，常伴有结核史。

2. 皮肤变应性血管炎 损害以皮下结节为主，几个至几十个不等，常伴有条索状物，疼痛较轻，反复发作，病程较长。

3. 麻风 亦可见结节性红斑样损害，但尚有麻风症状，且可查到麻风杆菌，无论男女老幼都可发病。

【辨证施治】

（一）内治法

1. 血热偏盛证 下肢结节，大小不一，小如豆，大如梅，色泽鲜红，压痛明显，自觉灼痛不适，关节酸楚不适。身热，大便秘结，小便溲黄。舌质红，苔少，脉浮数或滑数。治宜清热通络。方用通络方加减。当归、赤芍、泽兰、茜草、牛膝各 6g，红花、青皮、香附各 4.5g，生地、丹皮各 10g，忍冬藤、大青叶、紫草各 15g，赤小豆 30g。

2. 湿热下注证 下肢结节，肤色深红，腿浮肿，甚则局部漫肿，压之可凹，自觉疼痛轻微，关节酸痛明显。全身困乏无力，小便黄浊。舌质淡红，苔黄腻，脉沉濡或沉细数。治宜清热化湿，活血通络。方用凉血五根汤加减。紫草根、茜草根、黄柏、汉防己、瓜蒌根各 10g，白茅根、伸筋草、赤芍、鸡血藤各 15g，忍冬藤 30g，红花 6g，木瓜 12g。

3. 寒湿凝聚证 下肢结节暗红或暗紫，结节反复发作，经年不愈。伴有面色㿠白，心悸气短，手足厥冷。舌质淡红，苔薄白，脉细弱。治宜散寒祛湿，通络和营。方用黄芪桂枝五物汤加减。黄芪、桂枝、赤芍、红花、炒白术、秦艽、炙甘草各 10g，熟附片 6g，肉桂末 3g（冲），鸡血藤、鬼箭羽各 15g，炮黑姜、细辛各 4.5g。

加减法：发热、头痛、咽痛加炒牛蒡子、薄荷、山豆根；关节酸痛加金毛狗脊、千年健、羌活、独活、威灵仙；结节顽固难化加土贝母、槟榔、蜈蚣、丹参、炙山甲、海藻、山慈菇、莪术、三棱；结节压触疼重加制乳没、延胡索；足浮肿加萆薢、陈皮；气虚者加党参、炙黄芪；血虚者加生地、熟地、当归。

（二）外治法

初期红肿明显，疼痛较重时，选用玉露膏或如意金黄散，龙井茶调敷；结节日久不消时，紫金锭、蟾酥丸，任选一种，醋磨汁，外涂。

（三）针灸疗法

主穴：合谷、内关、足三里、三阴交；配穴：病变在小腿加阳陵泉；延及膝上加伏兔、血海；病变在足背加解溪、太溪、昆仑；病变在臂加曲池。方法：施平补平泻法，针刺得气后留针 30 分钟，2 日 1 次。

（四）其他疗法

1.耳针法 心、肝、皮质下、荨麻疹区、腿。方法：针后留针 30 分钟，2 日 1 次。

2.穴位注射法 膈俞、肺俞。方法：采用维生素 B_{12}、丹参注射液、当归注射液，任选一种，针刺得气后，各穴缓慢推注 1.5～2.0mL，3 日 1 次。

【偏方荟萃】

1.昆明山海棠疗法 ①昆明山海棠（去皮根部）20g，煎服（儿童量减半），日 1 次，连服 5 天，休息 1 天为 1 疗程。②昆明山海棠浸膏片 0.25g，日 3 次，儿童酌减，饭后即服用。

2.中成药 小金丹，散结灵，大黄䗪虫丸，鸡血藤浸膏片，任选一种服之。

3.结节性红斑汤 当归、白芷、桔梗、苏叶、防风、白芍各 6g，党参、黄芪各 10g，枳壳、川芎、乌药各 5g，官桂、槟榔、厚朴各 2g，甘草 3g。

4.结节性红斑Ⅱ号 金银花、生地各 10g，蒲公英 15g，草红花、赤芍、牛膝、桃仁、当归尾、泽泻、防风各 6g，生牡蛎、丹参各 9g。

【调摄护理】

1.急性发作期应卧床休息，抬高患肢，进行治疗。

2.慎用皮质激素，用之不当不仅不能缩短病程，而且还会促使基础疾病恶化。

3.忌食黏滑、油腻以及酒肉鱼虾发扬助湿之品，酸涩、过咸食物亦宜少食。

【预后判析】

本病经 3～6 周即可自愈，不留瘢痕。复感风热外邪则又有可能出现结节、红肿及疼痛等。

【医案精选】

韩某，女，24 岁，1971 年 8 月 8 日初诊。两小腿反复起红疙瘩，疼痛，已四五年。检查：双下肢轻度浮肿，散在数十个大小不等的硬结，大的如花生米，颜色鲜红，高出表面，有明显触痛，玻璃片压诊颜色不变。脉弦细滑，苔薄白。诊断：结节性红斑。辨证：湿热内蕴，气血凝滞，经络阻隔。立法：通经活络，清热除湿。方药：丹参、鬼箭羽各 15g，丹皮、苏木、木瓜、红花、厚朴各 10g，三棱、草薢各 12g，伸筋草 30g。外敷紫色消肿膏。服方 7 剂后，小腿肿胀减轻，结节较前稍显软化，压痛减轻。方药：鬼箭羽、透骨草、丹参各 15g，三棱、莪术、当归、路路通、红花、赤芍、川大黄、木瓜各 10g。外用药同前。

服方 12 剂后，两小腿大部分结节已消退，个别未退者已软化，肿胀已消失。内服大黄䗪虫丸、内消连翘丸、八珍丸。1 个月后，结节完全消失，临床痊愈。（《赵炳南临床经验集》）

【名论摘要】

《朱仁康临床经验集》："本病以女性患者为多，谅因妇女以血为本，不论月经、胎孕、产褥，都是以血为用，动易耗血，冲任受损，气血不调，血病则气不能独化，气病则血不能畅行，气滞则血瘀，营卫失和，易受外邪，而成此病……治疗本病应多从血分来考虑用药。"

【经验与体会】

本病在治疗中应当注意湿、热、瘀、寒四个方面的相互转化。若结节、红肿，应以清热凉血为主；结节疼痛较重，当以化瘀解毒为重；皮损、结节消退较慢，则当化瘀散结，适当佐以散寒。一般而论，在急性发作期，除治疗外，还应卧床休息，抬高患肢；避免受寒和过劳。

在患病期间，忌食黏滑、油腻以及酒肉鱼虾发扬助湿之品，酸涩、过咸食物亦宜少食。一旦体质下降，复感风热外邪，则又有可能出现结节、红肿及疼痛等，引起复发。特别是春末夏初和秋末冬初，这段时期更应该小心谨慎为上。

腓腨发（硬红斑）

【病名释义】

腓腨即小腿肚也。腓腨发病名出自《证治准绳·疡科》，其别名还有腓腨疽、腓腨发疽、鱼肚痈、驴眼疮等。

《医宗金鉴·外科心法要诀》说："此证发于腓腨……若赤高肿疼痛，溃出正脓而兼血者吉，为顺；或漫肿平塌，紫暗痛，溃出清水者凶，为逆。"这段文字不仅指明了本病的发病部位，而且还对临床经过和预后作了较为准确的描述。本病类似西医学的硬红斑。

【病因病机】

1. 肺肾阴虚　肺肾互生，表现为金水相生的内在联系。阴虚、血虚可导致气道涩滞，营血运行不畅，进而引起气血瘀阻，肌肤出现斑块结节；兼虚寒之证，则斑块或结节的皮肤色泽不变，或偶见微热。诚如《灵枢·营卫生会》所说："壮者之气血盛……气道通，营卫之行不失其常……老者之气血衰……气道涩。"

2. 寒湿外束　寒中夹湿，侵入肌表，导致气血瘀阻，形成漫肿的结核硬结，肤色呈紫红或黯红。

3. 气血瘀滞　《血证论》说："凡系离经之血，与荣养周身之血，已暌绝而不合。"然而，无论寒湿、湿热诸邪，或气血两虚，皆能导致络道涩滞，或者瘀阻脏腑。故凡见结节、斑块黯红或紫红，疼痛明显，以及烦热、多汗等，无不与瘀血有关。

【诊鉴要点】

（一）诊断要点

①对称发生于两小腿屈侧下 1/3 处。②初起可见大小不等的局限性皮下结节，肤色正常或略红，随之皮下结节相互融合，状如板形硬结，有的自行消退，留有色素沉着，间有软化破溃，形成溃疡。③溃疡边缘不整齐，基底较深，愈后形成萎缩性瘢痕。④多伴有手足发绀，颇似冻疮，自觉患部酸痛或有烧灼感，走路时小腿胀痛，病程长，易复发。

（二）鉴别诊断

1. 瓜藤缠（结节性红斑）　下胫腿部结核多枚，绕胫而发，且以胫前部为多，从不溃烂，且易于消散。

2.结节性多动脉炎 结节小而硬，单发或多发，常伴有难忍的疼痛，除皮肤发疹外，脏腑亦可受累。

【辨证施治】

（一）内治法

1.肺肾阴虚证 肌肤硬结斑块，皮色不变，日久结节溃破，外溢清稀脂水，缠绵难愈。兼有潮红，盗汗，干咳，手足心烦热。舌质红，苔少，脉细数。治宜补肺益肾，活血软坚。方用内消瘰疬丸加减。生地 15g，玄参、麦冬、鳖甲、菟丝子、川断、女贞子、黄芩、百部、鱼腥草、丹参、鸡血藤各 10g，夏枯草、生牡蛎各 30g，连翘 12g，浙贝母、山慈菇各 6g。

2.寒凝气滞证 小腿屈侧可见数枚紫红或黯红的硬块、结节，漫肿高突，胀痛不适。兼有四肢逆冷，寒冬发病为主。舌质黯，苔薄白，脉沉细涩。治宜温阳散寒，通滞软坚。方用阳和汤加减。炙麻黄、炮生姜、炒白芥子各 6g，熟地 30g，浙贝母、橘红、海藻、昆布各 10g，黄药子、白药子、甲珠各 6g，川芎、当归、丹参各 12g，僵蚕 4.5g，蜈蚣 1 条。

3.气血瘀滞证 硬结斑块较大，肤色紫红或黯红，胀痛颇剧，走路后小腿肚胀痛尤甚。舌质紫黯或见瘀点，脉细涩。治宜理气活血，通络散结。方用通络方加减。当归、赤芍、泽兰、茜草、桃仁各 10g，青皮、香附、王不留行、红花各 6g，川牛膝、土贝母各 12g。

加减法：硬结顽固不化加橘核、花粉、鸡内金；低热不退加银柴胡、地骨皮；溃破难敛加党参、黄芪、山药、鹿角片、白蔹；足踝浮肿，迟迟不消者重用黄芪、汉革薢、陈皮。

（二）外治法

初期仅见硬结不散阶段，选用紫色消肿膏，或将黑退散或新订八将丹，掺在阳和解凝膏中，外贴患处；硬结已溃阶段，选用绿云膏，或蛇蜕膏，或结核膏，外敷患处；疮面日久不敛，选用猫眼草膏，或蜂房膏，或外掺京红粉或九一丹，薄掺疮面；待疮面肉芽红活后再用珍珠散，或冰石散掺于疮面，外盖玉红膏，或鸡蛋黄油外涂。

（三）针灸疗法

隔蒜灸 取阿是穴（病灶区）。方法：取独头蒜切片，铺盖于阿是穴，上置艾灸，每次灸 4 壮，日 1 次。对未溃者可使结节消散；已溃者可使分泌物减少，肉芽红活而易愈。

（四）其他疗法

割治法 取丰隆、血海。方法：取患侧穴，按总论其他疗法一节的割治法操作。适用于反复发作的顽固病例。

【偏方荟萃】

1. 石吊兰，15～30g，煎服；或石吊兰30g，浸入黄酒100mL，浸泡1周后，外涂患处，日1～2次。

2. 骨痨丸，日3次，1次30g。

3. 矮地茶30g，煎服；或矮地茶捣汁，外涂。

4. 桃仁、丹参、红花、赤芍为主药，加黄芪、厚朴、牛膝、羌活、独活、木瓜，煎服。

【调摄护理】

1. 加强营养，增强体质，对预防发病、缩短疗程具有积极的意义。

2. 同时患瘰疬及痨瘵者，应一起治疗；患肢宜抬高，尽量不要长时间站立，减少走动。

【预后判析】

在治疗本病的同时，还要加强对原发病的治疗，这样有利于疗效的提高与巩固。

【医案精选】

刘某，女，成年。两年前右大腿内侧起一红斑，继则由红转紫，形成硬结，一年后左大腿内侧亦出现同样病变，某医院活检：硬红斑。检查：右大腿硬结，约4cm×6cm，肤色紫黯，轻度压痛。自觉头晕眼花，甚则晕倒，面部升火，夜寐不安，性情急躁，心慌，口干。脉弦有力，苔白质红。辨证：肝火偏旺，络脉失和，气血瘀滞，痰浊停聚。姑拟活血化瘀，清火化痰。全当归、红花、赤芍、丹皮、牛膝各6g，红花3g，昆布、海藻、夏枯草各9g，生牡蛎15g，炙僵蚕9g，山慈菇2g。

服方7剂，肿块好转，皮色改善。唯日来头目眩晕胀痛，前法参以平肝息风。原方加滁菊6g，真珠母30g，钩藤10g。

按方增减治疗2个月后，肿硬结节完全消退，头晕心慌、面部升火等症均明显好转，除每天服复方降压片一片外，嘱其将中药原方再服10剂，以善其后。（《许履和外科医案医话集》）

【名论摘要】

《疡科会粹》："足小肚生疽，寒热烦躁，何如？曰：此名腓腨发疽，属足少阴肾经，由肾水不足，积热所致。古方云：不治。宜活命饮加牛膝、木瓜、黄柏。老弱者，八珍汤加牛膝。壮实者，一粒金丹下之。涉虚者，难治，以肾气丸、十全大补汤主之。溃出血脓者生，溃出清水者死。"

紫斑病（过敏性紫癜）

【病名释义】

今人姜春华在考证历代医籍后，认为过敏性紫癜应属紫斑病的范畴。但现行部分医籍中，则将《外科启玄》所提"葡萄疫"一症划属于过敏性紫癜。

据查紫斑病的类似描述，首见于《金匮要略·百合狐惑阴阳毒病脉证治》篇，该书论述的阴阳毒病，以面赤斑斑如锦纹、身痛、咽喉痛为主要症状，从而为后世开创了先河。《诸病源候论》《丹溪手镜》《医学入门》等，不仅对本病进行了分类，如温热发斑、内伤发斑、斑毒、阳证发斑、阴证发斑等，而且还对病因和治法作了详尽论述，为临床诊疗提供了许多可借鉴的经验。

【病因病机】

1. 风热伤营　外感风热之邪，炽于营血，而致血热妄行，血分热盛故红斑如锦纹，热壅咽喉故痛。

2. 湿热蕴阻　湿热与气血相搏，而致血热络损，外则血溢肌肤，内则蕴阻肠胃，诚如《诸病源候论》所说："斑毒之病，是热气入胃，而胃主肌肉，其热夹毒蕴于胃，毒气发于肌肉，状如蚊蚤所啮，赤斑起，周匝遍体。"

3. 阴虚火旺　素体阴虚血热，虚火内动，热伤血络，热迫血行，血不循经，血溢肌肤而成紫斑。

4. 统摄无权　脾为气血生化之源，有统血之功。脾气素虚，或思虑饮食伤脾，导致脾虚不能统血；或禀性不耐，劳倦伤气，气虚不能摄血，统摄无权，血不归经，外溢肤表而成紫斑。

5. 脾肾阳虚　火不生土，运化无能，脾阳虚不能统血，亦见血溢成斑。

总之，本病的外因多为风、热、湿诸邪，内因主要在脾，两者均能导致血不循经，溢出外络，凝滞肌肤，发为紫斑；累及脏腑则致腹痛、便血、尿血诸症。

【诊鉴要点】

（一）诊断要点

①患者以青少年为主，女性尤多。②皮疹多发于下肢，特别是小腿伸侧更重，偶尔见于上肢与躯干。③初起在皮肤上发现针尖至榆钱大小的瘀点、瘀斑和斑丘疹，经2～3周后消失，时隔不久，又分批陆续出现新的皮疹。④部分伴有关节疼痛，甚则红肿热痛，部分合并腹痛、呕吐、便血、尿血等全身症状。

（二）鉴别诊断

血疳（色素性紫癜性苔藓样皮炎）　男性多于女性，且以中壮年为主；对称性发生于小腿，淡红色的斑丘疹，孤立散在或相互融合成片，少许鳞屑，伴有毛细血管扩张及紫癜。

【辨证施治】

（一）内治法

1.风热伤营证　斑色初起鲜明，后渐变紫，分布较密，发病与消退均较快。伴有瘙痒，或有关节肿痛。脉浮数，舌质红，苔薄黄。治宜凉血活血祛风，兼以化斑解毒。方选消斑青黛散加减。青黛、玄参、沙参、柴胡各10g，知母、黄连、甘草、莲子心各6g，生石膏、生地各15g，炒牛蒡子、荆芥各12g，绿豆壳30g。

2.湿热蕴阻证　紫斑多见于下肢，间见黑紫血疱，时有糜烂。伴腹痛较剧，甚则便血或黑便，腿踝肿胀，轻者腹胀微痛，纳呆，恶心呕吐。舌质红或紫，苔黄腻，脉濡数。治宜清热化湿，活血通络。方用三仙汤、芍药甘草汤、失笑散合方化裁。薏苡仁、滑石（包）各15g，赤芍、杏仁、蒲黄炭、甘草各10g，白通草、竹叶各6g，白茅根、赤小豆各30g，丹皮、紫草各12g。

3.阴虚火旺证　紫红斑，色不鲜明，分布不密，反复发作。兼有虚热烦躁、面赤火升、腰酸膝软、血尿、蛋白尿和管型尿等。舌质红，苔少，脉细数。治宜养阴清热，降火止血。方用六味地黄丸加减。生地、炒丹皮、玄参、大蓟、小蓟各12g，山药、白茅根各30g，茯苓、龟甲（先煎）、枸杞子、紫草、泽泻各15g。

4.统摄无权证　起病较缓，紫斑色淡暗，分布较稀，时愈时发，迁延日久。伴有腹胀便溏，恶心、纳呆，面色萎黄或虚浮，自汗，气短，精神萎靡，肢倦无力，心悸，头昏，目眩，唇淡。舌质淡，苔少，脉虚细。治宜健脾益气，摄血止血。方用归脾汤加减。炙黄芪、党参、茯神、熟地黄各15g，当归、炒白芍、白术、炙甘草各10g，桂圆肉12g，广木香6g，阿胶12g（烊化）。

5. 脾肾阳虚证 慢性反复发作，病程日久，斑色淡紫，触之欠温，遇寒加重。伴有面色苍白或紫暗，头晕、耳鸣、身寒肢冷、腰膝酸软，纳少便溏，腹痛喜按。舌淡或偏紫，脉细弱。治宜补肾健脾，温阳摄血。方用黄土汤加减。伏龙肝45g（包），白术、甘草、阿胶（烊化）各10g，制附片、菟丝子、仙鹤草各12g，黄芩6g。

加减法：高热加生石膏、羚羊角、水牛角、玳瑁；咽炎、鼻衄加北豆根、大青叶、麦冬、沙参、马勃；关节红肿疼痛加鬼箭羽、千年健、金毛狗脊、海风藤、桑枝、秦艽、络石藤、老鹳草；皮疹顽固不退加赤小豆、椿根皮、鳖甲、知母；便血加地榆、槐花、三七；血尿加白茅根、旱莲草、小蓟；蛋白尿加玉米须、莲须、金樱子、芡实、冬瓜皮；腹痛加延胡索、川楝子、广木香、乳香、没药、炒枳壳、厚朴；恶心呕吐加黄连、姜半夏、竹茹、刀豆子；纳呆加砂仁、焦三仙、鸡内金；气虚加黄芪、党参、升麻；斑色瘀紫，舌暗紫加三七粉或云南白药；神昏谵语加紫雪丹。

（二）针灸疗法

1. 毫针法 ①辨证取穴：血热证取血海、三阴交、太冲、委中（点刺放血少许）；脾虚证取膈俞、脾俞、血海、足三里、三阴交；风火湿热证取中脘、天枢、足三里、阴陵泉、血海、三阴交。方法：实证泻之，虚证补之，2日1次。②经验取穴：涌泉（双）；方法：施强刺激，日1次。夹脊胸11、胸7、三阴交、血海；方法：先刺夹脊胸11、胸7，针后得气留针5～8分钟，起针后再取三阴交、血海，得气留针20分钟，其间行针3次，手法以补为主，间日1次。

2. 灸法 八髎、腰阳。方法：令患者俯卧，穴位表面涂以石蜡油或凡士林少许，以防烫伤，将0.25cm厚的姜片放在7cm×7cm大纸片上，再将高约4cm、底面积6cm×6cm的艾炷置于姜片上点燃，保持施灸处有明显的温热感，每次45分钟，日1次。

（三）其他疗法

1. 耳压法 主穴：脾、肝、胃；配穴：肺、口、皮质下、三焦。方法：将王不留行粘压穴上，并嘱患者每日自行按压3～5次，每次1分钟，2日换1次。

2. 穴位注射法 膈俞、血海。方法：采用维生素B$_{12}$200～400μg，加入辅酶A 50U混合液，针刺得气后缓慢推注0.5～1.0mL，日1次。

【偏方荟萃】

1. 红枣10枚，或连翘10g，或甘草5g，或紫珠草5g，任选一种，煎服。

2. 解毒升麻汤：升麻、栀子、大黄、黄芩、石膏、甘草，煎服。

3. 犀地清络饮：水牛角汁、丹皮、连翘、竹茹、鲜生地、赤芍、桃仁、姜汁、鲜菖蒲、鲜茅根、灯心草，煎服。

4. 旱莲草、女贞子、茜草根、黄芩、侧柏叶、生地、阿胶、丹皮、仙鹤草、龟甲，煎服。

5. 生龟甲、仙鹤草、生地榆各 30g，地骨皮 60g，煎服。

6. 雷公藤制剂：①糖浆（每毫升含生药 1g），日 3 次，1 次 10mL。②片剂：每片含生药 3g），日 3 次，每次 2 ～ 4 片。

7. 紫草根提取物（片剂）：日服药量相当于生药 4.5 ～ 6g。或用生药 24 ～ 30g，煎服。

8. 猪蹄甲 35g，煎汤，日分 3 次服。

【调摄护理】

1. 注意养慎　养是内养正气，强壮体质，增强机体的抵抗力和免疫力；慎是慎防风、寒、暑、湿、燥、火六淫之邪，容易引起紫斑发生的不正之气如药毒、寄生虫等。

2. 加强护理　若病情较重、发病较急、出血较多，要绝对卧床或少动。另外，应当注意冷暖适当，衣被应时，起居有节，饮食有常，避免过劳，预防感冒。

3. 饮食调节　少食用葱、姜、蒜、辣椒、芥末和酒类；少食鱼、虾、蟹、牛乳等腥味发物，忌食易于诱发紫斑的食品，尤其是与进食某些食品有密切关系的患者更应注意。

【预后判析】

本病因外感邪气而诱发，或者过食辛辣酒浆者治疗得当，多数可望痊愈；少数迁延日久，进而导致阴虚火旺，或者气不摄血，则缠绵难愈。

【医案精选】

黎某，女，16 岁。1965 年 9 月 2 日就诊。病发三伏，起病急骤，口鼻鲜血上涌，继而两腿出现斑疹数处。检查：体质健壮，唇赤口干，手掌心热甚，小便深红，尿味刺鼻，大便鲜血随粪而下，无痔疮史，腹部隐痛；两肘黄豆大瘀块 2 处，两腿铜钱大瘀块 8 处，色泽红紫或深紫，呈对称分布，无碰伤史。据云：曾食鲜虾炒笋等，隔日又食蟹。舌苔深黄而干，舌质绛，脉细数，按之有力。诊断：肌衄（血热妄行重型）。治则：凉血止血祛瘀。一方：柱角 10g（另煎冲），生地 15g，白芍 15g，丹皮 10g，大蓟、小蓟各 15g，槐花 10g，地榆 10g，茅根 15g，煎服。二方：鲜红色铁树叶 5 片，鲜九干菜（全草）60g，后服。

服方 3 天后，小便正常，掌心不热，肘部瘀块隐约可见；两腿瘀块转淡蓝而沉着，精神佳，内证俱平，嘱原方加田三七 4.5g。1 周后，瘀块全部吸收，诸症已愈，嘱服原方，另用鲜红色铁树叶 5 片，猪胰腺 1 ～ 2 条，水煎佐餐。(《老中医医案医话选·陈锦韶》)

【名论摘要】

《丹溪心镜》:"发斑,热炽也,舌焦黑,面赤,阳毒也,治宜阳毒升麻汤、白虎加参汤。"

《外科正宗》:"葡萄疫其患多生小儿,感受四时不正之气,郁于皮肤不散,结成大小青紫斑点,色若葡萄,发在遍体头面,乃为腑证,自无表里。邪毒传胃,牙根出血,久则虚人,斑渐毒退。初起宜羚羊角散清热凉血,久则归脾汤滋益其内。"

【经验与体会】

本病初期,血热居多,凉血解毒为治疗重点;反复发作,则当益气养阴、摄血退斑;后期病入肾脏,治当益肾摄血。具体而言,以皮肤改变为主,尚未融合成片,从肺论治;若相互融合成片,从胃治之;若紫癜反复出现,从脾施治;紫癜合并肾脏损伤时,从肾、从瘀治之。同时,注意养慎:养是内养正气,强壮体质,增强机体的抵抗力和免疫力;慎是慎防风、寒、暑、湿、燥、火六淫之邪,容易引起紫斑发生的不正之气如药毒、动风之物、寄生虫等。此外,还要加强护理,若病情较急,出血较多要绝对卧床或少动。另外,应当注意冷暖适当,衣被适宜,起居有节,饮食有常,避免过劳,预防感冒。饮食上少用葱、姜、蒜、辣椒、芥末和酒类;少食鱼、虾、蟹、牛乳等腥味发物,忌食易于诱发紫斑的食品,尤其是与进食某些食品有密切关系的患者更应注意。

本病因外感邪气或者过食辛辣酒姜而诱发者,治疗得当,多数可望痊愈;少数迁延日久,进而导致阴虚火旺,或者气不摄血,则缠绵难愈。本病极易损伤肾脏,在治疗中必须保护肾脏。若出现紫癜性肾炎,则应采取中西医互补的方法治疗,这样有利于疾病的控制和康复。另外,临床还发现本病以 O 型血患儿最多,其机制是否与血型有关,还有待于探讨与观察。

血瘙（色素性紫癜性皮肤病）

【病名释义】

血瘙病名出自《血证论》,该书说:"癣疥血点,血疙瘩,一切皮肉赤痒,名色不一,今统称之曰血瘙,皆由血为风火所扰。"据此说明,这组疾病尽管色泽有深浅的不同,但均有色素沉着和紫癜性损害,常见的包括进行性色素性紫癜性皮肤病、毛细血管扩张性环状紫癜、色素性紫癜性苔藓样皮炎等数种。正因如此,现代文献有的称血风疮，有的称血疳疮，但本书认为唐容川之说均可概括，故以血瘙而统之。

【病因病机】

风邪客于血分，郁久化火，火损血络，血溢脉外，则离经成瘀，干燥瘙痒；日久阴血被伤，瘀血凝滞，阻碍新血之化生，络道受阻，营血不得宣通，血燥伤阴，肌肤失养，故皮肤粗糙，奇痒难忍。

【诊鉴要点】

（一）诊断要点

①病变惯发于小腿，上肢少见。②初起皮疹为针尖至米粒大小的点状光滑丘疹，呈圆形或多角形紫癜，色泽棕黄或暗褐，继而逐渐扩大、增多，部分融合成片，表面轻度苔藓样变和有少量糠秕状鳞屑，边缘还可见散在紫红色小点，或见成片铁锈色丘疹，渐见性呈现肥厚、粗糙。③自觉剧痒，导致部分病人常因瘙痒难忍而喜用热水烫洗，使皮疹加重。

（二）鉴别诊断

紫斑病（过敏性紫癜）　皮下瘀斑，常合并腹痛、关节痛、尿血等，无棕紫色暗痕或铁锈色丘疹。

【辨证施治】

（一）内治法

1. 血热证　病程较短，皮疹以红色丘疹和部分融合的斑丘疹为主，伴有瘙痒，部分搔破还可见少许渗血。舌质红，苔少，脉数。治宜凉血活血，解毒退疹。方用凉血地黄汤加减。生地12g，当归、杏仁、玄参各10g，黄连、黄芩、焦山栀、荆芥、蝉蜕、红花各6g，甘草3g。

2. 风热证　起病较急，皮疹泛发，下肢为重，上肢亦见，色泽以鲜红为主，兼见暗红，自觉痒重难忍，口干或咽燥。舌质红，苔薄黄，脉浮数。治宜和血消风，清心止痒。方用消风散加减。荆芥、防风、苦参、蝉蜕、炒牛蒡子各6g，当归、赤芍、泽兰、益母草各10g，川牛膝4.5g，赤小豆30g。

3. 血瘀证　病程较长，斑色渐转棕紫色，或者遗留铁锈色样的色素沉着。舌质暗，红，苔薄白，脉细涩。治宜理气和血，化瘀通络。方用桃红四物汤加减。桃仁、荆芥、防风、红花各6g，归尾、赤芍、生地、丹参、丹皮各10g，川芎、苦参、苏木、川牛膝、甘草各4.5g。

4. 血燥证　血瘀阻络，肌肤失新血濡养，故皮肤粗糙、肥厚，干燥脱屑，或见丘疹密集粗厚而刺痒，伴有口干舌燥。舌质红且光，苔少，脉细弱或涩。治宜养血润燥，活血止痒。方用活血润燥生津散加减。当归、天冬、麦冬、熟地、白芍各 10g，桃仁、红花、川牛膝各 6g，花粉、丝瓜络各 12g。

加减法：肢肿加忍冬藤、萆薢；剧痒加白鲜皮、浮萍、苍耳子、地肤子；皮肤粗糙，干燥脱屑加胡麻仁、鸡血藤、钩藤、何首乌；皮肤肥厚，状如苔藓或席纹加赤石脂、炒枳壳、全蝎、乌梢蛇等。

（二）外治法

初期选用金银花、陈艾各 30g，川椒 10g，食盐 60g，加水煎洗，但不可太热，只宜温洗或湿敷；或用鲜芦荟蘸云茯苓粉 6g，寒水石 10g，冰片 2g，外搽。后期皮肤粗糙，苔藓样变，外用大枫丹（灯油调成软膏）；或用楮桃叶、苍耳秧各 150g，煎汤，外洗，尤适用于血燥瘙痒。此外，还可酌情选用葎草酊外搽。

【偏方荟萃】

1. 紫草制剂：①鲜紫草 24 ～ 30g，（有时加少量地肤子、槐花、大枣）煎服。②紫草根提取物片，相当于生药 4.5 ～ 6g，为日服量。

2. 绿豆衣 15g，赤小豆 30g，红花 6g，煎服。

3. 大黄蟅虫丸，日 2 次，1 次 6g。适用于晚期。

4. 清肌渗湿汤：归须、白芷、甘草、升麻、苍术、白术、川芎、酒芩、炒山栀、连翘、炒黄连、炒黄柏、知母、木通、青皮、木瓜、泽泻、茯苓、苦参、枳壳、柴胡、石菖蒲，煎服。

【调摄护理】

鼓励患者平素或患病期间多食含有维生素 C、B 族维生素之类的蔬菜、水果；少食鱼腥和酒等物。此外，尽其可能地抬高患处，少站立或长时间行走。

【预后判析】

新老皮疹反复发生，持续多年，坚持治疗可望获愈；若合并炸筋（静脉怒张）则应适时行手术治疗，这样更有利于病情的恢复。

【医案精选】

尚某，女，44 岁。1974 年 5 月 15 日因子宫肌瘤于去年 7 月做子宫摘除术，两个月后，在左小腿发现细小红色点子，并未在意，以后增多、扩大，始觉瘙痒，蔓延到胸背、四肢。院外确诊为色素性紫癜性苔藓样皮炎。

检查：两下肢见呈片状分布的紫癜，中心色沉，四周有米粒大小棕红色光滑丘疹，皮纹增深，有苔藓化倾向，压之不褪色，上覆少量鳞屑。苔薄黄，舌尖有刺，脉弦数。素有大便干结，3～5日一行。证属阴虚有热，迫血妄行。治宜养阴清热，凉血止血。生地、蒲公英各30g，玄参、土大黄、生槐花、川牛膝各9g，花粉、侧柏叶各12g，水牛角15g（先煎），生甘草3g。1周后，大便通畅，瘙痒减轻，皮损由鲜红转暗红，前方加益气养血之品，上方去蒲公英、川牛膝，加党参、当归、阿胶（炖烊冲）各9g。2周后，皮损大部分逐渐隐退。又服1个月痊愈。为巩固疗效，给予当归片，日2次，1次5片；苁蓉片，日2次，1次5片。曾有小复发，再服上方仍有效。1年后随访，未复发。（顾伯华《外科经验选》）

【名论摘要】

《百效全书》："夫血疳者，脏中虚弱，邪气相侵，真气衰少，风毒闭塞腠理，发于肌肤。初如紫疥，破时出血，疮生遍身，行处成疮，损伤皮肉，痒痛难存。"

《锦囊秘录》："妇人血疯疮，因肝脾二经风热郁火血燥所致。其外证身发疙瘩，痒痛非常，搔破成疮，脓水淋漓；内证月经无定，小便不调，夜热盗汗，恶寒憎热，倦怠懒食。宜先用加味逍遥散，或小柴胡汤合四物汤多加胡麻子，后以归脾汤加熟地去木香，此乃遍身所发血疯疮治法，非单指足下血疯疮也。"

【经验与体会】

血瘙属色素性紫癜性皮肤病的一种类型，其特点是一组以紫癜样丘疹及含铁血黄素沉着为主的慢性皮肤病。笔者对其辨证施治的重点有三：一是从皮损辨识湿、热、瘀三者的关系，湿邪重，病程长，略有肿胀难以消退；热邪重，紫癜样丘疹以鲜红色居多，扪之略感灼热；瘀血重，紫癜样丘疹以黯红色为主，遗留深褐色色素沉着。二是遣方用药各有偏重。湿邪重主方为三妙丸，热邪重主方为凉血五根汤，瘀血重主方为桃红四物汤。三是适量加入理气药，有利于瘀化斑退。不过，理气药的使用有轻重寒热之分。轻者用青皮、玫瑰化、大腹皮；重者用广木香、香附、乌药；寒者用沉香、檀香、九香虫；热者用川楝子、枳实、枳壳。

脱疽（血栓闭塞性脉管炎）

【病名释义】

脱疽病名出自《刘涓子鬼遗方》，其别名众多，主要有脱痈、脱骨疽、脱骨疔、敦痈、蛀节疔、蜣螂蛀、甲疽、榻著毒等，俗名十指零落。

据有关文献记载与归纳，大凡因大趾脱曰脱疽，其余四趾脱曰敦痈，骨节脱落曰脱骨疽等，因而，本病包括西医学所称的血栓闭塞性脉管炎、闭塞性动脉硬化症，糖尿病性坏疽等一组疾病，不过，多数学者认为脱疽接近血栓闭塞性脉管炎。

【病因病机】

本病发病的基本特征：肢体经络阻隔，气血凝滞，血管阻塞，致使肢趾（指）体缺血坏死。

1. 寒湿侵袭 严寒涉水，步履冰雪，或者久居湿地，寒湿外受，易伤阳气，寒气入经，客于脉中，寒凝气阻，卒然疼痛，气滞血瘀，肉腐毒成，遂成本病。《素问·举痛论》说："寒气入经而稽迟，泣而不行，客于脉外则血少，客于脉中则气不通。"

2. 肝肾不足 素体禀赋不足，房室不节，或劳役过度，皆能损伤肝肾。肾藏精，为"作强之官"，合骨；肝主疏泄，"宗筋主束骨而利机关"。劳甚则肝肾精血亏损，筋骨无养。若房室不节，服食补阳之药，致阳精熰惑，淫火猖狂，蕴蓄于脏腑，消灼阴液，毒聚肢端，筋敛髓枯而成本病。《疡科心得集》说："脱疽因房术涩精，丹石补药，消灼肾水；房劳过度，气竭精枯而成……皆肾水亏涸不能制火也。"

3. 饮食不节 过食膏粱厚味、辛辣炙煿之品，脾胃受伤，生湿，化痰，化热，积毒下注，留滞筋脉，致生本病。故《素问·生气通天论》说："高粱之变，足生大丁。"

4. 情志内伤 情志不畅，郁怒伤肝，忧思伤脾，均可使五脏不和，功能紊乱，导致经络、气血失调，而致本病。

5. 素体虚弱 《外科真诠》说："脱疽之生，止四余之末，气血不能周到，非虚为何？"禀赋不足，或久病体虚，气血亏损，运行无力，肢体筋脉失养，加之外邪所袭，极易罹患本病。故《灵枢·刺节真邪》说："虚邪之中人也……搏于脉中，则为血闭不通。"

此外，长期而过量吸烟及外伤等因素亦可诱发本病。

总之，本病之标系寒湿或火毒所犯，病位"在于脉则血凝而不流"；其本则为肝肾亏损或气血虚弱，病位在"大脉空虚，发为脉痹"。

【诊鉴要点】

（一）诊断要点

①本病多见于男性，女性少见，男女发病率之比为 7.5：1，年龄多在 25～45 岁。②趾（指）疼痛，夜间尤甚，常抱足而坐，彻夜不眠。③间歇跛行，行路时小腿胀痛或抽筋，休息后缓解，反复发生。④肢体畏寒怕冷。⑤患肢皮肤粗糙干燥，趾（指）甲生长迟缓，增厚变形，肌肉萎缩。⑥中晚期病人发生坏疽、溃疡，趾（指）节落。

（二）鉴别诊断

1. 雷诺病　多见于青壮年女性，以阵发性肢端对称的间歇苍白、紫绀和潮红为其临床特征，常为情绪激动或受寒所诱发，发作过后即恢复正常，很少发生坏疽和溃疡。部位多见于手指，下肢受累者少见。

2. 冻伤性坏死　有冻伤史，一般为干性坏死，如有继发感染时也可表现为湿性坏疽，患肢动脉搏动正常。

3. 无脉症　多见于青年女性，肢体麻木、发凉，酸胀乏力，下肢则可见间歇性跛行，动脉搏动减弱或消失，肢体无坏疽发生，颈部两侧或腰腹部可闻及血管杂音。

【辨证施治】

（一）内治法

1. 寒湿侵袭证　患肢发凉怕冷，麻木疼痛，遇冷则甚，得热则缓，皮肤苍白干燥，趺阳脉搏动减弱。舌质淡红，苔薄白，脉沉细迟。治宜温经散寒，通瘀活血。方用阳和汤加减。炙麻黄、炮姜、甲珠、地龙各 6g，熟地、忍冬藤各 45g，丹参、活血藤、鸡血藤各 15g，黄芪、党参、川牛膝、甘草各 10g。

2. 气滞血瘀证　患肢肤色紫红，或黯红或青紫，下垂时更甚，肢端还可见瘀血斑点，活动时患肢则呈白色或苍黄色，肌肉萎缩，步态跛行，自觉麻木、酸楚，呈持续性固定性疼痛，趺阳脉搏动减弱或消失。舌质暗红或有瘀斑，脉沉细而涩。治宜活血化瘀，理气止痛。方用桃红四物汤加减。当归 30g，熟地、赤芍、白芍、川牛膝、青皮各 10g，丹参、制乳香、制没药、延胡索、蒲公英、金银花各 12g，鸡血藤、五加皮各 15g。

3. 湿热蕴毒证　患肢喜冷怕热，小腿酸胀、肿痛，肢体沉重无力，溃疡面渗出、糜烂，呈湿性坏疽的外观。伴有面色灰滞或萎黄，胸闷，纳呆，口渴而不欲饮，小便短赤。舌质淡红，苔白腻或黄腻，脉滑数或细数。治宜清热化湿，活血通络。方用茵陈赤豆汤加味。茵陈、忍冬藤、赤小豆、生薏苡仁各 15～30g，茯苓皮、川牛膝、木瓜、丹参各 12g，丝瓜络、连翘、地丁各 10g，砂仁 8g（后下）。

4. 热毒侵肤证　患肢坏疽，局部红、肿、热、痛，脓液较多，并可闻及恶臭。伴有高热或低热，烦躁，口渴引饮，便秘溲黄，纳呆食少，精神萎靡，屈膝危坐，痛苦异常。舌质紫或红绛，苔黄腻，或板黄，或见黑灰，或见舌苔中剥，脉洪数或弦数。治宜清热解毒，活血养阴。方用四妙勇安汤加味。玄参、甘草、赤小豆、地丁、蒲公英各 15g，金银花、蛇舌草、丹参各 30g，黄芩、焦山栀、连翘、丹皮各 10g。

5. 气血两虚证　溃疡面久不愈合，脓液稀薄，肉芽灰暗，疼痛较轻，皮肤干燥，肌肉消瘦。伴有肢体乏力，精神疲惫，面容憔悴，心悸，失眠。舌质淡红，苔薄白，脉沉细无力。治宜补益气血，调和营卫。方用八珍汤加减。当归、白芍、川芎、党参、甘草各10g，熟地、丹参、黄芪各15g，浙贝母、地丁、蒲公英各12g，赤小豆30g。

加减法：病变在下肢加牛膝、青皮、木瓜；病变在上肢加桑枝、姜黄、桂枝；局部瘀斑加地龙、土鳖虫、水蛭、泽兰；兼寒，遇冷加重加制附片、炮姜、九香虫；兼湿，渗液较多加薏苡仁、赤小豆、茯苓皮；湿热难除加赤茯苓、猪苓、滑石、车前子；兼气虚加黄芪、党参、山药、西洋参；兼阳虚加山萸肉、菟丝子；兼热毒加羚羊角粉、绿豆衣、莲子心；兼口苦心烦加栀子、黄芩、丹皮；疼痛颇重加延胡索、五灵脂、制乳香、制没药；神昏谵语加服紫雪丹；口渴加知母、生石膏、花粉；疮面日久不敛加白蔹，重用黄芪、北条参。

（二）外治法

未溃，患处发凉麻木，肤色苍白或青紫，或结节肿块，选用解毒洗药；或用生姜120g，甘草60g；或用无花果，煎汁，待温浸泡患处，日2次，1次15～30分钟。初期红肿未溃，仅有疼痛时，选用甘草油或金黄膏外敷，或用红灵酒少许外涂；若化脓尚未溃破，病变局限于趾（指）端，可用白芷或甘草细面干包，有使脓液吸收和局限的作用。已溃，脓腐较多，外掺五五丹，外盖黄连膏；待其脓腐渐少，呈现红活新肉时，外掺九一丹；若新肉红活如珠，脓腐尽除，外掺生肌散或冰石散或八珍宝丹，外盖生肌玉红膏，直至出现朽骨，选用推车散，直至朽骨消而疮敛。

对晚期坏疽经治疗无效时，可进行截趾或不同平面的截肢术。

（三）针灸疗法

1.毫针法 ①辨证取穴：寒湿证取阳陵泉、三阴交、足三里、下巨墟、太渊、上巨墟；血瘀证取列缺、尺泽、膈俞、上巨墟、下巨墟；热毒证取太溪、复溜、列缺、尺泽、鱼际、阴陵泉；气血两虚证取列缺、尺泽、阴陵泉、足三里，上巨墟、鱼际；肾虚证取膻中、膈俞、三阴交、尺泽、太溪。方法：实证泻之，虚证补之，针刺得气后留针30分钟，日1次。②分期取穴：早期取内关、太渊、足三里、阳陵泉、三阴交、太溪；中期取神门，余下穴同上；晚期取冲阳、太溪，余下穴同上。方法：早期施补法并灸之；中期施泻法，并加用三棱针点刺出血少许；晚期在溃破处周围施灸法，2日1次。③邻近取穴：下肢取环跳、三阴交透绝骨、足三里、阳陵泉透阴陵泉、解溪；上肢取曲池、外关、合谷、中渚。方法：施平补平泻法，针刺得气后留针30分钟，日1次。④对症取穴：下肢主穴取环跳、三阴交、足三里、阳陵泉、血海、脉根、阴包；病变在踇趾加阴陵泉、地机；病变在2～3趾加足三里、丰隆；病变在4趾加阳陵泉、悬钟；病变在5趾加承山、昆仑；病变在足底加太溪。上肢主穴取曲池、郄门；配穴：病变在拇、食指加手三里；病变在中指加内关；病变在小指加通里；病变在无名指加外关；病变在前臂及手掌加大陵。方法：施平补平泻法，针刺得气后留针30分钟，日1次。

2.灸法　患肢踝关节周围穴，如复溜、太溪、中封、商丘、昆仑、光明、丘墟、照海、申脉；或用血海、肾俞、委中、承筋。方法：艾卷点燃施灸，每次灸至患者有舒适感为度，日灸2～4次。

（四）其他疗法

1.耳针法　内分泌、皮质下、手足敏感点。方法：针刺后留针20～30分钟，间日1次。

2.头针法　感觉区、血管舒张区。方法：患肢与健肢交替针刺，留针30～60分钟，日1次。

3.刺血法　冲阳、太冲、足三里。方法：采用毫针提插刺入疾出，挤出血液少许或皮下青紫亦可，3日1次。

4.穴位注射法　足三里、三阴交。方法：采用中麻2号（洋金花、生草乌、川芎、当归）1～3mL，氯丙嗪25～50mg，交替取一穴，针刺得气后缓慢推注。适用于患肢剧烈疼痛。若患肢血运障碍明显时，以取健肢体为好，剧疼缓解后停用。

5.穴位磁疗法　取患肢太冲、解溪、公孙、丘墟。方法：每穴用钐钴合金静磁片敷贴，日移动1次贴敷静磁片。

【**偏方荟萃**】

1.顾步汤：黄芪、人参、石斛、当归、金银花、牛膝、菊花、甘草、蒲公英、地丁，水煎服。适用于血瘀兼气虚。

2.四顾汤：金银花、甘草、土茯苓各20g，玄参15g，石斛、党参、黄芪、牛膝、红花各10g，鸡血藤30g，水煎服。适用于气阴两虚。

3.通脉灵：郁金30g，丹参、鸡血藤各75g，乳香、没药各12g，研细末炼蜜为丸，每丸12g，日3次，1次服1丸。

4.毛冬青120～180g，加猪蹄1只，水煎3～4小时，日分3次服。应坚持1～3个月。或用毛冬青片剂，日服3次，1次5片；或针剂，日1～2次，1次2～4mL注射。

5.金头蜈蚣若干，焙干黄，研细末，日服2～3次，1次3g，有良好的止痛作用。

6.象牙屑若干，研细末，日2次，1次3g，有促进朽骨分离的作用。

7.土蜂房，煅研细末，以醋调糊，外涂患处；或者烧灰，研细末，用香油调糊，外敷患处，日1～2次。有解毒、通络、止痛的作用。

8.花椒30g，艾叶60g，加水3000mL，日1次，煎沸20分钟后洗浴。适用于慢性溃疡，创面长期不愈。若浴后疼痛加重，肉芽不新鲜者，禁忌使用。

【**调摄护理**】

1.患肢严重供血不足，组织坏死，剧烈疼痛，要卧床休息，保持患肢水平位；对已控制病情者，做适当的下肢屈伸运动，以免肌肉萎缩。

2. 患肢在熏洗后，要仔细擦干，动作轻柔，勿造成损伤。

3. 注意保暖，忌烟，节制房事。

4. 应用中麻制剂要做好护理工作，防止发生意外。

【预后判析】

脱疽会导致趾（指）肢节的丧失，失去劳动力，但一般来说不会危及生命。本病多为男性青壮年，在治疗中，要让患者禁烟、节制房事，否则会促使病情恶化。中老年人病情发展缓慢。

【医案精选】

金某，男，42 岁。1977 年 7 月 15 日初诊。2 年前因左踝外伤后，左脚凉而痛，左腿变细，蹞趾色紫暗，左跗阳脉扪不清。舌质暗，苔薄白，脉沉缓。下肢血流图：左侧波幅降低，中等缺血。诊为脱疽（阴寒型）。投通脉药酒（丹参、金银花、当归各 100g，赤芍、川芎、牛膝各 50g，甲珠、水蛭、附子各 25g，白酒 3000g 浸泡 7 天后服用），夏天每次 10～15mL，冬天每次 25～50mL，日 2 次。服后凉痛减轻，连服年余。左小腿萎缩好转，左脚温度升高，蹞趾紫暗消失，夏天能穿草夹鞋，已上班 8 年余，除遇冷受冻左脚较凉有些抽筋外，余无不适。（《中国当代名医验方大全·吴景芬》）

【名论摘要】

《灵枢·痈疽》："发于足指，名曰脱痈。其状赤黑死，不治。不赤黑不死，治之不衰，急斩之，否则死矣。"

《外科发挥》："此证因膏粱厚味，酒面炙煿，积毒所致；或不慎房劳，肾水枯竭；或服丹石补药。致有先渴而后患者，有先患而后渴者，皆肾水涸，不能制火也。"

孙真人："在指则截，在肉则割。"

血痹（红斑性肢痛症）

【病名释义】

血痹病名出自《灵枢·九针论》，后世医籍分别从病因、临床主症等方面，提出的别名还有热厥（《锦囊秘录》）、妇人脚十指油煎（冯鲁瞻）、湿热羁绊症（赵炳南）、热痛（许履和）等。

《锦囊秘录》说："妇女脚十指如热油煎者，此由荣卫气虚，湿毒之气流滞经络，上攻心则心痛，下攻脚则脚痛。其脚指如焚，如脚气之类。经云热厥是也。"这段记载说明：本病病变部位在脚；患者以女性居多；主症，脚指热痛如油煎之苦。据此可见，本病十分接近西医学所称的红斑性肢痛症。

【病因病机】

1. 湿热羁绊　脾运失健，湿热内生，湿热之邪，下注于肢末足趾，湿热入络，热蕴络痹，致使气血凝滞不通而发病。

2. 郁火搏聚　《疡医大全·奇病部》说："人脚板中色红如火，不可落地……此病乃用热药……火聚于脚心而不散，故经岁经年不愈也。"这里所指的火，主要指金石丹药之类。然而，除此之外，情志过激，五志化火，脏腑失调，阴伤液耗，火聚不散，搏结于脚趾，使脉络痹塞不畅，气血流行不利亦发本病。

总之，脾虚则湿困，火郁而搏聚，因此，病之本在脾，病之标在火。然而，这种热与火之邪多由内生，特别是情志偏激而变生的五志之火，更居首位。

【诊鉴要点】

（一）诊断要点

①患者多见于青年男性，偶见于女性，但广州地区报道青年女性占92.86%。②常见双足，少数累及双手，以趾（指）部症状较为明显。③病变区域皮肤色泽，先呈玫瑰红色，后变为紫红色，境界清楚。④局部皮肤温度升高，可比正常高2～3℃，常伴有出汗，局部动脉搏动，静脉扩张。⑤常在红斑出现之前发生疼痛，常为灼痛、刺痛或胀痛，夜间痛重。热刺激、活动、站立及足垂吊姿势，均可使疼痛加剧；休息，浸入冷水中，抬高患肢或将足外露，又可使疼痛暂时缓解。⑥慢性经过，夏天加重，长期持续发作者可引起瘀血、营养障碍，造成患处皮肤及皮下组织肥厚或萎缩、坏疽、甲变形、骨萎缩等。

（二）鉴别诊断

1. 肢端发绀症　多发生于青年女性，手足肤色紫红或青紫，局部温度低，遇冷则病情加重。

2. 雷诺病　以青年女性居多，病变常在手部，足部很少；病时指端突然苍白，发绀，继而潮红，仅有麻木，剧痛少见。

【辨证施治】

（一）内治法

1.湿热羁绊证 患肢肤色红，肿胀，偶有水肿，自觉灼热、剧痛，遇热加重。舌质红，苔薄黄，或黄而微腻，脉滑数、濡。治宜清热利湿，活血通络。方用龙胆泻肝汤加减。炒胆草、焦山栀、炒黄柏各 6g，生地、赤茯苓、忍冬藤、丝瓜络、青风藤各 15g，川牛藤、赤小豆、生薏苡仁、青皮各 10g。

2.郁火搏聚证 脚趾皮肤红肿，自觉痛如油煎，不能落地。若将患肢放入冷水中浸泡，或者放置在冰凉石板上，甚感舒适，疼痛、灼热感也可稍微缓解。舌质红或红绛，苔少，脉数疾。治宜养阴清热，散火止痛。方用解毒养阴汤加减。南沙参、北沙参、耳环石斛、玄参、干地黄、天冬、麦冬各 12g，金银花、蒲公英、丹参、黄芪各 15g，丝瓜络、地龙、甘草各 10g。

此外，本病还可酌情选用西黄丸，或用四妙勇安汤加地丁、地龙以清热活血、通络止痛；经年累月不愈者，治宜育阴散火、和营通络，方用祛火汤。

（二）外治法

患处胀痛，状如油煎，酌用当归、乳香、没药各 30g，红花 15g，加水适量，浓煎 2 次，并入一起，待冷，浸泡患处，日 1～2 次；若局部肤色红、剧痛，用玉露散冷开水调敷，或用鲜马齿苋捣烂如泥，敷贴患处，日 1 次。

（三）针灸疗法

毫针法 ①循经取穴：主穴取三阴交、太溪、太冲；配穴取内庭、行间、解溪、丘墟、中封；偶发手部加刺曲池、合谷、阳溪、外关、阳池。②邻近取穴：主穴取患肢趾尖井穴；配穴取足三里。③经验取穴：行间（双）、侠溪（双）、百会。方法：虚证施补法，实证施泻法，2 日 1 次。

（四）其他疗法

1.耳针法 肝、皮质下、内分泌。方法：针后留针 15～30 分钟，2 日 1 次。

2.温针法 主穴：三阴交、太冲；配穴：行间、足三里。方法：施泻法，针刺得气后，在其针柄上点燃拇指大艾绒一团，任其燃尽，2 日 1 次。

3.刺血法 主穴：足十宣；配穴：足三里、三阴交。方法：采用小号三棱针点刺，挤出血液少许，拭净，2 日 1 次。

4.电针法 取耳穴三组：1 组心（双）、皮质下；2 组交感（双）、神门；3 组心（双）、神门。方法：交替采用，针刺后留针，加脉冲电流刺激，日 1 次。

5.穴位注射法 主穴：解溪、足三里；配穴：合谷、昆仑。方法：采用复方维生素 B_6 0.5～2.0mL，针刺得气后，缓慢推注 0.5mL，日 1 次。

【偏方荟萃】

1. 凉血解毒汤：白芍、金银花、玄参、丹皮、防风各 6g，川芎、麦冬各 3g，生地、黄芩、栀子、土茯苓各 9g，白鲜皮 12g。

2. 活血消炎丸：乳香（醋炙）、没药（醋炙）各 18g，菖蒲膏（干）2.25g，黄米 9g（蒸熟），兑研牛黄 0.45g，日 2 次，1 次 6g。

3. 玄参 15g，忍冬藤、紫花地丁各 30g，当归 10g，生甘草 4.5g，白芍、生地各 12g，牡丹皮 9g。

【调摄护理】

1. 寻找体内痼疾，应予相对治疗，这对于本病的缓解颇多裨益。

2. 避免长期内服偏温热之性的药品，即使是辛辣、酒类饮食、饮料也不相宜。

3. 发作时患肢灼热、剧痛，可暂用冰块或冷水湿敷患处，使之获得临时性缓解。

4. 患者应精神乐观向上，避免过分的抑郁、忧愁、悲伤和忿怒。

【预后判析】

本病综合治疗可获治愈，部分可在愈后又有复发倾向。此外，原发疾病的有效控制，对部分继发病例的恢复有益。

【医案精选】

刘某，男性，11 岁。春天始觉双下肢怕热，喜露在外，灼热，疼痛逐渐加重。就诊时，双手出现红斑，灼热，疼痛难忍，每天因痛而昏厥 2～3 次。脉滑数，舌质紫红，无苔。证属疹后余毒未清，湿热下注，经络阻隔而成红斑性肢痛症。治宜清热解毒，活血内托止痛。药用金银花、蒲公英各 15g，地丁、花粉、鬼箭羽各 10g，白芷、木瓜、炒山甲各 4.5g，赤芍、炒皂刺各 6g，乳香、没药各 3g。西黄丸，日 2 次，1 次 3g。外用马齿苋煎水调如意金黄散，敷贴患处。

1 周后，疼痛缓解，未再发生痛厥现象。足跟有脓液流出，肿胀渐消。继服西黄丸、六神丸、蟾酥丸。4 天后，足部角化厚皮开始脱落，停用凉水泡脚；又过 14 天，疼痛基本缓解，服活血解毒丸、活血消炎丸，连续治疗月余，肤红见退，疼痛基本缓解而愈。（《赵炳南临床经验集》）

【名论摘要】

《诸病源候论》："夫热病攻手足，乃入五脏六腑，并荥俞皆出于手足指。今毒气从脏腑而出，循于经络，攻于手足，故手足指皆肿赤痛也。"

【经验与体会】

红斑性肢痛症在中医文献中记载颇多，先后出现的病名有血痹（《灵枢》）、热厥（《锦囊密录》）、妇人脚十趾油煎（冯鲁瞻）、湿热羁绊证（赵炳南）、热痛（许履和）等。临证之时，应当分辨正与邪的因果关系，正虚为本，血瘀为标。前者指正气不足，或者肝肾阴虚；后者指致病因子，具体指瘀，表现为血管痉挛，症见发绀、结节和疼痛等。因而在扶正之中加入化瘀通络之品，如地龙、忍冬藤、活血藤、金头蜈蚣、路路通、丝瓜络、橘络等。此外，在止痛的中成药中，以西黄丸止痛效果较为理想，是临床常用的药方之一。

脉痹（结节性多动脉炎）

【病名释义】

脉痹病名出自《素问·痹论》。后世医籍论痹颇多，如《症因脉治》将痹分外感痹证和内伤痹证两大类：前者包括风痹、寒痹、湿痹、热痹；后者包括肺痹、心痹、肝痹、肾痹、脾痹、肠痹、胞痹、胸痹。从诸多痹证的临床主症描述，大致概括了本病在表、在里的症状群，迄今仍有指导意义。有鉴于此，有人将西医学的结节性多动脉炎，分别纳入中医学所描述的脉痹、血痹、伏痹、虚损、眩晕、不寐等众多疾病的范畴。

【病因病机】

《素问·痹论》说："风寒湿三气杂至，合而为痹也。"这就是说，素体阴亏，风寒湿三邪外袭，阻塞气血运行，闭痹脉络而发病。

1. 外邪侵袭 腠理不密，风寒湿等外邪乘虚而侵，阻于经脉，郁久化火，血分蕴热，外注肌肤，内侵脏腑而发病。

2. 气滞血瘀 外邪入侵，尤其是寒湿之类阴寒之邪，客于络脉，使营卫不和，气滞血瘀，瘀阻脉络，故见结节、疼痛，《医林改错》所说的"入于气管，痛必流走；入于血管，痛不移处"就是这个道理。

3. 阴虚火旺 凡肝肾不足，不能荣养筋脉，虚火乘于经络，脉络不畅，营卫不利，即见红肿疼痛。

4. 胸阳不足　心居胸廓，为十二官之大主。若阳气不足，则温煦之力减弱，进而出现胸痛、心悸不安等症。

5. 肝火内动　肾阴不足，不能濡养肝木，肝火偏亢而内动，风痰阻于脉络，气血流通不畅，故有头痛、眩晕等症状。

【诊鉴要点】

（一）诊断要点

①青年女性发病率最高，男女之比为 1 : 6 ～ 1 : 10，50% 发病年龄在 15 ～ 25 岁。②皮疹多种多样，但以结节、紫癜、缺血性坏死和溃疡常见。③肾脏损害：占 75% ～ 85%，且为主要的致死原因，最常见表现为血尿、蛋白尿，透明、颗粒管型，排尿困难等。④心血管表现：约有 65% 见于心脏损害，主要有心绞痛、胸痛、雷诺现象。⑤消化道表现：60% ～ 70% 有胃肠道症状，急性包括肠梗阻、肠套叠、胆囊炎、胃溃疡、阑尾炎等；亚急性或血管部分阻塞，如腹绞痛、呕吐、呕血、便血等；有 40% ～ 50% 伴肝脏损害。⑥神经系统表现：50% ～ 70% 出现周围神经病变，神经炎以运动型为主；46% 为中枢神经损害，如头痛、视力模糊和惊厥发作等。⑦眼部表现：见于 10% ～ 20% 的患者，主要有视网膜血管的直接损害，渗出性病灶，脑动脉病变，高血压性小动脉变化和视网膜病变。⑧呼吸系统表现：Ⅰ型表现为慢性咳嗽、咳血、气喘、肺炎等；Ⅱ型无肺损害，一般以肾损害为主，病情险恶。⑨关节和肌肉损害：半数以上伴有肌痛和关节痛。⑩脾和淋巴结：淋巴结病变不常见，部分伴轻度脾肿大。

附：结节性多动脉炎诊断标准

1. 主要征象：①发热（每周 4 日以上，体温 38℃ 以上）；②体重减轻（6 个月内 6kg 以上）；③末梢神经炎；④中枢神经征象；⑤心脏表现（心绞痛、心电图异常）；⑥高血压；⑦肺部征象（肺炎、肺纤维化、哮喘等）；⑧肾脏征象（肾活检特殊组织象，蛋白尿、血尿、管型尿，高尿素氮血症 20mg/100mL 以上）；⑨消化道征象（呕吐、便血、腹痛等）；⑩关节痛；⑪肌肉征象（肌肉痛、肌力低下、运动障碍）；⑫皮肤征象（结节、丘疹、紫斑、红斑、溃疡、坏疽等）；⑬白细胞增多症（$10×10^{12}$/L 以上）；⑭嗜酸粒细胞增多（$300×10^9$/L 以上）；⑮血小板增多症（$400×10^{12}$/L 以上）。

2. 组织所见动脉炎病理组织象。

3. 除外疾病：①系统性红斑狼疮；②慢性关节风湿；③白塞综合征；④大动脉炎综合征；⑤血栓性血小板减少性紫癜。

4. 评定确诊：主要征象至少 2 项，加上组织所见。疑似诊断：①主要征象至少 1 项，加上组织所见；②主要征象至少有 7 项（无组织所见）。

（二）鉴别诊断

1.瓜藤缠（结节性红斑） 多发于成年女性，下肢结节皮色鲜红、灼热疼痛，触之略痛，不侵犯内脏。

2.脱疽（血栓闭塞性脉管炎） 多发生于青壮年男性。初起患肢苍白、冷紫、麻木疼痛，跗阳脉弱或不可触及，间歇行跛行，剧痛，夜难入睡等。

【辨证施治】

（一）内治法

1.风湿入络，血分蕴热证 下肢结节，肤色发红或正常，压痛不适。伴有发热不适，全身乏力，肌痛或骨关节疼痛。舌质红，苔白，脉滑数。治宜祛风除湿，凉血通络。方用独活寄生汤加减。独活、茯苓、防风、炒丹皮、赤芍各10g，丹参、忍冬藤、鸡血藤各15g，鬼箭羽、陈皮、豨莶草、泽兰、秦艽各12g。

2.气滞血瘀，瘀阻经络证 四肢结节，以下肢为甚，肤色红，结块压痛明显，偶尔伴有瘀斑或网状青斑，或有坏死溃疡。舌质黯红，苔少，脉细涩。治宜调和营卫，活血通络。方用桃红四物汤加减。当归尾、赤芍、桃仁、苏木各10g，青皮、制香附各6g，草河车、夏枯草、忍冬藤各15g，川牛膝、地龙、甲珠各4.5g。

3.气阴不足，脉络不畅证 下肢结节，色泽黯红。伴有身倦乏力，纳食不香，心悸失眠，自汗盗汗，口干唇燥，舌干少津。舌质红，苔少，脉细数。治宜益气养阴，和营通络。方用生脉散加味。太子参、沙参各15g，玄参、生黄芪、麦冬、生地、丝瓜络各10g，络石藤、地骨皮、茜草、清风藤各12g，青皮、五味子各6g。

4.胸阳不宣，心血瘀阻证 心前区隐痛或闷痛不适，胸闷，心悸不宁，甚则面青，唇甲青紫。舌质暗红，苔少，脉细涩。治宜宣痹通阳，活血化瘀。方用瓜蒌薤白汤加减。瓜蒌、苏梗、炙甘草各10g，薤白、五味子、琥珀各6g，干地黄、沙参、茯神各12g，丹参30g，桑枝、红花各4.5g。

5.阴虚阳亢，肝风内动证 头痛眩晕，肢体麻木，晚期或病情处于危笃阶段，还会突然发生惊厥，半身不遂。舌质红，苔少，脉弦数。治宜滋阴平肝，息风开窍，活血通络。方用镇肝息风汤加减。怀牛膝、生赭石、生龙骨、生牡蛎各30g，生白芍、天冬、青蒿、生麦芽各15g，钩藤、干地黄各12g，石菖蒲、远志各6g。

加减法：壮热不退加玳瑁、水牛角、绿豆衣、银花炭、生地炭；低热缠绵加银柴胡、青蒿；硬结顽固不化加白僵蚕、蜈蚣、黄药子、白药子、山慈菇；胸水明显加甜葶苈、大枣；肺脏受损加橘红、姜半夏、川贝母、款冬花、百合、白茅根、白及；关节和肌肉酸痛加海桐皮、豨莶草、老鹳草；病久体虚加高丽参、冬虫夏草、山药；津亏口渴加石斛、玉竹、知母、乌梅；溃疡，日久不敛加金头蜈蚣、白蔹、鹿角片、地骨皮。

（二）外治法

皮下结节，焮赤肿胀，疼痛，选用玉露膏敷之；皮下结节坏死、溃烂，选用九一丹掺在疮面上，外盖玉红膏；待其腐尽，拟用生肌散，外盖玉红膏，直至疮敛。

（三）针灸疗法

1. 毫针法　①循经取穴：主穴取人迎；配穴上肢加太渊、心经、肺经，排刺；下肢加胃经、脾经，排刺；头痛、头胀加风池；心悸、胸闷加心俞；视物模糊加睛明。②辨病取穴：上肢病变主穴取内关、太渊；配穴取曲池、合谷、通里、肩井；下肢病变主穴取足三里、三阴交、阳陵泉、复溜；配穴取太冲、承山。方法：施泻法，针刺得气后留针30分钟，日1次。

2. 灸法　分9组取穴。1组大椎、身柱；2组至阳、命门；3组大杼（双）；4组膏肓；5组膈俞（双）；6组脾俞（双）；7组胃俞（双）；8组中脘、气海；9组足三里。方法：每次选一组穴，交替应用，每穴直接灸3～5壮，2日1次。

（四）其他疗法

1. 耳针法　主穴：心、肝、肺、肾、交感；配穴：相应区域。方法：每次取2～4穴，交替选用，针后留针30分钟，日1次。

2. 头针法　运动区、血管舒缩区。方法：快速刺入，沿头皮横刺1～1.5寸，针刺得气后留针30分钟，其间捻转2～3次，每次持续1分钟，日1次。

3. 温针法　大椎、风池、天柱、膈俞。方法：施平补平泻法，针刺得气后，在针柄上安放一团艾炷，点燃，任其烧完，待冷拔针，2日1次。

【偏方荟萃】

1. 导痹汤：黄芪120g，当归、人参、白茯苓、龙齿、远志、炙甘草各90g，桂枝、半夏各150g，枳壳、桔梗、茯神木各60g，研粗末，取药末15g，加生姜5片，大枣2枚，煎服。

2. 生黄芪、党参、鸡血藤、玄参、石斛各18g，沙参15g，当归12g，附子、肉桂、菖蒲、赤芍、红花、牛膝、甘草各10g，煎服。适用于气血双亏证。

3. 紫贝齿、紫石英、生磁石、珍珠母各30g，鸡血藤、玄参各25g，枸杞子18g，菊花、白芍、生地、牛膝各15g，赤芍、当归尾、泽泻各10g，煎服。适用于阴虚阳亢证。

4. 病程短，属实证可选四妙勇安汤、顾步汤、补阳还五汤、血府逐瘀汤等；病程长，属虚证可选人参养荣丸、八珍丸、十全大补丸等。

5. 回阳三建汤：附子、当归、白芍、丹参、苍术、茯苓、川芎、陈皮、鸡血藤、枸杞子、川厚朴、独活、木香，水煎服。

【调摄护理】

1. 急性期应卧床休息，在治疗中对抗生素或磺胺药的应用应持谨慎态度。

2. 皮疹溃破、坏死时，应严格消毒，勤换药，以防继发感染。

3. 发作期应用皮质激素时，要预防感染；缓解期要重视体质的增强，摄入营养丰富的食品，尽量减少感冒。

【预后判析】

本病在急性期以皮质激素治疗为主，辅以中药；缓解期以中药治疗为主，辅以皮质激素，必须采用递减方式，否则会出现副作用。此外，皮质激素还有引起脑动脉、冠状动脉或肾动脉形成血栓的倾向，造成严重后果，应予提防。

【医案精选】

案1：苑某，男，21岁。院外会诊病例。原患高血压4年，一年来全身浮肿、少尿，近2个月来左足第4、5趾出现豆大结节，红肿疼痛，部分肤色黑褐、坏死，并向踝区蔓延扩展。脉虚大，舌淡而胖，苔薄腻。西医确诊：结节性动脉周围炎。中医辨证：气虚血滞，瘀阻络脉，不通则痛，热胜肉腐。治宜补气活血，通络止痛法。药用：黄芪、鸡血藤各30g，制乳香、制没药、香附、红花、干地龙、怀牛膝各9g，赤芍、桃仁各12g，参三七3g（研末冲），日1剂；另服醒消丸，日3次，1次3g。

按方治疗2周，浮肿减退，四肢转温，伤面肉芽组织红活，疼痛显著减轻。拟用益气行血，清解余毒。药用：生黄芪、炙黄芪、当归、忍冬藤、鸡血藤各15g，生甘草、赤芍、白芍、红花、怀牛膝、香附、络石藤各9g。

连续服药近50剂，诸症平稳，创面愈合出院。（《朱仁康临床经验集》）

案2：男，36岁。左上肢疼痛，无力、头晕、心慌、易倦，偶有晕厥，经检查左手无脉，经激素、地巴唑、烟酸等治疗2年未效，乃改用耳针疗法。主穴取心、肝、肺、肾、交感；配穴取相应部位。每次取2～4穴，日1次，双耳交替，留针24小时，7次为1疗程。疗程间隔5天。2疗程后可扪及左桡动脉搏动，共治疗4疗程，基本治愈。1年后复发，仍用耳针治疗，留针时间延长为36小时，3疗程后基本恢复，继续巩固治疗60天，并配合耳穴埋针而愈。15年来每年复查1次均无复发。[《湖南中医杂志》，1986，2（3）：47]

【名论摘要】

《景岳全书》："诸痹者皆在阴分，亦总由真阴衰弱，精血亏损，故三气得以乘之而为此诸证。经曰：邪入于阴则痹，正谓此也。是以治痹之法，最宜峻补真阴，使血气流行，则寒邪遂去；若过用风、湿、痰、滞等药，而再伤阴气，必反增其病矣。"

恶脉病（血栓性静脉炎）

【病名释义】

恶脉病病名首见于葛洪《肘后备急方》，该书说："恶脉病，身中忽有赤络脉起如蚯蚓状。"后世医籍对其病因、临床主症等有新的认识和阐述，相继出现的别名还有赤脉、黄鳅痈、疬症、恶脉等。从本病的发病过程来看，十分接近西医学的血栓性静脉炎。

【病因病机】

本病多由湿热蕴结、寒湿凝滞、痰浊瘀阻、脾虚失运、外伤血脉等因素，致使气血运行不畅，留滞于经与络，从而形成浅深不一的病变。

1. 湿热蕴结 饮食不节，恣食膏粱厚味、辛辣刺激之品，脾胃功能受损，水湿失运，火毒内生，湿热积毒下注脉中；或由寒湿凝于脉络，蕴久生热而成。

2. 寒湿凝滞 居处潮湿之地，复感寒湿之邪，湿性重浊，寒性凝滞，阻于经脉之中；又因寒湿均为阴邪，易阻遏气机，损伤阳气，导致血行不利。诚如《诸病源候论》所说："由春冬受恶风，入络脉中，其血瘀结所生。"

3. 肝气郁滞 肝主疏泄，若情志抑郁，或者恚怒伤肝，导致肝失条达，疏泄不利，气郁日久，由气及血，脉络不畅，瘀血停积，以致瘀血阻于络道，滞塞不通，不通则痛。

4. 脾虚失运 久病卧床，或久站久立，劳倦过度，皆可造成脾气亏虚。脾虚则生湿生痰，痰湿无处不到，阻于脉间而成本病。

5. 外伤血脉 跌仆损伤、刀割针刺、外科手术等，均可致血脉受损，恶肉留内，积滞不散，致生本病。

总之，本病外由湿邪为患，与热而蕴结，与寒而凝滞，与内湿相合，困脾而生痰，是病之标；经脉受损，气血不畅，络道瘀阻，为病之本。

【诊鉴要点】

（一）诊断要点

①多数发生于下肢静脉，其次在腹壁、腹侧和臂等处。②病变的静脉有自发痛及

压痛，并有急性炎症现象。③受损的静脉表现为单个、硬性、条索状、炎性损害等。④重者合并肺栓塞，部分还会在肺、胰腺、乳房、结肠和胃发生癌肿；轻者还会发生静脉功能不全和静脉曲张。⑤静脉血栓的部分病变不同，可出现各种不同症状，分述如下。小腿血栓性深静脉炎：小腿腓肠肌部疼痛及压痛，足背和足踝部常有水肿出现；股静脉血栓性静脉炎：内收肌管部位，窝部和小腿深部均有压痛，小腿及足踝部出现轻度水肿，伴有发热；髂股静脉血栓性静脉炎：左侧发病率高于右侧，起病急骤，可有发热、脉搏加速、神疲乏力等全身症状。

（二）鉴别诊断

本病应与动脉炎或小动脉炎或结节性红斑、结节性血管炎、各型脂膜炎等鉴别。

【辨证施治】

（一）内治法

1.湿热证 患肢肿胀、发热，皮肤发红、灼痛，喜冷恶热，或有条索状物。伴有胸闷纳呆，或微恶寒发热，口渴不欲饮，恶油腻，溲赤短少。舌质红，苔黄腻或厚腻，脉滑数或洪数（多见于浅部或深部恶脉急性期）。治宜清热利湿，解毒通络。方用茵陈赤豆汤加减。茵陈24g，赤小豆18g，薏苡仁30g，苦参12g，苍术、黄柏、防己、泽泻、佩兰、白豆蔻各9g，地丁、蒲公英各15g，甘草3g。

2.血瘀证 患肢疼痛、肿胀，皮色红紫，活动后则甚，部挤压刺痛或酸痛，或见条索状物，按之柔韧或似弓弦。舌质暗红或见瘀血斑点，脉沉细或沉涩（多见于浅、深部恶脉急性期，或浅部恶脉慢性期）。治宜行气散结，活血通脉。方用活血通脉汤加减。当归、丹参、金银花各30g，赤芍、桃仁、牛膝、乳香、没药、穿山甲、延胡索各9g，鸡血藤15g。

3.寒湿证 肢体肿胀，按之凹陷，朝轻暮重，畏寒怕冷，皮色不变，腿酸不适，沉重乏力，甚则跛行，食欲不振。舌质淡红，苔白厚或白腻，脉细濡或沉细（多见于深部恶脉慢性期）。治宜温阳化滞，利湿通络。方用加味当归四逆汤。当归、赤芍、牛膝、泽兰叶各30g，桂枝9g，细辛、炙甘草各6g。

4.脾虚证 患肢肿胀，按之凹陷，皮色发白或苍黄，沉重乏力，脘闷纳呆，面色萎黄，神疲肢冷，或见便溏。舌质淡胖，苔白厚或滑腻，脉沉缓（多见于深部恶脉慢性期）。治宜扶脾健胃，益气养血。方用香砂六君子汤加减。党参、白术、茯苓、黄芪、广木香各10g，丹参、忍冬藤、活血藤各15g，陈皮、砂仁（后下）各6g，何首乌、当归各12g。

5.肝郁证 以胸腹壁有条索状物，固定不移，刺痛，胀痛，或牵掣痛。伴有胸闷、嗳气等。舌质有瘀血斑点，苔薄白，脉弦或弦涩（胸腹壁血栓性静脉炎）。治宜清肝解郁，活血通络。方用柴胡清肝汤加减。柴胡、黄芩、焦山栀、甘草各 6g，赤芍、当归、连翘、花粉各 10g，三七粉 4.5g（冲），鸡血藤、忍冬藤各 30g，丝瓜络 3g。

加减法：上肢加桑枝、片姜黄；下肢加木瓜、牛膝、青皮；红肿不退加甲珠、地龙、路路通；疼痛不减加金头蜈蚣、泽兰、地龙；结节缠绵日久不消加扁豆、苍术、天龙；发热加大青叶、炒牛蒡子、苏叶；腰膝酸软，肾阳虚者加川断、杜仲、桂枝；伴气血虚加孩儿参、山药、黄芪。

（二）外治法

初期可用金黄散软膏或消炎软膏；局部红肿渐消选用拔毒膏敷贴，或用红灵酒外涂。后期可用当归尾、红花、灵仙各 12g，白芷、羌活、独活、桃仁、海桐皮各 9g，生艾叶 12g，生姜 60g，煎汁先熏后洗，日 1 次。

（三）针灸疗法

1.毫针法　①循经取穴：主穴取夹管穴、膈俞、太渊；上肢桡侧病变取合谷、曲池，肘正中部位病变取内关、曲泽，下肢内侧病变取阴陵泉、三阴交，胸腹壁病变取内关、阳陵泉。方法：施平补平泻法，留针 30 分钟，2～3 日 1 次。②局部取穴：主穴取阿是穴（病变脉管两侧）；配穴取合谷、内关、手三里、曲池（上肢），或足三里、阴陵泉、三阴交（下肢）。方法：施平补平泻法，留针 30 分钟；阿是穴应在其两侧施浅刺法，日 1 次。

2.灸法　膈俞、膻中、阿是穴（病变区）。方法：点燃艾条，在穴位上施温灸 7～15 分钟，以皮肤红润为度，日 1 次。

（四）其他疗法

穴位注射法　血海、足三里、阳陵泉。方法：丹参注射液、三磷酸腺苷、维生素 B_1、维生素 B_{12} 等，任选一种，针刺得气后，每穴推注 1.5～2.0mL，2 日 1 次。

【偏方荟萃】

1.清营解瘀汤：益母草 60～100g，紫草、赤芍、丹皮各 15g，紫花地丁、生甘草各 30g，水煎服。

2.新脉管炎丸：泽兰 60g，川芎、红花各 15g，当归、牛膝、木瓜各 30g，罂粟壳 9g，研细末，炼蜜为丸，每丸重 9g，早晚各服 2 丸。

3.活血逐瘀汤：当归 18g，赤芍、桃仁、红花、桂枝、汉防己各 9g，丹参 15g，生黄芪 30g，水煎服。

4.苏木 30g，炙草乌、炙川乌、川椒、秦艽、芒硝、威灵仙各 15g，荆芥、防风、红花、松节各 9g，煎汁，先熏后洗，每次 30～60 分钟。

5.泽兰、薏苡仁各 50g，红花 20g，水蛭、桃仁、黄芩、地龙各 15g，当归、赤芍各 25g，丹参 30g，通草、人参各 10g。煎服。

6. 当归、赤芍、川芎、泽兰、川牛膝、丹参、虎杖、益母草、汉防己、丹皮、粉草薢、野赤豆、丝瓜络、忍冬藤，煎服。适用于早中期下肢血栓性深静脉炎。

7. 生黄芪、党参、当归、赤芍、桃仁、红花、茯苓、丹参、泽兰、三棱、莪术、川牛膝、地龙，煎服。适用于晚期下肢血栓性深静脉炎。

8. 活血祛瘀片：刘寄奴 45g，当归、赤芍、羌活各 30g，桃仁、红花、甲珠、地鳖虫各 24g，公丁香、生大黄各 15g，制无名异 60g，木香 18g，研末制成 0.3g 片剂，日服 3 次，1 次 10 片。

9. 活血止痛散：透骨草、延胡索、当归尾、片姜黄、川椒、海桐皮、威灵仙、川牛膝、乳香、没药、羌活、白芷、苏木、五加皮、红花、土茯苓各 9g，煎汁，熏洗患肢，日 1～2 次，1 次 30～60 分钟。

10. 毛冬青片、西黄醒消丸、新消片，可视病情而选用。

【调摄护理】

1. 避免久立，鼓励患者穿弹力袜行走，或用弹力绷带，以阻止下肢水肿的发展。

2. 患急性血栓性深静脉炎的患者，需卧床休息 1～2 周，抬高患肢需高于心脏水平，离床 20～30cm，膝关节处安置于稍屈曲位。

3. 手术后的患者，多做深呼吸、咳嗽动作，活动肢体，尽早下床运动，以防止本病的发生。

4. 忌食辛辣、鱼腥之味，戒烟，避免肢体受寒。

【预后判析】

积极治疗本病的同时，还必须仔细寻找恶性疾病，否则治疗只是姑息疗法。

【医案精选】

林某，女，成年。初产 20 余天，左下肢出现肿胀疼痛，恶寒发热。院外诊断为血栓性静脉炎，用抗菌素治疗。寒热已退，肿胀未消，小腿疼痛，每当疼痛时，患肢发热，而且口渴溲黄。凉由湿热下注，血脉瘀滞，而成恶脉。治拟清热利湿，化瘀通络。防己、草薢、泽兰、泽泻、牛膝、当归尾、连翘、猪苓各 10g，丹皮 6g，忍冬藤 15g，苍术、黄柏各 5g，薏苡仁 12g。

服方 1 剂，左下肢感觉舒适。但连服 2 剂，疼痛又甚，改用膈下血瘀汤 3 剂，小腿疼不减，大腿又感疼，青筋绽露，小便黄，食少，遂用下方。苍术、黄柏各 4.5g，牛膝、赤茯苓、草薢、当归尾、泽兰、泽泻各 9g，薏苡仁 30g，丹皮、秦艽各 6g（甲方）。此方服后有泛恶食少感，并且有时便溏，改用苍术、白术、川柏各 4.5g，薏苡仁 12g，泽兰、泽泻、防己、萆薢、猪苓、归尾、焦山楂、焦神曲各 9g，忍冬藤 15g，陈皮 6g（乙方）。

药后泛恶便泄皆愈，但大小腿及腹部仍胀，进甲方，药后肠鸣便泄又作，恐与秦艽质润有关，遂去秦艽。再服 15 剂，左下肢之肿胀已基本消退，腹泻未作，纳谷正常，面容丰润，青筋已不绽露，只于左胫下段有一处稍感疼痛，此血络未和之象。仍以原方踵进，后遂痊愈。（《许履和外科医案医话集》）

【名论摘要】

《外科启玄》："黄瓜痈，生胁前，长尺余，高起二寸。上头小者谓之逆毒难治，下头小者谓之顺毒可治。"

《刘涓子鬼遗方》："青蛇便生足肚之下，结块长二三寸许，寒热大作，饮食不进，属足少阴与足太阳二经，由肾经虚损，湿热下注所致。头向上者难治，头向下者刺出恶血，如老弱之人呕吐腹胀，神昏脉躁者，必死。"

嗜酸性粒细胞性筋膜炎

【病名释义】

1974 年，Shulman 在第六届美国风湿病学会上以"弥漫性筋膜炎伴有高丙球蛋白血症和嗜酸性粒细胞增多症"为名报道两例本病的患者，其后出现的名称有"嗜酸性粒细胞性筋膜炎""Shulman 综合征""嗜酸性粒细胞增多性弥漫性筋膜炎"等。后来学者将本病列入结缔组织病的范围，其特点具有硬化症样的皮肤症状，无雷诺现象和系统性硬化症的内脏损害。

【病因病机】

笔者认为本病有三大特点：一是病变主要集中在臀与腿部；二是皮肤损害主要为硬化症样外观；三是剧烈疼痛。这种描述十分接近中医学的"黄鳅痈"。申斗垣说："黄鳅痈，生于大腿外侧，连臀部区，有一条如鳅型，深陷窄长，或不见红肿，坚硬如石，约长七八寸，大者为头，小者为尾……内服内托流气饮或真人活命饮。"《医宗金鉴·外科心法》说："黄鳅痈生于小腿肚内侧，长有数寸，形如泥鳅，其色微红，由肝脾二经湿热凝结而成。"王肯堂说："黄鳅痈，生于小肚内侧，微红微肿，坚硬如石，三四寸许，痛楚难禁，足太阴与足厥阴二经湿热，又积愤所致。"

【辨证施治】

根据上述文献内容，临床中将该病分为两型施治。

1. 湿热凝结证 突然发病，在四肢特别是下肢，可见弥漫性水肿，硬化于内膜紧贴一起，患处皮肤呈现凹凸不平的橘皮样外观，自觉疼痛，步履艰难。脉沉细，舌质黯红，苔薄黄。治宜清化湿热，逐瘀止痛。方用三妙丸、仙方活命饮合裁。苍术、青皮、黄柏、山甲、川芎、积雪草、川牛膝各6g，金银花、夏枯草、蒲公英各15g，玄参、连翘、花粉、制乳香、制没药、浙贝母、丹参、延胡索各10g。

2. 肝郁气滞证 病程迁延日久，硬结呈局限性，肤色略黯，遇寒或心情不舒则会加重。伴见体倦乏力，纳谷不香。脉微弦，舌质红苔少。治宜疏肝理气，扶脾固本。方用逍遥散、四君子汤合裁。柴胡、三七、地龙、青皮各6g，当归、赤芍、白芍、生地、熟地、浙贝母、茯苓、党参、川牛膝、鸡内金各10g，麦芽、谷芽、黄芪各15g。

加减：皮肤硬化明显加威灵仙、益母草、路路通；肌肉疼痛加老鹳草、刘寄奴、金毛狗脊；硬结剧痛难忍，步履艰难加服西黄丸。

【医案精选】

罗某，男，38岁。2010年6月8日初诊。

自述四肢特别是腿部突然发生皮肤发硬疼痛，行走困难，省某医院诊断为嗜酸性粒细胞性筋膜炎。口服泼尼松，持续3个月，病情略有改善，但其硬结和剧痛并未消除，唯恐皮质类固醇副作用的发生，遂来我处就诊。检查：前臂和小腿区域可摸及硬性斑块，表皮呈橘皮样外观，压痛明显，步履艰难。脉弦，舌质黯红，苔微胖薄白。证属湿热凝聚，阻于经络。治宜清化湿热，通络止痛。方用三妙丸加味。黄柏、青皮、地龙、山甲、积雪草各6g，苍术、川牛膝、延胡索、赤茯苓、丹参、路路通各10g，忍冬藤、炒薏苡仁各15g。

二诊：1周后复诊，病情变化不大，守上方加服西黄丸，1日2次，1次3g，随药汁送下。

三诊：1天后复诊，疼痛明显减轻，硬化损害有所松动，守上方增减治疗。黄芪15g，苍术、川牛膝、浙贝母、天花粉、路路通、丹参、地龙各10g，黄柏、三七、积雪草、青皮各6g，山甲3g，另加西黄丸1日2次，1次3g，药汁送下。

四诊：2周后复诊，前臂硬块基本消退，小腿硬块也明显改善，疼痛基本消失，行走较为方便。遵循古人所谓"久病必虚""久病入络"之训，改用益气化痰，通络止痛。方用四君子汤加减。党参、苍术、白术、地龙、浙贝、连翘、丹参、僵蚕各10g，青皮、陈皮、三七、甘草、积雪草各 6g，茯苓、黄芪各 15g，夏枯草、生龙骨、生牡蛎各 15g，停服西黄丸。

按上方坚持治疗 4 个月，诸症渐除而愈。（徐宜厚医案）

【经验与体会】

本病在治疗的过程中，主要有三个关键点：一是病位以下肢为主，因此处方用药重在清热化湿；二是疼痛步履艰难，必须选用通络止痛的良药，西黄丸就是其中的代表；三是病程迁延日久，当从扶脾固本入手。只要守法守方，定能取得效果。

白色萎缩

【病名释义】

1929 年，Milian 首次描述本病，故名 Milian 白色萎缩。同义名有"网状青斑伴夏季溃疡""节段性透明性血管炎"。"网状青斑样血管炎"分为原发性（或称特发性）和继发性两大类型。后者常与一些疾病相关，包括慢性静脉高压和静脉曲张。因此，了解这种综合征的目的是为了排除或区分一些白色萎缩样瘢痕。这些病例没有特征性的溃疡，或没有在原发性类型中所出现的周围网状青斑。

本病最常见于中年女性的小腿下方，尤其是踝部及脚背。损害呈牙白色斑，萎缩性斑，形态大小不一，表面光滑，边缘色沉略有增加，毛细血管扩张，如不溃破，多数无自觉症状。患此疾者约有 30% 发生溃疡，其溃疡形态有两种：一是白色萎缩斑内，形成剧痛性小溃疡；二是在白色萎缩之前，就已形成浅表结痂性溃疡。二者均不易愈合。

【病因病机】

中医文献虽无此类病名，但从临床经过及主症可将本病归纳于"内踝疽"或"外踝疽"的范围。

王肯堂说："足内踝生疽，名曰鞋带痈。由寒湿郁于足阳明与足厥阴经，血涩气阻所致。"《医宗金鉴·外科心法》说：外踝疽属三阳经脉也，由寒湿下注，血涩气阻而成。其坚硬漫肿，肤色不变，时时隐痛，难于行走。

上述两段文献对本病有三点共同认识：一是病变部位以下肢踝部居多；二是溃疡时伴有剧痛；三是溃疡面不易愈合。

【辨证施治】

结合临床实践，将本病分为虚实两个证型，实证从湿热论治，虚证从络脉论治。

1. 实证 小腿下 1/3 区域特别是外踝部位出现斑块状硬结，肤色不变，时时隐痛，行走不便。脉数，舌质淡红苔少。治宜祛湿散寒，通络止痛。方用祛湿消邪汤加减。薏苡仁、大血藤各 15g，忍冬藤、蒲公英、当归、路路通、川牛膝各 10g，三七、地龙、青皮、甘草各 6g。

2. 虚证 病程日久，溃烂难受，脓水稀薄，疮周色泽苍白，略显萎缩，伴有剧烈疼痛。脉细涩，舌质淡。治宜补益气血，托毒生肌。方用四妙汤加减。黄芪、忍冬藤、薏苡仁、鸡血藤各 15g，党参、炒白术、熟地、当归、浙贝母、蒲公英、白蔹各 10g，甘草、川牛膝各 6g。

加减法：病位在内踝者加山茱萸、白芍；病位在外踝者加萆薢、苍术、黄柏；溃疡剧痛者加服西黄丸；溃疡日久不愈重用黄芪、白蔹，加金银花；溃疡愈后，周围硬结不化加服小金丸，1 日 2 次，1 次 1.5g，温绍兴酒送下。

【医案精选】

王某，女，17 岁，2011 年 6 月初诊。

自述双小腿反复瘀点、瘀斑，伴肿胀、疼痛 2 个月余。组织病理：节段透明性血管炎。经清热利湿、养血通络等法治疗 2 个月均无减轻。遂来我处诊治。检查：双下肢见多数点状黯紫红色瘀点、瘀斑，压之不完全褪色，肿胀明显，疼痛明显。舌黯红，稍胖，薄黄苔，脉沉。证属久病入络，湿瘀互结，兼有气虚证。治宜益气通络，祛湿化瘀。处方：海风藤、石楠藤、雷公藤、泽泻、丝瓜络、玄参各 10g，忍冬藤、仙鹤草、黄芪各 12g，地龙、茯苓、青皮、大枣各 6g，赤小豆 15g，蜈蚣 1 条。另因疼痛肿胀明显，加服西黄丸，1 天 2 次，1 次 3g，随药汁送下。

二诊：时隔 1 周后复诊，皮疹局部肿胀疼痛好转，仍宗上方加蚕沙、山甲、川牛膝等加减治疗。

三诊：1 周后检查皮疹及疼痛进一步好转，停服西黄丸。患者适值行经前，双乳胀不适，改用逍遥散和金铃子散加减。柴胡、当归、益母草、泽兰、香附、赤芍、蒲黄各 10g，五灵脂 6g，玄胡、鹿含草、金毛狗脊、茯苓、泽泻各 10g，猪苓、地龙各 6g，沉香 6g。

守上方治疗 2 个月余，肿胀疼痛消退，遗留点状色素沉着。（《当代中医皮肤科临床家丛书·徐宜厚》）

【经验与体会】

周围血管病包括结节性血管炎、过敏性紫癜、雷诺病、血管闭塞性脉管炎、节段透明性血管炎、结节性动脉炎。本病多为本虚标实所致，本虚主要考虑阳虚、气虚、阴虚，标实多从寒、湿、热、瘀、风论治；强调从"络"论治周围血管病。按取类比象的思维，选用忍冬藤、海风藤、石南藤、雷公藤、活血藤等藤类药物，达通络行瘀之功效；对久病者，取虫类药性穿掘之特点，地龙、蜈蚣、乌梢蛇引药入络，达到化痰湿祛瘀之功。同时，根据疾病不同的时期选择用药，急性期选用西黄丸祛瘀镇痛，慢性期或缓解期选用小金丸或全鹿丸化痰祛瘀、温补脾肾，以善其后。

四弯风（特应性皮炎）

【病名释义】

四弯风病名出自《外科大成》。该书说："四弯风，生于腿弯脚弯，一月一发，痒不可忍，形如风癣，搔破成疮。"据此所述，本病十分接近西医学的特应性皮炎。

特应性皮炎也称为特应性湿疹、婴儿湿疹、屈侧湿疹、播散性神经性皮炎以及素质样痒疹。1925 年，Coca 采用了"特应性"这一术语，意即异位和特异，表示对食物及吸入性物质产生变态反应的遗传倾向，其表现为湿疹、哮喘和枯草热。1930 年，Wise 和 Sulzberger 详细描述了本病的诊断，并将其命名为特应性皮炎。

【病因病机】

禀赋不耐，肺脾两虚，复感风、湿、热诸邪，阻于肤腠而发病，日久则阴伤津损，多致阴虚血燥。

1.遗热于儿 胎前怀孕之际，口淡乏味，母体偏食五辛与炙煿之物，或者生后又不戒口味，恣食动风发扬，致使脾运失司，湿热内生，血浊与毒热，通过授乳遗传于儿而发病。

2.禀赋不耐 患儿素体禀赋不耐，加之喜食鱼腥海鲜、五辛发物，饮食不节，脾胃损伤所致。

3.先后天俱损 先天不足，肝肾虚怯。后天失调，脾肺受损，脾损则生化乏源；肺损则卫外不固，易招外邪侵袭。初期阻于肤腠，燥痒不已；后期阴血耗损，肤粗如革。

【诊鉴要点】

（一）诊断要点

①普通人群的发生率为0.1%～0.5%，婴儿更高，为3%，女与男之比为2∶1或1.6∶1。②在不同的年龄阶段，具有不同的特点：婴儿期，1个月至2周岁；儿童期：3～10岁；青年期及成人期，12～23岁。不过，本病多数在婴儿期自愈，平均有10%移行至成人期，年长患者较少见。③不同阶段的主要症状归纳如下。婴儿期：亦称婴儿湿疹，皮损多发生在躯干、额及头皮，个别可发展至躯干、四肢；渗出型者以肥胖有渗出性体质的婴儿为多，红斑，密集针尖大丘疹、丘疱疹、水疱和渗出，渗出干燥则形成黄色厚薄不一的痂皮，常因瘙痒，搔抓和摩擦而致痂脱而显露鲜红糜烂面；干燥型者常见瘦弱的婴儿，淡红或暗红斑片，密集小丘疹而无水疱，干燥无明显渗出，表面附有灰白色糠状鳞屑，病程迁延则呈现轻度浸润肥厚、皲裂、抓痕或结血痂。儿童期：皮疹有两种形态，一是湿疹型，与亚急性与慢性湿疹皮疹极似，二是痒疹型，在四肢伸侧和背部，可见丘疹小而硬，搔破则结血痂与色沉等。青年及成人期：主要在肘窝、腘窝、颈前及侧部，局限性干燥损害，浸润肥厚，苔藓样变，遗留色素沉着。④过冷，过热，出汗，情绪变化、接触毛织品等皆可激发瘙痒。

（二）鉴别诊断

1.浸淫疮（湿疹） 皮疹与本病区别不大，但无一定发病部位，家族中常无"异位性"病史。

2.婴儿脂溢性皮炎 常见于生后不久的婴儿，头皮局部或全部被有灰黄色或棕黄色油腻状鳞屑，痒轻。

【辨证施治】

（一）内治法

1.胎热证 婴儿期为主，皮疹常在两颊发生红斑，密集针尖大丘疹、丘疱疹、水疱和渗出，渗液干涸则结橘黄色痂皮，痂剥又显露出潮红的糜烂面。舌质红，苔少，指纹紫色。治宜清心导赤，护阴止痒。方用三心导赤散加减。连翘心、山栀心各3g，莲子心、玄参、生地、赤茯苓各6g，山药10g，车前子（包）、沙参各12g。

2.湿热证 儿童期为主，皮疹以针头大丘疹、丘疱疹和小水疱为多见，部分融合成片，轻度浸润，并多集中在肘窝、腘窝等区域，自觉痒重，搔破渗血或渗液。舌质红，苔薄黄，脉濡数。治宜清热祛湿，扶正止痒。方用除湿胃苓汤加减。茯苓皮、炒黄柏、陈皮、苦参各10g，猪苓、地肤子、白鲜皮、生黄芪各12g，生薏苡仁、赤小豆各15g，苍耳子、蝉蜕各6g。

3. 血燥证　成人期为主，皮疹主要发生在肘、膝、颈等处，肥厚而呈苔藓样变，境界不明显，搔抓或摩擦刺激后则有少量渗出或血痂，干燥，甚则干裂不适，夜间痒重。舌质淡红，苔少，脉细数。治宜滋阴除湿，润燥止痒。方用滋阴除湿汤加减。当归、炒白芍、柴胡、黄芩各6g，熟地、地骨皮、益母草各15g，炒知母、泽泻、防风、何首乌、甘草各10g。

加减法：渗液较多加萆薢、冬瓜皮、白茅根；剧痒加羌活、乌蛇、蝉蜕；合并哮喘加五味子、款冬花、山萸肉；合并过敏性鼻炎加辛夷花、蔓荆子、白芷；皮疹肥厚，苔藓样变加赤石脂、丹参、鸡血藤、夜交藤。

（二）外治法

婴儿期用青黛散、祛湿散、湿疹散、龟板散等，任选一种，植物油调成糊状，外涂。儿童期用黑油膏、藜芦膏、鹅黄膏、五石膏等，任选一种，外涂。成人期若有少量渗出时选用琥珀二乌糊膏、地榆二苍糊膏，外涂；若干燥乃至皲裂时选用润肌膏加湿疹散调搽；若痒感颇重而无渗出则用布帛搽剂，日1～2次。

【偏方荟萃】

1. 三妙散　槟榔、生苍术、生黄柏各等份，研细末，苏合油调搽。

2. 小儿化湿汤　苍术、陈皮、茯苓、泽泻、炒麦芽、六一散，水煎服。

【调摄护理】

1. 禁食鱼腥、海味、葱韭、菠菜、五辛发物。

2. 患处不宜热水洗烫，避免过度搔抓。

3. 贴身衣被宜用棉织品，勿穿化纤之品。

【预后判析】

本病应尽可能寻找发病原因，但较困难，不过，减少激发因素和正确治疗，可使症状缓解乃至控制。其防治重点在于婴儿期。

【医案精选】

刘某，女，15岁。1971年11月10日初诊。全身起疙瘩，瘙痒流水达10余年。检查：四肢、躯干皮肤密布红色丘疹，部分糜烂，渗出黏液、脓血，有黄痂覆盖，皮疹周围明显潮红有抓痕，下肢糜烂面较多，影响肢体活动。脉沉弦，苔薄白。诊断：异位性皮炎。辨证：内蕴湿毒，外受风邪，病久缠绵，气血失和（顽湿）。立法：解毒除湿，散风止痒，兼扶正祛邪，调和气血。乌蛇3g，秦艽、川连、川大黄、白鲜皮、防风各 6g，苦参、漏芦、生黄芪各 10g，苍术、白术 12g。外用稀释拔膏。

服方 12 剂后，痒感已止，大部分皮疹消退，有的已呈色素脱失，唯有双下肢皮疹较集密，改服秦艽丸、除湿丸、香橘丹，外用脱色拔膏棍。连续治疗月余，皮损基本恢复正常，痒感消失。继取前药服之，以巩固疗效。（《赵炳南临床经验集》）

【名论摘要】

《医宗金鉴·外科心法要诀》："四弯风，生于两腿弯及两脚，每月一发，形如风癣，乃风邪袭入腠理而成。其痒无度，搔破津水形如湿癣。治当大麦一升熬汤，先熏后洗，搽三妙散渗湿杀虫之药，其痒自止，缓缓取效。"

【经验与体会】

临床按婴儿、青少年和成人三个时期治疗。婴儿期重在清解胎毒，治在心；青少年期重在清理湿热，治在脾；成人期重在柔肝息风，治在肝肾。这里要特别提醒的是在用药上，要注意婴幼儿发育不全，气血未充，脾胃易虚易实，故选药切忌大苦大寒之品，以虚其虚，以实其实。另外，婴幼儿为纯阳之体，选药时也不可大热大补，以免热其热甚，这是十分重要的。瘙痒是本病最重要和最痛苦的自觉症状，因此不论在何期，均应酌加息风止痒和安神止痒之品。对于纯粹的散风止痒药应持慎重态度。

在内治法的同时，加用外治法，有利于病情的控制和皮损的恢复。

此外，还应当嘱咐患者：一是尽量避免外来刺激，包括衣着过紧、热水烫洗或搔抓；室温适宜，不可过热。二是避免过度紧张劳累，保持精神愉快。

松皮癣（皮肤淀粉样变）

【病名释义】

松皮癣病名出自《医宗金鉴·外科心法要诀》。该书说："松皮癣，状如苍松之皮，红白斑点相连，时时作痒。"本病类似西医学的皮肤淀粉样变。不过，后期皮肤顽厚、难治，故今人又将其划属于顽癣范畴。

【病因病机】

素蕴湿热，复感风热外邪，使之气血运行失调，凝滞肌肤，郁久化热，化燥伤阴，阴血俱亏，肤失濡养而致。

【诊鉴要点】

（一）诊断要点

①患者多数在中年发病，男女均有。②病变主要在小腿胫前，严重时还会波及臂部伸侧和臀部。③初起皮疹密集而不融合，常为坚硬的、半球形、棕色或褐色或黄色或正常皮色的丘疹，由针头大扩展至绿豆大，光滑发亮，上覆少许鳞屑而显得粗糙，呈苔藓样淀粉样变，外观酷似苍松之皮。④自觉瘙痒。⑤特殊皮疹包括结节状和芝麻至绿豆大小的色素减退与增加相互交织。

（二）鉴别诊断

1. 摄领疮（神经性皮炎） 好发于颈部，亦可见于四肢、肘部，早期皮疹为密集扁平丘疹，后期呈苔藓样变。

2. 扁平苔藓 皮疹为紫蓝色的多角形小丘疹，融合成斑块，好发于前臂屈侧、小腿、龟头和口腔黏膜。

【辨证施治】

（一）内治法

1. 风湿互结证 小腿胫前皮疹肥厚，相互融合而成，部分搔破可见少量渗出或渗血，或结痂，自觉顽麻或瘙痒。舌质淡红，苔少，脉濡数。治宜祛风利湿，活血软皮。方用元戎四物汤加减。当归、赤芍、白芍、生地、熟地各 12g，红花、桃仁、川芎、豨莶草、厚朴、炒枳壳各 10g，丹参、徐长卿、炒山楂、丝瓜络、路路通各 15g，珍珠母 30g，川牛膝 4.5g。

2. 阴血耗损证 病程日久，皮疹有播散倾向，损害坚硬，抓之起白痂，互相融合，状如苍松之皮。舌质淡红，少苔或无苔，脉细数。治宜养血润肤，护阴止痒。方用全虫方加味。全蝎、黄柏、皂刺、灵仙各 6g，刺蒺藜、炒槐花、当归、丹参、鸡血藤、钩藤、川牛膝各 12g，首乌藤、益母草、熟地各 15g。

（二）外治法

皮疹初期阶段，选用苍肤水洗剂，或路路通水洗剂，止痒洗剂，煎汁，外洗或湿敷；然后外涂黑油膏，日 1～2 次。后期皮疹坚实和松皮，选用滚刺疗法（采用滚刺筒在病变部位推滚，后用橡皮膏外封，5～7 天推滚 1 次）。

（三）其他疗法

1. 穴位注射法 主穴：曲池、足三里；配穴：上肢加手三里，下肢加血海，肩胛区加膈俞。方法：采用丹参注射液，或当归注射液，或维生素 B_1，任选一种，针刺得气后，每穴缓慢推注 1～1.5mL，3 日 1 次。

2.穴位埋藏法 下肢取足三里、丰隆；上肢取曲池、外关；肩胛区取肺俞、膈俞。方法：具体操作方法，参见第五章四节其他疗法。

3.七星针疗法 ①循经法：取手三阳经、手三阴经、足三阳经、足三阴经。方法：常规消毒后，七星针顺手三阴经从上向下，手三阳经从下而上，足三阳经从上而下，足三阴经从下而上叩刺；然后叩刺腰骶区。2日1次。②局部法：皮疹区消毒后，用七星针弹刺，直至有少量组织液渗出，然后外扑枯矾粉，2日1次。

【偏方荟萃】

1.秦艽、僵蚕各10g，徐长卿、白花蛇舌草各30g，生山楂、玄参、紫丹参各15g，生甘草6g，煎服。

2.当归、赤芍、白芍、苍耳草各10g，丹参、豨莶草、地肤子、生山楂、枳壳各12g，生薏苡仁30g，麦芽、生甘草各6g。

3.当归片、地龙片，日2次，每次各5片，同时加服二陈丸9g。

【调摄护理】

少食肥甘油腻和鸡类等动风之物；尽量避免热水烫洗和搔抓，以防继发毒染成疮。

【预后判析】

原发性疾病得到控制，本病也会随之减轻；继发性皮疹坚持治疗，可望康复。

【医案精选】

姚某，男,46岁,工人。1975年10月6日初诊。近3年两小腿伸侧发出大的疹子，外搽各种药膏无效。院外确诊：继发性皮肤淀粉样变。瘙痒夜不能眠。检查：两小腿伸侧面散在圆形的、高粱米大小、平顶粗糙的丘疹，质地坚实，略硬，成片状，中央密集，四周散在，抓之有白粉状鳞屑。苔薄，脉弦滑。证属血虚风燥，不能濡养肌肤。用滚刺疗法。滚疗1次，瘙痒减轻，隔5日1次。6次后皮疹消失，皮肤变薄，恢复正常。再给服当归片、地龙片各5片，日2次，以养血祛风巩固之。（顾伯华《外科经验选》）

【经验与体会】

皮肤淀粉样变是指淀粉样蛋白仅沉积在皮肤组织，而无内脏损害。中医对本病的认识主要从皮肤损害的特点出发，如《医宗金鉴·外科心法要诀》说："松皮癣，状如苍松之皮，红白斑点相连，时时作痒。"本病的治疗，重在散寒燥湿，同时酌加润燥、息风、化瘀之品，特别是全蝎、皂刺两味中药，对于寒湿燥痒常有殊效。皂刺不仅是穿透脓肿的药物，而且借其辛散温通之气，性锐力利，攻走血脉，直达经络，既具有攻散之力，又兼开导之能，是治疗寒湿痒疾的要品。

马疥（结节性痒疹）

【病名释义】

马疥病名出自《诸病源候论》。该书说："马疥者，皮内隐嶙起作根墌，搔之不知痛。"

嶙起，"嶙"，高的样子，即高出皮面；根墌，"墌"，筑土为基，即根基。根据这段文字描述，本病类似西医学的结节性痒疹。今人赵炳南从本病难治的角度出发，称本病为"顽湿聚结"。

【病因病机】

饮食失节，脾胃不和，使体内蕴湿，复受风邪侵扰，则风湿热邪相搏，蕴结肌肤；或因禀性不耐，血热内蕴，复遭蚊虫或毒虫叮咬，毒汁内侵，湿邪风毒凝聚，经络阻隔，气血凝滞，形成结节而作痒。湿为重浊有质之邪，湿邪循经下注，故往往先发于下肢小腿；湿性黏腻，故病程缠绵。

【诊鉴要点】

（一）诊断要点

①主要发生于下肢和上肢，偶尔累及背部。②初起为淡红色丘疹，迅速变为半球形结节，黄豆至蚕豆大小，表面粗糙，呈疣状外观，色泽红褐或灰褐，触之有坚实感。③剧烈瘙痒，因搔抓而发生表皮剥脱、出血及血痂等继发损害。④数目多少不一，少者数个，多者数十个以上，呈条状排列，慢性经过，可长期不愈。

（二）鉴别诊断

1. 千日疮（寻常疣） 损害表面角质增殖，呈乳头样，色灰白或污黄，好侵犯儿童及青年，大多无自觉症状。

2. 水疥（丘疹性荨麻疹） 主要临床表现为风团，中央有丘疹及小水疱形成，好发于儿童，病程较短。

3. 疣状扁平苔藓 损害为疣状增殖的肥厚性斑块，并有细薄鳞屑，斑块虽为圆形或卵圆形，但周围有散在性扁平丘疹。

【辨证施治】

（一）内治法

1. 湿热风毒证 病程较短，皮疹结节略粗糙，色泽红褐；自觉剧痒，部分抓破则有污血渗出，或结血痂。伴有心烦口渴，大便不调，小溲黄赤。舌质红，苔腻，脉滑数。治宜除湿清热，疏风止痒。方用全虫方加减。荆芥、防风、当归、赤芍、白芍、泽泻各 10g，皂角刺、全蝎各 6g，苦参、白鲜皮、萆薢、车前子（包）各 10 ～ 15g。

2. 瘀阻肌肤证 病程较长，结节较大而坚硬，表面粗糙，呈疣状外观，色泽灰褐；自觉剧烈瘙痒，面色晦暗，夜不能寐，精神不振。舌质暗红或见瘀斑，苔少，脉涩滞。治宜活血软坚，通络止痒。方用大黄䗪虫丸加减。酒大黄、桃仁、赤芍、青皮各 10g，生地、炒黄芩、丹参各 15g，水蛭 0.6g，威灵仙、炒枳壳、陈皮各 12g，甲珠 6g。

（二）外治法

结节较小，浸润不深时，可将鲜芦荟折断，蘸雄黄解毒散或化毒散外搽之，或用鲜黄瓜、鲜荸荠蘸搽黄粉散外搽；皮疹较多呈泛发倾向时，选用路路通水洗剂或苍肤水洗剂，煎取浓汁，敷熨或外洗之；结节较大，浸润又深时，选用黑色拔膏棍加温外贴，还可选用康肤硬膏贴之。

【偏方荟萃】

1. 乌蛇驱风汤化裁 乌蛇、羌活、荆芥、防风、黄连、黄芩、连翘、全蝎、白蒺藜、蝉蜕。

2. 散结灵（中成药） 适用于结节经久不消阶段。

3. 去结药水 黑固子 15g，鸦胆子、黄连各 9g，冰片、雄黄各 6g，轻粉 3g，75% 酒精 100mL。制法：鸦胆子去壳用核仁，同他药浸入酒精中，7 天后过滤外涂，日数次。

4. 蛇床子酊 取蛇床子 25g，浸入 75% 酒精 100mL 中，3 天后，外搽之。

【调摄护理】

避免虫咬；严禁抓破皮肤，以防继发感染；忌食鱼腥发物、辛辣炙煿之品；贴身衣服以棉织品为宜，切忌热水洗烫。

【预后判析】

本病顽固难愈，故要坚持治疗一段时间为好。

【医案精选】

姚某，女，20岁，1971年3月29日初诊。双上肢长疙瘩、奇痒，两个多月。检查：双上肢伸侧散在分布豌豆大或指盖大的圆锥形或半球形结节50多个，触之坚硬，呈灰褐色，表面粗糙，大部分抓破覆以痂皮。脉滑缓，舌质淡红，苔薄白，诊断：结节性痒疹。辨证：湿毒凝聚，气血阻隔，发为顽湿聚结。立法：疏肝理气，活血化瘀，除湿止痒。服逍遥丸早服6g，大黄䗪虫丸晚服1丸，外用黑色拔膏棍。

经上法治疗1个月，病情稍有进步，后改用除湿解毒、疏风活血化瘀。药用：苦参、赤芍、当归、丹参各15g，刺蒺藜、白鲜皮各30g，防风10g，全蝎6g，煎服；同时并用大黄䗪虫丸，日1丸；外用药同前。

经治1个月后，病情明显好转，瘙痒已减轻，小结节变平，呈暗褐色斑，大结节亦缩小变软。后又以秦艽丸、大黄䗪虫丸继续治疗1个月。前后总疗程达3个月，复查全部结节消退变平，残留色素沉着斑，不痒，临床治愈。（《赵炳南临床经验集》）

【名论摘要】

《证治准绳·疡科》："马疥，隐起带根，搔不知痛。"

《赵炳南临床经验集》："早期以疏风止痒，除湿解毒为主，重用荆芥、防风、苦参、刺蒺藜、白鲜皮、全虫等药。至后期，结节坚硬较大，顽固不愈者，除前法外，宜加用或重用活血软坚之药，如赤白芍、当归、丹参、威灵仙、川军等或加用丸药，如大黄䗪虫丸、散结灵（小金丹）等。若脾胃失和，运化失职者，宜加枳壳、厚朴、陈皮等。"

火癍疮（火激红斑）

【病名释义】

火癍疮病名出自《外科启玄》。该书说："贫穷之人及卑弱病夫，向火避寒，久炙皮肤，火气入而成疮，有汗作痛。"后世《洞天奥旨》又从病因与临床证候等方面作了某些新的补充，为今人防治本病提供了借鉴的思路。本病相当于西医学的火激红斑。

【病因病机】

腠理不密，卫外失固，复遭火热炙烤。火热虽微，内攻有力，久炙皮肤，入而为患，与气血相搏，因而成疮。

【诊鉴要点】

诊断要点：①本病多见于司炉、炊事员和经常进行高温作业的工人，以及热水袋热敷，或烤火取暖，或长期用红外线照射局部者。②初起局部皮肤充血，其色泽自淡红至深红或紫红及紫褐色，最后变成黑褐色。③少数可伴水疱、毛细血管扩张、轻度皮肤萎缩及角质增生等。④自觉灼热刺痛不适。

【辨证施治】

（一）内治法

1. 火毒证　初起皮肤红斑，扪之灼热发烫，境界清楚，压之褪色。自觉灼刺瘙痒，口干心烦，渴喜冷饮。舌质红、苔黄，脉弦数。治宜泻火解毒，凉血退斑。方用凉血解毒汤加减。生地、生石膏（先煎）各30g，丹皮、赤芍、连翘、金银花、栀子、知母各10g，竹叶6g。

2. 阴耗证　患处肤色紫红、紫褐或紫黑，其上生有水疱，甚则皮肤萎缩，呈网状外观。伴有灼热痒痛，短气乏力，大便干燥，小便短黄。舌质红绛，苔少，脉细数。治宜解毒养阴，凉血清热。方用解毒养阴汤化裁。生地、白茅根各30g，麦冬、丹皮、金银花、沙参、生甘草各10g，生大黄6g，丹参15g。

（二）外治法

初起红斑，灼热刺痛时，选用薄芥汤，或用金银花30g，薄荷、绿豆衣各10g，煎汁，待冷，湿敷之。后期若现似溃非溃时，选用柏黛散，植物油调涂；或用六一散30g，绿豆衣、寒水石各15g，黄柏粉10g，冰片1g，研细末，外扑之。

【偏方荟萃】

1. 清阳散火汤：升麻、白芷、黄芩、牛蒡子、连翘、石膏、防风、当归、荆芥、白蒺藜、甘草，煎服。

2. 紫草、荆芥、苦参各等份，煎汁外洗，日2～3次。

【调摄护理】

1. 已患病者应及时休息治疗，保持局部皮肤的干燥、清洁和无菌，以防抓破继发毒染。

2. 任何人烤火取暖时，应与火焰保持一定距离，且忌过久烘烤。

3. 高温作业者宜严守操作规程，加强防护措施。

【预后判析】

撤离烤火现场，及时治疗，预后良好。

【名论摘要】

《洞天奥旨》："火癍疮，乃天气严寒，向火烘手，灸伤皮肤，因而成癍，变成痛疮者也。此疮贫穷之人居半，卑弱之人居半。气血内亏，火焰外逼，当时不知炎威，久则天温有汗，气血回和，因而作痛矣。"

臁疮（慢性下肢溃疡）

【病名释义】

臁疮病名出自《疮疡经验全书》。中医文献对本病的记载十分丰富：以部位而言，多数发生在裙边、裤口附近，故有名曰裙边疮、裤口毒、裤口疮、裙风。以阴阳分界而论，发生于三阴经处，称为内臁；发生于三阳经处，称为外臁。以预后来说，鉴于疮面难敛，称烂腿、烂臁、烂腿疮、老烂腿等。

【病因病机】

1. 风热湿毒　过食辛燥肥甘之物，脾胃运行能力欠佳，湿热内生，复受风热外邪，两邪互结，久郁化毒，毒蚀肌肤而成疮。

2. 肝肾亏损　肝肾阴虚，加之久病必穷及肾，精血不足，毒滞难化，气血不荣，络脉失畅而日久难敛，正如《外科理例》所说："下部生疮，虽属湿热，未有不因脾肾虚而得之。"

此外，本病还可因下肢皮肤被破伤、毒虫叮咬以及湿疹之类皮肤病搔破等诱发。

【诊鉴要点】

（一）诊断要点

①患者以久站工作者和老年人常见。②好发于小腿下 1/3 的内外臁，尤以内臁更多。③初起由于静脉曲张或静脉功能不全而继发，轻微的外伤使局部皮肤瘀血，随之出现表浅的溃烂，逐渐腐蚀成较深在的溃疡，大小不定，呈圆形或椭圆形或不规则形，周围可见色素沉着、鳞屑或痂皮以及湿疹样改变。④疮面色泽紫红、暗红，日久灰黯

而臭秽，终年不愈。⑤极少数可演变成菜花样改变而有癌变之虑。

（二）鉴别诊断

1. 腓腨疽（硬红斑） 下肢可见大小不等的红斑，或呈暗红色，溃破呈潜壁性，结核结构内可见巨细胞。

2. 梅毒性与麻风性溃疡 既可从临床特征，又可从病理上加以鉴别。

【辨证施治】

（一）内治法

1. 风热湿毒证 病位主要在外廉，病程较短，溃疡周围红肿疼痛，肉芽红紫，触之疼痛。舌质红，苔白或黄，脉沉弦或数。治宜祛风渗湿，解毒通络。方用四生丸加减。地龙、僵蚕（炒）各 12g，白附子、制草乌各 6g，茯苓皮、宣木瓜、丹参各 15g，生薏苡仁、忍冬藤、赤小豆各 30g。

2. 寒湿凝滞证 患肢肿胀、发凉，肉芽水肿，色不鲜，脓水清稀，疮面暗红或青紫。舌质淡红，苔白，脉沉细无力。治宜温化寒湿，活血通络。方用桂枝加当归汤加减。当归 15g，黄芪、丹参各 20g，赤芍 10g，土茯苓 30g，红枣 6 枚，炙甘草 6g。

3. 肝肾亏损证 病位主要在内廉，病程较长，疮面黑腐，皮肉下陷，脓水清稀，自觉顽麻。舌质淡红，苔薄白，脉沉迟。治宜养肝补肾，通络敛疮。方用金匮肾气丸加减。干地黄、山萸肉、炒丹皮、茯苓各 10g，鹿角片、生黄芪各 12g，山药、生薏苡仁、赤小豆各 30g，川牛膝、青皮、丝瓜络各 6g，上肉桂 3g。

加减法：疮面常有渗血，加焦山栀、侧柏炭、仙鹤草；局部红作痒，加白鲜皮、地肤子、益母草；肿势早宽暮肿为气虚，加党参、白术、太子参；疮面色泽乌黑，缺乏生机，加上肉桂、鹿角胶；疼痛，腐肉不脱，加皂角刺、甲珠；局部静脉怒张，加泽兰、丹参、鸡血藤、活血藤。

（二）外治法

初期红肿焮赤疼痛，选用如意金黄散，蜂蜜调膏，敷贴。溃破渗液较多，选用马齿苋 60g，黄柏 20g，大青叶 30g；或用白芷、川芎、桑螵蛸各 15～30g；或用九里明、苦参各 30g，五倍子 10g，煎汁，湿敷患处，日 2～3 次。疮面外溢稠厚脓液，酌情外掺五五丹或九一丹，外盖玉红膏，日 1 次。此外，还可酌情选用古代名方，如夹纸膏、三香膏、红油膏等，待其脓腐脱尽新肉红活时，选用东方一号药膏直至疮敛。若发生癌变更应及时处理。

（三）针灸疗法

1. 毫针法 ①循经取穴：主穴取血海、足三里、阴陵泉、三阴交、商丘；配穴取距创面边缘 1cm 处，按经络行走方向对刺 3～4 针。方法：主穴施平补平泻法；配穴针尖呈向心性，其深度 0.4 ～ 0.8 寸，针刺得气后留针 15 ～ 30 分钟，日 1 次。②辨病取穴：外臁取足三里、悬钟、承山；内臁取血海、曲泉、阴陵泉、复溜。方法：外臁施泻法；内臁施补法；溃疡四周施豹文刺术，排除瘀血，日 1 次。

2. 灸法 ①回阳灸：其灸条由草乌、干姜各 100g，赤芍、白芷、制南星各 30g，上肉桂 15g，党参、黄芪各 45g 组成，研粗末，草纸卷成灸条。②直接灸：首先清洁疮面，再点燃艾条，在患处施温和灸或施雀啄灸均可。③温灸法：硫黄、松香、乳香、没药各 6g，麝香 3g，研细末，与艾绒 60g 作成艾条。方法：点燃灸条后，在溃疡处灸之，每次持续 10 ～ 15 分钟，日 1 次。

（四）其他疗法

穴位激光法 创面阿是穴、足三里、三阴交。方法：采用低功率氦－氖激光针照射，阿是穴 10 ～ 15 分钟，足三里、三阴交各照射 2 分钟，日 1 次。

【偏方荟萃】

1. 寒水石、龙骨各 6g，轻粉、枯矾、铅粉各 6g，制松香 10g，蛎壳粉、珍母粉、制炉甘石各 24g，药油合巴豆肉、蓖麻子各 30g，制乳香、制没药各 15g，菜油 500g。依法熬膏，外用。

2. 马齿苋适量，捣烂如泥，药汁内服，药渣外敷，日 1 ～ 2 次。

3. 黄荆叶适量，煎汁，外洗或湿敷。

4. 白玉簪花叶，先用艾叶煎水，洗净疮口，再将玉簪花叶贴在患处，叶焦即换。

5. 红枣 1 枚（去核），加入血竭 3g，包裹好放入炭火中烧透，研细末，香油调成糊状，外敷。

6. 胶鞋（去内布），烧炭，研细末，植物油调成糊状，外涂。

7. 黄柏 60g，豆腐 2 块，加水同煮，取豆腐冷却后贴在患处，日 2 次。

8. 白珏膏：银粉、密陀僧、黄蜡各 60g，乳香、没药、象皮、白蜡各 15g，轻粉 12g。依法制膏，外用。

9. 大风子 100 粒，川椒、轻粉各 3g，枯矾 1.5g，研细末，真柏油调搽。

10. 嫩松香、铅粉各 6g，葱白 7 寸，猪板油 30g，同捣成膏，外敷。

【调摄护理】

1. 患足宜抬高，不宜久站、久行或者负重行走。

2. 疮口愈合后，宜经常用弹性护套保护之，避免损伤，预防复发；并忌房事。

【预后判析】

外臁疮较为易治；内臁疮颇难治愈，特别是合并静脉曲张者应先治静脉曲张，待其改善后更有利于疮面的愈合。

【医案精选】

一女子患臁疮，百药罔效，每月医治新肉长满，忽疮中流血，三日渐止，别无他苦，众医不识，或一医问曰：月经如期否？女曰：已一年不至矣。医遂用引血归经药服之月余，外以生肌膏丹收口而愈。此乃抑郁损伤肝脾，错经之证，所以引血归经，归故道而疮自愈矣。（《明医集》）

【名论摘要】

周文采："夫臁疮者，皆由肾脏虚寒，风邪毒气外攻三里之旁，灌于阴交之侧，风热毒气流注两脚生疮，肿烂疼痛臭秽，步履艰难。此疮生于臁骨为重，以其骨上肉少皮薄，故难易愈也。"

《外科说约》："臁疮红者多热，肿者多湿，痒者多风，痛者属实，早宽而暮肿者属气虚下陷。初起者风热湿毒为多，日久者下陷湿热为胜。"

《疡医大全》："腿臁生疮，最忌房事，犯之则渐渐开张腐臭，故有伤守疮之名，言其不守禁忌也。今人因其瘙痒，遂疑疮中惹指甲锋，名之曰伤手疮，实非也。"

水渍疮（稻田皮炎）

【病名释义】

水渍疮病名出自《外科启玄》，又名水毒、烂手、烂脚、水渍手丫烂疮、水渍脚丫烂疮，俗名水田风、水田痒等。

《诸病源候论》早就指明，本病主要发生在长江流域，特别是在拔秧、插秧和耘稻阶段发病率最高，这是因为手脚长期浸泡在水田之中，感受湿毒的缘故，正如《外科启玄》所说，"久雨水湿，劳苦之人足先行，致令足丫湿烂成疮，疼痛难行"；亦有因"久弄水浆，不得停息，致令手丫湿烂"。据此，本病相当于西医学的稻田皮炎。

【病因病机】

1. 水毒侵肤　春季初暖，水中初温，毒虫由烂草老根、污物泥浆处渐趋苏醒，加之皮肤久浸水中，肤腠空疏，水毒乘虚侵肤而成疮。

2. 湿热毒盛　夏天水温回阳，上有烈日，下有水湿，湿热互蒸，化为毒热，蕴侵肌肤，加之摩擦腐白肤表，从而致使浸渍糜烂。

总之，湿热互结，久浸水浆，肤腠空虚，复加局部摩擦，易致湿毒侵肤而成湿烂。

【诊鉴要点】

（一）诊断要点

①患者多为从事稻田劳动的农民和长时间浸渍冷水的洗肠、罐头等工种的工人。②由于浸水时间、水温、摩擦部及皮肤的反应等不同，临床症状也有较大的差异，主要有以下几种类型。指间浸渍擦烂：最多见的一种，危害性大，是防治的重点。先出现三四指（趾）间表皮浸软、变白、起皱，继而摩擦发生红色糜烂，重者向四周扩展。掌跖虫蚀状角层剥脱：被水浸的掌跖出现点片状、较深的表皮剥脱，呈蚕蚀状，微痒，下水后则有灼热感或疼痛感。丘疹、水疱、脓疱：在擦烂区域临近的趾（指）背和踝部，可见针头至绿豆大的丘疹、水疱、脓疱等。红肿丘疱疹：长期接触稻根后，皮肤发痒或刺痛，速现红斑水肿、密集丘疹和风团等。甲沟炎、甲床炎和化脓性指头炎：多由浸渍擦烂继发感染而得。

（二）鉴别诊断

1. 鹅掌风（手癣）、脚湿气（足癣）　皮疹常为水疱、鳞屑及干裂，以痒为重，可传染他人，病程较长。

2. 田螺疱（汗疱疹）　好发于手掌，有时脚跖也有小水疱，干涸，脱皮，反复发作，兼有手足多汗。

【辨证施治】

（一）内治法

1. 水毒侵肤证　患处皮肤变白起皱，浸渍肿胀，复因擦破则渗液、糜烂、红肿，自觉痒痛相兼。舌质红，苔白，脉滑数。治宜清热解毒，化湿止痒。方用换肌消毒散加减。土茯苓、生薏苡仁各30g，金银花、连翘各12g，白芷、泽泻、生甘草各10g，六一散（包）、白茅根各15g，木瓜、通草各6g。

2. 湿热毒盛证　患处湿烂、浸渍，滋水频流，基底鲜红，甚则合并丹毒、红丝疔、沿爪疔等。伴有灼热痒痛，小便黄赤。舌质红，苔腻，脉弦滑。治宜清热利湿，凉血解毒。方用清热除湿汤加减。炒龙胆草、连翘、冬瓜皮各 12g，车前子（包）、黄芩、六一散（包）、萆薢、赤茯苓各 10g，生地 30g。

（二）外治法

局部仅见腐白、浸渍，选用陀僧枯矾散，或用黄丹 10g，花蕊石 3g，研细末，扑在患处；若有滋水渗出、糜烂，选用五倍子、射干、蛇床子各 30g，煎汁，浸泡或湿敷；若毒染成疗之类，选用青黛膏、玉露膏、清凉膏等，任选一种敷贴。

（三）针灸疗法

上肢取曲池、合谷；下肢取足三里、太溪。方法：施平补平泻法，针后留针 30 分钟，日 2 次，对控制痒痛很有帮助。

（四）其他疗法

1.耳针法 肾上腺、神门、相应部位。方法：针后留针 15 分钟，2 日 1 次。

2.穴位注射法 上肢外关透内关；下肢足三里、丰隆。方法：采用 0.25% 普鲁卡因注射液，或丹参注射液，或当归注射液，任选一种，针刺得气后缓慢推注 1.5 ～ 2.0mL，3 日 1 次。

3.七星针疗法 皮疹四周区域。方法：常规消毒，轻叩刺皮疹四周至略有少许渗血为止，3 日 1 次。有良好的止痒作用。

【偏方荟萃】

1.石榴皮，或白头翁、金银花；或当归、蒲公英、甘草；或鲜羊蹄、车前草各 30 ～ 50g，任选一种，煎汁，湿敷，日 3 ～ 5 次。适用于渗出、糜烂和痒痛相兼阶段。

2.枯矾，或赤石脂、花蕊石，或密陀僧（煅赤，置地下去火性），任选一种粉末，外扑患处，日 1 ～ 2 次。适用于浸渍腐白、起皱阶段。

3.鲜旱莲草，或鲜马齿苋，或鲜韭菜，任选一种，捣烂如泥，外敷患处。适用于患处红肿毒染初期。

【调摄护理】

1.除积极治疗外，应改善劳动条件，采取干湿轮作法，避免过久浸渍。

2.下水前应加强防范，如用盐水或明矾水浸泡两足，休息后用温水洗净，外扑枯矾粉等，保持局部干燥、无菌。

3.在条件允许的情况下，穿水田袜（已有市售成品），有很好的预防效果。

【预后判析】

脱离水湿环境，适量治疗，预后良好；若毒染而疗，则按疗施治，预后亦可。

【名论摘要】

《洞天奥旨》："手足，乃四末也，属脾而最恶湿。以脾为湿土，以湿投湿，安得不助湿乎？湿以加湿，此湿疮之所以生也。况劳苦之人，以其手足日浸渍于水浆之中，乌能保皮肤之坚硬乎？手足十指，未免开裂而腐烂矣。"

《诸病源候论》："自三吴已东及南诸山郡山县，有山谷溪源处有水毒病，春秋辄得。一名中水，一名中溪，一名中洒，一名水中病，亦名溪温。令人中溪，以其病与射工诊候相似，通呼溪病。其实有异，有疮是射工，无疮是溪病。"

沙虱毒（禽类血吸虫尾蚴皮炎）

【病名释义】

沙虱毒病名出自《肘后备急方》。该书说："山水间多有沙虱，甚细略不可见，人入水浴，及以水澡浴，此虫在水中著人身，及阴天雨行草中亦著人，便钻入皮里。其诊法：初得之皮上正赤，如小豆黍米粟粒，以手摩赤上，痛如刺。三日之后，令百节强，疼痛寒热，赤上发疮……"这段文字较为准确地描述了本病的临床经过，十分接近西医学的禽类血吸虫尾蚴皮炎。

因我国地域不同，本病近代以来相继出现许多俗称，如华东称鸭怪，西南称鸭尿风，华南称痕螺病、痕（痒）水病，江淮流域称鸭母涎等。此外，还有的地方称沙虫病、肥水病等。

【病因病机】

夏秋之季，暑湿热盛，肤腠不密，水内虫毒，侵袭肤表，酿成本病。

【诊鉴要点】

（一）诊断要点

①皮疹常发生在小腿、踝、足面及手腕、前臂等处，而陷入泥内部位多不发病。②进入含有尾蚴的疫水后，数分钟始觉刺痒，遂出现皮疹。③皮疹多为点状红斑、小丘疹或小斑丘疹，质硬韧，周围绕以红晕，进而演变为绿豆至黄豆大小的水肿性红色丘疹、丘疱疹、风团等，3～4天可达高潮，1周内消退。④因搔抓造成继发感染，可伴发脓皮病、淋巴结（管）炎、蜂窝织炎等。

（二）鉴别诊断

毒鱼刺伤 多发生于渔民、渔业加工工人及出售人员，皮疹一般在手指部，多有刺破伤痕，红肿、胀痛等，严重者为紫黑色水肿，剧痛。

【辨证施治】

（一）内治法

1.湿热虫毒证 初期在患处叠起粟疹，或丘疱疹，上留虫咬痕迹，自觉瘙痒。舌质红，苔薄白或黄微腻，脉濡数。治宜清热解毒，祛湿杀虫。方用三妙散加味。苍术、黄柏、连翘、苍耳子、苦参各10g，川牛膝、白鲜皮、生薏苡仁各12g，土茯苓、赤小豆各30g。

2.湿毒蕴结证 粟疹密集，顶有水疱，四周绕以红晕，部分因搔抓而毒染成疮，伴有灼热痒痛，附近核肿大。舌质红，苔薄黄，脉滑数。治宜清热解毒，凉血除湿。方用五味消毒饮加减。金银花、蒲公英、地丁、连翘各12～15g，丹皮、赤芍、萆薢、生甘草、紫草各10g，生地30g。

（二）外治法

皮肤发痒，以伴有红色丘疹、丘疱疹为主，采用土花椒6g，食盐少许；或用射干750g，加水适量；或用明矾12.5g，食盐3g。任选一种，煎汁，外洗或湿敷。还可用1%薄荷三黄洗剂，或清凉膏，外涂。若有少量渗出和轻微毒染者，选用收湿散，外扑。若毒染而成疗则按疗疮处理。

（三）针灸疗法

1.毫针法 ①循经取穴：曲池、外关、合谷、血海、三阴交、足三里、风池、大椎、风门、膈俞。方法：每次取3～5穴，轮流选用，施泻法，日1次。②辨病取穴：主穴取1组天枢、足三里；2组膈俞、大肠俞；3组胆俞、小肠俞。配穴：失眠加神门；干咳加肺俞；发热加大椎、陶道；剧痒加血海、曲池。方法：每次取主穴1组，加刺配穴，施泻法，日1次。适用于初期或急感期。

2.耳针法 心、肺、神门。方法：针后留针30分钟，其间捻转3～5次，日1次。适用于剧痒时期。

【偏方荟萃】

1.雄黄30g，大蒜60g，捣烂如泥，加水500mL，搅匀后搽涂。

2.薄荷1g，樟脑2g，白酒100mL，浸泡3日后，外涂。

3.五倍子、蛇床子各30g，煎汁，外洗。

4.密陀僧、赤石脂、滑石粉各30g，研细末，然后加入适量凡士林，调成软膏，外涂。

【调摄护理】

1.加强个人防护,如穿"水田袜",或用松香软膏,或25%松香白酒外涂;收工后再用清水、淡食盐水、肥皂水洗净皮肤等,可防止或减轻本病的发生。此外,还要加强牛、鸭的饲养管理。

2.积极灭螺灭虫,常用草木灰,或茶子饼,既可肥田,又可灭螺。

【预后判析】

本病预防重于治疗,早期治疗至关重要。若合并甲沟炎等亦应积极治疗,预后良好。

【名论摘要】

《外台秘要》:"人有养畜虫毒以病人。"

《诸病源候论》:"山内水间有沙虱,其虫甚细,不可见。人入水浴及汲水澡浴,此虫著身,及阴雨日行草间亦著人,便钻入皮里。"

粪毒块（钩虫皮炎）

【病名释义】

粪毒块病名出自《中医外科临床手册》,这是今人顾伯华从《周小农医案》桑毒咳嗽案中得到启发,将民间俗称申引至中医文献的。

据本病皮疹、瘙痒和诸多内证的特殊性,江浙一带俗称桑叶黄、桑毒、脱力黄、懒黄病、粪毒病等。本病十分接近西医学的钩虫皮炎。

【病因病机】

外因夏秋之交,粪肥入田,雨后湿蒸,湿热化虫,农田劳役,腠理虚开,触粪中毒;内因脾失健运,湿热内蕴,生化乏源,以致血虚气弱,症见面色体表肤黄,肺合皮毛,毒邪由外入内,致使肺气失宣,故而咳喘、咯血等症叠见。

【诊鉴要点】

（一）诊断要点

①患者以农民(包括菜农、蚕桑种植者)、矿工等为主。②病变多发生于接触泥土

的手足指（趾）、足背乃至踝部。③夏天和初秋的湿热季节易发病。④初起仅感刺痒，继而出现红斑、丘疹、丘疱疹和风疹块，部分演变为水疱、脓疱，搔抓则能毒染成疮。⑤部分患者在皮疹发生后的 3 ～ 15 天内，相继出现咳嗽、声嘶、气喘、怔忡、浮肿等全身症状。

（二）鉴别诊断

1. 脚气疮（足癣） 脚趾缝内发生丘疱疹，浸渍腐白，抓破则腥臭脂水渗出，病情夏重冬轻。

2. 脚丫毒（癣菌疹） 皮疹常发生于活动性足癣后，对称性发生丘疱疹、水疱，抓破渗液，原发脚气疮治好后，本病也随之好转。

3. 黄疸病 遍身黄染，目珠亦黄，食呆少饮，体困肢软，大便灰白，怕吃油腻食品，手足无皮肤症状。

【辨证施治】

（一）内治法

1. 湿热毒虫证 在接触泥土的区域，可见红斑、丘疹、丘疱疹和风疹块，自觉刺痒不适。舌质红，苔薄黄，脉濡数。治宜清热化湿，杀虫止痒。方用集效丸加减。贯众、槟榔各 12g，乌梅、广木香、使君子、芜荑各 6g，炒枳壳、熟大黄各 10g，甘草 4.5g，藿香、佩兰、茵陈各 15g。

2. 脾虚胃弱证 脘腹胀闷，四肢浮肿，大便溏泻，气短乏力，周身困倦。舌质胖嫩，苔少，脉虚细。治宜扶脾固本。方用四君子汤加味。炙黄芪、党参、白术、甘草、法半夏各 10g，茯苓、炒扁豆、山药各 12g，砂仁 8g（后下），雷丸、使君子各 6g。

3. 桑毒侵肺证 咳嗽，气喘，胸闷，甚则咯血。舌质红，苔少，脉浮数。治宜宣肺止嗽，解毒护阴。方用桑杏汤加减。桑叶、苏叶、杏仁、浙贝母、百合各 10g，全瓜蒌、白术、白芍、天冬、生地、熟地各 12g，桔梗、甘草各 6g。

（二）外治法

初起仅有丘疹、丘疱疹和痒痛相兼时，选用苍肤水洗剂，或马齿苋水洗剂，或选用核桃树叶、麻柳树叶、丁香蓼、鹅不食草等，煎汁，外洗或湿敷。若继发毒染时，选用三黄散、青黛散、陀僧散，或清凉油乳剂 100mL 加九一丹 3g，外搽。

（三）其他疗法

1. 热浸法 水温以 53℃为宜，将发痒的手足浸入水中，约 20 分钟即可。

2. 热敷法 多层纱布（6 ～ 8 层）或棉垫，浸入开水中，略拧，贴紧患处，1 分钟换 1 次，连续敷 10 分钟。

3. 热熏法 以点燃的艾条熏灸患处，连续 5 分钟，日 1 ～ 2 次。

【偏方荟萃】

1. 贯众 30g，苦楝根皮、土荆芥、苏叶各 15g，煎服，小儿减半。

2. 雷丸适量，研细末，日 2 次，1 次 10g。

3. 鹤虱 18g（鲜品 90g）煎汁，成人 1 日量，空腹服。5 ～ 10 岁服成人量 1/3；10 ～ 15 岁服成人量 1/2。5 日服 1 次。

4. 驱虫类方剂还有驱钩虫方、贯众汤、粪毒灵、雷榧丸、脱力丸等。

5. 纠正贫血类方剂，如导黄补血丸、资力丸等。

【调摄护理】

1. 加强粪便管理是预防本病的主要措施，故应改良积肥方法，推行粪便无害化处理，并尽量不施新鲜粪便。

2. 加强个人防护，下地劳动时穿水田袜，或用生桐油、大蒜、白矾，或用新鲜紫苏、夏枯草、泽藕捣烂，或用松香酒（松香 30g，白酒 70mL）等涂搽皮肤后再下田。

【预后判析】

本病预防与治疗均重要，一旦发生毒染而成斯疾，应及时正确处理，或者中西医结合治疗，预后良好。

【医案精选】

袁，乙卯四月患桑毒咳嗽。桑毒者，系无锡乡间一种特别症，因春蚕汛中桑地浇肥，日晒雨淋，其土淫热。采桑者赤足践踏，初则足肿生疮，不数日足肿减，即咳嗽喉颈粗，痰吐腥韧，是桑地热毒湿火上迫于肺。即疏桑叶、地骨皮、枯黄芩、黑山栀、茯苓、冬瓜子、薏苡仁、杏仁、枳实、瓜蒌、兜铃、草薢、芦根，另用川贝母、金银花、月石、雄精，净青黛，研细，化服。咽腻、咳嗽、颈胀大减。复诊原方加减，渐即告愈。(《周小农医案》)

【名论摘要】

《周小农医案》："此症失治后即延痦黄，浮肿无力，或转泄泻，淹笃不治。"又说："另有面黄力乏，锡谚名桑黄者，更难图痊。"

脚气疮（足癣）

【病名释义】

脚气疮病名出自《证治准绳·疡科》。因本病皮疹形态多种多样，因而，在专科文献里所称病名不一。如趾间腐白作烂，痒痛流水称臭田螺、脚气湿疮、脚气；生于足间，紫白黄疱，迭生不断称田螺疱；脚丫破烂，其痒搓之不解，必搓至皮烂称脚趾缝烂疮、烂疮、烂脚风、风痒脚疮、脚疰等，俗称香港脚、烂脚丫、脚湿气、脚烂疮等。

《医宗金鉴·外科心法要诀》说："臭田螺由胃经湿热下注而生。脚丫破烂，其患甚小，其痒搓之不能住痒，必搓至皮烂流腥臭水觉痛时，其痒方止，次日依然作痒，经年不愈，极其缠绵。"这段文字的记载，揭示本病与西医学的足癣十分接近。

【病因病机】

1. 湿热下注 因水湿浸渍，坐卧湿地，或地居卑湿，外染湿毒，循经下注于足，郁结而成。

2. 正虚邪袭 肾主下焦，肾虚则经络空虚，风湿或湿热外邪，乘虚侵肤，两者相互搏结于肌肤，遂成斯疾。诚如《外科大成》所说："（脚气疮）足膝间生疮，由肾虚风湿相搏所致，久则渐增肿痛，出黄水，身热，久不瘥。"

此外，接触病者鞋、袜等用品，致使毒邪染著，皆能致病。

【诊鉴要点】

（一）诊断要点

①病变多发生在足趾和跖缘。②趾间或跖缘出现小水疱，搓破则滋水外溢，气味腥臭；若反复搓擦趾间浸渍腐白皮肤，皮去显露鲜红色的糜烂面；部分水疱进而酿成紫白黄疱。③部分趾间干痒，皮肤粗糙脱皮，甚至裂口而疼痛。④自觉瘙痒。⑤夏重冬轻，旷久难愈。

（二）鉴别诊断

1. 水渍疮（稻田皮炎） 多见于农民，有插秧史，除脚部外，手指缝也同时累及，病程短暂，停工休息几天后即可痊愈。

2. 菜农皮炎 常有挑水浇菜的职业史，同时累及足底、足跟，并起水疱与脓疱，停工1周后多可自愈。

【辨证施治】

（一）内治法

1. 湿热下注证　趾间浸渍腐白，腐烂流水，气味腥臭，搓破腐白皱皮则显露潮湿鲜肉，黏水似脂；或者搓破毒染，皮脱糜烂，自觉疼痛，步履艰难，嫩赤肿胀。舌质红，苔少或薄黄，脉濡数。治宜清热利湿，解毒消肿。方用五神汤加减。金银花、地丁、生薏苡仁、赤茯苓各15g，黄柏、川牛膝、泽泻、炒丹皮、车前子（包）各10g，青皮6g。

2. 肾虚风袭证　病久不愈，时常趾间奇痒难忍，或者浮肿而有滋水外溢，或者干痒脱皮，甚则皲裂，遇热或遇水则疼痛不适。舌质淡红，少苔，脉虚细。治宜补益肾气，散风利湿。方用犀角散加减。干地黄、山萸肉、生黄芪各12g，天麻、羌活、防风、炒黄芩各10g，槟榔、炒枳壳、乌梢蛇各6g，白鲜皮、泽泻、山药各15g。

（二）外治法

皮疹以水疱为主，选用干葛水洗剂、漏芦汤；或用一枝黄花；或用王不留行30g，明矾9g，煎汁，泡足或湿敷，日2次。皮疹以浸渍腐白为主，先用石榴皮水洗剂泡脚，后用花蕊石散或龙骨散外扑；皮疹以糜烂、红肿、渗出为主，合并毒染，选用黄丁水洗剂泡脚，继用青黛散、真君妙贴散，植物油调成糊状，外涂患处；皮疹以干燥、脱屑和皲裂为主，选用疯油膏、润肌膏、红油膏、透骨丹、雄黄膏等外搽，日1～2次。

（三）针灸疗法

①循经取穴：主穴取合谷、后溪、中渚、八邪；配穴取大陵、三阴交、太溪。②辨病取穴：浸渍型与水疱型主穴取玉枕（双）；配穴取承山或承山下5分处。方法：施泻法，留针30分钟，1～2日1次。

（四）其他疗法

主穴：三阴交、太溪。方法：采用0.25%盐酸普鲁卡因注射液，或50%当归注射液，任选一种，针刺得气后，每穴缓慢推注1～1.5mL，2日1次。适用于水疱型、浸渍型足癣。

【偏方荟萃】

1. 苦参30g，或黄精120g；或鲜马齿苋、车前草各30～60g；或苦参、石菖蒲、野艾。任选一种，煎汁泡脚，或湿敷。适用于水疱或毒染阶段。

2. 石膏、轻粉各等份；或青黛15g，海螵蛸36g，石膏面120g，冰片3g；或六一散9g，枯矾3g；或五倍子、海螵蛸各等份。任选一种，研极细粉，外扑趾缝。适用于浸渍或腐白阶段。

3. 土槿树皮根 90g，浸入白酒 250mL，7 日后，外搽。适用于浸渍或腐白阶段。

4. 侧柏叶 200g，或黄精 500g；或藿香、枯矾各 9g，大黄、黄精各 15g。分别浸泡于适量米醋中，2～5 日后，滤汁，外涂，日 2 次。

5. 朴硝 9g，桐油调匀，涂于患处。适用于毒染红肿阶段。

【调摄护理】

1. 注意个人卫生与公共卫生，不穿别人鞋袜，到公共澡堂要用自己的毛巾、拖鞋，每晚临睡要洗脚。

2. 要彻底治愈本病，否则还可沾染到手部，酿成鹅掌风或灰指甲。

【预后判析】

本病积极防治，预后良好，但易复发，尤在夏天更应加强消毒，避免传染他人。

【医案精选】

曾某，女，34 岁，1976 年 8 月 13 日初诊。左脚肿痛不能行走已半个月。检查：左足背红肿，按之有凹窝，脚缝糜烂，流水，结痂，有脓性分泌物，同侧腹股沟肿块仍有压痛。诊断：脚癣感染。辨证：湿热下注，化火化毒。治则：清热解毒，利湿消肿。药用赤苓、黄芩、泽泻、丹皮、萆薢、连翘、车前子（包）、六一散（包）各 9g，蒲公英 15g。煎服。外用生地榆、马齿苋、黄柏各 60g，煎汁，湿敷。

3 日后，红肿渐消，糜烂、渗液已轻，已不见脓性分泌物，疼痛亦轻，臀核已消。继服前方加二妙丸 9g（包），湿敷同前。又过 3 日，红肿全消，脚缝干涸，略痒，嘱用六一散 9g，枯矾 3g，混合撒脚缝内。5 日后，接续用醋泡方，每晚泡脚半小时，以资防治。（《朱仁康临床经验集》）

【名论摘要】

《外科正宗》："臭田螺者，乃足阳明胃经，湿火攻注，多生足指脚丫，随起白斑作烂，先痒后痛，破流臭水，形如螺靥，甚者脚面俱肿，恶寒发热。"

脚丫毒（癣菌疹）

【病名释义】

脚丫毒病名出自《外科启玄》。后世医籍续论不多，不过，明清之后，从临床特征出发，相继出现脚丫痒烂、妇人脚丫作痒等病名。笔者认为，本病可能与妇人缠裹足趾，不利于汗液的蒸发，导致毒染而成烂疮有关。本病类似西医学的癣菌疹。

【病因病机】

湿热内蕴，复遭风毒，两者郁久化毒，循三阳经下注于脚踝，凝结不散，毒溢于肤而成。

【诊鉴要点】

（一）诊断要点

①病前多数有活动性癣病灶，如脚湿气、鹅掌风等，没有得到及时恰当治疗而继发。②皮疹多种多样，有似蚂蚁窝，有如丹毒，有似湿疹样，有如猩红热样等，但以丘疹、丘疱疹、渗出、糜烂、脱屑最为常见、多见。③部分伴有发热、食少、小便短黄等全身症状。

（二）鉴别诊断

本病应与汗疱疹、小腿丹毒、湿疹等相鉴别。

【辨证施治】

（一）内治法

1. 湿毒证 皮疹以丘疹、丘疱疹为主，疱破则有渗出、糜烂的现象，自觉痛痒相兼。舌质红，苔薄黄微腻，脉濡数。治宜清热利湿，解毒止痒。方用三妙丸加味。炒黄柏、苍术、槟榔、青皮各6g，忍冬藤、生薏苡仁、赤小豆各30g，川萆薢、川牛膝、宣木瓜、赤芍各10g。

2. 热毒证 皮疹以红斑为主，局部焮赤肿胀，附近臖核明显，自觉痛重于痒。伴有发热，畏寒，食少，倦怠。舌质红，苔黄微干，脉细数。治宜清热解毒，化湿消肿。方用赤小豆当归散加味。赤小豆、马鞭草、败酱草、车前草各15g，生地、炒丹皮、当归尾、川牛膝各10g，赤芍、赤茯苓、甘草梢各12g。

加减法：足背肿胀，指压凹陷加茵陈、泽泻、猪苓；剧痒，渗液较多加蚕沙、茯苓皮、冬瓜皮；畏寒、发热加薄荷、苏叶、荆芥、防风；臀核肿硬加橘核、浙贝母、山慈菇。

（二）外治法

皮疹以丘疹为主、痒重，选用1%薄荷三黄水洗剂，外搽。渗出、糜烂明显，选用黄丁水洗剂、黄精水洗剂，煎汁，湿敷；然后再用五倍五石散，植物油调糊或外扑，日2次；还可用玉露散。皮疹以红斑、肿胀为主，选用大黄散或三黄散，植物油调成糊状，外敷患处，日2次。

（三）针灸疗法

合谷、曲池、三阴交、太溪。方法：施泻法，针刺得气后留针30分钟，日1次。

（四）其他疗法

1.穴位注射法 三阴交、太溪。方法：常规消毒后，采用0.25%盐酸普鲁卡因注射液，针刺得气后，每穴缓慢推注1～1.5mL，2日1次。

2.刺血法 八风穴。方法：常规消毒后，用28号1寸长毫针快速点刺出血；若不出血可在拔针后略挤压以助出血少许，2～3日点刺1次。

【偏方荟萃】

1.鲜凤仙花（连根）2～3株；或用地榆6g，花粉、丹皮、菊花、芙蓉叶、蒲公英各15g，加水适量，泡患处，或湿敷。

2.枯矾散：石膏、轻粉、黄丹各10g，枯白矾15g，研匀，外扑患处。

3.密陀僧散：密陀僧30g，石膏、枯白矾各6g，轻粉3g，研细，油调或外掺。

4.五倍子（炒枯）30g，松香、枯白矾、水银、铅（同水银煅）各15g，雄黄10g；或用鹅掌皮焙研；或松萝、茶叶焙研；或稻草烧烟熏之或外扑。

【调摄护理】

1.外用药以温和为好，不可使用刺激性太强的药物，避免激惹与恶化。

2.急性期应卧床休息，少站立或行走，避免病情发展。

3.积极治疗原发疾病，若原发病得到控制，本病也会随之减轻或见好。

【预后判析】

本病正确治疗，预后尚良。不过，原发病的治疗对本病的预后也至关重要。

【医案精选】

耿某，女，25岁，1963年7月5日初诊。原患手足癣5～6年。检查：双足足趾间可见糜烂，稍有红晕，手掌、足跖可见密集之深在小水疱，足踝部可见对称性湿疹样损害。脉小滑，舌红，苔薄白。诊断：癣菌疹。辨证：脾运失健，风湿浸淫。立法：健脾，利湿，清热。药用：炒白术、二妙丸（包）、赤苓、泽泻、丹皮、黄芩、黑山栀、豨莶草、海桐皮各9g，陈皮6g，忍冬藤12g。

4日后复诊，见手足部水疱，大部分已干涸，尚有轻度瘙痒，每日腹泻3～4次。治以健脾除湿，佐以祛风。药用：炒白术、茯苓、泽泻、生薏苡仁、二妙丸（包）、六一散（包）、白扁豆、豨莶草、忍冬藤各9g，川朴、羌活各6g。3剂而愈。(《朱仁康临床经验集》)

【名论摘要】

《外科启玄》："脚丫毒是足经受证，足背跗是足三阳经，足掌心丫是足三阴受证，当分何经加引经药以治之。"

《外科正宗》："妇人脚丫作痒，乃从三阳风湿下流，凝结不散，故先作痒而后生湿烂，又或足底弯曲之处痒湿亦然。"

胡公弼："凡脚丫起初起小疱，作痒溃烂，毒水流注之处，即作痒溃烂出水。此乃湿气浸淫之证，以神应散治之。"

【经验与体会】

足癣呈水疱型、浸渍糜烂型和搓烂型用药宜温和，不可用刺激性较强的所谓杀癣药水，否则容易导致足癣的恶化，或者诱发癣菌疹的发生。中医对此诊治除了清热化湿之外，还应重视引经药的加入。如病变在脚背，属三阳经，应加入黄柏、柴胡等；病变在脚掌心、脚丫，属三阴经，加入柴胡、青皮、莲子、牛膝等，疗效更佳。

鸡 眼

【病名释义】

鸡眼病名始见于《医宗金鉴·外科心法要诀》。该书说："此证生在脚指，形如鸡眼，故俗名鸡眼。根陷肉里，顶起硬凸，疼痛步履不得。或因缠脚，或着窄鞋远行，皆可生之。"这里不仅指明了本病的病因，而且说出病名源之外征而来的形象性。在中医文献里，类似病名还有许多，主要有肉刺、鸡眼疮、鸡眼睛、百脚疔等。

【病因病机】

由于穿紧或窄的鞋子，或足骨畸形（如妇人缠脚），使高出的脚趾长期摩擦或受压，造成气血运行不畅，肌肤失养而发病。诚如《诸病源候论》所说："脚趾间生肉如刺，谓之肉刺。由着靴急小，趾相揩而生也。"

【诊鉴要点】

（一）诊断要点

①病变好发于受压和摩擦部，如足趾、跖侧、足跟、趾间等。②初起损害为黄豆大小圆锥状，根埋肉里，顶起硬凸，状如鸡眼。③鸡眼分硬、软两种：前者表面扁平，圆形或椭圆形的硬结，呈淡黄色；后者多发生于相邻两趾间的一趾侧面，由于趾间潮湿，常被浸软而呈灰白色。④压之或撞之，疼痛颇重，使之步履艰难。⑤患者多见于成年人，16岁以下少年、儿童少见。⑥不及时处理可长期不愈，偶然有因处理不当而感染化脓者。

（二）鉴别诊断

1. 胼胝 为中央厚边缘薄的角质板，范围比鸡眼大，境界不明显，无压痛。

2. 跖疣 好发于足底，表面粗糙不平，中心部稍凹陷，有刺状物，削去角质后，中央可见疏松的乳白色角质软芯，挤捏作痛。

【辨证施治】

（一）外治法

本病以外治为主。皮疹较多，病程不长，选用狗脊水洗剂，或治瘊汤，煎汁，浸泡患处，日2次，1次10～15分钟；待表面角质柔软后，分别选用水晶膏，乌梅膏，鸡眼膏1号、2号、3号，肉刺散，千金散，鸡眼散，紫玉簪膏，脚针膏等，保护好四周健康皮肤，外盖胶布，2～3日后，揭去胶布，分离鸡眼，剔除腐渣，揩去后重按不痛，即为治愈。否则，尚须继续治疗。

（二）针灸疗法

1. 毫针法 ①直刺法：鸡眼皮肤消毒后，毫针从鸡眼中心刺入至根部，然后用酒精灯烧针柄，使患处感到温热，持续3～5分钟，退针后用胶布固定。②围刺法：在鸡眼周围（上下左右）各斜刺一针，针尖直达根底，呈锥形，留针20～30分钟，其间捻转行针2～3次，拔针后挤压出少许血液外溢，外盖消毒纱布，3日1次。

2. 灸法 鸡眼表面涂凡士林或麻油后，上置艾炷，连灸4～5壮，使鸡眼枯焦，

3～5日后剔除残渣。

（三）其他疗法

1. 火针法 常规消毒和局麻后，中号火针烧红，对准鸡眼中心坚硬如钉处，快速刺入，至针下有落空感或冒出少许白色分泌物，立即拔针。

2. 穴位注射法 ①取太溪穴。方法：针刺得气后，将0.5%盐酸普鲁卡因注射液，缓慢推注1～1.5mL，1周1～2次。②取外踝与内踝后连线的中点为治疗点。方法：采用0.5%～1%盐酸普鲁卡因注射液5mL和副肾0.1mL，以5号针头刺入得气后，缓慢推注，1周2次。

3. 刺血法 鸡眼常规消毒和局麻，用三棱针点刺鸡眼中央，快刺快出，挤压出血少许，外盖消毒纱布，3日1次。

【偏方荟萃】

1. 先用针刺破鸡眼，再用蟾酥1.5g，温开水溶化，调铅粉3g涂在患处，2日1次。

2. 温水浸泡鸡眼待软，以刀修净厚皮，再取河豚鱼胆，涂纸上贴之，2～3次可愈。

3. 地骨皮、红花各等份，研细末，植物油调敷。

4. 紫玉簪花根，捣泥；或用鸭胆子（去壳），捣烂；或用蓖麻子，捣烂；或用乌梅（米醋浸泡）去核取肉，捣泥。任选一种外敷。

5. 补骨脂25g，白酒100mL，浸泡1周后，取酒外涂。

6. 松脂膏：松脂、白胶香各30g，黄占15g，火上融成膏，冷贴，用物扎定。

7. 熏硫膏：熏陆香、石硫黄各等份，研匀，外涂。

8. 蟾酥膏：蟾酥（汤浸湿）5片，腻粉3g，和匀，先用针挑破，再涂药。

【调摄护理】

1. 除治疗外，鞋靴应松紧合适，或者垫以棉花或海绵，减少对局部的挤压与摩擦。

2. 脚骨畸形，应尽早矫治。

3. 不滥用腐蚀性药物，忌用不干净的刀剪修削，以防毒染成脓。

【预后判析】

本病适时而恰当外治，预后良好。

【名论摘要】

《疡科会粹》："肉刺者，生于足指间，形如硬胝，与肉相附，隐痛成刺。由靴履急窄相摩而成。"

胼 胝

【病名释义】

胼胝病名出自《诸病源候论》。该书说："人手足忽然皮厚涩而圆短如茧者，谓之胼胝。此由血气沉行，不荣其表，故皮涩厚而成胝。"后世医籍依据其病情的演变过程，分别有牛程蹬（合并毒染），土栗、玻璃疽（形象特征），跟疽、牛茧蚕、足跟疽（病变部位）等病名。

【病因病机】

本病外因系挤压劳损，内因为气血不畅，两因相合而成斯疾。

1.气血不畅 手足久受挤压或摩擦，气血痞涩，或者气血不畅，肤失濡养而成。《疡医大全》说："此缘缠脚或着窄鞋，奔走桠挤，皆能生之。"

2.脏腑积热 脏腑积热，汗出涉水，远行伤筋，以致气滞血瘀，结成顽硬皮肉，卫营不滋而生。

【诊鉴要点】

（一）诊断要点

①本病多发生于农民及某些行业的工人等。②好发于足跖前部、踇趾及小趾屈侧面，平足患者也易发生。③损害为黄色或褐黄色的角质性斑块，呈圆形或椭圆形，扁平而隆起，质坚硬而光滑，半透明状，中央厚边缘薄，边界不清，数目多少不一。④严重时可有压痛；部分毒染而脓汁腥臭，破溃成疡。

（二）鉴别诊断

1.鸡眼 锥状硬结，根陷肉里，中顶色暗，步行疼痛。

2.千日疮（寻常疣） 若发于掌跖者，其表粗糙，状似花蕊，碰即出血。

3.掌跖角化病 自幼年发病，对称发生，常呈弥漫性，不局限于受压迫或受摩擦部位，表面粗糙，有不同程度的裂隙。

【辨证施治】

（一）内治法

1.气血不畅证 皮肤变厚，顽硬肿起，赤疱焮起，自觉疼痛难行。舌质淡红，苔少，脉细涩。治宜理气活血，解毒止痛。方用仙方活命饮加减。金银花、蒲公英各15g，当归、制乳香、制没药、地丁、花粉、陈皮各10g，甲珠、川牛膝、茯苓、木瓜、炒杜仲各6g。

2.脏腑积热证　初起局部红紫疼痛，溃破脓汁外溢，其气腥臭，日久难敛。舌质淡红，苔薄白，脉细数。治宜扶正固本，托毒生肌。方用人参养荣汤加减。党参、当归、黄芪、肉桂、白术、炙甘草各10g，白芍15g，熟地、枣皮、茯苓、金银花各12g，生薏苡仁、赤小豆各30g。

（二）外治法

损害初起，皮厚顽硬时，选用狗脊水洗剂，浸泡患处，然后外贴胼胝膏；病程日久，皮厚难以溃破，可酌情决脓，促使脓汁外溢，选用牛角散；若皮肉难生，愈合缓慢时，选用生肌散，直至收功。

（三）针灸疗法

1.毫针法　①直刺：阿是穴（胼胝区）。方法：采用毫针在胼胝区中央垂直进针，施提插泻法，不留针，3日1次。②围刺：阿是穴（胼胝区）。方法：毫针在阿是四周各斜刺1针，针尖向中心，施平补平泻法，留针30分钟，其间行针3～5次，3日1次。

2.灸法　先用温水浸泡患处，待软后用刀削去过厚的茧皮，然后将2cm高、底面直径0.5～0.7cm的楔形艾炷置其上，每次灸2～3壮，1周1～2次。灸后外敷乌梅膏，疗效较佳。

（四）其他疗法

1.枯胝疗法　先用淡盐水洗涤患处，后用刀在胼胝周围，约距1mm处，划一环形刀痕，深度以不出血为宜，划好后在划痕处敷撒极细的枯矾粉1～3g，并用绷带固定，日换药1次。2～3日后，胼胝干枯成一坚硬的死肉，用有齿镊子钳将胼胝剥落，渗血时外掺百草霜止血。

2.火针法　阿是穴（胼胝区）。方法：火针烧红后，迅速针刺阿是穴中心，立即拔出，溢血少许亦可，5日1次。

【偏方荟萃】

1.生荸荠剖开，临睡前贴在老茧上，用布包扎，连续7日，老茧自脱。

2.新砖烧红，韭菜汁泼之，将病足踏于其上烫之。

3.乳香、没药、海螵蛸、赤石脂各等份，研细末，黄蜡化开，和匀作饼，外敷。

4.陀僧膏：密陀僧600g，赤芍、当归、赤石脂（研）、百草霜各60g，乳香（去油）、没药（去油）、血竭（研）、孩儿茶各15g，苦参120g，银黝30g，桐油1000g，香油500g，大黄250g，依法制膏，外用。

5. 木贼草 60g，王不留行 30g，乌梅 10g，煎汁，浸泡患处。

【调摄护理】

1. 尽量减少外界的摩擦、挤压，如鞋靴宜松软合适或足底加垫海绵，手工操作者戴手套等。

2. 已患病者，防止暴力擦摩，否则易将胼胝撕脱，因不洁而染毒成脓。

【预后判析】

本病除去发病因素，正确治疗，可望获愈。

【名论摘要】

《集验背疽方》："人走长路紧急，被石块脚底垫肿，不能行走，痛不可忍。"

《医宗金鉴·外科心法要诀》："土栗又名琉璃疽，生在足跟之旁，形如枣栗，亮而色黄，肿若琉璃，此由行走崎岖之路，劳伤筋骨血脉而成。脓熟针之，脓少水多者，陀僧膏贴之。"

甲疽（嵌甲）

【病名释义】

甲疽病名出自《诸病源候论》。该书说："甲疽之状，疮皮厚，甲错剥起是也。其疮亦痒痛，常欲抓搔之汁出。其初皆是风邪折于血气所生。"后世医籍依据趾（指）甲嵌入肉内而生的临床特征，将其命名为嵌甲、嵌指、倒甲、潜趾、甲蛆疮、甲疽疮等，俗称"嵌爪"。

《医学入门》说："嵌甲，因靴窄研损，爪甲陷入四边，肿焮，黄水流出浸淫，相染五指湿烂，渐渐引上脚跗，疮浆四起，如汤泼火烧，日夜倍增，不能行动。"本病十分接近西医学的嵌甲。

【病因病机】

本病多因趾（指）甲过长，失于修剪，嵌入肉里，或因修剪之时不慎伤及甲旁皮肉，或因靴鞋狭窄，久受研损，致令局部气血阻遏，复感风邪，是以患生本病。日久则毒染溃烂，甚至爪甲脱落。正如《证治准绳·疡科》所说："甲疽或得于剪甲伤肌，或得于甲长侵肉，或得于履之不适，使气血阻遏而不通，腐溃为疽。"

【诊鉴要点】

诊断要点：①经调查患病率为 7.6%。②病变多生于足大趾内侧。③初起时甲旁肿胀不甚，甲向内嵌；继而破烂，胬肉高突，如不去除嵌甲，可拖延很长时间而不愈。④毒染后则化脓腐溃，红肿疼痛，步行艰难，并可发生核和红丝疔等合并症。

【辨证施治】

（一）内治法

《证治准绳·疡科》说："按足指在人体最下，气血易沮，药力难到，虚弱之人，小有破损，即成疮疡，久而不敛，况其大者，若非大补气血，岂能易愈。古云：病在四末，不必治内，非通论也。"大凡毒染成疮，症见甲旁红肿，胬肉外翻，脓汁淋漓，疼痛难忍，步履艰难。舌质红，苔薄黄，脉虚数。治宜清热解毒，扶正敛疮。方用五神汤加减。茯苓、车前子（包）、紫花地丁各 15g，金银花、赤小豆各 30g，黄芪、党参、生薏苡仁、浙贝母各 12g，青皮、川牛膝、地骨皮、甘草各 10g。

（二）外治法

初起肿胀、疼痛时，选用芪毒油，外涂；胬肉外翻，时津黄水，疼痛不忍时，选用华佗累效散，外掺患处，盖白膏药，日 1 次，胬肉消尽即愈。

（三）针灸疗法

足部取行间、太冲、三阴交、阿是穴；手部取灵台、合谷。方法：施泻法，不留针，针后用艾条灸病灶处，15～30 分钟，消毒纱布包扎，日 1 次。

（四）其他疗法

1. 刺血法 阿是穴。方法：常规消毒后，小号三棱针点刺，放血少许，然后用艾条灸 10 分钟，2 日 1 次。

2. 拔甲法 先用淡盐开水浸泡 15～30 分钟，拭干，然后用拔甲膏照趾（指）甲大小，剪取一块敷贴，间日换药 1 次。

【偏方荟萃】

1. 绿矾散 绿矾 15g（烧熟），芦荟 1.5g，麝香适量，研细末，绢装敷患处。

2. 白矾散 白矾、石胆各 15g，麝香、血竭、朱红各 0.3g。白矾、石胆炭火煅过，入后三味同研细，外掺。

3. 蛇黄散 雄黄 15g，蛇蜕皮 0.3g（烧），同研，外掺。

4. 乳香敷方 乳香、胆矾各等份，研细末，外掺。

5. 牡蛎散 牡蛎头（煅），研细末，日服 6g，以靛花酒调下。

6. 乌梅散 乌梅 10 枚，烧灰，研细末，外敷。

7. 砂糖方 琥珀 6g，糖（烧存性）6g，轻粉 1.5g，麝香 0.3g，麻油适量，调敷。

8. 马齿散 墙上马齿苋（阴干）30g，木香、丹砂、盐各 7.5g，研细末，外用。

【调摄护理】

1. 发现趾甲弯曲向内生长时，应尽早剪除。

2. 患病时应减少行走、站立，睡卧时抬高患肢。

3. 选择鞋靴时，应大小合适，避免紧小。

此外，积极防治甲癣及继发细菌感染也至关重要。

【预后判析】

妥善修甲，将甲缘撬起或将甲板部分切除，对预防、治疗、预后都很重要。

【名论摘要】

《外科启玄》："嵌指者，非气不和而生，乃因靴短或因踢蹩，故甲内长于肉内，时时流水，痛不可忍，百治不痊。庸医不识，误认指疔，上药不效，须令修脚人修去肉甲，上生肌散即愈。"

代指（甲沟炎）

【病名释义】

代指病名出自《诸病源候论》，又名代甲、糟指、土蜜、瘃爪、淪指、遭指等。《证治准绳·疡科》说："代指者，先肿焮热痛，色不黯，缘爪甲边结脓，剧者爪皆脱落。"这种沿爪甲生疮，其指焮肿，久则脱甲的疾病，十分接近西医学的甲沟炎。

此外，本病别名还有脱甲疳（赵炳南）、蛇眼疔（《医宗金鉴·外科心法要诀》），可供参考。

【病因病机】

脏腑蕴热，火毒结聚，热毒炽盛；爪甲为筋之余，由于毒热循经而流注，致使气机涩滞不通，结脓而成。此外，触摸不洁之物，或被竹木、鱼骨等刺伤，外染毒邪，留于皮肉经络，亦可致病。

【诊鉴要点】

诊断要点：①甲板周围皮肉焮肿，继而肿势蔓延，甲边积脓，绕指俱肿，形如半枣，色赤胖肿。②或沿爪甲边缘积脓，日久指（趾）甲脱落。③自觉剧痛不适。④部分伴有发热、头痛、食少、大便干燥等全身症状。

【辨证施治】

（一）内治法

1. 毒热蕴结证　初起甲旁焮红赤肿，肿如红枣，自述灼痛不已。伴有头痛、发热、大便秘结，小溲短赤。舌红，苔薄黄，脉滑数。治宜清热解毒，活血止痛。方用清热解毒饮加减。金银花、蒲公英、丹皮、赤芍、生甘草、生大黄、栀子各10g，连翘、浙贝母、赤小豆各12g，炒枳壳6g。

2. 热毒炽盛证　甲下或甲旁积脓，其色黄绿，跳痛不已，脓出不畅，或皮厚不溃。伴有壮热，口渴，痛难入睡，大便干燥，小溲短赤。舌质红，苔薄黄，脉洪数。治宜清热解毒，宣泄毒邪。方用解毒排脓汤加减。地丁、蒲公英、野菊花各12g，赤芍、浙贝母、桔梗、皂角刺各10g，赤小豆30g，桑枝、生甘草各6g。另加服西黄丸，日2次，1次3g，黄酒送下。

（二）外治法

局部红肿未溃，选用玉露膏，或消炎膏敷贴，日2次；甲下积脓，排脓不出时，可选用火针决脓，然后选用拔甲硬膏贴在患甲上，2日1次，2～3次后爪甲变软脱落，再用生肌药收功；若已溃可按溃疡处理之。

（三）针灸疗法

1. 毫针法　手部取灵台，配穴合谷；足部取行间，配穴太冲、三阴交。方法：施泻法，不留针，日1次。病灶化脓未溃，可点刺排脓。

2. 灸法　阿是穴（病灶已脓溃）。方法：先用生理盐水清洗患处，然后用艾条灸20～30分钟，日1次。

【偏方荟萃】

1. 消疮散：黄连10g，生大黄30g，芙蓉叶20g，栀子15g，研细末，猪胆汁调膏外涂。适用于初期红肿未成脓阶段。

2. 乌梅，浸入醋内，外涂。

3. 芒硝煎汁，外泡。

【调摄护理】

1. 治疗期间，应将患肢悬吊至胸前，可减轻疼痛。
2. 指端患处应保持洁净，不用或少用腐蚀性较强的外用药。
3. 忌食辛辣、酒酪、肥甘油腻之品。

【预后判析】

早期治疗，防止脓毒蚀骨，至关重要。若见皮厚脓不泄时，应及时决脓，预后良好。

【医案精选】

杨某，女，成人。左手拇指甲内侧红肿疼痛 5 天，口服四环素，外敷青敷药，未见好转。此感染热毒所致。急拟清解，以望消散。紫金锭粉，酸醋调敷，干则以醋润之；紫花地丁、忍冬藤各 30g，连翘、野菊花、蚤休、丹皮、夏枯草各 10g，黄芩 6g，生甘草 3g，半边莲 15g。上法治疗 2 天，左手拇指肿痛明显减轻。再治 3 天，肿痛痊愈。(《许履和外科医案医话集》)

【名论摘要】

朱丹溪："蛇眼疔生于指甲旁，夹角间，形似豆粒，色紫，半含半露，硬似铁钉，乃火毒凝结而成。"

《证治准绳·疡科》："爪者，筋之余，筋赖血养，血热甚，注于指端，故手指肿热，结聚成脓，甚则爪甲脱落。此证类于指疽，然无蕴毒，故色不黯，虽久亦不杀人。"

足瘊（跖疣）

【病名释义】

足瘊病名出自《中医大辞典·外科骨伤五官科分册》。该书说："足瘊，脚病名，即足部的各种扁平疣、寻常疣、粉瘤等，多为生物、物理刺激造成。"修脚业按其形态特点将足瘊分为刺瘊子（寻常疣）、肉瘊子（扁平疣）和粉瘊子（粉瘤）三种，可供临床诊疗参考。本书主要讨论寻常疣在足部的特异性表现——跖疣。

【病因病机】

湿热内蕴，气血阻滞，使筋气不荣，遂生赘疣。此外，皮肤外伤，感受病毒或因搔抓亦可致病。

【诊鉴要点】

（一）诊断要点

①多发生在足底和趾间潮湿部位。②皮疹为黄豆或更大的角质性斑丘疹，外观坚实似胼胝，但剥去表面则露出疏松的莲须样软蕊，揩挑后容易引起少许渗血。③数目多少不一，多者融合成片，伴有明显压痛。

（二）鉴别诊断

1. 鸡眼　为一表皮角质层过度肥厚所构成的圆锥形角质栓，尖端伸入皮内，底呈圆锥形，露于皮外，呈鸡眼状。

2. 胼胝　表皮角质层成片增厚，以中心部最厚，愈向边缘愈薄，常发生于受压迫和摩擦部位，与职业有关。

【辨证施治】

（一）内治法

初起在足底和趾间发生赘疣隆起，状如莲须，触碰出血，压痛明显。舌质红，苔少，脉弦数。治宜活血平肝，软坚铲疣。方用铲疣软坚汤加减。灵磁石、代赭石、生牡蛎、珍珠母各30g，地骨皮、生薏苡仁、茯苓皮各15g，红花、桃仁、山慈菇、柴胡各6g，川牛膝10g。

加减法：皮疹质坚且厚加炮甲珠、丹参、乌梅；患处疼剧加石决明、金头蜈蚣；手部伴发加忍冬藤、白花蛇舌草。

（二）外治法

皮疹数目较少，选用千金散，或水晶膏，腐蚀之；皮疹数目较多，选用香木水洗剂、狗脊水洗剂，煎取浓汁，浸泡之。

（三）针灸疗法

1. 毫针法　太溪、昆仑、足三里。方法：施泻法，针刺得气后留针30分钟，2日1次。

2. 灸法　阿是穴（疣赘）。方法：艾炷置于阿是穴上，点燃灸之，日1次，1次3～5壮即可。

（四）其他疗法

1.耳针法　肝、皮质腺、内分泌、病变相应区域。方法：针后留针 30 分钟，2 日 1 次。

2.刺血法　阿是穴（疣体）。方法：先削去疣表面角质层，显露出疣的丝蕊，采用 20 号毫针在疣体表面做三角形快速针入，约 5 分深，迅速出针，挤压疣体出血少许，日 1 次。

3.穴位注射法　太溪（双）。方法：常规消毒后，采用维生素 B_{12} 500μg，针刺得气后各缓慢推注 0.5mL，3 日 1 次。

【偏方荟萃】

1.生半夏少许，加白糖少许，冷开水调涂疣上，外用胶布固定，3 日换药 1 次。

2.驱疣汤加减：大青叶、马齿苋、生薏苡仁各 15g，赤芍、丹皮、防风、炒三棱、炙山甲各 10g，郁金 6g，煎服。

3.治瘊汤：熟地、首乌、杜仲、白芍、赤芍、桃仁、红花、丹皮、赤小豆、白术、牛膝、穿山甲，煎服。

4.麻杏薏甘汤：麻黄、杏仁、薏苡仁、甘草，煎服。

5.乌梅（将乌梅用盐水浸泡 1 日，捣为泥状）外敷患处。

【调摄护理】

积极防治足多汗症；避免挤压，出现疼痛。

【预后判析】

本病治疗得法，预后良好。

【名论摘要】

《外科枢要》："大抵此症，与血燥结核相同，故外用腐蚀等法，内服燥血消毒，则精血愈虚，肝筋受伤，疮口翻突开张，卒成败症。"

烂疔（气性坏疽）

【病名释义】

烂疔病名出自《备急千金要方》，其别名还有红茧疔、烂皮疔、破皮疔、卸肉疔、脱靴疔等。

《备急千金要方》说："烂疔，其状色稍黑，有白斑，疮中溃，溃有脓水流出，疮形大小如匙面。"这段文字简要描述了本病局部的形态变化。后世医家多宗《千金》之说，唯《疡科纲要》发先贤之所不逮，对本病的病因、病机、症状及治则，作了系统而具体的记载，迄今对临床治疗仍有启发作用。本病类似西医学的气性坏疽。

【病因病机】

湿热内蕴，热胜肉腐，毒火内侵是本病主要病机。外伤皮肉破损，接触潮湿泥土、脏衣、脏物等，感染外来特殊之毒，毒自外受，是其发病的外因；然其内因则是膏粱厚味或情志内伤，内蕴湿热，脏腑蕴毒。外侵毒邪自伤处与湿热之邪相合，毒热横逆猖獗，气血乘之，迅即腐烂，毒热循经内攻入里，则走黄之兆俱见。

【诊鉴要点】

（一）诊断要点

①多有严重外伤史，常见于下肢。②初起创口仅见胀烈样剧痛，难以遏制，继而创口周围水肿，苍白紧张光亮，肤色转为紫红、灰黑色，伤口外溢浆液性或浆液性血性液体，重按则有浅棕色混浊的稀薄脓液，混以气泡，恶臭。③高热烦躁，头痛头昏，呕吐，烦渴引饮，食欲不振，大便秘结，小便短赤；若肿势蔓延，腐烂不止，持续高热，神志昏迷，黄疸，提示合并走黄，危及生命。

（二）鉴别诊断

足背发（蜂窝织炎）　足背红肿灼热疼痛，迅速增大作脓，组织坏死，兼有发热，或作呕，但无外伤史，发病较烂疔缓慢，无气性脓液及胀裂性剧痛。

【辨证施治】

（一）内治法

1. 湿火壅盛证　暗红肿胀，化腐甚易，疮流气性恶臭脓液。伴高热烦躁，头痛呕吐，面色苍白，大便秘结，小便短赤。舌质红绛，苔薄黄，脉泄滑数。治宜清热利湿，解毒消肿。方用萆薢渗湿汤、五神汤合裁。萆薢、黄柏、泽泻、丹皮各10g，金银花、生薏苡仁、赤茯苓、生地各15g，车前子（包）、川牛膝、宣木瓜各12g，赤小豆30g。

2. 毒火内攻证　腐烂不止，分界不清。伴高热谵语，神识昏迷，黄疸，舌质红，苔黄焦糙，脉细数。治宜凉血解毒，清热利湿。方用清瘟败毒饮加减。生石膏30g（先煎），生地15g，玄参、赤芍、桔梗、黄芩、连翘、丹皮各10g，焦山栀、炒黄连、甘草、知母各6g，金银花、黄芪各12g。另服安宫牛黄丸或紫雪丹。

加减法：胸闷、纳呆加郁金、大豆卷、蚕沙、麦芽；患肢重者加木瓜、萆薢；气阴两虚加山药、石斛、天冬、麦冬、花粉。

（二）外治法

初起用玉露膏外敷；如肤色紫黑，加用蟾酥合剂；腐肉与正常皮肉分离清楚，改用五五丹或 5% ～ 10% 蟾酥合剂；腐肉脱落，掺生肌散，或生肌象皮膏，至愈为尚。

【调摄护理】

1. 早期可疑病例，应尽快对污染创口施行清创，并给予中西医结合疗法。

2. 隔离伤病员，其用过的敷料应予焚毁；换药用具应彻底灭菌；神志不清者，应予鼻饲。

【预后判析】

本病较罕见，诊断确立后及时治疗，勿失时宜，采用中西医结合综合治疗非常必要，否则易致截肢，危及生命。

【医案精选】

曹某，男，48 岁。半个月前左足背被镰刀割伤，3 日后局部黑陷，满足背红肿，形寒发热，虽经医治，黑晕扩大，肿势上行至膝下，高热不解，黑腐更甚，曾认为疔疮走黄，预后不良。就诊余处，神昏 3 天，谵语抽掣，饮食不进，体温 41.2℃，脉洪数，口噤不开，仅见舌质红绛。局部右下肢膝下红肿殊甚，足背肿大黑干陷面积约 12cm×7cm，气臭而腐肉韧不得脱。乃以尖刀挑起中间腐肉，用手术刀逐层向纵深剪除铜元之大腐肉一块，深达 2cm 后，方见黄褐色脓水流出，撒布红升丹盖膏药，并肌注青霉素。内服黄柏、知母各 6g，焦山栀、丹皮、牛膝各 9g，玄参 18g，金银花、连翘、生薏苡仁各 15g，带皮茯苓 24g。一剂分次灌服，当晚后半夜神志清醒。继续按前法治疗，局部去除表面腐肉，硝酸银棒涂抹，红升丹撒布。第三日钳去腐肉，创口见红活，以三味散撒布，其他治法循前。第四日，体温降至 37.5℃，钳去腐肉后，溃疡面积 14cm×9cm，尚有条索状腐肉黏附于新肉之间，足胫肿势大减，仍以三味散撒布，苔糙腻。处方：藿香 9g，青蒿、陈皮各 6g，金银花、菊花、茯苓、生薏苡仁、六一散各 12g，焦六仙 4g。内服 5 剂。5 日后，疮已在收敛中，溃疡面亦浅，红珍生肌散撒布溃疡面，腐肉处三味散撒布，停止内服药，历时半个月后痊愈。（《临诊一得录》）

【名论摘要】

《疡医纲要》："别有足部之疡，积湿蕴热，忽发红肿，形势最巨，按之随指陷下，一时不能即起，此证湿火若盛，化腐最易，即是阳发火毒，俗名水疗。"

《外科真诠》："四周红赤，中间一点漆乌，坚硬如石，痛不可忍，破后唯流血水。"

膈病（丝虫病）

【病名释义】

膈病病名出自《肘后备急方》。膈，脉隐起如辫绳也（《集韵》）。本病系古病名，外科专著论述不多，然而在杂病著作中仍不乏记载。如《诸病源候论》说："膈病者，由劳役肢体，热盛自取冷风而为凉湿所折，入于肌肉筋脉结聚所成也。其状赤脉起如编绳，急痛壮热，其发于脚者，患从鼠蹊起至踝，赤如编绳，故谓膈病也……其著脚若置不治，不消复不溃，其热歇，气不散作疸（有本作疽）又说："亦言江东诸山县人，多病疽，彼土有草名其草，人行误践触之，则令病疽。"这两段文字，前者说明本病急性期的主要症状；后者指明若不治疗，日久演变成病的结局，同时，还阐明了其地方性与传染性。此外，《潜斋医案》《串雅》等书所载大脚风、沙木髋、脚气等与丝虫病及丝虫病象皮腿类似。

【病因病机】

时染邪毒，以致毒流经络，营卫失调，气血阻滞，郁于肌肤，蒸腾于外而成；又有因风湿热邪夹杂留恋，流注下肢，故见皮肤发亮而伴水肿，日久湿郁为痰，痰瘀互结，导致皮肤粗糙而成象皮腿；部分湿从热化或复感热邪，相继出现下肢红肿作痛、发热畏寒、骨节酸痛等症。

【诊鉴要点】

（一）诊断要点

①患者以中年男女居多，通常发生在黄河以南的东南沿海和江湖较多的地区。②初期仅有灼热疼痛，臁核和红丝疔反复发作，病重时在下肢发生大片红斑，边清表亮，状如丹毒，伴有寒战、高热、头重等全身不适。③中期主要在阴囊或女阴部发生水疱，多为绿豆至黄豆大小的半球形水疱，疱壁较厚，呈半透明状，如石榴子，若疱破则有乳白色脂水外溢。④晚期下肢皮肤粗糙发硬，有4%～7%发生下肢淋巴水肿，一般而论，马来丝虫病下肢象皮肿绝大多数限于小腿部，肿胀较轻；斑氏丝虫病常累及全腿，肿胀较重。

（二）鉴别诊断

1. 流火（丹毒） 火毒郁于皮肤而发，起病急，蔓延快，皮色鲜红，如丹涂脂染，反复发作。

2. 胞漏疮（阴囊急性湿疹） 阴囊可有潮红、丘疹、结痂等多种皮疹；痒重，多为慢性。

【辨证施治】

（一）内治法

1. 湿热火郁证 下肢发生红线，股内臖核，或如丹毒，并向躯干方向走窜。伴有恶寒发热，头痛乏力。舌质红，苔薄黄，脉数。治宜清热渗湿，活血通络。方用龙胆泻肝汤加减。炒胆草、焦山栀、炒黄芩各6g，泽泻、车前子（包）、当归、赤芍、宣木瓜、川牛膝各10g，忍冬藤、马鞭草、败酱草各12g。

2. 气滞血瘀证 在外阴和乳房等处，发生群状透明水疱，呈半球形，破溃则有乳白色脂液外溢。舌质淡红，苔白微腻，脉沉。治宜理气通瘀，活血消肿。方用五苓散加减。泽泻、茯苓、陈皮、猪苓、青皮各10g，荔枝核、橘核各15g，槟榔、柴胡、黄芩各6g，赤小豆30g。

3. 痰瘀互结证 下肢、外阴和乳房发生象皮肿。伴有小便白浊，状如米泔水，或为粉红液体，口干苦。舌质红，苔黄腻，脉弦数。治宜理气化痰，通络散结。方用少腹逐瘀汤加减。当归尾、赤芍、柴胡、青皮各10g，延胡索、香附、宣木瓜、海桐皮各12g，苏叶、槟榔、路路通各6g，马鞭草、鱼腥草、车前草各15g。

加减法：偏于寒湿加肉桂、吴茱萸；兼有流火加金银花、连翘、黄柏、大青叶；发热怕冷加荆芥、防风；肿胀严重加丹参、鸡血藤、红花；肿痛加五灵脂、延胡索、郁金；伴乳糜加萆薢、瞿麦、萹蓄、凤尾草。

（二）外治法

湿热火郁证可选用去毒洗剂，或用花椒叶、见肿消，煎汁，熏洗，日1次。象皮肿可选用大脚风洗剂，或用鲜乌桕叶、鲜樟树叶、松针各60g，生姜30g，煎汁，熏洗，日1次。

（三）针灸疗法

1. 毫针法 ①循经取穴：行间、太冲、中封、蠡沟、膝眼、三阴交、漏谷、阴陵泉、公孙、商丘、复溜、照海、太溪、昆仑、仆参、委中、委阳、阳陵泉、阳交、悬钟、足三里、上巨墟、下巨墟、条口、解溪、环跳、风市、阴市、犊鼻、梁丘。方法：每次取5～7穴，施泻法，针刺得气后留针30分钟，日1次。②辨病取穴：关元、中极、肾俞、三阴交。方法：施补法，针刺得气后留针30分钟，日1次。③辨证取穴：

主穴取阴廉、五里、血海、三阴交、足三里、行间、阴陵泉、太溪；配穴发热加曲池，呕吐加内关，疼痛加风市、太冲。方法：施泻法，针后还可施隔姜片灸3～5壮。

2. 灸法 ①直接灸：点燃艾条后，沿三阳经与三阴经循行的方向，先自上而下，后自下而上，往返施雀啄术，灸10～15分钟，日1次。②间接灸：取足三里、丰隆、三阴交。方法：鲜姜切片贴在穴位上，艾炷置于姜片上，每穴灸5～7壮，日1次。适用于象皮肿。

（四）其他疗法

1. 耳针法：肾、膀胱、皮质下、神门。方法：针刺后留针30分钟，其间行针3～5次，日1次。

2. 火针法：阿是穴（肿大的淋巴结）。方法：常规消毒后，医者一手固定阿是穴，一手持烧红火针，蘸硫黄膏迅即刺入患处后拔出，5日1次。

3. 穴位注射法：肾俞、中极。方法：常规消毒后，采用维生素 B_{12} 500μg 或维生素 B_1 100mg，任选一种，针刺得气后各穴推注1～1.5mL，3日1次。

4. 穴位激光法：血海、阳陵泉、足三里、丰隆、隐白。方法：采用氦－氖激光医疗机照射穴位，每个穴照射5分钟，日1次。适用于象皮肿。

5. 七星针疗法：足三阴经循布区、夹脊。方法：采用七星针点刺足三阴经循布区、夹脊，施中等刺激，2日1次。

6. 发汗疗法：红土加食盐调匀，绑敷象皮腿局部，再用小火烘熏，使局部出汗，反复应用。适用于象皮肿。

7. 包敷疗法：用象皮肿包敷剂贴敷患处，药膏的厚度为0.5～0.8cm，3日1次。

8. 鸡鸣散：槟榔60g，木瓜、干姜、广陈皮、桔梗、苏叶、吴茱萸、茯苓、羌活各30g，共研细末，分为50包，每包6g。每天晚上12时半开始服药，每隔1小时服1次，在该夜服完5包，共服10天为1疗程，每次服药时，红糖15g兑服。

9. 癞蛤蟆晒干，研成细末，用白酒调匀敷患处，2日1次。

10. 商陆、山柰、食盐等份，研细末，白酒调成糊状，外涂患处。适用于淋巴水肿。

【调摄护理】

1. 积极治疗患者，消灭传染源，是预防本病的重要措施。

2. 灭蚊，消灭传播媒介，主要方法有搞好环境卫生、填平洼地、翻缸倒罐、用药物进行定期浸杀、普遍设置诱蚊缸等；还应力求做到防蚊叮咬，如夜间睡觉挂蚊帐、烟熏驱蚊、涂防蚊油等。

【预后判析】

本病急性期和象皮腿重症应采用中西医结合治疗，如口服海群生与手术治疗，但在初期和轻症采用中药治疗可获良效。

【医案精选】

陈某，男，46 岁。右足内踝肿胀疼痛 5 年，近年症状加重，时有潮红肿痛，影响行走。院外查到丝虫，经服海群生后转为阴性，但肿痛依然。苔薄白，脉左细右滑。此湿热下注，络脉痹阻，遂成大脚风症。治拟清化湿热，和营通络，缓缓图治。萆薢、马鞭草各 15g，牛膝、炒甲片、防风、防己、丹皮、泽兰、泽泻各 9g，刘寄奴 30g，二妙丸 12g（包）。

治疗 10 天后，局部肿痛得减，寒热稍退，又服 5 剂，内症见清，但站立及行走后肿胀尚甚，皮肤稍增厚，再拟原方增损。萆薢、马鞭草、薏苡仁各 15g，甲片、防己、丹皮、泽兰、泽泻各 9g，刘寄奴 45g，三妙丸 12g（包）。

一年后复诊，一边上班，一边治疗，半年后恢复正常。嘱以原方加重 10 倍，共研细末，水泛为丸，每服 6g，日 3 次，以资巩固。（《许履和外科医案医话集》）

【名论摘要】

《串雅》："脚气一症，即俗称大脚风，沙木骸是也。水乡农人多患之。一肿不消与寻常脚气发过则消者迥别，此因伤络瘀凝，气阻风湿，热邪夹杂留恋……故病初起必胯间结核而痛，憎寒壮热，渐而不行，至足即肿胀木硬，终身不便，诚可悯也。"

第十二章　阴、肛部皮肤病

袖口疳（龟头炎）

【病名释义】

袖口疳病名出自《医宗金鉴》，其别名还有袖手疳、龟头肿痛等，俗称鸡嗉疳疮、鸡豚疳等。

《外科真诠》说："龟头肿痛，有因肝经湿热下注者……有因涂搽春药而致者……有因嫖妓娈童，沾染秽毒，其肿紫暗，上有黄衣，溺管必痛，小便淋沥，否则茎皮收紧，包住龟头，即成袖口疳疮。亦有龟头之下，红胞如瘤坚硬，亦有所患之胞，如水光亮，即为鸡嗉疳疮。"这段文字的描述，不仅指明了本病的发病因素、临床主症，还涉及类似疾患，为今人的临床实践奠定了客观基础。本病类似西医学的龟头炎。

【病因病机】

1. 湿热下注　肝经环绕阴器，肝经湿热下注，必致阴器受病，若又因包皮过长，洗浴不勤，污垢浸渍，秽浊蕴结而发病。

2. 淫毒蚀阴　交媾不洁，或者外涂春药，淫毒鸠张，损及阴茎而致。

3. 湿热蕴毒　肝经湿热内蕴，下趋前阴，留而闭结，均能致病。

总之，本病的发病，外因多由包皮过长或局部染毒，内因多与肝经湿热有关。

【诊鉴要点】

（一）诊断要点

①龟头处初起发红肿，继而脂水浸渍，湿烂渗出，甚则上覆乳白脓苔。②自觉灼热刺痛，或者臊臭难闻。③临床常见急性浅表性龟头炎：局部水肿性红斑、糜烂、渗液和出血，摩擦后疼痛明显；伴有轻度全身症状，如疲劳、乏力、低热、腹股沟淋巴结肿大。环状溃烂性龟头炎：龟头及包皮发生红斑，逐渐扩大呈环状或多环状，以后形成浅表性溃疡。念珠菌性龟头炎：既可原发于念珠菌病，又可继发于糖尿病、老年消耗性疾病及抗生素和激素治疗之后，表现为表面光滑红斑，边缘轻度脱屑，并有卫星状分布的丘疱疹和小脓疱，病变部位可找到念珠菌。浆细胞性龟头炎：中年患者多见，为单个或多个经久不退的局限性斑块，经过缓慢，其表面或光滑，或脱屑，或潮湿，浸润明显，边缘清楚，不形成溃疡。阿米巴性龟头炎：少见，常在原有包皮龟头炎病变的基础上，因失去屏障作用，肠阿米巴病传染而成，表现为浸润、糜烂、溃疡、组织坏死等；分泌物直接涂片找到阿米巴原虫。云母状和角化性假上皮瘤性龟头炎：龟头浸润肥厚，局部角化过度并有云母状痂皮，呈银白色；龟头失去正常弹性，日久呈萎缩性改变。滴虫性龟头炎：龟头起丘疹、红斑，范围逐渐扩大，并可见针头大至粟粒大的小水疱，互相融洽，形成轻度糜烂面；分泌物中可找到滴虫。

（二）鉴别诊断

1. 软下疳 多发生于阴茎包皮、冠状沟、包皮系带和龟头；溃疡面污秽，边缘参差不齐；疼痛严重；病原体为杜诺凡小体。

2. 淋菌性尿道炎 尿道口红肿、发痒及轻微刺痛，继有稀薄黏液排出，引起排尿不适；分泌物可查到淋病双球菌。

【辨证施治】

（一）内治法

1. 湿热下注证 急骤发生，龟头红肿，局部肿胀，排尿刺痛或涩痛，摩擦后尤为明显。伴有发热恶寒，心烦口干，乏力倦怠，臀核肿痛。脉滑数，舌质红，苔薄黄微腻。治宜清热化湿，解毒驱邪。方用龙胆泻肝汤加减。炒胆草、焦山栀、炒黄芩、柴胡各6g，赤茯苓、马鞭草、忍冬藤、败酱草、鱼腥草各15g，车前草30g，生地10g。

2. 淫毒蚀阴证 病前曾有过嫖妓娈童，或者外涂过春药之类，龟头红肿或暗红，溃烂如红烛，黄色脓性痂皮不易脱落。伴有小便淋沥，尿道刺痛不适。脉细数，舌质红，苔少或无苔。治宜泻火祛毒。方用暗治饮加减。黄柏、蒲公英各10g，茯苓、白芍各15g，生甘草、龙胆草、柴胡各3g，豨莶草、琥珀各6g，白茅根、赤小豆各30g，灯心草 3 扎。

3.湿热蕴毒证　龟头已溃烂成疮，脓液外溢，气味臊臭，局部肿胀灼痛，附近臖核肿大，影响正常步履，小便淋沥不畅。脉弦数，舌质红，苔薄黄。治宜清热利湿，解毒凉血。方用银花解毒汤加减。金银花、白茅根各 30g，连翘、丹皮、焦山栀、黄柏、车前子（包）各 10g，赤芍、地丁各 12g，生甘草、白花蛇舌草各 15g。

（二）外治法

红肿、渗液较多时，选用马齿苋水洗剂、龙胆草水洗剂；或用黄柏 30g，生甘草 15g；或用黄柏 15g，金银花、地丁各 12g，水煎取汁，冷敷患处或洗涤脓垢。然后选用月白珍珠散、青吹口散、青黛散，外掺或植物油调成糊状外涂患处，日 1 ～ 2 次，直至伤愈。

【偏方荟萃】

1.鲜鸡蛋清 3 枚，将龟头浸入蛋清中，约 15 分钟，然后用青布灰 3g、冰片 0.3g，外搽患处。

2.木莲蓬 100 ～ 120g，水煎取汁，熏洗之。

3.蜗牛（焙干）、枯矾各等份，研极细末，外掺或香油调搽之。

4.生甘草 30 ～ 60g，浓煎取汁，外洗。适用于新婚损伤龟头肿痛者。

【调摄护理】

1.加强道德教育，加强性病防治知识的教育，提高自我防范和自我诊察的能力。

2.包皮过长者，待红肿消退后，宜尽早做环切术。

3.经常洗涤龟头，免除污垢存积。

【预后判析】

凡病因明显者，予以致病因素的特殊处理，预后良好。

【医案精选】

章某，男，童。阴茎红肿痛，身有寒热。此由湿热下注厥阴而成鸡豚疳。兹拟清泄之法，望其热退，方可消散。龙胆草（盐水炒）、柴胡（盐水炒）各 2g，黑山栀、泽泻、车前子、归尾、赤苓、猪苓、生薏苡仁各 10g，酒黄芩 5g，川柏（盐水炒）3g，六一散（包）、川萆薢各 12g。

二诊：寒热已退，阴茎余肿未消，小溲黄少，脉尚弦数。湿热留恋，再拟清化。滑石 15g，车前子（包）、萹蓄、瞿麦、黑山栀、赤苓、猪苓、泽兰、泽泻、金银花各

10g，木通 4.5g，通草 2g，赤芍 6g，灯心 5 尺。另：西血珀 1.5g，研末，蜜水调服。局部用鲜车前草汁外敷。经过 7 天，病遂痊愈。（《许履和外科医案医话集》）

【名论摘要】

《洞天奥旨》："袖手疳者，生龟头之颈上：皮包于内，而外不显也。凡龟头生疳疮，多是淫毒所感，因嫖妓而得也。然而因嫖而生者，不止生于龟之颈，今止生于龟头，而外又皮裹之，乃肿于皮肉之内也，非淫疮实热疮也。"

阴痒（滴虫性阴道炎）

【病名释义】

阴痒病名出自葛洪《肘后备急方》。其别名有阴门痒、阴痒脱。

阴痒既是病名，又是常见症状，也就是说许多皮肤病均可在外阴区域出现瘙痒，《杂病源流犀烛》一书将其归纳为虫蚀阴痒、情郁阴痒、湿热阴痒、亏损阴痒等。总之，有因虫而致阴痒，也有无虫而致阴痒者。沈金鳌的上述论述，比较符合西医学所说外阴炎、皮炎、疱疹、外阴白斑、霉菌性阴道炎、滴虫性阴道炎，以及宫颈炎异常分泌物刺激引起的瘙痒。然而，从总体讲，古人所称阴痒以原虫性居多，诚如《诸病源候论》所说："妇人阴痒，是虫食所为。三虫九虫，在肠胃之间，因脏虚虫动作，食于阴，其虫作势，微则痒，重者乃痛。"由此而论，本病包括滴虫性阴道炎和霉菌性阴道炎。

【病因病机】

1. 湿热下注 湿热生虫，是古人以证候如虫行之痒而推演出来的，自晋代以后，阴痒皆言虫食，并认为肠胃虚损，劳伤经络，三虫九虫动作，轻者为痒，重者为痛。

2. 脾虚湿重 七情抑郁，久郁化火，脾虚湿生，湿热相合，循肝经下行，流注于阴部，或因欲事不遂，思想所淫，以致气血凝于阴间，积成湿热，久而不散。

3. 阴虚燥热 房事过度，伤及肝肾，致使肝肾阴虚，虚热内生，局部失其濡养，故淫痒不止。此外，房事直接损及前阴，或者不洁交媾，均可感染热壅，造成阴痒，乃至肿痛。

【诊鉴要点】

（一）诊断要点

①病变主要集中在大、小阴唇，其次在阴道口。②上述区域可见瘙痒，皮肤焮红，部分轻度渗出、糜烂，日久还会肥厚，状如苔藓。③自觉瘙痒，甚则奇痒难忍，坐立不安。④湿热偏重时，多伴黄白带下，且多异常气味。⑤检查白带，确定致病原，有利于诊断的确立。

（二）鉴别诊断

1. 外阴白斑　女阴干涩，肤色变淡，或如白瓷，兼有瘙痒，当做病理而区别。

2. 阴蚀　虽然瘙痒，但以阴部红肿、溃疡、脓性分泌物为主。

3. 女阴神经性皮炎　皮肤肥厚，状如苔藓，常随情志的喜怒而伴有痒感轻重变化的趋势。

【辨证施治】

（一）内治法

1. 湿热下注证　阴部瘙痒，搔破则有少许渗出或者轻微糜烂，部分还伴疼痛，黄带绵绵，夹有腥臭气味。兼有头昏少眠，胸胁苦满，小便短数，心烦易怒。口干且苦，脉弦数，舌质红，苔黄微腻。治宜清热利湿，兼以杀虫。方用龙胆泻肝汤合逍遥散加减。炒龙胆草、柴胡、当归、丹皮、甘草各 6g，生地、车前子（包）、泽泻、赤茯苓各 12g，焦山栀、芦荟各 4.5g。

2. 脾虚湿重证　阴部瘙痒，或阴内闷痒或痛痒相兼，带下淋漓。伴有肢体倦怠，小便赤涩，纳少失眠，口淡无味，时时口干。脉缓滑，舌尖红，苔薄白腻。治宜健脾利湿，清热和胃。方用归脾汤加减。党参、白术、黄芪、当归各 10g，茯神、桂圆肉、白芍各 12g，枣仁、广木香、焦二仙、柴胡、丹皮各 6g，生姜 3 片，大枣 5 枚。

3. 阴虚燥热证　阴痒而干涩灼热。伴腰酸耳鸣，头昏眼花，口干咽燥。脉细数，舌质红，苔少。治宜滋阴降火，润燥止痒。方用坎离既济丸加减。生地 15g，炒黄柏、丹皮、麦冬、五味子各 6g，何首乌、黄精、山药、钩藤各 12g，旱莲草、女贞子、益母草各 30g，柴胡 6g，茵陈 10g。

（二）外治法

阴痒因湿热下注而致，选用塌痒汤；阴痒因阴虚燥热而致，选用芎归汤。因滴虫而致阴痒，选用黄柏蛇床洗方、远志栓；因霉菌而致阴痒，选用阴痒洗剂、治霉净阴塞剂；若渗出或糜烂，选用青黄散、锡类散、蛤粉冰黄散。

（三）针灸疗法

1.毫针法 处方1：次髎、中极、大赫、血海、三阴交、中封；处方2：太溪、三阴交、蠡沟、太冲、百虫窠。方法：任选一方，施泻法，针刺得气后留针15分钟，日1次。

2.灸法 取八髎穴。方法：将艾条点燃后，在双侧八髎穴上，自下而上，施雀啄术灸5～10分钟，日1次。

（四）其他疗法

1.刺血法 取经外奇穴（无名指掌侧中节横纹处）。方法：采用三棱针点刺放血少许，3日1次，具有良好的止痒效果。

2.穴位注射法 长强、中极。方法：采用0.25%普鲁卡因注射液，针刺得气后各穴缓慢推注1.5～2.0mL，2～3日1次。

【偏方荟萃】

1.小蓟，或蒜，或仙鹤草，或桃仁，任选一种，不拘多少，水煎或捣泥，外用。

2.明矾、野菊花各20g，外洗。

3.金银花、甘草、五倍子各等量，或用紫花地丁、野菊花、半枝莲、黄柏各等量，研极细末，外掺患处。

4.陈大蒜头末9g，山苦参、蛇床子各6g，白糖3g，装入胶囊。先用葱白8～10根，煎汤坐浴，晚上取胶囊2粒塞入阴道内，连用5～10日。适用于滴虫性阴道炎。

5.大黄散：大黄、黄芩、黄芪、赤芍、玄参、丹参、山茱萸、蛇床子，研细末，食前，温酒调服6g。适用于剧烈阴痒。

6.三黄散：大黄、黄柏、蛇床子、苦参、黄精、地肤子、白鲜皮、枯矾、五倍子各等量，研粗末，每次取15～30g，水煎取汁，外洗。适用于霉菌性阴道炎。

【调摄护理】

1.本病应早治，注意卫生清洁，经常清洗前阴，勤换内衣，其内衣也应消毒处理。

2.七情不宜太过，保持精神乐观，少食辛辣油腻食物。

3.患病期间，禁止房事。

【预后判析】

阴痒极为痛苦，但常羞隐，不便明言，因此要求尽快早期治疗；采取内治与外治结合，预后一般良好。延误不治，病程愈久，治愈则难。

【医案精选】

案 1：一妇人，素郁闷，阴内痛痒，不时出水，饮食少思，肢体倦怠，用归脾汤加牡丹皮、山栀、芍药、柴胡、生甘草主之而安（《万病回春》）。

案 2：余某，34 岁，初诊日期：1974 年 4 月 10 日。外阴痒已半年余，带下量中等，色黄。经前瘙痒尤甚，自觉阴道内似有虫爬感，性躁，小便黄热，大便干。脉弦，舌红，苔黄厚。辨证：肝经湿热下注。治法：清肝泻胆利湿。处方：龙胆草、生地各15g，柴胡、当归、泽泻、川楝子、苦参各 10g，栀子、车前子各 12g，土茯苓 24g。外用黄柏皮、白鲜皮、苍耳子、路路通各 30g，细辛 15g，熏洗。

治疗经过：上方进 3 剂后，痒感明显减轻，适当经前，洗剂停用。考虑经前忌苦寒，将胆草、栀子减为 10g，去苦参，加赤芍、白芍各 10g，丹参 12g。又进 3 剂。17 日经行，阴痒见控制。后以原方加减进 6 剂，外洗药 3 剂，痒解。（《妇科析症举例·徐升阳》）

【名论摘要】

《医学准绳六要》："阴中痒，亦是肝家湿热，泻肝汤妙。瘦人燥痒属阴虚，坎离为主，外用蛇床子煎剂洗之。"

《女科经纶》："妇人阴痒属脏虚虫蚀；亦属欲事不遂，积成湿热。"

《石室秘录》："女人阴内生虫，乃湿热也。"

疳疮（软下疳）

【病名释义】

疳疮病名出自《外科大成》，又名妒精疮、耻疮等。因其病变部位不同，外征各异，故而又相继出现众多病名。诚如《医宗金鉴·外科心法要诀》所归纳：生于马口、名下疳，生于玉茎，名蛀疳；龟头外肿如瘤，名鸡嗉疳；疳久而偏烂，名蜡烛疳；阴囊肿坠，名鸡肫疳；痛而多痒，溃而不深，形如剥皮烂杏，名瘙疳；生于马口旁有孔如棕眼，捻之有微脓，名镟根疳；生杨梅疮时，名杨梅疳；生杨梅时，服轻粉水银，以致便溺尿管内刺痛，名杨梅内疳。这段记载说明，疳疮是生于阴器下疳的统称，也提示疳疮是一种有别于杨梅疮早期硬下疳的又一种性传播性疾病。

此外，在历代文献中还提到的类似病名有蜡烛卸、斗精疮、臊疳、内蛀秆、外蛀秆等。本病与西医学的软下疳接近。

【病因病机】

本病的发病因素，《外科证治全书》曾有一段提纲性叙述："下疳一证，属肝、肾、督脉三经之病……内因者，由欲火猖动，不得发泄，致败精湿热留滞为患……外因者，由娼妇阴器瘀浊未净，则与交媾，致淫精邪毒，感触精宫为患，最不易愈。如治得法，亦必发出便毒秽疮下疳，以泄其毒始愈。"

1.淫火郁滞 男子欲念萌动，或者外涂房术热药，皆能致使阳物兴举，淫火猖狂而未经发泄，败精浊血，流滞中途，精阻火郁而成。

2.肝经湿热 肝经环绕阴器，湿热内蕴则随经下注于前阴，加之妇女阴器瘀浊未净，接与交媾，以致淫水毒精传袭而成。

【诊鉴要点】

（一）诊断要点

①病变部位主要集中在男子龟头、冠状沟、包皮内板，女子的大、小阴唇内侧。②初起可见肿结损害，继而皮肿光亮，皮破流水，甚则腐烂渐作，脓水淋漓。③小便涩淋黄浊，自觉茎中作痛，腹股沟淋巴结肿大。

（二）鉴别诊断

软下疳应与硬下疳鉴别，详见表 12-1。

表 12-1 软下疳与硬下疳鉴别表

	软下疳	硬下疳
潜伏期	2～5 天	2～4 周
溃疡	常多发（个）	常单发（个）
溃疡基底	软，不整齐	硬似软骨
溃疡边缘	参差不齐，下陷	境界清楚，稍高出皮面
溃疡表面	污秽	清洁
疼痛	严重	无（无继发感染时）
病原体	杜诺凡小体	梅毒螺旋体

【辨证施治】

（一）内治法

1.淫火郁滞证 阴器暗红肿胀，继而结块渐生，腐烂渐作，脓水淋漓。自觉既痛又痒，小便淋沥，尿道刺痛，甚则黄浊败精。脉细数，舌质红，苔薄黄微干。治宜疏利肝肾邪火。方用清肝导滞汤加减。萹蓄 12g，瞿麦、黄柏、知母、芦荟、滑石各10g，甘草、焦山栀、炒龙胆草各 6g，琥珀 4.5g，白茅根 30g。

2. 肝经湿热证　阴器皮肿光亮，甚如水晶，皮破流水，肿痛日生，痒痛相兼，小便涩滞，口燥咽干。脉弦数，舌质红，苔薄黄且干。治宜清肝解毒，化湿清热。方用龙胆泻肝汤加减。炒胆草、黄芩、焦山栀各 6g，连翘、生地、车前子（包）、归尾各10g，赤茯苓、泽泻、麦冬、金银花各 12g。

（二）外治法

痔疮初起，红肿流脓时，选用二灵丹、旱螺散、鬼茶散、银粉散，先用大豆甘草汤，水煎取汁外洗，然后任选一方外掺患处，外盖白玉膏；痔疮溃烂，以痛为主时，选用凤凰散；痔疮溃烂，以痒为主时，选用黑香散；痔疮溃烂，日久不收时，选用七宝槟榔散、圣粉散、珍珠散，先用苦参或陈松萝茶，水煎取汁外洗，后用一方外掺或香油调糊外涂均可。

【偏方荟萃】

1. 九味芦荟丸　当归、胡黄连、川芎、芜荑、白芍各30g，龙胆草（酒浸洗炒）20g，真芦荟15g，广木香、甘草各10g，研细末，米粥为丸如麻子大，每次服3～4.5g，温开水送下。体虚加服归脾汤、逍遥散。主治各个时期的痔疮。

2. 化淫消毒汤　白芍、金银花各30g，当归、土茯苓各15g，炒山栀、苍术、青黛、生地各10g，生甘草3g，水煎。主治淫火郁滞证型痔疮。

3. 加味逍遥散　柴胡、当归、龙胆草、花粉各6g，白术、白芍、玄参各15g，茯苓、炒栀子各10g，甘草、陈皮、荆芥各3g，防风1.5g，水煎服。主治女性痔疮。

4. 桃仁散　桃仁21粒（研烂），雄黄粉、白薇粉各6g，炙甘草1.5g，各研细末，蘸鸡肝后，纳入阴户，日3次。主治妇女痔疮。

5. 解毒木通汤　黄连、龙胆草、瞿麦、滑石、山栀、黄柏、知母各3g，芦荟、甘草各1.5g，灯心草12根为引，煎服。主治男女痔疮由于外涂房术热药所致痔疮。

【调摄护理】

1. 加强伦理教育，加强法制教育，避免不洁和不正当的性行为。

2. 本病发生后，一方面应及时治疗，另一方面不要发生性行为，以免传播给别人。同时，患者所用生活用具、衣被均应彻底消毒。

【预后判析】

鉴于本病通常容易发生诸多的并发症，如横痃、尿道瘘、包茎或嵌顿包茎等，治疗较难，但对症处理恰当，95% 的患者可望治愈。

【医案精选】

案 1：一男子茎头腐烂，小水涩痛。外以珍珠散，内服木通汤，四剂涩痛止。更服四物汤加黄柏、花粉而痊。(《外科正宗》)

案 2：一男子玉茎肿痛，小便如淋，自汗，甚苦，时或虽尿血少许，尺脉洪数，按之则涩。先用清心莲子饮加牛膝、山栀、黄柏、知母、柴胡，数剂少愈，更以滋肾丸一剂而痊。《玉机微义》云：如自汗小便少，不可以药利之。既已自汗，则津液外亡，小便自少，若利之，则荣卫枯竭，无以制火，烦热愈甚，当俟热退汗止，小便自行也。兼此证乃阳明，经云：大忌利小便。(《外科发挥》)

【名论摘要】

《外科发挥》："下疳，肿痛或发热者，肝经湿热也，清肝除湿。肿痛发寒者，邪气传表也，发散之。肿痛，小便赤涩者，肝经热湿滞壅也，疏肝导湿。"

精浊（淋病）

【病名释义】

精浊病名出自《证治要诀》。精浊属浊病，据《杂病源流犀烛》描述：其茎中如刀割火灼；窍端有秽物，如米泔，如粉糊，如疮脓，如目眵等。本病十分接近西医学淋病的范畴。

【病因病机】

1.相火妄动 劳欲伤肾，思虑过情伤心导致心肾虚亏，水火不济，阴阳升降失常，均能形成相火妄动，令败精而腐从溺而出。诚如《仁斋直指方》所说："凡人酒色无度，思虑过情，心肾气虚，不能营摄，往往小便频数，漏浊所由生也。"

2.脾肾虚损 脾肾不足，收摄无权，使之升清无能，固摄无权，精微脂液下流而成精浊。

【诊鉴要点】

（一）诊断要点

1.男子淋病 以尿道炎最为常见，初起伴有尿频、尿急、尿痛等，继而有黄绿色脓性分泌物由尿道流出，尿道口及舟状窝红肿，部分患者还可出现高热、寒战等全身症状。

2. 女性淋病 主要侵犯尿道及子宫颈，表现为排尿困难、外阴红肿、白带增多，并有脓性分泌物大量溢出。

3. 尿道分泌物 直接做 Gram 染色，在多形核白细胞内找到淋病双球菌则可确诊。

（二）鉴别诊断

本病需与其他原因引起尿道分泌物增多的疾病，如滴虫性尿道炎、Reiter 综合征、非淋菌性尿道炎等进行鉴别，主要是依靠细菌学检查而区别之。

【辨证施治】

（一）内治法

1. 相火妄动证 尿浊如泔浆，或如脓涕，腥臭气味重。伴有头昏耳鸣，心悸多梦，咽干口渴，颧红盗汗，腰膝酸软，大便干结。脉细数，舌红，苔薄。治宜滋阴降火，通淋利尿。方用知柏地黄汤加减。炒知母、炒黄柏、炒丹皮各 6g，干地黄、山药、赤茯苓、泽泻各 12g，山萸肉、瞿麦、车前子（包）各 10g。

2. 脾肾虚损证 病程较长或治疗不彻底而死灰复燃，小便时而发现少量黄稠脓性分泌物，或马口结有浆性，或内裤可见污秽渍。伴有面色萎黄，纳谷不香，气短神疲，四肢不温，腰腿酸软。脉虚缓，舌质淡红，苔白滑。治宜健脾补肾，扶正固本。方用苓术菟丝丸加减。茯苓、泽泻各 10g，白术、莲肉、山药、炒杜仲、枸杞子、山萸肉各 12g，菟丝子 15g，五味子、琥珀各 6g，灯心草 3 扎。

（二）针灸疗法

1. 毫针法 心俞、白环俞。方法：施平补平泻法，针刺得气后留针 30 分钟，日 1 次。

2. 灸法 章门、曲泉。方法：直接灸，每次 5～10 分钟；间接灸，可在姜片上放置 5～7 壮，日 1 次。

【偏方荟萃】

1. 珍珠粉丸：真蛤粉、黄柏各适量，研细末为丸，日 2 次，每次 6g。

2. 心肾丸：菟丝子、麦冬各 60g，研细末炼蜜为丸，日 2 次，每次 6～10g。

3. 五味子（炒赤），不拘多少，研细末，水泛为丸，日 2 次，每次 4.5～6g。
以上三方均适用于虚证。

4. 散精汤：刘寄奴、白术各 30g，车前子 15g（包），黄柏 1.5g，煎服。

5. 大分清饮：茯苓、泽泻、猪苓、山栀子、枳壳、车前子。

6.七正散：车前子、茯苓、山栀、龙胆草、萹蓄、甘草。

以上三方适用于实证。

【调摄护理】

1.加强道德教育，普及群众性防治知识，提高自我监护能力。

2.急性期应卧床休息，严禁性生活，禁止食入刺激性食物，积极进行合理治疗，以免转为慢性。

【预后判析】

本病一般预后尚佳，只要及时适当治疗，避免劳欲过度，尚容易防治；但本病易于复发，若反复发作，病情致实转虚，或虚中夹实，则迁延不易根治。

【医案精选】

先卿吴伯玉，闭精行房，时有文字之劳。患浊，茎中痛如刀割，自服清火疏利之剂不效，改服补肾之剂又不效，商治于余。余曰：败精久蓄，已足为害，况劳心之余，水火不交，坎离顺用也。用萆薢分清饮，加茯神、远志、肉桂、黄连，四剂即效。兼服补中益气、六味地黄丸半月而安。后因劳复发，但服补中益气而愈。（《医宗必读》）

【名论摘要】

《景岳全书》："由精而为浊者，其动在心肾；由溺而为浊者，其病在膀胱肝脾……有热者当辨心肾而清之，无热者当求脾肾而固之、举之，治浊之法，无此比矣。"

溺浊（非淋菌性尿道炎）

【病名释义】

溺浊病名出自《类证治裁》，又称溺白（《素问·至真要大论》）。《类证治裁》说："浊在便者，色白如泔，乃湿热内蕴，由过食肥甘辛热炙煿所致。"据此而推论，小便混浊不清，而溺时并无尿道涩痛，当属溺浊。本病接近西医学非淋菌性尿道炎。

【病因病机】

1.脾胃湿热 过食肥甘或炙煿食物，造成脾胃湿热，影响水湿的正常运行，遂下注膀胱，溺则为之而变，酿成溺浊。《张氏医通》说："多由胃中湿热，浊痰下流，渗入膀胱，谓之便浊。"

2. 肾元亏损　劳欲过度，伐伤肾元，肾虚寒冷，肾气不固，固摄无权，而致尿浊。《医林集要》所说的"过于色欲而得之，肾气不固"，成为本病最重要的病因病机之一。

总之，本病以虚实而论：实证系湿热下注，脏腑病位在脾胃；虚证由肾阳不足，脏腑病位在肾。

【诊鉴要点】

（一）诊断要点

①潜伏期一般为 1～3 周。②男性主要表现为尿道刺痒感，伴有轻重不等的尿急、尿痛、排尿困难，有时尿道外口可溢出少量水性黏液样分泌物。③女性可无症状，偶见白带增多。④有时伴发口腔炎等。⑤取材涂片或培养找不到淋球菌，但可分离出病原体如沙眼支原体或分解尿素支原体。

（二）鉴别诊断

同一病人可以同时发生淋病及非淋菌性的双重感染，而且症状相似，故区别此两种病应极为慎重。详见表 12-2：

表 12-2　淋病及非淋菌性尿道炎区别表

	淋病	非淋菌性尿道炎
潜伏期	2～3 天	1～3 周或更长
排尿困难	多见轻度或无	有
全身症状	偶见	无
尿道分泌物	常见，量多，多呈脓性	少或无，多为稀薄黏液状
白细胞内革兰阴性双球菌	（＋）	（－）
组织细胞培养	革兰阴性双球菌	沙眼支原体或分解尿素支原体

【辨证施治】

（一）内治法

1. 脾胃湿热证　溺浊稀薄如米泔状，尿时茎中无涩痛，仅有刺痒感。伴有胸脘满闷，口干口渴。脉滑数，舌质红，苔黄微腻。治宜清热利湿。方用程氏萆薢分清饮加减。川萆薢、炒黄柏、莲子心各 6g，茯苓、白术、生地、车前子各 10g，丹参 12g，石菖蒲、甘草各 4.5g。

2. 肾元亏损证 小便频数，时有水沺样分泌物溢出。伴有精神萎靡，面色㿠白，肢端冰冷不温，形寒怯冷。舌质淡红常有齿痕，少苔，脉沉细无力。治宜温肾固涩。方用固真丸加减。晚蚕蛾 6g，肉苁蓉、益智仁、茯苓各 12g，山药、菟丝子各 15g，龙骨、鹿角胶（烊化）、莲肉、桑螵蛸各 10g。

（二）针灸疗法

1. 毫针法 主穴：肾俞、关元、三阴交；配穴：腰痛加气海、志室；食少、神倦加足三里、公孙、内关、神门；烦渴欲饮加大椎、太渊、丰隆；阳痿加阴陵泉。方法：实证施泻法，虚证施补法，日 1 次。

2. 灸法 关元、太溪。方法：艾卷施灸 15～30 分钟，间日 1 次。

【偏方荟萃】

1. 通灵散：益智仁、茯苓、白术各等份，研细末，每服 6g，水煎服。适用于实证。

2. 厚朴 30g（姜汁炙），茯苓 3g，水酒各半，煎服。用于实证。

3. 白果、莲肉、江米各 15g，胡椒末 30g，乌骨鸡 1 只，如常洗净，装入鸡内，煮熟，空心食之。适用于实证。

4. 秘精丸：牡蛎、菟丝子、龙骨、五味子、韭菜子、茯苓、白石脂、桑螵蛸。用于虚证。

5. 四精丸：鹿茸、山药、肉苁蓉、茯苓。适用于虚证。

【调摄护理】

1. 对本病的高危人群，如年轻人等，应进行伦理和性医学教育，提高自我抗御能力。

2. 患病后应及时、彻底治疗，不可半途而废，否则容易造成宫外孕、不育症、自发性流产、宫内死胎、新生儿结膜炎和死胎等。

【预后判析】

本病一经确诊后，应彻底治愈，但要避免重复感染，否则，应先治精浊，然后再治溺浊。

【医案精选】

史左，溲浊淋沥赤白，溺时管痛，湿胜于热则为白，热胜于湿则为赤。经云：诸转反戾，水液混浊，皆属于热。一则热迫血分，一则湿郁下焦，瘀精留滞中途、膀胱宣化失司，赤浊白浊，所由来也。拟清肝火，渗湿热，佐去瘀精。龙胆草 4.5g，粉萆藓 10g，细木通 2.4g，黑山栀 4.5g，远志肉 3g，滑石 10g，生草梢 2.4g，粉丹皮 4.5g，琥珀屑 0.9g（冲），淡黄芩 4.5g，川雅连 0.9g，通草 2.4g。（《丁甘仁医案》）

【名论摘要】

《寿世保元》："便浊之症，因脾胃湿热下流，渗入膀胱，故使便溺赤白混浊不清也。宜燥中宫之湿，用升麻、柴胡提气，使大便润而小便长，不宜寒凉伤血之药。"

横痃（性病性淋巴肉芽肿）

【病名释义】

横痃病名出自《外科正宗》。其别名还有横痃疽、外疝等。古代文献据其形征，将病位在左侧腿缝称之鱼口，在右侧腿缝称之便毒（一名血疝、便痈、便毒肿结、便肿痛、痃癖等）。

据古籍文献所记载，横痃生于小腹之下的毛际区域；右侧腹股沟结肿化脓名曰便毒；左侧腹股沟结肿破溃，随之行动而开合，犹如鱼口，故名鱼口。由此而推论，本病接近西医学所称性病性淋巴肉芽肿。

【病因病机】

1. 淫毒内攻　阴茎腿缝皆肝经络，肝肾主下焦，若野合不洁淫妓，入房忍精，强固不泄；或者欲念已萌，停而不遂，以致精血交错，凝滞郁结而成。

2. 湿热下注　奔走劳役，或者情志郁结，气血违和，肝经湿热下注，致使小腹合缝之间结毒不化。

总之，本病初期实证居多；后期则以虚证为主。然其脏腑多责之于肝与肾。

【诊鉴要点】

（一）诊断要点

①潜伏期为 5～21 天，平均 10 天左右。②初起在生殖器发生初疮，经过 1～4 周后，一侧或两侧腹股沟淋巴结肿大，尤其是肿大的淋巴结斑块在腹股沟韧带处形成沟槽征，颇具诊断意义。③初起肿大淋巴结呈单个，后则互相粘连融合成块，肤色呈紫红色，在 1～2 周内软化破溃，外溢淡黄色浆液性脓液，继而形成许多瘘管，愈后留有瘢痕；但亦可不化脓而自然吸收消退。④在肿大淋巴结化脓时，伴有发热、倦怠、

关节疼痛、肝脾肿大等全身症状。⑤女性病人常因初疮发生于阴道内，部分向髂骨及肛直肠淋巴结引流，晚期则会引起肛直肠炎及肠直肠周围炎，导致直肠狭窄，表现为大便困难及大便变细或瘘管。此外，还能见到大小阴唇淋巴水肿，象皮病样肿胀，慢性溃疡、瘢痕及尿道狭窄等。⑥ Frei 试验呈阳性。

（二）鉴别诊断

1. 软下疳　软下疳的横痃较痛，脓液较多，在原发的初疮中可发现杜克雷嗜血杆菌。

2. 腹股沟肉芽肿　皮肤损害巨大而且持久，其中有 Donovan 小体（杜凡小体），腹股沟淋巴结的变化不显著。

3. 硬性下疳　用暗视野检查，可发现梅毒螺旋体。梅毒性腹股沟淋巴结炎，质硬，且无触痛，也不破溃。

4. 直肠癌　Frei 试验阴性，病理组织检查可以确定诊断。

各种性病淋巴结炎鉴别，详见表 12-3。

表 12-3　各种性病淋巴结炎鉴别表

鉴别项目	性病性淋巴肉芽肿性淋巴结炎	梅毒性淋巴结炎	淋病性淋巴结炎	软下疳性淋巴结炎
病原	病毒	梅毒螺旋体	淋病双球菌	软下疳链杆菌
经过	发病后 1～2 周发生，经过缓慢	发病后 1～2 周发生，经过缓慢	急性	急性
自觉症状	疼痛	不痛	疼痛轻微	剧痛
局部症状	高度浸润，坚硬，肿胀，呈肿瘤状，潮红不显著，常有愈着情况，破溃后易形成瘘管	坚硬游动不粘连，决不化脓，表面皮肤正常	肿胀发亮，表面潮红，少有化脓	表面潮红显著，倾向化脓，破溃不形成瘘管
实验诊断	Frei 反应阳性	华氏反应，自发病后第三周渐渐呈阳性体	Bordet-Gengou 补体结合反应阳性	Reenstierna 反应自发病 3 日后呈阳性

【辨证施治】

（一）内治法

1. 淫毒内攻证　初发常在染毒后 10 日左右，腹股沟礜核肿大，其大小如蚕豆至鸡卵，肤色正常或微红。自觉轻微胀痛，压痛或牵引痛，伴有发热、恶寒、困倦乏力、头痛及食少等全身症状。舌质红，苔少，脉细数。治宜疏散淫毒。方用透骨搜风散加减。透骨草（白花者更佳）10g，羌活、独活各 6g，牛膝、生芝麻、紫葡萄各 12g，六安茶、小黑豆、胡桃肉各 30g，炒槐角 15g，红枣 5 枚，白糖适量。

2. 湿热下注证　患处肿痛，或玉门肿痛，或见丘疱疹、脓疱等。伴有憎寒壮热，小便涩滞，腹内急痛，或小腹痞闷。舌质红，苔薄黄，脉弦数。治宜清肝泻火，疏通气血。方用逍遥散加减。柴胡、丹皮、炒栀子各 6g，当归、白芍、茯苓、白术各 10g，川楝子、延胡索、僵蚕、金银花、花粉、浙贝母各 12g，白茅根、赤小豆各 30g。

3. 余毒残留证　患处结肿逐渐软化，溃破后黄绿色脓液外溢，疮口站立则合，身曲又张，形如角口开合之状，迁延日久难愈。舌质淡红，苔少，脉细弱。治宜益气托毒，解毒敛疮。方用芙蓉内托散加减。芙蓉花 6g，高丽参 4.5g（另煎兑入），当归、川芎、白芷、黄芪、连翘、杏仁各 10g，金银花、茯苓、川牛膝各 12g。

加减法：小便涩滞加黄柏、瞿麦、琥珀；小腹牵引疼痛加青皮、血竭、制乳香、制没药；患处结块不化加地鳖虫、全蝎、生牡蛎、皂角刺，或服西黄丸。

（二）外治法

结肿未溃时，选用如意金黄散，凡士林调成软膏，敷贴。化脓未溃，可适时抽脓或切开排脓，外掺五色灵药，盖琥珀膏。肛门或尿道狭窄时，应施手术疗法。

【偏方荟萃】

1. 九龙丹：炮甲珠、没药、血竭、滴乳香、儿茶各 3g，研细末，另用当归、红花各 100g，酒煎成膏，泛丸如桐子大，每服 6g，热酒送下。主治初起未成脓阶段。

2. 通水丹：芫花（拣净）不拘多少，研细末，每次用 1.5g，放入去核的大枣内，空心嚼下，冷茶过口。主治初起而体质壮实，小便淋沥时期。

3. 九头狮子草 3g，贝母 10g，水煎服。统治横痃、便毒和鱼口。

4. 川贝母 10g，甘草 3g，无灰酒煎服。孕妇忌服，主治妇人鱼口。

5. 大蝦蟆 1 个（剥去皮），入葱 15g，连肠捣烂敷患处，再以皮覆其上，日 1 次。主治本病未溃阶段。

6. 五倍子（炒黄）、百草霜适量，研细末和匀，醋调敷之。主治鱼口未溃。

【调摄护理】

本病治疗时间较长，但预后良好。急性期应卧床休息，不宜吃刺激性食物，保持大便通畅。

【预后判析】

单纯性横痃、便毒、鱼口，不合并其他病症，如直肠狭窄、瘘管、外生殖器象皮样肿等，虽然治疗时间较长，但预后良好，若患合并症应及时采用外科疗法。

【医案精选】

案1：一男子已溃，而痛不止，小便秘涩，此肝火未解也。与小柴胡汤加黄柏、知母、芎、归，痛止便利，更以托里当归汤而疮敛。若毒未解，而痛不止者，须用活命饮。(《外科发挥》)

案2：一男子横痃，肿痛坚硬，二便涩滞，以九龙丹一服，通利大便，肿痛稍减；间日又用一服，二便通利而消。(《外科正宗》)

【名论摘要】

薛立斋："鱼口者，言其形如鱼口，张而不合也。溃后慎勿行动伸缩，恐难敛口。"

周文采："初起慎不可用寒凉之药，恐气血愈结，不得宣散，反成大患，唯当发散寒气，清利热毒，使精血宣畅，则自然愈矣。"

阴癣（股癣）

【病名释义】

阴癣病名出自《苏沈良方》，明清两代医籍对其证候描述得尤为详尽。如《续名医类案》说："两股间湿癣，长三四寸，下至膝、发痒时爬搔，汤火俱不解，痒定黄赤水出，又痛不可耐。"另据发病特点，相继出现的病名还有瘙癣、腿丫癣等。本病类似西医学的股癣。

【病因病机】

夏日炎热，股内多汗潮湿，难以蒸发，湿热蕴久，酿成虫毒，侵袭肌肤而成；亦有内裤污洁，洗浴不勤，湿毒染著股阴所致；部分还可因原患鹅掌风、脚湿气等疾，搔抓不洁，上下相互传染而生。

【诊鉴要点】

（一）诊断要点

①发生在股内一侧或双侧。②初起在股上部内侧出现小片红斑，上覆鳞屑，逐渐扩展并向四周蔓延，呈环状或半环状，边缘有丘疹、水疱、结痂，中央自愈，脱屑或

色素沉着，病程日久则浸润增厚苔藓样变。③严重时损害常扩展波及会阴、肛门、阴囊和阴茎根部等。④自觉剧痒。⑤夏重冬轻。

（二）鉴别诊断

1.汗淅疮（擦烂红斑） 除阴股外，在腋窝与乳房下方等处亦可发生，表现为红斑、流脂及燥裂，局部有热痛感。

2.阴湿疮（外阴湿疹） 阴囊或女阴先发，然后延及阴股与会阴，初为丘疹、红斑，继而结痂肥厚等。

3.其他 有时应与脂溢性皮炎、增殖性天疱疮、擦烂性银屑病等相鉴别。

【辨证施治】

本病以外治为主，极少用内治法。

（一）内治法

阴股潮湿、多汗，局部出现擦烂乃至脂水溢渗，自觉痒痛相兼。伴口苦且干，小便短黄。舌红苔黄，脉弦数。治宜清热燥湿，杀虫止痒。方用二妙丸加味。炒黄柏、炒胆草、焦山栀、赤苓各10g，苍术15g，生地、车前子（包）、萆薢各12g，白茅根30g，白鲜皮、苦参、威灵仙各6g。

（二）外治法

阴股皱褶皮肤薄嫩，不宜用刺激性或毒性较强的制剂，否则容易引起皮肤红肿等不良反应。初期可选用十大功劳叶适量，醋浸5日，过滤取药醋，外涂；还可用一号癣药水，或10%土槿皮酊，或阴癣油，或阴癣药水1号或2号；阴股多汗潮湿，选用湿毒药粉、花蕊石散，扑患处；损害肥厚，枯索痒重，可用羊蹄根散、止痒膏和中成药癣湿药膏，外搽之。

【偏方荟萃】

1.杀癣酒（苦楝子10g，土槿皮、羊蹄根各15g，千金子、百部各12g，大风子6g，樟脑3g，米醋200mL，白酒400mL，先将醋、酒混合，加入前6味浸泡10日，去渣取汁，再入樟脑溶化即可），涂患处。

2.土槿皮15g，露水、镜面烧酒各120mL，浸泡7日，去渣取汁，外涂。

3.生明矾、熟明矾各3g，轻粉6g，银硝0.9g，研细末，用土地黄根捣烂，布包蘸药粉擦之。

4.枯矾、黄柏、五倍子、乌贼骨各等份，共研细末，外扑。

5.硫黄、吴茱萸各等份，共为细末，食油调成糊，外涂。

【调摄护理】

1. 积极治疗鹅掌风、脚湿气、灰指甲及圆癣等，以防沾染而诱发本病。

2. 患者内衣、内裤应经常洗烫或蒸煮，并保持外阴部的清洁、干燥，养成每晚洗浴的习惯。

3. 患处忌用含有激素成分的外用药，同时不要用碱性强的肥皂搓洗。

此外，老年人患本病久治不愈者，可能与糖尿病有关，应引起注意。

【预后判析】

本病正确处治，加之讲究个人卫生，预后良好，但治疗不彻底则时有复发。

【医案精选】

一女子，年十五，两股间湿癣，长三四寸，下至膝。发痒时，爬搔汤火俱不解，痒定，黄赤水流，又痛不可忍，灸熏渫，硫黄、菖茹、白僵蚕、羊蹄根之药，皆不效。其父母求疗于戴人，戴人曰：能从予言则瘥。父母诺之，以针磨尖快，当其痒时，于癣上各刺百余针，其血出尽，煎盐汤洗之。如此四次，大病方除。此方不尽以告后人，恐为癣药所误，湿淫于血，不可不砭者矣。(《儒门事亲》)

【名论摘要】

《疡医大全·蒋示吉》："阴癣生于下半身，治之最难，多属寒湿，总之血分受病，以致皮肤不和也。"

阴虱疮（阴虱病）

【病名释义】

虱，又名八角虱、八角虫、八脚虫等。凡寄生在阴部及肛门周围体毛区域，谓阴虱疮或八脚虫疮。该病名始见于《外科证治全书》，清·毕克等说："阴虱疮，一名八脚虫，前阴毛际内，由欲后失洗不洁，搏滞生虫起疙瘩，或红或白，瘙痒难忍。"这里既指出了其虫寄生的场所、疾病发生的原因和典型症状，又说明了交媾不洁的特异性。本病十分类似西医学的阴虱病。

【病因病机】

因交媾不洁，相互染著，乃致阴虱叮咬皮肤；或由肝、肾二经浊气生热，郁久化虫；或与阴虱患者密切接触，即生此疾。

【诊鉴要点】

（一）诊断要点

①病变主要集中在阴部毛际及肛门周围体毛上。②初起常在被叮处可见淡红色丘疹，状如针尖芒刺。③由搔破而发现表皮剥蚀，血痕累累，甚则浸渍、湿烂、渗出，染毒成脓。④自觉剧烈瘙痒。⑤夫妻往往同患。

（二）鉴别诊断

1.疥疮 病变多发生在指缝、股内侧、腕屈侧、腹部、外生殖器等部位，夜间剧痒，具有传染接触史，可查到疥虫。

2.阴湿疮（外阴湿疹） 初起红斑、丘疹、渗出；病程日久，皮肤枯厚，状呈织席，并有剧痒。

【辨证施治】

本病以外治为主，杀虫灭虮至为重要。但在毒染成脓时，可酌予内治。

（一）内治法

本病常因搔抓不洁，皮肤焮肿，染毒成脓，附近臖核肿大。脉滑数，舌质红，苔薄黄。治宜清热解毒，凉血消肿。方用消肿解毒汤加减。黄柏、黄芩、焦山栀、生甘草各10g，金银花、连翘、地丁各12g，黄连6g，白茅根、夏枯草各30g。

（二）外治法

剃去阴毛，选用银杏无忧散；若毒染成脓，选用紫金锭；若毛际内结痂，状如蜡皮，选用翠云散。

【偏方荟萃】

1.除虱酊（百部250g，烟叶、芦荟各6g，白果仁10g，白酒500mL，浸泡3日，备用）。

2.百部、紫草各20g，花生油100mL，小火加热至油呈紫红色，过滤存油，备用。适用于阴虱叮咬较重但又未化脓阶段。

3.芦柏地黄丸（熟地、丹皮、茯苓、山萸肉、山药、泽泻、黄柏，芦荟，炼蜜为丸），日服2次，每次3g。

【调摄护理】

1. 避免不洁性交；患病后夫妻双方应同时治疗。

2. 患者的内衣、内裤等贴身衣物，应彻底消毒；在未彻底治愈前，不要到公共浴池洗浴。

【预后判析】

本病诊断明确，正确治疗，预后良好。

【名论摘要】

《疡医大全》："八角虱即八角虫，又名阴虱疮，其形如花蜘蛛，叮于阴毛之上，生于前阴毛际，其痒如锥。内由肝肾气浊生热，兼淫欲失于浣洗，二精不洁，搏滞而成。瘙痒难忍，抓破色红，中含紫点，宜内服芦柏地黄丸主之。"又说："此虫最易传染，得此者勿近女子，近之则妇人即生此虫，不可不慎。"

谷道痒（蛲虫病）

【病名释义】

谷道痒病名出自《诸病源候论》，古名胸痒，主要是指蛲虫寄生谷道（肠道）所致。后世医籍又依据瘙痒剧烈而顽固，相继出现的病名还有"风疳"（《太平圣惠方》）、"风疳疮"（《疡科会粹》）等。其中以《诸病源候论》记载较详，如说："蛲虫下侵谷道，重者食于肛门，轻者但痒也。蛲虫状极细微，形如今之蜗虫状也。"由此可见本病与西医学的蛲虫病极为接近。

【病因病机】

湿热生虫，虫居肛肠，繁殖滋长，侵蚀湿痒而致。病程迁延，脏腑虚弱，亦可兼有疳证。

【诊鉴要点】

（一）诊断要点

①小儿多患斯疾。②病变部位主要集中在肛门、会阴；极少数因蛲虫窜动，分别

引起阑尾炎、阴道炎、输卵管炎及腹膜炎等。③肛周因搔抓而继发慢性湿疹样外观，如表皮剥脱、血痂、肥厚、色素沉着等。④瘙痒或虫爬感，夜间尤为活跃。⑤深夜在肛门附近发现乳白色小虫，或粪便镜检发现蛲虫卵即可确诊。

（二）鉴别诊断

1. 肛门瘙痒 多见于成人，可因患痔疮、肛瘘、肛裂、便秘，或因用肥皂水过度洗烫，而致肛周潮红、结痂，时有痒痛等，查不到蛲虫与虫卵。

2. 疳证 本病后期或兼疳证。虫证兼有疳证，以驱虫为主；疳证兼有虫证，以治疳为先，应予区别对待。

【辨证施治】

（一）内治法

1. 湿热生虫证 肛门或阴器部瘙痒，搔破则致肛周皮肤湿烂。脉濡细而滑，舌质红，苔腻浊。治宜杀虫止痒，清化湿热。方用追虫丸加减。槟榔、雷丸、苦楝根皮各6g，使君子、陈皮、炒黄柏、炒龙胆草、茯苓各10g，炒枳壳12g，熟大黄4.5g（后下）。

2. 虫积损脾证 患儿面色苍黄，肌肤消瘦，毛发枯槁，烦躁焦急，食欲失常，或嗜食无度，或嗜食泥土杂物，嗜咬爪甲，大便不调，唇口白点，肛周刺痒，夜间尤重。脉弦细，舌质淡红，苔少。治宜健脾驱虫。方用集圣丸加减。芦荟、砂仁（后下）、莪术、黄连各6g，陈皮、当归、使君子、党参、白术、山药各12g，神曲、莲子、甘草各10g。

加减法：食呆、食积加山楂、麦芽；反胃、腹痛加鸡内金、莱菔子等。

（二）外治法

肛周湿烂时，采用韭菜、苦楝子、萹蓄叶、桃树叶、蛇床子、马齿苋等，任选2～3味，煎水取汁，湿敷患处；肛周干燥、脱屑，发痒，采用胡粉散、雄黄散、槟榔粉、使君子粉、百部粉、鹤虱粉等，任选一种，植物油调膏，外涂肛门周围。肛门见虫时，可用蛲虫栓，或用六神丸2～3粒，每晚临睡前塞入肛门内，连用3～5日；或外搽蛲虫软膏，或外扑雄黄、铜绿各等份，研细末。

（三）针灸疗法

1. 毫针法 主穴：百虫窠；配穴：大肠俞、长强。方法：施泻法，针刺得气后留针30分钟，其间行针3～5次，日1次。

2. 灸法 阿是穴（肛周）。方法：将艾条点燃后，直接灸之，其温度以患者能耐受为度，每次持续5～10分钟，日1次。适用于肛周呈慢性湿疹样变阶段。

3. 穴位注射法 主穴：长强；配穴：大肠俞。方法：取0.25%盐酸普鲁卡因注射液，针刺得气后，每穴各缓慢推入 1.5mL，3 日 1 次。

【偏方荟萃】

1.芦荟丸：胡黄连、黄连、芦荟、白芜荑、青皮、雷丸、鹤虱草、麝香、木香，依法制丸或煎服。

2.百部 100g，苦楝皮 40g，浓煎取汁，晚上做保留灌肠。

3.使君子肉（炒熟），每岁每日 1～2 粒，最大剂量不超过 20 粒，分 3 次服，连服 3 日，服时勿吃热食，防止呃逆。

4.榧子 10～20 粒，炒香空腹嚼服。

5.韭菜汁，临睡前擦洗后，再滴入肛门。

6.蛲虫灌肠剂：百部 100g，苦楝根皮 30g，乌梅 9g。煎成 50mL，每晚做保留灌肠，连用 2～4 次。

【调摄护理】

1.搞好个人卫生，勤洗澡，勤剪指甲，勤换内衣，做到饭前、便后勤洗手。

2.注意饮食卫生，生吃瓜果蔬菜要洗净。

【预后判析】

本病治疗得法，预后良好。

【医案精选】

许，肠有湿热，生虫，用苦寒引导小肠。苦楝皮、北秦皮、槐角子、胡粉、黄柏、牡蛎，生研末，猪肚肠一条，漂洁煮丸。（《叶天士幼科医案》）

【名论摘要】

《辨证录》："小儿最喜食生冷之物，自然湿热无疑；然而脾胃气健，虽有湿热，自易分消。唯是脾胃之气伤，则难于运化，不生津液而生虫矣。倘徒治虫而不补其脾胃，则脾气不能消，胃气不能化，虫且安居无恙矣，夫何益哉！唯补其脾胃之气，则气旺而自能治虫，再佐以杀虫之药，虫将何隙以逃生乎？此治之法，必须补中用攻也。"

臊瘊（尖锐湿疣）

【病名释义】

臊瘊病名出自今人朱仁康主编《中医外科学》，又名瘙瘊。

尖锐湿疣在美国发病率为 19.2‰（1977）；瑞典男性性病患者人群中占 9.3%，女性患者人群中占 5.8%；在我国 16 个监测点报告的 8936 例性传播疾病中，本病 1236 例，占 14.13%，其发病率仅次于淋病（1988）。由此可见，本病是最常见的一种性传播疾病。鉴于本病外形如鸡冠，其气味臊臭和刺痒，故俗名臊瘊或瘙瘊。

【病因病机】

过食肥甘炙煿、辛辣厚味，以致湿热内蕴，郁久化毒，下注二阴；或者不勤洗浴，经带污浊、淹渍体肤，湿热蕴毒；或者交媾不洁，染著淫毒，侵袭肤表，均能致病。

【诊鉴要点】

（一）诊断要点

①患者发病年龄以 20～40 岁最多。②男性多发生于阴茎龟头冠状沟、包皮系带或包皮上；女性则发生在外阴、处女膜，或会阴部及肛门周围的皮肤黏膜上，还可生长在阴道黏膜或宫颈上。③生长的形态有二：其一，散在性生长，呈玫瑰红色或灰白色的粟粒状，外观像芝麻大小的芒刺，三五成群，破溃可露出白色的浆汁；其二，集中生长，往往是一簇一簇地成堆生长，色泽艳丽，宛如鸡冠状。妊娠期妇女患斯疾，因局部充血，组织松软，生长迅速，形成较大的乳头状突起，犹如菜花。④常伴瘙痒、行动时有摩擦感和性交痛，女性白带带有臭味或出血。

（二）鉴别诊断

生殖器部位癌 需与本病相鉴别。癌有明显浸润，常形成溃疡，有时应进行病理组织学检查。

【辨证施治】

（一）内治法

1.湿热下注证 患处发生赘疣，形似乳头菜花，表面凸凹不平，摩擦后则潮湿浸渍，臭秽难闻。伴有食不知味，腹胀纳呆，二便不调。脉滑数，舌质红，苔黄且腻。

治宜清热利湿，佐以解毒。方用龙胆泻肝汤加减。龙胆草 12g，柴胡、黄芩、栀子、车前子（包）、泽泻、黄柏、苍术各 10g，茵陈、生薏苡仁各 30g，赤小豆 15g。

2. 湿热蕴毒证 病程较长，或愈又复发，疣体范围较大，形如鸡冠花，破后臭汁腐秽，甚则出血，臭不可近，附近臀核肿大，女性白带增多，性交疼痛。脉弦数，舌质红，苔黄微腻。治宜解毒化瘀，清热利湿。方用解毒通络汤加减。丝瓜络 6g，炒山棱、赤芍、黄柏、地丁、丹皮、苍术各 10g，苦参、川牛膝各 12g，紫草、土贝母、忍冬藤、活血藤各 15g，生薏苡仁、夏枯草、马鞭草各 30g，山慈菇 4.5g。

（二）外治法

范围较小，呈散在性，可选用五妙水仙膏点涂；范围较大，呈集中性，可选用千金散、乌金膏外涂；疣面溃浸、潮湿，选用苦参汤、木贼洗方，先煎汁湿敷，后用朱砂散或枯黄散外涂。

（三）针灸疗法

1. 毫针法 阿是穴（疣体）。方法：消毒后采用 2 寸银针从疣体最高点垂直刺入，施泻法，不留针，放血 2～3 滴；然后在疣的基底部呈 15°，斜刺 4 针，留针 15 分钟，2 日 1 次，适用于疣体较集中的赘疣。

2. 灸法 阿是穴（疣体）。方法：局麻后，将艾炷放置疣体上，点燃任其燃尽，最后外涂 2% 龙胆紫溶液，外盖消毒纱布，通常 1 次可愈；遗留极少残疣，间隔 10 日后再按上法灸之。适用于疣体散在及个体不大的赘疣。

3. 穴位注射法 长强。方法：常规消毒，采用板蓝根注射液 2mL，针刺得气后，缓慢推，3 日 1 次。适用于病变在肛门周围者。

【偏方荟萃】

1. 鸦胆子 1 份，花生油 2 份，浸泡半个月后，点涂患处，日 1～2 次。

2. 去疣膏：去疣散（生石灰 500g，鸦胆子 60g，血竭 30g，混合研细，筛过）1 份，凡士林 3 份，调膏，外涂，日 1 次。

3. 金钱草汤：金钱草、土茯苓、金银花各 30g，车前草、皂刺、连翘、夏枯草各 10g，煎服。

4. 板蓝根注射液适量，外敷，日 2～3 次。

5. 硝矾洗药：朴硝 12g，硼砂、明矾各 9g，开水冲化，趁热湿敷或外洗患处。

【调摄护理】

1. 本病主要是通过性接触而传播，其中以性乱和卖淫女为主要传染源，因此，禁娼是必要的堵源之措。

2. 男女一方患本病时，还要严密监护另一方，或者同时治疗。

3. 要重视个人卫生，养成良好的卫生习惯，不使用已被污染的毛巾或其他用品。有人认为：本病有 30% ～ 40% 是通过污染而传染的。

4. 妊娠合并尖锐湿疣时，应及时治疗，否则将因疣块增大影响分娩，尤其是胎儿通过产道时可引起新生儿感染。

【预后判析】

病情较轻者有时可自然消退，但也有的治愈又复发；同时，本病与生殖器癌密切相关，15% 的阴茎癌、5% 的女阴癌以及相当数量的肛门癌，均是在长期存在尖锐湿疣的基础上发生的。因此，对范围较大、反复发作者，应考虑手术切除为好。

阴蚀（急性女阴溃疡）

【病名释义】

阴蚀病名出自《神农本草经·黄柏》，其别名还有阴疮、阴创、阴伤、蚀创、蚀疮、女子疽蚀、阴蚀疮、阴中蚀烂、阴䘌、䘌疮、阴中生疮等。

据历代文献的描述，既有广义的阴蚀，又有狭义的阴蚀，前者以《诸病源候论》为代表，后者以《外科精义》较为突出。不过，应当指出，本病与另一种阴蚀应予辨析。如《外科正宗》说："有此疾之妇人畏羞都不肯说，因循日久，面黄肌瘦，身发寒热，咳嗽生痰，往往不治多矣。如有此疾，急与逍遥散吞芦荟丸，早晚二服，外用银杏散绵裹塞入阴中杀虫止痒，半月渐愈。"李东垣也说："妇人阴蚀疮，乃肾脏虚邪，热结下焦，经络痞涩，气血不行，或房欲洗浴不洁以致生疮。而隐忍不医，掀肿尤甚，因疮在里，措手无方，疼痛注闷，或小便如淋，或经十数日，溃烂脓血，肌肉侵蚀，或血出不止。"从这些论述中，说明在封建礼教的束缚下，能认识两者间的区别，实为可贵难得。

【病因病机】

1. 肝火湿热　肝经循绕阴器，前阴又为宗筋所聚。肝气有余化火，使木郁失其条达，影响脾胃运化功能，湿热内蕴，化生为毒，毒热之邪，随肝经所循而下趋于阴器，导致本病的发生。诚如陈实功所说："妇人阴疮乃七情郁火伤损肝脾，湿热下注为患，形多不一，总由邪火所化也。"

2. 肝肾亏损 内脏气血的变化，常能影响情志活动。如肝阳偏亢的人多忿怒，脾气受损的多忧愁。这种情志内伤的结果易造成脏腑亏损，其中以肝肾两脏亏损更为突出。《外科精义》曾有一段概括性论述："阴蚀疮者，由肾脏虚邪，热结下焦，经络痞涩，气血不行，或房劳洗浴不洁，以致生疮。"

总之，病变虽然局限于阴器一隅，但其发病原因无不与脏腑有关。按标本而论，脏腑虚弱是本，湿热下注是标。标实则湿痒、溃烂迅猛；本虚则反复发作，难以速愈。以脏腑而言，肝为中心环节，兼脾则湿热居多；兼肾则易复发，给治愈造成一定困难。

【诊鉴要点】

（一）诊断要点

①患者以青少年女性为主。②病变部位通常发生在大、小阴唇的内侧和前庭的黏膜，偶尔在口腔内发生溃疡。③发病前，常有发热、关节痛及全身不适等症状。④依其临床特征分为两种。坏疽型：溃疡较深，呈圆形、卵圆形或不规则形，边缘软而锐利，表面覆盖污黄色或青黑色脓性分泌物；严重时造成一侧小阴唇全部溃烂缺如，疼痛剧烈，且伴高热等全身症状。下疳型：溃疡呈圆形或卵圆形，深浅不一，边缘不整齐，触之柔软，表面覆以污黄色脓苔，外观极似软下疳，病程较长。

（二）鉴别诊断

1. 软下疳 有不洁性交史，分泌物中查到革兰阴性链杆菌。

2. 糖尿病性溃疡 除女阴溃疡外，身体其他部位亦可发生溃疡，查尿糖阳性，血糖升高，有其他糖尿病的症状。

3. 阴部白喉溃疡 上有不易撕掉的假膜，分泌物中可查到白喉杆菌。

此外，本病还应与生殖器疱疹，白塞综合征，梅毒、结核、真菌感染引起的溃疡进行鉴别。

【辨证施治】

（一）内治法

1. 肝火湿热证 患处红肿胀，溃烂成疮，脓水黄稠且多，自觉剧疼。伴有畏寒发热，口苦咽干，带下黄白，腥臭气味颇重。脉滑弦数，舌质红，苔黄干或微腻。治宜泻火、利湿、杀虫。方用龙胆泻肝汤合芦荟丸合裁。炒龙胆草、焦山栀各 6g，当归、生地、柴胡、芦荟、泽泻各 10g，车前子 15g，炒黄连、胡黄连各 3g，青皮 4.5g。

2. 肝肾亏损证 病初始觉阴器剧痒，隐忍不医，因循日久，则见外阴多处溃烂，大小不一，状如虫蚀，时有清稀脓液，淋沥不尽，病情反复发作，严重时阴器蚀去大半，自觉攻刺疼痛，入夜更剧。伴有心烦寐少，腰酸头昏，低热形瘦，食少乏力。脉虚细数，舌质淡红，苔少或薄白。治宜养肝滋肾，清热化湿。方用知柏地黄丸合草薢渗湿汤化裁。盐水炒黄柏、炒丹皮各6g，山茱萸、泽泻、赤茯苓、干地黄各10g，山药、薏苡仁各15g，赤小豆、败酱草各30g。

加减法：心烦少寐，纳呆，加服归脾汤；腰酸，头昏，眼花，加炒杜仲、续断、菟丝子、枸杞子、茺蔚子；溃疡日久不敛，脓液稀薄，加黄芪、白蔹；带下黄白，淋沥不尽，加金樱子、椿根皮、乌贼骨、煅龙骨、煅牡蛎；尿频如淋，加滑石、琥珀、瞿麦等。

（二）外治法

病变初期，脓水淋漓不尽，痛痒相兼阶段，分别选用苦参汤、芎归汤、溻痒汤、蛇床子汤等，水煎2次，兑入一起，先乘热气熏蒸患处，待温后洗之，或者湿敷。若疮面溃烂，脓腐渐少，疼痛不重，酌情选用银杏散、珍珠散，每次取药粉1.5g，纱布或丝绵包裹做成栓剂，先用上方熏洗或湿敷后，再将药栓纳入阴器内，日1～2次（小便时取出，便后洗净，再纳入）。溃疡脓腐虽然脱尽，但新肉生长迟缓，可分别外掺月白珍珠散、银粉散于溃疡上，外盖黄连膏或玉红膏贴敷之，日1～2次。

（三）针灸疗法

1.毫针法　大肠俞、次髎、长强、中极、气冲、血海、三阴交。方法：施平补平泻法，针刺得气后留针30分钟，其间行针3～5次，日1次，10次为1疗程。

2.灸法　八髎（上髎、中髎、次髎、下髎双侧）。方法：取鲜生姜片铺贴于穴位上，然后依次各灸5壮，日1次。适用于体虚及经常复发的病例。

（四）其他疗法

1.耳针法　肝、肾、内分泌、外生殖器。方法：施泻法，针刺得气后留针30分钟，日1次。具有良好的止痛效果。

2.穴位注射法　长强、中极。方法：采用维生素B_{12}500μg，针刺得气后，每穴各推注250μg，2日1次。适用于反复发作的病例。

【偏方荟萃】

1.蛇床子30g，白矾15g，加水适量，浓煎取汁，外洗。

2.桃仁10g（研泥），雄黄少许，和匀做成药栓，外包纱布一层，洗净后塞入阴中。

3.花椒、吴茱萸、蛇床子各30g，藜芦15g，陈茶叶1撮，炒盐60g，加水适量，浓煎取汁，先熏后洗。

4.艾叶、麻叶、槐叶、柳叶、白及、防风、白芷、升麻各等份，研粗末，加麝香少许，点燃烟熏。

5.芫荽、蛇床子、硫黄、川椒、樟脑、枯矾、雄黄、海螵蛸、黄连各等份，麝香少许，共研细末，取鲜鸡肝涂药末后，纳入阴器内，日 1 ～ 2 次一换。若无鸡肝，可用凡士林按 15% ～ 20% 浓度调成软膏，外涂。

6.去湿化痰汤：白术、白芍、当归各 15g，白茯苓、泽泻、黑山栀、生甘草各10g，陈皮 1.5g，煎服。

7.萆麻汤：扁柏叶、槐叶、柳叶、青蒿叶、萆麻叶、桃叶、金银花、艾叶各等份，煎汤熏洗。

8.蚕茧 6 ～ 10g，烧存性，研细末，外涂。

【调摄护理】

1.注意早治，初期仅有阴痒阴痛时即予以治疗，往往极易治愈。

2.在治疗过程中，重视前阴部位的卫生，经常要清洗消毒，保持清洁，禁止房事；少食辛温油腻食物；要七情和合，禁怒忧太过。

【预后判析】

阴蚀多由阴痒、阴肿痛治疗失当，养护不利，转化而形成。只要辨证施治准确，采取内治与外治相结合，一般可望痊愈。但是，长期不治或误治，亦可危及生命，慎之。

【医案精选】

一妇人阴器半边肿痛，身发寒热，口干便秘，脉实有力。以内疏黄连汤一剂，大便通利，口干乃止，唯肿痛尤甚，此湿毒结聚欲为脓也。以四物汤加角针、泽泻二剂，脓熟胀痛，又以透脓散一服，出臭脓钟许，疼痛顿止，以八珍汤加丹皮、泽泻十余剂而安。(《外科正宗》)

【名论摘要】

《杂病源流犀烛》："阴蚀疮，由热结下焦，经络涩滞，或妇人子宫有败精停留，或月水未断，即与交合。交合后，又不洗沐，污秽沾滞，遂令阴茎连睾丸肿痛，小便如淋，此所以成是疮也。"

肾囊风（核黄素缺乏症）

【病名释义】

肾囊风病名出自《外科正宗》，俗称绣球风。

《外科正宗》对本病局部形征有过描述："……其患作痒，喜浴热汤；甚者疙瘩顽麻，破流脂水。"然《外科枢要》则从内症和外症两个方面，作了较为详尽的记载，该书原文说："……外症则瘙痒成疮，脓水淋漓，眼目昏花；内症则口燥苦干，腰腿倦怠，吐痰发热，盗汗体疲。"《外科大成》说："久之则有耳鸣、目痒、鼻赤、齿浮、手叉白色等症。"综合古人对本病的认识，除阴囊特殊变化外，同时还注意到舌、口、鼻、眼等证候的出现，因此，本病比较接近西医学所称的核黄素缺乏症。

【病因病机】

1. 饮食不节 过食鱼腥发物，茶酒五辛，肥甘炙煿，则湿热内生，下注前阴而生斯疾，诚如朱仁康所说："过食鱼腥、油腻、酒浆、浓茶、发物，胃强脾弱，脾失健运，湿热内生，下注肝经而成。"

2. 肾虚风袭 肾为先天之本，肾虚则五脏六腑俱不足，风邪乘虚外袭，化燥伤阴损津，以致肤痒、唇燥、目赤等症相继而生。

【诊鉴要点】

（一）诊断要点

1. 阴囊皮损分三型，即皮炎型、红斑型和湿疹型。前两型相对多见，主要对称布于阴囊正中缝两侧，为境界清楚的淡红斑，上覆灰色或褐色发亮鳞屑，重者边缘有棕色厚痂；后者弥漫性干燥，脱屑和结痂，日久后呈浸润肥厚，皱纹加深，或有糜烂、渗出、化脓和皲裂等。

2. 口角炎占 90% 以上，口角发白，浸渍，糜烂，线状皲裂和角化。

3. 舌炎：早期舌面呈鲜红色，重者整个舌面肿胀，舌乳头初期肥大，久后变平萎缩，舌中可有深浅不等的裂纹。

4. 颜面症状：鼻、口周、耳周可见淡红斑和鳞屑，缘炎，结膜炎，畏光，烧灼感或痒感等。

5. 血维生素 B_2 水平降低（正常 15 ～ 60μg/100mL），24 小时尿排泄维生素 B_2 减少（正常按每克肌酐计算在 30μg 以上）。

（二）鉴别诊断

1. 阴囊神经性皮炎 阴囊可见成片扁平丘疹，搔痕明显，肤如席纹。

2. 阴囊瘙痒症 初期阴囊皮肤正常，隐隐作痒，有如虫行，抓破血溢，血痕累累，或干结血痂。

【辨证施治】

（一）内治法

1. 湿热下注证 阴囊皮肤淡红，境界清楚，糠秕状鳞屑，或者搔破则有脂液渗出，自觉灼热疼痛，势如火燎，或者痒痛相兼。伴有口苦舌干，目痒，目赤或视物不清。脉弦数，舌质红，苔薄黄。治宜清化湿热，散风止痒。方用龙胆泻肝汤加减。炒胆草、焦山栀、黄芩、生地、泽泻、赤茯苓、车前草各12g，炒丹皮、黄连（吴茱萸炒）各4.5g。

2. 肾虚风袭证 阴囊皮肤干燥、肥厚、脱屑、结痂，或者皲裂。伴见口角干裂，舌干唇燥，鼻赤，眼目昏花，腰腿倦怠。舌质淡红，苔少，脉虚数。治宜补虚固肾，佐以息风止痒。方用六味地黄丸合四生散加减。熟地、山萸肉、茯苓、黄芪各12g，炒丹皮、独活、刺蒺藜、白附子各6g，泽泻、防风、桑叶、杭菊花、枸杞子、石斛各10g，山药30g。

（二）外治法

皮肤起疙瘩，状如粟米，顽痒不已，选用蛇床子汤，煎汁，加入白矾少许，先熏后洗。酌情外搽狼毒膏；口腔内损害，酌情选用锡类散、珠黄散、养阴生肌散等。

【偏方荟萃】

1. 苦参、蛇床子各60g，吴茱萸30g，煎汁，温洗，然后扑上寒水石、硫黄各等份的研细粉末。

2. 落苏叶，煎汁，外洗，并烧灰搽。

3. 荷叶、吴茱萸、苍术各30g，煎汁，临用加皮硝30g，洗之。

4. 灵仙、蛇床子、土大黄、苦参各15g，砂仁壳10g，老葱头7个，煎汁，温洗。

5. 丝瓜子仁酒煎，临睡服之。

【调摄护理】

饮食要多样化，克服偏食习惯；局部用药宜温和，尽量避免刺激性太强的药物。

【预后判析】

本病及时治疗，或者适时补充维生素 B_2，临床症状会得到较快控制，乃至痊愈。

【医案精选】

光绪，年十二月初八日，守和、杨际和、全顺谨拟：皇上温肾渗湿敛汗止痒洗药方。蛇床子、桂枝、白附子、牡蛎粉、橘核、川楝子、茴香、炒茅术、防己各 15g，狼毒 10g，云苓、地肤子各 18g，研粗末，布包煎，温洗之。

评议：光绪帝因遗精宿疾，肾气大损，后期腰胯疼痛，阴囊潮湿作痒，诸症蜂起，痛苦万分。御医们为拟长春广嗣益寿膏内服补肾培本，配以本方洗，内外合治，标本兼顾，冀其病体康复。(《慈禧光绪医方选议》)

【名论摘要】

《证治准绳·疡科》："肾脏风即肾囊风疮，生于隐处，瘙痒成疮，夹有耳鸣目痒，鼻赤齿浮，指甲缝白等证是也。"

阴湿疮（外阴湿疹）

【病名释义】

阴湿疮病名出自《外科大成》，又名湿阴疮（《外科精义》）。据两书描述其病变部位、临床表现和瘙痒程度，本病十分类似西医学的外阴湿疹。

【病因病机】

1.肝脾湿热 肝循阴器，脾虚湿浊，循肝经所环部位，下注于外阴，浸淫湿痒俱生。

2.肾虚风袭 肾经亏虚，风热外邪乘虚而袭，致使外阴肤燥、干痒，甚则皲裂。

总之，外阴湿疹有虚有实，虚证在脾与肾，实证在外邪风热与湿浊，对此必须辨析精当。

【诊鉴要点】

（一）诊断要点

①病变主要发生在男性阴囊、女性外阴和肛周区域。②初期皮肤黏膜轻度水性肿胀，继而丘疹、丘疱疹、渗出、糜烂和结痂；日久因搔抓，则搔痕累累，皮肤浸润、肥厚，乃至皲裂等。③奇痒难忍。④女性常因月经及分泌物的刺激而使病程慢性难愈。

（二）鉴别诊断

1.黏膜白斑 虽然皮肤瘙痒明显，但以角化性白斑为主。

2.扁平苔藓 皮损呈苔藓样变，色泽紫红，病变主要在大阴唇、小阴唇。

3.接触性皮炎（外阴） 因化学性刺激，炎症较重，疼痛明显，但其水肿渗出不明显。

4.肾囊风（核黄素缺乏症） 阴囊发红，脱屑与湿润交替出现，伴有唇炎和舌炎，服核黄素后，症状减轻。

【辨证施治】

（一）内治法

1.肝脾湿热证 皮疹肥厚，浸润亦深，状如席纹，搔破则滋水渗出，甚则糜烂。自觉剧痒，并有越痒越腐、越腐越痒的趋势。脉濡细且数，舌质淡红，苔薄黄。治宜清肝扶脾，祛湿止痒。方用知柏地黄汤加减。盐水炒黄柏、炒苍术、小茴香、炒丹皮各6g，生地、山萸肉、赤茯苓各12g，山药30g，炒杜仲、川续断、蛇床子各10g。

2.肾虚风袭证 皮损干燥、肥厚、粗糙，甚至皲裂，病程迁延日久，痒感夜重日轻，部分女性患者伴见大、小阴唇萎缩或减色斑，男性患者则有阳事不举的现象。脉虚细，舌质淡红，苔少。治宜补虚益肾，息风止痒。方用三才封髓丹加味。天冬、熟地各12g，玄参、黄柏、党参、茯神、炒苍术、炒杜仲各10g，砂仁（后下）、五味子、山萸肉各6g，山药、生龙骨、生牡蛎各30g。

加减法：剧痒，夜难入睡加炒黄连、枣仁、合欢皮、钩藤；女性带下淋漓加椿根皮、金樱子、芡实、生龙骨、生牡蛎；皮肤干燥、皲裂加地骨皮、枸杞子、桑椹子、何首乌、菟丝子。

（二）外治法

皮疹肥厚、剧痒，可选狼毒膏、苦参膏、五倍子膏、藜芦膏等，薄涂之。

【偏方荟萃】

1.阴除湿方 生地30g，玄参、丹参各15g，茯苓、泽泻、蛇床子、白鲜皮、当归各10g，煎服。适用于慢性及亚急性期。

2.四圣散 羌活、黄芪、炮附片、沙苑蒺藜各等份，研细末，每只剖净肾放入药末9g，置无烟火上炙熟，忌焦糊，早晚乘热嚼服，黄酒送下。

3.石青散 熟石膏30g，苦参、黄柏、五倍子各10g，滑石15g，硼砂、青黛各6g，冰片3g。研细末，外搽或油调敷之。

【调摄护理】

1.忌用热水烫洗和搔抓；内裤要勤换勤洗。

2.酒类和辛辣以及鱼虾、动风之物少食或忌食，否则易使病情恶化或复发。

3.注意局部清洁，除去痂皮或脓液，不宜用水或碱性肥皂清洗，最好用花生油或石蜡油清洁。

【预后判析】

首先要寻找病因或诱因，进行病因治疗，其次处理方法要正确，可获治愈；但在搔抓或饮食不慎的情况下，又常易复发。

【医案精选】

徐某，男，38岁，1998年3月7日初诊。患者平素喜食油腻食物，嗜酒，形体肥硕。近1个月来，感觉阴囊潮湿刺痒。检查：双侧阴囊皮肤略有红肿，部分抓破有轻微渗出或者结有血痂，其痒感以夜间为甚，伴有轻微腰酸、膝软等症。脉象细数，舌质红，苔薄黄。证属肝脾湿热下注。诊断：阴囊湿疹。治宜清肝泻火，化湿止痒。方选知柏地黄汤加减。药用盐水炒黄柏、知母、蛇床子各6g，茯苓、泽泻、枣皮、丹皮各10g，萆薢、木瓜、槟榔、沉香（后下）各4.5g，炒杜仲、山药各12g。水煎服，每日1剂。外用路路通方（路路通、苍术各60g，百部、艾叶、枯矾各15g）水煎取汁湿敷，1日2～3次。

二诊：5天后局部肿胀、渗出和痒感均有减轻。守上方去蛇床子、木瓜、槟榔，加菟丝子、钩藤（后下）各12g，水煎服，每日1剂。外用蛋黄油涂搽，1日3～5次。

按上方坚持治疗10天以后，痒感和皮损均已康复。嘱其内服六味地黄丸，每日2次，1次6g，盐开水送下，以巩固疗效。（《当代中医皮肤科临床家丛书·徐宜厚》）

【名论摘要】

《疡医大全·李东垣》："湿阴疮由肾经虚弱，风湿相搏，邪气乘之，瘙痒成疮，浸淫汗出，状如疥癣者是也。"

《外科大成》："阴湿疮生于阴毛之际，如疥如癣，瘙痒难忍，由肾虚风热所致。"

【经验与体会】

男性阴囊湿疹和女性外阴湿疹治疗的重点在于肝肾。初期肝经湿热居多，方选龙胆泻肝汤加减；后期肾经亏虚为主，其选方当分阴阳，偏阴虚者方选麦味地黄汤，偏阳虚者方选右归饮加减，不论阴虚、阳虚均可加入息风止痒之品，效果更好。在治疗期间，除了禁忌辛辣酒味之外，还应当节制房事。临证中，部分患者不明此事，往往病情将愈又因此加重或复发。尽可能寻找患者发病或诱发加重的原因，如生活习惯、工作环境、思想情绪及有关病史。尽量避免外界的不良刺激，如热水烫洗，剧烈搔抓，化纤、皮毛内衣，以及易致敏和刺激性的食物。

第十三章 小儿常见皮肤病

奶癣（婴儿湿疹）

【病名释义】

奶癣病名出自《外科正宗》。后世医籍依据发病因素，如母食五辛，父餐炙煿，遗热于儿，名之胎癣、胎瘢疮；又因病变发生于哺乳期，故又称之乳癣、奶腥疮；还有因病变发生的部位称之恋眉疮、练眉疮。此外，从病变性质可分干胎瘢与湿胎瘢等。

总之，古人这些论述不仅对指导临床有较大的实用价值，而且也佐证本病十分类似西医学的婴儿湿疹。

【病因病机】

胎中遗热为发病基础，多因在孕乳阶段母亲过食鱼腥肥甘及辛辣炙煿等动风化热食物所致；或因母体湿热内蕴，遗于胎儿，以致生后婴儿禀性不耐，复因喂养及调护失宜，导致湿热外发肌肤而发病。湿偏盛则脂水浸淫，发为湿瘢；热偏盛则红斑满布，发为干瘢。

【诊鉴要点】

（一）诊断要点

①好发于头面、颈，或波及躯干、四肢。②多发生于2岁以内婴儿。③皮损或以红斑、丘疹、水疱、糜烂、渗出结痂为主，或以红斑上附有油腻性鳞屑为主，很少糜烂、渗水。④剧烈瘙痒，哭吵不安，影响睡眠。⑤反复发作，很难速愈。

（二）鉴别诊断

1.黄水疮（脓疱疮） 好发于夏秋季，初起为水疱，迅速变成脓疱，破溃后黄水浸淫之处，又起新的皮疹，有传染性。

2.湮尻疮（尿布皮炎） 应与发生在臀部的湿疹鉴别。前者多发生于接触尿布的区域，界线清楚，但起潮红，未见丘疹、水疱等。

【辨证施治】

（一）内治法

1.湿热证（湿癞） 患儿多肥胖，好发于头面、颈项并延及他处，皮损以红斑、丘疹、水疱为主，脂水渗溢明显，继而结痂，瘙痒明显，大便干结，小便短黄。脉滑数。治宜清热化湿，滋阴止痒。方用泻黄散加减。藿香、炒黄柏、茯苓皮、炒黄芩各6g，生石膏10g，山药、防风、焦山栀各4.5g，甘草梢3g。

2.胎热证（干癞） 患儿多瘦弱，常见于营养欠佳、面黄肌瘦一类小儿，皮损以大片红斑、丘疹为主，覆有油腻性鳞屑或痂皮，皮肤粗糙、瘙痒，搔抓则有少量鲜血外渗，或结血痂，部分合并消化不良，如吮乳后不久则吐出乳块，大便稀溏，或完谷不化。舌质淡红，苔少，脉缓。治宜清心导赤，扶脾育阴。方用三心导赤散加减。连翘心、山栀心各3g，莲子心、生地、玄参、蝉蜕各6g，山药、白术、炒白芍、炒二芽各10g，甘草梢4.5g，灯心草3扎。

（二）外治法

皮疹以红斑、丘疹、水疱、渗出、糜烂等为主（湿癞），选用生地榆、贯众各等份，煎汁，湿敷，然后选用青黛膏、地虎糊、黄艾油、文蛤散、青蛤散，植物油调成糊状，外涂。皮疹以大片红斑为主，糠秕状鳞屑亦多，剧痒，选用润肌膏、鹅黄膏、玉红膏、乌云膏等。

【偏方荟萃】

1.鸡蛋（去白，炒取油）、杭粉各10g，调搽。

2.僵蚕，研末，煎汤洗之。

3.换形散 青黛、黄柏、枯矾、雄黄、百药煎、硫黄各等份，研细末，湿者则干掺，干者用香油调搽。

4.黄柏、煅石膏、白芷各30g，黄连、五倍子各15g，炉甘石24g，研细末，香油调搽。

5.湿癞可选用中成药牛黄清热散、犀角化毒丸、2号化毒丹等；干癞可选用参苓白术散、香橘丹、五福化毒丹等。

【调摄护理】

1. 乳母忌食鱼虾海味、鸡、鸭、鹅等发物，患儿勿过饥过饱，能进食婴儿也忌食发物。

2. 勿戴羊毛绒帽，勿穿羊毛绒衫，勿接触羊毛织物、化纤织物，以细质纯棉纱品为好，避免搔抓，必要时可将婴儿双手用布包扎。

3. 结痂可用植物油轻巧涤洗，切忌用热水烫洗，或接触肥皂。

4. 外用药以温和为主，忌用刺激性太强的止痒药物，如轻粉、狼毒、樟丹等均不宜。

【预后判析】

本病经过治疗可以治愈，愈后不留瘢痕。若2岁以后仍反复发作，长期不愈，可能演变为四弯风（特应性皮炎）。

【医案精选】

张某，女，4岁。生后2个月患胎癥疮，多方治疗3年余，黄水渐少，疡面已减。手足指趾间隙、腋窝部、小腿内侧，仍浸淫成片，稍有湿润，皮肤肥厚，干燥皲裂，仍奇痒。舌红少津而干，脉细数。诊为慢性湿疹，属阴虚血燥证。拟养阴清热，润燥止痒法。药用：生地、玄参、生白芍、白薇、紫草、草河车各15g，丹皮、白鲜皮、荆芥、青黛、生甘草各6g，黄柏、水牛角、赤芍各3g。

守方加减治疗月余，服经20余剂。阴液渐复，湿邪已化，皮疹消失，苔脉复常。原方去荆芥、白鲜皮，又服4剂病愈。（《当代名医临证精华·皮肤病专辑·周慕新案》）

【名论摘要】

《外科正宗》："儿在胎中，母食五辛，喜飧炙煿，遗热与儿，生后头面遍身发为奶癣，流脂成片，睡卧不安，瘙痒不绝，治以文蛤散。"

《医宗金鉴·外科心法要诀》："此证初生头顶，或生眉端，痒起白屑，形如疥癣，由胎中血热，落草受风缠绵，此即干癥疮。有误用汤火洗皮肤起粟，瘙痒无度，黄水津淫，延及遍身，即成湿癥疮。"

水　痘

【病名释义】

水痘病名首见于南宋张季明《医说》，该书说："其疮皮薄如水疱，破即易干……有水浆者谓之水痘。"其后，《痘疹方论》《古今医统大全》《婴童百问》等医籍，不仅对其临床特征作了详尽描述，而且对其治疗也提出了具体方药，还肯定了水痘是种传染病。本病别名有水花、水疱、水疮、肤疹等，俗称水花儿。

【病因病机】

本病病因，历代医家论说不一，多数认为是小儿内蕴湿热，外感时邪病毒而为病。时邪与湿热相搏，留于脾肺二经。轻者肺之宣通肃降失常，呈现一系列肺卫症状，邪从表透，故疹色红润，疱浆清亮；重者湿困脾阳，病毒深入，呈现气分证候，邪不能外达，故痘色紫暗，疱浆晦浊。由于时毒一般只伤卫分、气分，窜入营分罕见，所以少见恶候险证。

【诊鉴要点】

（一）诊断要点

①有与水痘患儿接触史。②水痘出疹程序先后不一，起病三五日内，皮疹陆续出现，此起彼落，因此，皮肤上的红疹、疱疹、干痂，往往同时并见。③典型的水疱，小如米粒，大如豌豆，周围绕以红晕，中央凹陷如脐状。④部分伴见发热及全身不适等症状。⑤上述皮疹往往是疏散分布在躯干、面部、头皮和四肢，口腔黏膜亦被累及，严重时还会出现大疱、坏疽和出血等。

（二）鉴别诊断

1. 滴脓疮（脓疱疮）　常见于婴幼儿，皮疹比绿豆大，疱液黄混或有脓液。

2. 缠腰火丹（带状疱疹）　皮疹沿周围神经一侧分布，很少超过躯干的中线，灼热剧痛颇重。

3. 天痘（天花）　初为深在性坚实丘疹，后变水疱或脓疱，中央有明显脐窝，全身反应严重。

【辨证施治】

（一）内治法

1.风热夹湿证 偏于气分，又称轻证。发热轻微，鼻塞流涕，喷嚏咳嗽，1～2日后，水痘出如露珠，形如红润，稀疏椭圆，疱液清莹明亮，四周淡红，兼有瘙痒，二便调和。舌苔薄白，脉浮，指纹红紫。治宜疏风清热，解毒祛湿。方用银翘散加减。金银花 10g，连翘、荆芥、竹叶各 6g，绿豆衣 12g，桔梗、蝉蜕、大青叶、紫草、甘草各 4.5g。

2.湿热炽盛证 偏于血分，又称重证。壮热烦渴，口齿干燥，唇红面赤，神萎不振，口舌生疮，小便短赤，水痘形大而密，根盘明显，周围有胭脂色红晕，痘色紫暗，疱浆混浊。舌苔黄干且厚，脉滑数，指纹紫滞。治宜清热解毒，凉血清营。方用清瘟败毒饮加减。连翘、黄芩、玄参、赤芍各 10g，焦山栀、竹叶、炒黄连、知母各 6g，生石膏、大青叶、紫草、金银花各 12g。

加减法：壮热、口渴、烦躁加寒水石、花粉、钩藤、薄荷（后下）、炒牛蒡子；大疱加薏苡仁、冬瓜皮；血疱加大小蓟、蒲公英；脓疱加板蓝根、地丁、草河车；坏疽加白薇、白花蛇舌草、白蔹；痘色紫暗毒重加生地、紫草；口舌糜烂加通草、灯心草、生地；瘙痒不宁加白僵蚕、通草；大便燥结加川大黄、全瓜蒌；疱壁破溃，脂水外溢加车前子、滑石；津液亏耗加北沙参、麦冬、芦根；余毒未清加黄芩、绿豆衣；神志模糊，口渴欲饮，甚则抽搐加服紫雪丹。

（二）外治法

水疱将破，渗出，糜烂较重，选用马齿苋水洗剂，煎汁，湿敷，日 3～5 次；糜烂化脓时，选用青黛散，植物油调糊，外涂，或用青黛膏外搽；口腔黏膜破损，选用青吹口散，外涂，日 3～4 次。

【偏方荟萃】

1. 金银花 12g，甘草 3g；或用鲜芦根 60g，野菊花 10g；或用板蓝根 30g，甘草 4g。任选一种，煎汁，内服或漱口。适用于轻证。

2. 野菊花、路边菊各 15g，金沙蕨 30g，煎汁，内服。

3. 苦参、芒硝各 30g，浮萍 15g，煎汁，外洗或湿敷。

4. 绵茧散：蚕蛾绵茧以生白矾捣碎入茧内，放在炭火上煅烧，待矾汁尽后，取出研末备用。适用于皮肤赤烂湿烂。

5. 胡萝卜芫荽汤：胡萝卜 100g，芫荽 60g，煎汤代茶。适用于水痘初期，促使疹毒外透。

【调摄护理】

1.卧室要空气流通，阳光充足，患儿要避免直接吹风受凉。此外，本病传染性强，应注意隔离。

2.在水痘出疹过程中，要防止患儿抓痒，勤剪指甲，勤换衣服，但不宜洗澡，防止水湿浸渍后，引起继发感染。

3.要做好口腔护理，进食前可用银花甘草液清洁口腔；如有口疮口糜，可选用绿袍散外涂患处。

4.饮食宜进清淡和容易消化的食物，少吃荤腥油腻，忌吃生姜、辣椒、海鲜一类的食品。

【预后判析】

本病治疗正确与及时，预后良好。但在患病未痊愈时期千万不可接种，以防引起其他严重的皮肤病。

【医案精选】

瞿少爷，三岁，五月十二日。周身透见水痘，参差不齐。舌苔白，大便干结，两脉弦细而滑。拟以清解泄化。净连翘、粉草薢、泽泻、白鲜皮、焦麦芽、丝瓜络各9g，紫草、地丁草、枳壳各4.5g，赤苓皮12g，忍冬藤、保和丸（布包）各15g。

二诊：水痘透见，参差不齐，小便短少。舌苔白，两脉弦细而滑。拟再以清解分利。净连翘、粉草薢、大腹皮、白鲜皮、泽泻各9g，紫草、地丁草、赤芍、枳壳、生草梢，方通草各4.5g，赤苓皮、焦麦芽各12g，忍冬藤、保和丸（布包）各15g。

三诊：水痘已透齐，渐渐结痂，二便亦调。舌苔白，两脉细弦滑数。拟再以泄化余热，病已向愈，诸宜小心。粉丹皮、方通草、香青蒿、赤芍各4.5g，金银花、六一散（布包）各15g，丝瓜络、朱连翘、白鲜皮、泽泻各9g，赤苓皮12g。（汪逢春《泊庐医案》）

【名论摘要】

《景岳全书》："凡出水痘先十数点，一日后顶尖上有水泡，二日三日又出渐多，四日浑身作痒，疮头皆破，微加状热即收矣。但有此疾，须忌发物，七八日乃痊。又：水痘亦有类伤寒之状，眼光如水，或喷嚏，或流涕，但与正痘不同，易出亦靥，治以清热解毒为主。"

《幼幼集成》："水痘似正痘，外候面红唇赤，眼光如水，咳嗽喷嚏，涕唾黏稠，身热二三日而出，明净如水疱，形如小豆，皮薄，痂结中心，圆晕更少，易出易靥，温之则痂难落而成烂疮，切忌姜椒辣物，并沐浴冷水，犯之则成姜疥水肿。"

痘风疮（种痘并发症）

【病名释义】

痘风疮病名出自《外科正宗》。接种牛痘后，一是由于机体强弱反应的不同，二是原患皮肤病的种类不一，如四弯风、滴脓疮、浸淫疮等，故而种痘并发症也有很大的区别。如余毒未尽，复受风邪，在皮肤上出现细瘰瘙痒者，称之痘风疮，接近疱疹性湿疹；在眼睑赤烂者，称痘风眼；痘毒过盛，继发感染者，称之痘痈、痘癞等，接近坏疽性牛痘疹。总之，在原有基础上，复遭外邪者为继发性牛痘；皮损蔓延皮肤，口唇、鼻、眼、肛门、生殖器等部位，概称为泛发性牛痘疹。

【病因病机】

因患瘯痘，或滴脓疮，或浸淫疮等，余毒未尽，脾胃蕴有湿热，外感风邪病毒，湿热毒邪，聚结于肤，或上窜于目，或郁化毒热，遂发于外而成。

【诊鉴要点】

（一）诊断要点

1.种痘后异常反应主要且多见的有：①疱疹性湿疹（湿疹痘、种痘性湿疹）：原患有特应性皮炎等皮肤病，种痘或接触种痘者后，经数日到两周的潜伏期，突然出现高热、头痛、倦怠、食欲不振、恶心、呕吐等全身症状，继而在原有皮肤病上发生豌豆大小、扁平坚实性水疱，局部红肿，迅速变成脓疱，疱顶微凹陷，时而发生坏死，其邻近正常皮肤甚至全身亦可出现散在性皮损；附近淋巴结肿大，1～2周后逐渐干燥结痂，痂脱后遗留浅表性瘢痕及色素沉着而愈。常并发脑炎或其神经障碍，可致死亡。②坏疽性牛痘疹（坏死性牛痘、进行性牛痘）：多见于1岁以内初种痘的婴儿，一般在种痘后2周，在种痘部位发生坏死，形成圆形或卵圆形溃疡，边缘隆起如堤状，中央坏死形成褐黑色厚痂；口腔、咽喉等黏膜也出现迁延性损害，为进行性坏疽；伴有高热，常因并发败血症而死亡。③泛发性牛痘疹：常在种痘后9～14天内，全身成批出现散在性丘疹，逐渐演变为水疱和脓疱，甚则融合成片，口腔黏膜亦可累及，可伴发热等。④继发性牛痘：种痘附近部位或远处皮肤，以及眼、口唇、鼻、肛门、生殖器等处，出现单个或多个痘疹，散在或在初种痘部位周围呈卫星状排列；如接种于眼部引起严重损害，可致角膜溃疡或穿孔。

2. 此外，种痘后还可见到多形疹，如多形性红斑、猩红热样、麻疹样、荨麻疹或过敏性紫癜样发疹等。

（二）鉴别诊断

滴脓疮（脓疱疮） 发病前无全身症状，脓疱壁薄，下垂如雨滴，脓液外溢之处则又新生。

【辨证施治】

（一）内治法

1. 湿热留肤证 皮疹以水疱为主，稍久则变为脓疱，疱破后糜烂，或呈坏死。伴有发热，食欲减退，体倦乏力。舌质红，苔薄黄，脉濡数。治宜清热渗湿，和营解毒。方用紫草木通汤加减。紫草、茯苓皮、甘草各12g，升麻、党参各6g，金银花、生薏苡仁、赤小豆各15g，黄芪、炒谷芽、炒麦芽、大青叶各10g。

2. 正虚毒留证 皮疹以脓疱、坏死为主，严重时还会播散周身，脂水浸淫，肌无完肤，附近臀核肿大疼痛。舌质淡红，苔少，脉细弱。治宜扶正固本，托毒除湿。方用四妙汤加味。黄芪、金银花各12g，当归、甘草、干地黄、炒白芍、陈皮各10g，赤茯苓、紫草、山药各15g，连翘、防风各6g，赤小豆30g。

加减法：壮热不退加玳瑁、水牛角、绿豆衣；呕吐、恶心加鲜竹茹、鲜竹沥、法半夏；食欲减少加麦芽、鸡内金、山楂；眼睑赤烂加杭菊花、桑叶、草决明；皮损糜烂加莲子心、冬瓜皮；瘙痒加炒牛蒡子、炒地榆、蝉蜕、刺蒺藜；头痛加川芎、蔓荆子；脓疱加白花蛇舌草、野菊花、蒲公英；多形性红斑损害加生薏苡仁、红花、凌霄花；神昏加服安宫牛黄丸。

（二）外治法

丘疹、丘疱疹、水疱未破阶段，外涂紫草油，日3～5次；已脓并破，渗液较多，选用大青、青黛各15g，煎汁，湿敷，然后用青黛膏分块敷贴，日1次。

【偏方荟萃】

1. 参芪内托散 人参、黄芪、当归、白芍、金银花、连翘、玄参、牛蒡子、防风，煎服。

2. 大连翘饮 连翘、柴胡、当归、赤芍、防风、牛蒡子、木通、黄芩、黄连、滑石、甘草、蝉蜕、山栀、车前子、荆芥，煎服。

3. 消毒饮 防风、荆芥、独活、连翘、花粉、金银花、红花、黄芩、牛蒡子、何首乌，煎服。

以上三方适用于痘风疮、痘痈等。

4.犀角化毒丸 水牛角、防风、荆芥、连翘、牛蒡子、生地、当归身、黄芩、桔梗、薄荷、白芍、生甘草，炼蜜为丸，灯心竹叶汤送下。适用于痘风眼。

5.苦参丸 苦参、白蒺藜、胡麻、牛蒡子、甘草，酒调面为丸，竹叶汤下。适用于痘癞。

【调摄护理】

1.原患有湿疹或其他皮肤病的儿童避免与患有热气疮或种痘者接触，必须相互隔离。

2.患处要保持清洁、干燥，不宜用热水洗烫患处。

3.饮食宜清淡而有营养，忌食鱼腥之类发物。

【预后判析】

本病及时治疗，预后良好；若发现脑损害或败血症之类危笃重证，应采用中西医结合治疗，避免贻误病情。

【医案精选】

吴皋门郎，十一岁，逆痘变烂，收功一月后，忽又发痘遍身，一日出齐，三日灌足，第四日一片破烂，全无痘形，脓水淋漓，用松花荞麦粉，愈扑愈甚。予审视曰：此原无痘毒，及脾虚湿胜，究系从前用麻黄发为臭烂，元气耗去，未用参、术调补耳。内服异功散，外以人参末掺之，随掺随干，内外共用人参一斤五两，至今破处绝无瘢痕。（程杏轩《医述》）

【名论摘要】

《外科正宗》："痘风疮，是痧痘后毒发未尽，留热肌肤，后被外风侵入，其患先从细疮作痒，次渐沿开，成片脂水，生痂搔之无度，宜用麦散擦之。"

《疡医大全》："痘疳，乃痘后余毒未尽，正气已亏，邪走空窍，是以口、鼻、眼、耳、前阴、后阴皆可成疳。治当败毒调之。"

奶麻（幼儿急疹）

【病名释义】

奶麻病名出自《麻科活人全书》。该书说："奶麻者，小儿初生未满月时，遍身红点，斑驳如朱，皆由儿在母胎中，受有热毒所致，故生下发于皮肤，不可认作时行麻疹。"说明本病是一种不同于麻疹的幼儿急性热性发疹性皮肤病，十分类似西医学的幼儿急疹（婴幼儿玫瑰疹）。

本病别名还有乳麻、奶疹子、急疹、烂衣疮、瘟疹，亦有称假麻等。

【病因病机】

本病多因外感风毒时邪，与肺脾之湿热相搏，郁于肌表，发于皮肤所致。若邪毒较盛，郁于肺胃可见高热，继则邪毒内侵气营，可见烦躁便秘、纳呆等症，正气抗邪于外，热退后全身出现疹点。

【诊鉴要点】

（一）诊断要点

①初起骤然高热，但2～3日后即自然退热，全身症状轻微。②热退后才出现疹点，24小时内可出齐。③疹形细碎且较稠密，无痒感。④疹之分布由颈部、面部而及躯干、四肢，无脱屑及瘢痕。

（二）鉴别诊断

本病主要应与麻疹、风疹、烂喉丹痧等发疹性疾病相鉴别，详见表13-1。

表13-1 奶麻、风疹、麻疹、烂喉丹痧的鉴别诊断

病名	奶麻	风疹	麻疹	烂喉丹痧
全身症状	全身症状轻微	全身症状较重，双眼微红肿，耳后枕部淋巴结肿大	全身症状较重，两眼泪水汪汪，口颊两侧有麻疹黏膜斑	全身症状重，咽喉红肿疼痛，乳蛾肿大，杨梅舌，皮肤皱褶处有线状疹
出疹顺序	颈项、躯干、全身，腰臀较多，1天出齐	头面、躯干、四肢，1天出齐	先从耳后发际头面，继则躯干四肢，2～3天出齐	颈部、躯干、四肢，1天出齐
出疹特点	红色或暗红色斑丘疹或斑疹	淡红色斑丘疹，细小或无	玫瑰色斑丘疹，由少到多，融合成片，手足心有疹点，疹后有色素沉着及麦麸状脱屑	皮肤弥漫性充血，有潮色渗点，压之褪色，疹退后大片脱皮
皮疹分布	微细，也可融合	全身性分布，但较麻疹稀少，分布较均匀，面及四肢有时融合	全身性	面部无疹或少疹，可见环口苍白圈

【辨证施治】

（一）内治法

1.肺胃蕴热证 突然高热，烦躁，食少，溲黄，便秘，呕吐，或有惊厥，热势下降时精神如常。舌质微红，苔薄黄，脉浮数。治宜疏风清热。方用桑菊饮合银翘散加减。桑叶、杭菊花、连翘、藿香各 10g，金银花、钩藤各 12g，桔梗、蝉蜕、竹叶、薄荷各 6g，芦根 30g。

2.疹出热退证 热退疹出，皮疹稀疏呈玫瑰色，无痒感，1～2 日退净，无脱屑，不留瘢痕。舌质红，苔黄腻，脉细数。治宜清热解毒。方用化斑解毒汤加减。生地 12g，玄参、赤芍、连翘各 10g，生石膏 15g，知母、竹叶、灯心草各 6g，金银花、绿豆衣、白茅根各 12g。

加减法：壮热加水牛角，另兑服紫雪丹 0.6g，日 1～2 次；惊厥加钩藤、蝉蜕；呕吐加竹茹、半夏；大便秘结加瓜蒌。

（二）外治法

先用温热水蘸搽臂膊，以麻频频刮之，直至皮下出血为度。

（三）其他疗法

1.点刺法 病重时酌情选用毫针点刺十指距指甲根 1 分处，2 日 1 次。

2.点眼法 伴有腹痛而手足逆冷时，酌情选用火龙丹，以簪挑少许点眼角内，男左女右，立即见效。

【偏方荟萃】

1. 青紫合剂：青黛 3g，紫草、寒水石各 10g，贯众、白芷、蚤休各 6g，煎服。

2. 金银花、僵蚕各 10g，甘草 3g，板蓝根 30g，煎水代茶饮之。

3. 板蓝根 15g，蝉蜕 6g，甘草 4g，煎水代茶饮。

4. 芦根 30～60g，竹叶心 30g。煎水代茶。

【调摄护理】

1. 发现患儿应隔离 1～2 周。

2. 患儿衣着要适当保暖，注意休息，多饮开水。

【预后判析】

本病由于邪毒较轻，一般只伤及肺卫，热退疹出，故预后多属良好。

【名论摘要】

《痘科纂要》："若初生婴儿未及满月，或百日内外，或未生痘疹之先遍身发出红点，如粟米状，满月内外名烂衣疮，百日内外及未及生痘疮之先名为瘙疹，皆不治自愈。"

风　疹

【病名释义】

风疹病名出自《医门补要》。其别名主要有风轸、风痧、风瘾、瘾疹等，有的地方俗称野痧。

综观历代有关文献，在宋元以前，大凡将出疹性疾病统称为疹子，明清以后方才逐步将传染性出疹性疾病纳入另一类，并对发病原因、临床症状和治疗方法详细叙述，如《痧麻明辨》说："风痧……皆缘感受风热而发，药宜清凉解表，更当审天时寒暑而施之。"

【病因病机】

风热与气血相搏，外透体表，故发疹瘙痒。温邪侵袭肺卫，症见喷嚏、流涕、咳嗽、发热等。总之，本病主要由于风热时邪，外客肤表所致。

【诊鉴要点】

（一）诊断要点

①有与风疹患儿接触史，潜伏 14 ～ 21 天，平均 18 天。②儿童多数无或有轻度的前驱症状；成人或青年人可有发热、头痛、倦息、咽痛等症状，发疹后即消退。③通常在发热的 1 ～ 2 天出现皮疹，其部位在软腭、颊、悬雍垂等处出现暗红色斑疹或瘀点，继而遍布周身，点粒细碎，触手感觉不明显，皮疹分布和全身症状的轻重并不成正比。④耳后筋瘰核肿大，无压痛，不化脓，待风疹痊愈后，很快消失。⑤孕妇 4 个月内可致畸胎等。

（二）鉴别诊断

详见"奶麻"一节。

【辨证施治】

（一）内治法

1. 邪袭肺胃证 发热恶风，咳嗽流涕，一二天后，皮肤分布淡红色疹点，由头面渐及躯干，分布稀疏，耳后枕部筋臖核肿大，出疹的同时皮肤有瘙痒感。舌质微红，苔薄白，脉浮数，指纹红紫。治宜疏风清热。方用五味消毒饮加减。荆芥、蝉蜕、升麻、赤芍各 6g，防风、炒牛蒡子、连翘、生甘草各 10g，金银花、绿豆衣各 15g，大青叶 4.5g。

2. 邪热炽盛证 壮热口渴，烦躁哭闹，小便短赤，大便秘结，疹色鲜红或紫暗，皮肤瘙痒，纳呆腹胀。舌质红，苔黄腻，脉数有力，指纹红紫透达气关。治宜清热，凉血，解毒。方用透疹凉解汤加减。荆芥、薄荷（后下）、蝉蜕各 6g，桑叶、菊花、连翘、炒牛蒡子、地丁各 10g，金银花、赤芍各 12g。

加减法：发热不退加生地、丹皮、板蓝根；咽红疼痛加桔梗、山豆根；皮肤发痒加僵蚕、荆芥、蝉蜕；咳嗽加前胡、杏仁；腹胀嗳饱加山栀、焦神曲、麦芽、鸡内金；口渴加芦根、沙参；疹色暗紫加紫草；大便秘结加大腹皮、莱菔子、瓜蒌、大黄。

（二）外治法

伴有皮肤瘙痒，酌情外扑清凉粉，日 1～2 次。

【偏方荟萃】

1. 金银花、僵蚕各 10g，板蓝根 30g，甘草 3g，煎水代茶饮。适用于轻证。

2. 芦根 30～60g，竹叶心 30g，煎水代茶饮。适用于轻证或有低热者。

3. 板蓝根 15g，蝉蜕 6g，甘草 4g，煎水代茶饮。适用于发热、皮肤瘙痒者。

4. 青橄榄萝卜汤：青橄榄 50g，生萝卜 500g，煎汁，当茶饮之。适用于乳蛾肿大、咽红、咽痛、咳嗽等。

【调摄护理】

1. 注意隔离，患儿应隔离到出疹后 5 天方没有传染性。

2. 居室环境要空气流通，但避免直接吹风受凉；饮食宜清淡和易消化。

3. 皮肤瘙痒可外涂露剂，起保护作用，切忌热水烫洗和搔抓。

【预后判析】

儿童预后良好；妇女怀孕早期的 1～4 个月初次感染风疹，胎儿致畸率可高达 80% 以上，随着胎龄增大，致畸率逐渐降低。故建议凡有与风疹患儿接触史或本人有可疑风疹症状的早期孕妇，应到医院采耳血测定特异性 IgM，如阳性应终止妊娠。

【医案精选】

案 1：一小儿素面白，患疹作痒，鼻塞流涕，咳嗽不止。用败毒散，脓水淋漓，恶寒喘急，朝寒暮热。余谓脾肺之气复伤耳，用补中益气汤稍愈，佐以五味异功散而愈。（薛铠《保婴撮要》）。

案 2：施，风疹遍发，甚于下部。拟方凉血泄风，兼疏营络。鲜生地（薄荷同打）、黑荆芥、丹皮、鲜沙参、牛蒡子、刺蒺藜、首乌藤、赤芍、全当归、桑叶、茅根肉。（《柳宝诒医案》）。

【名论摘要】

《中医对麻疹猩红热的认识》："风痧证，如黄沙洒在身上，点粒极少，颜色淡红，痧点初发时到痊愈时，大小相同，不像麻疹初时小，后来变大，也不像红痧全身一色。风痧像风吹一般，吹到的地方红的浓些，吹不到的地方红的淡些，以致显得身上一部分色深些，一部分淡淡的。"

麻　疹

【病名释义】

麻疹病名出自《古今医鉴》。各地习惯名称还有疹子、麻子、瘄子、痧子等。

鉴于本病主要发生于儿童，传染性很强，临床表现轻重不一，曾被列为"儿科四大证"之一。

【病因病机】

麻毒系一种感染力很强的时行疫毒，性偏阳热。而小儿脏气未盛，藩篱不固，又为稚阴稚阳之体，故一旦接触此种疫毒，极易感而发病。发病以后，两阳相并，酿热化火，熏蒸燔烁，出现一派温热性病变。

【诊鉴要点】

（一）诊断要点

①患儿以 5 岁以下发病率最高，全年均可发生。②潜伏期 9 ～ 11 天。③前驱期一般为 4 天，高热，眼结膜充血，怕光，分泌物增多，鼻流涕呈黏液脓性，咳嗽，有

时出现呕吐、腹泻。起病 2 ～ 3 天后，发现 Koplik 斑，在发疹后的第二天开始消退。④发疹期：先出现于耳后、发际、颜面，后迅速蔓延到颈部、上肢、躯干及下肢，为玫瑰色的斑丘疹，压之褪色，2 ～ 5 天内出全。出疹时体温可达 41℃ 左右，中毒症状加重，颈淋巴结和肝、脾均肿大。⑤恢复期：出疹 5 ～ 7 天后，体温下降，皮疹渐退，留有棕褐色沉和糠麸状脱屑，整个病程约 2 周。⑥并发症：最多见的为支气管肺炎、中耳炎，其他可发生脑炎、心血管功能不全以及结核病变播散等。

（二）鉴别诊断

详见"奶麻"一节。

【辨证施治】

（一）内治法

1. 顺证

（1）初热期（自开始发热到皮疹初见，3 ～ 4 天）：发热，恶风，咳嗽流涕，咽肿声哑，目赤胞肿，眼泪汪汪，困顿身重，纳减，或有呕恶泄泻。舌苔薄白或微黄，脉浮数，指纹浮现。发热呈 2 ～ 3 天，口颊黏膜可见"麻疹黏膜斑"。治宜辛凉透表。方用升麻葛根汤合银翘散化裁。升麻、葛根、荆芥穗、淡豆豉各 6g，炒牛蒡子、连翘、竹叶各 10g，金银花、芦根各 15g。

（2）出疹期（从皮疹初现到出齐，3 ～ 4 天）：体温升高，口渴多饮，咳嗽加重，神疲肢楚，目微肿赤，多眵羞明，烦躁嗜睡，甚则神昏抽搐。皮肤出现玫瑰色细小丘疹，视之如麻，触之碍手，由耳后开始，渐及全身。初起稀疏鲜红，逐渐稠密，融合成片，色转暗红。舌红苔黄，脉洪数，指纹深红。治宜解毒透疹，兼清气热。方用清解透表汤加减。西河柳、蝉蜕、升麻、葛根、炒牛蒡子各 6g，金银花、紫草、生石膏各 15g，连翘、知母、生甘草各 10g。

（3）疹没期（恢复期，自皮疹出齐至消退，3 ～ 4 天）：皮疹依布发顺序渐次消退，体温降低，咳嗽减轻，精神清爽，胃纳转佳，口微渴。舌质红，苔少，脉细数无力，指纹淡红。治宜养阴清热。方用竹叶石膏汤加减。淡竹叶、甘草各 6g，生石膏 30g（先煎），太子参、麦冬、粳米各 12g，花粉、山药、白薇各 10g。

2. 逆证

（1）麻毒闭肺证：高热不退，烦躁不宁，气喘胸憋，咳嗽痰鸣，疹出不匀，颜色暗滞。舌质红绛，苔黄腻，脉浮数躁疾，指纹紫滞。治宜清热解毒，宣肺开闭。方用麻杏石甘汤加味。麻黄（先煎去沫）、桃仁、枳壳、丝瓜络各 6g，杏仁、甘草、连翘、前胡各 10g，生石膏 30g（先煎），金银花、鱼腥草各 15g，鲜芦根 45g。

（2）麻毒攻心证：壮热神昏，躁动不宁，恶心呕吐，抽风惊厥，麻疹甫出即没，或紫暗成片。唇舌紫绛，苔黄干，脉细数，指纹紫滞，直达命关，甚则透关射甲。治宜清热解毒，开窍息风。方用清营汤加减。水牛角30g，生地、玄参、金银花、连翘各12g，麦冬、丹参各10g，黄连、竹叶各6g；另服安宫牛黄丸。

（3）麻毒攻喉证：咽喉肿痛，吞咽不利，声音嘶哑，甚则呼吸困难，喘鸣肩息，饮水即呛，面色青灰，烦躁不安。唇舌紫暗，苔黄，脉数。治宜清热解毒，利咽消肿。方用清咽下痰汤加减。玄参、桔梗、炒牛蒡子、浙贝母、瓜蒌各10～12g，射干、荆芥各6g，北豆根、马兜铃各10g。

3. 麻疹后并发症

（1）麻后潮红：麻后低热缠绵，暮夜为著，形瘦体枯，口干咽燥，盗汗心悸。舌红，少苔，脉细数。治宜养阴透热。方选青蒿鳖甲汤加减。

（2）麻后下痢：腹痛阵作，下利赤白，里急后重。舌红，苔黄腻，脉濡数。治宜和中解毒，清肠止痢。方选葛根芩连汤、木香槟榔丸加减。

（3）麻后发颐：两腮漫肿，焮热触痛，张口不利，咀嚼困难，甚则破溃流脓。治宜清热解毒，消肿定痛。方选普济消毒饮加减。

（4）麻后口疳：口内生疮，黏膜溃疡或糜烂或龈肿齿衄，口臭便秘。治宜清热解毒，和血水肿。方用清瘟败毒饮加减，外用冰黄散。

（5）麻后痧癞：皮肤干涩不荣，出现丛集成片、形如疥疮的小疹，瘙痒不止，遇风愈甚。治宜养血润燥，祛风止痒。方用《医宗金鉴》地黄饮加减。

加减法：壮热不退加蝉蜕、僵蚕、芦根；高热惊搐加钩藤、羚羊角、地龙、全蝎；咽痛红肿加射干、板蓝根；恶心呕吐加苏叶、竹茹、半夏；咳嗽重加前胡、杏仁；咳嗽痰稠加桑白皮、川贝母；咳嗽少痰加沙参、橘络；疹色紫暗加丹参、红花；疹色紫暗成片加生地、赤芍、丹皮、紫草；低热不退加地骨皮、银柴胡；食少纳呆加藿香叶、麦芽、神曲；大便秘结加酒大黄；痰多喘急加天竺黄、鲜竹沥；疹闷不出加浮萍、蝉蜕；神昏躁扰加水牛角、丹皮、生地。

（二）外治法

麻疹初期，似出非出，选用胡荽酒，喷之或用纱布蘸药酒擦全身，可帮助疹毒透发。

【偏方荟萃】

1. 发毒散：地龙、防风各30g，研细末，每服10g，酒水各少许调服。适用于麻疹不透。

2. 蝉蜕一物散：蝉蜕30g，洗净晒干，研末，每服10g，小火煎汤，去渣温服。适用于初热期和出疹散，有解热透疹的作用。

3. 鲜柚子叶 30～60g，煎汁外洗。可助疹透发。

4. 西河柳 15g，浮萍 10g，煎服。适用于初热期，可帮助透疹。

5. 紫草 10g，金银花 15g，生甘草 6g，煎服，有预防和减毒作用。

【调摄护理】

1. 在本病流行期间，未患麻疹的儿童尽量不到公共场所。一旦发现患儿，应立即隔离；若出现麻毒闭肺等逆重证候，则应适当延长隔离期。

2. 病室应安静、暖和，空气清新，光线柔和或稍暗；避免忽冷忽热、直接日晒和风吹；切忌粉尘油烟熏呛。

3. 患儿饮食宜用营养丰富、性味甘淡柔润的流质或半流质食物，忌食辛辣油腻之品。

此外，鼻腔、口腔和眼睛应经常洗拭，以防麻疹后并发症。

【预后判析】

本病治疗恰当和顺利，预后良好，病后有持久免疫力，再次发病较少；麻毒逆证，应予重视，必须坚持中西医结合治疗，将死亡率降至最低。

【医案精选】

案 1：一儿三岁，患疹，出迟而没早，发热咳嗽，昏闷不食。予诊视曰：疹出不透，出见风寒，没早，宜急发之。以葱煮麻黄八分，四物换生地，加杏仁、花粉，葱姜煎服，重复出一身，比前更多，三日没尽而愈。凡疹症出自六腑，宜养阴抑阳，刚剂决不可服，犯之即发喘渴闷乱，失于收敛，多致夭折。如参、芪、半夏、白术常品温燥之药，亦所当忌，只宜清热养血；如出迟者，少加升散之药，送之达表而已。（《名医类案》）

案 2：袁，温邪痰嗽，气喘肚膨，四日不解，防发痧。连翘、山栀、牛蒡、杏仁、石膏。（《临证指南医案》）

【名论摘要】

《家传痘疹心法》："俗名麻子，火疹也，治法与痘不同。盖痘之治药，有温有凉，若麻疹唯有清凉解毒耳……荆防败毒散、化斑汤、凉膈散，此三方，乃麻疹中之圣方也。发热六七日以后，明是疹子却不见出，此皮肤坚厚，腠理闭密，又或为风寒袭之，曾有吐利，乃伏也。急用托里发表之剂，麻黄汤去杏仁加蝉蜕、升麻，外用胡荽酒散麻刮之。"

烂喉痧（猩红热）

【病名释义】

烂喉痧病名出自《烂喉痧辑要》，其别名有烂喉痧、喉痧、疫喉痧、疫痧、丹痧、时喉痧、丹疹、烂喉痧疹等。

《临证指南医案》说："疫疬秽邪，从口鼻吸入，分布三焦，弥漫神识……今喉痛，丹疹，舌如朱，神躁暮昏，上受秽邪，逆走传中。"叶天士不仅认识到本病的传染性，而且对主要症状如"舌如朱"等也进行了细致的观察。此外，古人还对病情演变的进程作了客观的描述，为今人诊治本病提供了可靠的借鉴。本病相当于西医学的猩红热。

【病因病机】

本病多由小儿内热素盛，外感温热疫毒，经口鼻而入，侵犯肺胃所致。

1. 毒侵肺胃　咽喉为肺胃的门户，疫毒初客肌，卫气失宣，故见恶寒、发热；疫毒熏蒸咽喉则出现咽痛、红肿、糜烂，疫毒之邪外窜肌肤而发为丹痧。

2. 痧毒化火　疫毒偏重，极易化燥、化火，充斥气分、营分，症见壮热不退，舌质红绛起刺，状如杨梅；丹痧火毒，上灼咽喉，则见咽喉红肿、疼痛，甚则腐烂。

3. 毒蕴营血　痧毒内陷心营，化火动风，常可导致心神受损，出现神昏惊厥之类危笃证候群，诚如《续名医类案》所说："壮热烦渴，丹密肌红，宛如锦纹，咽喉疼痛肿烂，一团火热内炽。"

4. 痧后阴伤　热毒耗伤气阴，肤失濡养，症见咽喉疼烂递减、脱屑，自觉轻微刺痒不适等。

此外，余毒逗留筋脉，可致关节红肿疼痛；若郁阻气机，肺失肃降，波及州都，则水液输布失常。

【诊鉴要点】

（一）诊断要点

①多发生于 2～10 岁的儿童。②潜伏期短者 1/2 天，长者 12 天，多数为 2～5 天。③起病急骤，突然恶寒、发热（体温 38～39℃），伴头痛、咽痛、呕吐，脉快，呈急性病容。④咽部充血，扁桃体红肿，可见点状或片状灰白色渗出物，易于擦掉。⑤多数在发病后第 1～2 天出现皮疹，先从颈部开始，数小时内延及胸、背、上肢，最后

到下肢，约 24 小时布满全身；皮疹弥漫密集，为点状充血性斑疹，进而整个皮肤为弥漫性红斑，手压斑退，尤其在皮肤皱褶处，如腕、肘窝、窝、腹股沟等，可见皮褶红线。⑥口周苍白环，草莓舌，系本症两大特征。⑦脱屑先从面、颊开始，以后胸、背、上肢及下肢相继脱落，皮疹范围大，脱屑亦多。

（二）鉴别诊断

1. 详见"奶麻"一节。

2. 药疹有服药史，咽部无病变，大都不发热，不发生草莓舌和口周围苍白环等。

【辨证施治】

（一）内治法

1. 毒侵肺胃证　初起憎寒发热，头痛呕吐，咽红喉梗作痛，甚或起腐，颈项胸背肌肤丹痧，隐约可见。舌质红，苔薄白，脉浮数。治宜辛凉透邪，佐以利咽解毒。方用清咽汤加减。金银花、连翘、炒牛蒡子各 10g，荆芥、薄荷、桔梗、浮萍、射干、甘草各 6g，马勃 4.5g，青果 5 枚。

2. 痧毒化火证　壮热，口渴，烦躁不安，咽喉红肿、疼痛，甚则腐烂。舌质红，苔黄，脉数。治宜清气泄热，凉膈解毒。方用清心凉膈散加减。连翘、黄芩、桔梗、玄参各 10g，生石膏 15g，薄荷、甘草各 6g，焦山栀、竹叶各 4.5g。

3. 毒蕴营血证　壮热，烦躁，口渴欲饮，咽喉红肿腐烂，甚则阻塞不通，丹痧密布，红晕如斑。舌质深绛，无苔，脉细数。治宜清营凉血，泻火解毒。方用清营汤合清热地黄汤加减。水牛角 0.3g，生地、金银花、紫草各 15g，连翘心、卷心竹叶、黄连各 6g，丹皮、花粉、赤芍各 10g，绿豆衣 30g。

4. 痧后阴伤证　痧疹消退，热势下降，咽喉腐烂、疼痛减轻，皮肤开始脱屑，舌质红少津，少苔或无苔，脉细数。治宜养阴清热，增液生津，方用清咽养营汤加减。生地、麦冬、白芍、天冬、玄参各 12g，茯苓、花粉、甘草、知母各 10g，沙参、石斛各 15g，乌梅 6g。

加减法：高热少汗加生山栀、淡豆豉；午后微热加黄芩、知母；高热不退抽搐加僵蚕、钩藤；喉痛声嘶加北豆根、玉蝴蝶；痧隐不齐加葛根、芦根；咽部红肿未消加土牛膝、炒牛蒡子；舌干口渴，烦躁不安加生石膏、知母、花粉；夜眠不安，烦躁不安加生山栀、莲子心；皮肤瘙痒加蝉蜕、僵蚕；痧疹消退，小便短黄，或尿频尿急，眼睑微肿加小蓟、白茅根、赤苓、车前子（包）；神昏谵语加服安宫牛黄丸；若见痉厥加服紫雪丹。

（二）外治法

咽喉红肿时，选用玉钥匙吹喉；咽喉腐烂时，选用锡类散。

（三）针灸疗法

毫针法：①循经取穴：主穴取曲池、内关、合谷、足三里、太冲、百会、风府、风池、大椎；配穴：扁桃体红肿疼痛加少商、商阳、隐白；恶心呕吐加中脘、天枢。方法：施平补平泻法，日1次。②辨证取穴：邪在肺胃证取少商、尺泽、合谷、陷谷、关冲；气血两燔证取大椎、曲池、关冲、曲泽、委中、血海、天容、少商；邪毒内陷证取人中、曲泽、内关、百会、太冲；痧后阴伤证取太溪、三阴交、尺泽、内庭。方法：按"实者泻，虚者补"的原则施刺法，日1次。

（四）其他疗法

1.耳针法　耳穴轮2、轮4、眼点。方法：针刺后留针30分钟，2日1次。

2.刺血法　1组少商、商阳、委中；2组十二井穴。方法：点刺，放鲜血少许，日1次。

【偏方荟萃】

1.10%大蒜浸液，喷喉，日4次。

2.橄榄（5岁以上者4枚，5岁以下者2枚）洗净，捣碎压出原汁，口3次，每次3～6mL。

3.咽喉红肿，外吹人中白散；咽部腐烂，疼痛明显，外吹冰黛散；后期外吹金不换散。

4.石青合剂：生石膏1800g，大青叶900g，生甘草240g，加水熬煎去渣浓缩至450mL，再加糖浆150mL，日服量30～60mL。

5.蒲公英或乌蔹莓30g，煎服。

6.紫草、车前草各15～30g，煎服。

【调摄护理】

1.发现患者，即应隔离至乳蛾肿疼消失，时间不得少于发病后7天；若有化脓并发症者应隔离至痊愈为止。凡需与患者接触可服板蓝根、金银花、蒲公英各9g，甘草3g，煎服，可发挥预防功效。

2.急性期应卧床休息，至热退1～2周；与此同时，注意口腔卫生，含漱淡盐开水，或用月石水洗拭口腔。患儿衣被杂物均需消毒。

3.发热咽痛期间，应给予患者流质或半流质饮食，给予足量水分。

【预后判析】

本症轻证与顺证在1周左右热势下降，咽喉腐烂疼痛日趋减轻，皮肤脱屑，约2

周内脱尽，此时如无其他病变即可恢复健康。若患儿体质较弱，正虚邪恋，或温热疫毒未彻底治疗，容易出现壮热不退，痧点不透发，喉部糜烂而臭，或神昏谵语，痉厥危候，这是重证与逆证，必须抢救，否则预后常不理想。

【医案精选】

杨左，风温疫疠之邪，引动肝胆之火，蕴袭肺胃两经，发为喉痧。痧布隐隐，身热，咽喉肿红痛，内关白腐，舌苔薄黄，脉象郁滑而数。天气通于鼻，地气通于口，口鼻吸受天地不正之气，与肺胃蕴伏之热，熏蒸上中二焦。咽喉为肺胃之门户，肺胃有热，所以咽喉肿痛而内关白腐也。邪势正在鸱张之际，虑其增剧。经云："风淫于内，治以辛凉，此其候也。"

净蝉蜕八分，苦桔梗一钱，金银花三钱，京赤芍二钱，荆芥穗八分，甜苦甘草各六分，连翘壳三钱，鲜竹叶三十张，淡豆豉三钱，轻马勃一钱，象贝母三钱，白茅根二扎，薄荷叶八分，黑山栀钱半，炙僵蚕三钱。

二诊：痧虽布，身灼热不退，咽喉肿痛白腐，脉洪数，舌绛。伏温化热，蕴蒸阳明，由气入营，销铄阴液，厥少之火，乘势上亢，症势沉重。急拟气血双清，而解疫毒。水牛角尖五分，甘中黄八分，象贝母三钱，鲜竹叶三十张，鲜生地四钱，苦桔梗一钱，连翘壳三钱，茅芦根各一两，生石膏四钱，轻马勃一钱，黑山栀钱半，鲜石斛三钱，粉丹皮钱半，陈金汁一两冲，枇杷叶露四两冲。

三诊：痧已回，身热不退，项颈漫肿疼痛，咽喉肿，内关白腐，舌薄黄，脉沉数。温邪伏热，稽留肺胃两经，血凝毒滞，肝胆火炽，一波未平，一波又起，殊属棘手。拟清肺胃之伏热，解疫疠之蕴毒。薄荷叶八分，甘中黄八分，京赤芍二钱，鲜竹叶茹各钱半，京玄参二钱，苦桔梗一钱，生蒲黄三钱包，黑山栀钱半，连翘壳三钱，炙僵蚕三钱，淡豆豉三钱，象贝母三钱，益母草三钱，活芦根一尺去节。(《丁甘仁医案》)

【名论摘要】

《疫痧草》："疫痧之毒，有感发，有传染，又有郁蒸之气，霾雾之施，其人正气适亏，口鼻吸收其毒而发者为传染。疫痧之火，迅如雷电，身热一发便见烂喉，神呆痧隐肌赤，不分颗粒，其毒火炎炎灼伤脏腑，在片刻间尔，安能如伤寒之传变六经，绵延日久哉，其治法必如伤寒之疏达既透，而后清之化之，则恐十死八九矣。"

《喉痧正的》："喉痧一症，由于时行疫疠与风温热之邪煽烁蒸腾为患，一经触发，热若燎原。"

丹痧（传染性红斑）

【病名释义】

丹痧病名出自清·唐大烈辑《吴医汇讲》，该书说："丹痧一证，方书未有详言，余究心是证之所由来，不外乎风、寒、温、热，时疫之气而已……其证初起，凛凛恶寒，身热不甚，并有壮热仍兼憎寒者，斯时虽咽痛烦渴，先须解表透达，即或宜兼清散，总以散字为重。"这段文字从病因、证候和治法对丹痧作了简明扼要的论述。本病十分类似西医学的传染性红斑。

【病因病机】

本病因脏腑素有积热，复感非时疫疠之邪，郁而深又发之暴。病邪自口鼻而入，初在肺卫，继入营血。若正虚邪盛或延误失治，皆可致使毒邪侵入营血，内陷心包，出现危笃重症。

【诊鉴要点】

（一）诊断要点

①好发于4～12岁儿童，多见于春季。②皮疹主要在面颊，其次在胸背、臀、四肢和外阴等区域。③突然发疹而仅有微热，咽痛及呕吐，眼结膜、咽部轻度充血。④水肿性红斑，蝶形分布于面颊两侧，境界清楚，似丹毒样；躯干、臀部和四肢出现对称分布花边状或网状的斑丘疹。⑤部分伴有扁桃体肿大。⑥散发性流行于世界各地，但不易造成大流行。

（二）鉴别诊断

本病需与风疹、麻疹相鉴别，详见各节。

【辨证施治】

（一）内治法

1. 肺卫证　皮疹首在面颊发生水肿性斑疹，鲜红，扪之灼热。兼有身热，恶寒，头痛，咳嗽，咽喉肿痛。舌质红，苔薄白，脉浮数。治宜辛凉清透，解毒利咽。方用解肌透痧汤加减。荆芥穗、前胡各4.5g，蝉蜕、马勃各2.4g，桔梗、射干各3g，甘草1.5g，葛根、炒牛蒡子、鲜竹茹、连翘各6g，僵蚕、浮萍各10g，紫草12g。

2. 气营证 皮疹密集而色如丹涂脂染，相互融合成片，并有播散倾向。兼有壮热，不恶寒反恶热，烦躁，口渴欲饮，咽喉红肿。舌质绛红起刺，脉洪数。治宜清气凉营，解毒退斑。方用凉营清气汤加减。鲜石斛、鲜生地、生石膏各 20 ～ 30g，玄参、连翘各 10g，焦山栀、炒丹皮、赤芍各 6g，薄荷、甘草各 3g，绿豆衣 15g，鲜芦根 30g。

3. 毒陷证 皮疹暗红或瘀斑。兼有痰涎壅盛，神昏谵语，甚则声哑气急。舌质红绛，苔少，脉细数。治宜清热解毒，清心开窍。方用清热地黄汤加减。水牛角 30g，生地、紫草、绿豆衣各 30g，赤芍、金银花、连翘、玄参、鲜竹茹各 12g，石菖蒲、郁金、甘草各 6g，琥珀 4.5g。

4. 气阴两虚证 丹痧出齐，身热见退，诸症递减。但尚有口干神倦，食欲减退，心悸气短，神疲乏力。舌质淡红、苔少，脉细弱。治宜气阴两补。方用养阴清肺汤加减。生地 12g，沙参、麦冬、玄参、石斛、玉竹各 10g，丹皮、浙贝母、白芍各 5g，薄荷 1.5g（后下）。

（二）外治法

选用清凉粉，外扑，日数次，取其清凉散热、解毒止痒之功。

【偏方荟萃】

1. 银翘散加减：生地、金银花、连翘、丹皮、赤芍、竹叶、荆芥、薄荷、生甘草、鲜芦根等。适用于初期、轻证。

2. 水牛角 30g，郁金、金银花各 6g，玄参、牛蒡子、花粉、黑山栀、连翘各 4.5g，芦根 30g。适用于重症。

3. 黄芩洗剂：黄芩 30g，炉甘石 10g，梅片 3g。先加水煎黄芩汁 150mL，入炉甘石、梅片（酒精溶化兑入）。外搽。

【调摄护理】

患病期间，以隔离为宜，直至皮疹消退为止。

【预后判析】

本病尽管有复发，但预后良好；若发现并发症，可酌情对症处理。

【医案精选】

蒋某，男，5 个月，1963 年 7 月 10 日初诊。代诉：脸面及下半身出现红斑、瘙痒两天。检查：脸面、前臂、下肢可见弧形环状红斑，部分融合成大片，稍见隆起，呈风团样。苔薄白。证属稚儿血热生风，诊断为红云风（传染性红斑），治宜凉血消风。

药用：生地 15g，丹皮、赤芍、知母、黄芩、浮萍、竹叶、白蒺藜、六一散各 6g，忍冬藤 9g，炙僵蚕 3g。

服药 3 剂后，皮疹大部分消退，腿部皮肤已见正常，项后有两小片风团样损害，兼咳嗽少痰。改拟前方去生地、蒺藜、知母，加牛蒡子 6g，桔梗 3g，杏仁 4.5g，3 剂而愈。(《朱仁康临床经验集》)

【名论摘要】

《丹痧论》："丹痧，红晕如霞，而无点粒，身如涂珠，咽喉腐痛，舌转绛舌，或如杨梅。"

陈耕道说："兄发痧而予使弟服药，盖冬兄发痧而使弟他居之为妙……"

胎溻皮疮（新生儿剥脱性皮炎）

【病名释义】

胎溻皮疮病名出自《外科启玄》，又名溻皮病。今人许履和认为本病属《疡科心得集》所称"胎火胎毒"之类，俗称初生儿无皮。《洞天奥旨》说："胎溻皮疮，初生婴儿所生之疮也。有肉无皮，视之可痛。盖母食五辛之味，或餐燔熬炙煿等物，或父母有疮而坐孕，往往生无皮之子。然而，伤热而生之者其病轻，受毒而生之者其病重。"这段文献不仅形象地记录了本病的主要病因和临床表现，而且分辨了病情的轻重。本病十分接近西医学的新生儿剥脱性皮炎。

【病因病机】

1.辛热所伤 孕母过食辛热、炙煿之物，或膏粱厚味，或七情恚怒，胃中火盛，胎室热毒，热伤之气，气伤阴耗，难以供养胎儿的营养，故初生无皮。

2.遗染胎毒 父母患疮而坐孕，致使胎儿染毒，属受胎未足，症见遍身浸渍红嫩无皮，呈赤烂外观。

【诊鉴要点】

（一）诊断要点

①多见于出生后 1～5 周的婴儿。②皮疹常由颜面、躯干、脐部等处特别是口部附近开始。③初为一片潮红的斑疹，继而发生水疱或大疱，疱壁薄而松弛易破，扩展

迅速，经 2～3 天可蔓延至整个躯干，但头皮损害轻微。④表皮浅层剥脱或疱壁剥离后，状似烫伤。⑤常伴高热、厌食、呕吐、腹泻等全身症状，严重时还会出现毒败的逆证。

（二）鉴别诊断

1. 新生儿脓疱疮　与本病可能是同病异型，但皮疹以脓疱为主，尼氏征阴性，多见于出生后 1 周内的婴儿。

2. 脱屑性红皮症　多发生于出生后第 2～4 个月，头皮、眉毛部及屈侧先有脂溢性皮炎表现，进而全身皮肤潮红，伴有成片或细小的灰白色或黄色油脂状鳞屑。

【辨证施治】

（一）内治法

1. 胎热证　患儿出生 1 周内，周身无皮，红肉外裸，或者接近体无完肤，哭吵不安，双目畏光羞明，腹胀如鼓。治宜清热解毒，护阴固肤。方用清胃散加减。生地 12g，炒丹皮、赤芍、甘草、紫草各 6g，黄连、升麻各 3g，山药、炒扁豆、冬瓜皮、黄芪各 10g，莲子心 4.5g，灯心草 3 扎。

2. 毒热证　胎儿表皮呈片状脱落，遍身浸渍红嫩无皮，状如烫伤，甚则见发热、厌食、呕吐等全身症状。治宜泻火解毒，清热凉血。方用内疏黄连汤加减。炒黄连、焦山栀、莲子心各 3g，炒黄芩、炒黄柏、生地各 6g，炒丹皮、紫草、赤芍各 4.5g，绿豆衣 30g，生甘草 1.5g。

3. 胎毒证　父母患疮受孕所生胎儿，出生后无皮，红肉赤裸，口唇、眼角糜烂，严重时体无完肤、赤烂，甚至呈紫黑色。治宜扶正化毒，佐以生皮。方用全蝎生皮散加减。全蝎、甘草各 3g，生黄芪、麦冬各 12g，金银花 30g，绿豆衣 45g，白薇、白蔹、土茯苓各 10g，灯心草 3 扎。

（二）外治法

外用稻米粉扑之；口唇、眼角糜烂，选用甘草浓煎取汁，以棉球蘸药汁擦口唇或湿敷眼角，日 2～3 次。

【偏方荟萃】

1. 白及雄黄散：白及 30g，雄黄末 10g，研细末，外扑之。

2. 伏龙肝，研细末，鸡蛋清调涂。

3. 玉粉散：滑石 30g，甘草 10g，冰片 0.6g，研细末，外扑。

4. 熟石膏 30g，珍珠粉 3g，共研匀，外扑。

【调摄护理】

加强新生儿护理，注意患儿营养及避免受凉。

【预后判析】

本病轻者预后良好；重者采用中西医结合治疗，给予足量有效的抗生素，预后亦好。

【医案精选】

一小儿生下，遍身无皮，色赤，原乳母食膏粱之物。以寒水石一两，炒焦黄柏二两，净黄土四两，俱为细末，时敷遍身，母服清胃散加漏芦。五日，赤少淡，却用黄土五两，炒焦黄柏一两，母服加味逍遥散；又三日，赤顿淡，水顿少；又三日，但敷黄土一味，母服八珍汤加牡丹皮、柴胡而愈。(《保婴撮要》)

【名论摘要】

《疡医大全》："小儿初离产门，遍身无皮，有两种：一是父母蕴积杨梅淫毒，遗于婴儿，是以无皮，用早米粉、伏龙肝扑之皆效；一是船户在船生产，金、木、水、火皆全，所缺者土耳，但将婴儿放岸上土地睡卧，得土气其皮自生。"

胎赤（大疱性表皮松解症）

【病名释义】

胎赤病名出自《医宗金鉴·幼科杂病心法要诀》，又名胎风。《中医大辞典·外科骨伤五官科分册》说："胎儿出生后，身热皮肤湿红，形如水烫火伤之状。"据此记叙，本病十分接近西医学的大疱性表皮松解症。

【病因病机】

本病多因先天素亏，胎之不足，禀赋不充，脾肾俱虚，复遭辛热遗毒，流传胎儿，以致毒热凝结，蕴于胞中，遂令小儿生疮。

【诊鉴要点】

（一）诊断要点

①患儿多数在出生后不久即可发病。②皮疹好发于四肢伸侧，尤其多见于肘、膝关节附近。③皮疹系大小不等的水疱或大疱，偶见血疱，疱壁紧张，疱破则有脂液外溢，干燥结痂，痂脱后留下轻重不一的瘢痕，然后又可新发。④部分伴有四肢冰冷、畏寒、羞明、牙齿缺少和毛发脱落等。

（二）鉴别诊断

迟发性皮肤卟啉病　水疱常发生于手背，均可见多毛症。

【辨证施治】

（一）内治法

1.胎热证　常发于出生后不久的婴儿，在受摩擦的部位，如肘、膝、腰骶等处，可见大小不一的水疱，疱液常以血性为主，疱破则结血痂。伴有口唇赤红，夜间叮吵，小便短黄。舌红苔黄，脉数，指纹紫。治宜清心导热，解毒宁神。方用清热解毒汤加减。生地、金银花、连翘、赤芍各10g，黄连、生甘草各3g，薄荷1.5g，灯心草3扎。

2.脾湿证　患儿肥胖，在肘、膝等部位反复发生水疱，小如黄豆，大如樱桃，疱壁紧张丰满，疱破则脂液外溢，病情时轻时重。伴有食呆，便溏。舌质淡红胖嫩，苔薄白，脉弦细。治宜益气健脾，化湿消疱。方用健脾除湿汤加减。赤苓皮、茯苓皮、冬瓜皮各15g，泽泻、炒枳壳、苍术、白术各10g，赤小豆30g，茵陈、砂仁（后下）各6g。

3.肾虚证　病程迁延较久，多见于乳儿期，形体瘦弱，头发稀少，齿不健全，爪甲软缺，手足不温。伴有五更泄，食少乏味。舌质淡红或胖嫩，脉沉细。治宜扶阳补肾，固正益元。方用右归饮加减。制附片（先煎）、炒杜仲、天冬、麦冬、陈皮各10g，山药、山萸肉、枸杞子、熟地、炒扁豆、阿胶（烊化）、党参各12g，鹿角胶（烊化）、龟胶（烊化）各6g。

（二）外治法

皮疹以水疱或血疱为主，外敷清凉膏；若继发毒染可选用青黛膏，或玉露膏外涂，日1次。

【偏方荟萃】

1.蒋氏化毒丹：水牛角、黄连、桔梗、玄参、薄荷叶、生甘草、大黄各30g，青黛

15g，研细末、炼白蜜为丸，重 1.8g，每服 1 丸，灯心汤化服。

2. 丹参、赤芍、桃仁、当归、鸡血藤、白鲜皮、蝉蜕、浮萍、荆芥、防风、苍术、黄柏、乌梢蛇。

3. 黄芪、孩儿参、焦白术、车前草、土茯苓、金银花、白鲜皮、黄柏、甘草。适用于气虚湿毒蕴阻型。

4. 仙茅、淫羊藿、菟丝子（包）、肉苁蓉、黄芪、白术、白芍、丹参、生甘草。适用于脾肾阳虚气血不足型。

【调摄护理】

注意保护皮肤，防止外伤、摩擦和感染。

【预后判析】

对症治疗，病情严重时可酌情采用中西医结合，如皮质激素类药物。本病可持续存在数十年，甚至终生不愈，部分患者青春期后病情可减轻。

【名论摘要】

《张氏医通》："小儿初生，其身如有汤泼火伤者，皆由母过食膏粱所致。母服清胃散、逍遥散清其血气，儿亦常饮数滴。"

胎肥（小儿硬肿症）

【病名释义】

胎肥病名出自《小儿药证直诀》。《证治准绳·幼科》说："胎肥者，生下肌肉肥厚，遍身血色红，满月后，渐渐羸瘦，目白睛粉红，五心烦热，大便难，时时生涎，宜浴体法。"这段文献不仅记叙了本病的临床特征，而且提出了用浴体法来治疗的方法。不过，有人根据其临床表现，认为本病与古代医籍中小儿初生诸疾中的五硬相似；还有认为本病属寒厥、血瘀的范畴，多与感受寒邪有关。本病接近西医学的小儿硬肿病。

【病因病机】

患儿先天不足，元阳衰微，不能蒸化津液，推运气血，加之后天护理失当，保温措施不佳，而致寒气内袭，引起气血凝滞，肌肤僵硬，体温偏低，兼有水肿而发病。

气血凝滞严重时，还可导致血不循经而外溢，肺气不宣而内闭，故在晚期，常会导致肺出血而死亡。

【诊鉴要点】

（一）诊断要点

①多见于出生后 1 周左右的早产儿或体弱儿。②病变部位主要集中在小腿、臀部，严重时波及全身。③初起全身发凉，局部皮肤僵硬，不能用手指捏起，重时面颊肌肤僵硬，关节强直，活动受限，吮乳困难。④伴有精神萎靡、气息低微、腹泻、出血、咳喘等危笃重症。若抢救和治疗不当，常能在数日内死亡。

（二）鉴别诊断

初生儿水肿 多在生后数小时或 1 ～ 2 天内发生，系全身性水肿，伴有心悸、气喘、发绀等。

【辨证施治】

（一）内治法

1.阳气虚衰证 患儿体质羸弱，精神萎靡，反应迟钝，啼声无力，气息微弱，甚则不能吮乳，体温偏低，肌肤僵硬，乃至波及全身，皮硬冰冷，或有浮肿，咳喘、腹泻。唇舌暗淡，脉沉细且弱，指纹淡滞。治宜温阳益气，佐以通络。方用参附汤、保元汤合裁。红参 3g（另煎兑入），制附片、黄芪、茯苓各 6 ～ 10g，肉桂、川芎、红花、甲珠、炙甘草各 4.5g，生姜 3 片。

2.寒凝血滞证 全身欠温，四肢发凉，皮肤硬肿，多以臀、臂、腿、足等部位为重，略带青色，或红肿如冻伤，面色晦暗，爪甲青紫，大便难，时吐涎水等。舌暗脉沉。治宜散寒通络，温经通脉。方用当归四逆汤加减。桂枝、制川乌各 6g，细辛 3g，当归、赤芍、鸡血藤、生黄芪各 12g，蝉蜕、甘草各 4.5g。

加减法：水肿明显加白术、茯苓皮、粉草薢；关节僵硬，屈伸不利加木瓜、姜黄；气虚明显加黄芪、党参；皮肤硬肿紫胀加麻黄、桃仁；咳喘加服鲜竹沥汁（兑下），或蛇胆陈皮末。

（二）外治法

皮疹波及全身选用浴体法：取天麻、白矾、青黛各 6g，蝎尾梢、朱砂各 4.5g，乌蛇肉 10g（酒浸焙末），麝香少许，共研粗末，每次取 10g，加水适量，桃枝一握，并叶 5 ～ 7 片同煎至 10 沸，温热浴之。此外，酌情选用红花酒，分次小面积温熨按摩之。

（三）针灸疗法

1.毫针法 印堂、人中、承浆。方法：施泻法，每隔 3 ～ 5 小时针 1 次，不留针。

2. 灸法 神阙、足三里。方法：艾条点燃后，在局部施雀啄术，每次 3 ～ 5 分钟，日 2 次。

（四）其他疗法

1. 保暖法 将患儿置于温热环境或贴肉抱于怀中，还可将烧砖包被加温。注意：加温不可过急，应以患儿体温逐渐上升为宜。

2. 温灸法 采用温灸器熏灸，每次 5 ～ 10 分钟，日 2 ～ 3 次。适用于局部硬肿。

【偏方荟萃】

1. 大连翘饮：净连翘、瞿麦穗、白滑石、牛蒡子、车前子、北防风、炒栀仁、片黄芩、荆芥穗、大当归、北柴胡、京赤芍、净蝉蜕、炙甘草、竹叶、灯心草。煎服。

2. 人参 5g，制附片 3g，石菖蒲 3g，小火煎汁，用滴管频频喂之，每次 5 ～ 10 滴。

【调摄护理】

1. 加强孕期护理和调养，保护胎儿健康发育，避免早产。

2. 对早产儿和体弱儿应做好保温；出生后体温偏低的婴儿应先温水沐浴，再行保温处置。

3. 加强喂养，尤其对患儿水分的供应很重要，可视病情给予滴管滴入奶汁或热水，以保持足够的水分和热量。

【预后判析】

本病单纯由于保温不良而致者，一般预后良好。早产儿、体弱儿因胎之不足，肾阳衰微而致者，预后多差；合并肺出血者极难救治。

【医案精选】

沈某，男，生后 3 天，1975 年 11 月 12 日初诊。患儿足月顺产，早破水，脐带绕颈 3 周，脐带打结。出生体重 1.75kg。生后 2 天体温不升，生后 3 天下肢开始发硬，拒食，收入院治疗。检查：体温 36.2℃，体重 1.6kg；心肺（－），腹硬，皮肤黄染明显。诊断：小儿硬肿症Ⅲ，败血症。辨证：阳气不振，四肢硬肿，又兼湿热之邪内侵，发为黄疸。寒热错杂，治当扶脾化湿清热通痹。方用硬肿汤（生黄芪、茯苓、猪苓各 9g，白术、泽泻、麦冬各 6g，白人参 2g，五味子 0.6g，甘草 3g）、消黄汤（茵陈 15.6g，川黄柏、山栀子、黄芩各 6g，川黄连 3g，生川大黄 1g）。

服药 4 天，硬肿明显减轻；6 天后硬肿全消。黄疸则于第 5 天消退。继续服药至住院 9 天后治愈出院。(《何世英儿科医案》)

【名论摘要】

《幼幼集成》："胎肥者，儿生下遍身肌厚，肉色通红，面色亦红而黑睛多，时时生痰，自满月以后渐渐肌瘦，五心热而大便难，白睛粉红色，此名胎肥。"

胎毒（新生儿脓疱疮）

【病名释义】

胎毒病名出自《外科启玄》。《幼幼集成》说："凡胎毒之发，如虫疥流丹，湿疮痈疖结核，重舌木舌，鹅口口疮，与夫胎热、胎寒、胎搐、胎黄是也。"由此可见，古代文献所叙胎毒有广义与狭义之分。《锦囊秘录》在"胎毒诸疮"一节归纳有虫胞、秃疮、练银疮、风疮、虫窠疮等，显然认为本病偏于疮疡，也可以说是狭义的胎毒。本书认为，大凡因先天禀赋不足，复受外邪客肤，致使毒热互酿而成的皮肤疾患，皆可谓胎毒，其中以西医学所称的新生儿脓疱疮为代表。

【病因病机】

胎禀不足，素由孕母调摄失宜，如过食辛辣热物，或者患疮受孕皆可导致毒热乘虚而为害胎儿，复因感受不正之气，遂发疮痍。

【诊鉴要点】

（一）诊断要点

①主要发生在出生后不久的婴儿，其次是体弱的幼儿。②皮疹好发于面部、手部等暴露部位，严重时还会散布胸、背及腹部等处。③典型皮疹初起为水疱或大疱，疱液浆性或浅黄色脓液，大小不一，疱壁薄松弛易破，破后露出鲜红色糜烂面，疱干结痂。④部分伴有啼哭、呕吐、腹泻、体温升高，烦躁不安，精神萎靡，甚则合并肺炎、败血症等而死亡。

（二）鉴别诊断

中毒性表皮坏死松解症 有用药历史，表皮松解现象明显。

【辨证施治】

（一）内治法

1. 胎火证 患儿干瘦，病变部位主要在头部，严重时亦可波及全身，可见大小不等的脓疱，疱液黄稠，疱破后显露糜烂。伴有唇燥口赤，叩吵不安，夜间尤剧。治宜清热解毒。方用大连翘汤加减。连翘、赤芍、金银花、蒲公英各10g，防风、炒牛蒡子、黄芩、焦山栀、车前子（包）各6g，蝉蜕4.5g，灯心草3扎。

2. 湿毒证 患儿微肿，首见水疱，迅即由澄清疱液变为混浊化脓，疱周围绕炎性红晕。伴有腹泻，纳呆，小便短黄。治宜清化湿热，佐以解毒。方用五味消毒饮加减。蒲公英、金银花、地丁、赤芍各10g，浙贝母、连翘、玄参各6g，赤小豆30g，炒三仙各4.5g。

加减法：发热加玳瑁、生石膏、寒水石；咳嗽、气喘加黄芩、紫菀、百合、五味子；湿热重加藿香、六一散（荷叶包煎）；呕吐加伏龙肝、竹茹。

（二）外治法

水疱、糜烂偏重时，选用马齿苋水洗剂，煎汁湿敷，然后用黄连30g，胡粉7.5g，研细末，植物油调糊外涂。

【偏方荟萃】

1. 中成药牛黄清热散，或清解片，或六应丸，视年龄而内服。

2. 蚕豆荚（烧灰），研细末，植物油调，外涂。

【调摄护理】

1. 本病发病急剧，传染性强，发现患儿应立即隔离，并对婴儿室和患儿衣被进行消毒。

2. 注意患儿皮肤的清洁卫生，及时补充营养，减少并发症。

【预后判析】

本病早期治疗，预后良好；若发现合并症如肺炎、败血症等，应立即采用中西医结合治疗，及时予抗生素和支持疗法。

【医案精选】

一儿五岁，每至春时，则遍身生脓疱疮，此胎毒也。予戒用搽药，恐粉砒硫之毒乘虚入腹，以胡麻服之而愈。更灸风池、血海、曲池、三里。自此再不发矣。（《幼科发挥》）

【名论摘要】

《外科正宗》："胎毒疮乃母食辛热厚味遗毒于胎，则生子生疮，治之当戒发物及母欲后乳子，不然恐难除根。"

《锦囊秘录》："一切胎毒，俱宜凉血清热，解毒发散于外，切勿轻从外治，以致热毒内攻，卒成不救，小儿脏腑娇嫩，易入难出耳。"

滴脓疮（脓疱疮）

【病名释义】

滴脓疮病名出自《洞天奥旨》，该书原文说："黄水疮又名滴脓疮，言其脓水流到之处，即便生疮，故名之。"后世医籍还称本病为香瓣疮、天疱、烂皮野疱等。

《疮疡经验全书》说："此疮之发不分老幼，皆由受酷暑热毒之气，蒸入肌肉，初生一疱，渐至遍体，浸烂无休，合家相染。"从这些临床主要特征来看，本病相当于西医学的脓疱疮。

【病因病机】

内蕴湿热，外感湿热毒邪，郁于肌腠而发为本病，其定位在脾及肌肤。

1. 脾湿内蕴 稚童脾胃娇嫩，容易积食停饮，喂养调理失当，脾失健运，则脾湿内蕴，脾湿浸淫，达于四肢肌肤而发病。诚如《外科正宗》所说："乃由肺经有热，脾经有湿，二气交感而成。"

2. 腠理失固 幼童为稚阳之本，肌肤娇嫩，腠理失于固密，热毒、风邪易于乘隙而入，客于肌表，肌热与脾湿相结而易发滴脓疮。《外科真诠》说："此热毒郁于皮毛之病。"

3. 热毒外袭 酷暑、湿热交蒸季节，热毒时行之邪，袭于肌表而发病；亦可因儿童嬉戏于室外，风吹或烈日暴晒，暑令热毒之邪或风热之邪外袭肌表而发病。

总之，内蕴之湿热外发体表，腠理不密，外界暑湿毒热易袭，内外之邪搏结肌肤，壅郁于腠理，因而发病。但由于内外湿热毒邪轻重不同，临床可表现出湿热交阻、风湿相搏、湿祛热散等证。

【诊鉴要点】

（一）诊断要点

①多见于儿童，夏秋两季为好发季节。②好发于颜面、四肢等暴露部位。③皮损以脓疱为主，有的初起为小水疱，迅速变成蚕豆大水疱，疱液清澈，逐渐混浊后成脓。周围红晕不明显，有的初起在红斑上发生水疱，迅速转成脓疱，疱液黏稠，周围红晕明显。两种疱壁松薄，易破露糜烂面，脓液外溢之处，又起新疱或脓疱，脓液干燥结黄厚痂。④自觉瘙痒，重者还会出现发热、口渴、臖核肿大。

（二）鉴别诊断

1. 水痘 主要发于躯干，皮损初为红丘疹，迅速变成绿豆大水疱，疱液清澈，疱壁薄易破，周围红晕。发病前常有发热、全身不适等症状，好发于冬春季节。

2. 水疥（丘疹性荨麻疹） 好发于四肢、躯干，皮疹为纺锤形风团，中央有丘疹或水疱，伴剧痒，无传染性。

3. 天疱疮 多见于成人，水疱大小不一，疱壁薄而松弛，用手推之，疱皮剥落如果皮，且多缠绵难愈。

【辨证施治】

（一）内治法

1. 风湿相搏证 多见于发病初期，肌肤忽生黄粟，随之起大疱，随处可生，伴有瘙痒。舌质红，苔薄黄，脉浮数。治宜疏风清热，化湿解毒。方用升麻消毒饮加减。当归尾、赤芍、焦山栀、连翘各10g，金银花、野菊花、蒲公英各15g，升麻、桔梗各6g，炒黄芩、炒黄连各3g，甘草4.5g。

2. 湿热交阻证 肌肤大疱累累，绕有红晕，或疱破脂水淋漓，浸淫成片，痒痛相兼，或伴有身热，邻近臖核焮肿。舌质红，苔黄腻，脉滑数。治宜清热化湿，解毒涤暑。方用芩连平胃汤加减。金银花、地肤子、野菊花各15g，藿香、佩兰、泽泻、焦山栀、蒲公英各10g，炒黄芩、苦参各6g，白茅根、赤小豆各30g。

3. 湿祛热散证 皮肤脂水干涸，疮面结有黄痂或黄黑痂，痂脱则愈，部分伴有瘙痒。舌质正常，苔薄黄，脉细数。治宜清解余毒，益气护阴。方用四妙汤加减。生黄芪、金银花、连翘、玄参、茯苓皮各10g，赤小豆15g，绿豆衣、沙参、生薏苡仁各12g，白茅根30g。

加减法：胸闷食少加白扁豆、砂仁；心火偏盛加莲子心、栀子心；风热偏亢加蝉蜕、薄荷；风湿偏重加白鲜皮、茜草；小便短黄加车前子、蚤休、灯心草；血尿加大小蓟、仙鹤草；下肢浮肿加猪苓、泽泻。

（二）外治法

皮疹以水疱、脓疱为主，选用青黛散、蛤粉散、二白散、龟板散，分别用植物油或花椒油调成糊状，外涂。疱破显露糜烂、浸淫时，选用马齿苋水洗剂，或石榴皮水洗剂、蒲丁洗剂，煎汁，清洗或湿敷，然后再用青黛散、石珍散，油调外涂；痂皮不脱，选用四黄膏外敷。

【偏方荟萃】

1. 牛蒡子，或地骨皮，或石榴皮，任选一种，研细末，植物油调成糊状，外涂。

2. 鲜蒲公英，或鲜丝瓜叶，适量，捣烂如泥状，外敷患处。

3. 寒水石膏：寒水石 30g，黄连 12g，滑石 18g，冰片 3g，共研细末，用凡士林调成 50% 药膏，外用。

4. 吴茱萸膏：吴茱萸 1g，凡士林 9g，调成 10% 药膏，外用。

5. 四味异功散：松香、生矾、枯矾、银粉各等份，研细末，干者油调，湿者外掺。

6. 酸枣、荆芥、羊胡（煅灰存性）各 3g，铅粉 15g，研细粉，外敷。

7. 野菊花、枣木根，煎汁，外洗。

8. 滑石散：好滑石、黄柏，研细末，外敷。

【调摄护理】

1. 注意个人卫生，在盛夏季节应勤洗澡，保持皮肤清洁，剪修指甲，以免抓损皮肤，毒染扩展而变生诸疾。不可将本病视为疮疡小疾，不予重视，否则会演变成毒邪内攻，累及脏腑。

2. 托儿所、幼儿园应定期检查，发现患儿应立即隔离治疗，勤换衣服，清洗消毒。

3. 调节饮食，食物以清淡为好，少食肥甘和鱼腥之类食物。

【预后判析】

本病治疗及时，预后良好；若染毒较重，可入侵脏腑，出现重症，应予关注。

【医案精选】

一小儿患此，痛发热，脉浮数，挑去毒水，以黄柏、滑石末敷之；更饮荆防败毒散，二剂而愈。（《外科发挥》）

【名论摘要】

《外科正宗》："头面耳项忽生黄疱，破流脂水，顷刻沿开，多生痛痒，此因日晒风吹，暴感湿热，或内飧湿热之物，风动火生者有之。"

《疡医大全》："凡初起细疮，手少动之即破，毒水流入何处，即生大水疱疮，即为黄水疮，此热毒郁于皮毛也。"

脓窠疮（深脓疱疮）

【病名释义】

脓窠疮病名出自《外科正宗》，又名脓窝疮。《石室秘录》说："肌肤之病，从腠理而当较皮毛略深，如人脓窠疮之类是也。"说明本病是一种化脓性皮肤病，先起水疱后变脓疱，深在溃破如窠，累及腠理，十分接近西医学的深脓疱病。

【病因病机】

脏腑失调，湿热内蕴，或素体虚弱，气血失和，外感毒热，郁于肌肤而发病。

1. 湿热交感 儿童可因肺经有热，脾经有湿，脾主四肢肌肉，湿热流溢肌腠，化毒生虫，酝酿成脓。《外科正宗》说"脓窠疮乃肺经有热，脾经有湿，二气交感"而发。

2. 素体虚弱 身体羸瘦，气血失和，外感热毒，热盛肉腐，而发脓窠疮。本病多见于长期营养不良，身体虚弱，正不御邪的儿童。

3. 继发热毒 大凡原患疥疮、虫咬、水痘以及消渴病等，肌肤瘙痒无度，搔破伤口，外感热毒，热盛肉腐则成脓窠疮。

【诊鉴要点】

（一）诊断要点

①多见于体质虚弱的儿童、成人。②好发于小腿或臀部。③皮损初起为水疱，迅速变成脓疱，周围红晕，继而向深部发展，疱溃破后周边隆起，中央凹陷，状似火山口，脓液四溢，继而结厚痂。④伴有痒痛感、发热、腹股沟淋巴结肿大。

（二）鉴别诊断

1. 黄水疮（脓疱疮） 好发于颜面部、颈项及四肢等暴露部位，脓疱表浅，破后不形成溃疡，夏秋季节多见。

2. 暑疖 好发于头面、颈、臀等肌肤丰厚处，皮损根盘肿硬，表面光亮紧张，顶见脓头，脓栓排出后剧痛减轻。

【辨证施治】

（一）内治法

1. 湿热交蒸证 脓窠多发于下肢，个数不多，呈散在性分布，脓疱周边绕有红晕，黄稠脓液外溢，或结有黄色厚脓痂，自觉痛痒相兼，但以痒感尤重。舌质红，苔薄黄，脉濡数。治宜清热解毒，淡渗利湿法。方用黄连解毒汤加减。炒黄连、莲子心各6g，黄柏、黄芩、苍术、赤茯苓、川牛膝各10g、蒲公英、忍冬藤、地丁、生薏苡仁各15g、车前子（包）、赤小豆各30g。

2. 气血不和证 脓疱或水疱，相迭而生，且其周边红晕不显，脓水清稀，兼有微痒。身体消瘦，脸面㿠白，胃纳欠佳，或身热不扬。舌质淡红，苔白，脉沉细且数。治宜培补气血，佐以解毒，方用四物汤加味。当归、白芍、天冬、麦冬、党参各10g，黄芪、生地、薏苡仁、炒白术各12g，川芎、甘草、柴胡各6g，金银花、白花蛇舌草各15g。

3. 继感毒热证 原患多种皮肤病，因搔抓而在肌肤上留有抓痕累累，肌肤破损，易感热毒，热盛肉腐，间见脓窠结痂，周边焮红，自觉痛痒相兼。舌质红，苔少，脉数。治宜清热解毒，佐以止痒。方用五味消毒饮加减。金银花、蒲公英、地丁各15g，当归、赤芍、陈皮、羌活、防风、白蒺藜各10g，白花蛇舌草、花粉各12g。

（二）外治法

初期水疱、脓疱未破时，选用龟板散，或青黛散，或青白散，植物油调成糊状，外涂。破溃疮面不收时，可按溃疡处理。

【偏方荟萃】

1. 蛇床子散：蛇床子、大风子（肉）、松香、枯矾各30g，黄丹、大黄各15g，轻粉10g，研细末，麻油调搽。

2. 何首乌汤：何首乌、防风、金银花、荆芥、苍术、白鲜皮、甘草、苦参、连翘，灯心草为引，煎服。溏泄加泽泻；夏热加栀子、黄芩；痒加白蒺藜；脾胃虚弱去苦参，加赤茯苓。

3. 连翘解毒汤：丹皮、牛膝、花粉、木瓜、桃仁、金银花、薏苡仁、甘草、僵蚕、连翘，煎服。

4. 百效丸：黄柏、苦参、连翘、川牛膝、何首乌、当归尾、生地、丹皮、防风、防己、荆芥、苏叶，研末，神曲打糊为丸，每服10g。

5. 官粉（炒黑）30g，冰片0.9g，研细末，外涂。

6. 红枣（去核）、葱（去须、叶）各适量，捣烂，煎汁，先熏后洗。

7.花椒、白芷、雄黄、血竭、明矾各等份，研细末，油调，外涂。

8.密陀僧、硫黄、雄黄、石膏各等份，研细末，鸡蛋清调搽。

【调摄护理】

1.注意个人卫生，指甲经常修剪，定期洗澡，防止皮肤感染热毒。

2.已染病者应防止搔抓，以免自身染毒；特别是脓液四溢者应及时加以清洁，避免外洗，防止脓液外溢，沾染成疮。

3.防止偏食，增强营养，以增加皮肤御邪之力，如反复发作者应予调护。

【预后判析】

本病可反复不愈，病程较长，可数周至数月。愈后形成瘢痕，周围有轻度色素沉着。

【医案精选】

王某，男，6岁。5天前在头面部发生水疱，继而在四肢、躯干相继出现，小如豌豆，大如樱桃，逐渐灌脓，而以两下肢为甚。今脓疱破碎，脓水淋漓，疼痛不已，两侧腹股沟淋巴结亦肿痛，发热夜重（T39.5℃），纳食减退，口干，小便黄。苔黄质红，脉来数疾。病在盛夏，暑热湿邪客于皮肤，外不得泄，郁于血分。治拟清解。忍冬藤各15g，连翘、赤芍、赤苓、车前子（包）、黑栀、绿豆衣各9g，川连2g，黄芩4.5g，六一散（包）12g，丹皮6g，竹叶10片。黄灵丹，麻油调成糊状，涂于疱疹处，日2次。青敷药，敷于两侧腹股沟淋巴结。

内外并治两天，局部与全身症状相继减退。原法续治4天，病即痊愈。（《许履和外科医案医话集》）

【名论摘要】

《外科正宗》："脓窠疮，乃肺经有热，脾经有湿，二气交感，其患先从水泡作痒，后变脓泡作疼，所成脓窠疮也。治当清热散风，凉血除湿为主。"

《外科说约》："脓窠疮大如黄豆，黄脓起疱，痛甚者，乃脾虚湿热者多。宜内服四妙汤加苍术、防风，外搽普济丹。"

汗淅疮（擦烂红斑）

【病名释义】

汗淅疮病名出自《外科启玄》，后世医籍又名褶烂、擦烂等。不过，早在隋代《诸病源候论》就有类似记载："小儿因汗，为风邪毒气所伤，与血气相搏，热气蒸发于外，其肉色赤，而壮热是也。"后世医籍对其病因、病机、症状和治疗均提出了更为明确的认识。如《洞天奥旨》说："汗淅疮乃肥人多汗，久不洗浴，淹淅成疮者也。亦有皮破血出而作痛者。古人以真蛤粉、滑石末掺之自愈，实妙法也。"本病类似西医学的擦烂红斑。

【病因病机】

盛夏汗出沾衣，或平时久不洗浴更衣，汗水污垢浸渍肌肤，皱襞之处，体肤多薄嫩隐蔽，虽汗出而不易蒸发，尤其肥胖妇女及婴儿则更易淹淅。

【诊鉴要点】

（一）诊断要点

①患者多为肥胖的婴幼儿和成人。②病变通常发生在天然皱襞部位，如腹股沟、肛周、颈项、乳房下褶、腋窝等区域。③在上述区域初起时皮肤红、微肿，继而在发展中出现丘疹、丘疱疹、水疱、糜烂、渗出，甚至毒染成疮。④自觉灼热和瘙痒，糜烂时则有刺痛感。

（二）鉴别诊断

1. 湮尻疮（尿布皮炎） 仅见于婴儿，皮疹也仅局限在臀部及周围接触尿布的部位。

2. 阴癣（股癣） 边界虽清楚，但中心有自愈倾向，四周有散在性丘疹和鳞屑，真菌检查阳性。

【辨证施治】

（一）内治法

1. 热郁肤表证 患处潮红肿胀，匡廓鲜明，摩擦鲜红，甚则呈现浅表溃疡，自觉灼热刺痛。舌质红，苔薄黄，脉数。治宜清热、凉血、解毒。方用凉血地黄汤加减。生地、紫草、忍冬藤、马鞭草各15g，黄芩、防风、茯苓皮、黄柏各10g，黄连、知母、柴胡、甘草各 6g。

2. 湿毒内蕴证　患处水疱云集，湿烂渗出，周边鲜红肿胀，甚则疱破脂水浸淫，自觉灼热刺痛。伴有心烦口渴，小便黄赤，大便干结。舌质红，苔腻，脉弦滑数。治宜清热利湿，凉血解毒法。方用退毒散加减。黄连 6g，金银花、连翘、生甘草、丹皮、赤芍、栀子、车前子（包）各 10g，绿豆衣 12g，滑石（先下）、白茅根各 15g，赤小豆 30g。

加减法：口渴溲赤加竹叶、锦灯笼；皮疹基底潮红、灼热加丹皮、地榆、生石膏；大便秘结加生大黄、炒枳壳、桔梗。

（二）外治法

局部皮肤焮红，有糜烂趋势时，选用紫草油，或甘草油，清洗后，外扑蛤粉散；糜烂，渗出较重，选用马齿苋 30～60g，或生甘草 30g，金银花 20g，煎汁，湿敷，然后选用湮尻散，或黄连膏，或青黛膏，外涂，扑之蛤粉散至愈。

【偏方荟萃】

1. 生龙骨 60g，生牡蛎 30g，研细末，加冰片 3g，和匀，纱布包扑患处。

2. 绿豆衣 10g，六一散 12g，樟脑 2g，分别研细末，先以黄柏水洗净患处后，纱布包扑，日 1 次。

3. 真蛤粉、滑石各等份，研匀，外扑。

【调摄护理】

1. 暑热汗出，宜经常以温水洗净皱襞处，保持干燥通气，并适当外扑爽身粉。

2. 贴身衣服宜经常洗换，保持松软洁净，尤以棉织品为佳。

【预后判析】

本病及时治疗，预后良好。

【名论摘要】

《外科启玄》："肥人夏月久不洗浴，被汗淹浙皮肤，渐烂成疮，痛不可忍，名曰汗浙疮。"

涎尻疮（尿布皮炎）

【病名释义】

涎尻疮病名出自《外科启玄》。尻，指尾骨。因本病是一种由大小便刺激和涎淅臀部、外阴等部位，导致局部湿烂、红肿、生疮的皮肤病，故又名红臀。

《洞天奥旨》说："涎尻疮生于新生之儿，或在颐下项边，或在颊肢窝内，两腿丫中，皆湿热之气，涎烂而成疮。"本病多发生于婴儿，根据其临床表现和病因，十分接近西医学的尿布皮炎。

【病因病机】

小儿系血热之体，皮肤娇嫩，大小便之后，未及时更换，粪尿污垢，湿热秽浊之邪，浸渍皮肤；还有因尿布烘烤未干，火气未除，风热相乘，刺激皮肤而生。此外，尿布坚硬粗糙，加之捆缚过紧，细嫩皮肤不堪涎渍擦烂，亦可致病。诚如《外科启玄》所说："月子乳孩，绷缚手足，颐下、颊肢窝、腿丫内湿热之气，常皆涎烂成疮，系乳母看顾不到所致。"

【诊鉴要点】

（一）诊断要点

①皮损主要发生于尿布覆盖部位，尤其是阴囊、会阴、大腿内侧、臀部、外阴等处。②初起出现水肿性红斑，与尿布遮盖范围吻合，境界清楚，边缘整齐；继而可见丘疹、水疱、糜烂，甚则浅表溃疡。③自觉刺痛不适，部分还会出现患儿哭闹不安、发热、不喜进食等。

（二）鉴别诊断

1. 汗淅疮（擦烂红斑） 多见于婴儿及肥胖妇女，皮损好发于皮肤皱襞处，多为境界清楚的红斑、糜烂、渗出。

2. 猢狲疳（胎传梅毒） 皮损好发于臀部、面部、眼、口、耳、鼻、肛门、掌跖等部位，呈铜红色浸润性斑块或溃疡，对称分布，患儿呈早老容貌。

【辨证施治】

（一）内治法

1.湿热蕴结证　患处发红肿胀，粟疹、水疱丛生，部分糜烂渗出，脂水频溢。兼有患儿叨吵不安，便秘溲赤，口舌生疮。舌质红，苔黄，脉濡数。治宜清热利湿，凉血解毒。方用导赤散加减。生地10g，栀子、川牛膝、金银花、连翘各6g，赤芍、黄柏各3g，灯心草3扎，白茅根12g。

2.毒染成疮证　尿布浸渍日久不除，遂在患处出现丘疱疹、脓疱，糜烂，甚则浅表溃疡，自觉灼热刺痛。伴有发热，大便秘结。舌质红，苔少，脉数。治宜清热利湿，解毒止痛。方用银花甘草汤加味。金银花、野菊花、生薏苡仁各12g，生甘草、炒龙胆草、赤茯苓、车前子（包）各6g，绿豆衣15g，生黄芪、赤小豆各10g。

加减法：发热加生石膏、知母；哭闹不安加蝉蜕、生牡蛎；大便秘结加生大黄、玄参；小便溲赤加六一散（包）、车前子；局部红肿加金银花、连翘、赤小豆、紫草。

（二）外治法

皮疹以糜烂、渗出和浅表溃疡时，用野菊花、蒲公英、黄连、石榴皮、五倍子、黄柏、生甘草等，任选2～3味，煎汁，清洗或湿敷患处，日2～3次，1次15～30分钟，然后外涂紫草油、青黛膏；若红肿疼痛时，选用黄连膏、紫连膏、清凉膏，外涂，然后外扑清凉粉、枯矾粉、湮尻散、伏龙肝散等。

【偏方荟萃】

1.马齿苋30g，或绿豆、连翘各等份；或金银花15g，煎汁，清洗或湿敷之。

2.海螵蛸（炒黄），或芙蓉叶（晒干），或绿豆粉，外扑之。

3.苦参、野菊花各等量，煎汁，湿敷。

【调摄护理】

1.患儿大小便后应及时洗净阴部，并用纱布或软纸吸干，外涂六一散，保持局部清洁、干燥。

2.尿布宜用棉织品，柔软、干净，并勤洗、勤换，尿布应以开水浸泡、日光曝晒，避免用塑料布、橡皮尿布覆盖包裹。

3.患处保持洁净，适当日晒，如《诸病源候论》说："宜时见风日，若都不见风日，则令肌肤脆软，便易伤损。皆当以故絮著衣，莫用新绵也。天和暖无风之时，令母将抱日中嬉戏，数见风日，则血凝气刚，肌肉硬密，堪耐风寒，不致疾病。"

【预后判析】

本病治疗恰当，预后良好。

【名论摘要】

《洞天奥旨》："夫小儿新生何遽多湿热？虽遗尿小便，未易即干，然下身或多潮气，不宜上身而亦沾染也。盖因乳母绷缚手足，看顾不到，适逢天气炎热，蒸裹太甚，因而溻烂。身中本无湿热，何必又治湿热之多事乎？将伏龙肝一味，不拘多少，捣极细末，佐以滑石末少许，不可太多，掺在患处，用纸隔之即愈。"

第十四章　发无定处皮肤病

风瘙痒（瘙痒病）

【病名释义】

风瘙痒病名首见于《诸病源候论》。因其病因、皮疹和部位的不同，相继出现的病名主要有以下几种：与风邪相关，称之风痒、痒风；与搔抓有关，称之爪风疮；因血虚燥痒，妇人血虚，脾虚所困而引起的称血风疮。总之，大凡"遍身瘙痒，并无疮疥，搔之不止"，均十分接近西医学所称全身性皮肤瘙痒病。某些瘙痒仅发生于身体某一部位，如肛门、阴囊、女阴等处，则分别称之肛门痒、谷道痒、肾囊风、阴痒、妇人阴痒等，这类瘙痒类似西医学的局限性瘙痒，另列专文分述之。

【病因病机】

复杂、变化多端是本病病因病机的主要特点。所谓复杂，既有内因，如脏腑气血失调，或久病之躯，表现为气虚血弱、肝肾亏损以及情志不遂等，又有外因，包括风、寒、湿、热等；所谓变化多端，客于肤表可能是内外合病，亦可能是一邪夹二邪，如风热致痒、风寒致痒、血虚作痒等，诚如《备急千金要方》所说："痒证不一，血虚皮肤燥痒者，宜四物汤加防风……妇人血虚，或通身痒或头面痒，如虫行皮中，缘月水来时为风所吹，不然则是产蓐中食动风物所致……有脾虚身痒，本无疥癣，素非产蓐，洁然一身，痒不可忍，此乃脾虚所困。经云：诸痛为实，诸虚为虚。又云：脾主身之肌肉，宜实脾为先。"

1.禀性不耐　青壮年人，多血气方刚，以血热内蕴居多，这是因为外邪侵袭，血热生风，风盛则痒。年老体弱者，或久病体虚人，气虚致卫外失固，风邪乘虚外袭，血虚肤失濡养，日久常会导致气血循行瘀涩，经脉塞滞，荣卫不得畅达，经气不通而瘙痒不已。

2. 六淫外袭　六淫之中，不论是阳邪（如风、燥、暑、火），还是阴邪（如湿、寒），皆可侵袭肤腠，与血气相搏，而俱往来于皮肤之间，邪气微，不能冲击为痛，故但瘙痒。

3. 饮食不节　凡饮食不节，恣意口腹，过食鱼腥海味、辛馨炙煿、油腻酒酪等物：一则损伤脾胃，运化失常，湿热内生，互结化热生风，内不能疏泄，外不得透达，佛郁于皮毛腠理，而发为瘙痒；二则动风之物，多能助长心火偏激，激惹血热扑肤而痒，诚如《内经》所云："诸痛痒疮，皆属于心。"

4. 情志内伤　凡情志怫郁、烦恼焦虑、神情紧张等，均能促使脏腑气机失调，阴阳偏胜，五志化火，血热内蕴，化热动风，而致瘙痒。

5. 肝肾亏损　失血或慢性消耗性疾病，日久不愈，常会导致精血亏损，肤失濡润，不能充养肌肤而成瘙痒，古人谓：久病必穷于肾，就是这个道理。

此外，接触皮毛、羽绒、化纤织品以及摩擦，均可诱发皮肤瘙痒。

总之，本病内因为发病基础，为本；外因为发病条件，为标。大凡标实突出时，病势多急骤；本虚明显时，病势多缠绵难以速愈。

【诊鉴要点】

（一）诊断要点

①好发于身体大部分或全身。②多见于成年人，尤其是老年人。③皮肤无原发疹，而有阵发性瘙痒，以夜间尤甚。瘙痒程度和持续时间因人而异。常因剧痒，反复搔抓后出现大量抓痕和血痂，亦可见湿疹样变，甚则呈苔藓样变及色素沉着等继发皮损。④伴发的全身症状因人而异。

（二）鉴别诊断

需要与瘙痒性皮肤病相鉴别的疾病很多，主要有风疹块、疥疮、虫咬症、药疹等，这些病变多为原发皮疹伴有瘙痒，但风瘙痒则是无原发皮疹而有剧痒，详见有关病种。

【辨证施治】

（一）内治法

1. 血热生风证　多见于青壮年人，好发于夏季，症见皮肤瘙痒，触之灼热，搔破处呈条状血痕，遇热逢暖则剧，近寒得冷则轻，每随心绪烦躁或食入辛辣则瘙痒加甚。伴心烦口渴。舌质红，苔薄黄，脉弦数。治宜凉血清热，消风止痒。方选止痒息风汤加减。生地、生龙骨、生牡蛎各 15g，玄参、当归、白蒺藜、玄参、丹参各 10g，防风、甘草、蝉蜕、黄芩各 6g。

2. 风盛作痒证　多发于春季，症见周身瘙痒，痒无定处，搔破出血，随破随收，很少毒染化脓，破损处干燥或结痂，很少渗液，经年累月，患处皮肤肥厚，或状如牛领之皮，或状如席纹。舌质红，苔薄黄，脉弦数。治宜搜风清热，败毒止痒。方选乌蛇驱风汤加减。乌梢蛇、羌活、蝉蜕、荆芥、黄芩各 6g，防风，连翘、金银花各 10g，赤小豆、钩藤、刺蒺藜各 15g。

3. 风湿客肤证　多发生在长夏之季，以青壮年居多，症见皮肤剧烈瘙痒，由于反复搔抓或热水烫洗，常导致继发湿疹样变，正如《外科启玄》所说："此证多在两小腿里外臁，上至膝，下至踝骨，乃血受风邪而生也，多痒，抓破出黄水成疮。"舌质淡红，苔白腻，脉弦滑。治宜祛风胜湿，清热止痒。方选全虫方加减。全蝎、皂角刺、苦参各 6g，白蒺藜、威灵仙、白鲜皮、黄柏各 12g，生薏苡仁、赤小豆各 15g，丹皮、防风各 10g。

4. 风寒束表证　多发于冬季，以阳气不足者居多，瘙痒可见于周身，胫前区域尤为明显，寒冷诱发或加剧，或因气温急剧变化，如自寒冷室外，骤入暖室之内，或解衣卧睡之时，均会导致瘙痒加剧。症见皮肤干燥，上覆少许糠秕状鳞屑，瘙痒逢暖或汗出时，则可减轻。舌质淡红，苔薄白，脉浮紧或浮缓。治宜散寒祛风，和营止痒。方选麻黄桂枝各半汤加减。麻黄绒、桂枝各 1.5g，炒白芍、桔梗、荆芥、防风、干姜各 6g，羌活、独活、甘草各 4.5g，大枣 7 枚。

5. 血虚生风证　多见于老年或体虚之人，好发于秋冬季节，症见皮肤干燥，遍布抓痕，夜间痒甚，或因过度劳累，痒感加重。伴见神情倦怠，面色㿠白，昼不精，夜不瞑，心悸失眠，食欲不振。舌质淡红，苔少或薄白，脉虚细且数。治宜养血消风、润燥止痒。方选养血润肤饮加减。当归、天冬、麦冬、花粉、黄芪各 10g，生地、熟地、何首乌、钩藤各 15g，黄芩、红花、桃仁各 6g，皂角刺、升麻各 4.5g。

6. 瘀血阻滞证　可发生于任何年龄，不分季节，瘙痒多限于腰围、足背、手腕和腰骶等区域，症见抓痕累累，部分抓破则有瘀血外溢，或紫色条痕明显。伴有面色晦暗，口唇色紫。舌质暗或有瘀点或瘀斑，苔少，脉细涩。治宜活血化瘀，消风止痒，方选活血祛风汤加减。当归、桃仁、益母草、防风各 10g，荆芥、红花、甘草、蝉蜕、赤芍各 6g，白蒺藜、钩藤各 12g。

7. 脾虚卫弱证　多见于恣食鱼虾、海鲜，或者接触皮毛等物，症见瘙痒时轻时重，常能皮肤上见到抓痕和针帽大小的血痂。兼有气短乏力，倦怠懒言，不任劳作，大便干结或稀溏。舌质淡红，苔少或苔薄，脉虚细弱。治宜健脾益气，佐以固表。方选人参健脾汤加减。党参、黄芪各 10～12g，土炒白术、陈皮、防风各 10g，茯苓皮

12 ～ 15g，荆芥、砂仁（后下）、炒枳壳、玫瑰花、甘草各 6g，炒黄连 1.5g，广木香 3 ～ 6g。

加减法：瘙痒病变在上半身加白附子、桑叶、杭菊花；瘙痒病变在下半身加炒杜仲、寄生、川牛膝；瘙痒泛发全身加浮萍、刺蒺藜、苦参、白鲜皮、地肤子；顽固瘙痒加皂角刺、炙山甲、乌梢蛇、全蝎、苍耳子、威灵仙；淫痒渗液加僵蚕、茯苓皮、茵陈、赤小豆；瘙痒抓破易致毒染加焦山栀、黄柏、蛇舌草、蒲公英、野菊花；血热甚者加地榆、紫草；风邪盛者加防风、全蝎；皮肤肥厚加姜黄、莪术、丹皮、丹参、阿胶；口渴便秘加生大黄、知母；心悸失眠加枣仁、柏子仁、夜交藤；神疲乏力加何首乌、人参；恶寒肢冷加炮附块；血虚者加当归身、桑椹子。

（二）外治法

痒感泛发时，选用地肤子、苍耳子、浮萍、益母草、丝瓜络、木贼草、香附、蚕沙、金钱草、吴茱萸、厚朴、蛇床子等，任取 3 ～ 4 味，各 30 ～ 60g，煎汁，温洗全身；或酌情外搽苦参酒，或九华粉洗剂，或三石水，或百部醋，然后外扑清凉粉、甘石散等。皮肤干燥发痒，且有肥厚时，选用黑油膏、润肌膏，外涂。

（三）针灸疗法

1. 毫针法 ①辨证取穴。血热生风证：主穴取风池、大椎、血海；配穴取风府、曲池、足三里。血虚生风证：主穴取血海、三阴交、百会、风池；配穴取阴陵泉、绝骨、风府、曲池。瘀血阻滞证：主穴取血海、膈俞、足三里、三阴交；配穴取百会、丰隆、行间。风盛作痒证：主穴取风池、风府、百会、血海；配穴取太冲、大椎、阳陵泉。风湿外袭证：主穴取条口、丰隆、中脘、曲池；配穴取风池、下脘、足三里。风寒外束证：主穴取气海、关元、足三里、百会、风池；配穴取肾俞、中脘、三阴交。②辨病取穴。全身性瘙痒病：主穴取曲池、血海；配穴取合谷、足三里、肺俞。方法：实者泻之，虚者补之，针刺得气后留针 30 分钟，日 1 次。

2. 灸法 膈俞、血海、肝俞、三阴交。方法：艾条点燃后，直接灸上述穴位，持续 5 ～ 10 分钟，日 1 次。

（四）其他疗法

1. 耳针法 处方 1：神门、交感、肾上腺、内分泌、肺、痒点；处方 2：神门、肺、过敏点、内分泌。方法：快速刺入，留针 30 分钟，1 ～ 2 日 1 次。

2. 头针法 双侧感觉区上 2/5，双侧足运区。方法：快速刺入，轻巧捻转持续 1 分钟左右，留针 30 分钟，日 1 次。

3. 腕踝针法 上 1 区（前臂屈侧，腕横纹上 2 横指，小指侧的尺骨缘前方，拇指按压最凹陷处）。方法：采用 3 寸毫针刺入皮下，然后沿皮下斜刺 1.5 ～ 2.0cm，留针 15 ～ 30 分钟，1 ～ 2 日 1 次。

4.电针法　1组三阴交、足三里、血海、曲池；2组关元、曲骨、阴阜、三阴交、坐骨上（大转子与尾骨尖之间连线中点上2寸稍外方）、次髎、阴廉或髀关。方法：每次选1组穴，针刺得气后，留针30分钟，其间接通电流，持续30分钟，2日1次。

5.刺血法　耳背静脉。方法：常规消毒后，采用三棱针点刺，放血少许，5～7日1次。

6.穴位注射法　大椎、肩髃、血海、风门、心俞、风市、曲池、足三里。方法：每次取3～4穴，采用0.1%～0.25%盐酸普鲁卡因注射液5～10mL，针刺得气后，每穴缓慢推注2～3mL，2日1次。

7.穴位充氧法　曲池、血海、百虫窠之间；或用膈俞、阳辅、夹脊穴（胸7～8）、鸠尾；方法：每次取2～3穴，按前文操作，每穴充氧3～5mL，2日1次。注意：有出血素质者禁用。

【**偏方荟萃**】

1.石菖蒲30g，川椒、艾叶各7.5g，葱白15g；或用苦参250g；或用白蒺藜20g，皂角刺30g，加水适量，煎汁，待温外洗。

2.浮萍、苍耳子各等份；或苦参、徐长卿各等份，研细末，炼蜜为丸，日3次，1次6～9g。

3.何首乌、干地黄、山药各12g，黄柏、五味子各6g，菟丝子、沙苑子、生龙骨、生牡蛎各15g，茯苓9g。伴肝胆疾病加茵陈、金钱草、川楝子；头昏目涩加桑叶、杭菊花、枸杞子、苦丁茶；口干多饮，夜尿多加玄参、石斛、金樱子；刺痒不适加苦参、钩藤；怕冷、尺脉沉迟加淫羊藿、巴戟天、仙茅；失眠加合欢皮、百合。适用于老年性皮肤瘙痒病。

4.当归、白芍、大生地、制首乌、玉竹、珍珠母（先煎）、生牡蛎（先煎）、秦艽、苦参、红枣、黑芝麻（打）。适用于情志抑制所致皮肤瘙痒病。

5.五味子30g，川椒10g，水煎外洗。

6.视病情还可选用痒疡立效丹、祛风换肌丸、润肤丸、泻肝安神丸、清血解毒合剂等。

7.菊花散：甘菊、防风、枳壳、羌活、旋覆花、石膏、甘草、蔓荆子，研粗末，煎服。

8.蝉脱散：蝉脱、薄荷，研粗末，每服6g，酒水调下。

【**调摄护理**】

1.避免过度搔抓，以防抓破继发感染。

2. 避免用碱性强的肥皂洗浴，且忌热水烫洗；内衣以柔软的棉织品为宜，不可用毛织品。

3. 忌酒类及辛辣等刺激性食品，少吃鱼虾海味等物，鼓励多食蔬菜、水果，保持大便通畅。

【预后判析】

本病祛除病因，恰当施治，预后良好；部分顽固不愈病例，可作搜索性检查，重点是肝、胆、内分泌和血糖以及体内潜在性癌肿等。

【医案精选】

案 1：徐某，女，86 岁。1983 年 4 月 14 日就诊。自述周身皮肤起红疹瘙痒难忍 10 余年，搔重则出血，不流黄水，曾服扑尔敏、强的松，注射葡萄糖钙及氟美松等多种针药，未见好转。诊见长期食少，大便稀溏，1 日 2～3 次。舌苔浅黄而薄，脉右濡左细弱。用祛风止痒汤（牡蛎、珍珠母各 30g，生地、当归、益母草、夜交藤各 24g，丹皮 15g，防风 12g，荆芥、甘草各 9g，蝉蜕 7g），连服 3 剂，病情好转，再服 12 剂，病已痊愈，继服 3 剂以巩固疗效。随访近 4 年，未复发。（《中国当代名医验方大全·钟益生案》）

案 2：女，8 岁。全身瘙痒，日渐消瘦，食欲不振。治疗：用三棱针点刺双手四缝穴，挤出少量黄白色黏液。隔 5 天治疗 1 次。治疗 3 次后病愈，随访 1 年未复发。[《中医杂志》，1982，23（5）：74]

【名论摘要】

《外科大成》："诸疮痛痒，皆属于火。又云：风盛则痒。盖为风者，火之标也。凡风热客于皮肤，作痒起粟者，治宜疏风，如换肌丸、苦参丸等。若风热内淫，血虚作痒者，又当凉血润燥，如逍遥散、柴胡汤之类也。"

《外科证治全书》："肝家血虚，燥热生风，不可妄投风药。"

【经验与体会】

皮肤瘙痒既是皮肤病最常见的自觉症状，又是治疗十分复杂的一种疾病。在临证中，当分虚实论治。实证一是疏风止痒，二是通腑止痒；虚证则应从肝肾论治。若发现内脏疾病所引起的瘙痒，其治疗的重点以内治原发疾病为主。同时要避免过度搔抓，以防抓破继发感染；避免用碱性强的肥皂洗浴，且忌热水烫洗；内衣以穿柔软的棉织品为宜，不可穿毛织品。忌饮酒类及进食辛辣等刺激性食品，少吃鱼虾海味等食物，多食蔬菜、水果，保持大便通畅。本病祛除病因，恰当施治，预后良好；部分顽固不愈病例，可做搜索性检查，重点是肝、胆、内分泌和血糖以及体内潜在性癌肿等。

应当指出，古今临床医家喜用虫类药物止痒，如蜈蚣、全蝎、乌梢蛇、蜂房、白花蛇、水蛭等，这些药物对风毒顽痒用之恰当，效如桴鼓。但临床证实，部分患者服药后，痒感反而加重，笔者对此提出三点解决方法：一是询问平素喜食鱼虾鸡蟹类食物皮肤是否过敏；二是以往是否用过虫类药或鳞介类药物，效果如何；三是初诊从小剂量开始，服后痒感减轻则可再加大剂量。总之，尽量做到药贵在精，药贵对证，这是十分重要的。

血疳（痒疹）

【病名释义】

血疳病名出自《外科大成》。该书说："血疳形如紫疥，痒痛多血，由风热闭塞腠理也，宜清肌渗湿汤。"尽管外科专著对本病描述简要，但确分别指出了皮疹特征、主要证候、致病因素和治疗方剂。本病十分接近西医学的痒疹。

【病因病机】

风热外邪客于肤腠，闭郁不宣，外不能透达，内不能清解，邪游皮里膜外之间，故而瘙痒不已。若久病不愈，热伏营血，消耗阴精，生化风燥，肌肤失养致使皮疹干燥坚实，经年累月而难愈。

此外，昆虫刺咬、营养欠佳、卫生状况较差以及偏食腌制之品，血液恶浊，亦可诱发本病，或者加重病情。

【诊鉴要点】

（一）诊断要点

①患者以儿童和成年妇人多见，其他人群亦可发病。②皮疹通常发生在四肢和躯干。③自觉剧烈瘙痒。④根据临床特征主要有以下几种。成人急性单纯性痒疹：多见于30岁以上的女性，四肢伸侧、腰及肘、膝等处发生绿豆至豌豆大的圆形或顶部略扁平的丘疹，色泽暗红或红褐，散在分布，瘙痒剧烈，搔破可结血痂或继发感染；单纯性痒疹：多见于中年人，男女皆可患病，皮疹好发于躯干和四肢伸侧，原发性丘疹较小、较多，可反复发疹和剧烈瘙痒；小儿痒疹：多在儿童期发病，皮疹好发于四肢伸

侧，下肢较上肢为重，初起为风团或风团样丘疹，继而出现痒疹小结节，搔抓后继发感染，发生脓疱疮等。⑤伴有失眠、消瘦和营养不良等症状。

（二）鉴别诊断

1. 水疥（丘疹性荨麻疹） 好发于春秋两季，病程短，皮疹呈纺锤状。

2. 疥疮 无一定发病年龄，皮疹多在指间、腋窝、少腹和腹股沟等处，可查到疥虫。

3. 蜘蛛疮（疱疹样皮炎） 皮疹虽为多形性，但以水疱或大疱为主，虽环状排列，状如珠戒是其典型特征。

【辨证施治】

（一）内治法

1. 风热扑肤证 凡初起病急，皮疹形如黄豆大小，色泽暗红，自觉瘙痒。伴有心绪烦躁，大便干结，小便短赤，口干喜饮。舌质红，苔薄黄，脉弦数。治宜疏风清热，驱邪止痒。方选疏风清热饮加减。牡丹皮、赤芍、荆芥、黄芩、牛蒡子、皂角刺各10g，蝉蜕、熟川大黄各6g，连翘12g。

2. 脾虚生风证 皮疹多见于四肢，尤以下肢为重，风团样丘疹，呈散在性分布，自觉瘙痒，搔破则有渗出或结血痂，或毒染成疮。伴有形体瘦削，食欲不振，口臭，大便秘结。舌尖红、苔黄微腻，脉濡数。治宜扶脾化湿，疏风止痒。方选枳术丸加减。炒枳壳、厚朴、陈皮、砂仁（后下）、蝉蜕、生甘草各6g，神曲、防风、白术、山药、炒谷芽、炒麦芽各10g，藿香、佩兰各4.5g。

3. 血虚风燥证 病程长，病情反复发作，皮肤枯燥。伴有失眠，神疲乏力，面色萎黄。舌质淡红，少苔，脉细无力。治宜养血息风，润肤止痒。方选养血润肤饮加减。当归身、鸡血藤各15g，生地、熟地各30g，白芍、白蒺藜、荆芥、防风、川芎各10g，何首乌12g，夜交藤、合欢皮各18g。

4. 瘀血阻肤证 病程旷久，皮疹坚实，色泽黯褐，呈散在孤立分布，自觉剧烈瘙痒，搔破则可见浊血外溢或结血痂。舌质暗红或夹瘀斑，脉沉涩。治宜理气化瘀，活血散结。方选桃红四物汤加减。荆芥炭、防风、地肤子、黄芩、桃仁、红花各10g，生地15g，三棱、莪术、甲珠、川芎、皂角刺各6g，益母草30g。

加减法：皮疹泛发，损害鲜红加紫草、丹皮、仙鹤草；皮疹坚实，难以软化加王不留行、土贝母、地龙；剧痒加徐长卿、乌梢蛇、全蝎、苍耳子、苦参；夜难入睡加辰砂拌远志、百合、生龙骨、生牡蛎、琥珀、合欢皮、夜交藤；月经不调或伴痛经加茺蔚子、菟丝子、延胡索、仙茅、淫羊藿、香附；纳呆或恶食加炒谷芽、炒麦芽、山楂、鸡内金。

（二）外治法

初期选用苍肤水洗剂，或路路通水洗剂，煎汁外洗或湿敷，然后外涂百部醋，或1%薄荷三黄洗剂，或九华粉洗剂。后期皮肤干燥，或疹块坚实时，选用布帛搽剂、葛布袋搽剂外搽之，日2～3次。

（三）针灸疗法

1.毫针法 主穴：血海、曲池、神门；配穴：足三里、合谷、三阴交、委中。方法：施补法，针刺得气后留针30分钟，其间行针3～5次，日1次。

2.灸法 阿是穴（皮损区）。方法：隔姜灸，每次灸3～5壮，3日1次；直接灸，先用独蒜涂搽患处，点燃艾条，在阿是穴上施雀啄术，每次3～5次，日1～2次。

（四）其他疗法

1.耳针法 肺、心、肾上腺。方法：针后留针30分钟，日1次。

2.围刺法 阿是穴（皮损区局部）。方法：用毫针从皮损的四周各斜刺1针，针尖向中央集聚，留针30分钟，2日1次。

【偏方荟萃】

1.清肌渗湿汤 当归尾、白芷、甘草、升麻、苍术、白术、川芎、酒炒白芍、山栀、连翘、黄连、黄柏、知母、木通、青皮、木瓜、泽泻、茯苓、苦参、枳壳、柴胡、石菖蒲，水煎服。

2.大黄䗪虫丸 1日2次，1次3～6g，温开水送下。适用于皮疹坚实不化者。

3.消风散 防风、荆芥、生地、当归、苦参、苍术、蝉蜕、胡麻、牛蒡子、石膏、知母、木通、甘草。适用于初期或风热扑肤证。

【调摄护理】

1.注意改善居住、工作环境的卫生条件，消灭蚊、虱、蚤等害虫。

2.忌食鱼、虾、蟹等腥发动风食品。此外，少食腌制品和腊制品以及坚果类。

3.患处避免热水烫洗及频繁搔抓，以免染毒成脓；贴身衣服以棉织品为好。

【预后判析】

本病致病因素复杂，治疗亦较困难，部分患者延至青春期始逐渐痊愈，但也有至成人时期仍然未愈。

【医案精选】

魏某，男，72岁，1973年12月10日初诊。自诉近十年来，每至秋季，两下肢皮肤发痒，逐渐蔓延至两大腿、躯干、上肢、颈部，搔后皮肤起白屑或出现小丘疹，发至次年 2 月渐为缓解。现又发作，周身痒而不能忍受。夜寐不安，脉弦，舌红苔黄腻稍干。此为风湿郁于肌肤，日久伤营，复感秋凉风燥，血虚邪争，引起痒症。治拟养血润燥，祛风利湿。生地、土牛膝各 15g，赤芍、丹皮、紫草、皂角刺、苍术、钻地风各 10g，白鲜皮 12g，土茯苓 30g。

服药后周身痒止，寐安。患者自诉服中药后病好了，要求再服 2 剂加以巩固。（《新中医·老中医医案医话选·杨少华案》）

【名论摘要】

《外科真诠》："血疳发于遍体，形如紫疥，痛痒时作，由风热闭塞腠理而成，宜内服消风散治之。"

风隐疹（荨麻疹）

【病名释义】

风隐疹病名出自《素问·四时刺逆从论》。中医文献里类似本病的记载颇多，归纳其要：一从皮肤受到外力刺激而言，如《圣济总录》说"身体风瘙而痒，搔之隐隐而起"，故名隐疹，况且来去迅速，时隐时现，不留痕迹。一从皮损特征而论，如《证治准绳·疡科》说："夫人阳气外虚则多汗，汗出当风，风气搏于肌肉，与热气并则生，状如麻豆，甚者渐大，搔之则成疮也。"但总的来说，春秋时期本病的别名有风疹、隐疹；汉代有瘾疹、隐疹；隋、唐时期有风瘙瘾疹、赤疹、白疹、风痞癗；元代有时疫疙瘩；明代有白婆瘼、逸风；清代有风疹块、风绺疹、鬼饭疙瘩等。此外，还有些著作所列别名有痞瘰、肥脉隐疹、鬼风疙瘩等。本病相当于西医学的荨麻疹。

【病因病机】

本病病因复杂，病机变化多端，归纳其要旨：一是禀赋不耐，气血虚弱，卫气失固，受到各种因素的影响均可发病；二是致病因素不离乎风，风气往来于腠理故见剧烈瘙痒。不过，前者为发病基础，为本；后者为致病条件，为标。标象明显时，则发病快，来势急骤；本虚突出时，则反复发作，缠绵难愈。

1.禀赋不耐 《儒门事亲》说："凡胎生血气之属，皆有蕴蓄浊恶热毒之气。有一二岁而发者，有三五岁至七八岁而作者，有年老而发丹瘾疹者。"说明禀赋不耐，一旦受到不良因素的刺激，不论年龄老少，皆能诱发风隐疹。

2. 六淫入侵　"风为百病之长，善行而数变。"大凡发病骤急，来势迅速，疹块大片，消退亦快，伴有剧烈瘙痒，具有"风候"的特点。风邪又常与寒邪或热邪相兼，搏于肌腠而引发本病。

3. 饮食不当　有人因食鱼腥海味、辛辣等物而发病。这是由于湿热内蕴，化热动风，内不得疏泄，外不得透达，怫郁于皮毛腠理之间的缘故。《证治要诀》说："有人一生不可食鸡肉及獐鱼动风等物，才食则丹随发，以此见得系是脾风。"

4. 情志所伤　精神紧张、焦虑等情志因素，可使脏腑功能失调，阴阳偏亢，营卫失和，或因神情烦扰，心绪不宁，心经郁热化火，以致血热偏盛，络脉壅郁而发病者亦有之。

5. 素质虚弱　平素体弱，或者久病体虚，以致气血不足。气不足则卫外失固，风邪乘虚而入；血不足则虚风内生，肌肤失养而皮肤瘙痒不已。

此外，还有毒虫叮咬、接触花粉以及体内寄生虫，均可诱发本病。

总之，外风侵袭，发病急骤；内风致病，病程缓慢。气血虚弱而生风，其证为虚；心火偏盛，血热生风，或经脉失和，血瘀生风，其证为实；若卫外不固或冲任失调，复受风邪，则病证反复发作，其证多属虚实夹杂。

【诊鉴要点】

（一）诊断要点

①可发生于身体任何部位，尤以喉部为急。②任何年龄均可患病。③皮损以风团为主，大小不等，形态不一，色泽或鲜红或濡白；分布既可稀疏散在，又可相互融合似地图。④发作无定时，倏现倏隐，消退后不留痕迹。⑤伴有剧烈瘙痒；重症兼有恶心、呕吐、咽喉不利、胸闷气促、腹痛腹泻等全身症状。

（二）鉴别诊断

1. 水疥（丘疹性荨麻疹）　多见于小儿，好发于躯干、四肢，皮损为纺锤形风团，花生米大小，顶端有小水疱，抓破则毒染成疮。

2. 猫眼疮（多形性红斑）　春秋多见，好发于手足背、手足掌跖等处；皮损为红斑、丘疱疹、风团、水疱等多形性。典型皮疹可呈环状或虹彩状，其色暗红或紫红。

【辨证施治】

（一）内治法

1. 风热相搏证　风团呈红色，相互融合成片，状如地图，扪之有灼热感，自觉瘙痒难忍，遇热则剧，得冷则缓。伴有微热恶风，心烦口渴，咽弓充血。舌质红，苔薄黄或少苔，脉浮数。治宜疏风清热。方选银翘散加减。金银花、连翘、生地各12g，炒牛蒡子、大青叶、丹皮各10g，荆芥、防风、甘草、蝉蜕各6g。

2. 风寒外束证　风团色泽淡红，或者色如瓷白，风吹或接触冷水后，风团和痒感加重，得暖则减。伴恶风畏寒，口不渴。舌质淡红，苔薄白，脉浮紧。治宜疏风散寒。方选麻黄汤加减。炙麻黄、桂枝各6g，炒白芍、杏仁、羌活、党参、紫苏叶各10g，大枣7枚，生姜3片。

3. 卫外不固证　皮疹多为针帽至蚕豆大，相互融合成片的风团较少，但其风团往往在汗出着风或者表虚恶风后则诱发成批皮损，自觉瘙痒不止，发作不休。伴有恶风自汗。舌质淡红，苔薄白或少苔，脉沉细。治宜固表御风。方用玉屏风散加减。生黄芪15g，防风10g，土炒白术、桂枝、炒白芍、连翘各6g，赤小豆30g，益母草12g，生龙骨、生牡蛎15g，五味子4.5g。

4. 气血两虚证　风团色泽淡红，或者与肤色相同，反复发作，迁延数月乃至数年未愈，或劳累后加重。伴有头晕，精神疲惫，面色白，体倦乏力，失眠。舌质淡红，苔薄白或少苔，脉细缓。治宜益气养血。方用八珍汤加减。党参、白术、当归、炒白芍各10g，茯苓、生地、熟地各12g，柴胡、甘草、黄芩各6g，阿胶15g（烊化）。

5. 冲任失调证　风团色泽淡红，主要分布在下腹、腰骶和大腿等区域，其皮疹在月经前加重，经后则渐次消失，常有月经不调，经来腹痛。舌质正常或淡红，苔薄白或少苔，脉弦细或弦滑。治宜调摄冲任。方选二仙汤加减。仙茅、当归、川芎各6g，淫羊藿、生地、熟地、菟丝子、枸杞子、女贞子、旱莲草各12g，炒丹皮、益母草、延胡索各10g。

6. 心经郁热证　风团红，自觉灼热刺痒，搔抓后迅即起条状划痕样风团，继而融合成片，晚间痒重。伴有心烦不寐，口舌糜烂。舌尖红，苔少，脉细数或滑数。治宜清心凉血，安神止痒。方选莲子清心饮加减。石莲子、地骨皮、麦冬各12g，柴胡、黄芩、黄连各6g，党参、黄芪、甘草、卷心竹叶各10g。

7. 脾胃不和证　风团色泽淡红，或者近于肤色，形如云片，风团发作时常伴有脘腹不适或者疼痛，或者腹泻。兼有恶心呕吐，食欲不振。舌质淡红，苔薄白或少苔，脉缓或沉弱。治宜健胃和脾，祛风止痒。方选枳术散加味。炒枳壳、砂仁（后下）、陈皮、荆芥、防风各6g，炒白术、制香附、乌药、广木香各10g，甘草4.5g，大枣5个，生姜3片。

8. 虫积伤脾证　患儿多见，风团与瘙痒，发作无时，形体瘦削，面色萎黄，或者面现虫斑，或时有脐周疼痛，或有偏食和零食以及咬指甲等不良习惯，部分患儿还会发生龂齿。舌质淡红，苔薄白，脉弱或濡。治宜健脾消积，杀虫止痒。方选香砂六君子汤加减。香附、砂仁（后下）、姜半夏、乌梅各6g，党参、白术、陈皮、茯苓、神曲各 10g，山楂、使君子、南瓜子各 12g，甘草 4.5g。

9. 毒热燔营证　发病突然，大片红色风团，甚则弥布全身，或融合成片，状如地图，自觉瘙痒剧烈。伴壮热恶寒，口渴喜冷饮，或面红目赤，心烦不安，大便秘结，小便短赤。舌质红，苔黄或黄燥，脉洪数。治宜清营凉血，解毒止痒。方选皮炎汤加减。生地、炒丹皮、赤芍、炒知母、连翘各 10g，生石膏 15g，金银花、绿豆衣各 12g，玄参、沙参、生甘草各 9g，赤小豆 30g。

10. 血瘀经络证　风团色泽暗红或呈紫红，病变多数在腰围和表带等压迫部位。伴有面色暗晦，或口唇青紫，口干不欲饮。舌质紫黯或有夹瘀点、瘀斑，苔少，脉细涩。治宜理气活血，通宣经络。方选通经逐瘀汤加减。桃仁、赤芍、川芎、地龙各 6g，皂角刺、刺猬皮、荆芥、防风各 10g，当归、刺蒺藜各 12g，乌药、香附、青皮各 4.5g。

（二）外治法

皮疹泛发，瘙痒剧烈时，楮桃叶、苦参、威灵仙、樟树（刨皮）、苍耳子、浮萍、路路通、香附、吴萸、百部等，任选 3 ～ 5 味，煎汁，外洗或外涂，日 1 ～ 2 次；还可酌搽百部醋，日 2 ～ 3 次。

（三）针灸疗法

1. 毫针法　①循经取穴。风邪善犯阳经取大椎、血海、足三里；湿邪善犯脾经取脾俞、曲池、足三里；血燥生风易犯肝经取三阴交、血海、行间。②邻近取穴。风团主要发生在头面部取丝竹空、迎香、风池；在腹部取中脘；在腰部取肺俞、肾俞；在下肢取伏兔、风市、足三里、委中。③病因取穴。风热之邪所致者取大椎、风池、百会、委中；肠胃不和所致者取大肠俞、中脘、合谷、足三里。方法：虚证施补法，实证施泻法，针刺得气后留针 10 ～ 15 分钟，1 ～ 2 日 1 次。④经验取穴。处方 1：大椎；方法：施泻法，针刺深度 1.5 寸，大幅度捻转后不留针，日 1 次，适用于急性荨麻疹。处方 2：大肠俞；方法：施补法，针刺得气后留针 30 分钟，其间行针 3 ～ 5 次，日 1 次，适用于慢性荨麻疹。⑤针刺与刺血结合法。大椎、天井、血海（双）、悬钟（双）、曲池（双）、曲泽、委中。方法：施平补平泻法，针刺得气后留针 5 分钟，出针后，点刺曲泽、委中，挤出血液少许，日 1 次。适用于慢性荨麻疹、胆碱能性荨麻疹。

2. 灸法　合谷、阳池、曲池、行间、足三里、血海、三阴交。方法：鲜生姜切片贴在穴位上，每穴灸 3 ～ 5 壮，日 1 次。适用于慢性荨麻疹或寒冷性荨麻疹。

（四）其他疗法

1. 耳针法　主穴：肺、荨麻疹；配穴：寒冷性荨麻疹加刺脑点、枕、交感，风热性荨麻疹加刺心、肝，胆碱能性荨麻疹加刺交感、肾上腺、抗过敏点，蛋白胨性荨麻疹加刺大肠俞、胃，血清病型荨麻疹加刺心、肾、神门。方法：施泻法，针刺后留针 30 分钟，日 1 次。

［附］

耳穴电针法：荨麻疹区。方法：针刺后左右接上正负极，其电流以患者能耐受为度，持续 3～5 分钟，日 1 次。

耳针注射法：内分泌、荨麻疹区。方法：常规消毒后，针刺后缓慢推注扑尔敏 0.1mL（扑尔敏 10mL，注射用水 2mL 稀释后备用），日 1 次。

2.耳压法 肺、肾上腺、神门、内分泌、抗过敏点、相应部位。方法：每次取 3～4 穴，将王不留行籽贴固在穴位上，并嘱每日自行按压 3～5 次，持续 1 分钟，3 日换 1 次。

3.耳穴埋针法 荨麻疹、肺、肾上腺、神门。方法：每次取 2～3 穴，常规消毒后，将揿针刺入，外盖胶布固定，留针 72 小时后拔除，休息 3～4 日后，再施法。

4.刺血法 处方 1：后溪；处方 2：耳背静脉；处方 3：双耳尖、双中指尖、双足中趾尖。方法：常规消毒后，采用三棱针或消毒后磁片，点刺或砭刺出血少许，2 日 1 次。

5.拔罐法 处方 1：神阙；方法：嘱患者仰卧，用闪火法拔神阙，持续 1 分钟后拔除，日 1 次。处方 2：阿是穴（风团最多处）；方法：采用竹管拔罐（将布包中药放入水中煮沸 30 分钟，再放入竹管，浸沸 3～5 分钟，乘热将竹管叩紧于阿是穴，保留 5～10 分钟后取下竹管），1～2 日 1 次。注意：谨防烫伤。

6.七星针疗法 风池、大椎、曲池、足三里、胸部、腰部、胸锁乳突肌部、患处阳性物点。方法：在上述区域和穴位施中等刺激，日 1 次。

7.穴位注射法 大椎、曲池、血海、足三里。方法：可供选用药物有盐酸苯海拉明 50mg，注射用水 5mL，混合；氟美松注射液 0.5～1.0mL，注射用水稀释至 5mL；维生素 $B_1$100mg；丹皮酚注射液 2mL，任选一种，针刺得气后每穴缓慢推注 0.5～1.0mL，日 1 次。

8.穴位激光法 主穴：曲池；配穴：风寒束表证加刺足三里，阴血不足加三阴交、足三里，冲任失调加三阴交、血海。方法：采用氦－氖激光仪，每穴照射 1 分钟左右，日 1 次。

9.穴位充氧法 分三组取穴：1 组曲池、血海；2 组大肠俞、足三里；3 组脾俞、膻中。方法：每次取一组，交替选用，每穴充氧气 3～5mL，1～2 日 1 次。

【偏方荟萃】

1.脱敏丸一号（蝉蜕炒焦，研末，蜜丸）、脱敏丸二号（蝉蜕 2 份，刺蒺藜 1 份，炒焦，研末，蜜丸），日 2～3 次，1 次 10g。

2.僵蚕 120g，蝉蜕 60g，大黄 240g，姜黄 18g。研细末，每次 6g，用黄酒

120mL，蜂蜜 15mL 混合送服，取微汗出。

3. 地肤子 30g，加水 500mL，煎至 250mL，过滤，冲红糖趁热服之，早、晚各 1 次。服药后盖被取汗少许，效果更佳。

4. 徐长卿 500g，或路路通 500g，加水 6 倍，煎 60 分钟，过滤取汁；再加水 3 倍，煮法同上，共煎 3 次。将 3 次所滤药汁混合，再浓缩至 500mL，成人每日 20～30mL，加开水 10～15mL 混合，分 2 次服之。小儿减半。

5. 石南汤：石南叶、炮干姜、黄芩、细辛、人参、桂心、麻黄、当归、川芎、甘草、地黄、食茱萸。适用于风寒外束证。

6. 羚羊角散：羚羊角、白鲜皮、白蒺藜、防风、麻黄、甘草、羌活、枳壳、人参、杏仁、黄芩、生地。适用心经郁热证。

7. 鬼箭羽散：鬼箭羽、白蒺藜、防风、白蔹、甘草、白矾。适用于慢性荨麻疹。

8. 蔓荆子研末，每服 6g，温酒送下。适用于腹型荨麻疹。

9. 地骨皮汤：地骨皮 250g，当归 120g，盐 60g，白矾末 30g，煎汁，外涂。

10. 茺蔚子，或芸薹菜，或蛇蜕皮，或蚕沙，或白矾，或羚羊角（烧灰），煎汁，或鸡蛋清外洗或外涂。

【调摄护理】

1. 尽量找出发病诱因，如鱼虾海味、辛辣酒类、花粉、羽毛等均应避免食用或接触，因药物所致者应禁服，有寄生虫应驱虫治疗。

2. 注意随气温变化增减衣物；如对冷热刺激而发病者不宜过分回避，相反宜逐步接触，渐渐延长时间，以求适应。

【预后判析】

一般而论，本病若为急性，诱因清楚，病程短，预后良好；反之，若为慢性，病因不清楚，病程长，效果缓慢，少数可迁延 10 年余。

【医案精选】

案 1：钱某，女，40 岁，1984 年 10 月 7 日初诊。患慢性荨麻疹 10 余年，每因过劳或经期即发，疹块平坦色淡红，奇痒难忍，入夜尤甚，烦热失眠，手足心热，倦怠短气，口干便秘。今又发病 3 个多月，迭经中西医药治疗，效皆不显，甚苦。诊脉弦细，舌淡红少津，苔白薄，面色不华，皮肤失调，搔之即起疹块而痒，此为顽症，阴虚气弱，血燥风伏所致。药用：何首乌、蚕沙各 30g，全当归、党参、白鲜皮、粉丹皮、白薇、乌蛇肉、白僵蚕各 15g，黄芪 20g，黑芝麻 25g。

进药 6 剂后，疹块减少，瘙痒减轻，便畅，得眠，但未稳定，原方加减，续服 20

余剂，诸症消失，仅在经期小发。原方加川芎、赤芍、白芍、熟地，经期前煎服。连治3个月经周期，未见发病。观察半年，一切良好。(《当代名医临证精华·皮肤病专辑·李寿山案》)

案2：曾某，女，32岁。1年前患荨麻疹，疹色淡红，形成大小斑块，多出现于四肢及臀部，瘙痒难忍，夜间较剧。因不断续发，影响睡眠，精神不舒，虽经各种药物治疗无效。脉细数，少苔。取合谷、阳池、行间、解溪。按照艾炷隔姜灸法操作，每穴每次各灸3壮，日1～2次。经用上法治疗后症状减轻，至第5次灸后疹块完全消失，为巩固疗效又续灸5次，观察1年未见复发。(《针灸医学验集》)

【名论摘要】

《备急千金要方》："风瘾疹者，由邪气客于皮肤，复遇风寒相搏，则为瘾疹。若赤疹者，由冷湿搏于肌中，风热结成赤疹也，遇热则极，若冷则瘥也。白疹者，由风气搏于肌中，风冷结为白疹也，遇冷则极，或风中亦极，得晴明则瘥，着厚暖衣亦瘥也。"

《三因极一病证方论》："世医论瘾疹……内则察其脏腑虚实，外则分其寒暑风湿，随证调之，无不愈。"

【经验与体会】

本病病因复杂，虽一时很难确定准确的诱发因素，但要尽量找出发病的诱因，包括外感六淫，肠胃不和，冲任失调，七情过伤，过食鱼虾海味、辛辣刺激，或花粉、羽毛过敏等。因药物所致者，应禁服用。有寄生虫应驱虫治疗。然而，荨麻疹在诊治中必须注意三个关键的问题：一是急性荨麻疹多为实证、热证；慢性荨麻疹多为虚证、寒证。二是辨证选方，以上介绍十证十方均有较大的针对性，用之多效。三是通晓某些特定药物的加入，有利于疗效的提高。如因用药、食物过敏所致者加紫苏、蝉蜕、蛇蜕、苦参、地龙、僵蚕、乌梢蛇等；因虫积所致者加使君子、雷丸、榧子、南瓜子、槟榔等；瘙痒剧烈加龙骨、牡蛎、百合、小麦、枣仁、柏子仁等。此外，过敏所致者加生地、路路通、蝉蜕、荆芥等，有脱敏的作用。

浸淫疮（泛发性湿疹）

【病名释义】

浸淫疮病名始见于《金匮要略》。据原书之义，指遍发全身的瘙痒渗出性皮肤病，因其浸淫全身，故名浸淫疮。其可发生于任何年龄、性别和季节。特点为初生甚小如疥，瘙痒无度，蔓延不止，抓津黄水，浸淫成片。本病与西医学的泛发性湿疹较为接近。后世对浸淫疮注释不一：有从口腔亦发病之说，似指天疱疮；有指出其病因而有脓汁，似指黄水疮。不过，本文宗《医宗金鉴·外科心法要诀》所说："此证初生如疥，瘙痒无时，蔓延不止，抓津黄水，浸淫成片，由心火脾湿受风而成。"

【病因病机】

本病以内因为主，不外心火、脾湿、肝风，由脏腑失调所致；外因为风与湿两邪。

1.心经有热　心主血脉，因心绪烦扰，五志不遂，则生热，郁久化火，伏于营血，使血热内生，热盛则生风，风扑于肤而致。

2.饮食不节　不戒口味，嗜饮茶酒，或食鱼腥海味、五辛膻气、动风发物，脾运失职，生湿化热，以致湿热内蕴；亦可由于多食生冷，损伤脾阳，水湿内生，脾湿心火相结而成。

3.肝风内生　一则可因湿热内蕴，外受于风而发；一则血热生风，或日久伤阴耗血，肝失血养，风从内生，风胜则燥所致。

总之，本病急性期多由风性数变，往来腠理则瘙痒；热性趋外，壅于体表则出现红色斑疹；湿性重浊，聚于肌肤则起水疱；又因湿性黏腻，恋结难除。慢性期则湿热久蕴于内而不化，日久则热伤营，渗水日久则伤阴，阴血耗伤则燥，症见皮损渐至肥厚、干燥、脱屑或皲裂。

【诊鉴要点】

（一）诊断要点

①可发生于身体任何部位，皮损多呈泛发性，对称分布。②可见于任何年龄，部分患者有冬重夏轻倾向。③皮损在急性发作时，呈现红斑、丘疹、水疱、丘疱疹、糜烂、渗出、结痂等多种形态，治疗或处理不当，拖延时间略长，糜烂、渗出减少，以丘疹、斑丘疹、鳞屑、结痂为主；经久不愈，转成慢性，皮损局限一处，浸润肥厚色黯，皮肤粗糙，鳞屑变多，有的呈苔藓样改变，甚则干燥皲裂。④自觉剧烈瘙痒，当有皲裂时则疼痛。

（二）鉴别诊断

1.漆疮（接触性皮炎）　有明显接触史，接触部位皮损多呈单一形态，如红斑边界清楚，易起水疱，病程短，祛除原因，多易治愈。

2.牛皮癣（神经性皮炎）　多见于颈、肘、尾骶部，有典型苔藓样皮损，无多形性皮疹，无渗出表现。

【辨证施治】

（一）内治法

1. 风重于湿证 病变以上半身为重，丘疹色红，水疱少量，渗出不多，自觉瘙痒不止。舌红，苔薄白，脉弦滑。治宜祛风除湿。方选消风散加减。荆芥、苦参、蝉蜕、知母、甘草各6g，防风、当归、苍术、炒牛蒡子各10g，生地、生石膏、白鲜皮各12g。

2. 热重于湿证 发病较急，皮肤焮红，灼热，上起红粟为多，水疱少。自觉心烦、口渴、瘙痒，小便短赤，大便秘结。舌质红，苔薄黄，脉滑数。治宜清热除湿。方选凉血除湿汤加减。生地、忍冬藤、白鲜皮、六一散（包）各15g，丹皮、赤芍、海桐皮、地肤子各10g，豨莶草、赤小豆各12g，莲子心6g。

3. 湿重于热证 病变主要发生于下半身，起水窠较多，皮色黯淡不红，搔破渗出。自觉瘙痒，纳谷不香，小便清白，大便稀溏，身疲乏力。舌质淡红，苔薄白，脉细缓。治宜健脾理湿。方选除湿胃苓汤加减。苍术、陈皮、厚朴、炒枳壳各10g，生地、茯苓皮、车前子（包）、猪苓各12g，赤小豆、生薏苡仁、泽泻各15g，砂仁8g（后下）。

4. 湿热浸淫证 发病急，病程短，皮损形态繁多，诸如红斑、丘疹、水疱、糜烂、渗液等。伴有剧烈瘙痒，咽干，口不渴，或心烦口渴，便秘溲黄。舌质红，苔薄黄根微腻，脉滑数或弦滑。治宜清热利湿，消风止痒。方选龙胆泻肝汤加减。炒龙胆草、黄芩、柴胡、荆芥、蝉蜕各6g，生地、泽泻、白鲜皮各15g，车前子（包）、焦山栀、赤芍、防风各10g。

5. 脾虚湿阻证 病程较长，斑疹散在，呈浅红或黯红色，有少量水疱或丘疱疹，偶有少许脂水渗溢。自觉剧痒，脘腹不适，胃纳欠佳，面色萎黄，便溏溲少。舌质淡红，苔白腻或苔黄腻，脉沉濡弦滑。治宜健脾除湿。方选健脾除湿汤加减。茯苓皮、茵陈、生地各15g，白术、黄芩、焦山栀、炒枳壳、白鲜皮各12g，赤小豆30g，生薏苡仁、炒谷芽、炒麦芽各10g。

6. 阴伤血燥证 病程缠绵，反复发作，皮损浸润肥厚，呈黯红或灰垢，皮肤粗糙，抓痕累累，结痂或鳞屑，或见少量渗水。伴见剧痒难以入睡，精神疲惫，咽干，口渴。舌质红少津，苔薄或无苔，脉细滑或弦细。治宜滋阴养血，除湿止痒。方选滋阴除湿汤加减。生地30g，玄参、当归、丹参、蛇床子各10g，茯苓、泽泻、白鲜皮各12g，炒白扁豆、山药、生薏苡仁各15g，益母草、徐长卿各9g。

加减法：脘腹胀满者加厚朴、大腹皮、玫瑰花；胃纳欠佳者加佩兰、炒谷芽、炒麦芽、鸡内金；咽干口渴加麦冬、玉竹、石斛；剧痒不止加乌梢蛇、灵仙、徐长卿；瘙痒难眠加枣仁、夜交藤、生龙骨、生牡蛎；大便稀溏加扁豆、山药、淫羊藿；皮损呈苔藓样变加赤芍、桃仁、泽兰、丹参、地龙、皂角刺、甲珠。

（二）外治法

红斑、丘疹，水疱未破时，先用路路通方，煎汁湿敷，然后外涂湿疹一号膏，日2次；若瘙痒剧烈，选用九华粉洗剂或蛇床子洗方，煎汁，外洗，日3～5次；病程较久，皮肤肥厚而剧痒，可用止痒药粉外扑患处，或用植物油调成糊状，外敷患处，日1～2次；凡见糜烂、渗液时，选用马齿苋、生地榆各等量，煎汁，凉湿敷患处，日2～5次，每次15分钟；皮损抓破化脓，伴见继发感染，选用青黛散油调成糊状，外涂，或外涂黄连膏；皮损肥厚，层层脱皮，可选用湿毒膏、薄肤膏，外涂；皮损干燥、皲裂，可外涂狼毒膏，日1～2次。

（三）针灸疗法

1.毫针法　①循经取穴：主穴取曲池、血海、委中；配穴取大陵、肩髃、曲泽。②远近取穴：会阴、中极、血海、三阴交、蠡沟、大敦。③辨证取穴：湿热证取陶道、肺俞、曲池、神门、阴陵泉；血虚证取郄门、足三里、三阴交、大都。④辨病取穴：急性期取大椎、曲池、肺俞、委中、血海、足三里、三阴交、阴陵泉；慢性期取足三里、阴陵泉、曲池、血海。⑤经验取穴：湿疹点（在背部寻找针帽大小的丘疹或丘疱疹，呈灰色光亮）。方法：虚证施补法，实证施泻法，唯"湿疹点"施提插术，不留针，2日1次。

2.灸法　主穴：曲池、血海；配穴：肩髃、环跳、合谷、百会、大椎、阿是穴（奇痒处）。方法：艾条点燃后，在穴位上施温和灸，每穴持续5～15分钟，但头面部的穴位少灸为好，日1次。

（四）其他疗法

1.耳针法　肺、肾上腺、内分泌、脾、神门、皮疹相应区。方法：每次取3～4穴，针后留针30分钟，日1次。

2.电针法　阿是穴（皮疹区）。方法：用毫针沿阿是穴四周各斜刺1针，然后将电治疗机正负极夹在针柄上，逐步加大电流，直至患者能够耐受为止，持续20分钟，1～2日1次。

3.围刺法　阿是穴（皮疹区）。方法：用毫针沿阿是穴四周各斜刺1针，针刺得气后留针30分钟，2日1次。适用于慢性湿疹。

4.梅花针疗法　处方1：曲池、脊柱两侧、患区、小腿内侧、合谷、足三里。方法：脊柱两侧胸至腰区施重刺激，其他施中等刺激，2日1次。处方2：皮疹区。方法：采用向心式轻巧叩刺，直至有少量渗液或渗血为止，2～3日1次。适用于慢性湿疹。

5.穴位注射法　①循经取穴：足三里、曲池（均双侧）。方法：采用板蓝根注射液或维生素B_{12}100μg，针刺得气后，每穴各推注1.5～2.0mL，2日1次。②经验取穴：曲池、血海（均双侧）。方法：同①。③局部取穴：长强。方法：采用非那根12.5mg，针刺得气后推注 1mL，3 日 1 次。

【偏方荟萃】

1. 全虫方：全蝎（打）、猪牙皂角、苦参各 6g，皂角刺 12g，刺蒺藜 15～30g，炒槐花 15～30g，威灵仙 12～30g，白鲜皮、黄柏各 15g。

2. 除湿丸：威灵仙、猪苓、山栀、黄芩、黄连、连翘、归尾、泽泻、丹皮各 30g，紫草、茜草根、赤苓皮各 45g，白鲜皮、干地黄各 60g，研细末，水泛为丸，日 2 次，1 次 6g。

3. 黄连消风散：黄连、紫草、僵蚕、丹皮各 10g，大青叶、苦丁茶各 30g，白鲜皮、土茯苓各 15～30g，蜈蚣 5 条，全蝎 5g，虫壳 30g。

4. 皮癣汤：生地、丹皮、赤芍、黄芩、苦参、地肤子、白鲜皮、丹参、生甘草。

5. 湿疹粉：煅石膏 310g，枯矾末 150g，白芷末 60g，冰片 15g，研细末，外扑；或植物油调成糊状，外涂。

6. 慢性湿疹膏：硫黄、五倍子、煅石膏各 15g，雄黄 10g，广丹 8g，白矾、轻粉各 5g，胆矾 3g，蛤粉 20g，研细末，用凡士林配成 20% 软膏，外涂。

7. 淫羊藿、荆芥、干枣（去核）各 6g，烧存性，研细末，清油调搽。

8. 苦瓜 30g，蛇蜕、露蜂房各 15g，研细末，麻油调涂患处。

9. 臭梧桐、野菊花、地肤子各 31g，明矾 10g，煎汁，熏洗患处。

10. 刺蓟适量，研细末，水调敷患处，药干后再更换。

【调摄护理】

1. 禁用热水烫洗，不宜用肥皂、洗衣粉等洗涤。

2. 忌食鱼虾、海鲜、辛辣、酒类等食品；尽量避免搔抓，以防手指不洁，继发感染。

【预后判析】

本病易反复发作，皮损消退后不留瘢痕。

【医案精选】

侯某，女，21 岁。3 年前四肢皮肤起红色皮疹，痒，搔抓后流水结痂，以后逐渐加重，经多次治疗未愈。近日来皮疹急性发作融合成片，糜烂渗水，瘙痒不已。大便不干，小便清长。检查：四肢伸侧散发指盖至铜元大的斑块状浸润性皮肤损害，境界清楚，表面轻度糜烂，微量渗出液，部分皮损附着菲薄灰白色鳞屑。舌质淡，苔白，脉沉缓。诊断：慢性湿疹急性发作。因内有蕴湿，复感风邪，风湿相搏发为湿疡，湿重于热。治以利湿散风，清热止痒。方药：茯苓、泽泻、全蝎各 9g，猪苓 15g，陈皮、生黄柏、生枳壳各 6g，生薏苡仁、滑石块、车前草各 30g。外用：5% ～ 10% 黑豆馏油软膏。上方连服 6 剂，糜烂面平复，渗出止，痒轻，残留肥厚皮损。继服 21 剂，基本治愈。(《当代名医临床精华·皮肤病专辑·赵炳南案》)

【名论摘要】

《皮肤病专辑·马莲湘》："湿疹病机多着重于湿、毒、风。而顽固性湿疹病机关键在血分内伏热毒，日久阴血暗耗，血虚生风。故投以生首乌养血祛风为君药；配伍干蟾皮、徐长卿清解血分之热毒为臣药；佐以野菊花、地肤子、白鲜皮、生薏米、茯苓皮、苍术、豨莶草、黄柏利湿止痒；生甘草解毒，调药和中为使药。共奏养血祛风，清热解毒之功。"

【经验与体会】

湿疹的治疗要分清急性期和慢性期。前者用药多清热利湿，散风止痒；后者多宜健脾化湿。龙胆泻肝汤是治疗急性湿疹的验方，但龙胆草苦寒，若以蒲公英代之，既可清肝胆湿热，又不至于过于苦寒。老年女性，阳气已衰，不可过用苦寒，龙胆泻肝汤应中病即止。脾主运化水湿，后期健脾祛湿、宁心安神，既可祛未尽之邪，又可固本防止以后复发。

此外，其他类型湿疹的治疗方药，陈述如下，仅供参考。婴儿湿疹用三心导赤散；头部湿疹用泻黄散加味；面部湿疹用凉血消风散；耳部湿疹用柴胡清肝饮；手部湿疹用黄连解毒汤；小腿湿疹用萆薢渗湿汤；多腔性湿疹用泻黄散；丘疹性湿疹用消风散；水疱性湿疹用五苓散；红斑性湿疹用清热地黄汤；脓疱性湿疹用五味消毒饮；糜烂性湿疹用龙胆泻肝汤；结痂性湿疹用十味人参散；脱屑性湿疹用当归饮子；皲裂性湿疹用滋阴除湿汤；钱币性湿疹用三妙散；泛发性湿疹，风重于湿用消风散，热重于湿用凉血除湿汤，湿重于热用除湿胃苓汤。

血风疮（丘疹性湿疹）

【病名释义】

血风疮病名首见于《疮疡经验全书》。该书说："此疮妇人经血不调，或一月两次，或过经不来，以此血气上溃，入足阳明经，故生此疮。"其后医籍相继从病变部位、临床表现及其病因等均有补充性阐述，其中以《外科证治全书》为之代表，书云："燥热内淫，风邪外袭，风湿相搏，发为疙瘩，或如粟米，瘙痒无度，破津滋水，浸淫成片，小便不调，心烦口渴，夜热内热，日轻夜重。"据此而论，说明本病虽然包括皮肤瘙痒症、痒疹等在内，但更多地接近西医学的丘疹性湿疹。

【病因病机】

《外科正宗》说："血风疮乃风热、血热、湿热三者交感而生。"此论可谓本病病因之纲要，分述如下：

1. 血热风盛　心情急躁，心火内炽，心主火，又主血，心火炽盛，以致血热生风，风窜肤表，故而瘙痒无度。

2. 湿热内侵　肝脾两经湿热，外受风邪，袭于皮肤，郁于肺经；或由风热郁火，日久血燥所致，诚如《医宗金鉴·外科心法要诀》所说："血风疮，此证由肝脾二经湿热，外受风邪，袭于皮肤，郁于肺经，致遍身生疮，形如粟米，瘙痒无度。抓破时津脂水，浸淫成片，令人烦躁、口渴，搔痒，日轻夜甚。"

3. 血虚风燥　风邪郁于肺经，日久则风燥伤血，血虚而津少，肤失濡养而成本病。

【诊鉴要点】

（一）诊断要点

①病变常发生于下肢，严重时遍及全身。②肤表初起粟米大小的丘疹或丘疱疹；搔破则津血或滋水外溢，或血痕累累。③瘙痒极甚，并有日轻夜重的倾向。

（二）鉴别诊断

浸淫疮（泛发性湿疹）　皮肤潮红，出现丘疹、丘疱疹，流水，结痂，遍布全身。

【辨证施治】

（一）内治法

1. 血热风盛证　初起皮肤可见红色粟疹，瘙痒无度，抓破津血，日轻夜重，夜不能寐，心烦口干。舌质红，苔薄，脉细弦数。治宜凉血清热，散风止痒。方选《金鉴》消风散加减。当归、防风、蝉蜕、苦参、荆芥各6g，生地、生石膏、牛蒡子各12g，苍术、胡麻、钩藤、徐长卿各10g，甘草3g。

2. 湿热风袭证　肤起红粟，搔后则津水津血外溢，自觉瘙痒颇重。兼见烦躁，口渴，二便不调。舌质红，苔薄黄，脉弦滑。治宜凉血祛风，渗湿止痒。方选凉血除湿汤加减。生地、忍冬藤、白鲜皮各15g，丹皮、赤芍、豨莶草、地肤子、茯苓皮各

10g，赤小豆 30g，连翘、海桐皮、生薏苡仁各 12g。

3. 血虚风燥证 皮肤干燥，糠秕状脱屑，部分因搔抓而留皮下瘀斑，自觉瘙痒，日轻夜重。舌淡或舌紫有瘀斑，苔少，脉虚细。治宜养血祛风，润燥止痒。方选当归饮子加减。当归、熟地、白芍、白蒺藜各 12g，何首乌、黄芪各 15g，荆芥、防风、川芎、蝉蜕各 6g，生龙骨、生牡蛎、山药、胡麻仁各 30g，莲子心 4.5g。

（二）外治法

肤起红色粟疹，外涂苦参酒，或九华粉洗剂，日 2 次；皮肤干燥发痒时，外搽黑油膏，或润肌膏，日 2 次；若有滋水外溢，瘙痒不止，外用雄黄解毒散，柏油调搽，日 1 次。

【偏方荟萃】

1. 雄黄、寒水石各 30g，明矾 120g，研细末，冷开水调敷，日 1 次。
2. 马齿苋 20g，黄柏 25g，煎汁，冷敷患处，日 1 次。适用于轻微渗液阶段。
3. 龟板散：败龟甲 30g，黄连 10g，红粉 1.5g。研细末，花椒油调糊，外涂。

【调摄护理】

1. 患病期间应忌食油腻酒酪、辛辣炙煿等物，饮食以清淡为宜。
2. 患处应避免搔抓，以防染毒成脓。
3. 贴身衣服以棉织品为好；切忌用肥皂、热水烫洗。

【预后判析】

本病预后尚可。

【医案精选】

某，病湿夹风，身发红㾦，服搜风之剂，外燥里湿，外燥风愈烈，内湿水益聚，肤裂水渍，始觉微痒，岂非湿泄而卫气得行之据乎。此证以治湿为本，而禁风燥之品。干首乌、石决明、生术、川斛、梨汁、黑芝麻、细生地、桑叶。（《外证医案汇编》）

【名论摘要】

《疡科会粹》："血风疮，两腿生疮，起发碎㾦有白碎泡，破则出腥水，皮痒成片，要热汤洗，则痒方住，洗过腥湿水流满腿者，又带微微浮肿，破疮肉火赤翻出。此正湿火相搏，气虚血热之病。"

多腔性湿疹

【病名释义】

湿疹集中在人体自然开口的区域，如眼、耳、乳头、口周、脐及前后二阴，先后或同时出现红斑、丘疹、丘疱疹、渗出糜烂或橘黄色的痂皮，伴有不同程度的瘙痒，缠绵反复，称为多腔性湿疹（《徐宜厚皮肤病临床经验辑要》）。

【病因病机】

患者以年轻女性居多。剖析发病的原因为素有脾胃禀赋薄弱，湿热阻于中焦，循经上壅清窍，或下注浊孔，遂发斯疾。

【辨证施治】

1.湿热上壅证　湿疹损害以清窍为主，如眼、耳、鼻等处。发现轻度皮肤红肿，丘疱疹、渗出糜烂或少量鳞屑，自觉刺痒。脉数，舌质红，苔黄微腻。治宜清化湿热。方用泻黄散加减。生石膏15g，藿香、赤茯苓各12g，白茅根30g，砂仁、防风、焦栀子、竹叶、黄芩、甘草各6g。

2.湿热下注证　湿疹损害以脐窝、前后阴为重，渗出糜烂较为明显，自觉阵发性瘙痒。脉濡数，舌质淡红，苔黄微腻。治宜涤湿除热。方用三妙散加味。黄柏、川牛膝、青皮、猪苓、莲子心、琥珀、苍术各6g，赤茯苓、炒薏苡仁、泽泻各12g，炒扁豆、炒杜仲各10g。

加减法：病变以耳朵为主加柴胡、栀子；病变以眼睛为主，加青葙子、杭菊花；病发于鼻窍加桑白皮、枇杷叶；病发于乳头区加柴胡、白芍；病发于脐处加茯苓、山药；病发于前后阴加炒杜仲、柴胡、小茴香、白茅根；皮损焮红，痛痒相兼加玳瑁。

【医案精选】

吕某，女，16岁。2007年3月10日初诊。自述3个月前，口鼻四周、外耳道、眼周等处始觉瘙痒，继而破皮渗出，痛痒相兼。检查：眼周、外耳道、鼻孔、脐周和前后阴处可见炎性斑丘疹，轻微渗出糜烂，部分结有橘黄色痂皮，痛痒相兼，心烦口臭。脉弦数，舌质红，苔少。证属肝脾湿热，互结化毒，流窜孔窍。诊断：多腔性湿疹。治宜清热化湿，疏肝扶脾。方用泻黄散加减：藿香、生石膏、黄芩、生地各12g，柴胡、防风、青葙子、炒决明子、焦栀子、炒龙胆草、莲子心、甘草各 6g，白茅根 15g，玳瑁 8g（先煎）、水牛角粉 10g，绿豆衣 15g。外用紫草湿疹油（紫草 15g，黄连 5g，小麻油或橄榄油 80mL 浸泡，春夏 3～5 天，秋冬 5～7 天）涂擦。1 日 2～3 次。

二诊：7 天后，痒感和渗出有明显改善，但其前后阴处还有较重的痒感，守上方加炒杜仲 10g。

三诊：15 天后复诊，耳、眼、鼻、脐等处皮肤损害基本见好，前后阴糜烂和瘙痒也在减轻之中。守二诊方，去玳瑁加土茯苓 15g。

又经 12 天治疗，诸症和皮损均愈。(《徐宜厚皮科传心录》)

【经验与体会】

凡在身体的自然开口处发生湿疹和皮炎损害均与肝脾两脏关系密切。病在清窍者选用泻黄散为主方，病在浊窍者选用三妙散为主方，然后按其部位的不同酌加相应的药物。临床上凡见皮肤焮红、痛痒相兼，皆由毒热所化，笔者喜用玳瑁。该药始见于《开宝本草》，性味甘、寒，无毒，李时珍称："玳瑁解毒清热之功，同于犀角。古方不用，至宋时至宝丹始用之也。"由此可见，凡红皮病、掌跖脓疱症、重症多形红斑、抱头火丹等危笃重症均可用之。

中药毒（药疹）

【病名释义】

中药毒病名始见于《诸病源候论》。该书"蛊毒病"一节曾说："凡药有大毒，不可入口、鼻、耳、目。"又说："凡合和汤药，自有限制，全于圭铢分两，不可乖违，若增加失宜，便生他疾。"还说："其为病也，令人吐下不已，呕逆而闷乱，手足厥冷，腹痛转筋。久不以药解之，亦能致死，速治即无害。"

从上述简要摘录可以看出，古人已经认识到引起中药毒的途径、中药毒的主要证候和预后，以及用药不能违反常规与原则等。此外，《诸病源候论》中列举了引起中药毒的药物主要有钩吻、鸩鸟、阴命、海姜、不强药、蓝药、焦铜药、金药、菌药、菰草、乌头等。

后世医籍根据本病的临床表现，大致归纳如下：石火丹、风毒肿、龟头肿痛，均同于西医学的固定性药疹。《证治准绳·疡科》说："背上细疮者如浸淫 1～2 天，如汤火伤，烦躁多渴……因服丹石刚剂所致，红润者生，紫黯者死。"这里描述的皮损如汤火伤，与西医学的大疱性表皮松解性坏死性药疹相类似。该书中的面游风毒，接近西医学的皮炎型药疹。

近些年来，有关中草药引起药疹的报告占各类药疹发生率的 1% ～ 12%，尽管中草药引起的过敏反应的发生率远较化学合成药为低，但是，由于中草药应用的数量大量增加，其发生率亦有日益增多的趋势，应予重视。

【病因病机】

本病内因禀性不耐；外因误食药物，特别是丹石刚剂或辛温燥烈之品而发病。据有关文献报道，致敏药物主要有葛根、花粉、紫草、大青叶、板蓝根、鱼腥草、毛冬青、穿心莲、千里光、刺蒺藜、贝母、筋骨草、槐花、紫珠草、丹参、红花、人参、乌贼骨、两面针、地龙、蓖麻子、四季青、白芥子、生半夏、鸦胆子、防风、鲜威灵仙等近 30 种；中成药有六神丸、云南白药、益母草膏、羚羊解毒丸、双解丸、牛黄解毒片；中草药针剂有心宁注射液、复方柴胡注射液、花粉素以及外用药五虎丹等。

1. 禀性不耐　先天禀赋虚弱，胎中遗热，血分蕴蓄浊恶热毒之气，复因药毒所袭，致使药毒与浊热之气互结，外达肌表而发斑疹。

2. 药毒入营，津液内耗　大凡丹石刚剂，多属火毒热性之品。误服刚剂热药，火毒内攻，毒热扰营，邪热入血，致使气血两燔，遂发斑疹；病程迁延，毒热燔灼阴津，津液内耗，肌肤失养，症见皮肤脱屑如云片。诚如《证治准绳·疡科》所说："此积热在内……服金石刚剂太过，以致热壅上焦，气血沸腾而作。"

3. 脾气虚弱，运化失职　过食肥甘厚味之品，脾气虚弱，运化失职，湿热内生，内不得疏泄，外不得透达，湿热与药毒相结，下注阴器则浸淫湿烂，焮肿灼痛，如石火丹。若湿热瘀阻络道，气血瘀滞，则见皮疹黯紫或紫红；如血溢成斑，则紫斑点片相连。

4. 风热搏结，郁于肌腠　药毒入营，血热沸腾，热极生风，风热相搏，郁于肌腠，则发风痞瘰；若风热上乘，则头面焮肿如斗，眼裂闭合成缝，如风毒肿。

【诊鉴要点】

（一）诊断要点

①致敏时间一般为 7 ～ 10 天，但以前若曾接触过同类药物或同类结构的药物，则可于数小时或 1 ～ 2 日内迅速发疹。②表现多种多样，常见药疹皮损有荨麻疹及血管性水肿型、猩红热样或麻疹样发疹型、剥脱性皮炎或红皮病型、大疱性表皮松解萎缩坏死型、固定性药疹、多形红斑型、紫癜、湿疹样型、光敏皮炎型、扁平苔藓样皮疹、痤疮样疹、血管炎型。③伴见发热，不适，头痛，头昏，食欲减退，恶心呕吐，腹泻

等。④血象检查白细胞总数增多，可高达 $75 \times 10^9/L$。其中主要为嗜酸性粒细胞增多。⑤还会出现内脏损害，如肝、肾、肺及血液学方面的变化等。

（二）鉴别诊断

1.疫痧（猩红热） 无服药史，发病骤然，高热，头痛，咽痛，全身中毒症状明显；皮肤呈弥漫性的针头大小的点状红色丘疹，肘、腋和腹股沟处可见瘀点状线条，口周苍白，"杨梅舌"等。

2.麻疹 经 9～11 天潜伏期，出现鼻流涕，眼部充血，怕光，口腔黏膜可见蓝白色或紫白小点，绕以红晕；经 2～5 天皮疹发全，伴高热；出疹 5～7 天后，热退疹没。

3.浸淫疮（湿疹） 无服药史，病程长，反复多次发作，常以冬季为重，瘙痒、渗出明显。

【辨证施治】

（一）内治法

1.毒热夹风证 皮疹泛发，以红斑、风瘔瘟、丘疹为主，特别是红斑既可弥漫周身，又可局限某处，常是此起彼伏，或宣浮肿胀。伴有壮热，大便秘结。舌质红，苔薄黄，脉浮数。（致敏药物包括痢特灵、青霉素、水杨酸类、天花粉、艾、板蓝根、楮桃叶、穿心莲、满山香等，类似猩红热样红斑、荨麻疹样、麻疹样等。）治宜清气解毒，凉血退斑。方选银翘散、白虎汤合裁。金银花12g，连翘、赤芍、黄芩各10g，生石膏30～60g（先煎），炒知母、炒牛蒡子、荆芥、防风各6g，山药、生地各15g，白茅根30g。

2.血热发斑证 肤色嫩红成片，或见密集针头大小的红色粟粒疹，压之褪色。伴有身热，关节酸痛。舌质红，苔薄黄，脉细滑带数。（致敏药物包括抗生素、磺胺类、阿司匹林、保太松、当归、白蒺藜、川贝母等，类似猩红热样红斑、麻疹样、光敏反应等。）治宜凉血解毒，活血退斑。方选皮炎汤加减。生地、生石膏各15g，丹皮、赤芍、金银花、连翘各12g，炒知母、竹叶、甘草各6g，紫草、绿豆衣各10g。

3.血热夹湿证 皮疹以红斑、丘疱疹、水疱、渗出、糜烂等为主，既可泛发，又可局限。伴有食欲不振，腹胀不适。舌质红，苔黄微腻，脉濡数。（致敏药物包括解热镇痛药、磺胺类、碘剂、巴比妥、青霉素、抗血清、六神丸、刺蒺藜、马齿苋等，类似多形红斑型、红皮病型、固定性药疹、大疱性表皮松萎缩型等。）治宜凉血解毒，清化湿热。方选犀角地黄汤加减。水牛角30g，绿豆衣、生地炭、银花炭、生薏苡仁各30g，丹参、炒丹皮、紫草、茯苓皮各12g，赤小豆、蒲公英各15g。

4.血瘀成斑证 皮疹黯红、紫红，或见血疱，或见皮下结节，伴见疼痛，或痒痛相兼。舌质黯红或见瘀斑，脉细涩。（致敏药物包括颠茄、铋剂、利血平、巴比妥、花粉、地龙、花粉素等，类似结节性红斑、紫癜、血管炎型等。）治宜活血化瘀，通络退斑。方选通窍活血汤加减。当归、赤芍、苏木、生地各 10g，白芷、川芎、香附各 6g，紫草、丹皮、川牛膝、金银花、白茅根各 12g，甲珠、皂角刺、丝瓜络各 4.5g。

5. 湿热下注证　皮疹主要集中在外阴区域和下肢，可见丘疱疹、水疱、渗出、糜烂，或结痂皮。伴有瘙痒，小便短黄。舌质红，苔黄腻，脉濡数。（致敏药物包括磺胺类、安替比林、茶叶、青蒿、大蒜等，类似固定性药疹、湿疹样型等。）治宜清利湿热，导赤退斑。方选龙胆泻肝汤加减。炒胆草、柴胡、黄芩、焦山栀各 6g，生地、忍冬藤、赤小豆、赤茯苓各 15g，车前子（包）、白茅根、连翘各 12g，甘草 4.5g，灯心草 3 扎。

6. 气阴两虚证　多见于后期，皮疹渐趋消退，或有许多鳞屑脱落，小如糠秕，大如落叶。自觉痒重，夜间尤剧，口干喜饮，气短乏力，神疲倦怠。舌质淡红，苔少或无苔，脉虚细。（类似多形红斑重症恢复期、红皮病、剥脱性皮炎、大疱性表皮松解萎缩型等重症恢复期。）治宜益气养阴，扶正解毒。方选增液汤加减。鲜生地 30～60g，金银花、沙参、玄参、生黄芪各 12g，绿豆衣、石斛、山药各 30g，天冬、麦冬、玉竹、赤小豆各 15g，玳瑁 6g（先煎）。

加减法：瘙痒剧烈加钩藤、苦参、白鲜皮；热斥三焦加莲子心、焦山栀、黄连；大便秘结加桔梗、大黄；壮热，昏谵危笃阶段加服安宫牛黄丸。

（二）外治法

皮疹以丘疹、焮红为主，选用三黄洗剂、三石水、九华粉剂，外搽；以丘疱疹、水疱、渗出、糜烂为主，选用马齿苋水洗剂，或用黄柏、地榆各 15g，煎汁，湿敷。皮疹干燥、脱屑，痒重，选用青黛膏、黄连膏、黑油膏，薄薄外涂；损害在口腔黏膜呈糜烂时，选用锡类散、珠黄散、绿袍散、养阴生肌散；损害在外阴部位时，选用月白珍珠散。

（三）针灸疗法

毫针法：①循经取穴：主穴取内关、曲池、血海、足三里；配穴取合谷、尺泽、曲泽、三阴交、委中。方法：内关施补法，三阴交、足三里施先泻后补法，其余各穴均施泻法，日 1 次。②辨证取穴：风热湿毒证（如荨麻疹样、多形红斑样等）取风池、大椎、曲池、合谷、血海；湿毒热盛证（如固定型红斑、大疱样损害）取膈俞、心俞、足三里、血海、曲池；营血两燔证（如红皮病样等）取百合、三阴交、人中、血海、风池、十宣。方法：施泻法，日 1 次。

（四）其他疗法

1. 耳针法　主穴：肾、皮质下、肝；配穴：耳鸣耳聋加外耳、神门，失眠多梦加额、枕、神门、心，头痛加额、枕、太阳，呕吐加胃、交感，颈强加颈，皮疹加肺，痒重加心、肾。方法：针后留针 30 分钟，日 1 次。

2. 头针法 双侧感觉区、运动区、精神情感区。方法：快速进针后留针 30 分钟，其间每隔 5 分钟快速捻转 1 次，持续 1 分钟，日 1 次。

3. 电针法 上巨虚（双）、合谷。方法：施平补平泻法，针后留针接通，G680 电疗仪，其电流以患者能耐受为度，持续 15 分钟，日 1 次。适用于荨麻疹型药疹。

4. 七星针疗法 脊柱两侧（胸、腰为其重点）、大椎、风池、血海、足三里、合谷、颌下区。方法：重度叩刺胸、腰区，中度叩刺颌下区和各穴位，2 日 1 次。

【偏方荟萃】

1. 解毒丸 贯众、青黛、甘草、板蓝根，蜜丸，口服。

2. 荸尼汤 荸尼、黑豆，煎服。

3. 苦参汤加减 当归、丹皮、生白术各 10g，茯苓皮、生薏苡仁、连翘各 15g，苦参 30 ～ 60g，白茅根 20g，生甘草 6g，煎服。适用于湿热型荨麻疹药疹。

4. 清瘟败毒饮 生石膏、黄芩、黄连、金银花、连翘、淡竹叶、丹皮、知母、栀子、水牛角、玄参、桔梗、甘草、赤芍，煎服。适用于剥脱性皮炎型药疹。

5. 地榆炭油剂 外涂。适用于剥脱性皮炎或大疱性表皮松解性坏死性药疹。

6. 金蝉蜕衣汤 桂枝、防风、蝉蜕、苍术、薏苡仁、茵陈、猪苓、金银花、连翘、郁金各 10g，大枣 7 枚，煎服。适用于荨麻疹样或紫癜样药疹。

7. 解百药方选 详见表 14-1。

表 14-1 解百药方选

	主要证候	解毒方法
砒毒	烦躁如狂，心腹搅痛，面口青黑，四肢逆冷	①绿豆擂破，新汲水调服；②柏子壳（炒）、红土各 10g，研末，鸡子清调
半夏	口不能言，倒地将死，或喉间麻痹	①姜汁灌之；②姜汁细呷，并饮甘草汤
藜芦	呕吐不止，喷嚏	①雄黄末，温酒调服 3g；②葱汤下咽便愈
乌头、草乌	心烦躁闷，遍身皆黑	①甘草煎浓汤服之；②绿豆、黑豆汁，冷饮之
杏仁	盲目，须发脱落，气短	蓝汁解之
附子	头肿，唇裂血流，或见内热诸证	①大豆汁、饧糖枣汤；②绿豆、黑豆，嚼服或捣汁饮之

	主要证候	解毒方法
大戟	体弱者可致吐血	菖蒲解之
甘遂	恶心，呕吐，腹痛，头昏，心悸	大豆煮汁服之
大黄	泄泻不止，腹中寒痛	姜汤热饮，次以理中汤
蒙汗药	迷而不醒，头重足轻，口吐涎沫，目瞪不言	茯苓、甘草、瓜蒂、陈皮煮汁服
断肠草	初觉胸中隐痛，后至腹痛，二便不出	①黑豆、生甘草；②热羊血灌之；③冬青树叶，捣汁服之
川椒	咽喉气闷欲绝	大枣食之
巴豆	口渴面赤，五心烦热，泄泻不止	①川黄连10g；煎服；②石菖蒲汁服之；③藿汁饮之

【调摄护理】

1. 杜绝乱用药物，尤其在未明确诊断前，不应盲目应用有特殊作用的药物；避免再用曾引起药物反应的药物；注明药物过敏史。

2. 对危重病例，如剥脱性皮炎或大疱性表皮松解性坏死型药疹等，应加强对皮损的清洁护理，防止继发感染；鼓励多饮水，以防津液内耗。

【预后判析】

本病轻症采用中药治疗，预后良好，但对重症主张中西医结合治疗，较为妥当。

【医案精选】

患者，男，51岁，住院号41579。两天前因阴囊生一疖肿，院外给予长效磺胺，服药约8小时感到口腔灼热、疼痛，进食不便，并起疱，自己挑破，破后继起，第二天高热（T41℃），口腔刺痛，全身皮肤出现大小不等的红斑、暗红斑、水疱，来我院诊治。

检查：体温39.1℃，急性危重病容，精神萎靡，懒言。脉洪大数，舌质红微绛，苔黄腻。浅表淋巴结不肿大，心率104次/分，未闻及杂音。肝、脾由于表皮松解，未查。除头皮外95%皮肤弥漫性红斑，广泛表皮松解，形如皱纹纸样，酷似浅Ⅱ度烫伤之外观。臀部、前胸和足跟均有碗口大的水疱，疱液清，膝盖、肘尖、腰骶等处因摩擦表皮脱落，露出鲜红色的创面。上腭、颊黏膜可见针尖大小的出血点，蚕豆大小疱，口张不大，糜烂结脓血痂。尼氏征阳性。临床诊断：Lyell氏中毒性大疱性表皮坏死松解症。辨证：内蕴湿热，复遭药毒，两者相搏，扰入营血。治宜清营凉血，解毒化湿。药用：绿豆衣、沙参各 30g，生地、玄参、石斛、连翘、银花炭、茯苓、白芍各 12g，煎服；另从静脉滴入氢化可的松 700mg/d。

治疗两天后，体温正常，弥漫性红斑开始转淡；第三天输新鲜全血 200mL。6 天后，红斑明显减退，水疱有所吸收，尼氏征转阴。3～5 天撤减氢化可的松 200～100mg，局部用庆大霉素溶液（4 万 U×10mL 注射用水）湿敷；口腔用 0.1% 普鲁卡因呋喃西林溶液漱口。患者进食少，全身软而乏力。证属气阴两虚，治宜益气养阴，扶正解毒。药用：沙参、麦冬、石斛、玄参、玉竹、党参、茯苓、金银花、白蔹各 12g，黄芪 15g，莲子米 30g，甘草 9g，煎服。第 23 天激素改为口服强的松 30mg/d，进食正常，可下床活动，皮损完全恢复。住院 40 天痊愈出院。[《中华医学杂志》，1979，59（2）：128]。

【名论摘要】

《寿世保元》："人为百药所中伤，其脉洪大者生，微细者死。"

《疡医大全》："凡解药毒汤剂不可热服宜凉饮之，盖毒得热则势愈盛也。"

漆疮（漆性皮炎）

【病名释义】

漆疮病名出自《诸病源候论》，俗称漆咬疮、漆毒、漆痱子等。此外，因臀部接触马桶油漆而发病者，又称之马桶癣。此疾既是接触皮炎，又是漆疮的综合，但以前者较为贴切。

《诸病源候论》说："漆有毒，人有禀性畏漆，但见漆便中其毒。喜面痒，然后胸、臂、腠、腨皆悉瘙痒，面为起肿，绕眼微赤，诸所痒处，以手搔之，随手辇展，起赤，消已，生细粟疮甚微，有中毒轻者，证候如此。其有重者，遍身作疮，小者如麻豆，大者如枣杏，脓疼痛，摘破小定或瘥，随次更生。若火烧漆，其毒气则厉，著人急重；亦有性自耐者，终日烧煮，竟不为害也。"这段文字充分说明古人对漆疮的深刻认识，迄今仍为诊治本病的准绳。本病相当于现代医学的漆性皮炎。

【病因病机】

漆为辛热有毒之品，若患者禀性不耐，其肤腠不密，玄府不固，如接触漆树或油漆，便会出现中漆毒。

1.风热壅盛 凡辛热之毒皆可动风生火，漆乃辛热之毒，外袭肤腠，漆气敛于肺经，流溢肌肤而发病，症见皮肤焮红、碎疹、虚肿、起疱和瘙痒无度。诚如《洞天奥旨》所说："漆疮者闻生漆之气而生疮也……漆气侵之则肺气敛藏……而皮肤肿起发痒矣。"

2.毒热夹湿 禀赋不耐，皮毛腠理不固，复遭漆毒入侵，湿热互结，内不得疏泄，外不能透达，怫郁于肌肤经络而发病。

【**诊鉴要点**】

（一）诊断要点

①有接触和闻到漆气之类病史。②漆对人的危害主要在皮肤方面，最常见的有以下几种。接触性皮炎：凡接触漆数小时或数日后，首先在接触部位有灼热刺痒，继而出现红斑、水肿、小丘疹、丘疱疹，并迅速变为水疱，疱内充满浆液，疱破糜烂，结黄痂，部分播散全身，其皮损以眼睑、阴囊等松弛部位肿胀特别明显，严重时伴有头晕、头痛、乏力、口渴、食欲不振、心慌、发热等。荨麻疹样皮疹：多在急性皮炎发生后几天内出现，可发生于原皮疹以外部位，抓后出现风团或划痕症状，消退较慢。腐蚀性皮炎：黏着漆液的皮肤，先为轻度红肿，数日后肿胀消退结成焦痂，重者引起溃疡，愈合遗留浅型瘢痕。

（二）鉴别诊断

1.大头瘟（颜面丹毒） 无接触大漆病史，多先有壮热、恶寒、头痛、恶心、呕吐，继而在颜面皮肤焮红水肿，但常局限，其他部位未见发疹，且无痒感。

2.风毒肿（植物-日光性皮炎） 先有食用灰菜、紫云英等病史，但未接触大漆，经过日晒后发病，发疹多局限于暴露部位。

【**辨证施治**】

（一）内治法

1.风热壅盛证 症见手腕、指缝、手背、前臂肌腠剧烈瘙痒，皮肤焮红肿胀，丘疹、浮肿风团，搔之更甚。舌质红，苔薄黄，脉浮数。治宜清热消风。方选消风散加减。荆芥、苦参、蝉蜕、知母各6g，生地、防风、炒牛蒡子、赤茯苓各10g，生石膏15g，大青叶12g。

2.毒热夹湿证 接触大漆区域突然焮红赤肿，灼热刺痒，继而可见丘疹、丘疱疹，水疱攒聚，甚则还会出现大疱、血疱，搔破则脂水频流，湿烂渗液，显露糜烂，乃至浅表溃疡。舌质红，苔黄，脉滑数。治宜清热解湿，化湿消肿。方选化斑解毒汤加减。

玄参、炒知母、炒黄连、升麻各 6g，生石膏 15g（先煎），炒牛蒡子、防风、浮萍各 10g，白茅根 30g，莲子心 4.5g。

加减法：水肿明显加茯苓皮、滑石、冬瓜皮；热毒偏重加水牛角、炒黄连、炒黄柏，痒重加白芷、羌活、白鲜皮、钩藤；病变在上部加桑叶、杭菊花；病变在下部加炒龙胆草、青皮。

（二）**外治法**

皮疹以丘疹、红斑为主，选用炉虎水洗剂、三黄洗剂，外涂；丘疱疹、水疱、渗液、糜烂时，选用生地榆、黄柏各 15g，煎汁，冷湿敷，然后选用青黛散，或玉露散，植物油调成糊状，外涂，直至皮生疮敛。

【偏方荟萃】

1. 芒硝，或柳叶，或谷精珠，或贯众，或橄榄叶，或鲜石韦叶，煎浓汁，湿敷。

2. 螃蟹汁，外涂，日数次；或苦瓜叶捣汁，凉敷；或生绿豆，加水捣烂成糊，外敷患处。

3. 黑了脱敏洗剂：黑面神、了哥王、蛇泡、地胆头各 60g，胆矾 45g，煎浓汁，趁热洗患处。

4. 鲜板栗树叶 250g，生甘草 30g，雄黄粉 15g，铁锈粉 30g，煎汁，稍凉外洗。

5. 生鸡蛋黄，或蟹沫，或韭菜汁，或猪膏，外涂。

【调摄护理】

1. 凡禀性不耐者，均应避免接触漆树及一切漆器。

2. 因职业关系需接触漆者，在工作中要加强防护，如穿着防护衣袜和手套；若发现对漆高度不耐者，宜更换工种。

3. 患处肌肤潮红、浮肿明显者，禁用热水，或肥皂水烫洗；忌饮酒，忌食鱼腥发物、辛热油腻刺激之品；避免搔抓和涂抹刺激性强烈的药品；多饮开水及进富有营养的食物，促使漆毒外泄。

【预后判析】

本病若及时脱离油漆环境，恰当治疗，预后良好。

【医案精选】

卅牧，以生漆涂囚眼，即盲。适一村叟见而怜之，语之曰：汝急寻蟹捣碎取汁滴眼内，漆当随汁流散，疮亦愈矣。如其言，觅得一小蟹用之，目睛果愈，略无损。

（《疡科会粹》）。

【名论摘要】

《外科正宗》："漆疮由来自异，有感而弗感也。俗称木生人感之，非也。但漆乃辛热火象，有毒之物，人之皮毛腠理不密，故感其毒，先发为痒，抓之渐似瘾疹，出现皮肤，传遍肢体，皮破烂斑，流水作痛，甚者寒热交作。忌浴热汤，兼戒口味，不然即变顽风癣风癞矣。"

暑热疮（夏季皮炎）

【病名释义】

暑热疮病名出自《疡科心得集》。该书说："夏令暑蒸炎热，肌体易疏，遇凉饮泛，逼热最易内入……客于肌表者，则为痞为瘰，为暑热疮。"由此可见，在气温高、湿度大的环境下，常易诱发本病，相当于西医学的夏季皮炎。

【病因病机】

由于禀赋不耐，血热内蕴，复遭盛夏酷暑之气外侵，与血热相搏而成；又有贪凉饮冷，脾阳受遏，湿热内阻，外发体肤所致。

1. 暑热之邪 盛夏酷暑，暑为阳邪，由火热之气所化，内伤之气，外袭肌肤，致使血热沸腾，透达于表，故见灼热刺痒。

2. 湿热互遏 火旺于夏，恣食凉冷之物，损伤脾阳，使之运化减弱，致使湿热互遏或蕴结，外不行肌而汗泄，内不清利从溲行，阻于肤腠，症见淫痒不已。

【诊鉴要点】

（一）诊断要点

①患者以成年人为主，儿童次之。②皮疹好发于四肢伸侧，严重时也可播散全身。③初起仅有皮肤发红，继而发现成片的针尖样的细小丘疹，部分搔破有少许渗液，结血痂。④自觉灼热刺痒。⑤部分伴有烦躁、胸闷、食少、睡眠不安、小便短赤等全身症状。⑥秋凉后痒感和皮疹渐退乃至消失。

（二）鉴别诊断

急性湿疹 皮损为多形性，除有潮红、丘疹外，多伴有水疱、糜烂、渗液，一般常冬重夏轻，至秋凉不能自愈，并可转为慢性。

【辨证施治】

（一）内治法

1. 暑热扑肤证　皮肤红，压之褪色，扪之则有灼热烫手之感，自觉痒重。伴有口干喜饮，心烦意乱。脉洪大，舌质红，苔少。治宜清暑益气，散风止痒。方选变通白虎汤。生石膏 15 ～ 30g（先煎），知母 6 ～ 9g，粳米 9 ～ 12g，甘草 6g，沙参 12g，绿豆衣 15g，竹叶 9g，灯心草 3 扎。

2. 湿热蕴肤证　皮疹以丘疹为主，病位偏胫前，痒重，状如芒刺，抓破有少许渗出，结痂。伴有胸闷，食少，小便短黄。脉濡细，舌质红，苔薄黄微腻。治宜清热化湿，和营止痒。方选用藿香正气散加减。藿香、佩兰、金银花、连翘各 10g，生薏苡仁、茯苓皮、赤小豆各 12g，苍术、苦参、陈皮、炒枳壳、防风各 6g。

加减法：偏于瘙痒加蝉蜕、浮萍、威灵仙；偏于皮炎加生地 12g，丹皮、赤芍、紫草各 6g。

（二）外治法

皮疹以丘疹为主，选用百部醋、1% 薄荷三黄洗，或夏季皮炎酊剂，外搽；皮肤焮红、灼热、刺痒，选用炉虎水洗剂、止痒洗剂，外涂，然后外扑止痒扑粉、清凉粉，日 2 ～ 3 次。

（三）针灸疗法

毫针法　合谷、曲池、足三里、血海。方法：施泻法，留针 30 分钟，日 1 次。

（四）其他疗法

1. 耳针法　肺、神门、皮质下、心。方法：针刺后留针 30 分钟，日 1 次。

2. 刺血法　委中。方法：常规消毒，扎紧穴上方使青筋显露，三棱针点刺放血少许，5 日 1 次。

【偏方荟萃】

1. 徐长卿、萆草各 30g，煎浓汁，待凉外洗。

2. 玉泉散：生石膏 15g，生甘草 5g，研细末，日 2 次，1 次 10 ～ 15g，泡服。

【调摄护理】

1. 做好防暑降温工作，室内保持通风，室外宜穿宽大的棉织衣服。

2. 避免日光暴晒，经常清洗皮肤，保持皮肤清洁；禁止用热水烫洗和刺激性药水外涂。

【预后判析】

本病预后良好，但在盛夏又易复发。

【医案精选】

陈某，女，45岁。1974年8月5日初诊。自诉5年来每逢夏季四肢外侧，遍发小点子，瘙痒，有时抓至出血而痒不解，偶有发炎红肿疼痛，秋凉自愈。检查：四肢伸侧可见密集红色丘疹，融合成片，两小腿及前臂因搔抓而红肿，杂有小水疱。舌尖红，苔薄黄根腻，脉滑数。此为暑热脾湿，蕴蒸肌肤，拟清暑化湿。方药：鲜藿佩、香青蒿、焦白术、制半夏、黄柏、生大黄（后下）各10g，车前草15g，苦参片12g，蒲公英30g，生甘草3g。外用：1%薄荷三黄洗剂，日擦4～5次。

服方4剂后，大便已通，瘙痒减轻，入夜加剧，睡眠不安，眼有红丝，皮损部分结痂。苔薄，脉滑带数。此为湿热渐清，肝火亢盛。前方加平肝重镇之品。方药：香青蒿、黄芩、苦参各10g，鲜藿香、生地、山栀、六一散（包）各12g，珍珠母（先煎）、牡蛎（先煎）各30g。外用：徐长卿、葎草各30g，煎汤洗。

又服7剂，诸症皆轻，唯尚有轻度瘙痒，前臂皮肤肥厚，稍有脱屑。苔薄，脉平。拟养血清热息风，巩固疗效。当归片、清解片、地龙片各5片，日2次，病愈。(《外科经验集》)

【名论摘要】

《河间六书》："火旺于夏，而万物蕃鲜荣美……或夏热皮肤痒，而以冷水沃之。"

《菊人医话》："暑湿积滞，舌苔厚腻，大便难解，个人每用苦温破滞、辛温散邪之槟榔，即能通降大便。"

丹 毒

【病名释义】

丹毒病名出自《备急千金要方》。根据热毒炽盛所致皮肤红如涂丹，热如火灼的特征，中医统称之为"丹"。据此而出现的别名主要有丹熛、抱头火丹、大头瘟、流火、茱萸丹、大脚风、腿游风、鸡冠丹、赤游丹、熛火丹、天火、丹烟、天火丹毒、瘄、火丹等。

本病发无定处，上自头面，下至足区均可以发病。临床上常宗发病部位的不同，归纳其主因：发于头面部位的称为抱头火丹，系风热化火；重症称为大头瘟；发于胸腹部位的称为内发丹毒，系肝火偏亢；发于下肢部位的称为流火，系湿热郁滞；发无定处的称为赤游丹。此外，发于小儿的丹毒，则称为丹肿（《备急千金要方》）；若下肢部位的丹毒反复发作，有演变成大腿风的可能性。

【病因病机】

本病内因多由心火妄动，血分伏热，复遭风热乘侵于肤而发病。一般而论：病发头面多兼风热；病发胁腰多夹肝火；病发下肢多夹湿热；发于小儿多由胎热所致。

1. 风热火炽 平素心绪烦扰，心火内炽，心主火、主血，血分有热，复感风热外邪，内外合邪，风火相煽，发为火毒。《圣济总录》说："热毒之气，暴发于皮肤间，不得外泄，则蓄热为丹毒。"

2. 肝经郁火 性情急躁，暴怒郁悒，气郁生火，肝经火旺，逼血外溢，症见肤色红如丹涂，灼热刺痛。

3. 湿热火盛 饮食不节，酷嗜辛辣、香燥、炙煿、酒肉之物，脾胃受损，运化失职，湿热内生，化火化毒，火毒流窜于肤而见焮红，或大疱丹毒等。

4. 毒邪内侵 由于抓破、挖鼻、挖耳、虫咬、外伤等，使毒邪乘隙而入。

【诊鉴要点】

（一）诊断要点

①发无定处，但以下肢为多，颜面为重。②皮疹初起仅见局限性水肿性红斑，呈鲜红色，境界清楚，表面紧张，迅速向四周扩大，有的皮损还发生水疱、血疱等。③发病急剧，常先有恶寒发热、恶心等症状，局部自觉灼热疼痛，重则见壮热、头痛、神昏谵语等。

（二）鉴别诊断

1. 面游风毒（血管性水肿） 病变主要发生在眼睑、口唇等疏松组织部位，皮疹呈水肿性，色不甚红，全身症状较轻。

2. 漆疮（漆性皮炎） 有接触大漆病史，皮疹仅局限在接触的部位，很少兼发热、畏寒等全身症状。

【辨证施治】

（一）内治法

1. 风热证 病变主要发生在头面部或上半身，皮肤焮赤肿胀，边界清楚，表面紧张光亮，自觉灼热疼痛。发热，畏寒，头痛和呕吐等。舌质红赤，苔薄黄，脉浮数或滑数。治宜清热解毒，散风消肿。方选普济消毒饮加减。炒牛蒡子、赤芍、桑叶、炒枯芩各10g，炒黄连、焦山栀各3g，金银花、野菊花、连翘、板蓝根各12g，炒丹皮、蝉蜕各6g。

2. 肝火证 病变通常发生在肋下腰胯之间，肤色焮红，状如云片，自觉刺痛、灼热。口苦且干，小便短黄。舌质红，苔少或薄黄。治宜清肝泻火，凉血退斑。方选柴胡清肝饮加减。柴胡、炒丹皮、炒龙胆草、炒黄连各4.5g，炒黄芩、焦山栀、连翘、炒知母各6g，金银花、绿豆衣各15g，生地、生石膏各12g，生薏苡仁、赤小豆各30g。

3. 湿热证 病变主要发生于下肢，局部皮疹呈水肿性红斑，光滑紧张，偶尔发生水疱、血疱或坏死，部分反复发作，或劳累后加重。伴有肢体倦怠，纳谷不香。舌质红，苔薄黄微腻，脉弦滑或沉濡。治宜清热化湿，和血通络。方选萆薢渗湿汤加减。萆薢、连翘、当归、马鞭草、赤芍各10g，炒丹皮4.5g，炒黄柏、苍术、川牛膝、青皮各6g，赤小豆、忍冬藤各15g，生薏苡仁30g。

4. 寒湿证 病程较长，反复发作，致使患处漫肿或木硬坚实，形如大腿风。伴有患处重着，行走不便。舌质淡红微胖，苔薄白，脉沉紧。治宜散寒除湿，和营消肿。方选三妙丸加味。炒黄柏、槟榔、青皮、甲珠各6g，苍术、泽泻、广木香、川牛膝各10g。

5. 胎热证 患者多为小儿，皮肤焮赤肿胀，摸之灼热烫手，甚则红斑向四周扩展。伴有发热，烦躁哭闹不宁，重者还会出现惊厥。舌质红，苔少，脉数，指纹色紫。治宜清火解毒，凉血退斑。方选清火消丹汤加减。生地10g，炒丹皮、玄参、赤芍各6g，绿豆衣15g，连翘、甘草、花粉、川牛膝各4.5g。

6. 毒攻证 皮疹焮赤，波及范围较大。伴有壮热，烦躁，神昏，谵语，头痛，呕吐等。舌质红绛，苔薄黄，脉洪大无力。治宜清营凉血，护心安神。方选清热地黄汤加减。生地炭、银花炭、绿豆衣各30g，炒丹皮、紫草、炒黄连、连翘各6g，赤芍、生甘草、蝉蜕各6g，水牛角15g（先煎），紫雪丹3g（分2次吞服）。

（二）外治法

皮肤红肿如丹涂脂染，选用大黄散，或玉露散、柏叶散、四黄膏；前三方分别用植物油或冷开水或糖水调成糊状，外涂。若红肿渐退，但肿胀消退缓慢时，选用冲和散掺入消炎膏外敷。局部出现坏死，按溃疡处理。若出现大腿风时，可选用海桐皮、姜黄、茅术、蚕沙各12g；或用苏叶、石菖蒲各15g，海桐皮、姜黄、苍术各12g，茵陈、生姜、蚕沙各10g，桂枝、白芷各6g；或用鲜乌桕、樟树、松针各60g，生姜30g。任选一方，加水适量，小火煎开，趁热先熏患处，待温再浸泡患处，日2～3次。

小儿丹毒选用寒水石 15g，梅片 0.3g，研细末，米醋调敷之。

（三）针灸法

1. 毫针法　①循经取穴。主穴：大椎、曲池、陷谷、委中；配穴：太阳、合谷、足三里。②辨证取穴。主穴：地机、血海、三阴交、丰隆、太冲；配穴：头痛加太阳、风池，呕吐加内关，大便秘结加丰隆、上巨虚，惊厥加水沟、后溪，病变在头面加头维、四白、翳风，病变在下肢加悬钟、昆仑。方法：施泻法，针刺得气后留针 30 分钟，日 1 次。

2. 灸法　取肩与曲池连线的中央硬结处。方法：大蒜切片，上置艾炷，每次灸 5～7 壮，日 1 次。

（四）其他疗法

1. 耳针法　神门、肾上腺、皮质下、枕部。方法：针刺后留针 30～60 分钟，日 1 次。

2. 刺血法　阿是穴（皮疹区）。方法：常规消毒后，采用三棱针围绕阿是穴四周点刺，渗血少许，2 日 1 次。

3. 电针法　主穴：阿是穴（患处红肿部位）；配穴：曲池、合谷、足三里。方法：针刺得气后留针，阿是穴通脉电；配穴通感应电，其电流以患者能耐受为度，每次持续 30～50 分钟，日 1 次。

4. 穴位注射法　足三里、三阴交（均取患侧）。方法：常规消毒后，取银黄注射液（金银花、黄芩），针刺得气后，每穴各推注 1～2mL，日 1 次。

5. 七星针疗法　局部红肿处。方法：常规消毒后，取七星针轻叩刺之，直至少量渗血，2 日 1 次。适用于慢性丹毒复发者。

6. 砭镰法　阿是穴（红肿处）。方法：常规消毒后，采用三棱针轻刺皮肤，并轻挤患处以出血为度，取其泄热解毒的作用。适用于下肢丹毒，但颜面丹毒禁用。

【偏方荟萃】

1. 大黄、雄黄各等份；大黄、马牙硝各 20g。任取一组，研细末，植物油或茶水调敷患处，日 2～3 次。

2. 鲜马齿苋，或鲜仙人掌，或鲜苏叶，或鲜蕺草，或冬青叶，洗净，捣烂如泥，外敷患处，日 2～3 次。

3. 雄黄、百草霜、食盐、蚯蚓粪、块煤炭，研细末，醋调敷。

4. 取活大蛤蟆，洗净，剖开腹部，外敷，日 1～2 次。

5. 马钱子，水磨浓汁，外涂患处，日数次。

【调摄护理】

1. 原患足癣或鼻炎者应及时治疗，严防用手挖破皮肤黏膜，以防毒染成丹。

2. 急性发病者宜卧床休息，多饮开水，床边隔离治疗；慢性患者不宜过劳，应加强营养，增强抗病能力，以减少复发。

3. 忌食鱼腥海味及辛辣食物，多吃蔬菜、水果。

【预后判析】

本病治疗及时，皮损消退后，可留轻度色素沉着和脱屑。有的患者可反复发作，成为慢性丹毒。

【医案精选】

小姐，七月十三日。湿热下注，流火赤肿不定，灼热疼痛，寒热交作，口渴烦躁，脉来弦数，舌苔厚腻。症势颇重，拟以消肿化湿，候明正。粉归尾三钱，生米仁三钱，伸筋草钱半，炒赤芍三钱，桑寄生三钱，忍冬藤三钱，怀牛膝钱半，丝瓜络三钱，带皮苓四钱，汉防己八分，焦车前三钱（包）。（《顾筱岩学术经验集》）

【名论摘要】

《医宗金鉴·外科心法要诀》："诸丹本于火邪，其势暴速。自胸腹走于四肢者顺，从四肢攻于胸腹者逆。"

《疡科心得集》："大头瘟者，系天行邪热疫毒之气而感之于人也。一名时毒，一名疫毒……治宜辨之，先诊其脉，凡滑数、浮洪、沉紧、弦涩，皆其候也。但浮数者邪在表，犀角升麻汤发之；沉涩者邪气深也，察其毒之盛者，急服化毒丹以攻之；实热便秘者，大黄汤下之；或年高气郁者，五香连翘汤主之。"

黴疮（梅毒）

【病名释义】

黴疮病名，出自《黴疮秘录》。该书说："黴疮一证……古未言及，究其根源，始于午会之末，起于岭南之地，至使蔓延涌流祸害甚广。"李时珍也说："杨梅疮，古方不载，亦无病者，近时起于岭南，传及四方。"由此可见，本病是在16世纪初由外人东航传入广东，然后流传开来。

据有关文献记载，因本病皮疹复杂，相继出现过许多别名，一般而论，早期称杨梅疳疮、中期称杨梅疮、晚期称杨梅结毒。此外，胎传者称之猴狲疳。为此，整理归纳如下：

杨梅疳疮；杨梅疮，包括杨梅斑、杨梅疹、杨梅痘、砂仁疮、棉花疮、翻花杨梅疮、杨梅天疱疮、杨梅癣、吴萸疮、杨梅疔、杨梅漏、阴杨梅疮、杨梅鹅掌癣、杨梅圈；杨梅结毒；猴狲疳等。

此外，还有书籍称为秽疮、广疮、天柳病、耻疮、花柳病、棉花毒等。，对本病侵害黏膜时也有记叙，如：咽喉溃烂者称为杨梅喉癣、杨梅丹毒、杨梅毒喉；肛门受损者称为杨梅痔；阴道受损导致时常流血或者早产者称为秽露早下等。

总之，临床上见疮色红而痛，高高突起者，统称为阳性秽疮；疮虽红但形低而陷，瘙痒不痛者，统称为阴性秽疮。相当于西医学的梅毒。

【病因病机】

据古籍所记载，本病感受徽疮毒气而致病的途径有二：

1. 精化染毒 指不洁性交传染，阴器直接感受徽疮毒气。肝脉绕阴器，肾开窍于二阴，故肝肾二经受毒，毒气由精道直透命门，伤及任脉、督脉及冲脉。外则毒发皮毛，伤及玉器，疮重，大而硬实；内则毒入骨髓、关窍，侵及脏腑，证候复杂。

2. 气化染毒 由非性交传染，主要为脾肺二经受毒，疮轻，细小而干，毒气很少入侵骨髓、关窍、脏腑。

3. 胎传遗毒 系父母患徽疮，遗毒于胎儿所致。胎儿在母体内感受徽疮毒气，既有先由父母患杨梅疮而后结胎；又有先结胎之，父母后患杨梅疮，毒气由母而传于胎儿。前者称禀受，病重；后者称之染受，病轻。

【诊鉴要点】

（一）诊断要点

1. 一期徽疮 经过大约3周的潜伏期，在前后阴或其他部位（主要指舌）出现1cm大小略有隆起的硬性结节，表面轻度糜烂，并有少量浆性渗出液，传染性强。上述损害通常发生在冠状沟、阴茎、包皮，以及大阴唇、小阴唇和舌体等处，自觉轻微疼痛，同时，在腹股沟内可摸及脾大的核，但不破溃。这种损害称为硬下疳。

2. 二期早发徽疮 约经过3个月，体质下降，先有发热头痛、骨节酸痛、咽痛等，嗣后在胸背、腹部及四肢相继出现众多皮疹，常见有杨梅疹（状如风疹）、杨梅疮（形如赤豆，坚硬如铁）、砂仁疮（形如砂仁，多发生于耳项、胁肋）、棉花疮（形如花朵，多发生于腋下、胸前和面颊）、杨梅癣（肤干起白屑）、杨梅鹅掌风（掌跖脱皮，脱之又生）、杨梅圈（大小圈疹，相套连生）、吴萸疮（状如吴萸，散在分布）等。然而，在上述众多的皮疹中，最常见、出现最早的是杨梅疹，吴萸疮次之。

3. 二期复发徽疮 因二期早发徽疮治疗不彻底，经过一段时间，徽疮毒气又死灰复燃，加上正气虚弱，于是又发生皮疹。复发的时间越晚，皮疹的数目越少，没有二期早发霉疮的皮疹广泛。

4. 三期徽疮 常在染毒 4～5 年后出现皮肤、黏膜损害，部分侵犯骨髓；染毒在 10～20 年后，还可侵犯心血管和中枢神经系统，出现相应的证候群。主要皮疹一是结节性徽疮疹，二是树胶样肿。

5. 胎传徽疮 临床上将出生后不久至 4 岁前出现症状者，称为早期胎传徽疮；若在 4 岁以后发生症状，称为晚期胎传徽疮。早期徽疮通常在口周、掌跖及臀部发生大片浸润性红斑，脱屑，重者还会发生大小水疱和糜烂，古人称为猢狲疳；严重时在患儿九窍相继出现红点，遍身嫩赤，口糜，咽肿音哑，乳汁不进，腹硬如砖，二便不通，若不及时治疗多致死亡。晚期胎传徽疮主要能见到三种特殊的临床表现：其一，实质性角膜炎；其二，神经性耳聋；其三，楔形齿（郝秦生齿）。颇有诊断价值。

（二）鉴别诊断

1. 精疮（软下疳） 发病多急，局部嫩赤疼痛，疮面污秽而软。

2. 杨梅疮 应与风热疮、白疕、猫眼疮、中药毒等鉴别。

3. 杨梅结毒 应与鼠瘘、腓发等鉴别。

【辨证施治】

（一）内治法

1. 早期 不洁性交后 3 周左右发病，通常在前后阴出现病变（精化），或其他部位（气化）初起为红斑或红疹，继则肿起，触之坚硬，边有出血线，后渐糜烂，或结痂，发展缓慢，约 3 周常在胯腹一侧或两侧发生横痃。舌质红，苔薄白，脉弦滑。治宜清血解毒，祛风除湿。方选清血搜毒饮加减。土茯苓 40g，白鲜皮、当归各 15g，生甘草、防风、荆芥、羌活、僵蚕各 10g，生大黄 6g。

2. 中期 皮损陆续发生，新旧不一，形态多样，其中以形似花朵为常见，不觉痒痛。伴发热恶寒，骨节酸痛，咽痛。舌质红，苔少，脉细数。治宜清血搜毒，通络散结。方选三仙驱梅丸。三仙丹、琥珀、大枣、朱砂各 120g，冰片 6g，麝香 1.5g，研细末，大枣去核捣泥，捻药为丸，一料药捻成 800 粒，每粒含三仙丹 1.5g，绿豆汤送下，日 2 次，1 次 1 粒。

3. 晚期 结毒溃破，腐臭不堪，鼻塌唇缺，喉穿目蚀，乏力气短。舌质淡红，苔少，脉细弱。治宜扶正驱邪，补气托毒。方选扶正托毒饮加减。生黄芪60g，白花蛇、白芷、白附子、川乌、草乌各10g，当归15g，儿茶、全蝎各6g，龟甲12g。

4. 胎毒 患儿出生后始见肤生斑疹、水疱、脓疱，毛发指甲脱落，伴咽肿音哑，貌似老人，音声微弱，身形短小，二便不通，乳水难进。治宜补益气血，解毒祛邪。方选驱梅汤加减。土茯苓、生黄芪各30g，生甘草、白鲜皮、当归各15g，苍耳子、补骨脂各10g，金银花、人参（另煎兑入）各6g。

加减法：兼见横痃加服小金丹，或加败酱草、马鞭草、鱼腥草；兼见杨梅结毒加服金蟾脱甲酒；兼见脊髓痨加服刘氏地黄饮子。

附：梅毒青霉素治疗方案（表14-2）。

表14-2 梅毒青霉素治疗方案

病期	油剂青霉素*疗程总量	疗程	用法
一期梅毒			
二期显发梅毒			
三期梅毒	500万U	1	一般为每日注射1次（亦可隔日），每次注射60万U
各期潜伏梅毒			
二期复发性梅毒			
症状复发或血清学复发	1200万U	1	一般每日注射60万U
先天性2周岁以内者	每千克体重35万U	1	分10次注射，每日或隔日1次
2周岁至14岁者	每千克体重25万U	2	
梅毒	总量不超过600万U		
神经梅毒	1200万U	1	用法同上，疗程间休息期2周，隔日注射1次，必要时可增加每次60万U
内脏梅毒（包括心血管梅毒）	900万U以上	1	2～5周内注射完毕，需作预备治疗
孕妇梅毒	600万U	2	妊娠前期及后期各1疗程

*为含2%单硬脂酸铝油剂普鲁卡因青霉素G（PAM）。

（二）外治法

黴疮皮肤焮红、烂斑时，外扑鹅黄散、结毒灵药；横痃、杨梅结毒未溃时，选用冲和膏，醋、酒各半调成糊状，外敷。破溃时，先用五五丹掺在疮面上，外盖玉红膏，日 1 次；待其腐脓涤尽，再用生肌散掺在疮面，盖玉红膏，日 1 次，直至收功。若头痛如劈，试用碧云散搐鼻。

（三）针灸疗法

毫针法 主穴：大椎、肩井、曲池、阳陵泉、气海、八髎；配穴：肩髃、内关、委中、环跳、昆仑。方法：施泻法，2 日 1 次。适用于肢节疼痛难忍之类。

【偏方荟萃】

1. 胆矾、白矾、水银各 12g，研细末，入香油、津涎各少许和匀，坐无风处，取药少许涂两足心及两手心，再两手心对两脚心摩擦 10 ～ 15 分钟，日 2 次。

2. 人中白（焙黄）、冰片各 3g，珍珠粉（先绢包于豆腐内煮 30 分钟左右，再晒干，研末）少许，外涂患处。

3. 土茯苓煎剂：土茯苓、金银花、生甘草，内服。

4. 土茯苓合剂：土茯苓、金银花、连翘、生甘草，内服。

5. 土茯苓膏：土茯苓、金银花、萆薢、甘草、泽泻、当归，外用。

6. 三仙丹合剂：水银、火硝、白矾、轻粉、玄胡、天麻、僵蚕、珍珠、麝香、冰片，内服。

7. 轻粉合剂：轻粉、熟石膏，内服。

8. 清血搜毒丸：血竭、广木香、青木香、丁香、儿茶、巴豆霜，水泛为丸，内服。

【调摄护理】

1. 严禁嫖娼卖淫，是预防和控制徽疮的重要举措。

2. 及时发现，早期治疗，患者用过的物品应严格消毒。

3. 患者的家属及与其密切接触者，应尽早进行检查是否染毒。对患儿的父母亦应彻底检查治疗，并做好追踪随访。

4. 含轻粉之类制剂，通常要重视口腔卫生和保护，可酌情加大土茯苓剂量，或者加服绿豆汤之类。

【预后判析】

本病早期发现，按方案采用中西医结合治疗，预后尚好，但杨梅结毒预后多不良。

【医案精选】

一人，杨梅疮后，两腿一臂各溃二寸许一穴，脓水淋漓，少食不睡，久而不愈。以八珍汤加茯神、酸枣仁服，每日以蒜捣烂涂患处，灸良久，随贴膏药，数日稍可；

却用豆豉灸，更服十全大补汤而愈。(《疡科会粹》)

【名论摘要】

《疡科会粹》："黴疮，有赤游紫癜，如疯、如疹、如砂仁、如棉花、如鼓钉、如烂柿、如杨梅，或结毒破烂孔窍，名状不一，大约似杨梅者多半，故名曰杨梅疮。烂去阳物，掺药不效，名蛀梗，或为卷心。阳物生疮，发杨梅堆满，状如鼓椎，他处不生者，名为独脚杨梅疮。喉癣日久，必成天白蚁蚀鼻者，或毒透肌肤，肢体生癣，硬靥如钱，色红紫者。"

麻　风

【病名释义】

麻风病名首见于《景岳全书》。麻，麻木不仁，言其症状；风，指病源，言其厉风之邪。然而，麻风是种古老的传染性皮肤病，据考证，春秋后期孔子的弟子冉耕（字伯牛）是有记载的最早的麻风病人。其病名在中医文献记载颇多，按时序而分：春秋战国时期称为大风、疠风、天刑等；汉代称为癞、癞疾、癞风、恶疾、疠疡等；明清时期称为大麻风、麻风等。按主要证型而分：凡古籍所载的痂癞、白癞、雨癞、面癞、酒癞等，接近西医学的结核型麻风；土癞、蚼癞、木癞、风癞、火癞、水癞、金癞等，类似瘤型麻风。此外，对麻风兼证也有不少的记叙，如二便下血，大便不通，口眼㖞斜，小便不利，头目眩晕，自汗盗汗，身起疙瘩，齿痛，衄血吐血，抽搐，痰喘，鸡爪等。

【病因病机】

本病内由体虚，元气不充，外感疫疠异气，风湿之邪乘虚隐袭，致使气血凝滞，营卫不和，脏腑痞塞。诚如《疠疡机要》所说："大抵此证多由劳伤气血，腠理不密，或醉后房劳沐浴，或登山涉水，外邪所乘。"其表现在外，心受邪则损目；肝受邪面发紫疱；脾受邪遍身如癣；肺受邪眉毛脱落，肌肤不仁，肤生斑块；肾受邪足底溃疡，进而相继出现轻重不一的脏腑虚损等。

【诊鉴要点】

（一）诊断要点

1.自觉症状 经过数月至数年的潜伏期而引起发病，平均为 2～5 年，始见前驱症状，如周身不适、肌肉和关节酸痛、皮肤黏膜感觉异常等。

2.皮肤损害 ①浅色斑多为圆形、椭圆形，继而出现鳞屑、萎缩和出汗障碍。②色素斑呈褐色或棕色。③红斑小而多，边缘模糊，对称分布。④徽章样斑是诊断界线类麻风的主要依据。⑤丘疹粟粒大，呈环状排列。⑥斑块初为鲜红，继变暗红或紫红。⑦结节大小不等，部分聚集一起，呈现"狮面"。⑧疱疹偶发于红斑上，破溃而变为浅表溃疡。⑨溃疡多见于足跟或小腿下端，不易愈合，易于复发。⑩萎缩多见于四肢或躯干，且有明显的感觉障碍。⑪毛发脱落，眉毛外 1/3 脱落，严重时睫毛、胡须、腋毛及阴毛均脱落。⑫ 出汗障碍。

3.神经损害 ①神经炎多发生在尺神经，耳大神经，腓总神经，正中、桡、眶上等周围神经和皮神经，如神经痛和神经粗大。②感觉障碍如刺痛、灼痛、蚁行感及痒感等。③运动障碍以四肢较多，常见鸟爪手、猿手、足下垂、举眉、闭眼、吹口哨、鼓腮等动作发生障碍。④营养障碍表现为皮肤干枯、缺乏弹性、发绀、萎缩，毳毛脱落，指（趾）甲纵裂或肥厚，乃至脱落。

4.其他表现 以五官方面的症状较为多见，如失明、青光眼、喉头水肿，男性发生睾丸、附睾肿大或萎缩，女性月经紊乱或经闭、性欲减退等。

5.麻风反应 多有发热、畏寒等全身症状，皮损为多形性，如斑疹、斑块、丘疹及结节等；急性神经综合征。

6.实验室检查 麻风杆菌检查、组胺试验、出汗试验等。

（二）鉴别诊断

1.白驳风（白癜风） 色素脱失斑，白斑周围色素加深，无自觉症状。

2.瓜藤缠（结节性红斑） 无其他瘤型麻风症状。

3.腰腿疼（股外侧皮神经炎） 大腿前外侧下 2/3 部位出现蚁行感、烧灼感、刺痛及麻木等异常感觉，但神经不粗大，无皮疹等。

【辨证施治】

（一）内治法

1.实证 病程短，体质壮实，病情反应比较明显，包括结核样型、大部分未定类和小部分分界线类。治宜祛风理湿，温经通络，活血解毒。方选万灵丹加减。茅术、羌活、川乌、川芎各 10g，何首乌、当归、天麻、防风各 12g，石斛 15g，麻黄、全蝎

（炙）、细辛各 6g，苍耳子 4.5g。煎服。或研细末，炼蜜为丸，每丸重 9g，每服 1 丸，葱头、豆豉煎汤或温汤送下，日 2～3 次。

2. 虚证　病程长，体质虚弱，病情时轻时重，包括瘤型、小部分未定类和大部分界线类。治宜滋营消毒，扶正驱邪，搜风通经。方选补气泻荣汤加减。人（党）参、黄芪、当归各 12g，连翘、金银花 15g，生地、黄芩、苏木、甘草、桔梗各 10g，升麻、白豆蔻、全蝎（炙）各 6g，苦参、苍耳各 4.5g。煎服。

加减法：兼有血瘀证加何首乌酒；偏虚热者加苦参散；偏虚寒者加苍耳浓缩丸；热在表者加化斑解表汤；热在少阳加小柴胡汤；热在里加石膏解毒汤。兼神经炎（神经痛）发作时，加防风通经丸。

总之，本病早期多为实证，治在肝、肺二经；晚期多为虚证，治在心、肾二经。实证宜选疏散解毒、温经化痰、理气活血的药物；虚证宜选益气补血、滋阴扶正的药物。当然，不论虚证或实证，均可酌情加入杀虫药，效果更佳。

（二）外治法

足跟溃疡，病程短，创面较新鲜无腐肉者，宜生肌收口，外用收干生肌膏或冬青膏；日久不愈合，污秽而腐肉多者，宜化腐生肌，外用麻风溃疡膏。

（三）针灸疗法

毫针法　主要用于兼证与变证。如口眼㖞斜取颊车、地仓、攒竹、阳白、四白；手指拳曲，状如鸡爪取阳溪、合谷、中渚、阳池、腕骨、后溪；肘间刺痛取极泉、小海、支正、养老；下肢刺痛取委中、承山、委阳、昆仑、阳陵泉、中封、风市、绝骨。方法：施泻法，留针 30 分钟，其间行针 5～6 次，1～2 日针 1 次。

（四）其他疗法

1. 穴位注射法　上星、曲池、内关、足三里、三阴交、阴陵泉。方法：黄连、黄柏、黄芩、山栀、丹皮、丹参各 12g，加水 900mL，小火煮沸浓缩至 300mL，制成灭菌注射液，直接注射于上述穴位或麻风结节上，每次选 2～3 个穴，分别注入 0.3～0.4mL，每周注射 2～3 次。注意：注射后局部有酸、胀、麻、痛感觉，多数患者在 6～8 小时伴有畏寒、发热等全身症状，此系正常反应，无须处理。适用于兼证与变证。

2. 穴位刺激法　主穴：公孙、涌泉、然谷、足三里、梁丘；配穴：上肢配鱼际、曲池、手三里、内关、外关；下肢配承山、丰隆、阳陵泉、阴陵泉。方法：根据神经痛的不同部位，适当选择 1～2 个主穴，2～3 个配穴，常规消毒后，局部麻醉，切开皮肤 1～2cm，长纵切口，用止血钳垂直插入切口内，行穴位刺激，得气后，持续刺激 10～15 分钟，然后再对切口四周进行刺激。若感应不满意，可将止血钳深入到筋膜下刺激，术后缝合包扎。每月进行 2 次。对控制神经痛颇有良效。

3. 针刺淋巴结疗法　常规消毒，将毫针刺入肿大的淋巴结中心，留针 15 ～ 30 分钟，中间捻转 1 次，1 ～ 2 日针 1 次。适用于麻风反应及睾丸炎。

【偏方荟萃】

1. 蝮蛇酒：大活蝮蛇 1 条，浸入 60 度高粱酒 1000mL，另加入人参 15g，封藏 3 个月后，日服 5 ～ 10mL。

2. 小金牛草（鲜药）60g，煎服。

3. 大麻风丸：苦参、羌活、独活、白芷、白蔹、白蒺藜、花粉、首乌、皂角刺、当归，研末，另用皂角膏和花粉为丸，口服。

4. 三蛇丹：土桃蛇、乌梢蛇、白花蛇、苦参，皂角膏和药粉为丸，口服。

5. 白花蛇丸：白花蛇、乌梢蛇、蝉蜕、防风、金银花、枸杞子、槐花、苦参、生地、全蝎、黄芩、黄连、栀子、黄柏、乌药、牛膝、川芎、牛蒡子、何首乌、连翘、花粉、白蒺藜、威灵仙、荆芥穗、细辛、蔓荆子、金毛狗脊、胡麻子、漏芦，米糊为丸，口服。

6. 防风天麻丸：防风、天麻、升麻、白附子、定风草、细辛、川芎、人参、丹参、苦参、玄参、紫参、蔓荆子、威灵仙、炒甲珠、何首乌、蜈蚣，炼蜜丸。口服。

【调摄护理】

1. 急症高热，神经炎（痛）阶段，须卧床休息，不得酗酒，以防变证的发生。对患者的大小便等应妥善处理，以免染及他人。

2. 足部发生微小伤口应及时保护，以防足底溃疡；眼翻不能闭拢者应保护眼珠，防止尘埃落入；大片麻木不仁者，应严防烫伤。

3. 对患者应多做安慰、鼓励，解除其顾虑，克服悲观厌世、无所作为的情绪。

【预后判析】

本病早期发现，及时隔离和彻底治愈，预后良好，若能中西医结合治疗则疗效确切。

【医案精选】

一膏粱之人，鼻坏眉落，指脱体溃，热渴晡甚，用四物汤加酒炒黑黄柏、知母、五味、麦冬、白芷、天麻、皂角刺，三十余剂，热渴少止。时仲夏精神倦怠，气喘身热，小便黄数，大便稀溏，此元气虚而时热胜也，用补中益气汤顿安。乃与换肌散及益气汤，兼服两月，更以生脉散代茶饮，疮少退。用清燥汤调理而愈。又用补中益气汤少加酒炒黑黄柏、知母、皂角刺、天麻，两月余而瘥。又因劳倦耳聩热渴，误服祛风汤，病气益剧，身发赤疹，与益气聪明汤，月许而愈。（《疬疡机要》）

【名论摘要】

《素问·风论》："疬风者，荣卫热，其气不清，故使鼻柱坏而色败，皮肤疡溃……卫气有所凝而不行，故其肉有不仁也。"

《医学入门》："疬风受天地间肃杀风气，酷烈暴悍，最为可畏。一因风毒，或汗出解衣入水，或酒后当风。二因湿毒，或坐卧湿地，或冒雨露。三因传染。然未必皆由外也，内伤饮食、热毒过甚、大寒大热、房劳秽污，以致火动血热，更加外感风寒冷湿而发。"

疥　疮

【病名释义】

疥疮病名出自《刘涓子鬼遗方》，其别名主要有虫疥、癞疥、干疤疥等。然而，在中医文献论疥有五：火疥、马疥、干疥、水疥、湿疥。明、清两代所称五疥又略有区别。如《外科大成》说："如多痒少痛为虫疥，属肝，宜芦荟丸；火郁者逍遥散。赤细粒为砂疥，属心，宜凉膈散、犀角饮子，久则酒蒸黄连丸。黄泡胀痛为湿疥，属肾，宜六味地黄丸、加味逍遥散。碎粒抓之起皮为干疥，属肺，宜搜风顺气丸，久则天门冬膏蜜汤下。"当然，这里所述五疥不一定都指疥疮而言，但亦包括疥疮在内。诚如《诸病源候论》所说："疥疮多生于足指间，染渐生至于身体，痒有脓汁……其疮里有细虫，甚难见。"疥疮病名，中西医均一直沿用至今。

【病因病机】

本病因肌肤湿热，日久蕴毒，化形生虫所致；亦有因卫生条件较差，或使用、接触患者的衣服、被褥等生活用品，疥虫侵袭体肤而成。诚如《石室秘录》所说："生疮疥不可在浴堂内去，浴必须以药汤在自家屋内浴之。"

【诊鉴要点】

（一）诊断要点

①常寄生于皮肤较薄而柔软的部位，如指间、趾蹼、腋窝、脐周、少腹、股内侧等。②男性在手腕、指间，女性还会在乳房，儿童在掌跖，始见针头大毛囊性丘疹、

水疱和丘疱疹。③儿童疥疮：初起以水疱性损害多见，还可见到疱疹性皮肤病，但要注意掌跖有无隧道。④结节性疥疮：约有 7% 发生结节性损害，色红褐，自觉剧痒，常见于阴茎、腹股沟和腋部。⑤隐匿性疥疮：多因使用皮质激素，临床表现不典型，应予重视。⑥挪威疥疮：易发生于营养不良和精神障碍的患者，表现为大量的鳞屑和结痂，部分化脓性痂皮发出恶臭，毛发干燥无光泽。⑦剧痒，夜间尤其明显。

（二）鉴别诊断

1. 风瘙痒（皮肤瘙痒症） 好发于四肢伸侧，重者可延及全身，日久可见搔痕及血痂，自觉瘙痒，走窜不定。

2. 水疥（丘疹性荨麻疹） 多见于儿童，春秋多发，皮疹似梭形风团，顶部有小丘疹或小水疱，自觉瘙痒，容易复发。

【辨证施治】

（一）内治法

本病内治法不是主要的，但部分医籍主张内治。指间、少腹、腋窝、阴部等处，可见丘疹、丘疱疹和线条样隧道，自觉瘙痒，夜间尤剧。舌质红，苔少，脉数。治宜散风清热，利湿杀虫。方选消风散加减。荆芥、蝉蜕、炒苍术各 6g，防风、当归、苦参、炒牛蒡子各 10g，茯苓皮、白鲜皮、生地各 12g，芦荟 4.5g，甘草 3g。

加减法：剧痒加蛇床子、地肤子；热甚加黄连、牡丹皮、金银花；滋水加生黄芪皮、生牡蛎。

（二）外治法

皮疹泛发，痒重，选用苦参、蛇床子、白矾、荆芥穗各 20g，或用丹参、苦参、蛇床子各 30g，煎汁外洗，然后选用一扫光、灭疥灵、七星丸、硫古软膏、雄黄膏、臭灵丹、硫水膏等外搽。应说明的是，成人可擦 10%～20% 硫黄软膏，婴幼儿可擦 5% 硫黄霜。此外，外涂灭疥灵时，应提防敌白虫中毒症状的发生。若因抓破毒染而成脓疥时，选用青黛膏外涂，日 1～2 次。

（三）针灸疗法

毫针法 曲池、八邪、血海、百虫窠、阴陵泉、八风。方法：施泻法，针刺得气后留针 30 分钟，其间行针 3～5 次，日 1 次。

（四）其他疗法

耳针法 肝、脾、神门。方法：针后留针 30 分钟，2 日 1 次。

【偏方荟萃】

1. 花椒 10g，地肤子 30g；或用苋菜根、浮萍各 30g；或用荜茇；或用闹羊花，加水适量，外洗。

2. 硫黄 12g，松香 10g，黄丹 3g，研细末，香油调糊，外涂。

3. 黄连 10g，苍耳子 15g，研细末，入冰片 2.5g，再研匀，凡士林调膏，外涂。

4. 花椒 9g，枯矾 15g，地肤子 30g，煎汤熏洗，再用硫黄粉 10g，熟猪油调膏外搽。

5. 除疥膏：硫黄 120g，红粉 20g，大风子仁 40g，核桃仁 40g，捣研如泥，外搽。

6. 一上散：蛇床子、雄黄、黑狗脊、寒水石、白胶香、白矾、黄连、吴茱萸、硫黄、斑蝥，研细末，香油调外搽。

【调摄护理】

1. 发现患者应及时隔离，彻底治疗，以免沾染他人。

2. 加强卫生宣传，改善环境卫生，对公共浴室、旅馆、舟船、车辆等均应定期清洗。

3. 注意个人卫生，对患者的衣服、被褥、毛巾等用具应煮沸杀虫，或放在干燥处 2 周以上，以消灭疥虫。

【预后判析】

鉴于本病传染性大，治疗一定要彻底。即使经过治疗后，亦应观察 2 周，注意有无复发，因为疥卵需 15 天左右才能变为成虫。

【医案精选】

梁某，男，18 岁。患者 1 个月前去农村探亲，返宁后皮肤瘙痒，继在手足、躯干部陆续发现小颗粒及水疱，因痒甚搔破淌水。检查：腋窝、腕内侧、指缝、指侧、外生殖器、少腹部，均有分布对称的针头、粟粒大丘疹及水疱，并间有脓疱、结痂、抓痕等损害，两侧腹股沟淋巴肿大。指缝间可见个别黑色线纹并查到疥虫。诊断为疥疮伴继发感染，给内服丁半合剂（紫地丁、半边莲）以清热解毒；15% 硫黄软膏外搽以杀虫。二诊时病情明显改善，嘱连用硫黄软膏外搽至愈。(《实用中医皮肤病学》)

【名论摘要】

《疡科会粹》："痂疥者皆由风热而生，遍体瘙痒，搔之皮起，或血出，或水出，结作干痂，其中有虫，人往往以针头挑出，状如水内虫。此盖由肌肉之间，深受风邪热气之所致也。"

痰核结聚症（皮肤猪囊虫病）

【病名释义】

痰核结聚症病名出自《朱仁康临床经验集》。许履和在考证古代文献的基础上，认为因虫病而引起癫痫，唯有《杂病源流犀烛》一书才有比较明确的记载："病日久，必成窠囊，窠囊日久，中心生虫。"此虫名曰寸白虫，经有关医籍查考，认为寸白虫相当于绦虫。如《证治准绳》说："寸白虫色白形扁，损人精，乏力腰痛。"《串雅外编选注》也说："寸白，即寸白虫，即绦虫。"由此可见，由寸白虫寄生内脏而结块在肌肤的痰核结聚症，比较接近西医学的皮肤猪囊虫病。

【病因病机】

食入未煮熟而带有虫体的猪肉，以及带有猪绦虫虫卵的蔬菜，或者饮用沾污了猪绦虫虫卵的生水，加之脏腑虚弱，致虫类繁殖滋长为本病病因病机。诚如《证治准绳》所说："食瓜果与畜兽内脏，遗留诸虫子而生虫之。"

脾为生痰之源，若饮食不洁，或过食厚味，脾不运化则内生痰湿。痰浊流注于经络则皮下痰核；痰浊中阻，则腹胀纳呆；痰浊上扰，则头痛；痰浊扰心，则见痴呆；痰浊影响气逆不顺，随风火上扰之神，则发癫痫；痰浊横窜经络，则四肢抽搐。总之，本病诸多证候均与痰浊有关。

【诊鉴要点】

（一）诊断要点

①绦虫分布广泛，主要在东北、西北、西南、华东、华北等地区。②在皮下或肌肉内发生黄豆大至核桃大圆形或椭圆形痰核结块，质坚有弹性，可以推动，其中以躯干、四肢较多见。③部分患者伴有头痛、呕吐，甚至神志模糊，步履不稳；若虫寄生于脑内某一区域，还会出现癫痫、抽搐等。④伴见腹胀、腹泻、消瘦、贫血。⑤囊包结节可自数个至数十个不等。

（二）鉴别诊断

1. 肉瘤（脂肪瘤）　多发于肩、背等部位，为半球形肿块，大小不定，皮肤光滑，触之柔软，呈分叶状，类似橘瓣。

2. 粉瘤（皮脂腺囊肿）　多发于面颈等部位，为半球形囊肿，触之质硬，可有粘连，表面皮肤常萎缩变薄，有时可破溃，流出豆腐渣样物。

【辨证施治】

（一）内治法

1.痰湿阻络证 在躯干和四肢可见皮下或肌肉结节状的疱肉，形态大小不一，皮核不粘连，偶有头昏乏力，食滞腹胀，遇寒冷则胀痛麻木感。舌质淡红，苔薄白，脉弦滑无力。治宜消痰软坚，活血散结，杀虫通络。方选消瘤丸加减。丹参、党参、制半夏、陈皮各12g，茯苓、僵蚕、浙贝母各15g，炮山甲、全蝎、蜈蚣各10g，红花、石菖蒲、远志各6g。

2.痰浊中阻证 除痰湿阻络证的证候外，还可出现各种临床表现，如剧烈头痛，头重眩晕，视物不明；神情淡漠，痴呆不已；眩晕耳鸣，恶心呕吐，脘腹胀闷，四肢困重，食少纳呆。舌质胖大有齿痕，苔厚腻，脉弦数。治宜涤痰利湿，醒脑通窍。方选涤痰方加减。陈胆星、制半夏各12g，枳实、橘红、茯苓各10g，石菖蒲、党参、浙贝母、天竺黄各6g。

3.风痰上扰证 除痰湿阻络证的证候外，还可有皮肤与肌肉局部抽搐，手指麻木。重者偶可导致痫证发作，突然呼叫，失神跌仆，眼吊口歪，口吐涎沫，手足瘛疭，俗称羊角风。舌质胖大，苔白腻，脉沉弦滑。治宜涤痰息风。方选化痰息风汤加减。清半夏、陈皮、地龙、钩藤、郁金各12g，茯苓15g，甘草10g，生龙骨、珍珠母、磁石各30g，蝉蜕6g。

加减法：大便屡检发现虫片加榧子、鹤虱、石榴皮；肌肤疱肉质硬不消加鳖甲、穿山甲、三棱、莪术；眩晕、肢颤加羚羊角、石决明、天麻、白花蛇、蛇蜕、僵蚕；卒然昏倒，舌强不语加菖蒲、远志、苏合香、冰片、麝香。

（二）外治法

初期对个别皮下囊疱，可采用烙器（银制、铜制或铁制烙匙），烧赤烙之。

（三）针灸疗法

毫针法 ①辨病取穴。主穴：阿是穴（皮损区）；配穴：头痛头昏加百会、天柱、太阳、列缺；视力下降加睛明、养老；癫痫样抽搐加腰奇、长强、鸠尾、间使、四神聪、人中、后溪。方法：施泻法，针刺得气后留针30分钟，日1次。②局部取穴。阿是穴（皮损区）；方法：常规消毒后，采用0.5～1寸毫针，沿结节边缘的上下左右各斜刺1支，针尖朝结节中心，捻转得气后留针30分钟，3日1次。

（四）其他疗法

火针法 阿是穴（皮损区）。方法：常规消毒后，火针烧红后快速刺入肉疱后拔出，3～5日1次。

【偏方荟萃】

1. 下虫丸 苦楝根皮、木香、桃仁、贯众、芜荑、槟榔、鹤虱、使君子、轻粉、干虾蟆，口服。

2. 化虫软坚丸 半夏、陈皮、南星、大贝母、茯苓、昆布、海藻、穿山甲、地骨皮、红花、远志、酸枣仁，口服。

3. 囊虫丸 雷丸、穿山甲各 150g，干漆炭、丹参各 50g，雄黄 25g，研细末，水泛为丸，如梧桐子大小，日 2 次，每服 2g。

4. 定痫丸 煅磁石、党参、茯苓各 250g，全蝎、蜈蚣、琥珀各 55g，甘草粉 115g，贝母、天竺黄、青果、朱砂各 30g，僵蚕 125g。研细末，用鲜生姜 125g（取汁）、鲜竹茹 500g，煎取浓汁泛丸，朱砂为衣，日 2 次，每服 6g。孕妇、出血及体弱者禁服。主治皮肤猪囊虫病兼有癫痫者。

5. 珠矾丸 珍珠 4.5g，明矾 500g，黄蜡 120g，蜂蜜 60g。制法：黄蜡文火融化，加入蜂蜜共融匀。将明矾粉、珍珠粉（先炒后研），加入蜡蜜中搅匀，趁热做成豌豆大小丸。日 3 次，每服 3g。

6. 囊虫 1 号 雷丸 90g，槟榔、使君子各 60g，石榴皮、海螺、白矾各 30g。制法：研细末，用白酒（50%～60%）1000mL，浸泡 7 日，密封备用。成人早晨空服 15mL，日 1 次。

【调摄护理】

1. 大力开展爱国卫生运动，搞好粪便管理，露天粪坑要加盖，勿以新鲜粪便施肥。

2. 严禁出售感染肉类，勿食未煮熟的肉类。正如《千金翼方》所说，"若得肉必须鲜"，"炊饭煮粥，亦各有法"。

3. 大便内发现有虫体节片时应立即治疗，"必实见虫症方可用药"，否则，日久耗损，脏腑虚损，每转疳证，危害极大。

4. 每日早晚饭前吃生大蒜 2～3 瓣，有预防作用。

【预后判析】

早期发现、早期治疗，对预后的优劣至关重要。晚期伴见脑部症状，应采取中西医结合治疗，较为妥当。

【医案精选】

李某，男，39 岁，1967 年 8 月 25 日初诊。主诉：躯干、四肢出现散在皮下小囊肿半年。现病史：半年来躯干和四肢皮下出现小囊肿，不痛不痒，数目逐渐增多，同时自觉头脑迷糊不清，未见昏倒及癫痫现象，无其他不适。检查：躯干和四肢皮下可摸到十余个散在性小结节，如豌豆和蚕豆大小不等，光滑，软骨样硬度，无压痛。病理诊断：皮肤猪囊虫病。脉细滑，舌质正常，苔薄白。中医辨证：湿痰流注，阻于经络之间，痰瘀交结，遂成痰核结聚。治宜消痰软坚，活血散结。药用：制半夏、陈皮、甲珠、茯苓、酸枣仁各60g，制南星、大贝母、地骨皮、红花、远志各30g，昆布、海藻各45g，研细末，水泛为丸，日2次，每服6g。另配合驱虫化积丹（保定产），日三管。

二诊（1968年5月19日）：患者来京复查又做病理切片，证实为皮肤猪囊虫病。照上方继续服5料，又加服驱虫化积丹40管后，经检查全身皮肤结节均已消失。（《朱仁康临床经验集》）

恶虫叮咬（虫咬皮炎）

【病名释义】

恶虫叮咬病名出自《外科正宗》。其别名有虫咬伤、虫毒病、恶虫叮咬伤等，俗称毒虫伤。然而，恶虫叮咬是多种毒虫伤人的总称，主要包括蜈蚣、射工、蝎、蜂、蚂蟥、蚊虫、臭虫、跳蚤、蠓虫、隐翅虫、甲虫、蝉等。本病轻者瘙痒，重者灼痛，乃至出现严重的全身中毒症状，类似西医学所称虫咬皮炎。

【病因病机】

毒虫叮刺后，毒毛或毒汁等从伤痕侵入，入于营血，或侵蚀筋脉，再及脏腑，引起轻重不等的局部或全身中毒症状。

【诊鉴要点】

（一）诊断要点

①毒虫各地皆有，但以江淮以南温热地区或山区林园，更为多见。②皮疹多见于头面、颈项、手足等暴露部位。③轻者仅在被叮咬处出现丘疹、小出血点、疱疹、风团及肿胀；重者还伴见身寒发热、头晕耳鸣、心烦身麻、头痛头胀、恶心思呕、食呆腹满等中毒症状。④蜈蚣咬伤：被蜇处可见两个瘀点，四周红肿，其痛彻骨，重者还有浑身麻木、头痛、眩晕、恶心、呕吐、心悸，甚则谵语及抽搐等。⑤射工刺伤：又

称毛虫伤。人触之毒毛，表现为斑块状或线条状风团、红晕，久则外痒内痛，皮肉皆烂，部分还可引起眼红流泪。⑥蝎蜇伤：钩刺入肌肤后，顿时大片红肿，剧烈疼痛，重时出现流涎、恶心、呕吐、嗜卧、寒战、高热等，个别还会因手足痉挛，呼吸不畅窒息而死亡。⑦蜂蜇伤：毒刺放出毒汁，伤处有瘀点，周围起红斑样丘疹或风团，自觉瘙痒，剧烈疼痛，部分还会发生头晕、恶心，甚则昏倒等。⑧蚂蟥咬伤：吸盘吸人血，留下丘疹或风团，中心有一瘀点，用力撕下蚂蟥，则吸处流血不止。⑨蚊虫、臭虫、跳蚤咬伤：叮后引起皮肤红斑或风团样丘疹，中心瘀点，剧痒。⑩蠓虫咬伤：叮蜇肌肤后可见瘀点、水肿性红斑，风团及水疱，奇痒难忍。⑪隐翅虫咬伤：侵袭皮肤引起条状鲜红色水肿性斑片，重者有水疱及灼痛。⑫甲虫咬伤：叮后可引起带状水疱，灼痛。⑬蜱咬伤：叮咬后不仅引起皮肤红肿、痒痛，还可引起蜱咬热或蜱瘫痪等。

（二）鉴别诊断

1.谷痒症 有接触谷物稻草或草席制品史，皮疹因剧痒而搔痕明显。

2.水疥（丘疹性荨麻疹） 以小儿多见，皮疹常为纺锤形风团，上有小水疱，主要分布在腰骶和四肢等处。

【辨证施治】

（一）内治法

1.湿热毒袭证 凡初起患处发红作痒，生有粟疹或风团，形似云片，顶白根赤，顶有水疱，或虫咬痕迹，继则痒痛相兼，嫩红漫肿。舌质红，苔白，脉滑数。治宜清热解毒，除湿祛邪。方选解毒除湿汤加减。连翘、蒲公英各12g，半枝莲、马齿苋各15g，丹皮、野菊花、牛蒡子、生甘草、栀子各10g，绿豆衣、赤小豆各30g。

2.燔营灼血证 叮咬之处，疼痛难忍，嫩肿如馒，触之灼热，燎浆水疱，或上生大疱，血疱，疱液混浊，未破不坚，揩之即溃，津水黏稠，伴臖核肿大。口渴心烦，躁扰不宁，壮热谵妄，二便秘结。舌质红绛，苔少，脉数。治宜清营凉血，解毒驱邪。方选清营汤加减。生地30g，丹皮、赤芍、半枝莲、生川大黄、生甘草各10g，水牛角粉6g（冲服），连翘12g，莲子心4.5g，兼有昏谵加服安宫牛黄丸。

加减法：偏于火毒加黄连、黄芩、绿豆衣；风毒重加荆芥、蝉蜕、苏叶、青蒿；烦闷呕吐加玉枢丹；搐搦或项强加钩藤、僵蚕、天麻。

（二）外治法

1.蜈蚣咬伤 选用五灵脂，或用苋菜、夏枯草，或用甘草、雄黄，或用鲜桑叶、南瓜叶等，任选一方，研细末或捣如泥，外敷。还可用蛇药片，水调外敷。

2.射工刺伤 选用白芷适量，煎汁温洗，然后分别采用狗皮膏或橡皮膏粘贴取出毒毛，再用王不留行籽，研细粉，冷开水调敷；若溃烂则用海螵蛸粉，撒布。

3.蝎蜇伤　先拔火罐吸出毒汁，再用雄黄、枯矾各等份，研末，茶水调涂。还可选用大蜗牛，或鲜大青叶、鲜马齿苋、鲜薄荷叶，捣烂如泥，外敷。

4.蜂蜇伤　选用鲜佛耳草、鲜马齿苋、野菊花叶、鲜夏枯草、鲜公英，捣烂如泥，外敷。此外，还可用米醋洗伤口，或人乳涂搽。

5.蚂蟥咬伤　蚂蟥吸附后，先用手轻拍叮咬周围，然后用米醋、白酒、唾液、盐水、烟油等涂擦叮咬处，若患处发生溃烂，外掺九一丹，盖黄连膏。若蚂蟥进入鼻孔，或阴器内，可涂蜂蜜、香油等，待虫体伸出时除之。

6.蚊虫、臭虫、跳蚤咬伤　同蜂蜇伤。

7.蠓虫咬伤　先用野菊花、蒲公英、萹草各10g，煎汁外洗，然后外涂生姜汁，或冬瓜叶捣敷。

8.隐翅虫咬伤　同蝎蜇伤。

9.甲虫咬伤　同蠓虫咬伤。

10.蜱咬伤　发现蜱叮咬皮肤时，不可强行摘除，可用煤油、烟油、辣椒油涂在蜱的头部，数分钟后蜱自行脱下，然后采用葱白、甘草、旱莲草各20g，煎洗。或用薄荷草放白酒内浸3天后外涂，或用雄黄、细辛各等量，研末水调外敷。

（三）针灸疗法

毫针法　①辨病取穴。手足部虫咬皮炎：八邪、八风；昏迷、厥脱证：主穴取百会、合谷、太冲；配穴取人中、内关、足三里；壮热不退取十宣穴。方法：施泻法，捻转提插后不留针；十宣穴施点刺出血，日1次。②局部取穴。手部蜇伤取内关、合谷、曲池；足部蜇伤取三阴交、太溪、足三里；方法：施平补平泻法，日1次。

（四）其他疗法

1.耳针法　肺、肝、肾、交感、神门。方法：针刺后留针30分钟，其间行针3～5次，日1次。适用于毒虫叮咬后所致瘙痒和轻微红肿。

2.刺血法　阿是穴（肿胀明显处）。方法：采用三棱针点刺出血少许，再用闪火法拔罐5～10分钟，涤去恶血。

3.穴位注射法　手部蜇伤红肿剧痛，取合谷、外关透内关；足部蜇伤红肿剧痛，取三阴交，太溪透照海。方法：采用0.25%普鲁卡因注射液，针刺得气后，各穴推注1.5～2.0mL，2日1次。

【偏方荟萃】

1.南通蛇药片（市售），或六神丸，温开水送下，或用醋浸如糊状，外涂之。

2.益母草，或扁豆叶，或紫草，捣烂外敷之。

3.解诸虫蜇伤及除虫方详见表14-3。

表 14-3 解诸虫蜇伤及除虫方

类型	解毒方法
蜈蚣咬	①生鸡血敷上；②南星磨汁敷之；③胡椒末，外敷；④独头蒜外搽；⑤生姜汁调雄黄水敷；⑥蜈蚣入腹，猪血灌之
蝎蜇	①雄黄、半夏巴豆和匀，用融化白矾滴伤处；②醋调黄丹涂之；③半夏末水调涂之
蜂蜇	①蜂房末猪脂调敷；②生姜汁敷；③清油搽之；④盐搽
刺毛虫伤	①白蜂蜜涂之；②甘草煎汤洗之；③乌贼骨敷之；④豆豉末，油调敷之
蚊虫	鳗鱼骨，如无，其他的鱼骨亦可，室内烧之，蚊化为水
臭虫	①晚蚕沙烧床下，臭虫化水；②羊骨头烧烟熏，即无矣；③采鲜绣球花置床四角，其患自绝；④荞麦秸煎汤淋，臭虫即死；⑤香木瓜烧烟熏，即变空壳
跳蚤	①菖蒲根阴干，研末、筛席下即除根；②鲜桃叶，晒干研末，铺叶末，后洒微水立除
蜘蛛咬	①艾烧烟熏之；②桑紫灰煎取汁，调白矾末敷；③炮姜切片贴；④洋桃叶捣敷；⑤蒜切片揩之；⑥雄黄末敷之

【调摄护理】

1. 加强爱国卫生意识教育，经常清扫室内外杂物，及时驱避或杀灭有害的毒虫。

2. 加强个人防护，尽量减少皮肤外露。

3. 在山区或林园劳动时，随身携带必要的防虫药，如防虫油、南通蛇药片等，便于及时涂用。

【预后判析】

本病一般预后良好，但对重症应立即抢救，以免贻误生命。

【医案精选】

余身曾遭蝎蜇手指，痛苦不可忍，诸方治之无效，有人见余，令用冷水渍手指，指不痛则渍手，手即不痛，水微微暖，手又痛，即换冷水渍之，稍暖又换冷水，或冷水浸旧布渍之，实有奇效。（《外台秘要》）

【名论摘要】

张景岳："蝎怕胆矾，蛇怕雄黄。"

徐春甫："亲自蝎蜇肿痛，用胆矾擦之立消。可见南方人家不可无雄黄，北方人家不可无胆矾，此制蝎第一药也。"

毒蛇咬伤

【病名释义】

毒蛇咬伤的记载最早当推《山海经》。后世医籍，如《肘后备急方》《备急千金要方》《太平圣惠方》《证治准绳·疡科》《洞天奥旨》等，不仅描述了其局部和全身的中毒症状，而且提出了许多急救措施，迄今仍有一定的实用价值。

【病因病机】

本病多因人在无意中踩着或逼近毒蛇时被其咬伤所致。除局部损伤外，毒蛇的毒液通过毒牙注入体内，从而引起一系列全身中毒症状。

中医学按其性质、致病特点和病理机制分为风毒、火毒及风火毒三种，分述如下：

1. 风毒　风毒侵犯全身经络，轻则经气运行不利，致使气血不畅；重则经脉瘀阻，传导、联络功能受碍而麻痹；风毒传肝，引起肝风内动；风毒闭滞，引起肺气不宣而成呼吸麻痹。

2. 火毒　始侵气分，表现出一派热毒症状，或者蛇毒内结于脾胃；继而侵入营血，引致耗血、动血之变。鉴于病情严重，皮肤与内脏可有广泛的出血反应；或者蛇毒攻心，若蒙蔽心神，窍机失灵，每见神昏、谵语之症；若心气耗散，则见心悸、汗出、面色苍白，甚至四肢发厥、脉微欲绝。

3. 风火毒　既有风毒之性，又具火毒之变，只是两者各有偏重。

综合上述，蛇毒侵入经络，或内扰于营血，传变于脏腑；表现出本病发展变化的几个主要环节。

【诊鉴要点】

（一）诊断要点

①被咬伤的部位集中于小腿、足背等处。②咬伤后局部红肿、瘀斑，疼痛逐渐加剧，肿胀扩散，肤色呈青紫，甚至坏死。③全身症状根据蛇毒不同而有别。偏于风毒者：有头昏头痛，胸闷恶心，呕吐腹痛，眼睑下垂，视物模糊，筋骨疼痛，四肢麻木，严重时言语不清，吐沫流涎，呼吸困难，瞳孔散大，全身瘫痪，惊厥抽搐，终至呼吸麻痹而死亡。偏于火毒者：头昏头痛，恶寒发热，烦躁口渴，全身关节肌酸痛，腹痛

腹泻，或大便秘结，广泛性皮下出血和大块瘀斑，以及内脏出血（如咯血、呕血、便血、尿血等），严重时常因蛇毒攻心出现神昏谵妄，循环衰竭而死亡。

（二）鉴别诊断

主要分辨有毒与无毒蛇咬伤，后者仅在伤口上有一排整齐的小齿印，对人危害甚少。

【辨证施治】

（一）急救措施

1. 早期结扎　在伤口部位的近心端 5～10cm 处进行缚扎，以减少蛇毒的吸收与扩散，每隔 15～30 分钟松开 1 次，每次 1～2 分钟。结扎的解除应在扩创排毒、敷药和服用有效的蛇药后半小时左右。如咬伤已超过 12 小时，则不宜结扎。

2. 冲洗伤口　结扎后立即洗去毒液，可选用生理盐水、双氧水、肥皂水、0.1% 高锰酸钾溶液等。

3. 扩创排毒　伤口冲洗、消毒后，用 1% 的普鲁卡因局麻，沿伤口牙痕做纵向或"十"字形切开，长 1～2cm，深至皮下（避开血管和神经），继以双手自近心端向远心端推挤，排出毒汁，并注意取出断牙。

4. 破坏蛇毒　常用方法：①火柴爆烧法；②铁钉烙法；③伤口塞药法；④伤口注药法；⑤胰蛋白酶注射法等。

5. 急救服药　伤后立即服蛇伤成药，如蛇伤解毒片、广州蛇伤药散、上海蛇药、南通蛇药、郴州蛇药等，任选一种。若无则可取新鲜草药，如半边莲、白辣蓼草 120～250g 洗净，加冷开水 50mL，捣汁内服，且以药渣外敷伤口。

（二）内治法

1. 风毒证　伤口肿痛轻微，或有麻木，头晕眼花，视物模糊，声音嘶哑，口吐涎沫，四肢麻木，甚而瘫痪，呼吸息微，双目直视，惊厥抽搐。脉浮数或弦数。治宜祛风解毒。方选祛风解毒汤加减。金果榄、徐长卿各 10g，白芷、威灵仙、五灵脂、甘草各 6g。

2. 火毒证　局部灼痛，肿胀显著，蔓延迅速，常有血疱、水疱，或皮肤青紫，或有瘀斑，甚者伤口坏死溃烂。全身发热，烦躁口渴，恶心呕吐；或身热夜甚，斑疹隐隐，七窍出血。舌红，少苔，或舌苔黄燥，脉洪数，或细数。治宜清热解毒，凉血止血。方选祛毒散加减。夏枯草、连翘、蒲公英、地丁、白芷、甘草、大黄各 10g，生地、紫草、仙鹤草各 12g，半边莲 30g。

3. 风火毒证　局部红肿疼痛，伴有麻木，或有血疱、水疱，坏死溃烂。兼有头晕眼花，畏寒发热，恶心呕吐，眼睑下垂，视力模糊，或有复视，心悸气促，烦躁不安，甚或谵妄，昏迷。脉弦数或洪数。治宜祛风解毒。方选息风解毒汤加减。半边莲、野菊花各 15g，白芷、钩藤、夏枯草各 10g，蜈蚣 3 条，珍珠母 30g，甘草 12g，蝉蜕 6g。

4. 蛇毒内结证 壮热头痛，呕恶不适，烦躁不安，胸腹胀满，大便秘结，小便短赤。舌苔黄燥，脉洪数或沉数。治宜清热解毒，通利二便。方选雄黄解毒丸，日 2 次，每次 4～6 丸。

5. 蛇毒攻心证 高热不退，神志昏迷，谵语，或躁动不安，呼吸急促，喉中痰鸣，舌苔黄黑干燥，脉洪数或弦数。治宜清热解毒，豁痰开窍。方选牛黄清心丸，日 2 次，每服 3～4.5g。

6. 亡阳证 壮热之后，心悸气促，或烦乱不安，面色苍白，四肢厥冷，冷汗时出，人事不醒，脉微欲绝。治宜强心解毒，温中回阳。方选回阳救急汤加减。干姜、甘草、五味子、上肉桂各 3g，制附片、党参、白术、茯苓各 12g，陈皮、法半夏各 10g，细辛4.5g。

加减法：恶寒加防风、柴胡、荆芥；头晕眼花加白菊花、夏枯草；气喘痰鸣加川贝、竹沥、葶苈、法半夏；胸闷呼吸困难加白芷、山梗菜；腹痛便秘加青木香、槟榔、望江南；咽喉肿痛加玄参、山豆根、射干，或佐六神丸；血尿加白茅根、小蓟、藕节；咯血加仙鹤草、黄芩炭、蒲黄；便血加地榆、槐花、银花炭；呕血加大黄炭、卷柏；昏谵加服安宫牛黄丸。

（三）外治法

1. 继续扩创排毒：凡急救时未行扩创排毒处理，或不彻底时，均应再扩创排毒；同时，还可针刺八风穴或八邪穴，微令出血、以利于消肿止痛（五步蛇伤不宜）。

2. 外敷消肿止痛药物，如蛇伤成药，或新鲜蛇草药，其方法是敷于伤口周围，或敷于伤口的近心端，防止肿势向上蔓延。

3. 伤口复染邪毒酿脓时，应及时切开引流，并保持引流通畅。

4. 伤口坏死，脓腐不脱，可选用银灰粉或八二丹等提脓祛腐；脓腐已尽，再用生肌散等生肌收口。

【偏方荟萃】

1. 大黄散：生大黄 10g，生地、赤芍、连翘、黄柏、槟榔、牡丹皮、车前子各 6g，黄连 3g，煎服。用于五步蛇咬伤。

2. 薏苡汤：生薏苡仁、前胡仁、连翘、射干各 6g，茯苓、牛膝、贝母各 9g，川黄连 2g，木香 2.5g，甘草 3g，煎服。用于竹叶青蛇咬伤。

3. 蚣蝎解毒汤：蜈蚣 2 条，全蝎 2 只，白芷、白菊花、蚤休、夏枯草、赤芍、金银花、射干、花粉各 12g，甘草 3g，煎服。用于眼镜蛇咬伤。

4. 半边莲 30g，白芷、赤芍、法半夏、大黄各 10g，白菊花、金银花各 15g，煎服。用于蝮蛇咬伤。

5. 毛萝（干品），轻症每日 30 ～ 50g，重症每日 50 ～ 60g，煎服，分 2 次。同时，取其鲜草捣烂外敷局部。适用于各种毒蛇咬伤。

6. 白芷护心散：明雄黄、炙甘草各 15g，白芷 30g，滴乳香（去油）10g。研末，每服 12g，酒调服。

7. 柏子树叶不拘多少，冷水捣烂，洗过又捣，敷上。

8. 金钱草（或半边莲），用唾液揉洗，并敷咬处。

9. 黄豆叶捣至极烂，敷于患处。

10. 苍耳草嫩叶，捣汁灌之，将渣厚敷伤处。

【调摄护理】

1. 宣传普及防止毒蛇咬伤知识，特别是被毒蛇咬伤后的自我救护常识。

2. 严密观察病情，注意肢体有无瘫痪，呼吸是否困难，皮下和内脏出血如何等。

3. 饮食宜清淡，禁食荤腥、油腻、辛辣之品，鼓励患者多饮水，或用半边莲、白茅根等煎汤代茶，以帮助毒汁排出。

4. 在全身中毒症状控制后，应鼓励或帮助患者活动受伤的肢体，以助患肢功能的恢复。

【预后判析】

本病抢救及时，治疗得法，多数预后良好；但也有因毒蛇毒汁太猛而危及生命者，应予警惕。

【医案精选】

贞元十三年，有两僧流南方到邓州，俱为蛇咬，今用此法便瘥，更无他苦。恶蛇虺伤，青木香不拘多少，煎服，效不可述。（《疡科会粹》）

【名论摘要】

《洞天奥旨》："蛇咬疮最毒，不止虺蛇也。或在足上，或在头面，或在身腹之间，疼痛异常。重者必致足肿如斗，面肿如盘，腹肿如箕，五日不救，毒气内攻于心，而人死矣。盖蛇乃阴毒，阴毒以阳药解之，其毒益炽，必须用阴分之药，顺其性而解之为妙。"

谷痒症（螨虫皮炎）

【病名释义】

谷痒症病名出自《中医外科学》，其别名还有杂货痒、稻草痒、大麦痒等。《中医外科学》说："患者多见于农民、搬运工、仓库保管员及百货土产售货员等……发病以暴露部位为主……皮疹多为丘疹及风疹块，有奇痒感。"说明本病相当于西医学的螨虫皮炎。

【病因病机】

长夏多湿，米谷堆存，湿热生虫，毒虫繁生，毒虫伤人，毒汁侵肤而成斯疾。

【诊鉴要点】

（一）诊断要点

①病变部位主要在手部、臂部、下肢、胸部、背部、面部、颈部，重者可遍及全身。②被叮咬处最初出现玫瑰色斑点，继之发生痒性红丘疹、风团，中央有一针头大的水疱，以后可变成脓疱。③自觉瘙痒，晚间更重。④个别伴有头痛、乏力、恶心、呕吐、腹泻、胸闷、发热等全身症状。

（二）鉴别诊断

1. 水疥（丘疹性荨麻疹） 春秋多见，儿童好发，皮疹如纺锤状风团，搔破毒染成疮。

2. 疥疮 好发于指缝、小腹等处，夜间奇痒，难以入睡，并能传染他人。

此外，本病还应与虱病、水痘等相鉴别。

【辨证施治】

（一）内治法

1. 风热偏重证 皮疹散在性分布在上半身，丘疹如粟，风团似云，自觉灼热瘙痒。舌质红或正常，苔少，脉浮数。治宜疏风清热，佐以止痒。方选消风导赤汤加减。防风、荆芥、苦参、蝉蜕各 6g，生地、牡丹皮、炒黄芩、茯苓各 10g，连翘、炒牛蒡子、甘草各 4.5g，大枣 7 枚。

2. 湿热偏重证 皮疹为水疱，或者脓疱，部分搔破有少许渗液，甚则毒染成疮。

舌质淡红，苔薄黄，脉濡数。治宜清热化湿，佐以解毒。方选萆薢渗湿汤加减。萆薢、赤茯苓、金银花、生薏苡仁各12g，苦参、白鲜皮、车前子（包）、海桐皮、连翘各10g，赤小豆30g，青皮、陈皮各6g。

加减法：风盛痒重加蝉蜕、白蒺藜、地肤子、徐长卿；体热心烦加生石膏、知母、白薇；食滞脘胀加枳实、六曲、山楂、麦芽；血热偏重加丹皮、赤芍、紫草。

（二）外治法

初期选用苍肤水洗剂，煎汁外洗，外涂雄黄解毒散洗剂；若破皮毒染，选用一见喜30g，黄连10g，研细末，植物油调糊状，外涂；或用雄黄解毒散软膏，外涂。

（三）针灸疗法

毫针法 主穴：风池、合谷、曲池；配穴：足三里、血海、三阴交、阳陵泉。方法：施泻法，留针30分钟，其间行针3～5次，日1次。

（四）其他疗法

1.耳针法 肺、心、脾、皮质下。方法：针刺后留针30分钟，日1次。

2.耳压法 神门、脾、肝、肾。方法：王不留行籽附着在方形胶布上，紧贴穴位，嘱患者每天轻巧压揉1～3分钟，3日换1次。

【偏方荟萃】

1. 苦参、白鲜皮各20g，煎服。适用于初期。

2. 防风、五味子、乌梅、甘草各6g，煎服。适用于后期。

3. 苦参、蛇床子、苍耳子、花椒各15g，煎洗。

4. 苍耳子10g，艾叶、野菊花、苦参各30g，薄荷、明矾各5g，煎洗。

5. 紫金锭10片，加入白酒50mL内，摇匀外用。

6. 黄柏12g，萹草30g，野菊花12g，苦参15g，煎洗。

7. 三黄洗剂100mL掺入九一丹2g，外搽。适用于毒染成疮阶段。

8. 萹草酊外涂患处。

【调摄护理】

1. 加强个人防范，工作前外搽10%硫黄软膏等，收工后应彻底沐浴更衣。

2. 新购草席或搁置已久的草席，先在室外拍打，将拍出的螨虫消灭，再用热水擦洗草席。污染的衣物用热水烫洗或洒杀虫剂消毒。

3. 搬运谷物草席等物品时要穿戴好防护用品。

【预后判析】

病程有自限性，除去病因，皮损一般在1周左右消退。

系统性红斑狼疮

【病名释义】

系统性红斑狼疮是西医学病名，在中医文献中虽然尚未查到与本病类似的病名，但今人从临床经验出发，有多种认识：有人据皮损特征，称之红蝴蝶（赵炳南）、马缨丹（华山医院）；有人根据病情的危笃，认为近于温毒发斑（朱仁康）；有人依据主要症状，关节疼痛，贯穿始终，认为隶属于痹（顾伯华）；有人认为其伴有肾炎、肾功能损害，属水肿；有人认为其有肝脏损害，属黄疸、胁痛；有人认为其有急性心内膜炎、心肌损伤，属心悸；有人认为其有胸水，属悬饮等。由此可见，本病证候纷杂，变化多端，很难明确地划属于某一证候，不过，从辨证论治的原则出发，本病可大致归纳如下：从病因病邪来看，属热毒之邪；从脏腑损伤来看，以五脏六腑为主；从气血阴阳偏亢而论，以阴虚血热者居多；从标本虚实而言，以本虚标实常见。

【病因病机】

发病前，通常有先天禀赋不足，复加日光暴晒，或者情志抑郁，或者暴受外伤，或药物中毒等多种因素，皆能导致阴阳气血失于平衡，气血运行不畅，气滞血瘀，阻于经络或脏腑。因此，在分析病因病机时，只要本着"审证求因"的原则，在大多数情况下是可以分清疾病性质的，进而确定病位，为辨证论治奠定基础。

1. 六淫外伤　在六淫之中，风、暑、火、燥四淫为阳邪。阳热亢进，消灼阴液，是其主要外因。凡是体质虚弱，或者先天禀赋不足之人，在经过强烈阳光的暴晒后，皆能酿成毒热。温热化毒，外能伤肤损络，内能波及营血、脏腑。

2. 情志内伤　暴怒暴喜、大惊大恐均可影响机体气血的周流，导致疾病的发生。况且情志活动又是以五脏精气作为物质基础，所以，凡内伤情志无不与五脏生理功能有关。《素问·阴阳应象大论》说："人有五脏化五气，以生喜怒悲忧恐。"在五脏之中，心为大主，故在情志变动方面起着主导作用，因此，"心者，五脏六腑之主也……故悲哀忧愁则心动，心动则五脏六腑皆摇"（《灵枢·口问》）。

3. 脏腑虚损　脏腑辨证是杂病论治的纲领，故古人有"业医不知脏腑，则病原莫辨，用药无方"（《血证论·脏腑病机论》）之说。本病脏腑病机的重点在心、脾、肾三脏。

"心主身之血脉"（《素问·痿论》），又主神明，居脏腑之首。病邪入心，既会影响血脉的运行，出现血瘀或血虚的证候；又会波及其他脏腑，出现邪热内陷或者本虚标实的证候。所以，《灵枢·邪客》说："心者，五脏六腑之大主也，精神之所舍也，其脏坚固，邪弗能容也；容之则心伤，心伤则神去，神去则死矣。"

脾胃之病，莫不与消化功能和津血失常有关。劳累过度，所思不遂，皆能郁而化火，火扰阴血。在表，是筋脉失养，血热搏肤，故有皮疹、关节肿痛等症出现；在里，肝木侮脾，肝脾不和，则会发生运化失常和各种血证。

肾为水火之脏，内寄真阴真阳。病邪入肾，一方面是"温邪则热变最速"，"热邪不燥胃津，必耗肾液"（《外感温热论》），出现阴虚诸证；另一方面阴损及阳，出现阳虚诸证，或者阴阳寒热夹杂之证。不仅如此，肾病还能影响心、肝、脾、肺四脏；当然，四脏病久也能传于肾。一般而论，肾阴虚多数影响心、肝、肺；肾阳虚多数影响脾和胃。

综观上述可以看出，外因包括阳光暴晒、六淫侵袭、劳累过度，内因包括禀赋不足、情志内伤、病后失调。然而，发病之初，始由阳邪、热邪、火毒之邪的侵犯，导致体内阴阳平衡失调，气血运行不畅，瘀滞脉络。热毒燔灼，逼血外溢，症见壮热，皮肤红斑，瘀斑；气滞血瘀，阻隔经络，证见关节、肌肉疼痛，手指足趾冰冷、青紫。若热邪、火毒之邪留而不去，进而损伤阴液，病则深入筋骨脏腑。如毒邪攻心，则心悸、烦躁，甚则神智恍惚；毒热伤肝，灼阴耗液，肝脾失和，则见纳呆，少食，胸闷，胁胀痛，腹胀，乏力等；热耗肾阴，真阴亏损，则见低热，颧红，五心烦热，盗汗，腰酸腿痛，发脱齿摇，耳目失聪，严重时肾阳或微以致阳虚水泛，则见周身浮肿，尿少等证；毒热炽盛则见高热、烦渴，甚则神昏谵语。总之，正不胜邪之象，呈渐进性倾向，故而五脏六腑诸证迭见。

【诊鉴要点】

（一）诊断要点

1. 发病情况　多发生于女性，占 75% ～ 85%。发病年龄可自幼儿至 70 岁以上的老年人，但多数发生在 20 ～ 40 岁。

2. 分类　按病变进程的缓急，概分为暴发性（又称奔马型或电击型，发病突然，高热，T 在 40℃以上，多个脏器功能衰竭，常在数周内死亡）、急性（高热，T40℃左右，反复发作，多个明显脏器损害）、亚急性（发热，T 波动在 38 ～ 39℃，多个脏器呈现中等损伤）、缓解型（临床症状较轻，仅有轻度或中度血沉增速，遗留某些脏器损害）、慢性（亚急性症状和检验报告阳性，病情缠绵，但其程度比较轻）。

3. 热型　不规则性发热，病情处于急性阶段，体温可骤然升高到 40℃ 左右。

4. 关节、肌肉表现　90% 以上有关节症状，其中 50% 初诊为急性、亚急性或慢性关节炎；10.5% 可摸到典型的类风湿结节；急性期约 1/3 出现肌痛。

5. 皮肤黏膜损害　约有 84% 在面颊两侧鼻梁、前额、下颌、耳缘等处发生红斑、瘀斑，其中以蝶形红斑更具有诊断价值；72% 发生脱发；19% 指（趾）端青紫冰冷和毛细血管扩张；10% 在四肢伸侧发生血管炎或大小不等的溃疡。此外，还能见到斑丘疹、丹毒样皮疹、大疱样皮疹、糜烂、紫癜等。

6. 肾脏损害　肾脏病变占 40% ～ 80%，肾脏活检或尸检的发生率可达 100%，临床表现主要有全身浮肿、大量蛋白尿、红细胞、管型等。

7. 心脏损害　有 52% ～ 80% 表现为心包炎、心肌炎、疣状心内膜炎等。心包炎患者自诉心前区不适、气急，并可闻心包摩擦音；心肌受损者，常有心动过速，心脏扩大，并闻及奔马律，最后可能导致心力衰竭而成为本病的死因之一。

8. 肺损害　主要表现为支气管肺炎、干性或渗出性胸膜炎。患者常有咳嗽、多痰、呼吸困难、发绀、胸痛等症状。胸腔积液内能找到狼疮细胞。

9. 消化系统　初期或病情恶化时，往往会出现恶心、呕吐、食欲不振、腹泻、腹痛、便血等症状。44% 有肝大，主要是网状内皮组织增生、脂肪变性和严重的实质性坏死。15% 脾大，突出病变为小动脉的"葱皮样结构"。肝大、脾大的发生率，儿童比成人要高。

10. 神经系统　神经系统病变占 1/4，多数发生在晚期，常见症状有头痛、烦躁、痴呆、癫痫样发作、瘫痪、舞蹈症、抑郁、谵语、昏迷等，多为一过性，随病情的缓解而消失。中枢神经病变占 20% ～ 75%，较为严重，预后不良。

11. 淋巴结　有半数以上患者在局部或全身可摸到肿大的淋巴结，其中以颈部和腋窝区淋巴结最容易受累。

12. 眼底病变　常见的有结膜炎、角膜溃疡、脉络膜炎等。约 1/3 有眼底变化，如视网膜出血、水肿，视神经乳头水肿、充血等。

13. 血液学变化　几乎所有患者均出现血液学异常：①贫血最常见，占 57% ～ 78%，大多数为正细胞性贫血，10% 为自身免疫性贫血。②白细胞减少：大约 1/2 为白细胞减少，一般为粒细胞和（或）淋巴细胞减少。③血小板减少：有 14% ～ 46% 血小板轻度减少，重度减少为少见。④狼疮细胞：病情活动期阳性率较高，缓解或经激素治疗后则较低，平均阳性率为 50% ～ 80%。⑤免疫球蛋白测定：94.7% 的病例 IgG 升高；81.6% 的病例 IgA 升高；57.8% 的病例 IgM 升高。⑥血清补体测定：75% ～ 90% 的病例血清补体减少，其中以 C3 为著。⑦类风湿因子：部分患者可出现阳性。⑧康华反应：10% ～ 20% 病例出现假阳性。⑨间接免疫荧光检查血清抗核抗体，活动期阳性率在 90% 以上。⑩细胞免疫试验：玫瑰花形成率低下和淋巴细胞转化率降低。经治疗后其指标可上升，若不上升提示病情严重。

附：系统性红斑狼疮（SLE）诊断标准，详见表 14-4、表 14-5、表 14-6。

表 14-4　SLE 修订诊断标准（1982 年美国风湿病协会）

1. 面部蝶形红斑

2. 盘状红斑狼疮

3. 日光过敏

4. 关节炎；不伴畸形

5. 胸膜炎，心包炎

6. 癫痫或精神症状

7. 口、鼻腔溃疡

8. 尿蛋白 0.5g/d 以上或有细胞管型

9. 抗 DNA 抗体，抗 Sm 抗体，LE 细胞、梅毒生物学试验假阳性

10. 抗核抗体阳性（荧光抗体法）

11. 溶血性贫血，白细胞减少（4×10^9/L 以下），淋巴细胞减少（1.5×10^9/L 以下），血小板减少（100×10^9/L 以下）

注：以上 11 项中 4 项或以上阳性者确诊为 SLE。

表 14-5　Harriet　Page　SLE 修订标准条件（1982 年）

1. 两颧皮疹

2. 盘状狼疮

3. 光过敏

4. 口腔溃疡

5. 关节炎

6. 蛋白尿大于 0.5g/d 或细胞管型

7. 精神症状或癫痫发作

8. 胸膜炎或心包炎

9. 溶血性贫血或白细胞减少或淋巴细胞减少或血小板减少

10. DNA 抗体或 Sm 抗体，或 LE 细胞阳性，或梅毒生物学试验假阳性

11. 抗核抗体荧光试验阳性

注：以上 11 项有 4 项或以上阳性者则确诊为 SLE。

表 14-6　SLE 诊断（参考）标准（中国·1982 年）

1. 临床表现	①蝶形或盘状红斑；②无畸形的关节炎或关节痛；③脱发；④雷诺现象和（或）血管炎；⑤口腔黏膜溃疡；⑥浆膜炎；⑦光过敏；⑧神经精神症状
2. 实验室检查	①血沉增快（魏氏法＞20/1 小时末）；②白细胞降低（＜$4×10^9$/L）和（或）血小板降低（＜$80×10^9$/L）和（或）溶血性贫血；③蛋白尿（持续＋或＋以上者）和（或）管型尿；④高丙种球蛋白血症；⑤狼疮细胞阳性（每片至少 2 个或至少 2 次阳性）；⑥抗核抗体阳性（凡符合以上临床和实验检查 6 项者可确诊。确诊前应注意排除其他结缔组织病、药物性狼疮证候群、结核病以及慢性活动性肝炎等，不足以上标准者为疑似病例，应进一步做如下实验室检查，满 6 项者可以确诊。）
3. 进一步的实验检查项目	①抗 DNA 抗体阳性（同位素标记 DNA 放射免疫测定法、马疫锥虫涂片或短膜虫涂片免疫荧光测定法）；②低补体血症和（或）循环免疫复合物测定阳性（如 PEG 沉淀法、冷环蛋白测定法、抗补体活性测定等物理及其他免疫化学、生物学方法）；③狼疮带试验阳性；④肾活检阳性；⑤ Sm 抗体阳性（临床表现不明显但实验室检查足以诊断系统性红斑狼疮者，可暂称亚临床型系统性红斑狼疮）

（二）鉴别诊断

1. 鸦啗疮（寻常狼疮）　好发于儿童，分布不对称，颜色较深如苹果酱，有糜烂倾向。

2. 其他　主要与皮肌炎（DM-PM）、系统性硬皮病（PSS）、结节性多动脉炎（PN）、类风湿关节炎（RA）等鉴别，详见表 14-7。

表 14-7　系统性红斑狼疮和其他结缔组织病的鉴别

	SLE	PSS	DM-PM	PN	RA
性别	90% 女性	66% 女性	66% 女性	60% 男性	75% 女性
好发年龄	15～35 岁	20～50 岁	10～50 岁	无年龄差别	20～40 岁
多见始发症状	关节症状	皮肤	皮肤、肌肉	哮喘、发热、腹痛	关节症状
皮肤黏膜表现	红斑、口腔溃疡、脱发、结节	皮肤硬化、色素沉着	上眼睑浮肿、红斑、色素沉着	皮下结节、坏死性溃疡	皮下结节
心脏表现	30%	晚期有心衰	少见	少见	少见
雷诺现象	26%	多见	多见	—	多见
心包炎	30%	—	—	—	罕见

	SLE	PSS	DM-PM	PN	RA
胸膜炎	多见	—	—	—	罕见
眼症状	虹膜炎	—	—	网状出血渗出物	虹膜炎
脾大	10%	—	偶见	—	罕见
淋巴结肿大	中度	—	—	少见	少见
关节症状	可累及所有关节	小关节为主	—	大关节	累及所有关节
关节畸形	有时	少见	—	—	常见
肌肉症状	48%	20%	显著	多见	多见
中枢神经	精神症状癫痫样发作	—	—	25%	—
尿异常	蛋白尿、血尿、管型尿	肌酸尿	肌酸尿	血尿、红细胞管型	—
白细胞	40%～65%↓	正常	嗜酸性细胞有时↑	嗜酸性细胞较明显↑	增多
尿毒症	常见	可见（晚期多见）	—	多见	—
贫血	溶血性	—	—	50%	正常细胞性
类风湿因子	50%	50%	0	0	70%
LE细胞（+）	90%	50%	0	0	25%
ANA（+）	95%	55%～80%	40%	0	52%
血清补体低值	+	—	—	—	—
抗Sm抗体、抗DNA抗体	有特异性++	—	—	—	—
肌活检病变	—	±	+	+	—
皮肤活检病变	+	+	+	+	+

【辨证施治】

本病主要采用内治法。尽管本病证候复杂多变，缓解与恶化交替出现，但在临证中只要本着"凡诊病施治，必须先审阴阳，乃为医之纲领"（《景岳全书》），就能执简驭繁。鉴于上述繁多的证候，很难有一个公认的统一证型。现按病程进展的缓急，以脏腑辨证为纲，参合六淫、虚实辨识部位所在，分述如下：

1. 毒热炽盛证　病变伊始，患者以少女居多。突然发生高热（T39℃以上），或壮热持续数天不退；面颊发生典型的蝶形红斑，手足等处亦先后出现形态不规则的红斑、瘀斑、紫斑，乃至皮下出血；肌肉、关节疼痛，不能下床步履；烦躁不安，口干唇裂咽燥；周身酸软乏力，神志恍惚，严重时还会发现神昏、谵语、动风抽搐。部分患者伴有吐血、衄血、便血、尿血等。舌质红或红绛，苔薄黄或光如镜面，脉细数或濡芤。治宜凉营清热，解毒化斑。方选清瘟败毒或化斑汤加减。生石膏 15～30g，绿豆衣 30g，玄参、炒丹皮、连翘、桑寄生、甘草各 10g，灼白芍、寒水石各 12g，银花炭、生地炭各 15g，琥珀 6g。

2. 心脾两伤证　病程迁延日久，或者患者年龄偏大，多数在 30～45 岁。症见心慌气短，面色㿠白，胸闷不适，健忘，失眠，夜难入睡，梦多纷纭，少食或厌食，形体消瘦，周身困倦，嗜睡懒言。舌质淡红，苔少或薄白，脉虚或沉细。治宜养心健脾，益气补血。方选归脾汤加减。炙黄芪、党参、干地黄、麦冬各 12g，白术、酸枣仁、当归各 10g，远志、炙甘草、广木香、五味子各 6g。

3. 肝脾不和证　患者多数是青年女性。症见两胁胀痛，胸膈痞满，肝脾大，食少或食后腹胀，呕恶嗳气，腹痛肠鸣，黄疸，头晕，失眠，月经不调或者闭经，甚则面色黧黑。舌质淡红，苔薄黄微干或黄腻，脉弦细或数。治宜疏肝和脾，疏达气机。方选逍遥散加减。软柴胡、厚朴花、陈皮各 6g，当归、茯苓、炒白芍、玫瑰花、白术、川楝子各 10g，干地黄 12g，薄荷 3g，炒谷芽、炒麦芽各 15g。

4. 脾肾阳虚证　颜面浮肿，腰下水肿更重，指压如烂棉凹陷难起；腰酸重于痛，尿量减少或者尿频，面色晦暗或㿠白，形寒怯冷，体倦懒言，或有腹胀、呕恶，便秘或便溏，或有眩晕，头痛，前额尤剧。舌质淡红有齿痕，苔白或白腐，脉沉细迟，尺部尤为沉迟。治宜温阳益肾，扶脾利水。方选真武汤加减。制附片 15～30g（先煎），茯苓、山药各 15g，土炒白术、党参、姜半夏各 12g，葫芦瓢 30g，炒白芍、广木香、大腹皮、陈皮、山萸肉各 10g，生姜 5 片为引。

5. 肝风内动证　多发生在后期，属危笃之兆。症见壮热持续不退，兴奋多语，或者哭笑无常，时有动风抽搐或瘛疭，或者癫狂发作，或者沉默寡言，昏睡不醒，面瘫或偏瘫，或截瘫，小便失禁或有潴留。舌质红或绛红，苔黄或呈焦黄，脉弦数或弦细。治宜凉肝息风，化痰通络。方选羚羊钩藤汤加减。羚羊片 3～6g，鲜生地 15g，钩藤、生白芍、茯神、滁菊花、桑叶各 12g，远志、连翘心、琥珀各 6g，竹茹、甘草各 10g。

6. 气阴两虚证　病情处于邪退正虚的阶段。症见低热或潮热，或五心烦热，神倦形息，头晕，心悸气短，口干咽燥，腰酸目糊，自汗、盗汗、脱发，关节、肌肉酸楚重于疼痛，偶有气喘，干咳少痰，或者痰中带血。舌质淡红，苔少或花剥，脉虚细且数。治宜益气养阴，化清虚热。方选生脉散加味。北沙参 30g，麦冬、干地黄、枸杞子各 12g，五味子、炙甘草各 6g，玄参、黄芪、川贝母、山萸肉各 10g，山药、百合、青蒿各 15g，白茅根 30g，白薇 18g。

加减法：低热不退加银柴胡、地骨皮、石斛；关节、肌肉酸胀疼痛加伸筋草、千年健、老鹳草、鬼箭羽；面颊蝶形红斑加凌霄花、红花、鸡冠花；皮下瘀斑加阿胶、仙鹤草、藕节；腰府空痛加炒杜仲、川续断、金毛狗脊；心悸气短加桂之肉、石莲子、紫石英；头昏目眩加茺蔚子、沙苑子；胸闷气憋加老苏梗、薄荷梗、薤白；咳嗽痰多加蛇胆陈皮末（冲下）、竹茹；食少、腹胀加砂仁、藿香、佩兰、枳壳、鸡内金；虚烦难寐或失眠加合欢皮、枣仁、夜交藤、柏子仁；自汗或盗汗加黄芪、糯米根、煅龙骨、煅牡蛎；尿液中红细胞加鱼腥草、大蓟、小蓟、白茅根；尿蛋白加金樱子、玉米须、益智仁；肢端青冷或苍白加干姜、细辛、红藤、鸡血藤。

附 1　儿童红斑狼疮

所谓儿童红斑狼疮是指一组发病年龄特定在 3～15 岁范围内的患儿，男女之比为 4：1。1829 年 Bieff 首次提出儿童红斑狼疮的概念。1872 年 Kaposi 认为本病预后不良，并指出死亡率甚高。

【辨证施治】

《景岳全书》说："小儿以柔嫩之体，气血未坚，脏腑甚脆，略受伤残，萎缩极易……不思培植，而但知剥削，近则为目下之害，远则遗终身之赢。"张氏告诫之词，道出了小儿辨证施治的真谛。

1. 肺卫郁热证　面颊弥漫性红斑，发热，咳嗽，时重时轻，关节酸痛，但以小关节为主，口干喜饮，厌食，偶有呕吐。舌质红，苔薄黄或少苔，脉细数。治宜辛凉宣肺，清热解毒。方选银翘散加减。金银花、寄生各 12g，连翘、玄参、浙贝母各 10g，桔梗、甘草、大青叶、炒丹皮各 6g，薄荷 3g（后下），竹叶 3～6g，生地 10～15g、芦根 15～30g。

2. 脾肾阳虚证　面色㿠白少华，周身浮肿，腰府以下尤甚，按之凹陷不易复起，食少，腹胀，肢冷，小便短少，偶有便溏。舌质淡红，苔薄白，脉沉迟。治宜温补脾肾，行气利水。方选实脾饮加减。制附片 6～10g（先煎），土炒白术、党参、黄芪、猪苓各 10g，茯苓皮 12g，干姜、桂枝各 3～6g，厚朴、甘草、广木香各 6g。

附2　老年红斑狼疮

鉴于红斑狼疮多数发生在 18～40 岁之间，而对发生在 50 岁以上的老年红斑狼疮，常常被忽视或者漏诊。1979 年 BakerS B 等对 1426 例系统性红斑狼疮病例的统计分析，老年患者有 165 例，占 12%，说明老年红斑狼疮并不少见。

【辨证施治】

老年人脏腑亏虚，阴阳气衰，用药要特别谨慎，补勿过偏，攻勿太过；治实证不可太猛，猛则伤正；治虚证不可蛮补，补则恋邪。务必注意"老年衰惫，无攻病成法，大意血气有情之属，载培生气而已"（叶天士语）。

1. 气阴两虚证　形体消瘦，疲惫乏力，咳喘气急，胸闷气慌，厌食，口干喜饮，偶尔低热，关节痹痛，或者游走不定。舌质红绛裂纹，状如龟背，苔无或苔少，脉沉细而微。治宜益气滋阴，扶正固本。方选拯阴理劳汤加减。人参（白条参代替）、麦冬、干地黄、炙甘草、地骨皮、枸杞子各 10g，五味子、炒牡丹皮、当归、橘红各 6g，生薏苡仁、山药各 15g，何首乌 12g。

2. 肝肾亏损证　头晕、目涩，视物不明，口干鼻燥，腰府空痛，腿痛或足跟痛，四肢无力或倦怠，失眠或夜难入寐，精神萎靡。舌质红绛或裂纹，苔少，脉细弱且沉。治宜滋补肝肾，平衡阴阳。方选覆盆子丸加减。覆盆子 15g，五味子 6～10g，制附片、土炒白术、山萸肉、酸枣仁、茯苓、白芍、炒杜仲各 10g，山药 15～30g，熟地 12g，泽泻、炒丹皮各 6g。

附3　狼疮性肾炎

系统性红斑狼疮的肾脏损害，可达 50%～80%；若经过肾脏活体组织检查有肾脏损害者高达 80%～90%，尸检发现率几乎是 100%。在本病的死亡病例报告中，因肾功能衰竭而致死者为 20%～40%，因此，狼疮性肾炎应视为本病防治的重点。其临床表现多为肾炎或肾病综合征。

尿蛋白：尿液中发现蛋白，24 小时内尿蛋白定量为 1.5～3.4g；红细胞、白细胞、颗粒管型也时有发现；面色㿠白少华，全身浮肿，或浮肿不明显，晚期常伴有恶心、呕吐、食少、腹胀、腹泻、头痛等。

高血压：病程后期往往出现肾性高血压，同时自述头晕目眩，难以站立，甚者恶心、呕吐、出冷汗等。

实验室检查异常：主要项目包括血清尿素氮、肌酐、非蛋白氮、二氧化碳结合力、酚红排泄试验、内生肌酐清除率等。为了进一步明确肾脏功能损害的程度，在有条件的医院应当做蛋白电泳、血清补体 C3 的测定。

1995 年，世界卫生组织（WHO）对狼疮性肾炎作了最新修订，分为六大类。

1. 正常肾小球型（WHO Ⅰ） 临床少见，一般不到 5%。光镜检查正常，免疫荧光和电镜检测可发现免疫复合物沉积，临床表现较轻，无症状性尿蛋白或血尿，无水肿，高血压等。

2. 单纯系膜病变型（WHO Ⅱ） 病变局限在系膜区，占 20% 左右。这种类型分两种亚型：Ⅱ A 型光镜下肾小球结构基本正常，电镜和荧光免疫下，可见系膜区免疫复合物沉积，系膜区增宽。Ⅱ B 型可见中度系膜细胞增生，系膜基质增多，其内可见补体和免疫球蛋白沉积，25% 表现为无临床症状和尿异常，部分有轻度蛋白尿或血尿。高血压和肾功能不全少见。若病变广泛时也可以出现明显的肾功能不全。

3. 局灶性节段性肾小球肾炎（WHO Ⅲ） 在肾活检中占 25% 左右，分三个亚型：Ⅲ A 型活动性坏死性病变为主；Ⅲ B 型活动性和硬化型都有；Ⅲ C 型以硬化病变为主，临床表现多为隐匿性肾炎，镜下可见血尿、蛋白尿。少数表现为肾病综合征。部分伴有高血压，肾功能不全；部分转化为弥漫增生性或膜性肾小球肾炎。

4. 弥漫性肾小球肾炎（WHO Ⅳ） 此型常见且严重，占 40% 左右，分 4 个亚型：Ⅳ A 型，不伴有节段性病变；Ⅳ B 型伴有活动性坏死性病变；Ⅳ C 型伴有活动性和硬化性病变；Ⅳ D 型伴有硬化性病变。临床上预后较差，多出现明显的血尿，甚至肉眼可见。大量蛋白尿，多表现为肾病综合征，肾功能不全和高血压也很常见。少数在短期内快速进入肾衰尿毒症期。

5. 弥漫性膜性肾小球肾炎（WHO Ⅴ） 此型较少见，占 10%，分两个亚型：Ⅴ A 型单纯膜性肾小球肾炎；Ⅴ B 型伴有Ⅱ A 和Ⅱ B 病变，临床表现为尿蛋白，2/3 患者尿蛋白程度达到肾病综合征，半数可见血尿，少数患者进展为高血压或肾功能不全，部分患者尿蛋白控制良好，预后较佳；部分患者进展为弥漫性、增生性肾小球肾炎，出现肾功能衰竭。

6. 进展硬化性肾小球肾炎（WHO Ⅵ） 为本病的终末期改变，以肾小球硬化为主，临床上多表现为肾功能不全或尿毒症。

【辨证施治】

狼疮性肾炎的证候虽然复杂，但临床表现仍以"浮肿"、尿蛋白、高血压为主，与中医学中描述的水肿、虚劳、眩晕等相近。

临床上采取中西互补的方法进行积极有效的治疗，即使肾衰竭进展到尿毒症，进行冲击治疗仍可逆转病情；若肾损害可逆性较小时，宜采用保守治疗。中医根据该病的进展，分型证治如下：

（一）内治法

1. 风水泛滥证（相当于初期阶段） 眼睑浮肿，来势迅速，继而在四肢和周围皆肿，肢节酸楚，或者烦痛，小便短少或不利。兼有发热、恶寒、恶风、咳喘、咽喉红肿。舌质红，苔薄黄，脉浮数。治宜祛风宣肺，利水消肿。方选越婢加术汤加减。药用：麻黄、甘草、桔梗各6g，生石膏10～15g，土炒白术、杏仁、连翘各10g，鲜茅根30g，赤小豆15g，生姜3片，大枣7枚。

2. 命门火衰证（相当于活动期） 面色晦暗，浮肿，腰下部位的浮肿更为明显，按之凹陷不起，小便量少，腰痛或酸重，阴囊潮湿冰冷，四肢厥冷，怯寒神疲。舌质胖嫩，色淡红，苔白滑，脉象沉细，尺部尤沉。治宜温补命火，化气利水。方选真武汤加减。药用：制附片15～30g（先煎45分钟），土炒白术、炒白芍、竹叶各10g，茯苓、猪苓、黄芪各10～15g，胡芦巴、赤小豆各15～30g，上肉桂3～6g。

3. 脾虚胃浊证（相当于肾功能不全早期或进行性氮质血证期） 浮肿，小便短少，纳呆，气短乏力，恶心，呕吐，腹胀，时有腹泻，每日2～5次不等。舌胖微灰紫，苔腻，脉细濡。治宜扶脾化湿，降浊和胃。方选小半夏加茯苓汤加减。药用：姜半夏、茯苓、薏苡仁、白茅根各15～30g，厚朴、土炒白术、泽泻、淡竹茹各10g，猪苓10～15g，陈皮10～12g，伏龙肝60g（布包先煎30分钟，代水再煎群药）。

4. 肝阳上扰证（相当于尿毒症高血压期和晚期） 眩晕，头重脚轻，神志恍惚，头痛，尤以前额区域最重，口苦且干，急躁易怒，甚则抽搐，少寐多梦，尿少。舌质红，苔黄微干，脉弦数。治宜滋阴潜阳，安神定志。方选建瓴汤加减。药用：生赭石30～45g，石决明15～30g，真珠母30g，生白芍、干地黄12～15g，首乌藤9～12g，夏枯草、钩藤各10～15g，炒枣仁10g，琥珀6g（冲下）。

加减法：浮肿明显，病在上焦加炙麻黄，病在下焦加白茅根、赤小豆、车前子草；面色爪甲苍白，加鸡血藤、制首乌、龟胶、枸杞子、高丽参、天冬、麦冬、紫河车；白细胞减少，加鹿角胶、高丽参、熟地、山萸肉；低血浆蛋白水肿，加阿胶、鹿角胶、紫河车、黄芪、高丽参；尿蛋白若因上感外邪引起者加金银花、大青叶，若病久、精气不秘导致长期不消失者加金樱子、山萸肉、莲须、菟丝子、地肤子、蛇床子，重用黄芪、人参、乌梅炭；尿中出现管型重用白薇；尿中见红细胞加忍冬藤、马鞭草、败酱草、大小蓟、白茅根、鱼腥草；尿中见脓细胞加蒲公英、野菊花、白花蛇舌草、山豆根、白蔹、红蚤休；前额胀痛，头昏，高血压加炒杜仲、苦丁茶、茺蔚子、蔓荆子；呕恶重用姜半夏，另加刀豆子、竹茹、砂仁、旋覆花、九香虫；抽搐或昏谵加钩藤、羚羊角、郁金、石菖蒲，在有条件的情况下可服安宫牛黄丸；遗精或白带清稀者加益智仁、煅龙骨、煅牡蛎、覆盆子、楮实子；腰酸怕冷加巴戟天、菟丝子、上肉桂、制附块。

（二）外治法

灌肠方　生大黄 12g，熟附片 10g，牡蛎 30g，加水适量煎取汁 200mL，每日上下午各 1 次，保留灌肠 30～60 分钟后排除。有降低血液中非蛋白氮的作用。

【经验与体会】

众所周知，肾是先天之本，藏精，肾寓真阴真阳，为生命之根；五脏之阴非此不能滋，五脏之阳非此不能发。若肾精虚亏，在里表现为收摄无权，精气外泄而形成蛋白尿，致大量蛋白丢失；肾气虚则脾气亦虚，脾虚食少，健运无权则精气更为匮乏；脾肾运化失职则水湿溢于肌肤而为浮肿。狼疮肾炎的浮肿多数属于低血浆蛋白性水肿，故在表见怕冷；又腰为肾之府，故多见腰酸软无力等症。脾是后天之本，仓廪之官，生化精血之源，主四肢，主肌肉，藏营裹血。脾气充，四肢皆赖煦育；脾气绝，四脏不能自生。若脾气虚，症见倦怠乏力，懒言，气短；中阳不运，则食少，腹胀；湿浊上泛，则恶心、呕吐等症迭见。肝以血为体，以气为用，主藏血，肝虚多指肝血不足，进而血虚生燥生风。久病阳损及阴，肝肾阴亏，肝阳上亢，而见前额胀痛；血虚生风，风性动摇，则见抽搐，甚则昏谵。

基于上述认识，本病在治疗中要贯穿古人所说："后天之本绝，较甚先天之根绝，非无故也。凡治四脏者，安可不养脾哉。"用药的重点和顺序为健脾、益肾、调气、活血。脾虚宜甘温辛淡，药用黄芪、党参、茯苓、白术、青皮等。益肾当分肾阴和肾阳，前者用熟地、山药、黄精、制首乌等，后者用制附块、菟丝子、覆盆子、益智仁等。调气药有上下之分，药用陈皮、青皮、沉香等。活血药主要有桃仁、益母草、泽兰、丹参、酒大黄等。这些药物功效的强弱与损伤程度各不相同，通常分三级：一级养血活血如丹参；二级祛瘀生新如益母草、泽兰等；三级攻瘀散血如桃仁、酒大黄等。

大凡肾病后期，阳气虚弱者居多，稍有不慎则易感风寒外邪，诱发或加重本病。要重视皮肤的清洁卫生，早防疮疡的发生。疮疡多为热毒所致，在外，热逼营血，热甚化毒，变生疮疡；在内，烁伤肾精，精气一虚，正气更虚，抗御外邪的能力减弱，更使病情危重。

以往认为肾小球肾炎处于慢性肾功能衰竭阶段，过分强调限制钠盐的摄入，结果反而进一步降低了肾小球的滤过率，从而加重尿毒症。同时，患者又因食少乏味、恶心、呕吐等，使肾功能变得更加衰竭。所以适当补充钠盐，防止钠盐的丢失，常能阻断这种恶性循环，从而挽救患者的生命。

由于尿液中蛋白的长期大量丢失，患者往往普遍反映脚酸腿软，头晕眼花，下肢乃至周身出现低浆蛋白性水肿，此时应适当补充蛋白，仔鸡汤、乌鱼汤等也可适当食之。

附4　狼疮性脑病

红斑狼疮出现的精神症状，在病理上的主要改变是脑血管壁的增生、肿胀、破坏和细胞浸润，以及弥漫性微小栓塞，故而称为狼疮性脑病。1875 年 Kcposi 最初注意到本病的神经精神症状；1971 年 Eeffs 等观察 150 例患者，发现其中 59% 中枢神经系统受累，并认为是常见的致死原因之一，仅次于肾脏损害。

【辨证施治】

鉴于本病的临床经过多与中医学所论的癫、狂、痫以及温病学说中温邪逆传心包等证相接近，按其演变和轻重缓急，大致归纳为以下证型。

1. 火扰心包证　面红目赤，壮热不退，兴奋多语，手足好动，情绪容易激动，夜难入睡，大便秘结，小便短赤。舌质红，苔少，脉沉细或沉实。（相当于初期阶段）治宜清心降火，醒脑护神。方选清心汤加减。防风、连翘（带心）、炒山栀、桔梗、生白芍各 10g，大黄 6～12g（另煎），芒硝 6g（冲下），炒黄连、川芎各 4.5g，生地 10～15g，琥珀 9g（冲下），朱砂拌灯心草 3 扎。

2. 痰蒙心窍证　发热，体温时高时低，突然昏迷不语，时有癫痫样发作，或者抽搐，进而偏瘫，或痴呆，或者肢体僵直状如木乃伊，或者连续或间断地做多种多样的奇怪动作。舌质红绛，苔黄腻或黄厚腻，脉滑数。（相当于中期、终末期阶段）治宜涤痰开窍，清心醒脑。方选清心温胆汤加减。姜半夏、陈皮、白术、生白芍、胆南星、姜汁炒竹茹各 10g，麸炒枳实，姜制黄连各 6～10g，当归、川芎、远志、石菖蒲各 6g，茯苓 12g，麦冬 10～15g。

3. 虚风内动证　手足蠕动，甚则全身性瘛疭，时有不自主的心悸或怔忡，心神不安，精神疲倦，周身乏力。舌质绛，苔少或镜面舌，脉虚细，甚至重按欲绝之兆（相当于终末期阶段）。治宜滋阴固脱，潜阳息风。方选大定风珠加减。生白芍、干地黄、麦冬（连心）各 18g，阿胶 10g，生龟甲、生牡蛎、炙甘草、生鳖甲各 12g，麻仁、五味子各 6g，鸡子黄 2 枚。

4. 肝郁气滞证 平素情志抑郁，沉默少言，疑虑重重，食少，睡眠不安，惊悸多梦，头痛，时轻时重，并有妄想、幻听、幻觉等症。舌质红，少苔，脉弦细。（相当于缓解期，处于调理阶段）治宜疏肝解郁，清心泻火。方选逍遥散加减。醋柴胡、郁金、远志、川芎、琥珀（冲下）各6g，当归、生白芍、白术、陈皮、甘草各10g，茯神12g，生谷芽15g。

附 5　狼疮性肝炎

狼疮性肝炎又名类狼疮性肝炎，这个病名是在1956年由Mackay首先提出的。他认为：凡具有狼疮细胞现象的活动性慢性肝炎，并有轻微的系统性红斑狼疮的临床表现，即可称为本病。1962年Burner进一步对本病提出了四大诊断条件：血清中有大量丙种球蛋白；肝内有大量淋巴细胞和浆细胞浸润；同时有几种疾病存在，但可以肯定一种为自身免疫病，另一种病与免疫有关；用激素及抗代谢药物治疗，常能获得一定的疗效。

【辨证施治】

1. 湿热内结证 低热缠绵不退，胁肋胀痛，头重身困，脘腹胀满不适，食少乏味，或见恶心、呕吐，皮肤黄染状如鲜橘，小便短赤，色泽如浓茶。舌质红，苔黄腻，脉濡缓。治宜清热利湿，活血解毒。方选茵陈蒿汤加味。茵陈、赤小豆各15～30g，炒山栀、大黄、大青叶各6～10g，茯苓、败酱草各10～15g，猪苓10g，黄柏6g。

2. 肝肾阴虚证 胁肋隐痛，痛势悠悠不休，口干苦，心烦乱，头晕目眩，烦热，闭经，重者还会出现吐血、便血等症。舌质红、苔少，脉细数或虚弱。治宜疏肝理气，养阴滋肾。方选一贯煎加减。北沙参15g，麦冬、沙苑子、炒白芍各12g，生地、枸杞子各10～24g，川楝子、合欢花各10g，玫瑰花、生大黄（后下）各6g，焦山栀6～10g。

附 6　狼疮性脂膜炎

系统性红斑狼疮病变受累的范围，除多脏器外，还可以累及真皮深层和皮下脂肪，使之发生深在性炎症或肉芽肿炎症，临床上将这种皮下肿块或结节称为狼疮性脂膜炎，或称为深在性红斑狼疮。1896年由Kaposi首次报道，其后在国内外陆续有零星报道，据统计本病的发生率为2.4%～2.6%，说明并非特别少见。

【辨证施治】

1. 气滞血瘀证　通常在皮下可以扪及大小不等的结块，小如蚕豆，大如樱桃，乃至更大一些，偶尔有数个结块融合的趋势，肤色正常或者暗红，时有压痛，肢端或许是青紫冰冷。舌质淡红或微有瘀点，苔薄黄，脉沉细。治宜理气活血，通络散结。方选桃红四物汤加减。桃仁、红花、炙地龙、青皮、川牛膝、酒大黄各6g，苏木、制香附各6～10g，当归、赤芍各10g，泽兰10～15g，丹参12～15g，生地10～12g。

2. 气虚痰凝证　皮下结块，数个融合一处，肤色正常，略有压痛，伴有体倦乏力，头晕，轻微咳嗽。舌质淡红胖嫩有齿痕，苔白微腻，脉虚细重按无力。治宜健脾益气，化痰散结。方选健脾温中丸加减。党参、僵蚕、土贝母、茯苓各12g，土炒白术、姜半夏、当归身、制附片、橘红各10g，炮姜6g。

附7　药物诱发性红斑狼疮

自1945年Hoffman首次报道1例因服磺胺嘧啶后诱发红斑狼疮以来，本病逐渐引起普遍关注。现在认识到，在药物诱发红斑狼疮中有两大类药物：一类是常见的药物，它们诱发红斑狼疮常与其剂量有关；另一类是少见药物，通过过敏性反应而诱发。最近，从免疫学的角度发现，药物诱发性红斑狼疮只发生在特殊素质的个体中，虽然出现抗核蛋白抗体和抗变性DNA抗体，但即使含量很高，患者也能耐受，不产生免疫复合物的沉着，这一点与真正的红斑狼疮不同。药物诱发性红斑狼疮有两种可能：其一是机体对某些诱发药物影响核抗原，使之成为自身抗原；其二是这些药物影响抗体的形成和免疫活性细胞，使抗体核蛋白抗原的自身识别能力发生改变。

【辨证施治】

（一）内治法

1. 毒斥营血证　面颊见弥漫性蝶形红斑，发热，间或高热，关节疼痛，偶有红肿，心慌，烦躁，胸痛，咳嗽，疲乏，食少，面色萎黄，偶有便血、吐衄等。舌质深红，苔少，脉细数。治宜清营凉血，透热解毒。方选清热地黄汤加减。水牛角30g，生地炭15～30g，生白芍、炒丹皮、紫草、玄参、甘草各10g，红花、五味子各6g，朱拌麦冬10～12g，山药15g，绿豆壳30g。

2. 阴阳两虚证　头昏，心慌，失眠，周身困倦乏力，或者四肢关节、肌肉酸痛，食少或无味。舌质淡红略有裂纹，苔薄少，脉细弱无力。治宜滋阴扶阳，平补扶正。

方选干地黄丸加减。干地黄、熟地黄、柏子仁、川续断、茯神各 12g，上肉桂、五味子各 6g，怀牛膝、山萸肉、酸枣仁、白术、炙甘草各 10g，山药 15g。

（二）外治法

1.灌肠法 生大黄 12g，熟附片 10g，牡蛎 30g，加水 500～800mL，小火煎至 200mL，每日晚上保留灌肠。适用于尿毒症早期，可加速体内血液中非蛋白氮的排泄。

2.狼疮性脂膜炎 未溃时，选用冲和膏外敷，或用丁桂散掺在阳和解凝膏中，外贴患处；已溃若见淡黄如棉絮状分泌物，外掺九一丹，或五五丹，外盖生肌玉红膏，日 1 次；若见新肉红活，改用生肌散，或冰石散，外盖黄连膏，直至收功。

（三）针灸疗法

毫针法 ①辨证取穴：热毒炽盛证取大椎、委中、陷谷、太陵、阳陵泉、肾俞、太溪、三阴交；阴血亏虚证取曲池、合谷、迎香、风池、劳宫、涌泉、膈俞、肝俞、肾俞、太冲、三阴交；阳气虚衰证取百会、曲池、合谷、足三里、命门、商丘、脾俞、肾俞、关元、天枢、中脘；气滞血瘀证取膻中、气海、合谷、太冲、章门、内关、印堂、肝俞、膀胱俞、血海、三阴交、背部俞穴的阳性结节。方法：施平补平泻法，针刺得气后留针 30 分钟，日 1 次。②经验取穴：甲组取风池，间使，华佗夹脊之胸 3、胸 7、胸 11，足三里；乙组取大椎，合谷，华佗夹脊之胸 5、胸 9、腰 1，复溜。方法：两组交替应用，施平补平泻法，2 日 1 次。

（四）其他疗法

1.耳针法 主穴：面颊、外鼻、肺、肾、阳性点；配穴：失眠加心、神门，纳呆加脾、胃，月经不调加内分泌。方法：每次取主穴 3～4 穴，配穴 1～2 穴，针后留针 30 分钟，其间行针 3～5 次，2 日 1 次。

2.耳压法 主穴：肝、肾、肺、内分泌、皮质下、交感、神门、面颊；配穴：体质虚弱加脾、胃。方法：两耳交替选穴，每穴采用王不留行 1 粒，胶布固定，并嘱每天按压 3～5 次，每次持续 1 分钟，2 日 1 次。

3.穴位注射法 热毒炽盛证取委中、太溪；阴血亏虚证取肝俞、膈俞，阳气虚衰证取脾俞、中脘；气滞血瘀证取肝俞、血海。方法：按证候分别用三黄注射液、生脉注射液、维生素 B_{12} 或三磷酸腺苷注射液、丹参注射液，针刺得气后，施雀啄术提插促使针感强烈后，每穴推注药液 0.3～0.5mL，2 日 1 次。

4.其他 人中、风池、风府、丰隆。方法：施泻法，针刺得气后留针 15 分钟，与此同时，对十宣穴点刺出血，日 1 次。适用于红斑狼疮脑病的昏迷期，待神志清醒后再对症治疗。

【偏方荟萃】

1. 首乌地黄汤　制首乌、刺蒺藜、熟地、山萸肉、丹皮、泽泻、茯苓、丹参、紫草、地骨皮、秦艽、夏枯草、白鲜皮、炒枣仁、钩藤、豨莶草，煎服。适用于活动期。

2. 二参地黄汤　沙参、丹参、地黄、泽泻、茯苓、山药、山萸肉、女贞子、旱莲草、枸杞子、菊花、酸枣仁、牛膝、补骨脂、川断、菟丝子、桑椹子、钩藤、豨莶草，煎服。适用于缓解期，善后调理。

3. 生脉二至黄芪汤　黄芪、太子参（或北沙参）、麦冬、五味子、女贞子、旱莲草、生地、丹参、甘草，煎服。

4. 抗狼疮灵胶囊　金银花、连翘、丹参各 15g，防风、桃仁、红花各 10g，研细末，装入 0.5g 胶囊内，早晚各服 5 粒。适用于病情缓解期。

5. 三蛇糖浆　蛇六谷、蛇舌草、蛇莓，内服。

6. 雷公藤糖浆　雷公藤，每毫升含生药 1g，日 3 次，每次 10～15mL；或用雷公藤提取物（T 甲）片，日 2～3 次，每次 20mg。内服。

7. 昆明山海棠片剂　昆明山海棠，每片 50mg，日 3 次，每次 2～4 片；或用昆明山海棠取根块切薄片 200g，泡入 1000g 酒中，浸泡 1 周后备用，日 3 次，每次 5～20mL 冲服。

8. 顾伯华经验方　黄芪、党参、白术、猪苓、仙灵脾、锁阳、菟丝子、桂枝、熟附片、泽泻、车前子，煎服。尿蛋白多时加大蓟根、薏苡根、金樱子；尿素氮高加六月雪、插插扦、土茯苓。适用于狼疮性肾炎、肾病综合征。

9. 健脾益肾汤　黄芪、党参、茯苓、白术、桃仁、益母草、泽兰、丹参、青皮、蒲黄、金樱子、酒大黄，煎服。适用于狼疮性肾炎、肾病综合征。

10. 壮阳方　党参、黄芪、仙茅、淫羊藿、补骨脂、胡芦巴、菟丝子、锁阳、苍术、肉桂末（另吞），煎服。如非蛋白氮高加生大黄；水肿明显加六月雪。适用于狼疮性肾炎、肾病综合征。

11. 锦红方　大黄、红花、赤芍、荠菜花、秦艽、黄精、白芍、党参、生甘草，煎服。适用于狼疮性肾炎、肾病综合征。

12. 醒脑静注射液　麝香、冰片、黄连、栀子、郁金、黄芩，制成注射液、肌注或静脉推注，每次 2～4mL。适用于高热、抽搐和昏迷阶段。

13. 山楂丸　山楂洗净，研末，炼蜜为丸，日 2～3 次，每次 6～10g。适用于狼疮性肝炎所伴见食少和轻度腹水等症。长期坚持服用，既可活血保肝，又可防止脂肪肝的发生。

14. 中成药名方　如龟龄集、还少丹、三才封髓丹等，适用于老年性红斑狼疮的缓解期。又如紫雪丹、安宫牛黄丸、至宝丹等适用高热、抽搐、昏迷阶段及其狼疮性脑病。还有小金丹、大黄蟅虫丸、散结灵等，适用于狼疮性脂膜炎。

【调摄护理】

1. 避晒阳光　外出时应戴宽边草帽或者撑伞，穿长袖上衣和长裤，必要时还可酌情外涂遮光剂，如 5% 二氧化钛霜等。忌用含有光敏类的中、西药物。

2. 避免受凉　久病体虚，卫外阳气虚弱更为明显，因而容易外感六淫。特别是在肾脏、心脏和肺脏受到损害的阶段，尤要慎避风寒；在发病率高的春夏之际，尽量少去人群集中的公共场所，如商场、剧院等。

3. 避免过劳　鉴于本病患者免疫功能低下，即使在康复阶段，仍要避免过分劳作，诸如饮食不可过饱、克制房事、户外活动时间不要过长等。

4. 力戒嗔怒　《灵枢·百病始生》说："喜怒不节则伤脏。"临床中暴喜暴怒而猝死的事例并不少见。情志思维活动的偏激，往往导致内伤五脏，尤以肝损更为突出。长此以往，就会出现"脾胃病，五乱并作"的现象，因此，要告诫患者胸怀豁达，乐观向上，这是十分重要的一环。

5. 注重食疗　《素问·脏气法时论》说："五谷为养、五果为助，五畜为益，五菜为充，气味合而服之，以补精益气。"大凡病情处于活动期，应以软食、水分多的食物为佳，如鲜豆浆、山药糊、二元汤（红枣、桂圆、莲子）等，少吃多餐；病情缓解，体质仍然虚弱，应以软食、烂饭、稀粥和面条为主食，酌情吃些瘦肉末、鲜鸡蛋、鲜鱼汤、新鲜菜、鲜果等。在脾胃功能尚未完全恢复前，应忌食辛辣和不易消化的饮食，以防止伤食或"食复"。

6. 合理用药　病情变化多端，用药切忌繁杂。首先要从理论上了解药物效应的机制，如糖皮质激素是广泛用于本病的主药之一，其机制是该药对激素受体的组织和器官，如肝、脑、肌肉、淋巴组织、胸腺等起直接或间接作用。有研究证明，已进入核内的受体，可以回到胞浆内再被利用，即激素必须与靶细胞受体结合方能发挥效应。但是，长期而大量应用激素，常可引起骨质疏松、血管脆性增加等副作用。此外，对紫外线吸收较多的伞形科中草药，如白芷、前胡等，还有含有汞成分的中成药，最好少用或者不用，尤其是肾病阶段更应慎用。

7. 计划生育　患者以育龄期的妇女占多数，因此，晚婚和计划生育显得非常重要。一般来讲，肾功能健全，或心脏损害轻微时，可以在有经验医师的指导下生儿育女，否则，应该劝其不要担负妊娠重任，更不要多次妊娠或人工流产。

8. 适当锻炼　病情处于活动期阶段，必须卧床安静休息，积极配合治疗；若体温正常，能下床活动，就应因地制宜地进行保健强身的锻炼，药物与锻炼有机结合，如按摩涌泉、足三里、内关、肾俞、神门等，取其健脾益肾、强心安神的作用。进行吐纳练功，寅时面向南，净神不乱思，闭气不息 7 遍，以引颈咽气顺之，如咽吞硬物，如此 7 遍后，饵舌下津液涌出而咽之。只要细心而认真思考，就可领会这种导引吐纳的真谛。

【预后判析】

本病年龄越小，预后较差；男性患者较女性患者的预后要差；妊娠对本病十分不利；病程晚期若出现脑神经症状，预后多凶险；若合并肾炎则有可能演变成慢性肾功能衰竭，治疗不及时或不得法亦是致死原因之一，应予以高度重视。

【医案精选】

案1：系统性红斑狼疮

杨某，女，36 岁，1975 年 8 月 15 日初诊。晒阳光后，病情较剧或骤发。某市诊断为系统性红斑狼疮。发热，体温常在 38℃左右，烦躁，坐卧不安，关节疼痛，唇红目赤，口渴，喜冷饮，小便短赤。脉弦数，舌质红，苔黄燥。治则：清营养阴，活络解毒。处方：水牛角 15g（研末冲服），生地 60g，丹皮 9g，紫草 60g，蜈蚣 2 条，白花蛇 9g，玄参 9g，川贝母 9g，板蓝根 24g，地鳖虫 9g，炒蒲黄 9g，肥知母 9g，生牛蒡 24g，西瓜翠衣 60g。

服上方 2 周后，病情好转，体温降至 36.8℃，能吃稀饭，并排出大量酱色大便。但关节仍痛，颧部仍有红斑狼疮溃疡。前方去水牛角、肥知母、西瓜翠衣，生地易为 30g，加沙参 24g，鸡内金 9g，琥珀末 6g（冲服或布包煎）。

又服方 3 周，病情显著好转，体温正常，饮食渐增，精神好转，上方去生地，加石斛 12g，玉竹 9g。

患者又服药 2 个月后，诸症悉愈，自动停药，经复查病已基本痊愈。（王渭川《红斑狼疮的中医治疗》）

案2：狼疮性肾炎

宋某，女，32 岁，1972 年 9 月 7 日院外会诊。患者于 1965 年 2 月顺产一男婴，产后 10 天自觉手指关节痛，以后周身关节痛。5 月份开始腹泻，伴有肝区痛，当时检查肝功：转氨酶 200U，麝香草酚浊度试验 20U，经保肝等治疗无效，1966 年开始经常低热，于 1967 年面部出现蝴蝶斑，经激素治疗后缓解。1968 年开始发热不退，T 持续在 38℃左右，手指末梢关节疼，血中查到 LE 细胞，经大量激素治疗后缓解。于 1971 年 2 月因再次妊娠，病情加重，人工流产后，经治疗缓解。于 1972 年 1 月开始腰疼，全身浮肿，并出现腹水，诊断为系统性红斑狼疮合并尿毒症，后住某医院治疗。

血沉70mm/h；尿蛋白（+++），红细胞20～25个/高倍镜，白细胞0～3个/高倍镜，二氧化碳结合力34.4Vol%，血中非蛋白氮59mg%，胆固醇490mg%。周身水肿，腹围98cm，血压200/150mmHg，血中发现大量红斑狼疮细胞，诊断为"系统性红斑狼疮""肾炎""肾变期"。经大量激素、消炎痛、环磷酰胺等药治疗。脉象沉弦细稍数，舌质稍红，苔薄白。辨证：肾阴亏损，脾肾两虚。立法：滋阴益肾，健脾利水，佐以解毒。药用：白人参6g，茯苓12g，枸杞子12g，生薏苡仁30g，生黄芪30g，车前子15g（包），白术12g，抽葫芦10g，乌梢蛇6g，秦艽10g，漏芦12g，仙人头10g。

9月20日：上方服10剂后，病情有所好转，按前法加减。药用：秦艽15g，乌梢蛇6g，漏芦10g，川连6g，鸡血藤30g，首乌藤30g，红人参6g，黄芪30g，楮实子10g，枸杞子10g，车前子30g（包），泽泻30g。

10月3日：上方又服10剂，水肿大消，病有所好转，再按前方加减。药用：乌梢蛇6g，秦艽15g，漏芦10g，川连10g，黄芪30g，白人参6g，佛手参10g，党参15g，黄精15g，冬虫草10g，鹿含草6g，厚朴6g，蔻仁3g。

10月15日：上方又服10剂，仍按前几方加减，使用过沙苑子、菟丝子、山萸肉、补骨脂、党参、紫河车、芍药。总共服中药112剂，病情缓解。血压140/90mmHg，尿蛋白（+），红细胞0～1，白细胞0～2，非蛋白氮35mg%，二氧化碳结合力40.5Vol%，胆固醇225mg%，血沉35mm/h，血红蛋白10.5g，血小板$150×10^9$/L，白细胞$7.5×10^9$/L。激素仅用维持量，门诊观察。1974年3月继续通信治疗，病情稳定。（《赵炳南临床经验集》）

案3：狼疮性脂膜炎

夏某，女，35岁。患系统性红斑狼疮达5年之久。就诊检查：右大腿结块，微红且硬，疮面溃烂，少许稀薄样脓性分泌物渗出等。辨证：脾气虚弱，痰湿互结，阻滞经络而结块不化。治宜扶脾化痰，散结通络法。药用：陈皮12g，僵蚕12g，浙贝母10g，金银花15g，连翘12g，制香附10g，党参10g，茯苓10g，黄芪10g，蜈蚣1条，川牛膝10g，橘络6g。局部用黄连膏贴在溃烂上，四周用紫金锭醋溶调糊外涂，日2次。按方治疗2周，疮面肉芽组织新鲜红活，分泌物甚少，结块范围甚小。予上方酌增清托之品。药用：沙参15g，麦冬12g，五味子6g，黄芪12g，干地黄12g，浙贝母12g，茯苓12g，金银花15g，党参10g，连翘10g，蜈蚣1条，甘草10g。局部疮面改用玉红膏，四周仍用紫金锭外涂，日2次。上方加减又治疗1个月，疮面见敛，结块完全消退，残留皮肤萎缩和凹陷。[《中医杂志》，1988（12）：36]

【名论摘要】

《名医特色经验精华》

丁济南：从痹论治，着手于风、湿、寒三邪的祛除为本，而痹证迁延日久，内舍于五脏，终成"五脏痹"。总的治则是祛风温阳，散寒除湿。主方：川桂枝3g，玄参12g，制川乌、草乌各9g，淫羊藿12g，伸筋草15g，炒荆芥9g，炒防风9g，生甘草3g。风痹损及肾脏加用生黄芪12g，生白术12g，茯苓12g，生薏苡仁12g，黑料豆18g。尿蛋白高加煅龙骨12g，煅牡蛎12g；血氮高加宣木瓜12g，牛膝12g；腹水加腹水草3g，大腹皮15g。风痹损及肝脏加黄芩12g；腹胀加茯苓12g，生麦芽18g。风痹损脾加生药乌15g，桑椹子15g，炒萎皮9g；大便溏薄加怀山药12g，焦六曲9g。风痹损及心脑：心悸加制附子6g，水炙远志3g；神志欠清加水炙远志3g，石菖蒲12g；癫痫抽搐加蜣螂虫（去头足）4.5g；脑神经症状除用开窍药外，再加连翘12g，知母9g。风痹损及肺加北沙参15g，丝瓜络9g；咳嗽加清炙枇杷叶9g，炙百部12g。风痹损及血脉络道：雷诺症加泽兰9g，丹参9g，王不留行12g，地鳖虫9g；面上红斑加丹皮9g；关节酸痛加西秦艽12g，晚蚕沙12g（包），桑枝12g，延胡索12g。

张镜人：治标重在清热解毒，祛瘀通络，宜选升麻、丹皮、赤芍、茅莓根、土茯苓、野葡萄藤、白花蛇舌草、鬼箭羽、紫草等。肌肉酸痛可配川草薢、鸡屎藤；骨或关节畸形可配合菝葜。治本重在益气护阴，调肝补肾，可选用孩儿参、黄芪、生地、鳖甲、山药、南沙参、女贞子、旱莲草、川断、牛膝等。标本结合，虚实兼顾，庶几缓缓图功。

陈泽霖：我常用补益肾阴兼有凉血作用之生地，可用90～120g，配合山药15g，甘草9g以减少其引起腹泻的副作用，再加丹参30g，益母草30g，桃仁9g，红花9g以助活血化瘀，对红斑狼疮具有低热、关节痛、皮疹者有较好的疗效。必要时还可配合昆明山海棠、雷公藤片以提高疗效。

【经验与体会】

鉴于本病临床症状错综复杂，虚实互见，寒热兼有。因此，在治疗中可以采用下述方法，作为治疗的基本依据。

总的原则：急性期以西药为主，中药为辅；缓解期以中药为主，西药为辅。具体而言，在急性阶段，主要症状有高热、关节痛、面部蝶形红斑、脉数等。本着"火为元气之贼"的道理，拟用甘寒清凉之药如生石膏、知母、大青叶、玄参、竹叶等。若长期低热不退，则应滋补培本。临床体会是在吸收古人脏腑用药宝贵经验的基础上，分别予以增减，如心热用水牛角、牛黄、绿豆衣；肺热用桑白皮、地骨皮；脾热用黄芩、黄连；肝热用龙胆草、栀子；肾热用知母、玄参；骨蒸用鳖甲、胡黄连；血热用生地、水牛角。缓解期在热型控制后出现多种证候可依据五脏主证分别论治：心虚为主，治宜养心安神，选用三子养亲汤加减；肺虚为主，治宜养肺保阴，选用百合固金汤加减；脾虚为主，治宜益气健脾，选用小建中汤加减；肝虚为主，治宜养血柔肝，选用一贯煎加减；肾阴虚为主，治宜甘润壮水，选用河车大选丸或麦味地黄丸加减；肾阳虚为主，治宜补肾助阳，选用拯阳理劳汤加减；阴阳两虚为主，治宜阴阳双补，选用还少丹加减。高热不退，热陷心包，选用安宫牛黄丸治之。

皮痹（硬皮病）

【病名释义】

皮痹病名出自《素问·痹论》。中医文献论痹颇多，结合硬皮病的主要证候来看，本病近似"虚劳"的范畴，《金匮要略》在病因和脉象方面，提出筋骨脆弱、腠理不固的人，抗病力薄弱，稍为劳作，更易阳气虚亏，即使是微风之邪，也足以引起疾病的发生，脉象微涩，或者阴阳俱微。《症因脉治》对本病在脏腑上的证候有了进一步的描述："邪在肺，烦满喘呕，逆气上冲，右肋刺痛；邪在心，脉闭不通，心下鼓暴，嗌干善噫，心下痛；邪在肾，腰痛，小便时时变色；邪在脾，四肢怠惰，大便时泻，不能饮食；邪在肠，气窒小腹，中气喘争，时发飧泄；邪在胃，食入即痛，不得下咽，或时作呕。"上述脉症基本上符合系统性硬皮病的临床表现，因此，有的学者认为本病还可纳入五脏之痹、肠痹、胞痹等范畴。

【病因病机】

《景岳全书》说："痹者，闭也。以血气为邪所闭，不得通行而病也。"分析其病位主要在肺、脾、肾三脏。肺主气属卫，合皮毛而润泽肌肤，肺气虚损则气短乏力，毛肤失其柔润故皮肤甲错、硬化；脾主肌肉，为生化之源，五脏六腑，四肢百骸皆赖以养，脾气虚亏，运化无力，气血衰少，故腹胀、便溏、畏寒；肾主骨藏精，只宜固藏，不宜泄露，久病失养，必致耗伤精气，表现为脉象沉细弱、舌质淡白等。

1. 六淫侵袭　六淫之中，主要致病因素是风、寒、湿三邪，杂侵肤表，阻滞经络，导致痞塞不通，故《圣济总录》说："感于三气则为皮痹。"

2. 脾肾阳虚　大凡阳虚则卫外不固，肤腠不密，风寒湿邪，乘隙外侵，既有营血不足，气血凝滞的一面，又有经络阻隔，经气不宣，痞塞不通，故而出现虚实夹杂的症状。

3.寒凝经络　寒为阴邪，外袭肤腠，痹阻经络，气血难以温煦于外；或由经络深入，内传脏腑，以致脏腑不和，肝失条达，肺气不宣，脾失健运，气血凝滞而成本病。

4.气血两虚　久病必虚，常以气血两虚居多，体虚之人易招外邪侵袭，导致经络、肤腠、血脉之间营血失和。

【诊鉴要点】

（一）诊断要点

患者女性多于男性，年龄最小者仅 10 个月，最大可达 80 岁，其中以 20～50 岁为多。临床上分两型，一是局限性，二是系统性。前者病变限于皮肤，一般无内脏受累；后者除皮肤病变外，还会损伤内脏。

1.局限性硬皮病　又称皮肤性硬皮病，主要包括硬斑病、点状硬皮病、泛发性硬皮病、线性硬皮病。①硬斑病：易发于躯干、四肢、乳房和颜面部，始为淡红色浮肿状稍硬的红斑，继而厚而硬的蜡黄色斑片，范围大小不一，形态有圆形或椭圆形。②点状硬皮病：易发生在前胸、颈、肩等，皮疹呈点状垩白色斑点。③泛发性硬皮病：主要发生在胸乳部，其次是腹部和上肢，初期先发一块边缘呈淡紫红色，中央有象牙白色的硬化斑，逐渐扩大，约 40% 有关节痛，尤以手指、腕、肘、膝更为常见。④线状硬皮病：又称带状硬皮病，皮损呈狭窄的线状分布，主要在胸腹部、臀部和四肢；额前损害多数在额部中央稍外侧，凹陷脱毛，合并偏侧萎缩。

2.系统性硬皮病　主要包括肢端硬化病、弥漫性硬皮病两类。①肢端硬化病。病前手指苍白发凉，继成指端硬化，手指变细，呈半曲状，严重时还会发生指端坏死与指甲改变。②弥漫性硬皮病。皮肤变化：先侵手和面部，进而发展至上胸、腹部。早期呈浮肿状，皮肤变硬不易捏起，皮纹消失、平滑；晚期皮肤变薄、萎缩、色素沉着。鼻尖变尖小，眼裂变小，口唇变薄，口张受限，面部缺乏表情。手指（趾）变化：指（趾）端硬化变细，伸直困难，呈半屈曲状，萎缩的指端指甲肥厚、弯曲、细短，指甲裂根，指端坏死等。消化道病变：约 75% 受累，食管受侵可发生吞咽困难、堵塞和食道逆流；小肠和结肠吸收障碍，如腹部膨满、腹痛、嗳气、呕吐，腹泻与便秘交替出现。肺部病变：约 40% 受累，如呼吸困难、胸痛、咳嗽、咯血等。心脏病变：心律不齐，心肌受损，心包积液等，心电图检查常不正常。肾脏受累：临床表现很少，但肾脏病理改变并不少见，典型的肾病是急性肾功能衰竭等。骨与关节变化：关节病变多为多关节痛、多关节炎和假关节炎等。此外，肌无力和多发性肌痛也不少见。神经系统病变：可累及周围神经、脊神经和大脑等，表现为多神经炎、神经根炎、脑膜脑炎、脑血管硬化及脑出血。

附：日本厚生省特定疾病研究班关于系统性硬皮病诊断标准，详见表 14-8。

表 14-8　日本厚生省特定疾病研究班系统性硬皮病诊断标准

1. 主要症状
　（1）皮肤症状：初期，手背、上睑发生原因不明的水肿和皮肤对称性慢性硬化；晚期，皮肤硬化和手指屈曲性挛缩
　（2）四肢症状：肢端动脉挛缩现象；指、趾端溃疡和瘢痕形成
　（3）关节症状：多发性关节痛或关节炎
　（4）胸部症状：肺纤维化
　（5）消化道症状：食道一段扩张和收缩功能低下
2. 病理所见
　（1）前臂伸侧皮肤活组织检查：显示本病特有的胶原纤维肿胀和纤维化
　（2）血管壁显示上述类似的变化

诊断标准说明：

1. 疑诊：①主症第 1 项皮肤症状者；②除主症第 1 项皮肤症状；③除主症第 1 项皮肤症状以外，其余 4 项中有 2 项，并能除外其他胶原性疾病。

2. 确诊：①疑诊中具有病理所见之 1 或之 2；②主症 3 项以上者。

3. 参考事项：①女性；②不规则发热；③舌系带显著缩短；④弥漫性色素沉着；⑤面、颈和手掌呈斑纹状多发性毛细血管扩张；⑥血沉加速，丙球蛋白增多，血清华氏、类风湿因子、抗核抗体阳性，指骨末端骨吸收或软组织钙化。

（二）鉴别诊断

1. 四肢逆冷（肢端动脉痉挛症）　指（趾）端青紫、冰冷，遇热缓解，无皮肤硬化和内脏病变。

2. 冷流肿（成人硬肿病）　皮损多从颈项开始，肿胀僵硬，局部无萎缩、无色沉，并有自愈之倾向。

3. 肌痹（皮肌炎）　见肌痹一病。

【辨证施治】

（一）内治法

1. 风湿外袭证　四肢或胸前皮肤发现片状或条状皮损，摸之坚硬如软骨，蜡样光滑，手捏不起，痛痒不显。舌质淡红，苔薄白，脉浮数。治宜祛风除湿，通络和血。方选蠲痹汤加减。酒当归、炒白芍、炙黄芪、羌活各 10g，海风藤、桑枝各 12g，地骨皮、红花、广木香、川芎、防风、细辛各 6g。

2. 肾阳不足证　周身皮肤板硬，手足尤甚，面少表情，鼻尖耳薄，眼睑不合，口唇缩小，舌短难伸。伴有畏寒肢冷，面色㿠白，便溏溺清，腰酸膝软，女性月经不调，男子滑精、阳痿。舌质淡红，舌体胖嫩，苔薄白，脉沉细无力。治宜温补肾阳，固卫

和营。方选右归饮加减。熟地黄、山茱萸、制附块、黄芪各 10g，当归、白术、鸡血藤、伸筋草各 12g，桂枝、仙茅、巴戟天、青皮各 6g。

3.寒邪外袭证 肢端皮肤发硬，肤色黯褐，指（趾）端青紫，口唇色沉，逢寒尤重。伴有关节疼痛，肤表少汗，毛发脱落。舌质淡红，苔薄白，脉弦紧。治宜温经散寒，调和营卫。方选阳和汤加减。麻黄、桂枝、赤芍各 6g，熟地黄、鹿角胶、黄芪、羌活、独活各 10g，丹参、鸡血藤各 15g，炮姜、甘草、炒白芥子各 4.5g。

4.血瘀经脉证 四肢皮肤板硬，麻木不仁，肢端冷紫，骨节肿痛。伴有面色黯晦，口干不欲饮，月经不调。舌质瘀斑或紫黯，脉细涩。治宜益气活血，通络蠲痹。方选活络效灵丹加减。丹参 30g，当归、鸡血藤、鬼箭羽各 15g，黄芪、制乳香、制没药、党参各 10g，广木香、青皮、赤芍、甲珠各 6g。

5.久痹及肺证 皮痹迁延日久不愈，复感风寒，邪传于肺，轻者咳嗽，痰多稀白，形寒畏冷；重则喘咳痰鸣，胸闷短气。舌质淡红，苔白；脉紧。治宜温肺化痰。方选小青龙汤加减。炙麻黄、细辛、干姜、五味子各 4.5g，姜半夏、茯苓、炒白芍、前胡、陈皮各 10g，苏子、炙甘草各 6g。

6.胸阳不振证 四肢及至周身皮肤顽痹发硬，伴有心悸短气，心胸满闷，阳气不达肢端则肢端冷紫。舌质暗红，苔白，脉微细。治宜宣痹通阳，益气活络。方选生脉散加味。高丽参 10g（另煎兑入），麦冬、茯神、炙甘草、当归各 12g，五味子、红花、郁金、瓜蒌、薤白、苏梗、丹参各 6g。

7.肺脾两虚证 周身皮肤痹硬，或者皮肤干枯、萎缩，伴有面色萎黄，倦怠乏力，纳食不振，进食困难，胃脘满闷，腹胀便溏。舌质淡红，苔白，脉濡弱。治宜甘温扶脾，培土生金。方选参苓白术散加减。高丽参 10g（另煎兑入），炒白术、茯苓、陈皮、炒扁豆各 12g，丹参、山药各 30g，炙甘草、砂仁（后下）、鸡内金、玫瑰花、干姜各 6g。

加减法：心慌气短加红参、冬虫夏草；心悸气闷加服冠心苏合丸、宽胸丸、丹七片；肢端青冷加红藤、姜黄、桑枝、桂枝；食少、呕吐、吞咽困难加刀豆子、竹茹、代赭石；皮肤浮肿加粉萆薢、苍术皮、冬瓜皮、白扁豆皮；皮肤硬化加三棱、莪术、桃仁；皮肤萎缩加龟胶、鹿角胶；骨节疼痛加威灵仙、海风藤、络石藤、老鹳草、乌梢蛇、秦艽；肢冷畏寒，腰酸腿软加干姜、九香虫、制川乌、制草乌；指端疼痛，溃烂不收加制乳香、制没药、血竭；脾胃虚寒加肉豆蔻、干姜；腹胀便溏加广木香、厚朴、陈皮；腰酸遗精阳痿加巴戟天、淫羊藿、仙茅、肉苁蓉；月经不调加益母草、泽兰、紫石英；气虚乏力加太子参；食欲不振加鸡内金、山楂、谷芽、麦芽；尿中蛋白加玉米须、大蓟、小蓟、土茯苓。

（二）外治法

选用透骨草30g，桂枝15g，红花10g；或用制草乌、艾叶各15g，川椒、桂枝各10g；或用黄药子250g，加水适量，煎汁，熏洗患处，然后选用红花酒，加温按摩患处，日2～3次，每次10～15分钟。此外，还可选用药膏（取桃、柳、桑、槐、榆树枝各1尺，乳香、没药、羌活、千年健、三七、鸡内金各15g，香油500mL煎开，再将上药纳入，炸至焦黄，去药渣，趁热加入黄丹250g，收膏）外贴，日1次。

（三）针灸疗法

1. 灸法　①直接灸：大椎、肾俞；命门、脾俞；气海、血海；膈俞、肺俞。以上4组穴轮流选用。方法：取艾条点燃后，在穴位施雀啄法灸之，以患者感觉到灼热能耐受为度，日1次，每次持续15～30分钟。②间接灸：阿是穴（皮损区）。方法：鲜生姜切片或隔药饼（附子、川乌、草乌、细辛、桂枝、乳香、没药各等份，研细末，加蜂蜜、葱水调成糊饼）置于阿是穴，艾炷放在姜片或药饼上，日1次，每次3～7壮。

2. 针灸合用　分三组取穴：曲池、足三里、三阴交、血海、阳池、中脘、关元；大椎、肾俞、命门、脾俞、膏肓、中脘；神阙、气海、关元、肺俞、膈俞、阳池。方法：三组轮流交替选用，行子午补法，然后隔药饼（处方同上）或生姜片灸之，每周4次，每次灸3～5壮。

（四）其他疗法

1. 灸罐　合用分四组选穴：大椎、肾俞；命门、肾俞；气海、血海；膈俞、肺俞。方法：轮流选穴，先施灸，后拔火罐，日1次。

2. 穴位注射　①辨病取穴：局限性硬皮病取肺俞（双）、肾俞（双）、曲池（患侧）、外关（患侧）；系统性硬皮病取曲池（双）、足三里（双）、血海（双）、丰隆（双）、关元、气海、中脘。方法：选用胎盘组织浆，针刺得气后，每穴缓慢推注1.5～2.0mL，2～3日1次。②经验取穴：肺俞、肾俞；方法：选用组织浆，针刺得气后，每穴缓慢推注1.5～2.0mL，2～3日1次。

3. 耳针疗法　肺、内分泌、肾上腺、肝、脾。方法：针后留针30分钟，2日1次。

4. 七星针疗法　阿是穴（皮损区）。方法：常规消毒后，轻轻敲打直至潮红或微出血，2日1次。

【偏方荟萃】

1. 党参、黄芪各15～30g，桂枝、赤芍、红花、陈皮、香附各9g，熟地、首乌、鸡血藤各30g，丹参15g，鹿角胶12g，甘草6g，煎服。

2. 软皮丸：川芎、炮姜、桂枝、丹参、桃仁、当归各等份，研末，炼蜜为丸，每丸重9g，日2次，1次1丸，口服。

3. 79-2 方：当归、川芎、红花、葛根等药物制成片剂，每片含生药 1g，日 3 次，每次 4～8 片，口服。

4. 温阳通痹汤：党参、茯苓、生黄芪、炒薏苡仁各 15g，土炒白术、淡肉苁蓉、陈皮、巴戟天各 10g，淫羊藿、丹参各 12g，山药 20g，橘络 6g，煎服。

5. 积雪苷：积雪草的提取物积雪苷片，日服 3～4 次，每次 2～4 片，口服。

6. 当归与毛冬青分别制成注射液，1～2 日，肌内注射，每次 2mL。说明：两药可单独用或合并用。

7. 丹参和丹参素：丹参注射液 8～16mL，加入低分子右旋糖酐或 10% 葡萄糖 500mL，静脉滴注，日 1 次。

8. 灵芝：采用薄盖灵芝深层发酵法培养，取其菌丝体制成注射液，日 1 次，每次 1～2 支，肌内注射。

9. 桑叶：采用桑叶（纤溶素）注射液，日 1 次，每次 2mL，肌内注射。

10. 全鹿丸，或右归丸，或小活络片，日 2 次，每次 4.5～6.0g，口服。

【调摄护理】

1. 发病后应当注意防寒保暖，避免外伤感染，以防该病急性发作。
2. 尽量争取早期发现，早期治疗。
3. 饮食以高热量、高蛋白、高维生素类食品为宜，但不可太饱，以防损伤脾胃。

【预后判析】

硬皮病的治疗效果不如其他结缔组织病，虽然局限性硬皮病有的可以消退或减轻，但多数治疗较为困难。

【医案精选】

雷某，女性，42 岁，1979 年 6 月 1 日初诊。患者自 1974 年冬天起，始觉皮肤麻木紧张，继而如绳所缚，院外确诊为弥漫性系统性硬皮病。检查：颜面皮肤光亮，如蜡所涂，口张不大，舌体活动受阻，鼻翼缩小变尖，表情淡薄，躯干和四肢皮肤硬化，难以捏起，指端冰冷，伸屈不利。中医辨证：平素畏寒，经常气短乏力，性欲淡漠，大便清稀，舌质淡白，少苔。综合脉证属肾阳虚损，脾阳不振所致。治宜甘温扶阳，佐以通痹。处方：黄芪 15g，党参、鹿角片、干地黄、丹参、茯苓各 12g，当归、赤芍、白术、路路通各 9g，桂枝、制川乌、制草乌各 6g。煎服，日 1 剂。

守上方增减调治 3 个月后，全身皮肤柔软，紧张感完全消失，皮疹区有毫毛生长和出汗现象。嗣后在门诊又坚持每周服药 5 剂，前后经 10 个月的治疗，皮肤和内脏诸

症俱见显著改善，现已恢复工作。[《上海中医药杂志》，1983（5）：20-21]

【名论摘要】

《当代名医临证精华·皮肤病专辑·丁济南》："硬皮病属于痹证范畴，见皮肤干槁而发硬，状如制革，张口闭目受阻，合于经文所述之'皮痹'；肌肉消瘦，不能屈伸，合于'筋痹''肉痹'；全身骨节酸痛，骨萎缩变形合于'骨痹'。临症以乌头、桂枝为主进行治疗。基本方是制川乌、制草乌、桂枝、汉防己、全当归、桑寄生、川牛膝、玄参各9g，羌活、独活各5g，秦艽、炒防风各6g，伸筋草、连翘、生黄芪各12g，白芥子1.5g。加减：雷诺氏征明显者减玄参，加附子、丹参、泽兰、漏芦；肌肉关节酸痛麻者加泽兰、丹参、白薇、贯众；咳嗽加麻黄、前胡、桔梗；尿蛋白阳性加白术、黑料豆、玉米须、米仁根；肝脏损害加黄芩、香附、丹皮。"

【经验与体会】

本病在治疗中主要有三个要点：

一是病分层次，证分上下，本病的病位主要在肺、脾、肾三脏。初期病在皮毛肺，续损肌肉在脾，终损筋骨在肾，是一组从上而下的痹证虚劳综合征，但因兼夹气滞、血瘀，而成虚实兼夹证候。以脏腑辨证为纲，既能分清病位，又便于权衡正虚邪实的轻重。

二是甘温扶脾重在通络，治疗的重点在甘温扶脾。这是因为脾阳健运，气血流畅则诸邪随去。具体应用时一要分清病位深浅，二要兼顾宣通经气，具体做法：邪在肺，宜用桂枝、羌活、独活、姜黄、茯苓、桑枝以宣通经脉；邪在脾，宜用人参、白术、陈皮、姜半夏、苏梗、赤小豆、黄芪、茯苓温阳以扶脾，兼理湿热；邪在肾，宜用熟地、龟甲、鹿角片、当归、海桐皮、制川乌、制草乌、巴戟天、淡肉苁蓉以峻补元阳，宣通经脉。虚实兼夹，孙络不通则常用橘络、地龙、丝瓜络、路路通、炮甲珠、延胡索、蜈蚣、丹参、血竭、鸡血藤、活血藤等。为了理顺本病常用的药物，归纳如下。温补脾肾类：干姜、仙茅、补骨脂、黄芪、白术、茯苓、山药等；温阳通痹类：桂枝、细辛、附子、淫羊藿、羌独活、秦艽、灵仙；疏肝解郁类：柴胡、青皮、白芍、枳壳、谷芽、麦芽；补益气血类：黄芪、党参、高丽参、鸡血藤、紫河车、当归、太子参等；活血化瘀类：桃仁、红花、川芎、赤芍、地龙、地鳖虫、鬼箭羽、三棱、莪术、乌梢蛇等；补肾益精类：枸杞子、枣皮、熟地、鹿角胶、黄精、淫羊藿等。清热解毒类：蒲公英、地丁、白花蛇舌草、金银花、龙葵等；疏通孙络类：地龙、活血藤、鸡血藤、丝瓜络、蜈蚣、路路通、甲珠、海风藤等。在巩固疗效时，可酌情加服全鹿丸、大黄䗪虫丸、大活络丸等。

　　三是内外并举，综合治疗。鉴于症状错综复杂，虚实兼夹，内外同治易于收效。局部用药浸泡或者外搽，均以疏风散寒通络为主，可起到活血脉、通顽痹的作用，对于病情的康复有较好的辅助作用。不过对于年龄偏小、血沉偏高、中药连续治疗 1 ～ 2 个月病情未见缓解并有加重趋势者，可酌情口服强的松，每日 20 ～ 30mg，待病情稳定后每隔 15 ～ 30 天递减总剂量的 1/4 ～ 1/6，有利于病情的康复。

　　此外，发病后应当注意防寒保暖，避免外伤感染，以防该病的急性发作。尽量争取早期发现，早期治疗。饮食以高热量、高蛋白、高维生素类食品为宜，但不可太饱，以防损伤脾胃。硬皮病的治疗效果不如其他结缔组织病，虽然局限性硬皮病有的可以消退或减轻，但多数治疗较为困难。

肌痹（皮肌炎）

【病名释义】

　　肌痹病名出自《素问·痹论》，又名肉痹。查阅中医文献，有关本病的记载颇多，归纳其要。《素问·长刺节论》说："病在肌肤，肌肤尽痛，名曰肌痹，伤于寒湿。"《素问·痹论》进而从病因方面作了阐述："……以至阴遇此者，为肌痹"，"肌痹不已，复感于邪，内舍于脾"，"脾痹者，四肢解墮，发咳呕汁，上为大塞"。此外，还有"皮肉，筋脉不利"（《素问·五常政大论》），"脉涩曰痹"（《素问·平人气象论》）等。上述文献比较明确地指出了本病的基本特征：一是肌痛，无力；二是脉象涩细；三是病位在肌肤，严重时还会内侵脏腑。

　　《诸病源候论》在《内经》基础上作了进一步的补充和发挥，如该书说："风寒湿三气合为痹。病在于阴，其人苦筋骨痿枯，身体疼痛，此为痿痹之病，皆愁思所致，忧虑所为。"首次提出痿痹之病的病因为愁、思、忧、虑等七情内伤，以及认识到其与痹痿的内在联系，这对于临床颇有指导意义。还有学者认为本病急性期的皮疹与"阴阳毒"相接近。

【病因病机】

　　先天禀赋不足，正气虚弱，风、寒、湿诸邪更易乘虚而入侵机体，滞塞肌肤、分肉之间，以致经络阻隔，营卫气血温煦不调，引起皮肤、肌肉、关节酸痛等症状。初病，热极化毒居多，毒热扰于气血，受之热毒熏燔而出现壮热、咽痛、口渴等症状；久病，常能损及脾肾，致使阳气虚乏，气血两亏，不能温煦肌肤，筋骨得不到水谷精微的濡养，故见肌肉酸痛，甚至痿软、干瘦，关节、筋脉挛缩不能活动，终至危及生命。

1. 毒热炽盛 风温毒邪，侵于肺胃二经，肺主皮毛，脾主肌肉，脾与胃互为表里，蕴积化热，毒热炽盛，而致气血两燔。

2. 脾胃积热 脾虚则肺气不足，卫外不固，风寒湿邪外侵，郁而化热，内传气分，或脾虚内湿化热，均可导致脾胃积热而生。

3. 心脾两虚 本病呈渐进性趋势，在其漫长的病程中，常以脾虚为主，脾虚则水湿不运，也可寒湿停滞经脉，甚则化源亏乏，血不养心。

4. 脾肾阳虚 卫阳不固，风寒湿之邪，袭于肌腠，经络阻隔，气血运行不畅，日久损及脾肾，甚则出现脾肾阳虚证候群。

【诊鉴要点】

（一）诊断要点

女性患者约为男性的两倍。

1. 皮肤损害 初起典型症状是以眼睑为中心的水肿性紫红斑，日久逐步融合，类似红斑狼疮样红斑；部分出现皮肤异色时，称为异色性皮肌炎；此外，30%出现肢端青紫等。

2. 肌肉损害 初期肌肉酸痛，肌力下降，软弱无力，举臂梳头、托物提携、抬足上楼等均感困难，日久肌肉萎缩或肌纤维化，进而功能障碍，乃至运动功能丧失，如果咽喉部肌群、膈肌、肋间肌受累，就会出现吞咽、呼吸困难，甚至不能饮水。此外，女性约90%、小儿约半数、成人约15%出现皮肤、皮下组织、关节周围及肌肉的钙质沉着症，虽是存活的征象，但对功能恢复不利。

3. 全身症状 前驱症状有倦怠乏力，头痛，不规则发热，肢端动脉痉挛等；内脏损害主要有间质性肺炎、肺功能下降、弥漫性肺纤维化，肝、脾及全身淋巴结肿大，肾损害出现蛋白尿，心损害有心肌炎、心包炎等；视网膜炎、周围神经炎或腹腔浆膜炎等亦不少见。

4. 并发肿瘤 40岁以上患者肿瘤的并发率为52%，是同龄健康人发病的5倍。并发的先后、性质和部位尚无一定规律，鼻咽、肺、乳腺、胃肠、肾、睾丸、前列腺、卵巢、子宫等均可发生肿瘤。

5. 实验室检查 贫血、白细胞增多，嗜酸性粒细胞高达5%～10%；血沉加快；谷草转氨酶、谷丙转氨酶、乳酸脱氢酶、醛缩酶、肌酸磷酸激酶显著增高；24小时尿中肌酸量明显升高400～1000mg；肌电图提示肌电位及波幅均明显降低，降低程度与肌肉受累程度成正比例。

附：**Bohan 诊断标准（表 14-9），世界卫生组织（WHO）诊断标准（表 14-10）。**

多数学者认为：Bohan 诊断标准较为适合临床应用。

表 14-9　皮肌炎和多发性肌炎诊断标准（Bohan，1975 年）

诊断标准：

1. 对称性近端肌无力伴有或不伴有吞咽困难和呼吸肌无力

2. 血清肌酶升高，特别是 CPK，但转氨酶、乳酸脱氢酶、醛缩酶也可升高

3. 肌电图三联改变：①短时限，低电压多相运动单位电位；②纤颤、正锐波、插入激惹；③自发性杂乱和高频放电

4. 肌活检有肌纤维变性、再生、坏死，吞噬和间质单核的细胞浸润

5. 典型皮肌炎的皮肤损害

诊断判断：

1. 肯定诊断：具备上述 3 项或 4 项（应有皮肤损害）诊断为 DM，具备上述 4 项（无皮损）诊断为 PM

2. 疑似诊断：具备上述 2～3 项，其中如包括皮肤损害疑似 DM，如无皮肤损害则为疑似 PM

表 14-10　皮肌炎诊断标准（WHO）

主要标准：

1. 典型的皮肤病变（眼睑紫红色皮疹），末梢血管扩张和手指伸侧鳞屑性红斑或四肢躯干红斑

2. 肌力降低，肌压痛和硬结，动作迟缓及四肢近端明显肌萎缩

3. 肌活检炎症细胞浸润、水肿，肌纤维透明性变或空泡性坏死，肌纤维粗细不一，间质纤维化，肌纤维再生现象等

4. 血清酶 GOT、GPT、LDH、醛缩酶等超过正常值限的 50%

5. 肌电图显示肌炎之存在（应用皮质激素或解痉剂则影响阳性结果）

次要标准：

1. 钙沉着

2. 吞咽困难

诊断的判定：

1. 主要标准 5 项中具备 3 项或主要标准 2 项加次要标准 2 项，诊断为皮肌炎（无皮肤症状时为多发性肌炎）

2. 只有主要标准第 1 项（皮肤病变）时，或主要标准 2 项，或主要标准 1 项加次要标准时疑诊为皮肌炎（多发性肌炎）

异型：伴有恶性肿瘤的多发性肌炎或皮肌炎

除外：原因明确的炎症性肌肉疾病或皮肌炎

（二）鉴别诊断

1. 丹毒　皮肤焮红，如丹涂脂染，肿胀明显，甚则发起血性水疱。

2. 系统性红斑狼疮　面颊蝶形红斑，发热、关节疼痛等严重的全身症状。

3. 皮痹（硬皮病）　皮肤光亮、木硬，后期则呈萎缩外观。

【辨证施治】

（一）内治法

1.热毒炽盛证 多见于急性期。皮疹紫红肿胀，高热，口苦咽干，面红烦躁，纳差乏力，肌痛无力，关节肿痛，小便黄，大便干结。舌质红绛，苔黄，脉弦数。治宜清营解毒，凉血活血。方选清营汤、清瘟败毒饮加减。水牛角30g，炒黄连、炒黄芩、连翘、焦山栀、炒丹皮各10g，生地、玄参、赤芍、紫草、板蓝根各12g，绿豆衣15g，生薏苡仁30g。

2.脾胃积热证 壮热口渴，咽喉不利，皮肤红斑色鲜红、肿胀，肌肉疼痛无力，关节红肿，纳呆口臭，便结溲赤。舌质红，苔黄微腻，脉弦滑。治宜清气保津，护阴通痹。方选白虎汤加减。生石膏15g，炒知母、生甘草、竹叶、秦艽各10g，花粉、粳米、丹参、桑寄生、络石藤、海风藤各12g，麦冬、五味子各6g，沙参30g。

3.寒湿侵肤证 病情迁延，发展缓慢，皮肤可见暗红色斑块，局部肿胀，全身肌肉酸痛，软弱无力。伴有气短，乏力，肢端青紫凉冷，食少。舌质淡红，苔薄白，脉沉细而缓。治宜益气温阳，散寒通络。方选阳和汤加减。炙麻黄、上肉桂各3g，熟地30g，甲珠、黄芪、党参、茯苓、白术、秦艽各10g，路路通、甘草各6g，丹参、鬼箭羽、威灵仙、鸡血藤各12g。

4.心脾两虚证 病程日久，损及心脾，皮损暗红，进展缓慢，面黄消瘦，肌痛无力，心悸健忘，眠不安宁，夜间盗汗，头晕目眩，食少懒言，体倦乏力，月经提前或落后。舌质淡红，苔薄白，脉细缓。治宜补益心脾，活血通络。方选归脾汤加减。炙黄芪、党参、熟地、白术、茯神、当归、白芍、酸枣仁各10g，丹参、活血藤、鸡血藤各15g，广木香、甘草、远志各6g，桂圆肉12g，大枣5枚。

5.脾肾阳虚证 病情日久深入，皮损从颜面发展至上胸、四肢伸侧，皮色暗红或紫红，质硬，上覆糠秕状鳞屑，局部肌肉萎缩，关节疼痛，形体消瘦，肢端发绀发凉，纳少乏力，胃寒便溏。舌质淡红胖大，苔薄白，脉细无力。治宜补肾壮阳，健脾益气。方选金匮肾气丸加减。党参、山药、白术、山茱萸、熟地各12g，丹皮、制附片各6g，巴戟天、淫羊藿、胡芦巴、桑寄生、川断各15g，黄芪、甘草各10g。

加减法：壮热烦躁，甚则神昏谵语，加玳瑁、生石膏、水牛角、羚羊角；关节肿痛，肌痛重，加威灵仙、老鹳草、伸筋草、乌梢蛇、金毛狗脊、制川乌、制草乌；心神不宁，或怔忡心悸，加琥珀、生龙骨、生牡蛎、五味子、朱砂拌茯苓；形寒肢冷，加鹿角片、附片、姜黄、桂枝；胃脘冷痛，加良姜、吴茱萸、九香虫；大汗不已，加人参、生龙骨、生牡蛎；夹湿，加苍术、厚朴、藿香、佩兰；低热不退，加青蒿、地骨皮、白薇；午后潮热，加女贞子、银柴胡、白薇、生牡蛎；肤色红或水肿性红斑，加红花、凌霄花、金银花、炒槐花；失眠多梦，加龙骨、远志、枣仁、柏子仁；尿中蛋白加芡实、玉米须、金樱子；并发恶性肿瘤加山慈菇、黄药子、白花蛇舌草、土贝母、夏枯草、蜈蚣。

（二）外治法

初期仅有肌肉酸痛，上肢抬举或蹲下均感困难，选用透骨草30g，桂枝25g，红花10g，加水适量，熏洗，日1次。还可用红花酒，温熨按摩，日2～3次。

（三）针灸疗法

毫针法 处方1：主穴取足三里、三阴交、曲池；配穴取阳陵泉、肩髃。处方2：大椎、身柱、脾俞、肩髃、曲池、外关、合谷、三阴交。处方3：尺泽、照海、委中、太溪、肾俞。方法：任选1方，施平补平泻法，针刺得气后，留针30分钟，2日1次。

（四）其他疗法

1. 穴位注射法 上肢主穴取肩三针，下肢主穴取环跳、市风、伏兔；配穴：合谷、曲池、血海、足三里。方法：采用强的松龙0.1mL，加10%普鲁卡因注射液0.2mL，针刺得气后，每穴推注0.3mL，3日1次。此法对改善肌肉挛缩和运动功能障碍有明显的控制作用。

2. 刺血疗法 上肢主穴取腕骨、肩贞，配穴取曲池、大椎；下肢主穴取窍阴、悬钟、足三里，配穴取下巨虚、昆仑。方法：常规消毒后，小号三棱针针刺出血，不可刺之过深，若出血过多立即用棉球揉按止血。

3. 七星针疗法 上肢取脊柱两侧、腕部或上臂阳经穴；下肢取膝部、足踝部。方法：轻度弹刺，以微微渗血为度，3日1次。

4. 拔罐法 上部取大椎、肩髃、身柱、大杼；下部取腰眼、命门、环跳、承山。方法：用闪火法或投火法，拔吸3～5分钟，日1次。若发现合并恶性肿瘤者，不宜施用本法。

【偏方荟萃】

1. 蜈蚣散：蜈蚣、全蝎各等份，研细末，日2次，每次1.5g，温开水送下。

2. 雷公藤制剂：雷公藤制剂（糖浆、片剂、酊剂、水煎剂等）对皮肌炎有不同程度的疗效，可使皮疹消退，肌无力改善，肌浆酶降低，24小时肌酸恢复正常。

3. 丹参素：丹参素注射液（每支2mL，含生药4g），肌内注射，日1～2次，每次4mL，或静脉滴注，更可提高疗效。

4. 薄盖灵芝增肌注射液（系薄盖灵芝菌丝体制成），肌内注射，日1次，每次1～2支。该药有增强肌力，改善肌萎缩的作用。

5. 活血糖浆：鸡血藤、红藤、雷公藤，每毫升含生药1g，每次10～15mL口服，日3次。

6. 小麦芽油：食用小麦芽油能改善症状，减少尿中肌酸。

7. 阿胶配入方中内服，或口服复方阿胶浆。动物实验证明，阿胶含有较多对于动物生长不可缺少的赖氨酸，能使发生营养性肌肉退化的豚鼠的尿肌酸排出减少，因此有学者认为用阿胶治疗皮肌炎等颇有希望。

8. 益气养阴汤：黄芪、络石藤各20g，党参、生地、沙参各15g，丹皮、紫草各12g，水煎服。

【调摄护理】

1. 急性期应卧床休息，给予高维生素、高蛋白饮食。

2. 避免受寒，预防感染，重视对症治疗，必要时采用中西医结合治疗。

3. 在病情缓解阶段，酌情采用物理疗法，如热水浴、局部按摩、推拿等，这对于减轻或防止肢体拘挛以及肌肉萎缩有一定的帮助。

4. 尽早发现肿瘤，尤对年龄在40岁以上的患者，应注意寻找体内恶性肿瘤的存在，发现得早、治疗及时，对本病的缓解有重要意义。

【预后判析】

鉴于本病系全身性疾病，病情急性与缓解交替出现，如能早期诊断，治疗合理而及时，部分患者可获长期缓解。一般认为儿童预后比成人好。心包受邪或并发恶性肿瘤者预后均差。多数患者死于呼吸麻痹、心力衰竭、继发感染、恶性肿瘤或皮质类固醇激素治疗的合并症。

【医案精选】

陆某，男，40岁。10年前在上海某医院确诊为皮肌炎，一直用激素治疗，症状未能控制。当时面部发红，肌肉酸痛，后因病情加重而转入我院。检查：面部颧颊呈黯红色，双眼睑浮肿，肌肉、关节压痛明显。舌质淡红，脉沉细。尿肌酸386mg/24h。治宜益气养阴，佐以凉血清热法。处方：黄芪、蒲公英各30g，党参、麦冬各15g，首乌、大生地、北沙参各12g，紫草、丹皮各9g。煎服。守方治疗2年余，面部红色减淡，肌肉酸痛渐减，尿肌酸检查正常，恢复全天工作（夏少农《中医外科心得》）。

【名论摘要】

《结缔组织病中医治疗指南》："皮肌炎属痿、痹证的范畴。然而，痿、痹皆由精血亏损，外邪得以乘之居多，故从扶脾立法：一是护脾阴以解毒，方用益胃汤加减；二是补脾阳以通痹，方用桂枝人参汤加味；三是益元气以振痿，方用还少丹加减。"

【经验与体会】

皮肌炎属于中医痿证、痹证的范围，然而，从发病初期到终期，往往是先痹后痿，先实后虚，先表后里，因此在治疗中，其脏腑的定位应是肺、脾、肾。具体用药：在肺时，以祛邪为主，扶正为辅；在脾时，应当护及脾阴，防止病情的不良进展；在肾时，应以温肾为主，佐以振痿通络。这样层次清楚，治有准绳。

本病在急性期应卧床休息，给予高维生素、高蛋白饮食。避免受寒，预防感染，重视对症治疗，必要时采用中西医结合治疗。在病情缓解阶段，酌情采用物理疗法，如热水浴、局部按摩、推拿等，这对于减轻或防止肢体拘挛以及肌肉萎缩有一定的帮助。尽早发现肿瘤，尤其对年龄在40岁以上的患者，应注意寻找体内恶性肿瘤的存在，发现得早，治疗及时，对本病的缓解就会起到一定的作用。

鉴于本病系全身性疾病，病情急性与缓解交替出现，如能早期诊断，治疗合理而及时，部分患者可获长期缓解。特别是西药如皮质类固醇对缓解症状、降低实验室指标等均有较好的效果。一般认为儿童预后比成人好。心包受邪或并发恶性肿瘤者预后均差。多数患者死亡与呼吸麻痹、心力衰竭、继发感染、恶性肿瘤或皮质类固醇激素治疗的合并症。

恶核（结节性脂膜炎）

【病名释义】

恶核病名出自《肘后备急方》。恶核在中医文献里论述颇多，如《诸病源候论》说："恶核者，肉里忽有核，累累如梅李，小如豆粒，皮肉燥痛，左右走身中，卒然而起，此风邪夹毒所成……不即治，毒入腹，烦闷恶寒即杀人。久不瘥，则变作瘘。"唐代以后的《千金翼方》《医心方》等书均有记载。从这些医籍的描述来看，本病十分类似西医学的结节性脂膜炎。

今人赵炳南称本病为"血凝结节症"，顾伯华认为属"皮中结核"，还有人认为类似"梅核病"等。

【病因病机】

饮食失节，起居不调，湿邪内蕴，郁久化毒，阻滞经络，凝聚体肤，酿成硬结；

或脾运不健，痰湿内生，外受风毒侵扰，气血阻遏，痰浊壅滞，结聚肌腠，久而成病。

1. 风邪夹毒 风毒外袭，阻于络道，影响阴阳失调，气血不和，遂在皮中结核。

2. 痰热互结 内有湿痰，外感风热，两者凝滞互结，阻于经络，逆于肉里而成结块不化。

3. 药毒内攻 误食有毒药物，或者过剂伤人，其药性刚烈，化为毒火，阻塞经络，故症见赤结核。

【诊鉴要点】

（一）诊断要点

①患者以 20～40 岁的女性多见。②病变好发于四肢、躯干，特别是大腿和臀部更为常见。③皮疹骤然发生，大小不一，小者如豆，大者如桃，皮核粘连，略呈红色，或现水肿，经数周或数月后结节消退，局部留下凹陷而萎缩性瘢痕；结节偶可穿破，流出黄色油样液体。④波及内脏，主要有腹痛、包块、腹膜炎、肝大、肝功能异常、心包炎、不规则发热或高热、乏力、肌痛和关节酸痛等。

（二）鉴别诊断

1. 瓜藤缠（结节性红斑） 皮疹好发于两小腿伸侧，呈散在性分布，略高出皮面，色泽鲜红。

2. 腓腨发（硬红斑） 皮疹结块大，色泽紫红，好发于腓部，常要破溃，经久不敛。

【辨证施治】

（一）内治法

1. 风毒证 皮中痰核，累累似串，掀红赤肿，疼痛异常。兼有壮热或寒热往来。舌质红，苔薄黄，脉浮数有力。治宜清热化湿，解毒散结。方选牛蒡解肌汤加减。炒牛蒡、金银花、连翘、玄参各 10g，夏枯草 30g，浙贝母、海藻、苍术各 6g，白花蛇舌草、丹参、虎杖各 15g，薄荷、荆芥各 4.5g。

2. 痰热证 皮中结块，皮核粘连，色泽暗红，时时隐痛，或压痛明显，部分酿脓欲溃。伴有发热、口干、恶心、呕吐。舌质红，苔黄微腻，脉弦滑。治宜理气化痰，清热散结。方选温胆汤加减。姜半夏、茯苓、陈皮、浙贝母、连翘各 10g，炒白芥子、川牛膝、青皮、橘络各 6g，泽兰、当归、丹参、赤芍各 12g，青礞石 15g，蜈蚣 1 条。

3. 药毒证 骤然起病，皮里结核坚硬，色泽暗红，部分穿溃，时流油状物质。伴有纳少、神疲、无力。舌质红绛，苔少，脉细数。治宜扶正托毒，清热护阴。方选四妙汤加减。生黄芪、金银花各 15g，甘草、当归、石斛、丹参、连翘各 10g，天仙藤、首乌藤、鸡血藤、钩藤、南沙参、北沙参各 12g，浙贝母、胆南星、橘皮各 6g。

加减法：壮热加羚羊角、水牛角；结节日久不消加制香附、槟榔、炮甲珠、皂角刺、蜈蚣；低热加银柴胡、地骨皮、青蒿；疮面日久不敛加白蔹、白薇；疼痛明显加乳香、没药、延胡索；心烦多梦加莲子心、连翘心、紫石英；呕恶，食少加鲜竹茹、鲜竹沥、神曲、谷芽、麦芽、鸡内金，姜汁炒黄连、法半夏。

（二）外治法

结节未溃选用冲和膏，醋、酒、油各 1/3，调成糊状，外涂，日 2～3 次；若发现溃烂则按溃疡处理。

【偏方荟萃】

1. 化坚二陈汤　加减泽兰、茯苓、当归尾各 12g，连翘、金银花、黄芩、清半夏、陈皮、姜黄各 10g，板蓝根 15g，煎服。

2. 蛇舌二根汤　炒牛蒡子、金银花、连翘、茅莓根、茶树根、白花蛇舌草、制苍术、海藻、丹参、虎杖、土茯苓、嫩桑枝，煎服。

3. 五藤汤加减　天仙藤、首乌藤、鸡血藤各 15g，钩藤、石斛、厚朴、赤芍、连翘、大青叶、金银花各 10g，大黄 5～10g，丹参 18g，煎服。

【调摄护理】

1. 初起病急者，应卧床休息，必须给予充足的营养，切忌食生冷之类食品。

2. 去除体内感染病灶，停用可疑致敏药物。在急性期可采用中西医结合治疗，待体温下降、结节消退后，则可减量或停用激素。

【预后判析】

本病仅有皮肤损害，治疗恰当，尚可获效；若发生内脏损害，预后较差，通常死于循环衰竭、出血、败血症和肾衰竭。

【医案精选】

林某，男，7 岁，1964 年 10 月 4 日初诊。近两年来，在腹部反复出现红肿、疼痛，伴有发烧。病理检查：脂膜炎。检查：体温 37.2℃，左下腹部可见弧形红斑浸润，呈暗红色，约 3cm×6cm 大小，触痛明显。脉滑，舌苔薄黄。证属：热毒阻络，气滞血瘀。治宜清热解毒，活血化瘀。药用：生地 15g，金银花、连翘、山栀、花粉、大青叶、归尾、赤芍、桃仁各 9g，红花、制乳香、制没药各 6g，姜黄 4.5g，煎服。

复诊：服上方 4 剂后，红肿基本消退，已无疼痛，伴有发热，前方加紫花地丁、丹参各 9g，川朴 4.5g。服方 10 余剂后，3 年内未患。

1967 年 7 月 13 日前病又患，腹部又起肿块，潮红、疼痛，伴有发热。舌苔黄腻，脉滑带数。前方加利湿之剂，加黄芩、生苡仁、赤苓各 9g。3 剂后肿块即消，为防复发，嘱服龙胆泻肝丸及二妙丸一段时间。

1968 年 8 月复诊：左肋部、右乳部、右下腹部等处发生小片红斑，轻度压痛，局部及全身症状均轻。（《朱仁康临床经验集》）

【名论摘要】

朱仁康："本症系热毒阻络，气滞血瘀所致，属于中医'丹'的一类，治疗以清热解毒、活血化瘀为法。方中银花、连翘、山栀、大青叶清热解毒；生地、花粉养阴清热；归尾、赤芍、桃仁、红花、制乳香、制没药活血化瘀；姜黄破血行气。药后每次发作症状逐渐减轻，发病间隔期延长，每年发作一次，以至完全不发。"

混合性结缔组织病

【病名释义】

混合性结缔组织病（MCTD）是近年来所描述的一种结缔组织疾病综合征，Sharp 等于 1972 年报道并予以命名。其特征为具有系统性红斑狼疮、硬皮病或进行性系统性硬化症、多发性肌炎或皮肌炎三者相结合的临床现象，且伴有异常高滴度的抗核抗体，尤其对核的核糖核蛋白（RNP）抗原呈特异性。本病并发肾脏病变率较低，对皮质激素治疗有效，预后亦较好。

中医文献无此类疾病的记载，但在临床中抓其主症而施治，尚可取得显效。

【病因病机】

正气不足，或失于保养，致卫外的作用暂时失固，外邪即可乘虚而入，诚如《素问·评热病论》所说："邪之所凑，其气必虚。"然而，病邪致病，有生于阴，亦有生于阳，故其临床证候又各不相同，所以，《素问·调经论》说："夫邪之生也，或生于阴，或生于阳。其生于阳者，得之风雨寒暑；其生于阴者，得之饮食居处，阴阳喜怒。"具体而言，既有肝肾不足，冲任失调，阴虚内热的一端；又有脾气不健，寒湿内侵，阻于络道，以致气滞血瘀一端。总之，本病与先天、后天因素均有紧密的内在联系。

【诊鉴要点】

（一）诊断要点

①发病年龄可从 5 岁至 80 岁，平均为 37 岁，约 80% 为女性。②早期症状轻微，如雷诺现象、肌肉痛、关节痛、疲劳等。③皮肤表现：约有 2/3 以上手指呈锥形的腊肠样外观；此外，还可见到毛细血管扩张征象、色素异常、狼疮样皮损等。④食管运动异常：约 2/3 患者出现食管功能障碍，主要表现为上下食管括约肌压力降低和食管远端 2/3 蠕动度减弱。⑤肺部表现：约有 2/3 患者肺弥散功能减退，但其临床症状并不明显，需通过一系列肺功能检查方可判定。⑥心脏表现：较肺部受累少见，但有 64% 的小儿患者有心脏受累，包括心包炎、心肌炎和主动脉瓣闭锁不全，以致心力衰竭。⑦肾脏表现：较少见，但近年报道提示肾损害逐渐增多，表现为蛋白尿和血尿。⑧关节 - 肌肉异常：几乎所有病例均有不同程度的多个关节痛，约 3/4 患者有显著关节炎；肌肉症状常为近端肌肉的疲劳无力；肌电图提示典型的炎症性肌病。⑨神经系统表现：10% ~ 50% 患者有严重的神经系统异常，主要有三叉神经病变，其次为躯体性精神综合征，如妄想型精神病、血管性头痛等。⑩血液系统表现：有 30% ~ 40% 患者有中等度贫血及白细胞减少。⑪其他表现：约 1/3 患者有发热、淋巴腺病；肝大、脾大亦可见到。

（二）鉴别诊断

本病需与 SLE、硬化症、多发性肌炎等鉴别，详见表 14-11。

表 14-11　MCTD 的鉴别诊断

	MCTD	SLE	硬化症	多发性肌炎
雷诺现象	++++	+	++++	+
肿胀的手	+++	罕见	+++	罕见
食管运动障碍	+++	+	+++	+
肺部病变	+++	+	++	+
肌炎	+++	罕见	+	++++
多关节炎	++++	+++	+	+
淋巴腺病	++	++	罕见	罕见
白细胞减少	++	+++	罕见	罕见
严重肾脏疾病	+	+++	++	罕见

续表

	MCTD	SLE	硬化症	多发性肌炎
严重中枢神经病变	+	+++	罕见	罕见
泛发性硬化症	+	罕见	++++	+
高球蛋白血症	++++	+++	+	+
高滴度 RNP 抗体	++++	+	罕见	—
天然 DNA 抗体	+	++++	+	罕见
Sm 抗体	罕见	+++	—	—
LE 细胞	+	+++	+	罕见
低补体血症	+	+++	+	罕见

【辨证施治】

（一）内治法

1.寒凝血瘀证 初起指（趾）端苍白、发凉，继而呈现紫黯色，再转暗红，最后皮肤色泽恢复正常，自觉麻木或刺痛，或热感，或肿胀，遇冷则上述症状加剧，遇暖则缓解，若因情绪激动又可诱发。舌质淡红，苔薄白，脉沉细。治宜温阳散寒，活血通络。方选桃红四物汤加减。制川乌（先煎）、桂枝、赤芍、当归、川芎、红花、桃仁、炙地龙各 10g，桑枝 30g，黄芪、熟地黄各 12g，生甘草 6g，大枣 5 枚。

2.阳虚血瘀证 手指或足趾肿胀，关节酸痛，活动受碍不灵活。伴见面色萎黄，畏寒肢冷，腰酸肢软，纳呆，便溏，月经紊乱，或遗精、阳痿。舌质淡红且胖，苔薄白，脉细缓。治宜补肾壮阳，温经和营。方选麻桂四物汤加减。熟地 18g，当归、桂枝、净麻黄、川芎、秦艽、威灵仙、白芍、羌活各 10g，鹿角片 12g（先煎），丹参 30g，益母草 15g。

3.阴虚血瘀证 手部弥漫性肿胀，伴有毛细血管扩张，盘状限局性红斑，或在手指关节背面有皮肌炎样的萎缩性红斑，指端粗厚，指关节伸侧面粗糙，甚至指端发生溃疡或坏死，或面部伴有蝶形红斑样皮损等。往往伴有发热，关节疼痛，肝脏损害，或有蛋白尿。舌质红，苔剥或无苔，脉细数。治宜养阴清热，益气活血。方选益胃汤加减。生地 30g，山药、丹参、鸡血藤、黄芪、沙参各 15g，玄参、天冬、麦冬、石斛、玉竹各 12g，白花蛇舌草 45g，虎杖、乌梢蛇、六月雪、鹿衔草各 10g。

加减法：发热加生石膏、肥知母、黄柏；肝脏损害加川楝子、半枝莲、平地木、连翘；尿蛋白加大蓟根、薏苡根；月经不调加当归、赤芍、白芍；关节酸痛加蛇莓、茅莓根；自汗盗汗加生牡蛎、生黄芪；大便干结加全瓜蒌、麻仁、郁李仁等。

（二）外治法

指（趾）端肿胀或苍白青紫时，选用红灵酒外擦，日 1 ～ 2 次；若出现溃疡或坏死，外敷红油膏，日 1 次。

【偏方荟萃】

1. 益母草、灵磁石各 30g，丹参、玄参各 15g，川芎、丹皮、桂枝、补骨脂、黄柏、肉苁蓉各 9g，水牛角粉 30g，生甘草各 3g，煎服。

2. 雷公藤片或昆明山海棠片，日 3 次，每次 3 ～ 5 片，口服。

3. 丹参制剂：丹参片、复方丹参片、丹参针剂，分别予以口服、肌注或静脉滴注。

【调摄护理】

注意室内保温，避免寒冷时外出，或外出时用保温手袋等辅助方法。

【预后判析】

本病预后虽较佳，但亦有死于本病者，其死亡原因包括肾功能衰竭、肺部疾病、心肌梗死、结肠穿孔、脑出血等。

【医案精选】

熊某，女，56 岁。2004 年 3 月 10 日初诊。近三四年来常觉关节肌肉酸痛，指端青紫冰冷，略有肿胀，食欲欠佳，院外检查 RNP 抗体阳性，滴度 1：380，ANA 颗粒状 1：320，ENA（＋）1：420；RF 因子（＋），补体 C3 0.42，ds–DNA（－），血沉 38mm/h。综合上述，临床印象为混合性结缔组织病。检查：面色㿠白少华，手指肿胀木硬，中度青紫冰冷，关节肌肉酸痛，行走艰难，进食略感堵塞，夜难入睡。脉象细弱，舌质淡红且胖嫩，苔薄白。证属脾肾阳虚。诊断：混合性结缔组织病。治宜温扶脾肾，温经通络。方用还少丹加减。熟地、山药、枸杞、山茱萸各 12g；茯苓、巴戟天、黄芪、党参、桑寄生、鬼箭羽、姜半夏 10g，桂枝、竹茹、九香虫、山楂各 6g。

二诊：1 周后复诊，关节肌肉酸痛减轻，进食梗塞现象有所缓解。唯神疲乏力，夜寐欠安症状改善不够明显。守原方加服人参归脾丸，每日 3 次，每次 6g，随药汁送下。

三诊：守方加减治疗 6 个月后，血液学检查：血沉下降到 18mm/h。补体 C3 上升至 0.86。其他 6 项均在正常范围，尚可参加全日工作。嘱其拟用下方做成药丸以巩固之：黄芪、党参、肉苁蓉、丹参、巴戟天、枣仁、柏子仁各 80g；仙茅、姜半夏、橘皮、地龙、黄柏、五味子各 50g；楮实子、淫羊藿、菟丝子、沙苑子、山茱萸、鸡血藤、紫河车、桑椹子、百合、天冬、麦冬各 100g；蛤蚧 3 对。共研细末，炼蜜为丸，如梧桐子大。每日 3 次，每次 6g，温开水送下。

3 个月后检查，内症俱平而愈。（《当代中医皮肤科临床家丛书·徐宜厚》）

【经验与体会】

混合性结缔组织病以中年女性居多，阴阳两虚的体质较为多见。在调治的全过程中，既有肝肾不足、冲任失调、阴虚内热的一面，又有脾气不健，寒湿内侵，阻于经络，以致气滞血瘀的一面，因而在选方用药上必须照顾先天与后天两者间的密切联系。临床中对这类疾病均以还少丹为基础方加减治疗。如低热加青蒿、白薇、醋鳖甲；肝脏损伤加川楝子、郁金、白芍；膝关节酸痛加怀牛膝、千年健；夜寐欠安或者易于惊醒加琥珀、煅龙骨、煅牡蛎；大便秘结加瓜蒌仁、火麻仁、郁李仁。

白疕（银屑病）

【病名释义】

白疕病名出自《外科大成》，又名疕风、银钱疯、白壳疮等。清·《疯门全书》说："块如钱大，内红外白，刺之无血，白色如银，先发于身，后面部。"本病十分接近西医学的银屑病。

【病因病机】

本病外因风寒湿热燥毒诸邪，侵袭肌腠；内因多由禀素血热、饮食不节、情志内伤等，归纳其要，分述如下。

1. 外邪客肤　六淫之中，或风，或寒，或湿，或热，或燥，均可外客肌肤，影响肺卫之气的宣畅，进而阻塞经络，郁于肤腠，不能荣养肌肤而致病。《诸病源候论》说："腠理虚受，风与气并，血涩而不能荣肌肉故也。"

2. 情志内伤　七情抑制，郁久化火，火热之毒，扰于营血，外扑于肤表，毛窍闭塞不通，气滞血瘀，发为本病。

3. 腥发食物　偏过食入辛辣、鱼腥、海鲜、鸡鹅等腥发动风之类食物，脾胃不和，气滞不畅，湿热互结，外透皮肤而发本病，诚如《诸病源候论》所说："皆是风湿邪气，客于腠理，复值寒湿，与血气相搏而生。"

4. 冲任失调　冲任隶属于肝肾，若因月事或生育等因素导致冲任失调，势必进而影响肝肾阴阳的偏亢或不及，表现为阴虚内热或者阳虚外寒之类的证候群，病程迁延日久则会出现阴阳两虚，或真寒假热，或真热假寒之类错综复杂的证候。

总之，病初主要表现为血分变化，包括血热、血燥、血瘀等；病久则表现为脏腑功能的盛衰，其中以肝、肾两脏最为突出。

【诊鉴要点】

（一）诊断要点

1. 寻常型银屑病 ①好发于头发及四肢伸侧，尤其是肘、膝关节的伸侧，其次为背部。②损害的数目、大小、形态极不一致，最少时仅见一小片，长时间变化不大；最多则遍布全身。③初起为鲜红色或暗红色斑、斑丘疹或丘疹，表面呈蜡样亮光，稍久表面似覆鳞屑，多层易剥脱，呈云母状，显示银白色。④将鳞屑刮去，其下可见一层红色半透明的湿润薄膜称薄膜现象，刮去薄膜可见散在孤立的小出血点，呈露珠状或筛孔状，称点状出血现象，是本病的重要特征。

2. 特殊型银屑病 ①红皮症型银屑病：亦称银屑病剥脱性皮炎，约占银屑病的1.62%。多由寻常型银屑病治疗不当，如进行期外涂刺激性强烈的药物，或者因食鱼虾、酒或滥用发汗解表药而引起。全身皮肤均呈弥漫性红色或暗红色，皮损脱屑，掌跖部有角化过度的破碎鳞屑。病程长，顽固难治，常数月不愈。部分伴有体温升高及肝、肾损害。②脓疱型银屑病：较少见。泛发性脓疱型银屑病多见于中年人，全身性广泛的炎症性鳞屑斑，其上有密集的针头至粟粒大小脓疱，数目众多，常互相融合成片。伴高热，关节痛和肿胀；部分侵犯指（趾）甲病变等。掌跖脓疱型银屑病主要侵犯掌跖部，为对称性红斑，上有多数针头至粟粒大的脓疱，约经10天自行干枯，结褐色痂，痂落鳞屑下又有新脓疱形成。③关节炎型银屑病：占银屑病1%～2.5%，好发于女性。常在寻常型银屑病久病后出现，也可因反复发作症状恶化造成。大小关节均可受累，特别是手指小关节，表现为疼痛、肿胀，甚则僵硬或畸形。X线片可见特异性改变。④蛎壳状银屑病：损害呈灰褐色或淡黄色，鳞屑堆积重叠成厚痂，外观颇似蛎壳。

（二）鉴别诊断

1. 白屑风（干性皮脂溢） 头皮部可见较多的灰白色鳞屑，或为灰褐色油腻性细小鳞屑，日久伴有脱发。

2. 风热疮（玫瑰糠疹） 皮疹主要在躯干，呈椭圆形，鳞屑少且薄，有自愈趋势。

3. 狐尿刺（毛发红糠疹） 对称发生，上有细小的白色鳞屑，不易刮除，无薄膜及点状出血现象。

【辨证施治】

（一）内治法

1. 风热证 初发或复发后不久，皮疹发展迅速，红色或深红色丘疹、斑丘疹及小片红斑散布于躯干、四肢，亦可见于头皮、颜面，表面覆有银白色鳞屑，易脱落，剥刮后有点状出血，或偶见同形反应。伴有瘙痒，发热，口渴，咽干咽痛。舌质红，苔薄黄，脉浮数。治宜疏风解表，清热凉血。方选消风散加减。苦参、知母、荆芥、防风、蝉蜕各 6g，生地、牡丹皮、炒牛蒡子、黄芩各 10g，红花、凌霄花各 4.5g。

2. 风寒证 皮损形态或呈点状，或如钱币，或成呈片状，上覆鳞屑极易脱落，虽然四季可发，但以冬季较剧，至夏多能缓解和隐退。舌质淡红，苔薄白，脉浮紧。治宜疏风散寒，活血调营。方用四物麻黄汤加减。生麻黄、桂枝各 15g，当归、白芍、生地、北沙参各 12g。

3. 湿热证 皮疹好发于皮肤皱褶处，如腋窝、乳房下部、腹股沟、会阴部、腘窝、肘窝及阴部，皮损基底较薄，潮红或浅红，常互相融合成大斑片，局部湿润或有渗液，鳞屑少而薄。伴微痒，口干不渴，身热，体倦。舌质红，苔黄或根腻，脉滑数。治宜清热利湿，凉血解毒。方选消银二号汤加减。炒龙胆草、苦参、黄芩、苍术各 6g，茯苓、泽泻、萆薢、北豆根各 10g，草河车、土茯苓各 15g，牡丹皮 12g。

4. 风湿痹阻证 除有红斑、丘疹、银白色鳞屑、点状出血等银屑病典型皮疹外，尚有关节肿痛、屈伸不利，受累关节以手足等小关节多见，特别是指（趾）末端关节受累较为常见。舌质红，苔黄腻，脉弦数或滑数。治宜祛湿清热，解毒通络。方选独活寄生汤加减。羌活、独活、防风、秦艽各 10g，桑寄生、生薏苡仁、豨莶草、透骨草、乌梢蛇各 12g，络石藤、半枝莲、鬼箭羽各 15g，制川乌、制草乌各 6g。

5. 血热证 初发或复发后不久，皮疹发展迅速，呈点滴状、钱币状或混合状，常见丘疹、斑丘疹、大小不等的斑片，鲜红或深红色，散布于体表各处或几处，以躯干、四肢多见，亦可先从头面开始，逐渐发展到周身，新皮疹不断出现，表面覆有银白色鳞屑，干燥易脱落，剥刮后有点状出血，偶见同形反应。伴瘙痒，心烦口渴，大便秘结，小便短黄。舌质红赤，苔薄黄，脉弦滑或滑数。治宜凉血解毒，活血退斑。方选银花虎杖汤加减。金银花、虎杖、丹参、鸡血藤各 15g，生地、当归尾、赤芍、槐花各 12g，大青叶、牡丹皮、紫草、北豆根、沙参各 10g。

6. 血瘀证 病程较长，皮损硬厚，多为钱币状、大小斑块状，少数为蛎壳状，色紫暗或黯红，覆有较厚干燥银白色鳞屑，不易脱落，新皮疹较少出现。伴有不同程度的瘙痒，或不痒，口干不欲饮。舌质暗紫或黯红有瘀斑，苔薄白或薄黄，脉弦涩或沉涩。治宜活血化瘀，通络散结。方选黄芪丹参汤加减。丹参、泽兰、茜草、活血藤各

15g，黄芪、香附、青皮、陈皮各10g，赤芍、三棱、莪术、凌霄花、丝瓜络、乌梢蛇各6g。

7. 血虚证　患者体质虚弱，病程迁延日久，皮损较薄，多斑片状或皮疹泛发周身，色泽淡红或暗淡，覆有大量干燥银白鳞屑，层层脱落，新皮疹较少出现。伴瘙痒或轻或重，面色无华，体倦乏力，或头晕，少眠，食欲不振。舌质淡红，苔少或净，脉弦细或沉细。治宜养血和营，益气祛风。方选养血祛风汤加减。黄芪、党参、当归、麻仁各10g，玄参、白芍、熟地、鸡血藤、麦冬各12g，白鲜皮15g，白芷、白蒺藜各6g。

8. 血燥证　病程缠绵，皮损经久不消退，散布于躯干、四肢等处，多为混合状、斑块状或环状，色暗红、红褐或淡红，干燥易裂，覆有或薄或厚的银白色干燥鳞屑，不易脱落。伴有瘙痒或不甚，咽干唇燥，五心烦热或掌心发热，口干不多饮，大便秘结。舌质红少津，苔薄黄而干，脉弦细或细数。治宜滋阴润燥，清热祛风。方选养血润肤饮加减。当归、丹参、牡丹皮、赤芍各10g，何首乌、生地、熟地、北豆根、天冬、麦冬各12g，草河车、白鲜皮、白蒺藜各15g。

9. 冲任不调证　皮损的出现与妇女经期、怀孕、生产有密切关系，多数在经前、孕中、产前发病或皮损加重，亦有于经后、产后发病者。周身散布丘疹和斑片，色鲜红或淡红，覆有银白色鳞屑，初发者可有点状出血现象。伴微痒，心烦口干，或头晕腰酸，周身不适。舌质红或淡红，苔薄，脉滑数或沉细。治宜调摄冲任。方选二仙汤加减。仙茅、黄柏、知母各6g，淫羊藿、巴戟天、菟丝子、生地、熟地各12g，当归10g，女贞子、旱莲草各15g。

10. 肝肾不足证　病程缠绵，反复发作，久治不愈，除寻常型银屑病皮损存留外，还会出现关节疼痛，日渐加重，骨质破坏，以致关节变形，活动受限，腰膝酸痛。舌质淡红或暗红，苔少或净，脉沉滑或细弱。治宜补益肝肾，祛风除湿。方选健步虎潜丸加减。熟地、山萸肉、川续断、炒杜仲各12g，木瓜、龟甲（先煎）、乌梢蛇、伸筋草、豨莶草各10g，金毛狗脊、土茯苓各15g。

11. 湿热蕴毒证　起病急，周身迅速出现大片红斑，斑上有密集的脓疱，针头至粟粒大小，成批出现，此起彼伏，疱壁薄，破后融合成片，结痂与鳞屑相兼附于表面，皮肤皱褶处湿烂，结脓痂，甲板受损破碎缺损或肥厚、混浊。伴壮热，心烦口渴，颜面红赤，或关节肿痛，便秘溲赤。舌质红，苔黄腻，脉弦滑或滑数。治宜祛湿清热，凉血解毒。方选克银一号加减。北豆根、生地、牡丹皮、草河车、野菊花各12g，生石膏、蒲公英、地丁各15g，泽泻、黄芩、炒胆草、车前子（包）各10g。

12. 脾虚毒恋证　经过一段时间的治疗后，红斑基本消退，或转为暗红、红褐色，脓疱大部分消失，偶尔新起或残留少量脓疱、结痂，鳞屑明显减少。伴体倦肢乏，饮食减少，或大便稀溏。舌质红，苔黄根腻，脉濡或滑。治宜健脾除湿，清解余毒。方选除湿胃苓汤加减。炒白术、苍术、厚朴、陈皮、焦山栀、黄芩各10g，茯苓、泽泻各12g，草河车、半枝莲、土茯苓、薏苡仁各15g。

13. 毒热伤营证 发病迅速，周身及颜面遍布弥漫潮红斑，或为深红、紫红斑，触之灼热，压之褪色，略有肿胀，鳞屑层叠，反复脱落。伴壮热，恶寒，心烦口渴，精神萎靡，肢体乏力。舌质红赤或红绛少津，苔薄或净，脉弦数或滑数。方选羚羊化斑汤加减。羚羊角3g，生地30～45g，金银花、紫草、白花蛇舌草各15～30g，牡丹皮、赤芍、玄参、沙参、连翘各10g，黄芩、黄连、知母各6g，生石膏30g。

加减法：皮疹以四肢为重加片姜黄、桑枝；皮疹以躯干为主加柴胡、郁金；皮疹以腰骶为主加炒杜仲、豨莶草；皮疹以头面为主加白附子、杭菊花、桑叶；红皮病证加玳瑁、水牛角、龟甲；脓疱病证加白花蛇舌草、七叶一枝花，或酌服西黄丸；关节炎型加老鹳草、制川乌、制草乌；女性患者加紫贝齿、夜交藤、合欢皮、合欢花；男性患者加龟胶、枸杞子等。

（二）外治法

皮疹初起呈点滴状，或色红呈地图状，并有红皮病倾向趋势，选用性质温和的软膏，如普连膏、紫连膏、清凉膏，外涂；皮疹顽固，鳞屑较多阶段，选用苍肤水洗剂、路路通水洗方，煎汁外洗，然后酌情选用黑红膏、红油膏、736软膏、复方喜树碱软膏以及喜树酊等。对汞过敏者忌用。

（三）针灸疗法

1. 毫针法 ①辨证取穴。血虚风燥证：方1选膈俞、胆俞，方2选风门、膈俞、胆俞，方3选肺俞、胆俞、脾俞；血热风燥证：方1选肝俞、肾俞，方2选风门、肝俞、肾俞，方3选心俞、肝俞、肾俞。方法：血虚风燥证（静止期）上述3组选方轮流拟用，施补法；血热风燥证（进行期）上述3组选方轮流拟用，施泻法，2日1次。②辨病取穴：病变在头面、上肢选合谷、曲池、支沟、风池；病变在躯干、臀部和外阴选三阴交、血海、阳陵泉；皮损泛发全身选大椎、曲池、血海、三阴交。方法：急性期施泻法，慢性期施补法，2日1次。

2. 灸法 阿是穴（顽固、肥厚皮损区）。方法：取新鲜大蒜（去皮）捣烂如泥，敷贴在阿是穴上，艾炷间隔1.5cm放置1个，然后依次点燃，灸至局部热痒灼痛不可忍受为度，偶尔起水疱可刺破，外涂甲紫药水，2日1次。

（四）其他疗法

1. 刺血法 处方1：主穴为耳轮部的上点、中点、下点；配穴为病变在背部加大椎、左右肩胛冈上，病变在头部加百会、四神聪。处方2：耳根3穴、内中魁；处方3：委中。方法：局部严密消毒后，三棱针点刺，出血少许或皮下青紫为度，2～3日

1 次。

2. 刺血拔罐疗法　主穴：大椎、陶道；配穴：病变在上肢加肩胛冈（两侧肩胛冈中点）、肩髃，病变在腰骶区加肾俞、环跳、血海、梁丘、阳陵泉；病变在头面区加翳明、听宫、百会、四神聪。方法：采用小号三棱针点刺，立即用闪火法拔罐，出血少许后撤除，2 日 1 次。注意：头面部禁用火罐。

3. 针刺拔罐法　大椎、陶道、肝俞（双）、脾俞。方法：施泻法，针刺得气后拔出，立即用闪火法拔罐，留罐 5 ～ 10 分钟，2 日 1 次。

4. 穴位注射法　①辨证取穴：主穴取肺俞、膈俞、督俞、曲池、血海；配穴取病变在头部加风池，病变在上肢加内关、四渎，病变在下肢加足三里、三阴交、飞扬。②经验取穴：主穴取肺俞；配穴取心俞、曲池、足三里、脾俞。方法：取维生素 B_{12}200μg，盐酸异丙嗪 25mg 的混合液，针刺得气后，缓慢推注 0.1 ～ 0.3mL，2 日 1 次。

【偏方荟萃】

1. 片剂类　青黛片，每片 0.5g；虎杖苷片；雷公藤片；芦笋片。方法：视病情而服用。处方详见附方。

2. 丸剂类　土茯苓丸、山白草丸、70-12 丸三号、四味解毒丸、银屑 1 号丸、复方狼毒胶囊。方法：视病情而服用。处方详见附方。

3. 复方抗银剂　金刚藤 30g，板蓝根、半枝莲、白花蛇舌草、白术各 15g，合欢皮、莪术、三棱、丹参、红花各 9g，煎服。

4. 吴氏家传方　牡丹皮、白鲜皮、五加皮、广陈皮、荆芥、连翘、白芷、乌梢蛇各 15g，桑白皮、丹参、白蒺藜、金银花、生地各 20g，防风、蝉蜕、僵蚕、全蝎各 10g，蜈蚣 1 条。煎服。加减法：进展期辨为风热型加赤芍、川芎、鸡血藤、薄荷、蒲公英、牛蒡子、苦参；皮疹肥厚斑块浸润明显辨为血瘀型加红花、桃仁、鸡血藤、当归、赤芍、土茯苓；病情旷久辨为血燥型加天冬、麦冬、玉竹、首乌、当归、熟地。

5. 蝉蝎四物汤　蝉蜕、全蝎、当归、赤芍、生地、川芎、防风、苦参、苍术、乌梢蛇、甘草、川槿皮，煎服。

6. 三根汤　桔梗、山豆根各 4.5g，甘草 3g，连翘、牡丹皮各 6g，玄参、麦冬、板蓝根、大青叶各 9g，金银花、白鲜皮、生地、芦根各 12g，蒲公英 15g。加减法：血热型用原方；血燥型去芦根、大青、板蓝根，加黄芪、当归、茯苓。

7. 银花解毒汤　金银花 60g，生槐花 24g，白茅根、土茯苓、白鲜皮、生地各 30g，五灵脂 12g，桃仁、红花各 10g，紫草、大黄、乌梢蛇各 15g，煎服。加减法：风盛者加刺蒺藜、蝉蜕；夹湿邪加茵陈、赤茯苓皮、车前子；血热盛加丹皮、赤芍；血瘀明显加丹参、三棱、莪术。

8. 乌梅活血方 乌梅 30 ～ 75g，生牡蛎、煅牡蛎各 45g，红花 12g，莪术 9g，白公英 30g，丹参 6 ～ 9g。煎服。

9. 平肝活血方 乌梅 30 ～ 45g，菝葜 60 ～ 90g，三棱 6 ～ 9g，莪术 6 ～ 12g，生牡蛎 30 ～ 60g，磁石 30g，珍珠母 15 ～ 30g，生甘草 3 ～ 6g，煎服。

10. 芩连地丁汤 黄芩、黄连各 9 ～ 12g，地丁、野菊花、豨莶草、苍耳子各 12 ～ 15g，七叶一枝花 20 ～ 30g，生黄芪 12g，生甘草 6 ～ 10g，煎服。适用于掌跖脓疱型银屑病（湿热蕴毒证）。

【调摄护理】

1. 重视咨询患者的过去史和发病诱因，这对于提高辨证施治的准确性至关重要，同时还有益于防病和减轻本病的复发。

2. 初起或进行期外用药应温和，慎用或禁用含有汞剂或砒剂的药膏，避免发生不良反应。

3. 预防感冒和扁桃体发炎或肿大，必要时建议做扁桃体摘除术。

4. 避免过劳、受寒及剧烈精神刺激；忌食辛辣香燥、羊肉、鱼、虾等荤腥动风之物。

【预后判析】

初病或内环境尚未扰乱者，采用中药治疗，不仅有效，而且复发少，即使复发病情亦轻；久病，杂投众多药物，时常反复，或者病变主要发生在肘尖、膝盖和腰骶等受压、受摩擦区域，则顽固难愈。

【医案精选】

案 1：高某，男，43 岁。1971 年 11 月 23 日初诊。全身泛发红斑起脓疱已 4 年，曾经多法治疗，停药则复发。检查：四肢、躯干密布红斑鳞屑，个别皮疹上有脓疱，双肘部、胁部皮疹融合成片，银白鳞屑较厚，基底潮红，浸润明显，双手指甲变形有顶针指。舌质红，苔白腻，脉弦滑。辨证：湿热内蕴，气血失和，兼感毒邪（脓疱型银屑病）。治宜清热解毒除湿，佐以调和气血。方药：乌蛇、漏芦、川大黄各 9g，秦艽 15g，防风 6g，生槐花、丹参、白鲜皮、土茯苓各 30g，苍术、白术、苦参各 12g。服方 7 剂后，痒感明显减轻，激素开始减至 20mg/d（原是 30mg/d），皮损已开始分散。前方乌蛇改用 15g。又服 8 剂，大部分皮损消退，肘、胁部位皮损变薄色淡红，未发现脓疱，痒感减轻，激素 10mg/d。继用前方 10 剂后，全身皮损消退，肘、胁未退净仍痒，改用解毒祛风、养血润肤之剂。方药：乌蛇 24g，秦艽、全当归各 15g，全蝎、漏芦、苦参各 9g，川大黄 12g，川连、防风各 6g，丹参、白鲜皮、地肤子各 30g。服方 10 剂后痒止，皮损退，改用秦艽丸、除湿丸。2 月 22 日又有复发之势，前方乌蛇增至 30g，加干地黄 30g。服方 15 剂，红退痒止，继服秦艽丸、八珍丸。7 月 4 日皮损已光滑留有色素沉着，激素已停服，继用秦艽丸、八珍丸。10 月 12 日复查，近 3 个月来病情稳定未复发。（李林《牛皮癣中医疗法》）

案 2：潘某，男，28 岁，住院号：3496。半年前前额发现一处红斑，随后头面、背、腰骶及双下肢又相继出现红斑、丘疹、鳞屑、脓疱，加之骤感暑热之邪激惹，致使皮损泛发全身。以"红皮病型银屑病"收入院。检查：周身弥漫性红斑，鳞屑细碎且多，呈红皮病样皮损，皮肤干燥，自觉瘙痒剧烈。舌质红，苔薄黄，脉细弦而数。系由暑热余毒，流窜肤表，隐袭营血，蒸灼肌肤所致。拟清暑凉血，解毒护阴法。方药：羚羊角 3g（镑细后下），钩藤、珍珠母、生龙骨、生牡蛎、生地、生薏苡仁各 15g，赤芍、白芍、茯苓、龟板、首乌各 12g，当归、丹皮各 10g，砂仁 6g（后下）。服上方 2 周，弥漫性红斑有所消退，但鳞屑仍多，痒剧，影响睡眠。此系阴津亏损，肤失濡养。拟养阴润肤凉血，佐以息风法。方药：南沙参、北沙参、赤芍、丹参、钩藤、白芍各 15g，红花 6g，玄参、花粉、石斛各 12g，丹皮 10g，生地 30g。此方为主加减治疗 1 个月，周身弥漫性红斑完全消退，皮肤恢复正常，亦无痒感，痊愈出院。[《新中医》，1989（2）：16]

【名论摘要】

《赵炳南临床经验集》："红皮症早期，全身潮红掀肿，形寒身热，肌肤燥竭，湿从热化，湿热郁火流窜血分，以致血热血燥，皮红而脱屑，故用红花、紫草、丹皮、茜草、赤芍等，因其甘寒、苦寒之性具有清热利湿、凉血活血之功；黄柏、黄芩、土茯苓、泽泻、车前子、白鲜皮、茵陈、生薏米、木通等清热利湿；同时用干生地清热凉血兼以益阴润肤。在后一阶段，热势渐退，阴液亏耗，气血两伤，故而投以当归、黄芪、生熟地以补血养血，养阴润肤。"

【经验与体会】

本病在治疗的过程中，通常分为三大类：一是从血论治，血热宜凉血解毒，血燥宜养阴润燥，血瘀宜化瘀解毒；二是从证论治，按上文所列各证治之；三是按期论治，进行期宜拟祛邪法，退行期宜攻补兼施，静止期扶正固本或者滋阴护液。为了指导临床用药，笔者将主要药物按药性归纳如下。清热凉血药：水牛角、羚羊角、生玳瑁、生地、牡丹皮、地榆、紫草、槐花、白茅根、赤芍等；清热解毒药：生石膏、黄连、黄芩、栀子、金银花、连翘、大青叶、板蓝根、地丁、半枝莲、半边莲、北豆根、玄参、白花蛇舌草、龙葵等；清热利湿药：苍术、白术、土茯苓、茯苓、车前子、白鲜皮、山药等；活血化瘀药：桃仁、红花、川芎、莪术、鬼箭羽、茜草、苏木等；养血润肤药：当归、熟地、鸡血藤、制首乌、黑芝麻等；祛风止痒药：钩藤、刺蒺藜、荆芥、防风、全蝎、乌梢蛇、蛇蜕等。

外治诸法中，水洗剂有脱屑止痒的作用，适用于皮损泛发阶段；软膏类有消红退斑、渗透较强的作用，适用于皮损限局或者顽固难消阶段。但是，在配置药物的过程中，浓度宜低不宜高，选药宜温和，不宜辛燥，否则容易出现继发性红皮病。

本病顽固难治，若出现红皮病型、脓疱型、关节炎型等可适当加用皮质炎固醇以遏制病情的不良进展。此外，嘱患者要增强体质，尽量避免上呼吸道感染。

副银屑病

【病名释义】

副银屑病是 Brocq 于 1902 年命名的一组发展缓慢的斑丘疹鳞屑性疾病。此病以慢性迁延、治疗困难和缺乏主观症状为特征。现代将其分为慢性苔藓样糠疹、急性痘疮样苔藓糠疹和斑块状副银屑病。

【病因病机】

中医文献虽无副银屑病的病名，但根据临床不同阶段的表现，笔者认为与"逸风疮"接近。《诸病源候论·逸风疮候》说："逸风疮，生者遍身，状如癣疥而痒，此由风气散逸于皮肤，因名逸风疮也。"《外科大成》说："逸风疮，生者遍身作痒，状如瘙疥，此由风气逸于皮肤也，治宜汗之，久之恐变风癞、风癣。"

对上述文献的理解有六点：一是"逸"字的原意为逃失（《说文》）；二是这种异于恒常的风气，流窜的病位在皮肤；三是遍身泛发；四是初期如癣如疥，日久则如风癞、风癣；五是不同程度的瘙痒；六是治疗初期宜汗之，日久则应以扶正为主。

【辨证施治】

1. 急性期 皮损以泛发性红斑丘疹为主，部分皮损结有痂皮，上覆鳞屑难以剥脱，偶见溃疡。伴有全身不适，发烧，周身淋巴结肿大。脉细数，舌红苔少。证属肺胃郁热，游走肤腠。治宜清化湿热，平肝息风。方用丹栀逍遥散、消风散合裁。生地黄、地骨皮、炒丹皮、紫草、大青叶各 10g，柴胡、当归、赤芍、防风、荆芥炭各 6g，炒薏苡仁、茯苓皮、钩藤（后下）各12g。

2. 慢性期 在躯干两侧、股和上臂可见红斑性黄色鳞屑性斑疹，或苔藓样丘疹，时呈隐匿出现，可维持较长时间，几乎没有变化。偶尔有色素减退、少量鳞屑和点滴状斑疹。脉细数，舌质淡红，苔少。证属脾虚湿阻，留恋肤腠。治宜甘温扶脾，化湿通络。方用四君子汤加味。党参、茯苓、炒白术、路路通、益母草各10g，砂仁、法半夏、陈皮、广木香各6g，焦山楂、鸡内金、丝瓜络、山药、黄芪各12g，甘草6g。

加减法：病情趋于急性期，加忍冬藤、龙葵、紫草、大青叶；瘙痒较重时加白蒺藜、乌梢蛇、苦参、全蝎；皮肤干燥，鳞屑迭起加熟地黄、玉竹、石斛、丹参、丹皮；病情迁延日久加太子参、炒扁豆、黄芪、丹皮、丹参。

【医案精选】

符某，女，21岁。2003年6月7日初诊。自述2年前在上肢内侧，发现形如黄豆大小的斑丘疹，继而扩展到躯干。部分融合成片，痒感时轻时重，市某医院病理检查报告为副银屑病。

检查：躯干两侧、上肢屈侧、大腿和臀部可见形如芝麻大小至黄豆大小的淡红色斑丘疹，浸润较深，上覆少量不易脱落的糠秕状鳞屑，新旧损害相间杂现。脉象细涩，舌质淡红，略有胖嫩，苔少。证属肝脾郁热，阻于肤腠。治宜疏肝、益脾、清热。方选丹栀逍遥散加减。柴胡、炒丹皮、焦栀子各6g，白薇、白术、当归、生地炭、连翘各10g，土茯苓30g，忍冬藤15g，水牛角粉、谷芽、麦芽各12g。

二诊：1周后复诊，损害色泽略有减淡，鉴于皮损集中于躯干两侧和四肢屈侧，遵循脾经循行于腹部的特征，改用健脾扶正、清肝凉血，方用四君子汤加味。党参、白术、茯苓、干地黄、茜草各10g，紫草、墨旱莲、炒地榆、白鲜皮、水牛角粉各12g，柴胡、黄芩、焦栀子、豨莶草、甘草各6g。嘱患者在月经来潮时停服，经期过后继续内服。

三诊：1个月后复诊，皮损消除大半，仅在皱褶处还有残留损害未退，考虑与湿邪流连或者汗渍有关。守上方加蚕沙、生薏苡仁各15g。

四诊：又过1个月复诊，损害和痒感均除，皮肤康复而愈。(《徐宜厚皮科传心录》)

【经验与体会】

本病辨证的重点有三个：一是皮损分布的区域性；二是皮损色泽淡红、浸润较深的特殊性；三是新旧皮损相兼并存，反复发作的时间性。鉴于上述辨证的脏腑定位在肝、脾、肺，首方用丹栀逍遥散旨在疏肝凉血，治新起的皮损。复诊后见皮损稳定痒感不重，治疗的要点转入健脾扶正，方用四君子汤加凉血、解毒、疏肝之品，治本的同时兼顾治标。诚如李杲所说："治肝、心、肺、肾有余不足，或补或泻，唯益脾胃之药为切。"（《脾胃论·脾胃盛衰论》）因此，凡见复发倾向较为难治的皮肤病皆可宗此说。

㿔皮疮（剥脱性皮炎）

【病名释义】

㿔皮疮病名出自《医门补要》，俗称脱皮疮。今人赵炳南认为，剥脱性皮炎应属《金匮要略》所称"浸淫疮"范围。

【病因病机】

本病多因心火炽盛，复感风热、蕴结化毒，热毒渐入营血，消津灼液，肤失濡养所致。

【诊鉴要点】

（一）诊断要点

①起病较急或由其他疾病演变而来，其发生率占皮肤病的 0.15% ～ 0.5%。②皮肤黏膜：大致分两类。其一为"剥脱性皮炎样"，发病快，全身症状明显，主要有全身性皮肤弥漫性潮红、肿胀、渗液，尤以皱襞和关节活动部位更为明显；合并黏膜症状，如眼结合膜炎、眼睑缘炎、唇炎、口角炎，以及女阴、尿道、肛门糜烂等；其二为"红皮病样"，以皮肤弥漫性潮红浸润为主，剥脱症状相对较轻，瘙痒较重，可见抓痕、血痂、条状剥脱、继发感染等。③毛发：不同程度的毛发脱落。④指（趾）甲：可见萎缩、混浊、凹陷、纵脊和反翘等改变。⑤淋巴结：2/3 的患者有不同程度的淋巴结肿大。⑥肝脾：约 1/3 至 2/3 的患者可伴有肝大、脾肿大，或肝脾同时肿大，药物过敏时肝脾肿大机会较多。⑦部分伴有较重的全身症状，如低热或中等发热，畏寒，食欲不振，周身关节、肌肉酸楚，心烦不安，口渴喜饮等。

（二）鉴别诊断

1. 溻皮疮（新生儿剥脱性皮炎） 患儿在出生后 5 ～ 10 天内发病，皮疹表现为在浅红色红斑上出现水疱，疱破则呈糜烂，病程短，进展快，易致生命危险。

2. 天疱疮（落叶性天疱疮） 在身体表面常有成批大疱发生，疱破结痂，状如酥饼。

3. 先天性鱼鳞病样红皮病　初生不久迅即出现全身皮肤发红，粗糙肥厚，鱼鳞状脱屑，尤以四肢屈侧更著。

【辨证施治】

（一）内治法

1. 气血两燔证　皮肤潮红肿，脱皮如树叶，兼有壮热，烦躁不安，口渴喜饮。舌质红绛，苔黄微干，脉数。（相当于红皮病型，脱屑性红皮病的初、中期）治宜清气凉血，解毒化湿。方选玉女煎加减。生石膏 30～60g（先煎），炒知母、炒丹皮、赤芍、炒黄芩各 10g，玄参、沙参、麦冬、生地各 15g，板蓝根、地骨皮、蒲公英各 12g。

2. 热灼营血证　皮肤红或暗红，或见瘀斑，偶有青紫，糠秕状鳞屑脱落较多。伴有发热，口干唇燥，甚则热陷心包，神昏谵语。舌质红，苔少或无苔，脉细数。（相当于红糠疹型、红皮病型和脱屑性红皮病的后期阶段）治宜清营凉血，解毒护阴。方选清营汤加减。水牛角 15～30g（先煎），鲜生地、鲜白茅根、生石膏各 30～45g，麦冬、天冬、金银花、玄参各 12g，绿豆衣 15g，炒牡丹皮、紫草、红花各 10g，山药 30g。

3. 气血两亏证　本病后期，气阴俱亏，症见皮肤干燥、淡红，特别是手足脱皮后，赤肉裸露。伴有口干，目涩，燥痒，大便干结。舌质淡红、苔少，脉虚细。治宜益气养阴，扶正助脾。方选滋燥养荣汤加减。当归、黄芪、生地、熟地各 10g，炒白芍、麦冬、沙参、玄参各 12g，茯苓、甘草、白术各 6g，天冬、石斛各 15g，山药 30g。

加减法：大便秘结加生大黄（后下）、火麻仁、郁李仁；瘙痒颇重加白鲜皮、苦参、钩藤；热毒偏亢加黄连、黄柏；阴津耗伤加鲜石斛、玉竹、花粉；高热神昏，甚则热毒内陷加人造牛黄粉（分吞）或加服安宫牛黄丸；气急咳嗽加鱼腥草、白茅根、鲜竹沥、法半夏。

（二）外治法

皮肤潮红，干燥脱屑时，选用甘草油，或紫草油外涂，再扑青黛散，或清凉散；若有渗出潮湿时，选用青黛散，植物油调糊外涂；若有毒染现象，特别是黏膜区域，选用锡类散，或绿袍散，或月白珍珠散（适用于外阴部），外扑。

【偏方荟萃】

1. 化斑解毒汤加减　生石膏、知母、玄参、连翘、紫草、升麻、黄芩、牛蒡子、大青叶、甘草，煎服。适用于热毒蕴结证。

2. 清瘟败毒饮加减　生石膏、知母、黄芩、山栀、生地、赤芍、金银花、茵陈、猪苓、茯苓、大黄、甘草，煎服。适用于热毒夹湿证。

3. 增液汤加减　鲜生地、玄参、麦冬、鲜石斛、知母、花粉、生石膏、甘草，煎服。适用于热盛伤阴证。

4. 解毒凉血汤　水牛角、生地炭、银花炭、莲子心、白茅根、花粉、地丁、生山栀、蚤休、甘草、黄连、生石膏，煎服。适用于本病初期。

5. 解毒养阴汤　西洋参、南沙参、北沙参、耳环石斛、玄参、佛手参、生黄芪、干地黄、丹参、金银花、天冬、麦冬、玉竹、蒲公英，煎服。适用于本病晚期。

【调摄护理】

1. 应卧床休息，最好住单人病室；宜室内温暖，注意空气流通。

2. 多饮开水，服多种维生素，给予高蛋白的流质或半流质饮食。

3. 糜烂流水时，应注意局部、口腔和外阴的清洁卫生，以防止感染；病情严重昏迷者，两手应戴手套，以防抓破皮肤，床边放保护架，以防跌下；多毛区应剪短；当有大片脱屑时，切勿用手撕扯。

【预后判析】

本病正确、及时采用中西医结合治疗，特别是足量使用皮质类固醇激素，可以缩短病程，提高治愈率；若发现肿瘤（8%～20%），尤其是高龄原因不明的慢性红皮病，首先应排除肿瘤，力争手术切除，还可用化疗、放射治疗等。

【医案精选】

李某，女，34岁。半个月前因做人工流产手术，前阴部搽红汞，第二天大腿内侧及腋窝部忽起红色斑疹，瘙痒灼热，迅即延及躯干、四肢及前后二阴，流黄水，结黄痂，继则皮肤剥脱，并伴有身热口干，便秘溲黄等全身症状。舌质红，苔薄黄，脉数。体温39.1℃；血象：WBC 6.1×10^9/L，N 56%，L 43%，E 1%。谅由素禀不耐，血分有热，外搽红汞，引动伏热，外越肌肤，遂起斑疹。今皮肤剥脱，已成"豌皮疮"之候。治拟凉血清热，以望转机。鲜生地30g，牛蒡子、丹皮、黄芩、黄柏、黑山栀各9g，蝉蜕3g，连翘、车前子各12g，绿豆衣15g，川连2g，知母5g，甘草4.5g。外用：黄柏粉30g，六一散60g，青黛9g，轻粉4.5g，冰片0.8g，研细末，麻油调搽，日2次。

共治9日，诸症悉平，唯皮肤尚干燥，除内服原方外，外以黄连膏搽之，后即痊愈出院。(《许履和外科医案医话集》)

【名论摘要】

许履和说："本病来势凶猛，发展迅速，须用大剂清热解毒之剂，才能顿挫其势。余常用黄连解毒汤加银花、连翘、六一散、鲜生地、丹皮、野菊花、绿豆衣等，痒甚加地肤子、白鲜皮，舌质红绛加犀角、玄参，热毒炽盛加紫草、大青叶，面目发黄加茵陈，小便不利加车前、滑石，感染化脓加紫花地丁、半边莲，津液损伤加洋参、麦冬、石斛。"

诸物中毒（中毒性红斑）

【病名释义】

诸物中毒病名始见于《中医皮肤科诊疗学》，该书说："病前通常有食用过量陈旧腐败的食品，如鱼、虾、蟹和海鲜之类；还有某些内脏疾病，如风湿热、肺炎、疟疾、咽峡炎等，都能导致全身皮肤出现红斑。若治疗不当，则有向红皮病演变的可能性。"这段文字说明本病是毒热扰于营血，表现为皮肤焮红的一组疾病的总称。

另有学者认为本病属赤炎疮、赤炎风的范畴，存而备考。

【病因病机】

饮食不节是本病主要因素，其中以暴食过量的不洁鱼、虾、蟹等海鲜和畜类及禽类等动风发物为主，一则损伤脾胃，二则蕴生毒热，两者导致脾胃不和，湿热蕴结，煎灼营血，毒热外扑于肌腠，而见皮肤焮红发丹。

【诊鉴要点】

（一）诊断要点

①初起在皮肤上仅见孤立小片红斑，迅速扩展，相互融合成片，进而全身皮肤呈弥漫性红斑，严重时口腔黏膜也会受到侵害。②部分病例还能见到皮肤点状瘀斑或出血点。③皮损在恢复的过程中，常有较多的鳞屑脱落，常见糠秕状鳞屑。④自觉轻重不一的瘙痒。⑤部分伴见壮热，厌食，关节疼痛，大便秘结，小便短赤等全身症状。

（二）鉴别诊断

1. 酒毒（酒性红斑）　病前曾饮酒或喝含有酒成分的饮料，饮后数分钟内，颜面和颈项乃至周身皮肤出现麻疹样红色丘疹，或猩红热样红斑，持续数小时，不治亦能消退，不遗留任何痕迹。

2. 中药毒（猩红热样药疹）　病前有药物过敏史，红斑突然发生，数小时至2～3日内，红斑达到高潮，甚则弥漫全身，严重者伴有脱发和指甲脱落的现象。

【辨证施治】

（一）内治法

1. 风热扑肤证 初起仅有肤疹，色泽鲜红，继而蔓延全身，形如麻疹样损害，压之褪色。伴有发热，恶寒，咽喉红肿，渴喜冷饮，大便秘结，小便短赤。舌质红，苔薄黄，脉浮数。治宜清热祛风。方选银翘大青汤。金银花、连翘各12g，大青叶、炒牛蒡子各9g，荆芥、薄荷（后下）各3g，绿豆衣、生地各12g，牡丹皮、甘草各6g。

2. 血热毒盛证 肤表可见大片红斑，弥漫全身，下肢和腰骶等受压区域间有瘀点、瘀斑，压之不退。伴壮热，口干，咽喉肿痛，关节屈伸不利，二便不调。舌质绛红或夹瘀斑，苔黄微干。治宜清热凉血，解毒消斑。方选消斑青黛饮加减。青黛、水牛角粉（冲服）各6g，生地30g，牡丹皮、赤芍、生川大黄（后下）、知母、栀子各10g，大青叶15g，玄参12g。

加减法：毒热内闭卫气阶段加生石膏、沙参、浮萍、白茅根；壮热不退加水牛角、羚羊角、生地炭、银花炭；咽痛喉肿加山豆根、马勃、射干、挂金灯；合并疔肿加野菊花、地丁、蒲公英、白花蛇舌草；大便秘结加炒枳壳、大黄（后下）；食少或呕恶加竹茹、藿香、神曲、谷芽、麦芽；咳嗽、音嘶加桔梗、玉蝴蝶、玄参；唇、眼睑浮肿加浮萍、蝉蜕、蚕沙、白茅根；红斑压之褪色加紫草、黄芩；红斑压之不褪色加红花、凌霄花。

（二）外治法

全身皮肤焮红，外扑清凉散或清凉粉；咽痛喉肿，可吹入锡类散。

【偏方荟萃】

1. 解毒清营汤：金银花、连翘、蒲公英、生地、白茅根、生玳瑁、丹皮、赤芍、川黄连、绿豆衣、茜草根、生栀子，煎服。

2. 解食用部分动、植物毒详见表14-12。

表14-12 食用部分动、植物中毒解救方药

	主要证候	解救方药
瘟牛肉	腹胀口渴，心下痞坚，发热妄语，口吐白沫，不省人事	①旱稻草煎服；②消肉化毒丹（山楂、神曲、大黄、雷丸、枳壳、厚朴）煎服
马肉毒	腹胀口渴，心下痞坚，发热妄语，口吐白沫，不省人事	①杏仁（去皮）研，煎服；②黄柏末，水送下

续表

	主要证候	解救方药
河豚毒	舌麻心闷，口开声不出，腹胀气难出	①槐花煎浓汁服；②橄榄，煎服；③加味瓜蒂散（白茅根、芦根、瓜蒂），煎服
蟹毒		①紫苏汁，服之；②蒜汁，或冬瓜汁，或黑豆汁，或薤汁，服之
鳖毒	腹痛欲死，手足发青	白芷、雄黄、朱砂、山楂、枳实、茯苓，煎服
野菌、地蕈	心疼胸胀，腹泻腹痛	①橄榄汁，服之；②金汁，服之；③绿豆、生甘草，浓汁饮；④解菌汤（甘草、白芷）煎服
六畜瘟疫		立效丹（硼砂、白附子、高良姜、猪牙皂、雄黄、火硝、麝香研细末）。用法：牛马驴3分，猪羊只用1分，俱吹左鼻孔内，再点眼角，避风立效

【调摄护理】

1. 不吃不洁和陈旧腐败的食品；凡先天禀赋虚弱的人，应劝其慎食海鲜、荤腥等食物。食后若感觉皮肤发痒或其他不适，应立即就医。

2. 治疗期间应卧床休息，饮食以清淡和容易消化的素食为宜。此外，不要因为瘙痒而乱挠乱抓，更不要用热水、肥皂烫洗，但可适当扑些没有刺激性的清凉解毒粉剂。

【预后判析】

本病若找出发病诱因，予以针对治疗，一般预后良好；原患某些内脏疾病者，只要原发病得到控制，预后亦佳，否则有向红皮病演变的可能。

【医案精选】

邹某，男，40岁，1964年10月26日初诊。

一天前于游园后食用陈旧江米食物，不久即感腹部不适，有胀气感，至夜间开始皮肤瘙痒，次晨发现皮肤弥漫潮红，下午体温高达39.8℃，院外诊断为"中毒性红斑"。伴见精神疲惫，胸闷气憋，发烧无汗。血常规：WBC $22×10^9$/L，N 86%，E 4%。舌质红，苔白腻，脉弦滑而数。辨证：饮食不和，湿热结毒，灼煎营血，冲于皮毛。立法：清热凉血，解毒利湿。方药：鲜生地、鲜芦根、大青叶各30g，板蓝根、桑叶、赤芍、黄芩、滑石各10g，金银花、白鲜皮各15g，连翘12g，生栀仁6g，甘草3g。服药1剂后，皮肤红斑见退，仍觉瘙痒，便通，体温正常，白细胞下降至$13.8×10^9$/L。投原方加枳壳4.5g。1剂后，80%皮肤红肿消退，仍觉瘙痒，轻度脱屑，白细胞$9.1×10^9$/L。

舌质红，苔白，脉弦滑，按前方加减。方药：金银花、白鲜皮各 12g，鲜生地、鲜茅根各 15g，赤芍、大青叶、茯苓、蒲公英、竹叶各 10g，六一散 18g。又服 1 剂，皮肤红肿全部消退，唯饮食不香，改用健脾和胃以收功。枳壳 4.5g，陈皮、竹茹各 6g，金银花、白鲜皮、地肤子、菊花、赤芍各 10g。（《赵炳南临床经验集》）

【名论摘要】

《疡医大全》："夫牛犬无毒，本补精血之物，何以毒至于此？必牛犬抱病将死，又加缚束以激动怒气，毒结于皮肉之间，适当其处，人误食之，故食之生病，卒至暴亡也。"

陈远公："人误食竹蕈，或吞树菌，以致心疼胸胀，腹泻腹痛而死。夫蕈亦芝草之类，生于莎叶朽木，所谓臭腐出神奇，何以毒种于中乎？殊不知竹根树柯而生蕈菌者，以土之湿热也，湿热之下，必聚蛇蝎恶虫，其气上腾，而蕈菌得气，易于生发，故较他产更肥，其味极美，而其质实毒也。"

【经验与体会】

中毒性红斑又名毒性红斑，中医认为类似于"诸物中毒"。其中以陈旧腐败的食品如鱼、虾、蟹、海鲜、禽类和兽类等引起者居多。这些食品暴食之后，常易导致脾胃受损，蕴生毒热，煎灼营血，毒热外扑于肤，症见皮肤焮红发丹。在治疗中，要分辨疹与斑。若以疹居多者宜清宣肺胃，以斑为重者宜清营凉血。与此同时，还需据症增损。如壮热不退加水牛角粉、羚羊角粉；咽喉疼痛加金莲花、鸭跖草、挂金灯；食少或呕吐加竹茹、藿香、姜半夏；眼睑浮肿加浮萍、蝉蜕、白茅根；红斑压之褪色加紫草、黄芩；红斑压之不褪色加红花、仙鹤草、大枣。

酒毒（酒性红斑）

【病名释义】

酒毒病名出自《中医皮肤科诊疗学》。该书宗《脾胃论》和《类经》两书有关对酒的论述，引伸而得此病名。前者说："酒性味辛甘，大热有毒，气味俱阳。"后者说："凡饮酒者身面皆赤，即其征也。"由此可见，本病是指饮用含有乙醇之类饮料后，引起周身弥漫性红斑或麻疹样损害的一种皮肤病，类似西医学的酒性红斑。

【病因病机】

禀赋不耐，酒毒所伤而致。大凡初次饮酒，或饮酒过量，酒性辛热，蒸迫血液，特别是肤腠浅在的孙络，受到酒热之毒的刺激之后，血热之气外溢于肤，症见红斑或针尖大小的丘疹，状如麻疹；若饮酒过量则酒毒内攻，还会出现躁动、烦闷不安、呕吐等症状，正如《诸病源候论》所说："凡酒性有毒，人若饮之，有不能消，便令人烦毒闷乱。"

【诊鉴要点】

（一）诊断要点

①病前曾饮用含有乙醇之类的饮品。②多数在饮品进入体内大约几分钟或1小时后，在颜面乃至周身皮肤上，出现猩红热样红斑或麻疹样丘疹，持续约10分钟或1日，逐渐消退。③皮疹有自限性，并有少许糠秕状鳞屑脱落，兼有轻重不一的痒感。④少数病情严重时，还会出现烦闷、呕吐、躁动等全身中毒性症状。⑤若再饮酒又会复发。

（二）鉴别诊断

本病应与药疹（如猩红热样、麻疹样）及中毒性红斑相鉴别。

【辨证施治】

（一）内治法

1. 轻症　酒后始觉烘热，继而瘙痒，与此同时在颜面、颈项乃至全身皮肤出现弥漫性红斑或红色丘疹，压之褪色，自觉口干喜饮，烦躁或兴奋多语。舌质红，苔少，脉洪大。治宜清气凉血，醒酒退斑。方选白虎汤加减。生石膏15～30g（先煎），绿豆衣30g，生地、赤芍、黄芩、紫草、枳椇子各12g，炒牡丹皮、炒黄连、焦山栀各6g，泽泻、车前子（包）、白茅根各15g。

2. 重证　除皮疹外，伴见昏晕烦乱，干呕恶心，饮食即吐，身热头痛，胸膈痞塞，口燥舌干，心神恍惚，小便混浊。舌质红，苔黄微腻或黄燥，脉数且细。治宜清化湿热，扶脾醒酒。方选葛花解醒汤加减。青皮0.6g，广木香1.5g，橘白（去白）、人参、猪苓、茯苓各4.5g，神曲、泽泻、白术、葛花各10g，白豆蔻、砂仁各6g。

加减法：内热偏重加寒水石、黄柏、莲子心；酒毒内攻，如烦躁、呕吐加竹茹、竹沥、甘蔗汁。

（二）外治法

皮肤焮红，状如红斑、丘疹，自觉烘热刺痒，选用炉虎水洗剂，日2次，有安抚止痒的效果。

【偏方荟萃】

1. 蝉蜕散：蝉蜕 20 个（去足翅、去土），薄荷 30g，研细末，日 2 次，1 次 6g，温开水送下。

2. 凉血散风汤：菊花、蝉蜕、牡丹皮、生地、赤芍、山栀、苦参、白鲜皮、豨莶草、生甘草。煎服。

3. 枳子，或用甘蔗，或用白萝卜，捣烂取汁，频频饮之。

4. 解炎化毒汤：人参（黄芪可代）、柞木枝、茯苓、黄连、寒水石、石菖蒲，煎汁，冷饮之。

5. 葛花，煎浓汁，饮之。

【调摄护理】

1. 素有此疾，应劝其不可饮酒（包括药酒在内）和其他含有乙醇类的饮料。

2. 饮酒的过程中，若发生皮肤烘热、刺痒，应立即停饮，并取食醋 2～3 匙灌之；或取绿豆汤，饮之。

3. 皮肤焮红，发痒，不可用手搔抓，更不要用热水烫洗，但可外扑少量安抚止痒的粉剂。

【预后判析】

初次发病者，轻者可为一过性而消失；重者则可损伤内脏，特别是肝、肾，应予注意。

【名论摘要】

《疡医大全》："人有恣饮烧酒大醉而死，必身腐烂臭秽。夫酒为大热之物，纯阳无阴，尤为至热。多饮过度，力不能胜，一时醉倒而热性发作，腐烂肠胃。"

多汗（多汗症）

【病名释义】

多汗指全身或某一局部出汗过多，后者更为常见。《景岳全书》《寿世保元》《张氏医通》《疡医大全》等书，均有专章论述，其中《张氏医通》载有头汗、手足汗、阴汗、腋汗、半身出汗等，分别相当于西医学的额部多汗症、掌跖多汗症、外阴部多汗症、腋窝多汗症及偏侧性多汗症等。

【病因病机】

汗为五液之一，汗之生成，在《素问》早有初步论述："阳加于阴谓之汗。"《景岳全书》作了进一步阐述，如说："汗发阴而出于阳，此其根本则由阴中之营气，而其启闭则由阳中之卫气。"清·《温病条辨》也说："汗出者，合阳气阴精蒸化而出者也……盖汗之为物，以阳气为运用，以阴精为材料。"总之，汗的生成来源于津液所化，而汗的排出则靠阳气的蒸化，靠阳中之卫气司汗孔之开阖，对汗液既起蒸化作用，又起固摄作用，使其保持常量。如果阳气亢盛，内热熏蒸，可致汗液蒸化过多。另外，卫阳虚不能固摄汗液，也能导致多汗。此外，尚有湿盛和气血瘀阻引起多汗之说。

1. 内热熏蒸 外由过食辛辣、酒类及咖啡之类饮料；内有阳热熏蒸，逼液外溢而多汗。此外，七情所伤，五志化火，亦能蒸液为多汗症，诚如《张氏医通》所说："大惊大恐大惧皆能令人汗出。"

2. 阳虚腠疏 阳气虚弱，卫外不固，肤腠不密，汗液随气而外泄。心阳虚卫外失固，肾阳虚封藏失职，均所导致多汗。《景岳全书》说："人但知热能致汗，而不知寒亦能致汗。所谓寒，非曰外寒，正以阳气内虚，则寒生于中，而阴中无阳，阴中无阳则阴无所主，而汗随气泄。"

3. 湿盛致汗 恣食生冷、肥甘、酒醴，或饥饱失时，损伤脾胃，脾不健运，湿自内生，湿阻气机，升降失常，常能成汗外泄。然而，湿盛致汗多种多样，如：头为诸阳之会，额上多汗而他处无汗者，湿热上蒸使然（头额汗）；脾胃湿蒸，旁达四肢，则手足多汗（手足多汗）；阴间有汗，属下焦湿热（阴汗）。此外，中寒胃阳土虚，脾不约束，津液横溢四肢，尤以阴盛淫雨滂沱，故汗而冷也。由此可见，湿热与寒湿皆可导致多汗，但以湿热致汗更为常见。

4. 气血瘀阻 气血不充，内夹寒凝，气血不周，偏侧瘀阻而多汗，正如《张氏医通》所说："夏月只半身出汗，皆气血不充，内夹寒凝所致。"《医林改错》也说："醒后出汗……竟有用补气、固表、滋阴、降火，服之不效，而反加重，不知血瘀亦令人自汗、盗汗，用血府逐瘀汤，一两付而汗止。"另有因高年气血不周，或气虚血瘀，或气血有所偏阻，均可致偏侧多汗。

【诊鉴要点】

（一）诊断要点

①患者以青年人为主，男性多于女性。②局部多汗多见于掌、跖、前额、腋下、

外阴等处，对称发生，其中以掌、跖多汗最为常见。③病情轻者溱溱汗出，重者汗珠不断，情绪激动时尤为明显。④掌部多汗时往往影响工作。⑤跖部多汗由于汗液蒸发不畅致使表皮呈白色浸渍状，尤以趾间最为明显，严重时可引起水疱、糜烂或角化过度，妨碍行走；汗液分解，产生特殊的臭味，还易继发真菌感染。

（二）鉴别诊断

1. 盗汗　睡熟时通身汗出，醒后汗渐见收。

2. 色汗　汗出沾染衣服后，遗留色渍。

【辨证施治】

（一）内治法

1. 内热熏蒸证　若进食时，头额部多汗，责在阳明胃热。治宜清胃泄热，方选白虎汤加减。生石膏15～30g（先煎），炒知母、甘草、焦山栀、炒黄芩各6g，山药15g，玄参、石斛各12g。若情绪紧张，心烦多汗，责在少阴心火偏亢。治宜清心泻火。方选清心莲子汤加减。黄芩、麦冬、地骨皮、生甘草各10g，石莲子、茯苓、生黄芪、党参各12g，灯心草3扎，车前子15g（包）。若急躁易怒，乍然汗多，责在厥阴肝郁化火。治宜清泻肝火。方选当归龙荟丸加减。炒胆草、焦山栀、炒黄连各6g，炒黄柏、炒黄芩、炒白芍、当归各10g，柴胡、青黛各4.5g。手心足心烘热而多汗，兼伴咽燥颧红，责在阴虚内热。治宜养阴清热。方选麦味地黄丸加减。麦冬、干地黄、山萸肉各12g，茯苓、泽泻、地骨皮、炒牡丹皮各10g，山药15g，五味子6g，煅龙骨、煅牡蛎、石决明各30g。

2. 阳虚腠疏证　若动则多汗，伴有恶风、神疲、肢冷等，系由卫外阳虚，营卫失和所致。治宜调和营卫，固表敛汗。方选桂枝汤加减。桂枝、甘草各6g，炒白芍、黄芪、煅龙骨、煅牡蛎、党参、白术各12g，麻黄节4.5g，大枣7枚。若遇风汗出不已，兼有心悸、失眠等，系由心阳虚所致。治宜益气温阳。方选参附汤加味。党参、麦冬、甘草、生地、地骨皮各10g，制附片12g，生黄芪、当归各6g，五味子4.5g。若在冬天时腋窝多汗，并有越冷汗泄越多的现象，伴有畏寒、四肢不温等。此由心肾阳虚所致。治宜扶正助阳。方选右归饮加减。制附片10～15g，山萸肉、炒杜仲、熟地、枸杞子各10g，山药15g，上肉桂4.5g，甘草6g。

3. 湿热熏蒸证　若头汗多，兼有身热，系湿热上蒸。治宜清脾泄热。方选泻黄散加减。藿香、佩兰、茯苓各10g，生石膏15g，焦山栀、炒黄连、炒黄芩、升麻各6g，泽泻12g。

若手足多汗，时常不断，系湿热旁流。治宜清热燥湿，方选清脾饮加减。柴胡、黄芩、厚朴、制半夏各6g，白术、生石膏、炒牛蒡子各12g，炒知母、炒黄连各3g。

若阴囊多汗，或股内汗湿沾衣，系湿热下趋。治宜清肝泻火。方选龙胆泻肝汤加减。炒胆草、焦山栀、柴胡、黄芩各6g，泽泻、炒白芍、炒杜仲、茯苓各12g，车前子15g（包）。

4.气血瘀阻证

虚证：身体或左或右，或上或下，汗出如雨，病者以年高体弱者居多，系气血不调。治宜补气益血，方选十全大补汤加减。生黄芪、党参、茯苓、白术、陈皮各10g，当归、赤芍、白芍、熟地各12g，川芎、丹参、红花各4.5g。

实证：身体某处汗出如雨，时轻时重，系气滞血瘀。治宜理气活血。方选复元活血汤加减。酒当归、炒白芍、干地黄、花粉各10g，熟大黄、炒枳壳、柴胡、生甘草各6g，丹参、益母草各12g。

（二）外治法

全身多汗时，酌情选用麻黄根、牡蛎各20g，龙骨、赤石脂各15g，研细末，布袋装之，外扑患处。手足多汗选用干葛水洗剂，煎汁浸泡患处，日1次。或用5%明矾溶液，外涂，日2次。

（三）针灸疗法

毫针法　全身性多汗：合谷、后溪、复溜、鱼际；局限性多汗：颜面一侧多汗取达治（翳明、风池两穴连线上，靠近风池2/3处），头颈面多汗取大椎、合谷、复溜，手足多汗取合谷、复溜、阴郄。方法：虚者补法，实者泻法，日1次。

（四）其他疗法

1.耳针法　心、肾、肺、神门、交感、皮质下、降压沟。方法：针后留针30分钟，其间行针5次，2日1次。

2.耳压法　心、肾、胃。方法：用王不留籽贴在穴上，胶布固定，并嘱患者每天压按数次，每次持续1分钟左右，5日换1次。

3.敷脐法　取五倍子，或何首乌，研细末，温开水调糊敷贴脐部，外盖消毒纱布，次晨除去。

4.穴位注射法　手掌多汗取内关、合谷；足跖多汗取三阴交、太溪。方法：用0.25%普鲁卡因注射液，针刺得气后，每穴缓慢推入1mL，2～3日1次。

5.穴位埋藏法　①鱼际、复溜；②耳穴心、肾、胃、肺。方法：严密消毒后，取消毒过的揿针刺入，外盖胶布固定，并嘱每天按压3～4次，每次3～5分钟，1周1次。

【偏方荟萃】

1.玉屏风散加味　黄芪、党参、焦白术各10g，防风12g，生薏苡仁、牡蛎各15g，熟地、白芍、糯稻根、炙甘草各9g，桂枝3g。

2. 额汗方 丹参、当归、茯神、地黄、枣仁、黄芪、白芍、桂圆。

3. 牡矾丹 牡蛎粉、黄丹、枯矾，共研细末，外涂。适用于手足多汗。

4. 安肾丸 胡芦巴、补骨脂、川楝肉、茴香、川断、杏仁、桃仁、山药、茯苓，蜜丸服。

【调摄护理】

1. 忌食辛味食物，忌饮酒类，诚如《杂病源流犀烛》所说："凡有汗，一切辛辣之味、五辛之属并忌食之。"

2. 五志化火多汗者应安定情绪，避免七情过激，注意劳逸结合。

3. 高年气血不周，半身多汗者，应防中风，并注重调护。

4. 足部多汗者应勤洗、勤换鞋袜，应穿通风透气之鞋，避免继发足癣与疣。

【预后判析】

本病预后既取决于原发病的治疗，又取决于及时正确的处理，大多数情况下预后良好。但若发现汗出如油、汗出如珠、汗多喘满、汗雨淋漓等，皆属败证。

【医案精选】

顾氏，劳力怫怒，心背皆热，汗出。往时每以和阳治厥阴肝而得效。今年春夏，经行病发，且食纳顿减。褚氏谓独阴无阳，须推异治，通补既臻小效，不必见热投凉，用镇其阳以理虚。人参、半夏、茯苓、炙草、牡蛎、小麦、南枣。（《临证指南医案》）

【名论摘要】

《东垣十书》："汗出于心，热之所致；汗出于脾，湿气上腾；汗泄于肤，卫气不固。"

无汗（汗闭）

【病名释义】

无汗病名出自《伤寒论》，该书说："阳明病，法多汗，反无汗，其身如虫行皮中者，此以久虚故也。"朱佑武注解说："此属正气液亏，津液不充于皮肤，故汗难出。"本病相当于西医学的汗闭。

【病因病机】

1. 阴液亏损　汗之生成，为津液所化。阴液亏损，无津作汗，故无汗。

2. 阳虚气弱　汗之排出，靠阳气之蒸化。阳虚不能蒸化津液，肺气虚不能宣散皮毛，亦见无汗。

3. 先天精乏　先天之精不足，导致出汗无源，皮肤枯槁无汗，并见毛发、牙齿、爪甲发育不良。

4. 寒闭腠理　寒邪束表，闭塞腠理，玄府不通，阳气怫郁，卫气开阖失常，故汗不能出。诚如《温病条辨》所说："其有阴精有余，阳气不足，又为寒邪肃杀之气所搏，不能自出者。"

【诊鉴要点】

诊断要点：①患者全身皮肤或某些部位终年没有可见的汗液。②全身性无汗常感全身不适，极易疲劳，在运动中更甚，气候炎热，体温往往升高，全身灼热难忍。③先天性无汗还会合并皮肤枯槁、少毛、缺牙、鞍鼻、眉稀等。④局限性无汗常有皮肤干燥、粗糙等症状。

【辨证施治】

（一）内治法

1. 阴液亏损证　无汗，肌肤灼热，盛夏全身亢热难忍，口干咽燥，颧红，手足心热，或见便干如羊粪。兼见气短，无力，疲乏，肢麻等。舌红，苔光剥，脉细数。治宜滋阴生津，和营益汗。方选增液汤合桂枝汤化裁。沙参、生地、麦冬各 12 ～ 15g，甘草、白芍、花粉、石斛、玉竹各 12g，桂枝 3g，杏仁 6g，大枣 5 枚。

2. 阳虚气弱证　无汗兼见身寒肢冷，腰酸，无力。舌质淡红，苔少，脉弱。治宜助阳益气，和营通腠。方选再造散加减。党参、黄芪、甘草各 10g，桂枝、细辛、川芎各 3g，羌活、防风、制附片、赤芍各 6g，桔梗 12g。

3. 先天精乏证　自幼无汗，并见皮肤干燥枯槁，毛发稀少，指甲变形缺损，牙齿异常诸症。舌质裂纹，苔少，脉细数无力。治宜补肾益精，和血调营。方选复方参地汤加减。党参、生地、菟丝子、黄精、山药、淫羊藿各 10g，甘草、枸杞子、女贞子、巴戟天各 5g，何首乌 12g。

4. 寒闭腠理证　突然全身无汗，病期较短，兼见身寒，皮肤起粟如鸡皮状，或有痒感。舌质淡红，苔薄白，脉紧。治宜散寒开腠，升阳达表。方选麻桂各半汤加减。麻黄、桂枝各 4.5g，白芍、杏仁、甘草、浮萍各 10g，大枣 5 枚，鲜葱白 1 扎。

（二）外治法

本病一般无须外治，皮肤枯槁干燥脱屑明显，特别是先天性无汗者，必要时可外涂甘草油，或归蜡膏。

（三）针灸疗法

毫针法　局部无汗取太阳、颧骨、下关、颊车；全身无汗取外关、足临泣、胃俞、足三里、合谷、曲池。方法：局部无汗施泻法，全身无汗施平补平泻法，2日1次。

（四）其他疗法

七星针疗法　取背部督脉及双侧膀胱经区域。方法：自上而下，自内到外，逐一叩刺，以皮肤潮红、微渗血为度，然后用火罐在上述区域拔罐并留5分钟，2日1次。

【调摄护理】

患者缺乏汗出散热的功能，故在酷暑季节应将其安置于干燥通风、凉爽安静的环境，避免剧烈活动。

【预后判析】

积极治疗引起无汗症的各种疾患，可获效果，但先天性外胚叶发育不良所引起者则无法治疗。

【医案精选】

一人脉涩而短，重取而弱，此久受湿伤且多年无汗，遇劳身热，倦怠如沙病状。苍术、白术、芍药、甘草、红花各五钱，陈皮六两，当归身二两。分六帖，姜三片煎服。（《赤水玄珠》）

【名论摘要】

《仁斋直指》："三阳实，三阴虚，汗不出；三阴实，三阳虚，汗不止。"

《医述》："卫气虚则多汗，营血虚则无汗。"

鸟啄疮（汗孔角化症）

【病名释义】

鸟啄疮病名出自《诸病源候论》。该书说："鸟啄疮，四畔起，中央空是也。此亦是风湿搏于血气之所变生。以其如乌鸟所啄，因以名之也。"但后世医籍论述很少，今人多宗巢氏之说，普遍认为本病接近西医学的汗孔角化症。

【病因病机】

本病内因可由先天禀赋不足，肌肤失养；外因可由风湿侵袭，跌仆损伤所致。前者为本，后者为标。此外，多伴有家族病史。

1. 风湿外袭　因禀赋素弱，卫外不固，风湿之邪侵袭皮毛腠理，搏于体表，阻滞荣卫循行，致使肌肤失养而成本病。

2. 瘀血阻滞　素体虚弱，气血循行痞涩，瘀滞于体肤，新血不生，肤腠失养而酿成本病。

3. 肝肾不足　肝主疏泄，若情志内伤，则肝气郁结，水液被阻，复遭内热煎熬，遂成痰浊，或成痰瘀，凝结肌肤不散而成斯疾。

【诊鉴要点】

（一）诊断要点

①病变部位通常发生在面部、颈、肩、手足以及外阴等。②初起皮疹呈火山口多角质性小丘疹，缓慢扩大形成环状、地图形或不规则形，边缘呈堤状，色泽灰黄、浅褐或如肤色。③数目因人而异，少则1个，多时可达百余个。④受外伤处常会出现新的皮疹。⑤皮损有的长期静止不变，亦可缓慢不规则扩展，消退后可留有永久性萎缩斑，亦可不留痕迹。

（二）鉴别诊断

紫癜风（扁平苔藓）　发于躯干、四肢、口腔黏膜、阴部等处，皮损为多角形紫蓝色扁平丘疹，有蜡样光泽，密集成片，伴有瘙痒。

【辨证施治】

（一）内治法

1. 风湿外袭证　多见于初起阶段，常发于成年人。皮损以四肢为多，可分布于手、足、前臂、大腿等处，匡廓鲜明；发于趾间者，形似鸡眼；发于颜面、颈部，边缘清楚而不隆起，皮损多呈孤立角化损害，或边缘纤细，宛若圈纹，可缓慢向外扩展，中有褐色斑片。舌质淡红，苔白，脉弦细。治宜祛风除湿，养血润燥。方选苍术膏加减。苍术1000g，当归、何首乌、白鲜皮各200g，水煎3次，浓缩，加蜂蜜500g收膏，日2次，每次1匙，口服。

2. 瘀血阻滞证　多在早年发病，伴有家族史。皮损为褐黑色角化性斑疹，近圆形或不规则形，周边隆起，触之甲错棘手。皮损多静不变，很少向外扩展。舌质暗红或有瘀斑，苔少，脉涩滞。治宜活血化瘀，疏通经络。方选通窍活血汤加减。当归、赤芍、生地各 12g，川芎、桃仁、青皮、陈皮、丝瓜络、甲珠、皂角刺各 10g，白芷 6g。

3. 肝肾不足证　病变主要发生在口腔，可见乳白色斑片，发于阴部，可有糜烂，病程缓慢，不易消失。舌质淡红，少苔，脉细数。治宜补益肝肾，化痰软坚。方选新六味片。生地 4000g，山药、女贞子各 2000g，茯苓、赤芍、泽泻各 1500g，共研细粉，过 100 目筛，加适量赋型剂，轧片，每片含生药 0.3g，日 3 次，每次 5 片。

加减法：血虚加何首乌，倍用当归；脾虚配服参苓白术丸；痰凝加服小金丸。

（二）外治法

外搽红灵酒，日 1～3 次。

（三）针灸疗法

毫针法　主穴：风市、血海、三阴交；配穴：足三里、肾俞、曲池、丰隆。方法：施平补平泻法，针刺得气后留针 30 分钟，2 日 1 次。

（四）其他疗法

耳针法　肾上腺、神门、交感及皮损相应区域。方法：针后留针 30 分钟，2 日 1 次。

【偏方荟萃】

1. 白花蛇 1 条，酒浸 1 周后，焙干研末，日服 1g。

2. 知母 20g，蛇皮灰 10g，共研细末，米醋调敷患处，日 1 次。

3. 鲜杏仁，不拘多少，捣烂外敷患处。

4. 大黄䗪虫丸（市售），日 2 次，1 次 6g。

【调摄护理】

1. 不宜用热水烫洗患处，亦不可滥用外涂药物。

2. 局部避免潮湿、寒冷刺激；鼓励患者多吃胡萝卜、南瓜等。

【预后判析】

本病少见，治疗时要牢记效不易方，一般可获效果，若为先天性疗效欠佳。

狐尿刺（毛发红糠疹）

【病名释义】

狐尿刺病名出自《千金翼方》，又名狐狸刺。后世医籍唯有《外科秘录》不仅对古人所称雌雄狐尿刺予以澄清，而且对本病的临床表现以及内外治法均有记载，今人对本病的辨证施治多宗此说。

《外科秘录》说："前人谓雄者止生一个，雌者生有五七个，误也。疮内生有乱丝，疮外生有小刺，雌雄无异，正不必过分也……治法先用生甘草、枸杞根等物煎汤洗之，后用桑粉丹敷之即愈。"本病接近西医学的毛发红糠疹。

【病因病机】

脾主肌肉；肺主皮毛。脾虚不健，中气不足，肤腠空虚，易招外邪侵袭，使气血不和，精微难以敷布，肌肤失养，故皮肤小刺丛生。

1. 脾胃虚弱　后天失调，偏食嗜饮，致使脾运不健，胃纳不适，水谷精微难以生化，津液匮乏，加之肺气虚弱，更是敷布不周，肌肤得不到津液润养，故皮肤刺疾丛生。

2. 气阴两亏　久病不愈，常损阴耗液，虚热内生，肺失宣发，肤失温煦，故肌肤干燥，色泽暗红，隐见红紫斑点，状如芒刺。

【诊鉴要点】

（一）诊断要点

①患者以青年和儿童多见，中年人也可发病。②病变部位主要在四肢伸侧，特别是腕、肘、膝关节和手背更为明显，少数严重者也可泛发全身。③淡红色或红色毛囊角化性丘疹，状如锉刀；指（趾）甲粗糙、增厚，易与甲癣相混淆；严重时波及全身，类似红皮病。

（二）鉴别诊断

1. 白疕（银屑病）　皮疹为大小不等、形态不一的红斑，上覆银白色的鳞屑，刮除鳞屑，其下呈筛状出血。

2. 鸡皮症（毛周角化病）　皮疹除有毛囊性小丘疹外，多分布在上臂和股部的伸侧，长期存在而不融合。

3.扁平苔藓 皮疹为针帽大小的丘疹，色泽紫红，表面呈蜡样光泽。

【辨证施治】

（一）内治法

1.脾胃虚弱证 皮肤淡红、干燥，鳞屑细小状如糠秕，层层脱落，掌跖角化，甚则干裂，指（趾）甲增厚。伴有少汗、口干，唇燥。舌质淡红，苔白或微黄，脉弦微缓。治宜健脾和胃，养血润肤。方选八珍汤加减。党参、山药、丹参、鸡血藤各15g，干地黄、炒白芍、陈皮、沙参、当归、白术、甘草各12g，何首乌10g，生薏苡仁30g。

2.气血两亏证 皮肤潮红，上覆糠秕状鳞屑，自觉瘙痒，夜间尤重，口干唇燥。舌质红，苔少或苔薄，脉细数。治宜益气养阴，活血散瘀。方选增液汤加减。沙参30g，生地、玄参、石斛各15g，花粉，紫草、虎杖、丹参各10g，红花、桔梗各6g，山药、炒白扁豆、玉竹各12g。

3.风热客肤证 初起病急，皮损蔓延迅速，肤色焮红，上覆糠秕状白屑，自觉瘙痒，毛发枯干且黄而稀少。舌质红，苔薄黄，脉浮数。治宜疏风清热，散邪止痒。方选荆防败毒散加减。荆芥、防风、赤芍、白芍、白鲜皮、川芎、白蒺藜各10g，当归、生地各12g，蝉蜕、苦参各6g。

（二）外治法

皮损区域干燥，状如小刺，外涂白杨膏；皮疹有泛发倾向，干燥、粗糙，或者肥厚，外用蛋黄油、甘草油各等份混匀，外搽之，日2次。

【偏方荟萃】

1.苍术膏（苍术浓煎3次取汁，合并一起再浓缩，加糖适量，收膏），日3次，每次10mL，温开水送下。

2.地龙片（地龙研粉，加适量赋型剂轧片，含生药0.3g），日2～3次，每次5片，口服。

3.丹参片（丹参研细末，水泛为丸），日2～3次，每次6g，口服。

4.桑粉丹：桑条（烧灰存性）10g，轻粉、雄黄、贝母各3g，研细末，入米醋少许调糊，外涂。

【调摄护理】

1.忌用肥皂搓洗皮肤，洗澡不宜过勤，每周1次即可。

2.平素尽可能多吃一点儿胡萝卜，并适当进行矿泉浴等，有利于皮损的康复。

【预后判析】

本病病程长，发展无规律，有的逐渐好转，有的则病情突然加重。皮疹可自行消退，但常复发，并有夏季加重的倾向。

【医案精选】

张某，男，13 岁，1975 年 11 月 21 日初诊。3 周来，发现脸面潮红、脱屑，尤以头皮部为明显，手掌、足跖干燥，自觉瘙痒。舌质红，苔光，脉细滑。证属血热生风，风胜则燥。治宜凉血清热，滋阴润燥法。药用：生地 30g，丹皮、黄芩、玄参、石斛、花粉、白蒺藜各 9g，紫草、大青叶各 15g，茜草 12g，麦冬 6g。嘱先服 3 剂。接服加味苍术膏（苍术 300g，当归、白蒺藜各 90g，煎水 3 次，浓缩成膏，加蜂蜜 250g），每次 1 匙，日 2 次。外用新五玉膏。

经过 2 个月的治疗，皮疹明显消退，痒亦不显，皲裂见好。药后皮疹完全消失，留有色素沉着。嘱继续服一料，以巩固疗效。（《朱仁康临床经验集》）

【名论摘要】

《外科经验选》："主要从肺主皮毛之说得到启发……丘疹坚硬，色红，干燥脱屑等，用生地、沙参、花粉等养阴生津润肺，蛇舌草、紫草、土茯苓等清热解毒，鸡血藤、虎杖、茶树根和营活血。"

蛇身（鱼鳞病）

【病名释义】

蛇身病名出自《诸病源候论》。该书说："谓人皮肤上，如蛇皮而有鳞甲，此谓之蛇身也。"本病又名蛇体、蛇皮癣、蛇胎、鱼鳞风、蛇鳞等。不过，在《金匮要略》一书中，虽有"肌肤甲错""肌若鱼鳞"等症状的描述，但并非本病，只是类似鱼鳞病的损害。今人赵炳南称本病为"藜藿之亏症"，表明为多种营养不足，体肤失养所致肤表粗糙，状如蛇鳞。本病类似西医学的寻常性鱼鳞病。

【病因病机】

本病多因先天禀赋不足，而致血虚风燥，或瘀血阻滞，肤腠失养而成。

1. 禀赋不足　凡先天禀赋不足，肾精衰少者，体肤多失于精血濡养而燥揭甲错。精血不能荣润，日久化燥生风，或精血不足而外受风邪，致成本病。故《诸病源候论》说："蛇皮者，由风邪客于腠理也。人腠理受于风，则闭密，使血气涩浊，不能荣润，皮肤斑剥，其状如蛇鳞，此呼蛇体也，亦谓之蛇皮也。"

2. 瘀血阻滞　禀赋虚弱，气血循行痞涩，经脉瘀阻塞滞，新血不得以生，乃致体肤失养，而呈鳞甲之状，诚如《诸病源候论》所说："……此由血气否涩，不通润于皮肤故也。"此外，食伤、忧伤、饮伤、房室伤、饥伤、劳伤、经络荣卫气伤，均可使瘀血内停，"内有干血，肌肤甲错"（张仲景语）。

总之，本病虽然因于血虚风燥，瘀血阻滞而成，但均与先天禀赋关系密切。

【诊鉴要点】

（一）诊断要点

①好发于四肢伸侧，重者可波及全身。②自幼发病，可有家族史，冬重夏轻。③皮损轻者表面附有较薄的鳞片，呈网状排列，干燥粗糙；重者鳞屑较厚，污秽色，鱼鳞状排列，甚则掌跖角化肥厚，易发生皲裂。④一般无自觉症状。

（二）鉴别诊断

本病主要与先天性鱼鳞病样红皮病鉴别，后者的皮损特点：红斑，对称分布，融合成片，逐渐扩大变厚，斑上有鱼鳞状鳞屑；毛发稀少，掌趾发红，角化肥厚。

【辨证施治】

（一）内治法

1. 气血痞涩证　多由先天禀赋不足，多自幼年发病，有家族病史。皮肤干燥，脱屑，宛如鱼鳞或蛇皮，伸侧尤甚，掌跖皮肤粗糙或者弥漫角化，严重时还会出现皲裂。伴见两目黯黑。舌质紫暗无华，有瘀点或瘀斑，脉涩滞。病情往往冬重夏轻，或者时轻时重。治宜益气活血，宣肺润肤。方用鱼鳞汤加减。生黄芪50g，黑芝麻40g，丹参、地肤子各25g，当归、生地、熟地、首乌各20g，山药、防风各15g，甘草10g，枸杞子12g。

2. 营血不足证　常无家族病史，幼年发病。皮肤干燥粗糙，状如乌蛇之皮，上覆污秽色或灰白色鳞片，其间白色网状沟纹，如同干鱼之皮，肌肤甲错，或见手足发胖，易于皲裂。毛发干稀少泽，指甲变脆，仅有轻度瘙痒，冬重夏轻，体质瘦弱，面色㿠白无华。舌质淡，苔净，脉弦细。治宜养血活血，润肤柔皮。方选养血润肤饮加减。当归、赤芍、白芍、天冬、麦冬、生地、熟地、黄芪、陈皮、党参各10g，丹参、鸡血藤、山药、沙参各15g，茯苓、首乌各12g。

加减法：血虚加阿胶、桑椹子；血瘀加水蛭、虻虫；失眠加酸枣仁、柏子仁；大便干秘加肉苁蓉、麻仁、肥海参；体质素弱加服十全大补丸。

（二）外治法

皮肤干燥粗糙，状如鱼鳞时，选用杏仁洗方，趁热洗浴患处，然后外涂胡桃膏、羊髓膏、甘草油、蛋黄油、大风子油等；若过度角化或者皲裂时，选用润肌膏、当归膏，外涂。

（三）针灸疗法

毫针法 主穴：血海、风池、肾俞；配穴：曲池、绝骨、阴陵泉。方法：气血瘀涩证施泻法，营血不足证施补法，日 1 次。

（四）其他疗法

埋针法 交感、内分泌、肾上腺、肺区、上肢、下肢。方法：每次取单侧耳穴，交替选用，常规消毒后将揿针埋入，并嘱患者每日轻压 3 ～ 5 次，持续 1 分钟，7 日换 1 次。

【偏方荟萃】

1. 苍术 30g，当归 15g，威灵仙 5g，依法加蜜收膏，日 2 ～ 3 次服，1 次 10mL。

2. 青蛇 1 条，黄酒 250mL，水适量，酥，加盐少许，食之，一冬天吃两次。

3. 复方参地汤：人参、甘草各 5g，生地、枸杞子各 10g，女贞子、淫羊藿、菟丝子、黄精、旱莲草、山药各 9g，煎服。

4. 鱼鳞汤：生黄芪 50g，黑芝麻 40g，丹参、地肤子各 25g，当归、生地、熟地、枸杞子、何首乌、白鲜皮各 20g，生山药、苦参、防风各 15g，川芎、桂枝、蝉蜕、甘草各 10g，煎服。

5. 苍术 1000g，红花、当归各 90g，白鲜皮 200g，加蜜收膏，日 2 次服，1 次 1 匙。

6. 黑芝麻 1000g，乌枣 400g，加蜜收膏，日 2 次服，1 次 1 匙。

7. 玄参、当归、蛇蜕各等份，研细末，炼蜜为丸，丸重 10g，日 2 次服，1 次 1 丸，盐水送下。

【调摄护理】

1. 有条件者可以温泉洗浴，并适当外涂护肤油脂，使皮肤柔润，减少鳞屑和痒感。

2. 避免风寒刺激皮肤，注意衣着保暖。

3. 忌食辛辣刺激食物，多吃水果、蔬菜等。

【预后判析】

本病有的生后数周、数月开始出现，有的在 1～2 岁时才发病，以后逐渐加重，到 5～15 岁后恒定不变。本病也可发生较晚，甚至到成年时期出现。先天性治愈较难，但可缓解或减轻症状。

【医案精选】

王某，男，14 岁。1983 年 2 月 15 日初诊。生后半个月即见下肢伸侧皮肤干燥，随年龄增长，全身皮肤均干燥、糙裂、微痒，冬重夏轻，曾经多处治疗，内服、外用药物均无效。现周身不适，食欲尚可，二便自调。查其四肢、胸腹及躯干皮肤为鱼鳞状鳞屑，色灰褐，干燥粗糙，触之似甲错，毛发干而少泽。舌质淡，苔白，脉虚缓。证属先天不足，后天失养，气血精津失其煦养充润肌肤之能。治宜通补并行。用鱼鳞汤（见本病偏方荟萃中鱼鳞汤），煎 3 次，混匀后分 6 次服，早晚各 1 次，连服 9 剂。

二诊（3 月 14 日）：皮肤干燥略减，并有脱屑，食后胃脘不适，轻度胀闷。前药中鹄，但填补之中略嫌壅腻，原方加鸡内金、炒白术各 15g，连用 8 剂。

三诊（4 月 9 日）：皮肤转润，鳞屑大减，食欲良好。按鱼鳞汤原方制成药丸，每丸 10g，日 2 次，连用 4 个月。

四诊（8 月 6 日）：皮肤已润，汗毛生长，已无鳞屑，体力增强，食欲良好，临床治愈。半年后随访，皮肤恢复如常人，未再发病。(《当代名医临证精华·皮肤病专辑·周鸣岐案》)

【名论摘要】

周鸣岐说："鱼鳞病之发病，既有真气虚衰，精亏血燥，皮肤无以荣润之因；又有真气失布，精微难达，皮肤无能畅养之由。乃标本俱病，虚实夹杂之候，治当两顾之。"

白驳风（白癜风）

【病名释义】

白驳风病名出自《诸病源候论》，其后相继出现的别名甚多，主要有白癜、驳参差白、斑白、白癜风、斑驳等。

《医宗金鉴·外科心法要诀》说："此证自面及颈项，肉色忽变变白，状类癜点，并不痒痛，由风邪搏于皮肤，致令气血失和，施治宜早。若因循日久，甚则延及遍身。"本病类似西医学的白癜风。

【病因病机】

本病病因较为复杂，内有七情不遂，外有风邪乘虚而侵，或者跌仆损伤，皆可导致气血违和，瘀血阻络，肌肤失之濡煦或滋养，酿成皮肤色素脱失而现白斑。

1. 六淫外袭　六淫中的风、热、寒、湿之邪，侵袭于肌表，使肺气不宣，郁于经络，进而影响卫气的周流，闭塞毛窍而成。

2. 七情内伤　凡七情内伤，五志不遂，均可使气机紊乱，气血违和，失其濡煦之职，复遭风邪外袭，阻滞经脉，益成白斑。诚如《诸病源候论》所说："此亦是风邪搏于皮肤，血气不和所生也。"

3. 瘀血阻滞　凡跌仆损伤，积而为瘀，或恚怒伤肝而致气滞血瘀，经脉阻滞不通，则新血不生，或久病失治，以致血瘀皮里膜外，肤失濡养而成。

4. 肝肾不足　肾之不足，影响脏腑功能。如肾阳不足，导致脾阳不足，健运失职；肾阴不足，必致心火偏亢，火水失济，气血不和。或者久病失养，之血失精，均可导致荣卫无畅达之机，皮毛腠理失其营养而致病。

【诊鉴要点】

（一）**诊断要点**

①各年龄均可发生，但青年多见，儿童偶患。②皮损系大小不一的局限性脱色斑，边缘清楚，日晒后有灼热感和红；部分毛发患处亦可变白。③数目多少不一，范围大小无定。④按分布可分为以下三型。神经型：多为单侧，沿神经分布。自体免疫型：境界清楚，边缘不规则的小型白斑，多分布于眼睑周围、四肢远端，尤其常在手足部位，合并甲亢、恶性贫血、斑秃、糖尿病等。混合型：上述两型的特征均可见到。

（二）**鉴别诊断**

1. 紫白癜风（花斑癣）　病变常有一定部位，夏重冬轻。

2. 花癣（单纯糠疹）　患者以青年女性和学龄期儿童为主，春冬发病居多，皮疹通常在颜面部，呈圆形或椭圆形淡红色的斑，上覆少许鳞屑，微有痒感。

【辨证施治】

（一）**内治法**

1. 风燥证　白斑光亮，多发于上半身或者泛发全身，发病急，病情进展亦快，患者以青壮年居多。舌质红，苔少，脉洪数。治宜散风润燥。方选二至丸加减。女贞子、旱莲草各 12g，桑椹子、刺蒺藜各 15g，丹参、防风、浮萍各 10g，白附子、甘草各 6g，黑芝麻 30g。

2.湿热证 白斑呈淡褐色或粉红色，多发生在颜面七窍周围或颈项区域，并有夏秋进展快、冬春不扩展的趋势，日晒或遇热肤痒尤重，患者多为中青年人，老年人次之。舌质淡红，苔薄黄或微腻，脉濡数。治宜除湿清热。方用胡麻丸加减。大胡麻 15g，苦参、防风、石菖蒲各 10g，白附子、苍术、重楼、红花、蛇蜕各 6g，豨莶草 15g。

3.寒凝证 白斑晦暗，病变多在下半身和四肢末端，病情进展缓慢，常为多年甚至终身不愈，患者以中、老年居多。舌质淡红，苔薄白，脉沉细。治宜散寒通络。方用神应消风散加减。党参、白芷、苍术各 10g，何首乌、鸡血藤、夜交藤、丹参各 15g，红花、路路通、麻黄各 6g，全蝎 1～2 个。

4.肝郁证 白斑淡红，多数局限于某一处或者泛发全身，病情的进展常与思虑过度、精神抑郁有关，患者以女性为主，伴有月经不调等病史。舌质暗红，苔少，脉弦数。治宜疏肝解郁，活血增色。方用逍遥散加减。当归、炒白芍、茯苓、干地黄各 10g，郁金 6g，八月扎、益母草各 15～30g，苍耳子 12～15g，灵磁石（或自然铜）30g。

5.肾虚证 白斑如白瓷器，分布无一定规律，病情的进展与劳累、房劳等密切相关，患者以男性为主，常伴有阳痿、头昏、肢倦等。舌质淡红，苔少，脉细弱。治宜滋补肝肾。方选五子衍宗丸加减。沙苑子、蛇床子、覆盆子各 12g，枸杞子、车前子、生地、熟地、赤芍各 10g，当归、何首乌、刺蒺藜各 15g，黑芝麻 10～15g。

加减法：心情急躁易怒加丹皮、蚤休、焦山栀；乳房胀痛，甚则结块加远志、延胡索、王不留行；皮疹以头面部为主加羌活、升麻、桔梗、藁本；皮疹主要在胸部加瓜蒌皮、薤白；皮疹主要在腹部加木香、乌药、香附；皮疹主要在下肢加川牛膝、木瓜、蚕沙、萆薢；皮疹主要在上肢加桑枝、姜黄；皮疹泛发加蝉蜕、豨莶草、佩兰、浮萍、葱白；偏于风加秦艽；偏于寒加桂枝；偏于湿加藿香、佩兰；偏于血瘀加泽兰、川芎；皮疹顽固加檀香、沉香、麝香；偏血虚加阿胶、桑椹子；跌仆损伤而发加乳香、没药、苏木；气不足加黄芪；女性崩漏加阿胶；男性遗精加生龙骨、生牡蛎；伴有家族病史加服六味地黄丸。

（二）外治法

上述各型均可配合外治法，分别选用黄灵粉、增色散、补骨脂酊、密陀僧散等。此外，还可用以下方法：①白附子、硫黄各 9g，研细末，姜汁调匀，搽患处；②细辛 6g，雄黄、白芷各 3g，研细末，醋调搽；③荆芥穗、防风、羌活、归尾、透骨草、雄黄、枯矾各3g，地肤子9g，研细末，猪大肠打烂和匀药粉，夏布包裹搽患处；④白及（晒干）9g，密陀僧、雄黄各6g，雌黄、白附子（晒干）各15g，麝香0.9g，梅片0.6g，硫黄、硇砂各4.5g，研细末，醋调或鲜茄子切片蘸药粉，外搽患处。皮疹泛发则酌情选用25%菟丝子酊，或25%山栀酊，或用蛇黄散、白斑酊等。

（三）针灸疗法

1. 毫针法　①辨证取穴：气血不和证取血海、三阴交、足三里、曲池、风池；肝肾不足证取肝俞、肾俞、命门、太冲、太溪、三阴交；瘀血阻滞证取三阴交、血海、行间、风市、膈俞。方法：肝肾不足证施补法，气血不和证施平补平泻法，瘀血阻滞证施泻法，留针15～30分钟，1～2日1次。②邻近取穴：病变在头面部取合谷、风池；在腹部取中脘；在胸部取膻中；在上肢取曲池；在下肢取血海、三阴交。方法：施平补平泻法，针刺得气后留针30分钟，日1次。

2. 灸法　侠下穴（肱二头肌外侧缘中1/3与下1/3交界稍上方陷中）、癜风穴（中指末节鱼腹下缘正中指间关节横纹稍上方陷中）。方法：先用三棱针点刺出血，然后灸单侧癜风穴3壮，日1次，但不要发疱。（注：灸药处方为五倍子、桑叶、灵仙、当归、川芎、白蔻仁各10g，石菖蒲、白芥子各30g，全蝎10g，共研细末，备用。）

（四）其他疗法

1. 耳针法　肺、枕、内分泌、肾上腺、皮疹相应区域。方法：每次选2～3穴，刺后埋针，交替进行，每周轮换1次。

2. 七星针疗法　皮疹区。方法：常规消毒后，采用从外向内，以同心圆方式，轻巧叩刺，以不出血或少许出血为度，2日1次。

3. 刺络拔罐法　皮疹区。方法：采用三棱针在皮疹中心点刺，呈梅花状，然后以火罐拔除污血，每周1～2次。适用于瘀血阻络证。

【偏方荟萃】

1. 潼蒺藜60g，研细末，鲜猪肝爆炒，蘸药末食之。

2. 紫背浮萍，晒干研细末，炼蜜为丸，日2次，1次4.5g，温开水送下。

3. 苍耳茎、叶、子各等量，晒干研末，炼蜜为丸，日3次，1次3g，温开水送下。

4. 功劳叶、槟榔各15g，刺蒺藜、补骨脂各12g，生甘草4.5g，煎服。

5. 祛白糖浆：刺蒺藜、生地、丹参、钩藤各15g，丹皮、赤芍、当归各10g，鸡血藤、夜交藤各30g，加水浓煎取汁，加白糖矫味，再浓缩为糖浆，日3次，1次10～15mL。

6. 刺蒺藜、豨莶草各30g，煎服。

7. 如意黑白散：旱莲草90g，白芷、首乌、沙蒺藜、刺蒺藜各60g，紫草45g，重楼、丹参、苦参各 30g，苍术 24g，研细末，日 3 次，1 次 6g，温开水送下。

8. 消斑丸：刺蒺藜 250g，首乌、旱莲草各 120g，丹参、炙白附子各 60g，甘草 30g，研细末，炼蜜为丸，日 2 次，1 次 6g，饭后服，小儿减半。忌食羊、鹅、鸭及草鱼等发物。

9. 玄机汤：紫草、丹皮、刘寄奴、威灵仙各 25g，草河车、丹参、浮萍各 50g，川芎 15g，琥珀、地龙、地鳖虫各 10g，煎服。小儿减半，孕妇忌服。

10. 白癜风丸：补骨脂、黄芪、刺蒺藜、南红花、川芎、醋香附、净桃仁各 120g，研细末，炼蜜为丸，日 2 ～ 3 次，1 次 6g，饭后温开水送下。

【调摄护理】

1. 避免滥用外涂药物，以防损伤肤表，尤其颜面部更需慎重。
2. 适当进行日光浴，有助于本病恢复。

【预后判析】

皮疹泛发，坚持治疗可获疗效，但皮疹发生在手背部比较顽固难治。

【医案精选】

王某，女，23 岁，工人。1975 年 7 月 12 日初诊。额上一处白斑已 3 ～ 4 年，近 6 个月来逐渐发展，向两面颊漫延扩大，目前已有掌大一片。其他无不适。苔薄，脉平。风湿相搏，气血不和。拟祛风湿，调营卫，和气血。豨莶草、苍耳草、浮萍草、川芎、红花各 9g，补骨脂、赤芍各 12g，白芷 4.5g，桂枝 3g。二诊：服药 1 个月，无显效，白癜风四周色稍紫。苔薄，舌红，脉平。久病入络，加重活血祛瘀、祛风通络之品。当归尾、川芎、丹皮、桂枝、乌梢蛇、白鲜皮、地肤子、豨莶草各 9g，赤芍 15g。三诊：药后 1 个月，中间已有色素岛出现，目前已有 70% 色素沉着。前方续服。1 个月后痊愈。（顾伯华《外科经验选》）

【名论摘要】

《诸病源候论》："风白驳者，面及颈项、身体、皮肉色变白，与肉色不同，亦不痒痛，谓之白驳。此亦是风邪搏于皮肤，血气不和所生也。夫白驳者，是肺风流注皮肤之间，久而不去之所致也。多生于项面，点点斑白，但无疮及不瘙痒，不能早疗，即便浸淫也。"

痛 风

【病名释义】

痛风病名始见于《丹溪心法》，古时又称历节风、白虎风、白虎历节等。

查阅有关文献，金元时期以前医家均遵《内经》称之痹病，唯有东垣、丹溪另立痛风病名，并说："痛风者，四肢百节走痛，方书谓之白虎历节风证是也。大卒有痰风、热风、湿、血虚。"不过后世医学也提出不同看法，如孙一奎《医旨绪余》说："因名过实，为害已久。"《张氏医通》亦说："痛风一证，《灵枢》谓贼风，《素问》谓之痹，《金匮》名曰历节，后世更名白虎历节。"本书认为，医学要发展，病势和病态也多演变，能冠以新的病名，应视为一大进步。

【病因病机】

由于平素过食膏粱厚味，以致湿热内蕴，兼因外感风邪，侵袭经络，气血不能畅通而成本病。若反复发作，遂使瘀血凝滞，络道阻塞，以致关节畸形。

【诊鉴要点】

（一）诊断要点

①病者大多为中年肥胖男子，男女之比约为 20∶1。②临床上分为三期。无症状期：仅血中尿酸升高而无明显症状。急性期：多为一侧单关节，尤以左第 1 跖趾关节最常见，其次为踝、腕、膝、肘及足部关节，关节红、肿、热、痛，夜间发作，伴发热，天明后疼止，出汗退热，经 3～10 日才停止发作，后又复发。慢性期：关节畸形，皮下结石，谓之痛风石，常在关节附近，溃破则排出白色坚硬的尿酸钠结晶。③常见并发症有糖尿病、肥胖症及动脉硬化。此外，还可出现肾结石及肾功能损害。④有遗传倾向。

（二）鉴别诊断

本病应与表皮下钙化结节、耳轮慢性结节性软骨皮炎相鉴别。

【辨证施治】

（一）内治法

1. 湿热蕴结证 关节处红肿，灼热光亮，剧痛，病势急骤。伴有烦躁口渴，小便黄赤，头痛，发热，恶寒。舌质红，苔薄黄，脉濡数。治宜清利湿热，通络止痛。方选当归拈痛汤加减。当归、白术、党参、黄芩各10g，苍术、猪苓、泽泻、萆薢各12g，炒龙胆草、苦参、知母、升麻各6g，生薏苡仁、赤小豆各15g。

2. 痰瘀阻络证 多次反复发作，关节肥厚，活动受限，甚则形成关节畸形或僵硬。发作时伴见高热、头痛、心悸等。舌质暗红，苔少，脉细涩。治宜和营祛瘀，化痰通络。方选桃红四物汤加减。当归、赤芍、桃仁、木瓜各10g，红花、灵仙、桂枝、川乌、草乌各6g，野赤豆、浙贝母各12g，丝瓜络、皂角刺、甲珠各45g。

加减法：急性期关节红肿热痛加苍术、黄柏；慢性期关节畸形僵硬加蟑螂、甲珠、桃仁；痛风结石加晚蚕沙、苏木、胆南星、桃仁；尿道结石加石韦、金钱草；体虚加黄芪、党参。

（二）外治法

初起选用玉露膏掺红灵丹，或用金黄膏掺冲和散，外敷，日1～2次。后期选用回阳玉龙膏，姜、酒调糊外敷，或用红灵酒外涂，日1～2次。

（三）针灸疗法

毫针法 主穴：肾俞、气海俞、膀胱俞、关元，三阴交；配穴：病变区域邻近取穴。方法：施平补平泻，针刺得气后留针30分钟，拔针后兼用艾条灸3～5分钟，日1次。

【偏方荟萃】

1.薏苡仁汤：薏苡仁、当归、白术、麻黄、甘草、桂枝、白芍，煎服。适用于慢性期间歇发作。

2.萆薢、白术、土茯苓、猪苓、滑石、川牛膝、瞿麦、萹蓄、车前子、制大黄、桂枝、生薏苡仁，煎服。适用于高尿酸血症。

3.风湿桐片（成药），日2～3次，1次4片，口服。

4.鲜臭梧桐叶，晒干，研末，水泛为丸，日2次，1次3g，温开水送下。

5.痛风方：南星姜（制）、苍术（米泔浸）、黄柏（酒炒）各60g，川芎、神曲（炒）各30g，白芷、桃仁、萆薢各15g，威灵仙、羌活、桂枝各10g，红花（酒洗）、龙胆草各45g，共研细末，神曲糊丸如梧桐子大，日2次服，1次50丸。

6.宣痹方：萆薢、杏仁、滑石、薏苡仁、连翘、栀子、半夏、晚蚕沙、赤小豆，煎服。痛甚加片姜黄、海桐皮。

【调摄护理】

1.平时少食肉类、醇酒，避免过度劳累，防止创伤，发作间歇期可进行较轻的活动。

2.发病时宜多饮开水，卧床休息，可常服些碱性饮料。

【预后判析】

本病多数患者病情可得到有效控制。

【医案精选】

郑某，男，45 岁。1974 年 1 月 11 日初诊。初次发病在 1959 年。血尿酸 6.21mg%，于 1966 年确诊。曾服过秋水仙碱，止痛效果显著，但因头晕恶心等副作用而停用，以后发作渐见加重。1973 年发作 5 次，于 11 月来北京诊疗。血尿酸 7.35mg%。血沉 40mm/h。X 线拍片：右足跖骨远端骨质蚕食样缺损。要求中医治疗。检查：两下肢关节疼痛，右足大趾和右踝关节及左膝关节红肿热痛，小便黄赤。苔黄黑厚而湿润，脉细数。证属湿热下注，治宜清热燥湿，以三妙汤加减。苍术、滑石、当归、赤芍各 15g，黄柏、牛膝、木瓜、萆薢各 12g，薏苡仁、鸡血藤各 30g，青黛 6g，知母 10g。煎服 6 剂，下肢肿痛减轻，黄黑苔见退，已能弃拐行走，仅感不便。步上方当归加至 30g，再加蚕沙 30g。又服 6 剂，痛风症状基本消失，行走自如。为巩固疗效，前方加木通、丝瓜络各 10g。后查血沉 4mm/h，血尿酸 69mg%。遂将汤方制成药丸，嘱其服之。1974 年 9 月 16 日复查血尿酸 4.55mg%，行走如常人。11 月 12 日 X 线拍片：右足第 1 跖骨远端缺损明显好转。（《老中医医案医话选·印会河案》）

【名论摘要】

《金元四大医家学术思想之研究》："痛风一证，东垣以为血虚，丹溪以为血热，世医狃于方书辛温疏散之说。清·喻嘉言、徐灵胎在丹溪'血热沸腾'的启示下，认识到风寒湿郁滞既久，化热化燥，不仅辛温通经脉，辛凉亦可通经脉。四肢走痛，如由火旺阴亏，邪结经隧，察其脉证，果系风热相搏，辛温之品促热动风，宜改辛温为辛凉，甚则进以苦寒。症之轻者，养血清热，息风活络，如生地、白芍、丹参、白薇、紫草、牛蒡子、银花藤、桑枝、夜交藤、牛膝、地骨皮、丝瓜络等。重者必用龙胆草泄热搜风，而痛可立止。"

甲 病

【病名释义】

甲，古称爪。肝主之余，属筋之余。甲病包括两大类：其一为甲发育不良，常见反甲、厚甲、钩甲、缺甲、甲萎缩、脱甲、脆甲、点凹甲、球拍甲、软甲、甲层裂、甲营养不良、甲剥离等。其二为色甲病，主要有白甲、黑甲、绿甲、褐甲、黄甲、蓝甲、甲着色等。

中医文献对甲病的记载比较零散，如《奇症汇》一书曾对一例甲剥离，采用六味汤加柴胡、白芍、骨碎补治之而愈。这段描述为今人防治甲病提供了可供借鉴的资料。

【病因病机】

肝应爪，大凡甲病与肝的关系最为密切。若肝血不足，筋失濡养，可致薄甲、缺甲、甲营养不良等；若肝经血燥，爪失所润，就会出现甲剥离、甲层裂等；若爪受外伤或内中诸毒等因素，将会见到色甲病变等。

【诊鉴要点】

鉴于本病病种较多，故将诊断与治疗合并一起，列表分述（表14-13）。

表 14-13　甲病主症与治疗

病名	主症	治疗
反甲	甲板扁平，两侧缘游离翘起，甚则翻转，呈匙状	枣皮丹参汤口服
厚甲	指甲厚，干枯少光泽	内服：龙胆泻肝汤；外用：拔甲膏
钩甲	甲的长轴向一侧压入侧甲沟，大者弯如羊角	手术拔除
缺甲	指（趾）甲完全缺如	六味地黄丸
甲萎缩	甲板逐渐变薄、萎缩、变小，甚至无甲	逍遥丸、六味地黄丸，交替服之
脱甲	甲板由甲根开始向甲的游离缘逐渐与甲床分离，以致甲完全脱落	还少丹口服
脆甲病	甲板菲薄、变脆、易碎，失去正常光泽	十全大补丸
点凹甲	甲板表面呈点状的小凹窝多为针尖大小，疏散分布或排列线状	苍术膏、六味地黄丸，交替服
球拍甲	指（趾）末节较正常变短、变宽，甲板失去正常曲度而变扁平，呈乒乓球拍状	改正不良习惯，如吮吸或咬甲等
软甲	甲板变薄、变软，甲板易弄弯曲，呈白色半透明状	当归补血汤加味
甲层裂	甲板平面分裂成大小不等的多层薄片	八珍汤加味

病名	主症	治疗
甲剥离	甲板从游离缘起逐渐与甲床分离但不脱落，活动时疼痛	十全大补丸口服
甲纵裂	甲板变薄，部分或全部自前向后纵行裂开，有时纵裂，前宽后狭呈楔形	六味地黄丸口服
甲营养不良	甲的继发性改变，轻者仅见甲纵纹、甲横纹；重者纵横交错，呈分裂、萎缩、层裂等	逍遥丸、六味地黄丸
白甲	甲板透光改变而使甲呈现浊白色，临床分点状白甲、条状白甲、部分性白甲、泛发性白甲 4 种	固阴煎
黑甲	黑色的纵线称黑纵纹或黑带：一是甲下黑色素增多呈纵行带状或变灰黑色；二是铁血黄素沉着，呈黄黑色	要警惕甲下黑色素瘤的存在，尽早治疗
绿甲	甲板受到色素性物质的着色及绿脓杆菌感染呈现绿色	五味消毒饮加味，西黄丸
褐甲	全甲呈褐色	通常与某些化学物质有关，停用即可渐复正常
黄甲	甲板发育迟缓变厚时，甲板颜色变黄	除去病因，对症治疗
蓝甲	甲板颜色变蓝，可因染色所致	除去病因
甲着色	有些甲的颜色是由于外染所致，如小儿及妇女喜欢用凤仙花染甲等	无须治疗

【调摄护理】

1. 保护爪甲，避免外伤，避免霉菌等侵害，尽量做到及时清洗或修剪指甲。

2. 爪甲的变化往往与内脏病变有关，因此，凡见甲病者（不管是甲病或色甲），均应重视内脏病变的搜索性检查，其重点包括遗传病、内分泌障碍、肝病、贫血、维生素缺乏、重金属中毒及皮肤病的继发性损害等。

【预后判析】

本病除去病因，对症治疗，大多数可获改善，若与遗传有关治疗则较困难。

【医案精选】

付某，男性，49 岁。近 1 个月来发现双手手指指甲发白发空，从指甲游离缘向甲根部蔓延，缺乏光泽，呈灰白色。曾内服过十全大补丸无效。证属肝经血燥，爪失所养而致甲剥离症。治宜滋养肝血。药用加味逍遥丸，每日 2 次，每次 9g。药后复诊，收效显著，7 个指甲已恢复正常，继服 10 天而愈。(《朱仁康临床经验集》)

【名论摘要】

《灵枢·本脏》："肝应爪，爪厚色黄者，胆厚；爪薄色红者，胆薄；爪坚色青者，胆急；爪濡色赤者，胆缓；爪直色白者，胆直；爪恶色黑多纹者，胆结也。"

异毛恶发（多毛症）

【病名释义】

异毛恶发病名出自《诸病源候论》，该书说："若风邪乘其经络，血气改变，则异毛恶发妄生也，则需以药傅，令不生也。"本病有先天与后天的区别：先天性全身性多毛症，俗称毛孩，指出生后周身即有硬毛覆盖，难以根治；后天性全身多毛症，多数在青春期始发，其多毛部位除掌跖、唇红、乳头、阴茎包皮内板、阴蒂外，全身均可见到毛发异常生长。本书专述中医学对后天性全身多毛症的认识与治疗。

【病因病机】

肺朝百脉，输精于皮毛。若脾阴不足则胃热，加之冲脉隶于阳明，本应下行而为月经，今因阳明内热，夹冲脉上逆，转荣唇口及其皮毛，故而多毛丛生。又因禀赋不足，肾精亏虚，虚火妄炎，气血逆乱，则异毛恶发妄生。

【诊鉴要点】

诊断要点：①除掌跖、唇红、乳头、龟头、大阴唇内侧外，均能见到体毛过度而异常的生长。②男性在胸腹部多毛，女性在口唇长须为其典型症状。③部分兼有口干，咽燥，大便秘结，状如羊粪等。④临床上皮毛症众多，列表（表14-14）简介之。

表14-14　多毛症的种类及临床表现

名称	临床表现
返祖多毛症	出生后周身长满黑毛，长达数厘米，俗称毛孩
先天性胎毛多毛症	分犬面型与猴面型，前者毛细而软，后者毛浓黑而多
获得性胎毛多毛症	轻者细软多毛，限局于面；重者全身多毛，长度超过10cm
耳廓多毛症	耳轮边缘生长出粗黑的毛，多为种族特征，如孟加拉族

续表

名称	临床表现
肘部多毛症	出生时已存在，5 岁左右发展到最大范围，此后又缓缓退化
痣状多毛症	痣的表面发生多毛，如腰骶毛痣等
症状性多毛症	多毛对称分布，当原发病治愈或减轻时，多毛即可消失或减少
遗传性疾病引起多毛症	如卟啉病多毛发生在前额、面颊、下颌、前臂伸侧等
某些内分泌障碍引起多毛症	甲状腺亢进常有四肢多毛等
医源性多毛症	因药物作用而引起，多见于躯干、四肢或面部，如激素等
获得性限局性多毛症	持久摩擦、刺激、炎症、瘢痕、紫外线照射，在受刺激处多毛
女性多毛症	除男性外，还有女性性征的改变，主要为面部、阴部、腋部、四肢的体毛分布、密度、粗度超出女性的正常范围，如阴毛向脐部方向过度生长；上唇、下颏、耳前区、面颊毛丛生似胡须；四肢毛的密度、粗度增加等。多数伴有月经量少或闭经、乳房萎缩、阴蒂肥大等

【辨证施治】

（一）内治法

1. 虚火妄炎证 凡出生后即可见全身性硬毛，面部形如猫脸，或如猴面，牙齿发育异常，多数伴有家族史，累代不绝。舌质红或裂纹，苔少，脉虚细且数。治宜滋阴补肾，清降虚火。方选知柏地黄汤加减。炒知母、炒黄柏、山萸肉、炒牡丹皮、杭菊花、玄参各 6g，熟地、黑芝麻各 10g，女贞子、旱莲草各 15 ~ 30g。

2. 阳明胃热证 多毛始于青春期，面部的上唇生须，胸腹、胫前等处体毛浓黑而密。伴有唇红，口干，大便秘结，小便短黄或短赤。舌质红，苔少，脉洪数。治宜清热养阴。方选净肤汤加减。生地 15 ~ 30g，天冬、花粉、石斛各 12g，煅牡蛎 30g，紫草 15g，炒黄连、炒黄芩各 6g，玄参 24g。

加减法：鼻衄、牙龈出血加丹皮、大黄，重用生地；腹部癥瘕加三棱、莪术、皂角刺。

（二）外治法

选用净肤剂，用棉花蘸药物轻轻摩擦，以微红为度，日 1 次；若病变在上唇区，则用药粉调入 50% 甘油中如糊状，外涂，日 1 次。

（三）针灸疗法

毫针法 取合谷、列缺、足三里、上巨虚、膈俞、脾俞，均选双侧。方法：背部腧穴针尖向椎体深刺 1.2 寸；列缺针尖向肘部斜刺；合谷直刺 1.0 寸；足三里、上巨虚针尖向膝部斜刺。针刺得气后留针 30 分钟，2 日 1 次。

（四）其他疗法

耳针法　胃、脾、肺、肾。方法：针刺留针 30 分钟，其间捻转 3 ～ 5 次，2 日 1 次。

【偏方荟萃】

1. 祛毛散　生牡蛎、炉甘石各 30g，海浮石 15g，月石 10g，冰片 1g，分研细末和匀，纱布包搽患处，日 2 次。

2. 养血润肤饮加减　生地、熟地各 30g，当归 15g，升麻 6g，天冬、麦冬、石斛、川芎各 10g，花粉 12g，生牡蛎 45g。

【调摄护理】

1. 忌食辛辣厚味、肥甘酒酪，鼓励患者常食鲜嫩多汁的水果、蔬菜等。
2. 改正常用手拔毛的不良习惯，避免刺激。

【预后判析】

先天性多毛症治疗困难；后天性多毛症部分辨证准确，坚持治疗，可获毛落或生长缓慢的效果。

拔毛癖

【病名释义】

拔毛癖又名抽搐性拔毛，系患者自己强迫性拔除毛发的怪癖。

【病因病机】

思虑过度，劳伤心脾，使性格古怪，好动而难以自控；部分与遗传因素有关。

【诊鉴要点】

诊断要点：①多数发生于 4 ～ 10 岁的儿童，成人较少见。②患者用手或铁夹之类，将自己的毛发强行拔除。③拔毛区域以头顶中央区为最多见，偶尔还会拔除阴毛、腋毛和肛门周围毛。④边界不整齐，在脱毛区常有残存毛发和断发。

【辨证施治】

（一）内治法

性格内向，或者情绪暴躁，或者性格乖僻，头顶头发残存不齐与断发，夜寐烦躁或叨吵不安，偏食。舌质淡红，苔薄白，脉濡细微数。治宜养血归脾，宁神定志。方选归脾汤加减。当归、炒白芍、黄芪、熟地黄各12g，广木香、远志、炙甘草、五味子各6g，朱砂拌茯神、枣仁、合欢皮、郁金各10g，炒黄连、莲子心各4.5g，柴胡3g，生牡蛎30g。

（二）外治法

局部酌情外搽百部醋，日1～2次。

（三）其他疗法

耳压法　心，肝，脾，交感。方法：将王不留行籽附在胶布上，外盖耳穴，固定，日1～3次，轻压，每次持续1分钟左右。

【调摄护理】

1. 对患儿应进行耐心、细致的说服、解释，消除其思想障碍。

2. 父母要留心儿童患者在读书、写字和入睡前是否有喜欢将毛发缠绕于手指、扭拧毛发等不良习惯，如有应予纠正。

【预后判析】

本病对患者说理清楚，给予治疗一般可获效。

肢端发绀症

【病名释义】

肢端发绀症是一种以手足肢端青紫，或发绀，或苍白发凉、麻木为特征的血管性皮肤病。中医文献尚无类似病名，但从临床表现来看，可能属虚劳四肢逆冷，或者厥证的范围。如《素问·厥论》说："气因于中，阳气衰，不能渗营其经络，阳气日损，阴气独在，故手足为之寒也。"又如《诸病源候论》说："经脉所行，皆起于手足。虚劳则血气衰损，不能温其四肢。"

【病因病机】

本病内因在虚，外因在寒。其发病机制既有阳虚内寒，脉络瘀滞的一面，又有因气虚血少，寒凝痹寒的缘故，具体分述如下：

1. 脾肾阳虚　阳气的盛衰无不与脾胃的功能密切相关，而脾胃之阳又根于命火。四肢皆禀于脾胃，一旦阳虚则阴盛，阴盛则寒气独存，阻遏阳气难以温煦四末，则见肢端冰冷和青紫。

2. 气血衰损　气是人体脏腑组织的动力，气虚则血液运行缓慢，肢端得不到血液的充分濡养，就会出现手足不温、肤色青紫或发绀不退的外征。故《灵枢·刺节真邪》说："厥在手足，宗气不下，脉中之血，凝而留止。"

【诊鉴要点】

（一）诊断要点

①常发生于青年男女，智力缺损及精神分裂症病人患此病者较正常人为多。②手足皮肤遇冷时常呈暗红色或青紫色，或杂以斑点，遇冷或受暖后色泽变化更明显。③趾指苍白，知觉迟钝。④手足变化可在接触寒冷后呈一时性发作，或持续整个冬季，甚至夏季亦可出现。⑤伴有手足多汗，易发冻疮及网状青斑、红绀病等。⑥部分指趾尖端皮肤凉冷、青紫和坏死，自觉疼痛，此乃间歇性坏死性肢端青紫症，是本病的另一型。

（二）鉴别诊断

1. 肢端硬化病　手指逐渐变细，皮肤光亮绷紧，多发生雷诺现象，自轻度血管痉挛没有皮肤持久性改变到严重发作性血管功能不全，引起指尖溃疡或坏疽。

2. 雷诺现象　肢端冰冷、苍白，进而青紫，若抬高患肢则又渐恢原貌等。

【辨证施治】

（一）内治法

1. 脾肾阳虚证　患处冰冷，冬天或遇寒尤重，肤色青紫发绀，喜烤火，或用热水袋之类取暖，以图暂时性轻松，夏日将至，上述症状略有缓解，但难恢复。兼有畏寒，唇青，食少，便溏。脉沉细微，舌质淡红，苔薄白。治宜扶阳抑阴，活血通脉。方选四逆汤加减。制附片、干姜片各 6g，党参、黄芪、当归、制乌头各 10g，丹参、路路通、秦艽各 12g。

2. 血气衰损证　指（趾）端苍白、冰凉，肤色青紫发绀；冬天容易合并冻疮，夏天潮湿多汗，肤色仍然发绀，很难退尽。兼有面色㿠白，气短少力，形体困倦。脉沉细弱，舌质淡红，苔少。治宜温补气血，佐通孙络。方选人参养荣汤加减。党参、黄芪、炙甘草、漂白术各 10g，当归、熟地、炒白芍、山药各 15g，桂心、陈皮、橘络、甲珠各 6g。

加减法：肾阳偏虚加淫羊藿、仙茅、鹿角片；脾阳偏虚加九香虫、高良姜、淡吴萸；元气素弱加人参、鹿茸。

（二）外治法

患处冰冷、青紫，选用桂枝红花汤，水煎，乘热先熏 5 ～ 10 分钟，待温再浸泡，日 2 ～ 3 次，每次 15 分钟；熏洗后再外涂红灵酒，日 2 ～ 3 次。

（三）针灸疗法

1.毫针法　复溜、申脉、厉兑。方法：施补法，针刺得气后留针 30 分钟，日 1 次。

2.灸法　肾俞、关元、大椎。方法：每个穴位上放置姜片 1 块，每次灸 5 ～ 7 壮，日 1 ～ 2 次。

（四）其他疗法

1.温针法　上肢取内关、曲池；下肢取三阴交、足三里。方法：针刺得气后，针柄上放置艾炷一团，点燃烧尽，日 1 次。

2.耳针法　交感、内分泌、肝、脾。方法：针刺后留针 30 分钟，日 1 次。

3.穴位注射法　膈俞、大肠俞、关元俞、小肠俞、次髎、伏兔。方法：取维生素 B_1、维生素 B_{12} 各 1 支混合，每次选用两穴，针刺得气后各推注 1mL，2 日 1 次。

4.七星针疗法　对发绀部位进行局部叩打，基本上沿手、足六经循行方向，轻微叩刺，日 1 次。

【偏方荟萃】

1.通脉汤　当归 15g，川芎、桃仁、红花、血竭各 9g，丹参 20g，鸡血藤、黄芪各 30g，穿山甲、牛膝各 12g，煎服。

2.加味乌头煎　乌头、白蜜、全当归、丹参、川芎，煎服。

3.右归饮加味　鹿角胶、熟地、山药、山萸肉、杜仲、当归、枸杞子、菟丝子、附子、肉桂、路路通、炮甲珠，煎服。

【调摄护理】

1.注意经常进行体育锻炼；重视冬天肢端的保暖，如穿长裤、皮毛靴，戴手套等，以防寒邪的侵袭。

2.避免饮酒、喝浓茶和咖啡，并应戒烟；平时不吃生冷食品，以保护胃阳。

3.长期口服益气回阳的中成药，如十全大补丸或全鹿丸之类，可减轻症状和控制复发。

【预后判析】

本病部分患者至成年症状好转，亦可持续存在；如发生于中年以后，则常有动脉性疾病，应予搜索性检查和治疗。

【名论摘要】

朱良春说："寒凝血滞是其主要病因病机，当拟温阳散寒、活血通脉法，选用阳和汤加当归、川芎、桃仁；或选用桂枝加当归汤加仙灵脾、炙地鳖虫等。在具体用药中，需防阳药伤阴，故可酌加石斛、枸杞以滋阴，佐制方中辛温之品，此乃阴中求阳之论。"[《上海中医药杂志》，1983，5（9）：11]

网状青斑

【病名释义】

本病又名树枝状青斑、树枝状皮炎、多发性网状青斑、网状色素性皮病，是多种原因引起的皮肤呈网状的绀紫色变色。中医文献尚未查到类似记载。

【病因病机】

寒邪外袭，营卫失和，气血凝滞；或禀赋不耐，腠理不密，寒邪入侵，阻于经脉；或素有肝肾阴亏，久而气血运行不利而致本病。

【诊鉴要点】

诊断要点：①患者以青年女性居多。②在足、下肢、躯干及前臂等处，出现紫红色网状或树枝状斑纹，遇冷后皮损症状加重，温暖后有所减轻。③临床上有以下几种类型。大理石状皮肤：50%的患者为儿童和成人，在下肢可见斑驳状蓝色静脉曲张像大理石，伴发冻疮、肢端青紫症或红绀病倾向。特发性网状青斑；多发生于30～50岁的妇女，皮损较大理石皮纹略重，病久后可持续不退，常有刺痛和麻木感，亦可发生轻度水肿。继发性网状青斑：系继发于某些潜在性疾病和服药后，其皮损多呈斑片状或不对称，潜在性疾病包括结节性多动脉炎、红斑狼疮、皮肌炎、风湿热、结核、梅毒等。先天性网状青斑：出生后可见青斑。

【辨证施治】

（一）内治法

1. 寒凝证 皮肤呈蓝色大理石样，遇冷尤重，甚则为青紫色，伴有麻木、隐痛和紧张感。舌质淡红，苔薄白，脉沉细且弱。治宜温经散寒，调和营卫。方选桂枝汤加减。炙麻黄、干姜各3g，桂枝、白术、甘草各10g，丹参、黄芪、当归各12g，大枣7枚。

2. 气滞证 皮肤暗红，站立时加重，躺下减轻，自觉胀痛不适，伴有刺痛或胀痛。舌质红，苔少，脉细弱且涩。治宜理气活血，疏通经脉。方选四物汤加减。丹参、赤芍、香附、陈皮、干地黄各10g，苏木、地龙、红花、茜草各6g，鸡血藤、海风藤各12g。

3. 肾虚证 皮肤冰冷、发绀，冬重夏轻，或者持续不退。伴有畏寒，唇爪苍白。舌质淡红，苔少，脉沉细。治宜滋肝补肾，佐调气血。方选二至丸加味。女贞子、旱莲草、生地、熟地各12g，山萸肉、枸杞子、杜仲、当归、川芎、赤芍各10g，紫草、柴胡、黄芩、甘草各6g。

（二）外治法

视病情选用红花酒外搽，并按摩之，日1次。

（三）针灸疗法

1. 毫针法 血海、足三里、复溜。方法：施平补平泻手法，针刺得气后留针30分钟，日1次。

2. 灸法 风市、阴陵泉、三阴交。方法：将艾条点燃后，在穴位上施雀啄术3～5分钟，日1次。

（四）其他疗法

穴位注射法 足三里、三阴交、太溪。方法：采用当归注射液、丹参注射液、三磷酸腺苷等，任选一种，针刺得气后，每穴推注1～15mL，2日1次。

【偏方荟萃】

1. 阳和丸（中成药），日2次，每次6～10g，温开水送下，既有预防作用，又有治疗价值。

2. 复方丹参片，或三七片，或毛冬青片，日2次，每次6～10g。适用于恢复期。

【调摄护理】

1. 积极寻找潜在性疾病，做到尽早诊断、尽早治疗，原发性疾病的预后对本病影响颇重。

2.在冬天，局部要注意保温护理，千万不可受寒或寒潮的刺激。

【预后判析】

本病病程为慢性经过，坚持治疗可以改善局部肤色和温度。

急性发热性嗜中性皮病

【病名释义】

本病在1964年由Sweet首次报道，又名Sweet综合征或Sweet病，国内称为隆起性红斑病。其特征是好发于四肢、颜面、颈部，为暗红隆起性红斑，发病急，自觉痛，伴有发热及全身症状，易于反复再发，是一种血管炎性皮肤病。本病统属于中医学"丹"的范围。

【病因病机】

风热外邪，骤袭肺卫，久郁不宣，遂化为毒，热毒波及营血，郁滞于肤腠而成。

1.风热袭肤　风为阳邪，骤袭肺卫，致使肺气不宣，遂化毒热，毒热波及营血，导致血热扑肤，症见皮肤红、发热等。

2.湿热内蕴　脾主湿，司运化。脾气虚弱则运化失职，水湿内停，复招外邪，两邪相搏，或郁滞于肤腠，或上壅于口唇，致使多形性皮损、发热、关节疼痛及口疮等症迭见。

【诊鉴要点】

（一）诊断要点

①多见于中年以上的女性，夏季好发。②皮损好发于面、颈和四肢，躯干亦可有皮疹。③典型皮损为散在性的红色斑块与结节，斑块系扁平隆起，表面可呈乳头状或粗颗粒状，似假性水疱；结节逐渐扩大、增多，此时疼痛加重。④85%～90%伴有发热和不适；25%～50%可有关节痛；32%～75%有眼结合膜炎、浅表性巩膜炎；11%～72%肾脏受累，表现为尿蛋白、血尿、颗粒管型及肌酐清除率异常。⑤部分可见口腔黏膜糜烂、小溃疡。⑥白细胞增多。⑦常易复发。

（二）鉴别诊断

本病需与持久性隆起红斑、变应性皮肤血管炎、多形红斑相鉴别，详见表 14-15。

表 14-15　急性发热性嗜中性皮病鉴别诊断

	急性发热性嗜中性皮病	持久性隆起性红斑变	应性皮肤血管炎	多形红斑
症状	常有发热和皮疹疼痛	不发热，皮疹疼痛不定	可有发热、紫癜、溃疡，皮疹可有疼痛	不发热（重症有高热），皮疹不痛
皮疹性质	多发性暗红色隆起斑块，或伴红色高起结节	红色、紫色或带黄色结节和斑块	皮疹多形性，但以紫癜性白疹为特征性皮疹	红斑水肿性丘疹以虹膜状水肿性红斑较为特殊
皮疹表面情况	斑块表面乳头状假性水疱或表面有小水疱和脓疱	有时有鳞屑或结痂	常有糜烂、坏死、溃疡	红斑中央有水疱、糜烂、结痂
好发部位	面、颈、四肢	关节伸侧，特别是指、腕、肘、膝、踝	下肢、臀、背下部、手及腕部	正背、掌跖、面、耳、臀
分布	不对称	对称	对称	对称
实验室检查	白细胞总数和中性白细胞增多	无明显异常	无明显异常，重者有贫血，30%～60% 尿异常	无明显异常
对皮质类固醇激素反应	极好	不肯定	好	好
病程	1～2 个月自行吸收，无瘢痕	通常持续 5～10 年，愈后留瘢痕	迁延较久，愈后有瘢痕	2～3 周自愈无瘢痕

【辨证施治】

（一）内治法

1. 风热证　红色斑块好发于面和颈部，略微高出肤表。伴有发热，头痛，口干咽痛。舌质红，苔薄黄，脉浮数。治宜疏风清热，解毒退斑。方用普济消毒饮加减。板蓝根、大青叶、炒黄芩、焦山栀各 10g，生地、金银花、连翘、紫草各 12g，桔梗、炒牛蒡子、防风、赤芍、炒牡丹皮各 6g，升麻、红花、蝉蜕各 4.5g，生石膏 15～30g。

2. 湿热证　斑块好发于四肢和躯干，斑块表面可见丘疱疹、水疱、脓疱和结痂，或见结节，或偶尔发生口疮。伴有发热、关节疼和周身不适等。舌质红，苔薄黄微腻，脉濡数。治宜清热化湿，活血退斑。方选泻黄散加减。藿香、生石膏、生地各 15g，赤芍、焦山栀、红花、紫草、炒牡丹皮各 6g，生薏苡仁、丹参、炒黄芩、地骨皮各 10g。加减法：壮热加羚羊角、绿豆衣；关节、肌肉疼痛加秦艽、鬼箭羽、千年健；阴津耗伤明显加南沙参、北沙参、太子参、石斛、花粉等；结节难消加泽兰、皂角刺、蜈蚣、甲珠等。

（二）外治法

初期选用马齿苋水洗剂，浓煎取汁，湿敷患处，日 3～5 次。皮疹暗红，时间稍久，选用玉红膏；口腔糜烂，选用绿袍散或养阴生肌散，外涂；若见溃疡，可按常规处理。

【偏方荟萃】

1. 雷公藤片（每片含生药 0.25g），日 2～3 次服，每次 2 片。

2. 昆明山海棠 20g，水煎取汁，分 3 次内服。

3. 清热除湿汤：龙胆草、白茅根、生地、大青叶、车前草、生石膏、黄芩、六一散，煎服。

【调摄护理】

本病为急性发作，多数伴有上呼吸道感染，应预防复感外邪，嘱其卧床休息。此外，患者应忌食辛辣、酒类等食品。

【预后判析】

本病在急性期常伴有持续性败血症样高热，应予重视。部分病例经 2～3 个月后逐渐消退，不留瘢痕，但其复发倾向较强。

【医案精选】

胡某，女，28 岁。2005 年 6 月 12 日初诊。半年前在四肢和面颊发现多个斑丘疹，伴有发烧、关节肌肉酸痛。自疑患有红斑狼疮，曾入院治疗。经过多种检查，排除红斑狼疮，确诊为急性发热性嗜中性皮病。给予皮质类固醇激素治疗。两周后体温正常，皮损减轻。10 天前因感冒而诱发，导致皮损加重，肌肉关节疼痛。检查：面颊左侧可见两块 5 分硬币大小的黯红色斑疹，边缘隆起，中央消退，状如环形，右颈部和手背也有数处类似损害。伴有发烧（体温 38.7℃），关节肌肉酸痛，口干咽痛。脉象浮数，舌质红，苔薄黄。病机为风热之邪，骤袭肺胃，郁而不宣，遂化为毒，毒热波及营血，导致血热扑肤。诊断：急性发热性嗜中性皮病。治宜清宣肺胃，解毒退斑。方用银翘散、犀角地黄汤合裁。金银花、紫草、生地、秦艽、炒丹皮、玳瑁（先煎）、连翘、五加皮各 10g；炒牛蒡子、防风、荆芥各 6g；水牛角粉、绿豆衣各 15g。

二诊：5 天后复诊，体温正常，关节、肌肉酸痛略有缓解，斑疹损害稍有减轻。守上方去防风、荆芥、牛蒡子，加金莲花 6g，老鹳草、鬼箭羽各 10g。

三诊：服上方 1 周后，头疼，关节、肌肉疼痛基本控制，但其斑疹消退缓慢，改用凉血化瘀、通络退斑。方用凉血五花汤加减。五加皮、生地炭、银花炭各 12g，金莲花、凌霄花、鸡冠花、炒槐花、炒丹皮、紫草、茜草各 10g，豨莶草 6g；另用西红花（绍兴酒浸泡）1.5g，另煎取汁，随药汁服下。

按方治疗 3 周后，斑疹损害基本消退，关节、肌肉酸痛也明显控制。嘱其口服三七胶囊（田三七焙干研细末，过筛 100 目，装入 0.5g 胶囊中）1 日 3 次，1 次 3 粒，以善其后。(《当代中医皮肤科临床家丛书·徐宜厚》)

【经验与体会】

本病是以发烧、皮肤疼痛性斑块及结节、血液中嗜中性白细胞增多为特征的一组皮肤病，临床少见，病程慢性，且可复发。中医学视皮肤损害为其要点，将本病纳入"丹"的范畴。凡"丹"皆与火毒关系密切。一般而论，火重于毒，病变迅速，伴有壮热，甚至神昏谵语，治宜泻火护心；若毒重于火则以皮肤红斑为主，伴有灼热刺痛，治宜解毒凉血。本案介于两者之间，因此诊治的重点，既要重视发热，肌肉、关节酸痛等内症，又要兼顾皮肤斑疹的特征，宜用凉血解毒、通络退斑之方治之。随着病情的递减，其重点则转入血分瘀热，故用三七胶囊以善其后。此外，西红花系贵重药材，用少量绍兴酒搅拌之，其药效更佳。

变应性亚败血症性红斑

【病名释义】

本病在 1943 年由 Wissler 首次报道，又称为 Wissler 综合征。其是以反复发热、一过性皮疹、关节痛为特征的综合征，有中性白细胞增多、血沉加快和血培养阴性等特点。

中医文献无类似记载，但按临床主症，多数主张从"丹"论治。

【病因病机】

本病多由先天禀赋不足，或因虚劳内伤，使元气受损，复招温疫时气，犯肺传营，波及血分而成。

【诊鉴要点】

（一）诊断要点

①患者以男女儿童居多。②发热：长期间歇性发热，弛张热型，每日体温波动2～3次，可从40℃以上骤降至正常体温，多数患者虽然高热，但一般情况尚好，热退后活动如常。③皮疹：往往发热时出现，有时先于发热，随体温下降皮疹渐渐消退。皮疹为多形性，如斑疹、斑丘疹、丘疹和风团等，但以斑疹和斑丘疹发疹为多，经数小时或持续1～2天消退，伴轻度瘙痒，主要分布在面部、胸部、上臂和关节周围，呈对称性。④关节痛和关节炎：关节红肿疼痛，活动障碍，多见于肩、颈、膝、腕关节等，小关节和胸椎关节亦可累及，关节可呈游走性或固定性疼痛，伴肌痛。成人关节受累较小儿更显著。⑤血沉加快，白细胞增多，血培养常阴性等。

（二）鉴别诊断

1. 风湿热 中等度发热，抗"O"增高，心肌受损较重，皮疹常为一过性环状红斑或风湿结节。

2. 猩红热样红斑 发病前常有药物过敏或感染史。皮疹呈单一性，无关节症状，无长期间歇性发热和反复发作性皮疹。

【辨证施治】

（一）内治法

1. 热盛证 壮热，口干大饮，关节红肿疼痛，步履艰难，皮肤可见大片红斑、斑丘疹和风团，自觉痒重。舌质红，苔黄微干，脉浮数。治宜清热凉血，解毒退斑。方选清瘟败毒饮加减。板蓝根、大青叶、金银花、绿豆衣各12～15g，炒牛蒡子、升麻、桔梗、甘草各6g，生地、玄参、紫草、凌霄花各10g，红花45g。

2. 毒重证 发热持续不退，关节肿胀而掣痛，皮疹呈猩红热样红斑，扪及灼热，部分呈瘀斑、紫斑，口腔内亦可见斑丘疹，伴有烦躁、唇焦。舌质红起刺，苔少或无苔，脉数。治宜解毒护阴，凉血退斑。方选清热地黄汤加减。水牛角（先煎）、生石膏各15～30g，炒牡丹皮、连翘、紫草、赤芍各10g，银花炭、生地炭、绿豆衣、山药各30g，红花、炒黄芩各6g。加减法：壮热不退加玳瑁10g，或服紫雪丹，日2～3次，每次0.6g；关节红肿疼痛加鬼箭羽、桑寄生等。

（二）外治法

外扑清凉粉，或止痒粉，日1～2次。

【偏方荟萃】

1. 金豆解毒煎 金银花18g，绿豆衣、生甘草、陈皮各6g，蝉蜕5g（或加僵蚕

6g），煎服。适用于热盛证。

2. 神犀丹　水牛角尖（磨汁）、石菖蒲、黄芩各 180g，怀生地（绞汁）、金银花各 500g，金汁、连翘各 300g，板蓝根 270g，香豆豉 240g，玄参 210g，花粉、紫草各 120g，共研细末，以水牛角汁、地黄汁、金汁和捣为丸，每丸重 3g，日 2 次，1 次 1 丸。适用于毒重证。

【调摄护理】

1. 部分发病与白喉、破伤风疫苗预防接种，食物，花粉和尘埃吸入等多种因素有关，故而要详细询问，尽量避免这种变态反应的发生。

2. 本病用皮质类固醇激素治疗有效，但停药又易复发，应采用中西医结合疗法，从而避免反跳现象的发生。

3. 凡发现心脏受累，应请专科医生协助诊疗。

【预后判析】

本病中西医结合治疗恰当，多数预后良好。

黏膜白斑病

【病名释义】

黏膜白斑病病名在 1877 年首次由 Schwimmer 提出，当时是主要描述口腔黏膜的白色角化性疾病。1885 年 Breisky 将女性会阴部的类似性质的病变定名为女阴白斑病。皮肤科的黏膜白斑包括口腔和外阴两个部位的病变。

口腔黏膜白斑，经过长期观察，发现多数为良性病变，癌前期改变占少数。据统计，在病理上有上皮非典型性增生者占 10% ～ 30%，癌变率占 3% ～ 12.7%。

外阴白斑是一组有类似临床表现的疾病，1961 年 Jeffcoate 提出将外阴白斑、白斑性外阴炎、硬化萎缩性苔藓、外阴干枯、原发性萎缩、神经性皮炎、白色角化病等统称为“外阴营养不良”，这一提法 1976 年得到了国际外阴病会议的认可。据上海普查 10 万名妇女，疑诊外阴白斑者 646 例，最后经病理检查证实有非典型增生性改变者仅 6 例，由此可见，女阴白斑绝大多数并非癌前期病变。

【病因病机】

本病虽生于黏膜区域，但就中医脏腑与经络学说而言，主要与肝、脾、肾及经脉关系密切，现分述如下：

1. 心脾虚火 性格内向，思虑过度，脾阴暗耗，或者恣食辛辣、炙煿之味，致使脾胃积热，久而化火、化毒，火毒循经上炎或者下趋，皆可发病。

2. 肝郁脾湿 情志所伤，或郁闷不乐，使之肝失条达，郁而化火，脾土被克，失其健运，积湿生热，阻于阴户，或熏蒸口腔，均可导致黏膜白斑诸症迭见。

3. 肝肾阴虚 肝肾阴津亏虚，精气不充，阴液不足，难以滋润荣养阴器，故见皮疹肥厚或者枯萎不荣。

4. 气血两亏 气主煦之，血主濡之。气血不足，皮肤黏膜失其濡养，故见干涩、粗糙，乃至粗厚或干枯等症。

5. 脾肾阳虚 病程旷久或者迁延不愈，导致肾阳虚不能温煦脏腑及体外七窍，脾阳虚则寒湿凝滞，阻于经络而发病。

【诊鉴要点】

（一）诊断要点

①多发生于 40 岁以上的成人。②口腔黏膜白斑以男性患者多见。白斑病可发生在口腔黏膜、唇黏膜、舌、女阴、肛门和生殖器部位，但以口腔和外阴部为多见。③口腔病变在黏膜上可见局限性角化过度、浸润、肥厚、颜色变白或有乳白色光泽，或白斑上间以色素沉着而呈网状。病变形态及大小不一，呈点状、片状、斑块状或互相融合成弥漫性；饮热饮料或刺激性食物后可引起针刺感或轻度疼痛。④外阴白斑病多见于闭经期后的妇女，局部为白色角化性损害，也可呈灰白色、灰蓝色或紫红色；早期角化过度、浸润肥厚，后期呈增生性或萎缩性病变；多数伴瘙痒，长期搔抓之后，继发性病变而引起湿疹样变、苔藓化、皲裂、溃烂和继发感染。

（二）鉴别诊断

1. 扁平苔藓 多角形扁平角化性丘疹，多见于牙齿咬合线的颊黏膜。

2. 慢性唇炎 弥漫均匀分布，反复糜烂、溃破和结痂，黏膜腺的炎症明显，局部分泌物增加。

3. 神经性皮炎 瘙痒明显，搔抓后可引起继发性改变。

4. 白癜风 以色素脱失为主，无角化过度和炎症细胞浸润。

【辨证施治】

（一）内治法

1. 心脾虚火证 病变多数发生在唇、颊黏膜、舌背和上腭等处，先发现乳白色小点，继而扩大融合成网状斑片，日久增厚变硬，遇冷、热及辛辣刺激物则感疼痛。伴有性情烦躁，夜寐欠安，口干。舌质红，苔少，脉细数。治宜养阴清热，解毒安神。

方选增液汤加减。玄参、沙参、枣仁、炒黄柏各 10g，石斛、山豆根、炒白芍、茯苓各 12g，柏子仁、甘草各 6g，山药 30g。

2. 肝郁脾湿证　口腔或外阴损害中心发白，边缘稍红，入夜外阴区域奇痒，有时抓破则红肿灼痛。兼见胸胁胀痛，口苦，胸闷太息，经前乳胀，食少腹胀，带下色黄。舌质红，苔黄腻，脉弦数。治宜疏肝理脾，清热利湿。方选逍遥散加减。柴胡、当归、炒龙胆草、苦参各 6g，生地、熟地、炒白芍、炒白术、陈皮、车前子（包）各 10g，茯苓、薏苡仁、赤小豆各 15 ～ 30g。

3. 肝肾阴虚证　外阴白斑干燥、皲裂，分泌物少，自觉干涩，时痒不痛，口干且感刺痛。兼见腰酸眩晕，目涩耳鸣，颧红咽干，多梦不眠。舌质红，少苔，脉弦细数。治宜滋补肝肾，息风潜阳。方选归芍地黄丸加减。归身、炒白芍、生地、熟地、炒牡丹皮、山萸肉各 10g，山药、生龙骨、生石决明各 15g，何首乌、活血藤、鸡血藤各 12g。

4. 气血两亏证　外阴皮损色淡枯萎，痒轻。兼见无力，自汗，倦怠食少，大便不实，尿清长，月经后期，量少色淡。部分病例尚见心悸气短，怔忡健忘，夜寐不安，面白无华。舌质淡，脉沉细无力。治宜补气养血。方选八珍汤加减。当归身、黄芪、熟地、白术、茯苓各 12g，川芎、白芍、远志、枣仁各 10g，炙甘草、砂仁（后下）、莲子心各 6g，丹参、鸡血藤各 15g。

5. 脾肾阳虚证　黏膜损害色泽枯白，或粗厚或枯萎，喜近热熨，瘙痒或灼痛并不严重。兼见面色㿠白或晦暗，四肢不温，腰膝酸痛，或腰以下冷感，带下清稀，月经后期，色淡质稀，尿频数或遗尿，性欲淡漠。舌质淡且胖，苔薄白或滑，脉细或沉缓无力。治宜温肾健脾，活血散坚。方选二仙汤合理中汤加减。仙茅、干姜、甘草、陈皮各 6g，淫羊藿、黄柏、生地、熟地、茯苓、白芍、党参各 12g，桃仁、皂角刺各 10g，制附块（先煎）、山萸肉、山药各 15g。

加减法：自觉剧痒，搔破则渗液较多加炒杜仲、何首乌、白茅根、炒地榆；皮疹粗糙或坚硬加红花、桃仁、益母草；带下淋漓加芡实、金樱子、煅龙骨、煅牡蛎；口舌反复糜烂、溃疡加天冬、麦冬、白花蛇舌草、石斛、夏枯草。

（二）外治法

初期仅有痒感，肤色灰白，选用淫羊藿、鹿衔草各 30g；或用地肤子 30g，蛇床子、白鲜皮、苦参、蒲公英各 15g，枯矾、西月石各 6g，煎汁，外洗患处，然后视病情而选用。如口舌颊黏膜糜烂、溃疡，选用养阴生肌散、青吹口散；外阴区域皮损角化肥厚时，选用治白膏一号；皲裂稍破时选用治白膏二号；萎缩瘙痒时选用淫羊藿、鹿衔草、覆盆子各等份，研细末，凡士林调涂；皲裂或破溃糜烂时，选用章丹、蛤粉各等份，研细末，香油调敷。

（三）针灸疗法

1.毫针法 ①循经取穴：太溪、三阴交、会阴、阿是穴（病变区域）。②邻近取穴：曲骨、长强、阿是穴（病变区域）。③经验取穴：主穴取曲骨、横骨、肾俞、阴阜（阴蒂上方旁开1横指处）、三阴交；配穴取外生殖区域、皮质下、神门，伴萎缩加脾俞、血海、坐骨点（坐骨棘处），瘙痒加阴廉、太冲。方法：虚证补之，实证泻之，针刺得气后留针30分钟，2日1次。

2.灸法 ①艾灸法：足三里（双）、三阴交（双）、外阴局部。方法：点燃艾条灸上述穴，持续10～30分钟，日1次。②麻线灸法：将芝麻（黄麻）搓成棉线粗细1条，放入20%雄黄酒中浸泡8～10天，取出阴干，放入瓶内，再加少许麝香、雄黄、艾绒，备用。方法：先洗涤外阴部，然后点燃药麻线快速触烧阿是穴，灸毕以香油外涂，日灸2～3次。

（四）其他疗法

1.耳针法 神门、外生殖器、肺、内分泌。方法：针后留针30分钟，其间行针3～6次，2日1次。

2.电针法 会阴、曲骨、阿是穴（病损区）、中极。方法：采用平刺或斜刺，针刺得气后启动电热针机，电流强度为50～70mA，保留5～10分钟，测皮肤温度，控制在37～42℃，留针30～40分钟，1～2日1次。

3.穴位注射法 三阴交、阴廉、曲泉。方法：采用5%地丁注射液，针刺得气后，每穴推注1.5～2.0mL，2日1次。

4.穴位激光法 主穴：横骨、会阴；配穴：血海、神门。方法：每次服2～3穴（双侧），用激光针灸治疗仪，波长6328Å，功率3～5mW，光斑直径2mm左右，每穴照射5分钟，1～2日1次。以上针灸疗法等均适用于外阴白斑。

【偏方荟萃】

1.淫羊藿、一枝黄花、白鲜皮、苦参、鸡血藤、野菊花、土槿皮各30g，泽泻、艾叶各15g，花椒12g，冰片1g，煎汁，外涂湿敷。适用于外阴糜烂明显。

2.鲜白蓼花，水煎浓缩，制成蜜膏，日2次服，1次20g。

3.血虚肝郁型采用茵陈、蒲公英、地肤子各30g，地丁15g，冰片15g，煎汁外洗；气血两虚型采用当归、地肤子各30g，鹤虱、补骨脂各15g，防风、川椒、淫羊藿各9g，煎洗。肝肾阴虚型采用淫羊藿30g，白蒺藜、川断、当归、白鲜皮各15g，硼砂9g，煎洗。

4.解毒清热汤：蒲公英、野菊花、大青叶、地丁、蚤休、花粉、赤芍，煎服。适用于口腔黏膜白斑病。

5.活血散瘀汤：苏木、赤芍、白芍、红花、桃仁、鬼箭羽、三棱、莪术、木香、陈皮，煎服。适用于口腔黏膜白斑病。

【调摄护理】

1.注意保持口腔和外阴区域的清洁卫生，避免各种外来刺激，诸如烟酒、辛辣和房事过多等。

2.定期复查，注意癌变倾向。

【预后判析】

中医辨证与西医辨病相结合治疗，极少发生恶变，特别是可减少女阴切除之苦，值得进一步总结与推广。

【名论摘要】

干祖望："活血化瘀法：适用于白斑各种类型，尤其局部僵硬、粗糙者。症状轻或体质弱者宜养血活血，方选红花桃仁汤；白斑坚厚，病情顽固体质较强者宜活血破瘀，方选下瘀血汤或抵当汤。芳香化浊法：用于白斑处皲裂、糜烂、溃疡者，方选藿香正气散。健脾利湿法：用于白斑有浅溃疡，方选参苓白术散。清心泻火法：用于舌白斑且黏膜充血者，方选导赤散。清热凉血法：用于口腔黏膜红白相兼，方选犀角地黄汤。滋阴养血法：用于白斑黏膜干燥无溃疡，口干而不欲饮或饮而不多，大便较干者，方选沙参麦冬汤。温阳散寒法：用于白斑僵硬，周围黏膜色淡，口淡不渴，或形寒怕冷，四肢不温，方选桂附八味丸。益气扶正法：用于白斑周围不充血，体质虚弱，或白斑术后恢复期，或免疫功能低下者，方选四君子汤或补中益气汤。"［《辽宁中医杂志》，1990，14（7）：4-5］

紫癜风（扁平苔藓）

【病名释义】

紫癜风病名始见于宋·《圣济总录》。该书说："紫癜风之状，皮肤生紫点，搔之皮起而不痒痛是也。"据现代临床观察，本病以皮肤出现紫红色扁平丘疹、剧烈瘙痒为主要特点，近似西医学的扁平苔藓。

【病因病机】

本病因七情失调，五志化火，则血热生风，蕴于肌肤；或饮食失调，脾胃失和，湿热内生，外受风邪侵扰，则风湿热邪，阻于肌腠。壅滞经络，外发体肤，均能致病。

1.风热搏肤 风热外邪，初客肤表，郁久化热，阻于肌肤，导致气滞血瘀，经气不畅，故而肤燥而痒。

2.风湿蕴结 风湿二邪，蕴结肤腠，凝滞为斑，损害多为丘疹、斑丘疹，质坚实而伴剧烈瘙痒。

3.脾虚湿热 脾虚则运化失职，湿热内阻，湿热上熏于口，则口臭舌糜，颊膜腐烂；湿热下趋于外阴，则阴部皮疹多种多样，甚至溃烂。

4.血瘀经脉 风湿热邪，久羁不解，以致气滞血瘀，肌肤失养，皮疹经久不退而呈苔藓状。

5.肝肾阴虚 肝肾阴虚，精血不足，在外肤失濡养，故干燥、脱屑和瘙痒；在里阴津匮乏，故口舌生疮，反复难愈。

【诊鉴要点】

（一）诊断要点

①好发于四肢，泛发全身者少，口腔、唇舌、龟头、阴唇等处也可累及。②患者以成年人为主。③皮损为粟粒至绿豆大小的扁平丘疹，多为紫红色，或暗红、红褐色，表面光泽；日久也可融成斑片，表面粗糙，上附鳞屑，呈苔藓状。④部分患者在口腔、唇舌、龟头等皮肤黏膜移行区，可见灰白色丘疹或网状条纹。⑤自觉剧痒，既可急性发作，又会迁延较长时间。

（二）鉴别诊断

1.牛皮癣（神经性皮炎） 多见于颈、肘等处，皮损为大小不等的红褐色斑片，皮脊高、皮沟深，久则呈苔藓样外观，无黏膜损害。

2.白疕（银屑病） 好发全身，皮损为红斑丘疹、上有银白色鳞屑，刮出后有点状出血。

3.松皮癣（皮肤淀粉样） 好发于双小腿伸侧，皮损为半球状丘疹，密集成群，触之坚硬。

4.黏膜白斑 多发生于口腔黏膜和女阴处，呈灰白色边界清楚的斑片，其上似有薄膜，强硬撕下则出血，须做病理检查才能鉴别。

【辨证施治】

（一）内治法

1.风热搏结证　发病较急，皮疹泛发全身，红色丘疹或斑丘疹或起大疱，自觉痒重。舌质红，苔少，脉浮数。治宜疏风清热，佐通通络。方用消风散加减。生石膏、生地各15g，荆芥、苦参、蝉蜕各6g，炒牛蒡子、当归、防风、地肤子各10g，生薏苡仁、丹参各12g，丝瓜络4.5g，苍耳子、乌梢蛇各3g。

2.风湿蕴结证　皮疹以斑丘疹，或相互融合成带状或斑块为主，色泽紫红，表面光滑，如蜡所涂，女性患者伴有带下淋漓，自觉瘙痒。舌质淡红胖嫩，苔薄白或微腻，脉濡缓。治宜祛风利湿，活血通络。方用大防风汤加减。防风、羌活、僵蚕、赤芍各10g，党参、苦参、白术、白鲜皮各12g，丹参、路路通各15g，川芎、炮附子各6g。

3.脾虚湿热证　病程缓慢，在口腔黏膜或外阴部位发生灰白色斑丘疹或大疱，或者糜烂、破溃，时轻时重，时愈时发。舌质淡红，苔薄白，脉虚细。治宜扶脾化湿，清热解毒。方用参苓白术散加减。党参、白术、茯苓、陈皮各10g，炒白扁豆、丹参、活血藤、忍冬藤各15g，山药、赤小豆各30g，炒黄柏、升麻、砂仁（后下）、炒胆草各6g。

4.血瘀经脉证　病程日久，皮损增厚、粗糙，上覆少量鳞屑，状似苔藓，色泽灰暗或暗红或褐红，自觉剧痒不止。舌质暗或有瘀斑，苔少，脉沉涩。治宜活血通络，软坚止痒。方用通经逐瘀汤加减。生地30g，桃仁、红花、莪术、乌梢蛇、白芷、连翘、防风、川牛膝、地龙各10g，当归、何首乌、丹参、白蒺藜各12g，桔梗6g。

5.肝肾阴虚证　损害主要发生在口腔、唇部、颊黏膜、舌和齿龈等处，可见乳白色网状条纹，或者斑丘疹，严重时还会出现糜烂。兼有头昏目涩，视物不明，周身软弱无力。舌质红，苔少或无苔，脉沉细。治宜养肝滋肾，滋阴降火。方用麦味地黄汤加减。干地黄、山茱萸、茯苓、炒丹皮各10g，麦冬、天冬、石斛、枸杞子各12g，玄参、沙参、黄柏各15g，黄芪、升麻各6g。

加减法：口腔黏膜偏重时加金莲花、金雀花、金果榄；或加服二冬膏、银花方，严重时两方同服；痒重加蝉蜕、乌梢蛇；损害在外阴部位为主加炒杜仲、炒胆草；皮疹为大疱者加紫草、粉草薢、苍术皮、红花。

（二）外治法

损害发生在口腔伴有糜烂，选用养阴生肌散、锡类散、西瓜霜，日3～5次，外吹患处；损害发生在外阴兼有糜烂，先用路路通水洗剂，洗涤患处，然后扑用月白珍珠散，日1～2次；损害发生在皮肤上，以瘙痒为主时，外用百部醋、九华粉洗剂、10%三黄薄荷水洗剂；若皮疹肥厚，外用大风子油、黄柏霜、一扫光等。

（三）针灸疗法

毫针法 损害在上肢，取太渊、列缺、合谷、手三里、曲池；损害在下肢取风市、委中、足三里、承山、太溪。方法：施平补平泻法，2日1次。

（四）其他疗法

耳针法 脾、心、肾、内分泌。方法：针刺后留针15～30分钟，2日1次。

【偏方荟萃】

1. 止痒合剂：防风、当归、首乌藤、苦参、白鲜皮、白蒺藜。适用于剧痒阶段。

2. 乌蛇驱风汤：乌梢蛇、荆芥、黄芩、防风、白芷、羌活、黄连、连翘、生甘草、银花、蝉蜕。适用于急性发作阶段。

3. 牛黄0.3g，冰片1.5g，黄连3g，硼砂、玄明粉各4.5g，共研极细粉末，外涂患处，日3次。适用于口腔黏膜损害。

4. 冰片、朱砂各6g，玄明粉15g，硼砂、白糖各9g，共研细末，外涂患处，日3次。适用于口腔黏膜损害，可与上方交替选择应用。

【调摄护理】

1. 患病期间切忌忧思恼怒，应保持心情舒畅。

2. 患处避免热水烫洗及抓搔，以防搔破后导致病势蔓延。

【预后判析】

鉴于本病目前尚无满意疗法，中医治疗尚需坚持一段时间，常可获得症状改善，乃至痊愈，这类报道并不少见。

【医案精选】

王某，38岁，2003年4月7日初诊。据述在2年前，右上肢前臂发现丘疹，微有痒感，继而向肩胛区域蔓延，某市医院病理活检报告为扁平苔藓。检查：右上肢外侧从肩关节至无名指可见宽窄不一的扁平丘疹，呈条状分布，表面略有凸起，少量抓痕。肤色略呈黯红，脉象细涩，舌质淡红，苔薄白。证属脾胃虚弱，湿瘀阻滞肤腠。诊断：扁平苔藓。治宜扶脾化湿，祛瘀通络。方用四君子、桃红四物两方合裁。党参、白芍、白术、干地黄、茯苓、当归各12g，川芎、桃仁、葛根、羌活、姜黄、红花、甘草各6g，地龙、丹参、蚕沙各10g。

二诊：1周后复诊，局部皮损略有痒感，上方加三棱、蝉蜕、蛇蜕各6g。

三诊：3周后复诊，皮损范围明显收缩，部分丘疹消退，仅留不明显的色素沉着，鉴于患者路程遥远，上方去蛇蜕，将原有剂量加大 10 倍，研细末，炼蜜为丸，如梧桐子大，1 日 3 次，每次 6g，温开水送下。

3 个月后来院检查，皮损完全平复而愈。(《当代中医皮肤科临床家丛书·徐宜厚》)

【名论摘要】

《许履和外科医案医话集》："皮肤上丘疹密集，粗糙增厚，犹如霉苔状，断其为血燥生风，用祛风换肌丸（汤）以润燥祛风，切中病机。局部用苦楝皮膏、杏脂膏交替外搽，一取苦楝皮之苦寒清热，一取杏仁之宣壅润燥，则润燥祛风之功更为完备。"

《赵炳南临床经验集》："重者可出现糜烂，有渗出液，类似中医的口蕈。"

《朱仁康临床经验集》："扁平苔藓属于中医'乌癞风'或'紫癜风'范畴。其发生病机，由于风湿蕴聚，郁久化毒，阻于肌腠，气滞血瘀所致。治疗原则以搜风燥湿清热解毒为主。以乌蛇、蝉蜕搜风化毒为主药，佐以荆芥、防风、羌活、白芷驱风止痒，并以黄连、黄芩、银花、连翘、甘草清热解毒为辅，亦可加活血化瘀之桃仁、红花、茜草等药以活血消风。"

【经验与体会】

扁平苔藓在中医文献尚无记载，但在现代中医皮肤科专著中，多数学者认为其类似"紫癜风"。因病变部位不一，就其病因归类也略有不同。一般而论，发生于口腔者，多与脾肾阴虚有关；发生于四肢区域则为脾虚运化失职，湿瘀互结居多。本案拟用四君子汤重在甘温益胃，具有健运扶脾之效。古人谓："人之一身，以胃气为本，胃气旺则五脏宗菏，胃气伤则百病丛生。"脾胃互为表里，鉴于皮肤损害以粗糙、肥厚为其特征，且发生在四末，故而以治脾为主，适当加入化瘀之品。脾健湿去，而瘀滞随之疏通，气血流畅，肤得其养而愈。

口周皮炎

【病名释义】

口周皮炎首先由 Frumess 等在 1957 年描述，当时称为光感性皮脂溢出，以后又陆续被称为酒渣鼻样皮炎、口周酒渣鼻、口周脂溢性皮炎、口周综合征等。

【病因病机】

偏食辛味或油腻之品，致使脾胃湿热内蕴，循经上扰而成；或肺脾内郁热邪，复遭风邪外袭，阻于肤腠所致。

【诊鉴要点】

（一）诊断要点

①病者以 20 ～ 40 岁年龄的女性为主。②皮疹通常发生在鼻唇沟、上下唇，但其口唇周围仅有一狭窄皮肤并不受累。③皮疹主要有红斑、丘疹、丘疱疹、脓疱、脱屑等，若进热食、饮酒；或寒冷刺激，或日光暴晒后，上述皮疹明显加重。④自觉瘙痒或灼热感。

（二）鉴别诊断

1. 酒渣鼻　发病年龄偏高，毛细血管扩张明显，但有部分病例亦难分辨。

2. 面游风（脂溢性皮炎）　除颜面部有皮疹外，头皮也往往有类似皮疹。

【辨证施治】

（一）内治法

1. 肺脾郁热证　口周可见大小不等的红色丘疹、丘疱疹，甚则夹有少许脓疱，呈密集分布。伴有口干喜饮，大便干燥。舌质红，苔少，脉浮数。治宜宣肺清脾，凉血止痒。方选凉血五花汤加减。红花、凌霄花、焦山栀、炒黄芩各 6g，金银花、青蒿、生石膏、生地各 12g，升麻 4.5g，生大黄 3g（后下）。

2. 脾胃实火证　口唇四周连续不断地出现丘疹、脓疱和不易消退的红斑，糠秕状鳞屑落之又生。舌质红，苔薄黄，脉濡数。治宜清脾泻火，化湿清热。方选泻黄散加减。藿香、佩兰、黄芩、生地各 12g，生石膏 15 ～ 30g，黄连、升麻、防风各 6g，焦山栀、蒲公英、玄参各 10g，生薏苡仁 15g。

加减法：湿重加炒槐花、山楂、赤小豆；风重加白附子、羌活、桑叶；便秘加炒枳壳、熟大黄。

（二）外治法

皮疹以丘疹、丘疱疹为主，选用月石散，温开水调搽；皮疹以脓疱、红斑为主，选用颠倒散，植物汁调搽，日 2 ～ 3 次。

【医案精选】

钱某，男，35 岁。2004 年 7 月 3 日初诊。据述近 2 年来，发现口周及胡须区域的皮肤反复出现炎性丘疹，少量脓疱，痛痒相兼，甚为痛苦。检查：口周的鼻唇沟、下唇、下颏类似口罩区域，可见炎性丘疹，少量针帽大小的脓疱，呈密集分布，询之偏嗜烧烤或火锅之类的食物。脉数有力，舌质红，苔薄黄微干。证属脾胃湿热蕴结，上熏于口唇。诊断：口周皮炎。治宜清利脾胃湿热。方选泻黄散加减。生石膏 15～30g，黄芩、藿香、焦栀子各 10g，红花、凌霄花、荷花、槐花、甘草各 6g，银花炭、野菊花、皂刺炭、浙贝母、桔梗各 12g，水煎，1 日 1 剂，分 3 次服，每次 200mL，饭后30 分钟温服。

二诊：5 天后复查，局部疼痛明显减轻，未见新起的皮肤损害。守上方再服 7 剂。

三诊：10 天后复诊，皮肤损害基本消退，改用栀子金花丸（焦栀子、金银花按1：5 的比例研末，水泛成丸如梧桐子大）1 日 3 次，每次 6g，温开水送下，以防死灰复燃。(《徐宜厚皮科传心录》)

【经验与体会】

本病首次由 Frumess 等（1957 年）描述，当时称为光感性皮质溢出症，此后又陆续被称为酒渣鼻样皮炎、口周酒渣鼻、口周脂溢性皮炎、口周综合征等。本病发生的部位集中在口唇四周，是足阳明胃经、足厥阴肝经和任脉三经所环绕的区域，肝脾二经湿热互结，郁久不化则变生毒热，上熏于口唇，遂生疮疡。案中以泻黄散为主，清化湿热，酌加解毒散结之品，故而取得效果。

临床将本病的病变脏腑定位在脾、肺，脾为湿害，风热袭肺，两者互参，致使湿热化毒，外溢于肤。症见红斑、丘疹、丘疱疹，甚则脓疱丛生。对此，辨证在于认识脾与肺两脏受邪孰轻孰重。若肺经郁热偏重，拟进清宣肺经郁热为主，方用凉血五花汤加减；若脾经湿热偏重，以清化湿热为宜，方用泻黄散加减。凉血五花汤以花类药物为主，这类药物质地轻扬，大多能升能泻、能宣能透，既能治六淫外客于皮毛的疮疡，又能治火邪郁于血分的肤疾，泻之散之。泻黄散乃钱仲阳所制，是清脾泻火的名方。近代名医冉雪峰称赞："全方之妙，培补中土水谷精气，进而增强中气旋转斡运的生理功能，使之中热得泄，伏火潜消，自然能够收到不清之清，不泻之泻的效果。"

连圈状秕糠疹（远山）

【病名释义】

本病是一种少见的轻度角化性皮肤病。首次由日本远山报告此病，继则松浦又称正圆形秕糠疹，以后伊藤和田中主张将其命名为正圆形后天性假性鱼鳞病。

【病因病机】

肺阴不足，津液干涸，不荣肤表，故见皮肤干涩而不润泽，乃至表皮粗糙和不易剥落的糠秕状鳞屑。此外，肝肾阴虚，精血匮乏，致使肤失濡养，也是后期的致病因素。

【诊鉴要点】

（一）诊断要点

①好发于 20～40 岁中年成人，女青年略多。②皮损主要发生在腹及腰部，其次为胸、背、臀、上臂及股部。③皮损为圆形或卵圆形的污褐色斑片，大小不一，直径一般 4～5cm，大者可达 20cm 左右，互相融合成多圆形或花瓣状斑片，境界明显，表面粗糙或有细小的皱纹；有的皮疹略有萎缩，上覆菲薄的秕糠状或鱼鳞状鳞屑，不易剥落。④皮损冬季加重，夏季减轻；偶有轻度瘙痒。

（二）鉴别诊断

1.鱼鳞病 始自幼年，皮疹分布对称，以四肢伸侧面最为明显。

2.花斑癣 皮损为不规则的斑点状，主要分布在胸、背、颈、上腹等，附有菲薄鳞屑，易查见真菌，夏季加重。

此外，本病还需与单纯糠疹、叠瓦癣等鉴别。

【辨证施治】

（一）内治法

1.肺阴不足证 皮肤粗糙不润泽，隐约可见大小不等的圆形花瓣状斑片，鳞屑菲薄，不易剥脱，自觉轻度瘙痒。舌质红，少苔或无苔，脉虚细。治宜清养肺阴，生津润燥。方选沙参麦冬汤加减。沙参、山药各 30g，麦冬、天冬、玉竹、白扁豆、天花粉、百合、紫菀各 12g，甘草、桑白皮、枸杞子各 10g。

2.肝肾阴亏证 病程迁延日久，或其病情轻重与妊娠关系密切；躯干尤其胸、腹区域损害明显，色泽污褐，斑片融合呈圆形，痒感晚上加剧。舌质红绛，苔少，脉细数。治宜甘寒滋润，养肝益肾。方选大补地黄汤加减。大熟地、山药各 15g，玉竹、石斛、花粉、玄参各 12g，白芍、菟丝子、山茱萸各 15g，细辛 3g，甘草 10g。

（二）外治法

皮肤干燥、脱屑时，可外涂甘草油，或薄涂黑油膏，日 2～3 次。

跖部沟状角质松解症

【病名释义】

本病又名窝状角质松解症，多见于热带和亚热带地区，特别是长期接触泥土和水的人群更易患之，其特征是跖部皮肤角质层呈环状或点状剥蚀。

【病因病机】

足跖久泡浆泥，或久站潮湿之地，致使湿毒蚀肤而成。

【诊鉴要点】

诊断要点：①跖部及趾下，尤其是跖前部和足跟部的角质层发生多个散在性环状，或点状的浅表剥蚀，直径 2～4mm，边缘绕以深的黑沟，而呈火山口状。②常伴多汗，或浸渍现象及恶臭。③重症或长途步行后，可有红肿疼痛等。④病程慢性，可持续数年，常在湿热季节加重，干冷季节减轻或消退。

【辨证施治】

本病无须内治，专从外治。视病情选用燥湿祛臭、软皮杀菌的中药浸泡之。常用外用方有干葛水洗剂；或用陈皮、五倍子各 30g，香附、细辛各 10g，水煎取汁，待温浸泡患处，日 1～2 次，每次 15 分钟。

放射性皮炎

【病名释义】

本病系接受放射线（X 射线、β 射线和 γ 射线）照射引起的皮肤和黏膜的炎症性损害。

【病因病机】

本病由射线之毒，损伤肌肤所致。

【诊鉴要点】

诊断要点：患者多数是从事放射线工作的人员，或者接受放疗的癌肿患者。根据放射线的性质、照射面积、照射时间长短以及个体差异，临床上分急性与慢性两类。

1.急性放射性皮炎 往往由于一次或多次大剂量放射线引起，分为三度。Ⅰ度：初为鲜红，以后呈暗红色斑，或有轻度水肿；自觉灼热与瘙痒，3～6周后出现脱屑及色素沉着。Ⅱ度：显著急性炎症水肿性红斑，表面紧张有光泽，有水疱形成，疱破后呈糜烂面，自觉灼热或疼痛。经1～3个月痊愈，留有色沉或色脱，毛细血管扩张和皮肤萎缩。Ⅲ度：红斑水肿后迅速出现组织坏死，以后形成顽固性溃疡，其深度不一，可穿透皮肤及肌肉，直至骨组织。伴有头痛、头昏、精神萎靡、食欲不振、恶心、呕吐、腹痛、腹泻、出血及白细胞减少等，严重时可危及生命。

2.慢性放射性皮炎 长期、反复接受小剂量放射线照射，或由急性放射性皮炎转变而来，其潜伏期为数月至数十年。炎症表现不著，皮肤干燥萎缩、发硬，毛发脱落，甲色晦暗、不平和变厚，甚至脱落，皮损久之可继发鳞癌，少数为纤维肉瘤。

【辨证施治】

（一）内治法

1.邪毒证 皮肤仅见红斑，浸润较深，边缘不清，稍重见到水疱、糜烂，甚则形成溃疡。伴有头痛，食少，恶心，呕吐等。舌质红，苔少或黄腻且燥，脉细数。治宜扶正驱毒，活血退疹。方选四妙汤加味。生黄芪、白术、赤芍、连翘各12g，生薏苡仁、山药、赤小豆、金银花各30g，蛇舌草、蒲公英各15g，甘草、竹茹、法半夏各6g。

2.正虚证 病程略久，淡红色斑疹、干燥、脱屑、色沉、脱发。伴有头昏，精神萎靡，气短懒言。舌质淡红，少苔或无苔，脉虚细。治宜益气护阴，健脾补肾。方选三才封髓丹加减。天冬、熟地、山药各15g，人参10g（另煎兑入），炒黄柏、甘草、生黄芪、炒白芍各12g，砂仁8g（后下）。

加减法：食少、呕恶加神曲、姜汁炒竹茹、鲜竹沥、鸡内金；腹痛、腹泻加服香连丸；神疲、头晕加龟胶、鹿角胶；皮下瘀斑加阿胶、红枣；溃烂日久不敛加白蔹、白芷、浙贝母。

（二）外治法

皮疹以红斑、脱屑为主时，选用芦荟乳剂，外敷，日2～3次；若见溃烂，选用东方一号药膏，外敷，日1次。注意：避免外用含有汞类的腐蚀药，如红升或白降丹之类。

【偏方荟萃】

1. 鸡蛋（去蛋黄）3 个，冰片（研细末）3g，加蜂蜜适量，搅匀，外涂患处局部使其结薄膜，日 1 次；第二次外涂时，除去薄膜，再涂之。适用于急性放射性皮炎及水疱未破。

2. 鸡蛋黄油，外涂，日 2～3 次。适用于溃疡阶段。

3. 生地榆、马齿苋各等份，水煎取浓汁，冷湿敷，日 2～3 次，每次 15 分钟。适用于水疱或糜烂阶段。

4. 放灼一号：地榆 120g，黄连 18g。加水 1000mL，煎取药汁 500mL，冷湿敷。

5. 放灼二号：当归、黄连、生地各 120g，象皮、血余、玄参各 60g，龟甲 180g，麝香 6g，小麻油 960g，猪板油 480g。先将小麻油、猪板油小火熔化，放入龟甲、生地煎熬 1～2 小时，再加入当归、黄连、血余、象皮，熬至焦黑，滤去药渣，稍冷，加入麝香，收膏，备用。

【调摄护理】

1. 放疗时应避免过大剂量，若发现皮炎应立即停止照射。

2. 在治疗期间，除仔细观察局部损害变化外，还要重视整体病情的询查；换药时不可用含汞类外用药，否则脓腐未除，脓衣附着更紧而难脱。

【预后判析】

轻症经对症治疗，预后良好；重症不仅治愈困难，而且易合并其他病症，如癌肿，危及生命。

【医案精选】

和男，57 岁，已婚。1973 年元月 10 日初诊。左颈部发现 4.5cm×4.5cm 溃疡面，上覆少许脓性分泌物。伴有头昏，神疲乏力，口干喜饮，声音嘶哑，大便干结。舌质红边缘紫，苔少，脉弦数。辨证：气血两虚，渐损心脾（放射性皮炎Ⅲ度）。治宜益气养血。方选四君子汤加减。黄芪 30g，党参、茯苓、沙参、炒车前子、枣仁各 12g，白术、当归、阿胶（烊化）各 10g，广木香 5g，大枣 7 个。煎服。日 1 剂。局部用放灼一号外敷，日 4 次。元月 13 日二诊：昨日洗澡，不慎外感风寒，发热（体温 38℃），头重。舌质淡红，苔黄腻，脉弦数。证属内热未清，复感外邪。治宜宣表祛湿，芳香化浊。方选藿香正气散加减。藿香、苏叶、陈皮、厚朴、白术、炒牛蒡子、法半夏各 10g，白芷、桔梗 6g，金银花、佩兰各 12g。局部改用放灼二号外敷，日 1 次。按方治疗 3 天后，体温正常，创面范围缩小很多，饮食与二便尚调和。拟用补气生血、育阴生津之剂，缓缓图之。炙黄芪 30g，党参、白术、远志各 10g，当归、枣仁、龙眼肉、石斛、阿胶珠、茯苓各 12g，玄参 60g。局部用药同上。守方治疗至 2 月 6 日，外疡渐愈，内证俱平而出院休养。（《23 例急性放射病人临床研究论文集》）

【名论摘要】

徐宜厚："为了使照射野中心区小面积的坏死组织及早脱落，改用含有汞制剂的中成药提脓散（又名三仙丹），外敷创面，两天后，发现原有新生上皮全部消失，肉芽组织变暗红色，水肿，上覆一层坏死组织。停用提脓散，改用放灼二号外敷，创面恶化未能遏制。分析原因可能与含有汞制剂的提脓散有关。"（徐宜厚等《12·9 事故病人的急性放射性皮肤损伤》）

剥脱性角质松解症

【病名释义】

本病又名层板状出汗不良，主要发生于手掌，其角质层与角质层下组织分离、剥脱，是一种常见的皮肤病。

【病因病机】

湿阻掌跖，蕴而化毒，毒蚀肤表，致使反复出现掌跖脱皮。

【诊鉴要点】

（一）诊断要点

①患者多为成年人，并且常伴手足多汗和汗疱疹。②病变部位主要发生在双侧手掌，偶然发状似空疱，内无组织液，继而逐渐扩大破裂并脱屑。③角质剥脱后，其下皮肤多正常。春夏或秋冬之交发病，病期 3～6 周，可自愈，但极易复发，一年可复发 1 次至数次不等。

（二）鉴别诊断

汗疱疹 皮疹为米粒或豆大深在性水疱，水疱不破溃，经数日后疱液可自行吸收而形成领圈状脱屑，常伴掌跖多汗。

【辨证施治】

（一）内治法

病程迁延日久，一年数次复发；融合成大片白色脱屑，汗多，烦躁掌心发热。舌质红，苔少，脉细数。治宜甘寒润燥，淡渗瘀湿。方选叶氏养胃汤加减。南沙参、石斛、天冬各 15g，生白芍、玉竹、生地各 10g，生薏苡仁、冬瓜皮、赤小豆各 30g，桑枝、丝瓜络、莲子心各 6g。

（二）外治法

手掌干燥、脱屑，选用陈皮、金毛狗脊各 30g，五倍子、苍耳子、金钱草各 15g，煎汁，待温泡患处，日 1 ～ 2 次，每次 10 ～ 15 分钟。然后，酌情外涂黄连膏。

（三）其他疗法

1.穴位注射法　内关、合谷。方法：采用 0.25% 普鲁卡因注射液，针刺得气后，各推注 1 ～ 1.5mL，2 日 1 次。

2.耳压法　神门、交感、心、手。方法：王不留行籽贴压，每日轻按 3 ～ 5 次，每次 1 分钟。

以上两法可以减轻脱屑的程度。

皮肤黄瘤

【病名释义】

本病是脂质沉积症在皮肤上的一种表现。在内脏与皮肤均可出现含脂质的细胞浸润，伴有血脂异常并出现相应的临床症状。

【病因病机】

1.湿热蕴肤　脾虚气弱，运化失职，导致水谷精微的输布、气血的生成、津液的代谢、物质的运行失常，瘀阻或沉积于肌腠，表现为黄色脂质的固着。

2.肝血不足　肝藏血，主调节，然而，调节功能无不与疏泄有关。一旦气机抑郁，必然涉及血液的运行与亏盈等一系列生理功能。肝血不足，常会发生视力下降、步履困难、失眠多梦，以及皮肤干燥失润和色素沉着或橘黄色物质的积聚。

总之，本病有虚有实：虚证病程旷久，皮疹泛发；实证病程较短，皮疹限局。实证病位在脾，在湿热；虚证病位在肝，在阴血不足。

【诊鉴要点】

（一）诊断要点

依据临床形态、大小、好发部位的不同，皮肤黄瘤可分为以下几种。

1. 结节性黄瘤　见于任何年龄，好发于膝、肘关节，其次为踝、趾关节，腹股沟皱褶处。皮疹为扁平或圆形隆起，呈黄或橘黄结节，既可多发又可单发。伴有脂质代谢改变，部分还发生动脉粥样硬化性心血管疾病。

2. 腱黄瘤　好发于肌腱。皮疹为直径 2～25mm 的丘疹或结节。伴有胆固醇及脂蛋白的代谢异常等。

3. 发疹性黄瘤　可发于任何部位，但以臀、臂、大腿屈侧、膝、腹股沟、腋窝皱褶和口腔黏膜多见。皮疹由小的橘黄或黄色丘疹构成，周围有红晕，成群状分布，自觉剧烈瘙痒。伴有血中甘油三酯过高。

4. 扁平黄瘤　好发于颈、躯干、肩和腋窝，也可发生在大腿内侧、肘前、腘窝等处。皮疹系扁平或稍隆起境界清楚的斑块，褐黄或橘黄色。常伴有脂蛋白血症。

5. 掌黄瘤　好发于掌跖部和指屈皱褶处。皮疹为黄色结节或不规则的斑块，呈线状分布。常伴有高胆固醇血症及高甘油三酯血症。

6. 睑黄瘤　又称睑黄疣，是最常见的，患者以患有肝胆疾病的妇女多见，好发于上眼睑内眦部。皮疹为软的麂皮或橘黄色长方形斑块，长 2～30mm，若持续过久，则呈进行性多发，并可互相联合。常伴见高胆固醇血症。

（二）鉴别诊断

粟丘疹　多见于青年，好发于眼睑、额、颧部，皮疹为针头至粟粒大的坚实丘疹，呈白色或黄白色，挑破可挤出乳白色皮脂样物。

【辨证施治】

（一）内治法

1. 湿热蕴肤证　皮疹泛发，尤以膝、肘和腘窝处多见，其形态或如线状，或如结节，色泽淡黄至橘黄不等。伴见肥胖或臃肿，气短乏力，食欲欠佳，肢疲倦怠或者嗜睡，腹胀或便秘等。舌质淡红，苔薄黄微腻，脉濡数。治宜清热利湿，扶脾益胃。方选茵陈虎杖汤加减。茵陈、茯苓、蒲公英各 15g，虎杖、麦芽、生薏苡仁、赤小豆各 30g，山楂、升麻、陈皮、炒枳壳、熟大黄各 6g。

2. 肝血不足证　病程迁延数年，皮疹或局限或泛发，色泽褐黄或橘黄，肤色晦暗或粗糙，夜寐欠安，或梦多纷纭，或肌肉关节怯冷麻木等。舌质暗红，苔少或无苔，脉虚细。治宜养血柔肝，甘寒通络。方选四物五藤汤加减。熟地、白芍、天冬、山药、忍冬藤、活血藤各 15g，鸡血藤、络石藤、海风藤、川牛膝各 12g，当归、川芎、甲珠各 6g。

（二）外治法

皮疹局限时，选用稀释拔膏，2～3 日换 1 次。

【偏方荟萃】

1. 虎杖片（中成药），日 3 次，每次 4 片，温开水送下。

2. 脉安冲剂（中成药），日 2 次，每次 1 袋，冲服。

3. 龙胆泻肝丸（中成药），日 2 次，每次 4.5g。拟用姜开水送下，每周服 5 日，休息 2 日，以防伤胃。适用于肝胆湿热偏重。

【调摄护理】

本病应早期发现，早期治疗；在局部治疗的同时，还要重视整体治疗；少食动物脂肪和动物内脏，宜低脂肪、高蛋白类食品。

【预后判析】

鉴于本病系脂质代谢性疾病，尚需坚持治疗，方可获效。

【医案精选】

某患者，两侧上眼睑近内眦部，发现两个对称的黄白色团块，稍高出皮面，如倭瓜子大小，色黄白如牛油样。自述为时已久，无痛痒，也未经任何治疗。嘱内服秦艽丸，早晚各 1 丸；除湿丸，早晚各 6g。外用脱色拔膏，2～3 日换 1 次。坚持 40 余天，睑黄疣逐渐消退，接近正常肤色。（《赵炳南临床经验集》）

角层下脓疱性皮病

【病名释义】

本病首先由斯乃登（Sneddon）和威尔金（Wilkinsen）在 1956 年报道，为一种良性、慢性、复发性疱性疾病，其组织学特点是角质层下脓疱。

【病因病机】

心火脾湿，蕴结不解，遂化为毒，毒窜肌肤而成本病：

1. 心火偏亢 情志急躁，或者五志化火，火扰血脉，致使血热化毒，流窜肤表而成斯疾。

2. 脾虚湿阻 脾阳虚弱，进食辛味或腥浊之物，均可导致湿困中焦，湿郁日久则化湿毒，或随经络而流注肌肤，或上壅，或下注，或横行四肢，遂生脓疱等皮疹。

【诊鉴要点】

（一）诊断要点

①易发生于中年女性，男女之比约为 1∶4；发病年龄为 27～75 岁，偶发于儿童。②好发部位主要集中在腹股沟、腋窝、乳房下部、四肢屈侧、足趾背部及趾间。③初发为一过性水疱，迅即变成脓疱，其内容混浊而不饱满，周围绕以红晕，若向周围扩大则可形成弧状、环状或回状。经数天后脓疱干燥结痂或形成鳞屑，脱落后遗留淡褐色色素沉着。④愈后经数天、数周或数月后，在原发损处又可发生新的脓疱。

（二）鉴别诊断

1. 脓疱疮 有传染性，系化脓菌感染，抗生素易治愈。

2. 天疱疮 疱大而紧张，泛发全身，每批皮疹存在时间长，基底膜有 IgG 沉积。

3. 脓疱性银屑病 常有发热，关节疼，角层下海绵状脓疱。

【辨证施治】

（一）内治法

1. 心火偏亢证 皮疹泛发全身，疱液混浊，四周绕以红晕，原有皮疹向外扩展，或成弧状，或成环状，伴有轻度瘙痒。舌质红，苔少，脉细数。治宜苦寒抑火。方选黄连解毒汤、五味消毒饮合裁。炒黄连、甘草各 6g，黄芩、黄柏、焦山栀、连翘、玄参各 10g，蒲公英、草河车、野菊花、赤芍各 12g，白花蛇舌草、生薏苡仁各 15g。

2. 脾虚湿阻证 脓疱损害顶部液体澄清，基底混浊，甚则互相融合密集成片，结痂或鳞屑呈湿疹状；反复发作，其间隔时间可数天、数周或数月不等。舌质淡红且胖嫩，苔薄白，脉濡细。治宜清化湿热，扶脾固本。方选泻黄散加减。藿香、佩兰、生地各 10g，生石膏、车前子（包）、山药、黄芪各 15g，生薏苡仁、炒扁豆、赤小豆、黑料豆各 30g，党参、白术各 12g，砂仁 8g（后下）。

（二）外治法

详见蜘蛛疮（疱疹样皮炎）。

结节病

【病名释义】

本病又称肉样瘤病，1869 年首次由 Hutchinson 描述。其别称还有 Besnier Boeck Schaumann 病、Boeck 肉样瘤、Besnier 冻疮样狼疮和 Schaumann 良性淋巴肉芽肿病。本病特点是病变器官和组织出现上皮样细胞肉芽肿而无干酪样坏死，经常受累的组织为淋巴结、肺、皮肤、肝、脾、眼和骨骼等。

据调查，欧洲的某些国家发病率很高，南美和我国的发病率低。近些年来，由于对本病的认识逐渐深入，检出的患者也日益增多，目前本病在我国并不少见。

【病因病机】

中医文献虽未见到类似记载，但据"审证求因"的原则，本病之本是肺阴虚热，复遭风热，致使气滞痰凝，或者肝火上炎之类标急症状的出现，因而涉及的脏腑主要是肺、肝两脏。

1.血热　内有肺阴虚热，外受风热之邪，两热互结，扑于肤表或者阻于肤腠，均可导致红斑、结节、丘疹等皮疹迭见。

2.血瘀　血得热则沸，血遇寒则凝，加之肝气失于疏泄，或者失于条达，皆可造成气滞血瘀，表现为形态多样的结节，或者淋巴肿大等。

3.寒湿　寒湿系阴邪，常可闭塞阳气，使经气不得宣畅，表现为气血失和，结节色泽暗褐，或者固着难化，或者质地坚实。

【诊鉴要点】

（一）诊断要点

本病虽可侵犯人体的任何一个器官，但以肺、淋巴、皮肤为主。据统计，肺门淋巴占 90% 以上，周围淋巴为 40%，皮肤为 25%，肝为 20%，脾为 18%，骨骼为 10%。临床症状复杂多样。

1.皮肤表现　急性期以结节性红斑为主，伴有全身症状；亚急性期以丘疹、结节和溃疡为主；慢性期以冻疮样狼疮为主。各期临床特征详见表 14-16。

表 14–16　结节病各期临床主要特征

分期	类型	主要特征
急性期		
	结节性红斑型	多见于青年女性；急性经过，伴有发热，多关节炎；皮疹为红肿热痛，分布在面、背、四肢伸侧；血沉快，肺门淋巴肿大
	瘢痕结节病	皮疹发生在瘢痕部位，色紫红，表面光滑，不痒，常发生在手术瘢痕上或卡介苗、结核菌素注射的部位
	丘疹型（Boeck 型）	病变在面部和四肢伸侧；皮疹为半球状小结节，针头至豌豆大，早期橘黄色，晚期棕红色，多个皮疹组合成丛或苔藓样改变
	播散型（包括红斑或红斑丘疹型、红皮病型）	弥漫分布的红斑，夹有丘疹，呈紫红色，浸润显著和脱屑；面部红斑有时像酒渣鼻
亚急性期		
	瘢痕型结节病	弥漫分布的红斑，夹有丘疹，呈紫红色，浸润显著和脱屑；面部红斑有时像酒渣鼻
	丘疹型	弥漫分布的红斑，夹有丘疹，呈紫红色，浸润显著和脱屑；面部红斑有时像酒渣鼻
	播散型	弥漫分布的红斑，夹有丘疹，呈紫红色，浸润显著和脱屑；面部红斑有时像酒渣鼻
	结节型（环状结节型，血管冻疮样结节型，皮下结节型）	病变主要在面、躯干和四肢；皮疹呈结节状，比豌豆大，数量少；初为黄红色，后为紫红色，质硬或软，有时像小肿瘤
慢性期		
	结节型	病变主要在面、躯干和四肢；皮疹呈结节状，比豌豆大，数量少；初为黄红色，后为紫红色，质硬或软，有时像小肿瘤
	斑块型（冻疮样狼疮型）	病变主要在鼻、颧、耳、指、手背等处；中年妇女常见；紫红色炎症性斑块或结节，其边缘有时可见孤立的结节、表面光滑；有时中央消退呈环状，伴毛细血管扩张

2. 一般症状　急性期常有疲劳、乏力、低热、盗汗、干咳、呼吸困难、胸痛等。

3. 肺部　肺门淋巴结增大，肺的血管周围和支气管周围有细致的斑点状或粟粒状浸润，或不规则的浸润斑；后期有肺气肿和肺心病。

4. 骨节　关节肿胀疼痛等。

5. 网状内皮系统 30% ～ 70% 的患者浅表淋巴结肿大，5% ～ 40% 的患者伴有肝脾大。

6. 心脏 心动过速，心律不齐，甚则肺动脉高压和心力衰竭等。

7. 眼 1/4 ～ 1/2 的患者伴有虹膜炎、急性或慢性虹膜睫状体炎等。

8. 神经系统 常侵犯第 7 对脑神经。

9. 肾脏 少见，但可直接侵袭。

10. 实验室检查 轻度贫血，白细胞和淋巴细胞减少；急性期血沉加快，慢性期半数患者有高球蛋白血症、γ 和 α_2 球蛋白增加为主等。

（二）鉴别诊断

1. 冻疮病 变多发生在暴露部位，天暖后自然缓解。

2. 猫眼疮（多形红斑） 皮疹呈多形性，常复发，病程较短。

3. 大麻风（麻风 – 结核样型） 神经粗硬明显，感觉障碍十分突出。

【辨证施治】

（一）内治法

1. 血热证 病处急性期，皮疹多为结节红斑型、播散型（红斑、斑丘疹、红皮病型）。兼有发热，周身疲倦，干咳，胸痛。舌质红，苔少，脉细数。治宜凉血解毒，宣肺退斑。方选清热地黄汤加减。绿豆衣、赤小豆各 30g，生地炭、银花炭、连翘、板蓝根、炒黄芩各 12g，僵蚕、浙贝母、桔梗、炒牛蒡子各 10g，丹皮、柴胡各 6g。

2. 血瘀证 病处亚急性期，皮疹多为丘疹型、瘢痕型、结节型（环状结节、血管冻疮样结节、皮下结节）。兼有淋巴结肿大，身软无力，关节酸痛。舌质暗红，苔少，脉细涩。治宜理气活血，化瘀散结。方选通经导滞汤加减。当归、熟地、炒枳壳、川芎各 10g，赤芍、赤小豆各 15g，陈皮、香附、甘草节、牛膝各 12g，独活、柴胡、黄芩各 6g。

3. 寒湿证 病处慢性期，皮疹以结节型、斑块型（冻疮样狼疮型）为主，常是遇寒、遇湿加重，指（趾）关节疼痛。舌质淡红，苔薄白，脉沉紧。治宜散寒祛湿，通络止痛。方选茯苓甘草汤加减。茯苓、桂枝、白术、丹参各 10g，甘草、细辛、制附片各 6g，山药、山茱萸各 12g，生姜 3 片。

4. 肺热证 咳嗽，痰黄且稠，胸闷气急，兼有皮下结节。舌质红，苔少或无苔，脉虚数。治宜清肺化痰，活络散结。方选枇杷清肺饮加减。桑白皮 15g，枇杷叶、黄芩、制半夏、陈皮、茯苓、川贝母、紫菀、甘草各 10g，鱼腥草、沙参、天冬各 12g。

5. 肝郁证 四肢或颜面可见大小不一的结节，色泽暗红。伴有双目红赤，发颐肿大。舌质黯紫，苔薄黄，脉弦数。治宜疏肝解郁，解毒散结。方选柴胡清肝饮加减。

柴胡、黄芩、焦山栀各 6g，香附、青皮、陈皮、土贝母、赤芍、桃仁、瓜蒌各 10g，夏枯草、生龙骨、生牡蛎、半枝莲、鱼腥草各 15g，白花蛇舌草 30g。

加减法：伴有咳嗽、痰喘、气短者加蛇胆陈皮末（冲下），或加服黑锡丹；伴有心慌、怔忡加朱拌麦冬、五味子、沙参、老苏梗；伴有目赤畏光、羞明加杭菊花、桑叶、谷精珠；伴有食少，体软乏力加高丽参、鸡内金、谷芽、麦芽；伴有浅表淋巴结肿大不散加蜈蚣，或加服小金丹。

（二）外治法

皮疹以红斑、丘疹为主时，酌情选用紫连膏外涂；皮疹为冻疮样时，选用玉红膏外涂；皮疹为瘢痕结节时，选用胆南星膏，外敷，1 日 1 次。

【偏方荟萃】

1.西黄丸，日 2 次，1 次 3g。适用于伴见肺部病变的结节病。

2.醒消丸，日 2 次，1 次 3g。适用于斑块型结节病。

【调摄护理】

本病除皮肤损害外，尤要重视对内脏病情的观察，如咳嗽、盗汗、胸痛等，及时予以对症处理。

【预后判析】

本病急性期的治疗效果较慢性期为好，部分急性期患者不经特殊治疗也可自然消退。但若遇见高血钙症、眼部病变、中枢神经系统病变、肺部和心脏病变，则预后较为严重。

掌跖脓疱病

【病名释义】

本病是一种发生在掌跖部位，周期性发生深在性脓疱，伴有角化、脱屑的皮肤病。部分学者认为其属局限型脓疱性银屑病（掌跖脓疱型银屑病），但多数学者建议应当成一个独立疾病来看待。

【病因病机】

1.毒热偏胜 暑热火毒，外客肌肤，肌中蕴热，淫于肤表，两热相搏，化火生毒，诚如《灵枢》所说："阴阳不通，两热相搏，乃化为脓。"又因脾主四肢，主肌肉，故脓疱外发多见于四末掌跖。病情进展，脓疱频作。

2. 金石毒攻　误食含有金石药毒，或者口内镶有金属牙料，毒性化为毒火，循经走窜掌跖而发深在性脓疱。

3. 脾经湿热　久病多虚，正不胜邪，湿热蕴结，外溢肤表，遂见脓疱反复发作，缠绵难瘥。

【诊鉴要点】

（一）诊断要点

①患者女性比男性多，30～50岁患病率最高。②病变主要发生在掌跖，而跖部又比掌部多见，尤以足弓处最重。③初起为小水疱，继而演变成脓疱；经5～7天后，脓疱液吸收，干燥脱皮；间隔一段时间，又成批出现上述皮疹。④各种外界刺激（肥皂洗涤、外用刺激性药物等）、夏季出汗增多、经期前、精神创伤均可促使发作，使症状恶化。⑤脓疱细菌培养阴性。

（二）鉴别诊断

1. 镟指疳（连续性肢端皮炎）　常发于轻微外伤之后，呈单侧性，常由指端开始，伴有甲廓感染，且有甲的变化。

2. 手足癣　皮疹常发于趾间、趾蹼及指侧，可发现真菌。

3. 脓疱性银屑病　在肘、膝或身体其他部位有典型的银屑病损害。

【辨证施治】

（一）内治法

1. 毒热偏盛证　掌跖成批出现大小不等的水疱、脓疱，或者疱破而呈现糜烂，自觉疼痛，步履困难。伴有全身不适，发热，口渴。舌质深绛，苔少，脉数。治宜清热解毒，化湿泻火。方选清瘟败毒饮加减。板蓝根、炒黄连、炒黄芩、焦山栀、升麻各6g，金银花、连翘、大青叶、绿豆衣各12g，生薏苡仁、赤芍、赤小豆各15g，黄柏、滑石、泽泻各10g。

2. 脾经湿热证　皮疹主要发生在足跖区域，水疱、脓疱相兼而生，疱破渗液，糜烂较重。舌质红，苔薄黄或黄腻，脉濡数。治宜清热化湿，益气扶脾。方选二妙丸加味。苍术、陈皮、炒黄柏各10g，黄芪、党参、山药、生薏苡仁各15g，忍冬藤、蒲公英、马齿苋各12g，赤茯苓、泽泻、黄芩各18g。

3. 金石毒攻证　皮疹不仅发生在掌跖，而且还可泛发他处，如足背、小腿、膝盖、手背、肘部等，皮肤暗红，角质增厚，并有糠秕状鳞屑，伴有中等或严重瘙痒。舌质红，苔光剥或少苔，脉细数。治宜清解毒火，护心止痒。方选黄连解毒汤加减。炒黄连、焦山栀、连翘心各 6g，绿豆衣 30g，玄参、石斛、麦冬、甘草各 12g，炒黄芩 10g，琥珀 6g，灯心草 3 扎。

4. 余毒未清证　病情稳定或慢性反复发作，缓解期长短不一，恶化期常 3～5 天发作 1 次。舌质红，苔少或光剥，脉沉细。治宜养阴益气，清热解毒。方选五味消毒饮加减。蒲公英、地丁、茯苓皮、连翘各 12g，沙参、石斛、太子参、熟地、山药各 15g，当归、白芍、甘草、浙贝母各 10g，生薏苡仁、白花蛇舌草各 30g。

（二）外治法

凡水疱、脓疱较多阶段，选用苍肤水洗剂、皮炎洗剂；或用淫羊藿、鹤虱各 10g，蛇床子、刺猬皮、石榴皮各 15g；或用大黄、黄芩、黄柏、苦参各等份，浓煎取汁，湿敷或浸泡患处，日 2～3 次，每次 15 分钟。若浸淫湿烂，自觉疼痛时，湿疹散、吃疮粉、黄灵丹、任取一方，植物油调成糊状，外涂，日 1 次，直至疮愈。

（三）针灸疗法

1. 毫针法　足跖区取三阴交、阳陵泉、丰隆；手掌区取支沟、合谷、内关。方法：施泻法，针刺得气留针 30 分钟，日 1 次。

2. 灸法　阿是穴（掌跖脓疱区）。方法：点燃艾条后，在患处施雀啄术 5～10 分钟，日 1 次。

（四）其他疗法

穴位注射法　足跖区取足三里、三阴交；手掌区取合谷、内关。方法：采用强的松龙混悬液 2mL、0.25% 普鲁卡因注射液 2mL 混合，针刺得气后，每穴缓慢推注 15mL，5 日 1 次。

【偏方荟萃】

1. 黄柏末 30g，枯矾 3g，共研细末和匀，外掺患处。适用于红斑、脓疱明显时。

2. 官粉（煅黄）、松香各 10g，黄丹、枯矾 6g，共研细末，香油调成糊状，外涂患处，日 2 次。

3. 雷公藤煎剂　1 日 3 次，每次 10～15mL（每毫升相当生药 10g）。

4. 赤石脂、滑石各 30g，轻粉 10g，冰片 6g，研细末，植物油调成糊状，外涂。

【调摄护理】

1. 在发作期如水疱、脓疱，湿烂阶段，外用药宜温和，忌刺激性药品。

2. 患有乳蛾、鼻渊者，应积极治疗，去除原发病灶，或者除掉镶有的金牙，可使症状减轻或治愈。此外，防止外伤，以免引起代指而诱发本病。

3. 饮食要清淡，性情要温和，避免烦躁和过度疲劳。

【预后判析】

本病常与感染病灶如扁桃体、牙龈、鼻窦或其他感染有关，因此，除去病灶，皮疹常得以痊愈。

【医案精选】

赵某，男，40岁。1967年12月16日初诊。双足跖起脓疱，疼痛不能履地，行走不便，部分干涸，脱皮。舌红，苔薄黄，脉细数。证属湿热下注，化火化毒。治宜清热解毒，健脾利湿。药用：马齿苋30g，蒲公英15g，忍冬藤12g，黄芩、赤苓、泽泻、车前子、六一散、二妙丸各9g。外用：苍耳子、雄黄各15g，明矾9g，水煎洗足。

5天后，脓疱大部已平，只有少数新起。午后体温38℃左右，胃纳欠佳。予以健脾利湿，佐以清解余毒法。药用：苍术、陈皮、猪苓、泽泻、六一散、黄芩、萆薢各9g，马齿苋30g，蒲公英15g，忍冬藤15g。外洗方同上。

又经5天治疗，前症已轻。但近日又起较多脓疱，胀疼，行路不便。治宜清热解毒为主，佐以理湿。药用：马尾连、黄芩、连翘、赤苓、泽泻、六一散、二妙丸各9g，川朴6g，马齿苋、蒲公英、忍冬藤各15g。服10剂后，即未再患。(《朱仁康临床经验集》)

【名论摘要】

《许履和外科医案医话集》："'病疮'，相当于现代医学的'掌跖脓疱病'……藜芦苦寒有毒，善杀蛊虫；苦参大苦寒，治风杀虫；枯矾咸寒酸涩，燥湿杀虫；雄黄辛温有毒，辟秽杀虫。再以黄连油膏作赋型剂，合而用之，则风可驱，湿可燥，热可清，毒可解，虫可杀。临床验之，洵有良效。"

孢子丝菌病

【病名释义】

孢子丝菌病是由申克孢子丝菌所引起的皮肤、皮下组织及其附近淋巴管的慢性感染。当孢子丝菌由损伤口进入组织，即可引起局部化脓性病变，机体抵抗力增强，损害局限于侵入部位附近者，即成固定型孢子丝菌病；若沿淋巴管蔓延，呈带状分布，称为皮肤淋巴管型孢子丝菌病；少数由血液循环播散全身，称为系统性孢子丝菌病。

【病因病机】

劳作不慎，皮肤破损，湿毒之邪，侵入皮肤、筋脉，致使气血凝滞，结块为病。

【诊鉴要点】

（一）诊断要点

发病前多数有外伤和直接接触土壤、腐木、柴草等病史。按其损伤部位概分5种：

1. 皮肤淋巴管型孢子丝菌病 又称树胶肿型孢子丝菌病，约占各种病例的75%；受伤后平均3周左右局部出现一小而硬可推动的无痛性皮下结节，呈红、紫或黑色，当穿破皮肤后成为孢子丝菌下疳。初起溃疡，历经数周至数月可愈合，并在他处出现新的损害；日久则沿其引流的淋巴管出现许多类似皮下结节。

2. 固定型皮肤孢子丝菌病 好发于面、颈、躯干；苏北地区约占30%或更多；损害呈溃疡、肿胀状、疣状、痤疮样、浸润性、肉芽肿性或红斑样斑块，或呈鳞屑状斑片、丘疹、小结节等；有时自愈，也可持久不愈或愈后又在局部呈其他形态复发。

3. 皮肤黏膜孢子丝菌病 少见；在口腔、咽喉部或鼻部发生红斑、溃疡或化脓性损害，后转变成肉芽肿性、赘生物性或乳头瘤样损害。

4. 皮外及播散性孢子丝菌病 主要侵犯骨、骨膜、眼和内脏，诸如肾、睾丸、乳腺、肝、脾、胰腺、甲状腺、心肌等。

5. 肺孢子丝菌病 主要由吸入孢子而发病，表现为慢性空洞型（发热、咳嗽、乏力等）和淋巴结病变性（肺门淋巴结、气管支气管淋巴结）。

（二）鉴别诊断

本病应与兔热病、炭疽及其他细菌性疾病相鉴别，可从查菌和血清学检查以资鉴别。此外，本病尚应与结节病、肿瘤等相鉴别。

【辨证施治】

（一）内治法

1. 湿热痰浊证 在颜面或肢端的损伤区域，发现大小不一的结块，肤色暗红，疮顶变软破溃，少量稀薄灰黄色脓水外溢，愈后遗留瘢痕，或者在附近又发新起结节损害。治宜清热化痰，和营散结。方选五神汤加减。金银花、茯苓、地丁各15g，车前草、赤芍、当归各12g，海藻、昆布、一枝黄花各10g，黄药子、白僵蚕各6g。

2. 气血凝滞证 皮肤损害散在性分布于体表多处，同时在口腔内、咽喉壁出现溃疡，或伴有骨节疼痛，头痛头昏。舌质暗红，苔少，脉细涩。治宜理气活血，通营散结。方选香贝养荣汤加减。制香附、浙贝母、玄参、干地黄、炒白芍各 10g，白僵蚕、茯苓、当归、丹参、青皮、陈皮各 12g，夏枯草、连翘、赤小豆各 15g，蜈蚣 1 条。

3. 气阴两虚证 咳嗽痰少，胸闷不适，低热缠绵，体倦乏力，厌食，形体消瘦，眩晕等。舌质淡红，苔少或无苔，脉虚数。治宜益气养阴，扶正固本。方选新定养肺琼玉汤加减。生地、人参、茯苓、黄芪、百合、山药、虎杖、阿胶珠各 10g，炙甘草 5g，生薏苡仁、蜂蜜各 15g。

（二）外治法

未溃时选用金素膏，2 日 1 次；已溃选用九一丹掺在疮面上，外盖玉红膏，日 1 次，直至疮敛。

【偏方荟萃】

1. 醒消丸：1 日 2 次，1 次 3g，黄酒或温开水送下。适用于初期红肿疼痛阶段。

2. 小金丹（丸），1 日 2 次，1 次 1 丸，温开水送下。适用于结节难消或愈后瘢痕，有防止新起损害的作用。

3. 松香 500g，麻油 45mL，烧酒 60mL，百草霜少许，混合熬炼成膏，外敷患处，7 日换药 1 次，有 一定疗效。

【调摄护理】

皮肤外伤后，避免接触木材及植物的腐生物；若在外伤处发现结块，应及时求医确诊，做到早期诊断、早期治疗。

【预后判析】

本病最好采用中西医结合治疗，首选西药为碘化钾，多数可获良效。

【名论摘要】

《疮疡外用本草》："雄黄、松香、煅硼砂草味中药，对申克孢子丝菌有抑制作用。"

环状肉芽肿

【病名释义】

Fox 于 1895 年第一次报道本病，指出环状皮疹为本病的特点，直到 1902 年 Crocker

才正式将其命名为环状肉芽肿。

本病为一良性慢性原因不明的皮肤病，特点为皮肤或皮内发生结节，排列成环状。

【病因病机】

据皮疹色泽与形态而推测，中医学认为本病因湿热蕴结，搏于气血，流窜经脉，络道阻塞，气血凝滞而致；此外，与先天禀赋不耐也有一定的关系。

【诊鉴要点】

（一）诊断要点

①典型皮疹为排列环状的、细密的、小的、光滑的坚实丘疹，或为较大的、深在的皮下结节，高出皮面。②色泽呈象牙色、珍珠色或红色、紫红色，周围有红晕。③皮疹发展缓慢，长久存在，最终自行消退而不留痕迹。④临床上主要分为以下几型。局限型：见于儿童，好发于手背、膝、腕，呈环状损害。泛发型：多见成年妇女；对称发生于腕、前臂、股等处，皮疹为肉色或红斑丘疹，排列成环状。丘疹型：见于中年，轻度浸润的丘疹，红色，倾向融合，可能为糖尿病的一种皮肤表现。皮下型：皮下结节，见于掌部、指部、前臂与头皮。多形型：丘疹，一年内发展成15cm大小的圆形或卵圆形斑块，高出皮面数毫米，中内微凹下。

（二）鉴别诊断

1. 环状扁平苔藓 多角形丘疹，中央有脐窝，互相融合成环状，瘙痒剧烈。

2. 结节病 结节、斑块、肿瘤及弥漫性浸润。

【辨证施治】

（一）内治法

1. 湿热久蕴证 皮疹主要在下肢和前臂等处，始为粟状丘疹，紧拥成簇，周边延展，中央稍平，形成蝶状，色泽肉色或淡红。伴有心烦，脘胀，肢倦。舌质红，苔薄黄微腻，脉滑数。治宜清热利湿，兼以通络。方选和营活血汤加减。赤芍、泽兰、萆薢、桃仁各10g，炒牡丹皮、皂角刺各6g，忍冬藤、赤小豆各30g，鸡血藤、活血藤、白花蛇舌草各15g，甲珠、甘草各6g。

2. 血瘀孙络证 病程较长，皮损好发于膝、腕、头面等处，为细密而光滑的坚实丘疹，或皮下结节，或者相互排列成环状或地图状，色泽暗红或深褐。舌质红或有瘀点，脉细涩。治宜理气活血，通络退斑。方选活血和气饮加减。川芎、青皮、牡丹皮、桃仁各6g，泽兰、丝瓜络、路路通、滑石各12g，白芍、甘草各10g，金头蜈蚣1条。

（二）外治法

酌情选用香桂活血膏，外贴患处；适用于四肢和膝、腕等处，2日1次。还可选用紫连膏外涂，日 2 ～ 3 次；适用于面和头皮处。

【偏方荟萃】

1. 50% 徐长卿糖浆，日 2 ～ 3 次，每次 15 ～ 20mL。

2. 中成药：鸡血藤片、当归浸膏片，消散片，任选一种，日 2 次，1 次 6g，温开水送下。适用于皮疹渐消后的巩固阶段。

【调摄护理】

1. 增强体质，预防风湿外感，否则有诱发和加重病情或皮损的可能。

2. 皮损局部不可用刺激性强的软膏，宜用性质温和之类的外用药，以促进皮损的消失。

【预后判析】

除以内因为主的内科杂病，如糖尿病之类外，本病一般均可治愈。

进行性对称性红斑角化病

【病名释义】

本病又名对称性进行性先天性红皮病，或称 Gottron 综合征，是一种少见的常染色体显性遗传性慢性皮肤病。

【病因病机】

1. 血热内蕴　素禀血热之体，易于化燥，风从内生，肌肤失养，荣卫不能濡煦，从而发病。诚如徐子才所谓："皮燥则揭，肉燥则裂。"

2. 血虚生风　病久不愈，灼伤阴血，阴伤则血虚，风燥从内而生，肌肤不荣，故血虚风燥，症见红斑干裂等。

【诊鉴要点】

（一）诊断要点

①病变主要发生在两侧手足掌跖，严重者还可波及手、足背，乃至肘、膝关节。②境界清楚的炎性红斑，逐渐出现角化过度和角化性鳞屑，也可为胼胝样角质增生或皲裂，甚则指（趾）甲增厚、变形，变色。③常突然发病，后变缓慢发展，或有轻度

痛痒。

（二）鉴别诊断

1. 掌心风（皲裂性湿疹） 皮损多对称发生于手掌大小鱼际处，呈钱币至火柴盒大小，近圆形，淡红或暗红，皲裂、渗出，自觉瘙痒，每遇水湿则病情加重。

2. 掌跖角化症 多在出生后不久即可出现掌跖角质增厚，触之坚硬如革，色黄白，如胼胝状，不累及肘膝、指背，仅限掌跖。

【辨证施治】

（一）内治法

1. 血热风燥证 多在初期阶段，皮损逐渐扩展，基底潮红，甚则皲裂，伴有痒痛，表面有黄白色鳞屑，不易剥除。病情可因外受风热侵袭或情志波动而加重。伴有心烦易怒，渴喜冷饮，大便干结，或小便短赤。舌质红，苔薄黄，脉弦滑数。治宜凉血清热，润燥生津。方选凉血解毒汤加减。水牛角30g(先煎)，生地、白茅根、生石膏（先煎）各15g，金银花、蚤休、花粉各12g，地丁、焦山栀、桑枝、川牛膝各10g，莲子心、黄连各4.5g。

2. 血虚风燥证 皮损多不再扩展，基底淡红，表面细薄白屑，如糠似秕；指（趾）甲肥厚干枯，失去光泽，每受风寒则加剧。伴有心悸，失眠，气短乏力。舌质淡红，苔少，脉弦细。治宜养血息风，润燥止痒。方选养血润肤饮加减。当归、黄芪、花粉、黄芩各10g，生地、熟地、天冬、麦冬、山药、钩藤、五加皮各15g，皂角刺、红花、桃仁各6g。

加减法：心烦易怒加栀子、莲子心；口干便秘加生大黄、生石膏；血虚便秘倍用当归身，加肉苁蓉；皮疹瘙痒加地肤子、白鲜皮；短气乏力加党参、黄芪；口渴加白芍、黄精。

（二）外治法

局部选用生肌白玉膏、玉黄膏、紫连膏，先用温水浸泡3～5分钟后，再涂搽之。

（三）针灸疗法

毫针法 主穴：合谷、曲池、血海、三阴交；配穴：解溪、太溪、足三里。方法：血热施泻法，血虚施补法，针刺得气后留针30分钟，1日1次。

（四）其他疗法

1. 耳针法 肘、膝、手、肺、神门、交感。方法：针后留针30分钟，2日1次。

2. 穴位注射法 上肢取内关、合谷；下肢取足三里、太溪。方法：常规消毒后，取丹参注射液，针刺得气后，每穴缓慢推注1.5～2.0mL，3日1次。

【偏方荟萃】

1. 益胃汤加味：沙参、麦冬、玉竹、生地、小胡麻、桑枝、丹参。

2. 鲜杏仁 15g，桃仁 20g，捣烂如泥，煎汁外洗，2 日 1 次。

3. 猪胰 1 具，水煎半小时，猪胰熟食，余汤泡洗患处，每周 1～2 次。

4. 核桃 5 枚，去壳取仁，捣研如脂，另用皮煅烧为灰，再与核桃仁泥同研，后入蛋清少许，外涂患处，日 1 次。

5. 当归丸、逍遥丸，交替内服，1 日 2～3 次，1 次 6～9g。

【调摄护理】

1. 患处外用宜温和与含油脂较多为上，不可滥用刺激性强的外涂药物。

2. 避免日光暴晒或寒冷刺激，亦不可用肥皂、热水烫洗患处。

3. 经常服食新鲜蔬菜，如胡萝卜、南瓜等，忌食腥发动风及辛辣、酒酪食物。

【预后判析】

本病恰当治疗，可明显改善掌跖皮肤干燥和皲裂。

【医案精选】

郁某，男，成年。两手足先起红斑瘙痒，继而皮肤干燥增厚，开裂脱屑，至今一月余。今则前臂足胫也已延及。院外诊断：进行性对称性红斑角化症。治后未见效果，乃来诊。姑予外治。大黄、苦参、黄芩、黄精各 15g，煎汤浸泡患处。3 天后复诊，手足红斑转淡，前臂及足胫红斑亦渐退，但痒仍不止，皮肤干燥脱屑。原方洗后，外搽黄连油膏。共治半个月，燥痒亦愈。(《许履和外科医案医话集》)

多形性光敏疹

【病名释义】

多形性光敏疹是一组对日光过敏性的皮肤病，其特点是反复发作的慢性多形性损害，春夏两季症状加重，秋冬即自行减轻或消退，来年又可复发。中医学无确切病名。

【病因病机】

由于禀赋不耐，湿热内蕴，时值春夏季节，天气渐暖，皮毛腠理不密，复受日光照射，阳光之热邪与体内久蕴湿热搏结，阻于肌肤而发病。

【诊鉴要点】

（一）诊断要点

①多发生于成年人，女性多见。②皮疹主要发生于暴露部位，尤以面颊、额部、颈部、前臂、手背、小腿、足背等常见。③临床上分急性型及慢性型两类：前者可在日晒后数小时发病，停止日晒，皮疹于1～2周内即消退；后者可由急性型反复发作所致，或一开始即为慢性表现，有的可反复数月至数年。④按皮疹形态主要分为以下几型。痒疹型：又称夏季痒疹，开始为红斑、风团，进一步演变为水肿性丘疹及小结节，慢性可形成苔藓样变。湿疹型：又称日光性湿疹，皮疹为红斑、肿胀、丘疹、水疱、糜烂、结痂等，严重时还可泛发全身；慢性者可形成苔藓样变。红斑或斑片型：又称日光性持久性红斑，或称日光性多形红斑，多在面部、手背等处发生境界清楚的水肿性红斑，或为较硬的红色斑片；多见于男性。荨麻疹型：又称日光性荨麻疹，在暴晒部位发生风团样损害，大小不等，中央消退呈白色的环状。混合型：在同一患者身上出现上述两种以上的皮疹。

（二）鉴别诊断

斑片型应注意与慢性盘状红斑狼疮鉴别。光毒性皮炎、光敏性皮炎、多形性光敏疹的鉴别见表14-17。

表14-17 光毒性皮炎、光敏性皮炎、多形性光敏疹鉴别表

	光毒性皮炎	光敏性皮炎	多形性光敏疹
光敏物接触史	有或无	有	无
光敏家族史	无	无	少数人有
发病情况	能发生于每一个机体	仅少数致敏者发病	仅少数有过敏素质者发病
潜伏期	无	有，多在日晒后5～20日发病	无
致敏光谱	与光感物质的吸收光谱一致	吸收光谱宽，一般是长波紫外线	一般是中波紫外线
引起反应的光感物浓度	需较高的光敏物质浓度	很少量光感物质即可引起反应	一般不需光感物质

	光毒性皮炎	光敏性皮炎	多形性光敏疹
临床表现	红斑、水疱	接触性过敏皮炎	皮疹为多形性
发病部位	仅限于日晒部位	常发生日晒区，偶发非日晒区	多发日晒区，严重时可泛发全身
病程	短，1～2日即愈	部分顽固难愈	慢性，反复发作数月或数年
光斑贴试验	阳性，呈晒斑型反应	阳性，呈湿疹型反应	阴性

【辨证施治】

（一）内治法

1.血热壅肤证　暴露部位的皮肤潮红，日渐出现红斑或暗红斑，边界清晰，略高出皮肤，亦可见针头至绿豆大小的红丘疹，集簇成片，对称分布。自觉瘙痒，时有口干渴饮，大便正常或偏干。小便短黄，舌质红，苔薄黄，脉数。治宜清热凉血。方选皮炎汤加味。生地、生石膏、青蒿、金银花各15g，牡丹皮、赤芍、黄芩、连翘各10g，竹叶、甘草各6g，紫草12g。

2.湿热蕴阻证　暴露部位的皮肤初起为红斑、丘疹，继则在潮红皮肤上出现丘疱疹、水疱，集簇成片，甚则糜烂、渗液，久则结痂、脱屑，自觉瘙痒。伴食欲不振，神疲肢倦。舌质略红，苔微黄或腻，脉沉濡或滑数。治宜清热利湿。方选泻黄散加减。生石膏15～30g（另煎），生地、藿香、生薏苡仁各15g，青蒿12g，黄芩、焦山栀、赤茯苓各10g，竹叶、灯心草各6g，莲子心3g，绿豆、赤小豆各30g。

（二）外治法

皮肤潮红，自觉瘙痒时，外用九华粉洗剂，日2～4次；若见糜烂、渗液时，用生地榆、马齿苋等份水煎，取浓汁凉湿敷患处，每次15分钟，日2～3次。

【偏方荟萃】

1.青蒿丸：青蒿1000g，研细末，炼蜜为丸，每丸重10g，日2～3次，1次2丸。

2.赤小豆30g，炒扁豆，绿豆各15g，炖烂，加冰糖少量食之。

【调摄护理】

1.春夏季外出活动，应戴草帽，穿长袖衣，尽量避免或减少日光照射。

2.若有糜烂、渗出时，应及时处理，以防继发感染。

【预后判析】

本病避免日光照射，加之对症治疗，预后良好。

【医案精选】

周某，女，29岁，1963年7月10日初诊。主诉：5年来入夏即在脸及前臂起皮疹。检查：右颈外侧起成片斑丘疹，轻度浸润；双前臂皮肤可见成片红色粟粒疹。证属腠理不密，外受暑毒。诊断：多形性光敏疹。治宜凉血清热，解毒祛暑。药用：生地30g，丹参、赤芍、地丁、连翘、赤苓、泽泻、二妙丸（包）各9g，忍冬藤12g，六一散6g。外用：六一散9g，枯矾15g，共研细末，扑粉外用。

7月17日：服前方4剂后，皮疹消退后又复起，改以清暑解毒法。前方去赤苓、泽泻、二妙丸加青蒿15g，山栀、竹叶、佩兰各9g。

7月22日：服前方5剂后，皮疹不复再起，曾游泳日晒1次亦未见复发。再予前方5剂，以巩固疗效。（《朱仁康临床经验集》）

【名论摘要】

《许履和外科医案医话集》：“《疡科心得集》说：疮在皮肤，当因其轻而扬之。故用牛蒡子、薄荷、蝉蜕，浮萍以疏散之，生地、银花、连翘、生首乌以凉血化毒，使腠理开泄，热从外达，则疹可消而痒可止；若热重口渴，苔黄脉数者，又当以清解里热为主，如黄连解毒汤、玉泉散、银花、连翘之类；大便秘结者，又可配服防风通圣丸以表里双解之。”

毛囊角化病

【病名释义】

毛囊角化病又称达里埃病，是一种少见的、以表皮细胞角化不良为基本病理变化的慢性皮肤病，曾被命名为假性毛囊角化不良病。因本病可以融合形成增殖性损害，也有称为增殖性毛囊角化病或增殖性毛囊角化不良病者。

中医学无确切病名，不过，依据临床表现将本病列入肌肤甲错类予以辨证论治，可收到一定效果。

【病因病机】

1.禀赋不足　素体阴血不足，则易于化燥生风。血燥则肌肤失养，气血不能濡煦，则肌肤成为甲错之状。

2.脾运失职　脾主运化水湿，输布津液。若中土失运，则脾不能为胃行其津液，水谷精微不能达于肌肤，久而失养，故成肌肤甲错之状。

总之，无论是先天不足，还是后天脾不运津，终使血燥或津液不布，致使肌肤失养为患。

【诊鉴要点】

（一）诊断要点

①多见于男性，常从幼年开始发病。②皮疹好发于颈、肩、面、四肢屈侧、腋窝、腹股沟、前胸、背中线等处。③初发皮疹为针尖大或粟粒大，坚实毛囊性丘疹，群簇发生，丘疹顶端覆有灰白色或棕褐色油腻性污垢样痂皮。④若发生在腋窝、腹股沟、耳后等皱褶处，多为乳头瘤样或疣状增殖性损害；发生在头皮可见脂溢样痂皮；发生在唇部，多为结痂、皲裂、溃疡；若发生在掌跖，多表现为角化过度性丘疹，或为角质层弥漫性增厚；若发生在口腔黏膜，可见光滑而扁平的小结节，有糜烂和浅溃疡；若侵犯食管，则黏膜发红，有白色角化性丘疹，可引起吞咽困难；少数还可发生大疱性损害，称大疱性达里埃病。⑤夏天加重，易于光敏性，冬天减轻；偶尔可发展为鳞状细胞癌。

（二）鉴别诊断

1.扁瘊（扁平疣）　多见于青年，皮疹好发于面、手背等处，扁平丘疹，表面光滑。

2.黑棘皮病　皮疹为柔软的乳头瘤状损害，颜色暗黑，无角化及油腻性痂皮，恶性型患者可伴发癌肿。

【辨证施治】

（一）内治法

1.血燥失养证　初期阶段，皮疹好发于头面、颈胸、鼠蹊及四肢屈侧，表面多有油腻污垢痂，其损害呈粟粒大小，触之较硬，状如蟾皮，触之甲错，趾、指甲脆薄而裂，伴有口舌干燥。舌质红，苔少，脉细数。治宜养血润燥。方选清燥救肺汤加减。沙参、麦冬、枇杷叶、杏仁各12g，山药、炒扁豆、麻仁各15g，阿胶、桑叶、石斛、玉竹、甘草各10g。

2.脾不布津证　见于静止期，皮损好发于面颊、肩背、腋胁、鼠蹊、外阴等处，分布较广泛，皮疹呈绿豆大小，触之较硬，可伴有脓样黏液；口唇皲裂、结痂、糜烂；掌跖皮肤肥厚坚硬，触之如胼胝。兼见身重懒言，腹胀便溏等。舌质淡红齿痕，脉细无力。治宜健脾助运。方选参苓白术散加减。党参、白术、陈皮、甘草各10g，苍术、山药各15g，法半夏、炒白扁豆、炒枳壳、炒谷芽、炒麦芽、鸡内金各12g，砂仁（后下）8g。

加减法：午后低热加地骨皮、丹皮、当归身、生地、熟地；口舌干燥加花粉、玉竹、沙参；皮损伴脓样黏液及恶臭加藿香、佩兰；病久不愈，皮损坚硬，加服大黄䗪虫丸；伴有家族病史，加服六味地黄丸。

（二）外治法

皮疹呈丘疹、干裂、脱屑，外用疯油膏；伴有渗出、糜烂及恶臭，选用乌梅水洗剂，煎汁湿敷，日2～3次，每次15分钟。

（三）针灸疗法

毫针法　主穴：风池、曲池、足三里、血海；配穴：三阴交、绝骨、丰隆、条口、中脘、脾俞。方法：每次选取2～4穴，用补法或平补平泻法，针后得气留针10分钟，日1次。

（四）其他疗法

1.耳针法　内分泌、脾、肝、支点、交感、皮损相应区域。方法：每次选取2～4穴，针后留针30分钟，日1次。

2.埋针法　内分泌、脾、肝、交感。方法：消毒后用揿针埋入，并嘱患者每天轻压3～5次，7日换1次。

【偏方荟萃】

1.鲜藿香、鲜佩兰各30g，煎服，余渣水煎外洗患处。

2.五倍子15g，白芷10g，黄柏6g，研细末和匀，麻油调敷患处。适用于糜烂者。

3.核桃仁10g，杏仁6g，郁李仁3g，捣烂如泥，入轻粉0.1g，外搽。适用于皲裂、干燥。

4.蛇蜕1具，蝉蜕10个，全蝎1个，研级细末，分20份，早晚各服1份，温开水送下。

【调摄护理】

1.不宜过食辛辣炙煿、油腻、酒酪等食物，主张多食胡萝卜及清淡食物。

2.患处不宜用热水洗烫，亦不宜用灸法及湿热性药物。

3.患者应和顺七情，禁忌忧思恼怒等情志内伤。

【预后判析】

本病坚持治疗，调节饮食，多数患者可获良效。

疯犬咬伤（狂犬病）

【病名释义】

疯犬咬伤病名出自《卫生易简方》。其别名有狂犬伤、狂犬啮人、猘犬伤、猘狗啮疮等。又因其见风着水而发病，故有"恐水病"之称。古代称疯犬为瘈狗，《医门补要》说："倘人被咬破伤，或止咬衣服，皆有毒内犯，即作犬吠声，数日乃毙。有一月或二月始觉周身麻木，神气昏乱，或见饮食嗅鼻有声者，虽多治法未有能生者。"这段文字较为明显地描述了西医学称之狂犬病的典型症状。

【病因病机】

本病由狂犬病毒所致。然其毒所犯，主要由疯犬，或疯猫，或疯狼等，咬伤人体体表，其毒自伤口侵入，而传染于人；或皮肤有破伤，误触疯犬唾液，或患者涎液、汗液，染毒而发。《外科正宗》说："疯犬乃朝夕露卧非时不正之气所感，故心受之，其舌外出；肝受之，其目昏蒙；脾受之，其涎自流；肺受之，其音不出；肾受之，其尾下拖。此五脏受毒，成为疯犬，乃禀阴阳肃杀之气，故经此必致伤人。"然其疯狼咬伤的危险性最大，疯犬次之，疯猫又次之。总之，本病皆由犬伤染毒，先着经脉，旋即攻于脏腑所致。

【诊鉴要点】

（一）诊断要点

①被病兽咬伤至典型发作的潜伏期，长短不一，有7天而发，有1个月或2个月而发，亦有超过一年者，然大多数在伤后3个月左右发病。②初起有微热，头痛，精神困顿，时有所惧，畏风战栗，对痛、风、光、声刺激开始敏感，而发生喉部紧缩感觉。③毒发时则发狂，急躁骚动，恐惧不安，发热口渴，见水就怕，闻声即惊，轻微刺激即可引起抽搐，常有吞咽和呼吸困难，或作犬吠声，或其音不出。④发狂期后，痉挛停止，出现各种瘫痪，肌肉松弛，下颌下坠，唾液直流，眼神露白，瞳孔散大，

二便俱闭或失禁，则已属病危，最后神志昏迷而死亡。

（二）鉴别诊断

1. 破伤风　体表创伤而无兽咬史，早期有开口困难和苦笑，但无狂躁、恐水等。

2. 脏躁症（癔症）　以扇扇之不引起痉挛发作，且无恐水表现。

【辨证施治】

（一）内治法

1. 早期　微热，头痛，乏力，食欲不振，畏风怕光，喉间梗塞，状有异物，伤口痛痒，麻木有异感，或筋脉拘急。舌质淡红，苔薄白，脉浮。治宜解毒发表。方选人参败毒散加减。人参、羌活、独活、川芎各10g，柴胡、薄荷、生甘草各6g，茯苓、枳壳、前胡、地榆各12g，紫竹根30g。

2. 中期　时时发狂，急躁骚动，恐惧不安，见水就怕，闻声即惊，声如犬吠，或声嘶哑，涎流满口，汗出涔涔，发热口渴，不敢饮水，饮即抽搐痉挛。舌质红，苔黄腻，脉弦数或洪数。治宜解毒、镇静、开窍。方选玉真散加减。生白附10g，防风、白芷、羌活各6g，金头蜈蚣1～2条，琥珀4.5g，莲子心3g，天麻、钩藤各15g，紫竹根30g。

3. 后期　痉挛停止，全身瘫痪，涎沫直流，眼神露白，神光散大，气促息高，二便闭结或失禁。脉微欲绝，或六脉皆无。治宜益气解毒，回阳固阴。方选参附龙牡救逆汤、生脉饮合裁。人参、制附块、甘草各10g，生龙骨、生牡蛎、麦冬各15～30g，五味子6g，茜草12g，紫竹根30g，灯心草3扎。

加减法：神志狂乱加雄黄、麝香；痉挛抽搐加蜈蚣；小便涩痛加琥珀、滑石；腹胀攻急加黑丑、白丑、大黄。

（二）外治法

早期伤口应立即刺令出血，继以药筒拔之，然后用葱白、甘草、地榆煎汤反复冲洗患处，外敷玉真散或追风如圣散。伤口溃烂时，可按外科溃疡进行换药。

【偏方荟萃】

1. 解毒活血丹：木鳖子3个（切片），斑蝥7个（陈土炒，去头足），米一撮（炒），刘寄奴、大黄、茯苓各15g，麝香0.3g，各研细末，和匀。每服10g，黄酒调下。毒气全解，不必二服。

2. 万年青根500～1000g，打汁温服（勿炖热，以微温为妙）1～2碗，将渣敷患处。次日再照式敷、服1次。发作者3～5服自愈。

3. 狂犬病特效方：羌活、川芎、茯苓、菖蒲各9g，防风3g，天南星、薄荷、灯心草各 6g，川大黄、枳壳各 15g，焦枣仁 24g。加水 3 碗，煮至 1 碗，温服或鼻饲，早晚各 1 次。另，青风藤 30g，煎汁早晚当茶饮之。

4. 已戌丹点眼疗法：将本丹点眼内角（男左女右），点眼后闭目仰视，使药性下行。病重者，可同时速服 1 小瓶，温开水送下（孕妇忌用）。点（或服）药数次，以点（服）药后，小便或大便排出血丝，且解尽为度。毒轻者，1 小瓶药可点治 3～6 人；毒极重者，连点与服，2～3 瓶即可。该丹对狂犬病有预防与治疗作用。

5. 斑马散：羌活、独活、黄连、甘草、槐花、天竺黄、栀子各 60g，金银花、竹叶、猪苓、泽泻、土茯苓各 90g，细辛、白僵蚕各 45g，马钱子 500g，斑蝥 300g。除马、斑二药依法炮制外，余药烘干，共研细末，瓶贮备用。5 岁以下者每服 0.9g；5～15岁服 1.2g；15 岁以上者服 1.5g，早、晚各 1 次。服药期间及服药后三个月禁食鸡、羊肉、鲤鱼。

6. 溯源散：斑蝥 7 个（去头、足、翅）研末温酒调服，以小便见尿液如狗形为效，虽无犬形，亦不再发，后用辰砂益元散 30g，煎服解之。切忌饮酒和食猪肉、羊肉、鸡、鹅、鱼、虾等；仍忌房事 120 日，终身不可食狗肉。

7. 荔枝肉，敷贴被咬处，其痛立止。

8. 定风散：生南星、防风各等份，研极细末，外掺患处。

9. 平安散：牛黄、冰片各 0.6g，火硝、煅硼砂、朱砂、雄黄各 9g，麝香 0.9g，研细末，掺于膏药上外贴；或者点目内眦。

10. 雄辛散：细辛、荜茇、雄黄、麝香各等份，研细末，每服 6g，好酒调下。

【调摄护理】

1. 加强对犬的管理，消灭野犬，对家犬普遍进行预防接种；凡可疑之犬应捕获隔离，疯犬应及时捕杀。

2. 患者应单居，环境应绝对安静，避免声、光、风、水等一切刺激；其创口用过的敷料及用具均焚毁或严格消毒。

3. 能进食者，可给予素流汁或半流饮食，禁食辛燥、肥腻、鱼腥等品。

4. 咬伤后应予注射新狂犬病疫苗，或抗狂犬病免疫血清。

【预后判析】

本病治疗及时，预后尚可；若"治之迟者，毒大而小难出，必攻脏腑"，最后五脏气决，阴阳离决而亡。

【医案精选】

阮某，男，12岁。1955年5月2日上午2时30分急诊入院。

主诉：右足被疯狗咬伤已两个月，怕风、怕水已3日。现病史：疯狗咬伤右足，伤口不深，流血不多，经用中药敷治而愈。于4月29日开始怕水、怕风；5月1日午后感到头昏，食欲减退，怕水、怕风加重，性情烦躁，稍不如意就要咬人。检查：表情不安烦躁，重病容，肺、心无异常。小儿科确诊为狂犬病发作。

入院后于同日上午4时，投入加味人参败毒散半剂作1次内服；同时予以口服金霉素，药后入睡至次日晨8时方醒，但仍烦躁不安，屡次想咬人，拒绝服药及进食，上午10时，给乙醚轻麻，鼻饲投入加味人参败毒散1剂，同时投入金霉素1g。12时入睡到午后5时才醒，醒后精神显著好转，仅稍有头晕，要求吃东西，怕水、怕风现象已完全消失。5月8日治愈出院。

随访至1959年年末未见复发。（摘自《疮疡》第二集，1959）

【名论摘要】

《疡科会粹》："丹溪《衍义》云：犬属阳，其性热，大抵热极生风，风热相搏则为癫狂、惊骇之状，此物理之自然者。今人治风犬咬伤，反以巴豆、斑蝥等燥热之剂泻毒从小便出，如犬之形状，殊不知以热济热，血被伤而为然，非犬之毒也，切宜慎之。予见吴中凡被犬伤，或出血发热者，辄取斑蝥、巴豆等药，或至发搐咬牙，即以为毒甚，服之益坚，遂至殒丧。殊不知凡被受惊之证，皆肝经所主，肝属木，木生火，火生风，故发搐咬牙之疾被犬惊伤所致为多，不必风犬为然也。若为风邪所袭，牙关紧闭，腰背反张，宜用定风散，童便调服，更以漱口水洗净伤处搽之。若出水不止，用灯草贴之，其有他证，从破伤风治法。丹溪之戒不可不知，若真为猘犬所伤，则斑蝥、巴豆之药亦当暂用，盖以毒攻毒，理势自然，毒既内中，非此不去，但病去即止，便与调补，可保无虞，不宜确服耳。"

股外侧皮神经炎

【病名释义】

本病1895年首先由Bernhardt进行描述，故又称为Bernhardt病，继而Roth将其命名为感觉异常性股痛，因此也称Roth病。

中医文献依据病变的部位和感觉，有的学者称之为"大腿痛"（承淡安《中国针灸学》），亦有人认为属"肌痹"范畴。

【病因病机】

本病多由肝胆气盛，忧思伤脾，经络气血乖乱，经筋失于濡养所致。

【诊鉴要点】

（一）诊断要点

①患者多为 20～50 岁较肥胖的男性。②股外侧（尤其是股外侧下 2/3）出现感觉障碍，如麻木、蚁走感、刺痛、烧灼感、发凉、出汗减少及沉重感等，但以麻木最为多见。③患处皮肤呈轻度菲薄，稍干燥，毳毛减少，但无肌萎缩及运动障碍。④病程缓慢，时轻时重，常数月至多年不愈。

（二）鉴别诊断

麻风早期　本病应与麻风早期鉴别、一是流行病史；二是病理活检等综合分析，加以区别。

【辨证施治】

（一）内治法

1. 经络阻滞证　本病早期在大腿前外侧区域出现麻木，或刺痛，或蚁行，时轻时重。脉舌正常。治宜疏通经络，调和气血。方选凉血五根汤加减。板蓝根、紫草根、栝楼根各 10～12 根，白茅根、活血藤、忍冬藤各 15g，青皮、橘络、皂角刺、炙地龙各 6g。

2. 筋脉失养证　本病晚期，麻木时轻时重，进而发生寒凉，若行走或站立久时，症状加重，局部皮肤变薄，上覆少许鳞屑。舌质淡红，苔少，脉虚细。治宜养血舒筋，扶中通络。方选姜黄散加减。姜黄、丹皮、莪术、红花、川芎各 6g，首乌藤、鸡血藤、熟地、黄芪各 12g，延胡索、当归、白芍各 10g，上肉桂，甲珠各 3g。

（二）外治法

酌情外涂正红花油或红灵酒，日 2 次。

（三）针灸疗法

毫针法　①循经取穴：环跳、风市、中渎、阳陵泉。方法：施平补平泻法，针刺得气后留针 30 分钟，日 1 次。②局部取穴：阿是穴（感觉异常区中心点）。方法：阿是穴直刺 4cm 得气后，再在距中心点 3～4cm 处，各斜刺 1 针，针尖指向中心点，深3～5cm，留针 20 分钟，2 日 1 次。

（四）其他疗法

1. 七星针疗法　①七星针加灸法：在病灶区自上而下做 3 ～ 5 排纵向叩刺，其频率为 80 ～ 120 次 / 分，以皮肤潮红或微出血为度，然后再施温和灸 20 ～ 30 分钟，日 1 次。②七星针加电刺法：将电疗机的输出端固定在七星针上，另一端接在阳陵泉穴上，通电后其电流量以患者能耐受为度，日 1 次。③七星针加拔罐法：先在患处从边缘向中心施雀啄术叩刺，轻症以皮肤潮红为宜，重症以轻微出血为佳，然后用闪光法拔罐，顺一方向移动，反复数次，直至皮肤发红，日 1 次。

2. 穴位注射法　①肾俞旁穴（肾俞旁开 0.5 ～ 1 寸处）、股上穴（髂前上棘下 4 ～ 5 寸处）、股外下穴（髂前上棘至股骨外上髁联线三等分的中下 1/3 交点处）。②阿是穴（感觉异常区最强烈的上下两端处）。方法：取 0.5% 普鲁卡因注射液 1mL，维生素 B_{12} 100μg，两者混合，针刺得气后，每穴缓慢推注 1.5 ～ 2mL，2 日 1 次。

【调摄护理】

注意保暖，不可较长时间地行走或站立，应多平卧休息。

【预后判析】

本病治疗恰当，疗效显著。

【医案精选】

男，50 岁。急性感染性多发性神经炎，经用激素、抗生素、中药等治疗 1 周后，诸症减轻，唯双下肢皮肤温度感觉异常，触寒凉有烫热感，触温热有冰冷感。取双侧足三里、伏兔穴，得气后接 G6805 型治疗仪，调至较高频持续刺激，15 分钟后下肢温度感觉即恢复正常。[《山东中医杂志》，1982（4）：205]

艾迪生病

【病名释义】

艾迪生病又名慢性肾上腺皮质功能减退症，表现为皮肤、黏膜出现特征性色素沉着，乏力，体重减轻，并伴有消化、循环、内分泌系统及糖代谢功能紊乱等病变。中医据临床特征，认为本病与黑疸、痿证、虚劳、干血劳、女劳疸等病接近。

【病因病机】

本病病位主要责之于脾、肾；辨证之要，既有气虚血亏，阴血不足，兼夹瘀血的虚中夹实的一面，又有此瘀血之实乃因正气之虚而致实中见虚的一面。

1.先天不足，五脏柔弱；或父母体弱，年老体衰；或生育过多，精血亏耗；或胎中失养，孕育不足；或生后喂养失当，水谷精气不充。上述原因均可致使禀赋不足，精气不足，五脏柔弱而患斯疾。

2.六淫外邪，感于人体，迁延失治，邪气久羁，正气耗伤，皆可促使脏腑气血阴阳亏虚日甚而成本病。

3.饮食不节，烦劳过度；或久病大病，调理失时，均可脾、肾受损，日久必致气伤阳损，瘀血内结，正气难复所致。

【诊鉴要点】

（一）诊断要点

①男性多于女性，其比例为 3∶1；且年龄在 30～50 岁之间。②前额、眼周、四肢屈侧、肩、腋、腰、臀皱襞及掌跖皮纹等处，可见青黑或棕红色色素沉着。此外，乳头、乳晕、生殖器等处色素较原色素更深。③伴见头晕、眼花、心悸、厌食、恶心、呕吐、腹胀、腹痛等症状，甚则失眠，甲状腺功能减退、性功能减退等。

（二）鉴别诊断

本病应与黧黑斑（黑变病）相鉴别。

【辨证施治】

（一）内治法

1.肾气不足，瘀血阻滞证　面色黧黑，畏寒，性欲淡漠，阳痿，闭经，健忘，痴呆，倦怠嗜卧。舌质淡而有瘀斑，苔白滑，脉微细。治宜温肾壮阳，兼以化瘀。方用四物回阳饮加减。高丽参（党参）10g（另煎兑入），制附片、炮姜、炙甘草、桃仁各6g，山药、山萸肉、丹参、活血藤各12g，茯苓、牡丹皮、泽泻各9g。

2.脾虚不足，兼夹血瘀证　面色及皮肤发黑，疲乏无力，畏寒纳呆，头目晕眩或直立时昏倒，食欲不振，恶心呕吐。舌淡苔白，脉迟缓。治宜温阳健脾，和胃降浊。方选异功散加减。党参、白术、茯苓、陈皮各10g，山药、炒扁豆、姜半夏、九香虫各12g，干地黄、杭菊花、桑叶、丹参各15g，桃仁、甲珠各6g。

（二）针灸疗法

脾俞、胃俞、肾俞、百会。方法：施补法，针刺得气后留针30分钟，除百会穴外，拔针后施灸5～10分钟，日1次。

【偏方荟萃】

1. 右归饮加减：制附片、山萸肉各 5g，桂枝 3g，生地、熟地、山药、菟丝子、补骨脂、淫羊藿、鹿角霜各 9g。煎服。

2. 右归丸加丹参、田三七、龟甲胶、甘草，内服。

3. 当归汤：当归、肉桂、麦冬、大黄、茵陈、黄芩、黄芪、干姜、赤茯苓、芍药、黄连、石膏、人参、炙甘草，煎服。

4. 白术汤：白术、桂心、豆豉、枳实、干葛、杏仁、炙甘草，煎服。

【调摄护理】

1. 尽量避免过度疲劳、精神刺激，以及受冷、暴热、感染、受伤等应激情况；同时，凡见呕吐、腹泻，或大量出汗所引起的失水失钠等情况，应及时处理。

2. 凡长期应用糖皮质激素治疗的过程中，应提防该药对垂体 - 肾上腺的抑制。

【预后判析】

本病治疗困难，不过长期坚持中医药的综合疗法，可获显著缓解之效。

类风湿关节炎

【病名释义】

1858 年 Altred 首先将类风湿关节炎从痛风和急性风湿热中区分出来，认为其是一种以关节和关节周围组织非化脓性炎症为主的全身性疾病，常伴关节外的临床表现，所以又称为类风湿病。鉴于本病为多系统损害，血清中可查到自身抗体，故认为是自身免疫疾病。

中医学依据致病因素、临床主症等，认为本病类属"痹"或"历节"等病的范畴。

【病因病机】

内因多责于气血营卫的虚亏；外因则是受风寒湿热诸邪及外伤的侵袭，加之居住环境不良、过度劳累、体质素虚等主要诱发因素，皆可促使本病的发生。

1. 风寒湿痹 外感风寒湿邪，侵袭人体，导致经络闭阻，气血运行不畅，不通则痛，发为痹证。

2. 风湿热痹 素体肥胖湿盛，复感风热之邪；或平素体阳偏盛，内有蕴热，复感风寒湿邪；或饮食不节，过食肥甘厚味，湿热内生；或外感湿热之邪；或湿邪日久化热。湿热留恋于肢体、经络、关节，结闭阻塞而成痹证，诚如《金匮翼》所说："脏腑经络先有蓄热，而复遇风寒湿气客之，热为寒郁，气不得通，久之寒亦化热，则痹然而闷也。"

3. 血瘀痰阻　风寒湿热之邪留着关节、经络日久，寒邪凝滞，湿邪阻痹，经络气血运行不利而变生瘀血、痰浊，深入筋骨，停留关节骨骱，固结根深，难以逐除，痰瘀胶结，痹阻加重，疼痛剧烈，关节僵硬变形。

4. 精血亏损　病程日久，耗气损精，精血不足，肝肾亏损；或因情志不遂，忧思而伤心脾，气血生化不足，复感外邪而成。

【诊鉴要点】

（一）诊断要点

①类风湿关节炎（RA）多数在冬天起病，10月至次年3月发病率较高，是其他月份的2倍。②隐匿起病占60%～70%，仅为全身或局部关节不适，或者清晨关节僵硬（晨僵）。③急性起病占8%～15%，进展快速，受累的关节及附近肌肉疼痛明显，甚则难以忍受，部分伴高热和橙红色斑丘疹，热退则皮疹消失。④中间起病占15%～20%，其快慢和严重程度，介于隐匿、急性起病之间。⑤主要受侵关节有颈椎、颞颌关节、环枢关节、听骨关节、胸锁关节、肩关节、肘关节、腕关节、手指关节、肋骨、髋骨、膝关节、踝关节、足关节及骨与肌肉。⑥其他症状主要有类风湿结节、类风湿性血管炎，以及肺、心、肾、中枢神经、眼部、甲状腺等病变。

附：美国风湿病协会（ARA）类风湿关节炎诊断标准，详见表 14–18。

表 14–18　美国风湿病协会（ARA）类风湿关节炎诊断标准

标准	注释
1. 清晨关节僵硬（晨僵）	此为滑膜炎症指征
2. 至少一个关节活动时疼痛或压痛	2～6条必须由医师观察
3. 至少一个关节肿胀（软组织肿胀及渗液）	骨质过度生长常为变性表现，非滑膜炎症
4. 在三个月内出现另一关节肿胀	
5. 同时发生对称性关节肿胀	指端关节罕有发病，此标准不适用
6. 在近端关节伸侧骨突处有皮下结节	
7. 典型 X 线改变（关节周围骨脱钙），变性变化不排除诊断	炎症关节周围病变及炎症滑膜释放出前列腺素均可致使脱钙

标准	注释
8.血清类风湿因子阳性	阳性滴度必须在 1：64 以上
9.滑液加释醋酸后黏蛋白凝块形成较少	
10.滑膜病理组织改变：	
①滑膜增厚显著，绒毛肥大	
②滑膜细胞增生	
③滑膜下淋巴细胞、浆细胞浸润	
④微绒毛有纤维蛋白沉积	
11.类风湿结节的病理特点	

注：以上 11 条中，诊断为"典型 RA"必须具备 7 条；"明确诊断"者必需具备 5 条；"可能 RA"者需具备 3 条。1～5 条症状和体征必须持续 6 周以上，"可能 RA"的诊断标准必须具备晨僵、关节痛或肿胀的病史，皮下小结，血沉或 C 反应蛋白增加。这 4 项中应有任何 2 项，且持续至少 3 周。此外，应排除其他结缔组织疾病所致的关节炎。

（二）鉴别诊断

本病主要与强直性脊椎炎、银屑病性关节炎、肠病性关节炎、痛风等相鉴别。

【辨证施治】

（一）内治法

据本病本虚标实、虚实夹杂的病机特点：早期、中期以邪实为主，祛邪时分别运用疏风散寒、清热利湿、行气活血等法；晚期邪实正虚并见，治拟标本兼顾、扶正祛邪，分别选用调补肝肾、益气活血、健脾益胃等法。

1.早期

（1）风湿热证：见于本病急性活动期。关节肿痛，局部灼热发红，遇凉痛减，或兼发热，汗出恶风，口渴，小便短赤。舌红苔淡黄，脉滑数或濡数。治宜清热利湿，祛风通络。方选白虎加桂枝汤化裁。生石膏 15～30g（先煎），知母、黄柏、桂枝、苍术各 10g，粳米 15g，胆南星、甘草、羌活、防风各 6g，海桐皮、活血藤各 12g。

（2）风寒湿证：多见于本病非活动期。关节肿痛且痛有定处，遇寒则重，得热则减，全身畏寒怕冷，小便清长，大便稀溏。舌质淡红，苔白或白腻，脉沉紧或沉缓。治宜祛风散寒，除湿消痰，温经通络。方选乌头汤合蠲痹汤加减。制川乌、制草乌、羌活、姜黄各 6g，赤茯苓、黄芪、防风、当归、威灵仙各 10g，桑寄生、金头蜈蚣各 12g。

（3）寒热错杂证：多见于本病急性期向稳定期过渡阶段。关节冷痛或关节灼热疼痛。舌质淡红，苔薄白或黄，脉弦数或缓。治宜清热散寒，通经活络。方选桂枝芍药知母汤加减。桂枝、麻黄、制附子各 6g，赤芍、白芍、白术、防风、知母、黑料豆各 12g，全蝎 4.5g，制乳香、制没药、苏木各 10g。

2. 晚期

（1）气血两虚，痰瘀互结证：见于本病后期关节僵硬变形阶段。关节疼痛，肿胀变形，活动不利，面色㿠白，心悸气短，身疲困倦。舌质淡红，苔白，脉沉细弦紧。治宜益气养血，化痰祛瘀，通经活络。方选当归拈痛汤加减。当归、白术、党参、苍术、干葛根各 10g，黄芪、茯苓、泽泻、猪苓、丹参各 12g，羌活、黄芩、升麻、防风各 6g，桂枝、甘草各 4.5g。

（2）肝肾亏损，痰瘀互结证：见于本病后期，特别是长期使用激素类药的患者。关节肿痛、变形，肌肉消瘦，屈伸不利，腰膝酸软，关节局部发热，头晕耳鸣，失眠盗汗。舌质红，少苔，脉细数。治宜滋补肝肾，化瘀活血，搜风通络。方选五味子汤加减。五味子、制附块、姜黄、地龙各 6g，巴戟天、山萸肉、熟地、炒杜仲、淫羊藿、金毛狗脊各 12g，牛膝、黄芪各 10g，乌梢蛇、蜂房各 4.5g。

加减法：风邪偏胜加秦艽、威灵仙，重用防风；寒邪偏盛加细辛、麻黄；湿邪偏盛加草薢、蚕沙、五加皮；气血亏损加首乌、党参；热邪偏重加生石膏、土茯苓。

（二）外治法

凡见走注疼痛，或者冷痛如同虎咬者，选用芫花 500g，黑豆 2500g，姜 250g，同炒至热，布包熨患处，如冷更炒熨，以效为度。若疼痛重着或沉重，选用热敷散，熏洗或热敷，或选用瘀血追风膏，外贴。

（三）针灸疗法

1. 毫针法 ①辩证取穴：行痹取膈俞、风门、血海；痛痹取肾俞、关元；着痹取脾俞、阴陵泉、商丘、三阴交；热痹取大椎、曲池、合谷、昆仑。②局部取穴：肩部取肩髃、肩髎、曲池、外关；肘部取曲池、尺泽、手三里、外关、合谷；髋部取环跳、秩边、次髎、委中、风市、阳陵泉；膝部取梁丘、犊鼻、膝眼、鹤顶、阳陵泉、足三里；踝部取悬钟、申脉、照海、昆仑、丘墟；脊椎部取大椎、身柱、至阳、腰阳关、后溪、肾俞；颈部取天柱、大椎、风池；胸部取膻中、内关、期门；胁部取支沟、阳陵泉、章门、期门；全身关节痛取大包、大椎、身柱、八髎、腰阳关、后溪、申脉、手三里、足三里、合谷、阳陵泉、三阴交。方法：施平补平泻法，针刺得气后留针 30 分钟，1～2 日 1 次。或适当加用低频脉冲电流 10 分钟。

2. 灸法 阿是穴（病变局部）、大椎、肩髃、曲池、合谷、风市、足三里、三阴交、绝骨、身柱、腰阳关、肾俞、气海。方法：每次选 4～6 穴，施艾卷温和灸，每穴施灸 10 ~ 20 分钟，日 1 ~ 2 次。

（四）其他疗法

1. 耳针法　相应区压痛点、交感、神门。方法：强刺激，留针 10 ~ 20 分钟，1 ~ 2 日 1 次。

2. 穴位注射法　取肩、肘、髋、膝部的穴位。方法：采用当归、丹皮酚、威灵仙等注射液，每次取 3 ~ 4 穴，针刺得气后每穴推注 0.5 ~ 1mL，1 ~ 3 日 1 次。注意勿注入关节腔。

3. 刺络拔罐法　脊柱两侧、疼痛的关节部位。方法：用七星针重叩脊柱两侧及关节局部，出血少许，并加拔火罐。此法适用于热痹。

【偏方荟萃】

1. 15% 雷公藤酊，每次 10 ~ 15mL，日 3 次；少数不能饮酒者，用去皮雷公藤生药 20g，水煎 2 小时，饭后口服。

2. 舒筋活血散：乳香、没药、牛膝、杜仲、羌活、地龙、木瓜、党参、桂枝各 15g，红花、麻黄各 10g，当归 25g。干燥后研末，冲服，日 3 次，每次 2g。

3. 闹羊花侧根药蛋：鲜闹羊花侧根 500 ~ 600g，牛膝 60 ~ 90g，甘草 60 ~ 90g，或加竹鞭笋 60g，鸡蛋 10 个。先将蛋煮熟去壳，放入药物中文火熬 6 天 6 夜，待蛋白变黑，蛋黄微黑即可。每日早饭后蒸服 1 枚蛋，10 日为 1 疗程。疗程间隔 7 天，轻者服 3 ~ 4 个疗程，重者服至 9 个疗程。

4. 飞马丹：制马钱子 120g，蜈蚣 4 条，共研细末，加蜜 100g，绿豆大丸。初服 3 ~ 5 丸，常量 10 ~ 15 丸，日 2 次，用米酒或糖水服下，10 日为 1 疗程。服药后 5 ~ 6 小时内禁食海藻类、鱼、虾、含矾碱等食物。

5. 痹痛灵：薏苡仁 30g，牛膝、苍术、木瓜、香附、萆薢、当归、乳香、没药、桃仁、红花、地龙、桂枝、苏梗、乌药、秦艽各 10g，川芎 18g，甘草 3g，水煎或黄酒送服。

6. 灵艽四妙四神煎：威灵仙、牛膝、金银花各 15g，苍术、黄柏各 12g，秦艽、远志各 9g，黄芪、薏苡仁各 30g，石斛 24g。风偏胜加荆芥、防风各 9g；寒偏胜加草乌、桂枝各 9g，细辛 6g，减黄柏、金银花；寒极加天雄 12g，硫黄 9g；热偏胜加生石膏、知母，去黄柏；上肢痛去牛膝，加桑枝、姜黄、羌活；下肢痛重用牛膝，加木瓜、萆薢；腰痛甚加独活、狗脊；顽痹日久加全蝎、地龙、蜂房、甲珠、白僵蚕、乌梢蛇。

7. 益肾蠲痹丸：生地、熟地、当归、淫羊藿、鹿衔草、肉苁蓉、鸡血藤、徐长卿、老鹳草、寻骨风、炙全蝎、炙蜈蚣、炙土鳖虫、炙蜣螂、炙蜂房、炙僵蚕、地龙、虎杖、甘草，日2次，1次2g。

8.双藤饮：青风藤、海风藤、千年健、地风、穿山甲、防风、甘草、穿山龙、寻骨风各9g。风邪偏盛加炙川乌、麻黄、芍药、黄芪；肢体厥冷甚者加附子、桂枝；湿邪偏盛加麻黄、杏仁、薏苡仁、白术、茯苓；热邪偏盛加石膏、知母、桑枝。

【调摄护理】

1.室内应保持通风明亮，空气新鲜，干燥，注意衣物被褥的清洁，对长期卧床者，防止褥疮的发生。

2.饮食在初期以食清淡易消化食物为好，忌用鱼、肉荤腥及辛香燥烈之品；后期邪少正虚时，宜食瘦肉、猪心、豆腐、蔬菜、甲鱼等营养丰富食物。

此外，重视精神护理，鼓励患者战胜疾病的信心。

【预后判析】

初起时邪气虽盛，正气未衰，病位在浅，若及时治疗，不难痊愈。后期正气衰亏，病情复杂，甚则波及脏腑，多数预后不良。

【医案精选】

案1：张某，女，39岁。肢体关节及腰背疼痛反复发作2年余。每逢冬季疼痛加剧，痛处固定，活动受限，伴有肢体肿胀酸麻。屡经中西药治疗，效果不甚明显。最近1个月因天气转冷而肢体关节及腰背疼痛加重，伴有形寒肢冷，腰膝酸冷，活动失灵，小便量多。舌淡苔薄白，脉弦细。证属肾阳不足，寒湿留着关节。治以温阳散寒，除湿通络。药用：制川乌（先煎）、干姜各5g，淫羊藿、仙茅、独活各15g，酒当归、赤芍、白芍、苍术、威灵仙、桂枝各10g，五加皮6g，黄酒60g，煎服。服7剂后，肢体关节疼痛大减，腰膝酸冷好转，再以前方加减续服月余，关节疼痛基本缓解。(《中国当代名医验方大全·董建华案》)。

案2：户部尚书王疏翁，患痰火炽盛，手臂难伸，予见形体强壮，多是湿痰流注经络之中，针肩髃，疏通于太阳经与手阳明之湿痰，复灸肺俞穴，以理其本，则痰气可清，而手臂能举矣。至吏部尚书，形体益壮。(《针灸大成》)

【名论摘要】

《张氏医通》："多由风寒湿气乘虚袭于经络，气血凝滞所致……体痛为一身尽痛，湿痹痛痹，皆有体痛……寒而身痛，痛处常冷，或如湿状，甘草附子汤；内伤劳倦，兼风湿相搏，一身尽痛，补中益气汤加羌防。湿热相搏，肩背沉重，疼痛上热，遍身上下沉重疼痛，当归拈痛汤。"

《中藏经》："痹者，风寒暑湿之气，中于脏腑之为也。入腑则病浅易治，入脏则病深难治。"

甲状腺功能亢进症

【病名释义】

甲状腺功能亢进症是由于甲状腺分泌甲状腺激素过多而引起的一系列病理生理异常，包括甲状腺呈弥漫性、结节性或混合性肿大，尤其以弥漫性肿大多见。

中医学对本病早有记载，《灵枢·经脉》称为侠瘿，晋隋以后逐渐分为石瘿、气瘿、劳瘿、土瘿、忧瘿，其中气瘿更接近西医学的甲状腺功能亢进症。

【病因病机】

1. 气血郁结 地处偏僻，水土不宜，或感山岚水气，不能濡养筋脉，致使气血郁滞，津液停滞成痰，气血痰饮裹结，渐成瘿肿。年深日久，正气虚损，则会出现肢肿、纳呆、便溏、神疲等症。

2. 气郁痰阻 七情郁结长期不解，致使肝失条达，肺失宣肃，原随气而滋润周身的津液，随之停滞而结痰，痰气交阻，颈粗胀闷，伴见胁胀或隐痛。

3. 肝胃火郁 平素偏嗜五味辛辣，热蕴胃肠，或大怒而火起于肝。火积于胃肠则消谷善饥；脾失健运则肢体消瘦；火动于肝则风阳随之而扰动，症见头昏、目花、口苦、心悸、肢颤、烦躁等症，甚则目珠外突。

4. 肝肾阴虚 乙癸同源。肝郁久而化热，亢热烁阴，或恣欲伤肾，肾火郁遏，暗耗阴精，则肝肾同病。肝血虚则目干涩而头昏眩，肢体、手指蠕蠕而动；肾阴虚在上视物昏花，在下则腰膝酸软；心肾不济则心烦、惊悸、失眠、健忘等。

5. 阳气虚弱 病久终致肾气衰弱，阳衰则阴邪无制，多累及心、脾、肾三脏。心气衰则心悸、短气、神呆；脾气衰则腹胀纳呆、便溏、乏力；肾气衰则肢肿、畏寒、胫酸足软等。

【诊鉴要点】

（一）诊断要点

①病者多为20～40岁女性。②甲状腺呈弥漫性对称性肿大，质软。③心悸、胸

闷，运动时气促，日久则出现心律不齐，严重时可见心力衰竭。④多数有突眼症。⑤女性月经少，周期延长或闭经；男性阳痿。⑥局限性黏液性水肿。

（二）鉴别诊断

1. 瘰疬 分布于颈侧、腋下乃至全身，不会随吞咽动作而运动。

2. 失荣 多分布于耳的前后，漫肿质硬，推之不移等。

【辨证施治】

（一）内治法

1. 痰气交阻证 颈粗；伴有精神抑郁，或易怒、烦躁、胸闷不舒，两胁微胀，妇女则月经不调，纳食少味。舌淡红，苔薄白，脉弦，或滑或细。治宜疏肝解郁，理气化痰。方选四海舒郁丸加减。柴胡 12g，香附、枳壳、陈皮、半夏、茯苓、黄药子、浙贝母各 10g，海藻、海蛤壳各 15g，生牡蛎 25g。

2. 脾胃火盛证 目胀，头昏，眼花，多食易饥，形体瘦削，口苦唇干，心悸烦躁，失眠多梦，四肢颤动，多汗，或大便干结。舌红，苔白少津或黄，脉数、滑、弦。治宜清脾泄胃。方选清肝芦荟汤加减。当归、白芍、生地各 12g，青皮、芦荟、昆布、海蛤粉、花粉、连翘各 10g，牙皂、黄连、甘草各 6g。

3. 阴精亏损证 瘿肿或大或小，形瘦面赤，易激动怕热多汗，心悸易惊，夜不安寐，头目昏眩，双目干涩，肢颤手抖，或五心烦热。舌红，质瘦或颤动，苔少或无，少津，脉细数，或弦细，或细滑。治宜育阴清热。方选加减三甲复脉汤。生地 18～30g，白芍、首乌、枸杞子、龟甲、黄药子各 12g，菊花 10g，钩藤、生石决明、生龙骨、生牡蛎各 30g，生鳖甲、夏枯草各 25g。

4. 气血瘀结证 瘿肿日久，质地软硬不一，伴有胸闷、音哑等。舌质暗，苔薄白，脉细缓。治宜活血化瘀，消痰散结。方选结破散加减。海藻、昆布、海蛤各 10g，龙胆草、通草、三棱、莪术、青皮各 6g，麦曲、半夏、浙贝母各 12g。

5. 脾肾虚弱证 面色不华，消瘦乏力，自汗冷湿，胸闷，短气，心悸不安，口淡无味，纳呆，腹胀，便溏，或足、面浮肿，或神呆嗜睡。舌淡红，苔薄白；脉细弱，或细数，或结扎。治宜健脾益肾，扶正化湿。方选顺气归脾丸加减。党参、黄芪、当归、白术、陈皮、乌药各 10g，茯神、合欢皮、山药、炒扁豆各 12g，广木香、炙甘草、浙贝母各 6g。

加减法：大便燥结，消谷善饥加生石膏、知母、川大黄、芒硝；兼气虚加生晒参、黄芪；结痰不化加僵蚕、天竺黄；若虚实夹杂加首乌、当归、党参、黄芪；痰多加南星、半夏；妇人月经不调加香附、益母草、赤芍、丹参；甲状腺肿大或腺瘤加三棱、莪术、小金丹。

（二）**外治法**

颈部肿大，可选用消瘿膏外敷；或用黄药子、生大黄各 30g，全蝎、白僵蚕、地鳖虫各 10g，蚤休 15g，明矾 5g，蜈蚣 5 条，研细末，用醋、酒各半调敷，保持湿润。

（三）**针灸疗法**

1.毫针法 ①辨证取穴：瘿气郁结证取瘿（第 4、5 颈椎间旁开 7 分处）、间使、合谷；心肝火旺证取上天柱（天柱穴上 5 分处），风池、间使、太冲、三阴交；心肾阴虚证取间使、神门、复留；胃强脾弱证取间使、内关、合谷、足三里。②辨病取穴：主穴取水突、扶突、天突、内关、合谷；配穴失眠加百会、神门；多饮多食加中脘、足三里；胸闷心悸加间使、膻中；高血压加太冲、曲池；多汗加阴郄；烦躁加风池；突眼加四白、攒竹、丝竹空、睛明、四框穴（眼球边缘的上下左右）。③循经取穴：主穴取廉泉、人迎、足三里、合谷、间使；配穴取三阴交、曲池、内关、阳陵泉、外关、神门、风池、百劳、太冲。④经验取穴：腺体穴（甲状腺体的中心点）、平瘿、上天柱。方法：虚证补之，实证泻之。针刺得气后留针 30 分钟，日 1 次。

2.灸法 ①主穴：大杼、风门、肺俞、风府、大椎、身柱、风池；配穴：内关、间使、太溪、照海、复溜、三阴交。②主穴：天突、通天、云门、臂臑、曲池、中封、膻中、风池、大椎、气舍、臑会、天府、冲阳。方法：采用直接灸或艾条隔纸灸，日 1 次，每次持续 3～5 分钟。

（四）**其他疗法**

1.耳针法 内分泌、甲状腺、病变相应区域。方法：针刺后留针 30 分钟，2 日 1 次。

2.电针法 ①太阳（双）、内关、神门；②四白、内关、风池。方法：针刺得气后，在其针柄上通电流，以患者能耐受为度，日 1 次，每次持续 30 分钟。

3.穴位激光法 主穴：扶突；配穴：耳门、睛明。方法：主穴照射 5～7 分钟；配穴照射 3～5 分钟，日 1 次。

4.穴位注射法 ①肝俞、脾俞；②上天柱。方法：采用维生素 B_{12} 2mL，针刺得气后，缓慢推注 1mL，2 日 1 次。

5.梅花针法 局部叩刺；或取肝俞、太冲、太白、天突、足三里、曲池、合谷、翳风、脊椎。方法：常规消毒，中等刺激，日 1 次。

【**偏方荟萃**】

1.柴芍龙牡汤 柴胡、白芍、龙骨、牡蛎、玉竹、茯苓、桑椹、甘草，煎服。适用于肝阳偏亢。

2.消瘿制亢汤 生地、玄参、麦冬、龟甲、牡蛎、贝母、郁金、海藻、昆布、海浮石、乌贼骨，煎服。适用于阴虚火旺。

3. 消甲亢Ⅱ号煎剂　黄柏、黄芩、黄连、胆草、石膏、熟地、当归、黄芪、生牡蛎、黄药子、甘草，煎服。适用于肝火胃热。

4. 甲亢丸　三棱、海藻、昆布、大贝、黄药子、夏枯草、煅牡蛎、半夏、橘红、云苓、琥珀、朱砂、甘草，煎服。适用于气痰互结。

5. 甲亢重方　黄芪、首乌、生地、白芍、香附、夏枯草，煎服。适用于气阴两虚。

6. 清瘿汤　太子参、麦冬、五味子、煅蛤粉、生牡蛎、昆布、海藻、夏枯草、枣仁、瓜蒌皮、川贝母，煎服。适用于虚实夹杂。

7. 药枕　茉莉花、天竺花、菊花、合欢花、郁金花、槐花、密蒙花、谷精草花。

【调摄护理】

1. 缺碘所致者应注意补充碘的摄入。

2. 避免情志扰动，怡情快志，开怀为要。应重视精神护理及心理疏导。

3. 饮食宜清淡，少食肥甘厚味；忌食油腻、辛辣食物。

【预后判析】

本病初起多为气郁，继则火旺，终则正衰，及时治疗一般预后尚好，若失治可出现高热、烦躁、脉疾等恶证，可危及生命。

【医案精选】

陈某，女，29岁。病已年余，未予注意。近1个月感觉心慌、脉搏加速（110～120/分），眼目发胀，易汗头昏，月经行期无定。院外诊断为甲状腺功能亢进。舌苔薄黄，脉弦数，颈部显著肿大。辨证立法：瘿瘤古人已详论之矣，多属情志郁结以致气血瘀滞，结而为瘿瘤。治以软坚、平肝、养心。处方：昆布、海藻、甲珠、小蓟、山慈菇、玄参、远志、大力子、茯神、柏子仁、夏枯草各10g，贝母6g，三七3g（冲）。服药11剂，心跳好转，脉搏每分钟不越百至，汗出渐少，颈间舒畅，已不堵闷。处方：草决明、海藻、昆布、甲珠、远志、夏枯草、龙眼肉、茯神、山慈菇，小蓟、玄参各10g，生牡蛎、生龙骨各12g，石决明20g，生鹿角15g，三七粉3g（冲）。前方连服5剂，诸症更见好转，睡卧时脉搏恢复正常，起立、行走又稍增速，前方去龙眼肉加黄菊花10g。又守方连服22剂，中间曾停药数次观察，停药时脉搏增速，颈间堵胀。连服数剂，诸症即大见好转，拟用丸方缓图，以冀巩固。处方：生龙齿、生牡蛎、仙鹤草各60g，淡昆布、浙贝母、炒远志、夏枯草、山甲珠、大蓟、小蓟、玄参、当归、柏子仁、杭白芍、桂圆肉、淡海藻各30g，白人参、苦桔梗、旱三七各

15g。研细末，炼蜜为小丸，每日早晚各服 10g，白开水送。(《施今墨临床经验集》)

【名论摘要】

夏少农《中医外科心得》："此病虽发于颈项两侧属厥阴肝经循行所过，但肝脏体阴用阳，易升易亢，欲使肝阳不致妄动，必赖肾水之涵养，故应属阴虚痰瘀气滞之阴证，宜用养阴疏气化痰之法。"

第十五章　皮肤肿瘤

癌疮（基底细胞癌）

【病名释义】

癌疮病名首见于《卫济宝书》，其别名有癌发。本病特点是肿块凹凸不平，边缘不齐，坚硬不移，形如岩石；若溃破则血水淋漓，臭秽难闻，不易收敛，危及生命。

鉴于本病发无定处，多以生长部位或者症状而命名，常见的有：生长在乳部名曰乳岩；生长在外肾者名曰肾岩；生长在皮肤上者名曰癌疮；若癌疮生于体内时，多属癥瘕积聚的范围。

《外科真诠》说："癌疮上高下深，累乘如薯眼，其中带青头，上露一舌，毒孔透里，用生井蛙皮煅存性，蜜水调敷。"这段描述表明本病与西医学的基底细胞癌接近。

【病因病机】

内因多由喜怒忧思，肝脾两伤；外因常遭风、湿、热邪侵袭，以致无形之气郁与有形之痰蚀，相互交凝，结滞肌腠，湿热相蕴，日久化毒，毒蚀肌肤而浸淫不休。诚如《普济方》所说："……由于体虚受于风湿，邪毒与气血相搏故发疮也。甚者焮肿满痛，或形体为之壮热，稽缓不治，则毒气内攻，固不可以常法治之。"

【诊鉴要点】

（一）诊断要点

①早期为一表面光滑的具有珍珠样隆起边缘的圆形斑片，表现为淡红色珍珠样苔

藓样丘疹或斑块，稍有角化，或小浅糜烂、结痂、溃疡等。②临床上通常分以下几型。结节溃疡型：始为一种小而有蜡样光泽的结节，缓慢增大，中央溃疡，周围绕以珍珠样隆起；严重时破坏局部软组织和骨骼，造成毁形。色素型：与上型不同点在于皮损有黑褐色色素沉着，易误诊为恶性黑素瘤。硬斑病样或纤维化型：硬化的黄色斑块，边缘不清，最后发生溃疡。浅表型：一或数块红斑或脱屑性斑片，稍有浸润，向周围慢慢扩展，部分绕以细小珍珠样边缘，或连续成线条样堤状，并见小的浅表性溃疡和结痂。③以上四型以结节型最多见，其次为色素型，前三型多发生于面部，浅表型发生于躯干，一般不转移。

（二）鉴别诊断

本病通常与翻花疮（鳞状细胞癌）相鉴别。

【辨证施治】

（一）内治法

1. 初期 皮疹初发，结节范围较小，表面轻度溃疡，周围绕以红晕，根盘收束。伴有口干或口苦，轻微痒痛偶有发生。舌质红，苔少，脉滑数。治宜清热解毒，活血祛腐，化痰软坚。方选金银地丁散。金银花、白花蛇舌草、半枝莲各30g，地丁、浙贝母、野菊花、蒲公英、丹参各15g，赤芍、乳香、没药各10g，山慈菇、黄芪、升麻、花粉各6g。

2. 后期 病程旷久，疮面溃烂不收，脓水淋漓不尽，旧的皮损边缘又新起珍珠样斑块或丘疹。舌质淡红，苔少，脉细弱。治宜益气扶正，化痰散结，祛腐生肌。方选黄芪散加减。黄芪15g，麦冬、白芍、茯苓、党参各12g，桂心、升麻、甘草各6g，地骨皮、白薇、白蔹、熟地各10g，白花蛇舌草30g。

加减法：毒气内攻，呕逆不止，药食不下加绿豆、姜汁炒竹茹、伏龙肝；低热，气短，乏力加沙参、银柴胡、青蒿；口干，大便秘结加火麻仁、郁李仁、炒枳壳、熟大黄、花粉；根盘浸润较深，结毒不化加山慈菇、皂角刺、金头蜈蚣、全蝎等。

（二）外治法

疮面非溃似溃，似腐非腐，根盘收束，触之坚硬，选用万宝代针膏，敷贴患处，日换1次；若疮面溃烂，周围高出起缸外翻，选用千金散或插入碧霞锭子于疮内，外盖相应膏药，1～2日换1次，待其腐坏癌疮涤去，再改用桃花散，或乳香散，或海浮散之类拔毒生肌，将其外掺在腐肉已脱，新肉未生之处，外盖相应的软膏，日换1次。若选用熊胆膏外盖，更能促使疮面早日愈合。

【偏方荟萃】

1. 皮癌净 红砒 3g，指甲、头发各 1.5g，大枣（去核）1 枚，碱发白面 30g，外用。祛腐生新。

2. 五虎丹 水银、白矾、青矾、牙硝各 180g，食盐 6g，外用。腐蚀癌组织早日脱落，促进新肉生长。

3. 消癌散 红矾、红粉、紫硇砂、达克罗宁、花粉各 5g，外用。腐蚀癌组织，促使早日脱落，有利于新肉的生长。

4. 肿节风片（成药） 日 3 次，1 次 5 片，内服。适用于肿块难化阶段。

5. 小金丸（片） 日 2 次，1 次 1.2g，内服。适用于硬结不化。

6. 农吉利（洗净去渣） 研细粉末，外掺或生理盐水调成糊状，外敷患处，日 1 次。

【调摄护理】

1. 平时要讲究卫生，凡年过五十者，若在面部发现珍珠样的斑块或结节，略有隆起，稍有痛痒时，应早期诊断，早期治疗，不可贻误。

2. 避免外伤，避免长时间在烈日下暴晒，否则容易诱发本病。

【预后判析】

本病及时正确治疗，预后尚好，一般很少转移；若皮损呈硬斑病或纤维化型时，可手术治疗，以范围要大些、深些为宜。

【名论摘要】

《外科启玄》:（癌发）"初起时不作寒热头痛，紫黑色不破，里面先自黑烂。二十岁以后，不慎房事，积热而生。四十岁以上，血亏气衰，厚味过多，所生十全一二；皮黑者难治必死。"

翻花疮（鳞状细胞癌）

【病名释义】

翻花疮病名出自《诸病源候论》，其别名有反花疮、翻花、恶疮、岩疮等。

《薛己医案选》说："翻花疮者，由疮疡溃后，肝火血燥，生风所致；或疮口胬肉突出如菌，大小不同，或出如蛇头，长短不一。"这段描述指出了本病通常发生在某些疮疡溃烂，日久不愈的基础上，疮面高起，状如菜花翻起。本病十分接近西医学的鳞状细胞癌。

不过，在中医学文献里，由于病变所发生的部位不同，名称也因此而异。如发生于阴茎称为肾岩翻花（见肾岩）；发生于舌本称为舌岩（见舌菌）；发生于口唇称为蠹菌（见茧唇）。但从西医学之论上述疾病并非鳞状细胞癌，故而不在本文之列，另辟专篇论述。

【病因病机】

本病外因多责之风热化毒，内因重在肝、脾、肾。然其内因是主要的，正如《洞天奥旨》所说："气血旺而外邪不能感，气血衰而内正不能拒……"

1.疮感风毒 疮疡溃后，日久不敛，风邪外袭。风为阳邪，最易化热耗阴，阴血受伤，不能濡养肌腠，故疮色晦黯，状如菜花外翻，久不收功。

2.肝火血燥 情志抑郁，不能顺其条达之性，于是气郁不伸，化火耗血，血虚则肝风内动。肝风发泄于外，症见疮形胬肉外翻如菌，触损则鲜血渗出。

3.元气虚弱 疮疡溃后，久不收功，皆由元气虚弱不能载毒外泄，或正气虚邪气实所致。特别是老年人和平素先天不足者更为明显。正如《疡科纲要》所说："恶肉不脱，无非气血不充，不能托毒外泄，亦非补剂不为功；而老人虚人，尤需温补。"

4.肝肾亏损 肝肾同居下焦。肝肾精血素亏，复因疮疡溃烂，脓水不断，使虚之更虚，故见疮形呆滞坚硬而不红活，稀薄脓血渗出而少生气。

总之，本病发病原因，在外为触犯风邪，在里为气血虚损；就脏腑而言，主要与肝、脾、肾三脏关系较为密切。

【诊鉴要点】

（一）诊断要点

①多发生在皮肤与黏膜交界及皮肤暴露部位，如下唇、外生殖器、眼睑下、颊鼻、外耳、额部等。②初起皮损为圆形隆起的干燥疣状小结节，基底坚硬，暗红色，表面毛细血管扩张，中央有角质疣状赘生物，与皮肤粘连很紧，不易剥落。剥落后易引起出血，露出潮红面，日久则增生如菜花样肿物，伴有恶臭。③临床上分为以下几型。溃疡型：较常见，肿块质硬，深埋于皮肤中，界限不清，中央破溃，表面不平，边缘和基底较硬，有黏稠的分泌物，恶臭。乳头瘤型：整个溃疡面塞满菜花状角质增生物，覆有痂皮，痂去易出血。

（二）鉴别诊断

本病应与基底细胞癌鉴别；还应与慢性肉芽肿、非特异性溃疡等鉴别，主要依靠病理检查确诊。

【辨证施治】

（一）内治法

1.疮感风毒证 原患疮疡，日久不敛，翻出胬肉，形状如菌，头大蒂小。追蚀药用后，胬肉非但不平复，反更复翻，范围扩大，形如菜花，色泽晦黯，时流腥臭脓水。舌质红，苔薄黄微干，脉弦数。治宜清肝解郁，息风化毒。方选逍遥散加减。当归、炒白芍、茯苓各10g，漂白术、金银花、天麻各12g，羌活、防风各6g，金头蜈蚣1条，白花蛇舌草30g。

2.肝火血燥证 疮形干涸，痂皮固着难脱，疮面高低不平，形如堆粟，稍有触动则渗血不止，其色鲜红。若情志波动，所思不遂或抑郁不快，或盛怒气逆，均可导致病情明显加重或者恶化。舌质暗红，苔少或无苔，脉弦数。治宜清肝热，养肝血。方选栀子清肝散加减。焦山栀、炒丹皮、生甘草各6g，炒白芍、当归、干地黄、漂白术各10g，半枝莲30g，山药、何首乌、旱莲草各15g。

3.元气虚弱证 疮面板滞少生机，色泽晦淡，疮溃似岩石，常流稀薄腥臭脓水。同时伴有周身乏力，食少无味，面目浮肿等全身症状。舌质淡红，苔少，脉虚细。治宜扶正固本，益气托毒。方选补中益气汤加减。生黄芪、党参、山药各15g，当归、茯苓、陈皮、浙贝母各10g，昆布、海藻、柴胡、升麻各6g，干地黄、黄精、山药各12g，金银花30g。

4.肝肾亏损证 疮色灰褐或灰黑，恶肉难脱，或者疮面脓水甚少，缺乏生机，稍有触动则污秽之血外溢，自觉疼痛，常是日轻夜重。兼有形体消瘦，低热难退，头昏目涩。舌质淡红或绛红，苔少或无苔，脉虚数重按无力。治宜养肝滋肾，固本托毒。方选大补阴丸加减。熟地、黄芪、龟甲（先煎）各12g，盐水炒黄柏、炒知母、山茱萸、炒丹皮、天冬、麦冬各10g，薏苡仁、金银花、白花蛇舌草各30g，白蔹、浙贝母、山慈菇各6g，蜈蚣1条。

加减法：后期疼痛者加延胡索、制乳香、制没药，或参三七粉（分吞）；发热者加柴胡、地骨皮；夜眠不安者加炙远志、酸枣仁、合欢皮；出血不止者加炒阿胶、生地榆、生蒲黄、仙鹤草；淋巴转移者加昆布、海藻、西黄丸；阴虚火旺者加金石斛、旱莲草、天冬。

（二）外治法

初期阶段选用藜芦膏外敷患处，日换1次，或许可缩小范围，或有移毒由深出浅的功效。疮面腐溃如菜花状，时流污秽脓血，可酌情选用皮癌净、五虎丹、消癌散、单猪屎豆碱等。以上四方，既可直接外掺在疮面上，又可用植物油调成糊状，涂在疮面上，1～2日换1次，待其癌瘤组织脱落后，再用生肌长肉药以收功。与此同时，在病变的附近区域，若发现瘰核肿大，选用消瘤膏敷贴，4日换1次，以防止扩散。

（三）针灸疗法

毫针法 主穴：阿是穴（皮损区）；配穴：足三里、三阴交、公孙、膻中、膈俞。方法：首先在阿是穴的周围斜刺4～6针，针尖朝向中央，然后通电，其强度以患者能耐受为度，持续40分钟；配穴则用艾条施温和灸，每穴灸15分钟，以穴位区皮肤潮红为度，2日1次。

【偏方荟萃】

1. 五烟丹 胆矾、丹砂、雄黄、矾石、磁石各30g，共研细末，置瓦罐内，另用一罐将口扣严，用泥密封。罐下用炭火连烧三天三夜，去火冷却，24小时后打开瓦罐，扫得上罐灰白色粉末，研极细封存备用。外掺患处，至瘤体脱落分离后停用。

2. 生肌象皮膏 象皮90g，头发、全当归各60g，生地、生龟甲各120g，生石膏150g，煅炉甘石250g，黄蜡、白蜡各180g，芝麻油2500mL，依法熬膏，备用。停用五烟丹后，继敷生肌象皮膏，到疮面愈合。

3. 砒枣散 红砒1粒（如绿豆大），冰片少许。将红枣去核，纳入红砒，置于瓦上，用炭火煅之存性，研极细末，再加入冰片少许（约15枚红枣加冰片0.6g）和匀，外用。

4. 中品锭子 白矾115.5g，乳香、没药各16.6g，朱砂10.5g，牛黄2.2g，硇砂3g（1.5g熟，1.5g生），砒霜45g（煅），研细末，面糊和匀，捻作锭子，量疮插入。

5. 甘草涂敷方 甘草（半生半熟）、枯矾、人中白、密陀僧各15g。上为末，入童子小便50mL，以微灰火熬，用竹篾搅成膏，取涂疮上，日3～5次。适用于疮口胬肉外翻。

6. 白砒条 白砒10g，淀粉50g，上二药加水适量揉成面团，捻成线香状，待干备用。常规消毒后，于肿瘤周围间隔0.5～1.0cm处，刺入白砒条，深达基底部，呈环状，外盖一效膏。

7. 胭脂散 处方1：胭脂、铅粉各30g；处方2：胭脂、贝母各3.5g，硼砂、没药各1.8g，铅粉3.5g。研细末，外掺患处。

8. 消瘤膏 血竭、紫草根各30g，水蛭、炮甲珠、地鳖虫各15g，松香120～150g，蓖麻子（或蓖麻油代替）适量、麝香少许。依法制成硬膏，外贴。

【调摄护理】

1. 讲究个人卫生，注意体表皮肤、黏膜的清洁；性格要开朗豁达，力戒忿怒、忧郁和悲观。

2. 换药时要寒温适当，避免虚邪贼风对疮面的侵袭；与此同时，应食容易消化而有营养的食物，以扶植脾胃的生发之气；避免因房事而导致肝肾之精的进一步耗亏。

【预后判析】

本病经过中医或中西医结合治疗，多数预后良好；但发生于 50 岁以上的老人，有入侵性及转移性的可能。

【医案精选】

判官张承恩，内股患痛，将愈，翻出一肉，如菌。予曰：此属肝经风热血燥，当清肝热，养肝血。彼谓不然，乃内用降火，外用追蚀，蚀而复翻，翻而复蚀，其肉益大，元气益虚，始信余言。遂内用栀子清肝饮，外用藜芦膏而痊。(《疡科会粹·治验》)

【名论摘要】

《疡医大全·周文采》："初生如饭粒，渐大而有根，头破血流，脓出肉反如花开之状，故名翻花疮。"

脑湿（皮角）

【病名释义】

脑湿病名见于隋·《诸病源候论》，后世医籍论述甚少，仅在《李楼怪证方》中记载一例："一女子年十四，腕软处生物如豆，半在肉中，红紫色，痛甚。方士用水银四两，白纸两张，揉熟蘸擦三日，自落。"从这个病例描述来看，本病接近西医学的皮角。

【病因病机】

脑部湿气，蕴蒸郁勃，向外冲击所生。

【诊鉴要点】

诊断要点：①病变部位主要在头部，其次为颜面，也可发生在手、龟头等处。②皮角的大小、形态、颜色都不一定，有的像豆大，最大者可像兽角，呈圆锥形或圆柱形，微曲或笔直，表面光滑或粗糙，呈淡黄、淡褐或黑褐色。③既有单个，又可多个，数目不一。④根基充血发炎，则为恶变的先兆。⑤一般无全身症状。

【辨证施治】

（一）内治法

除湿升阳，方用升阳除湿防风汤加减。苍术 12g，防风 10g，茯苓、白术、猪苓、炒白芍各 6g，白花蛇舌草 30g，草河车 15g。

（二）外治法

皮损单发者，选用千金散敷贴，2～3 日 1 次；皮损多发者，选用蜂房 12g，香附、木贼草、金毛狗脊、陈皮各 30g。水煎 2 次，取药汁，先湿敷，后洗涤，1 日 2～3 次。

【调摄护理】

本病罕见，但在临床中应积极治疗，必要时采用中西并举的方法根治。

【预后判析】

本病通常可以治愈；若基底充血有炎症，则应提防癌变之可能。

【名论摘要】

《诸病源候论·瘿瘤等病诸候》说："脑湿，谓头上忽生肉如角，谓之脑湿。言脑湿气蕴蒸冲击所生也。"

舌菌（舌癌）

【病名释义】

舌菌病名出自清·《尤氏喉科秘书》，又名舌痔、舌芝，直到晚清《外科真诠》始称其为舌岩。

舌菌在口腔恶性肿瘤中最多见，约占 28.8%，恶性度最高，转移率最高，古时称为外科四大绝症之一，预后险恶。

【病因病机】

《尤氏喉科秘书》认为舌菌"属心经火多，因气郁而生"；《医宗金鉴》亦说："此证由心、脾毒火所致。"两书均指出心、脾郁火为本病的主要因素，然而郁火的形成，无不与情志有关。此外，局部慢性刺激，亦为诱因。

1.情志不遂，心脾郁火 舌为心之苗窍，脾脉络于舌旁。若情志有所不遂，心绪烦扰则生火，致心火炽盛，思虑过度则伤脾，使脾气郁结。心脾郁火循经上升，结于舌部则可发病。

2.局部刺激 口腔卫生不佳，或有长期吸烟史，或有不整齐的坏牙，不合适的假牙、牙托等长期刺激局部，亦可诱发本病。

此外，舌部的白斑病、慢性溃疡等，治疗不彻底时，亦可恶化而演变为本病。

总之，本病内因由情志不遂，外因系局部刺激，病位与心、脾二经关系最为密切。

【诊鉴要点】

（一）诊断要点

①患者以 40 岁以上的中老年人多见，男性稍多于女性。②病变部位半数以上在舌前 2/3 与舌后 1/3 交界处的边缘部，舌根、舌背、舌尖、舌底较少。③初起仅为形如豆粒状硬结，逐渐扩大；后则长大如菌，头大蒂小，糜烂红，自觉疼痛，朝轻暮重；晚期癌肿长大充盈整个口腔，妨碍饮食，语言不便，唾液臭秽逼人，甚则侵犯口底、颌骨等处，日渐衰败，终至不救。

（二）鉴别诊断

1.舌部结核性溃疡 病变多在舌背部，系表浅溃疡中稍凹陷，表面光滑，色灰黄污浊，边缘不硬，疼痛显著，触之更甚，可有其他结核病史。

2.舌部乳头状纤维瘤 为良性带蒂的纤维瘤，表面光滑，直径为 2 ～ 4mm，几乎均发生在舌尖部，且以女性为多见。

3.舌部白斑 岩变初期较难鉴别，必须做活体组织检查以区别。

4.口疮 发病快，病程短，溃疡的周围组织柔软，并呈散在性多发，或有反复发作史。

【辨证施治】

（一）内治法

1.郁火上攻证 舌部变厚，或为硬结，如豆如菌，或有糜烂，突若泛莲，疼痛难忍，流涎臭秽，心烦不寐，尿黄量少。苔黄，脉数。治宜清心降火，解毒化郁。方用导赤散加减。生地、蒲公英各30g，炒黄连、炒山栀、竹叶各6g，山豆根、草河车、藤梨根、郁金各12g，车前子15g（布包），灯心草3扎。

2. 火盛阴伤证 舌紫青肿痛，溃烂臭秽，转动不便，妨碍饮食，身热口渴，日渐消瘦。苔黄厚，脉滑数。治宜清热解毒，泻火滋阴。方用清凉甘露饮加减。水牛角30g，茵陈、石斛、麦冬、生地、夏枯草各15g，黄芩、炒知母、枇杷叶、灯心草、山豆根各10g，甘草、竹叶、银柴胡、炒胆草、山慈菇各6g。

3. 气血两亏证 病之晚期，舌本短缩，不能转动，言语困难，身体瘦削，心悸气短，神疲倦怠或虚烦不寐。苔薄白，脉细弱无力。治宜补益心脾，益气养血。方用归脾汤加减。黄芪、党参、炒白术、当归、干地黄各12g，炒白芍、炙甘草、桂圆肉各10g，广木香、柴胡、莲子心、炒黄连各6g。

加减法：阴虚热盛加生地、玄参、金石斛、天冬；癌肿明显加龙葵、白毛藤、铁扁担、野百合、白花蛇舌草；颈颔瘰核加海藻、昆布、夏枯草；疼痛剧烈加西黄醒消丸；大便溏薄加山药、白扁豆，或加服六君子丸。

（二）外治法

初起选用北庭丹，或青吹口散，外搽；后期出血不止，选用蒲黄炭末撒疮面上；颔下肿核初起外敷锦地罗，醋磨浓汁涂之，或敷红灵丹油膏；溃后改用生肌玉红膏掺九黄丹或海浮散敷之。还可选用水澄膏。

【偏方荟萃】

1. 梅花点舌丹，每次2粒，日2次，吞服。

2. 人中白，研末，外吹。适用于后期。

3. 小蓟散，外扑。适用于出血阶段。

【调摄护理】

1. 注意口腔卫生，去除龋齿、坏牙，纠正不合适的假牙及牙托。

2. 对有恶变为本病的舌黏膜白斑、慢性溃疡等应积极治疗。

3. 患者应避免精神刺激，并应戒烟。

【预后判析】

鉴于本病恶性度高，转移率高，故宜早期采取综合疗法，首先行手术治疗，同时，应配合外照射或镭针、钴–60（^{60}Co）照射及化学药物治疗。

【医案精选】

王，虎邱。舌菌之形，头大蒂小，突如莲子，状如鸡冠，舌不能伸缩，或裂出血，仍然坚硬，有妨饮食，难治之证也。因心绪烦扰则生火，思虑伤脾则生郁，郁极火盛，则怒芽逆发矣。今以导赤甘露饮，作支持之计。倘能悦性怡情，胜乞灵于药石也。水牛角尖、木通、生地、知母、石斛、银柴胡、茵陈、甘草、黄芩、麦冬、枇杷叶、淡竹叶。(《疡科会粹》)

【名论摘要】

《外科真诠》："舌岩，舌根腐烂如岩，乃思虑伤脾，心火上炎所致，或因得杨梅毒而来。其症最恶，难以调治。盖舌本属心，五脏皆络，今腐烂如岩，内络已伤，五脏受损，虽有治法，不过苟延岁月而已。"

茧唇（唇癌）

【病名释义】

茧唇病名出自明·《疮疡经验全书》。该书说："茧唇者，此证生于嘴唇也，其形似蚕茧，故名之。"其别名还有茧唇风、白茧唇等。本病相当于西医学的唇癌。

据文献统计，本病一般多发生在下唇的中外 1/3 处，且有 90% ~ 95% 发生在唇红缘部；其发病率为 12.2%，居口腔癌第三位。

【病因病机】

1. 思虑过度　脾开窍于口，其华在唇。若思虑太过，则使心火内炽，心热移于脾，脾热上蒸，故而唇干且燥，甚则皲裂。正如《疮疡经验全书》所说："心思太过，忧虑过度，则心火交炽，传授脾经。"

2. 饮食不节　胃与脾互为表里，足阳明胃经环绕口唇，故脾胃失常均可影响口唇而发病。若过食煎炒、炙煿动火之品；或过饮醇酒，皆可损伤脾胃，久则积热内生，熏蒸于唇而诱发本病。故《外科正宗》说："茧唇乃阳明胃经病。"

3. 局部刺激　长期吸烟，尤其是使用烟嘴和烟斗者，局部持久而慢性刺激，有诱发本病的可能。

另外，唇部白斑、结节、疣赘、裂口等长期不愈，亦可恶化而演变为本病。

总之，本病的成因，既有心思忧虑、饮食不节引起的脏腑功能失调等全身因素；又有慢性刺激的局部因素，然其性质则以脾胃积火结聚为主。

【诊鉴要点】

（一）诊断要点

①患者以50岁以上的男性居多。②初起在唇红缘处生一小结，发硬结痂，大小似豆；进而增大，局部白皮皱裂，状如茧壳，自觉疼痛，妨碍饮食，时有干裂出血。③日久溃破，溃后翻花如杨梅、如菌状，形态不一，边缘不齐，高低不平，时有恶臭血水渗出，疮面覆以痂皮，久不愈合。④后期合并消渴症，尤属难治。

（二）鉴别诊断

1. 唇风（唇炎） 多生于下唇，初起作痒，继而红肿，日久破裂流水，痛如火燎，但不坚硬，亦不似茧唇之溃后翻花。

2. 杨梅唇疳 好发于上唇，初为丘疹或硬结，四周肿，溃后呈紫红色，基底平坦。病程短，可自愈，有梅毒接触史。

3. 唇部血管瘤 继发感染在唇部可见肿胀糜烂，但不坚硬，待炎症消退后，可见血管瘤之病变。

【辨证施治】

（一）内治法

1. 津伤证 唇部小结如豆，或大若蚕茧，突肿坚硬，白皮皱起，伴有不痛或微痛，口干而渴。舌质红少津，苔薄白，脉细数。治宜润燥生津，清热凉血。方用清凉甘露饮加减。水牛角30g（先煎），银柴胡、黄芩、知母、竹叶各10g，生地15g，麦冬12g，炒枳壳、甘草各6g，灯心草3扎。

2. 实火证 初期或中期，唇部肿结，坚硬疼痛，干燥皱裂，妨碍饮食，面赤，便秘。舌质红，苔薄黄微干，脉滑数有力。治宜泻热通便。方用凉膈散加减。黄芩、焦山栀、连翘、炒枳壳各10g，熟大黄、生甘草、芒硝（冲下）各6g，薄荷、升麻各3g，炒白芍、山药各12g。

3. 虚火证 见于晚期，肿结破溃，时津恶臭血水，久不愈合。伴见五心烦热，两颧潮红，口干咽燥，形体瘦削。舌质红，少苔或光红无苔，脉虚数无力。治宜滋水养阴，扶正托毒。方用麦味地黄丸加减。麦冬、干地黄、山药、白花蛇舌草、黄芪各30g，浙贝母、茯苓、草河车、金银花各15g，炒丹皮、山萸肉、泽泻、升麻各10g，天龙1条，莲子心、焦山栀、五味子各6g。

若溃破翻花出血，伴有消渴症状者，当参照内科消渴治法。

（二）外治法

1. 软膏 选用蟾酥饼、陀僧膏盖之；亦可以红灵丹油膏或青吹口散油膏盖之，适用于初起阶段；溃后可外涂生肌玉红膏或紫归油。

2. 手术 早期以手术切除为主。

【偏方荟萃】

1. 蜈蚣 1g，僵蚕、栀子、甘草、防风、藿香各 10g，全蝎 3g，生石膏 15g。研细末，每次服 3g，日 3 次。

2. 全蝎、蛇蜕、蜂房各等量，共研细末，吞服，每次服 3g，日 3 次。

3. 黄柏 60g，密陀僧、五味子、甘草各 6g。制法：将后三味末涂黄柏上炙干，刮片贴唇。

【调摄护理】

注意口腔卫生；积极治疗唇部白斑、结节、疣赘、裂口等，以防恶变；吸烟时避免灼伤唇部，最好少吸或不吸烟。

【预后判析】

本病应早期诊断，早期手术，但在条件不成熟的情况下，中医治疗仅可缓解症状，根除较为困难。

【医案精选】

州守刘克新患茧唇，时出血水，内热口干，吐痰体瘦，肾虚之证悉具，用济阴地黄丸，年许而愈。

一妇人怀抱久郁，患茧唇，杂用消食降火，虚证悉具，盗汗如雨，此气血虚而有热也。用当归六黄汤，内黄芩、黄连、黄柏俱炒黑，二剂而盗汗顿止。乃用归脾汤、八珍汤兼服，元气渐复。更以逍遥散、归脾汤，间服百余剂而唇亦瘥。（《口齿类要》）

【名论摘要】

《杂病源流犀烛》："茧唇……大是奇病，不急治，则死。"

《口齿类要》："（茧唇）大要审本症察兼症，补脾气，生脾血，则燥自润，火自除，风自息，肿自消。若患者忽略，治者不察，妄用清热消毒之药，或用药线结去，反为翻花败症矣。"

《证治准绳·疡科》："肾虚唇茧，时出血水，内热口干，吐痰，体瘦，宜济阴地黄丸。肝经怒火，风热传脾，唇肿裂，或患茧唇，宜柴胡清肝散。胃火血燥，唇裂为茧，或牙龈溃烂作痛，宜清胃散，或加芍、芎、柴胡，可治脾胃、肝胆经热。风热传脾，唇口皱，或头目眩晕，四肢浮肿如风状，宜羌活散。风热客于脾经，唇燥裂无色，宜泻黄饮子。中气伤损，唇口生疮，恶寒发热，肢体倦怠，宜补中益气汤。思虑伤脾，血耗唇皱，宜归脾汤。意思过度，蕴热于脾，沈裂无色，唇燥口干生疮，年久不愈，内服五福化毒丹，外用橄榄烧灰末，猪脂调涂；或用核中仁，细研敷之。"

黄瓜痈（瘢痕疙瘩）

【病名释义】

黄瓜痈病名出自《证治准绳》，又名黄瓜疽、肉龟、黄疽、蟹足肿、肉蜈蚣、锯痕症等。《中国医学大词典》曾有一段简明记载："此证由心肾二经受邪所致，生于胸背两胁间，严如龟形，头尾四足皆具，皮色不红，高起二寸，疼痛难忍。"这段记录说明本病与西医学的瘢痕疙瘩十分接近。

【病因病机】

先天禀赋不耐，加之遭受金创、火水之伤，余毒未净，气滞血瘀，湿热搏结而成。

1. 先天因素 禀性不耐，复受金、刀、水、火之伤，或痈疽疔疮愈后，余毒未尽，阻遏肌肤，气血痞涩，凝聚而成。

2. 外伤因素 各种外伤或外邪侵袭，营卫不和，气滞血凝，瘀于肤腠而发。

【诊鉴要点】

（一）诊断要点

①病变通常发生在外伤、烧伤以及化脓性损害上。②初起时，原有创口瘢痕高起，继而坚硬斑块，色泽淡红或色白，表面光滑，皮肉高突，形如蟹足或蜈蚣，或如黄瓜横卧，大小不一，数目亦多少不定。③自觉瘙痒或刺痛不适。

（二）鉴别诊断

本病应与瘢痕性结节病区别，此时须活检，结节病可见上皮样细胞聚集而成的结节。

【辨证施治】

（一）内治法

1.余毒凝聚证 本病初起，肿块高突，状若蟹足，其色淡红，时有瘙痒。舌质红，苔薄白，脉弦滑。治宜解毒散结，行经通络。方选解毒通络饮加减。连翘、金银花、丹皮、赤芍、夏枯草各 10g，路路通 12g，当归、山慈菇各 15g，制香附、甲珠、皂角刺各 6g。

2.气滞血瘀证 病程较久，肿块超出创口范围，状如蜈蚣或树根，边缘不规则地向外扩展，其色紫暗，刺痛或瘙痒，时轻时重。舌质暗瘀斑，脉涩。治宜活血理气，解毒软坚。方选桃红四物汤加减。桃仁、红花、青皮、陈皮、当归尾各 6g，赤芍、党参各 10g，三棱、莪术各 4.5g，黄芪、皂角刺、茯苓各 12g，甲珠、枳壳、广木香各 4.5g，地鳖虫 9g。

加减法：瘢痕初起，色泽鲜红，病浅加茜草、鬼箭羽、忍冬藤、石南藤；瘢痕色泽暗红，病深加水蛭、全蝎、猪牙皂角、土贝母、煅牡蛎。

（二）外治法

初起选用生附子、密陀僧、煅牡蛎、川芎、茯苓各 15g，研细末，油调成糊，外敷。病程稍久，选用黑布药膏、瘢痕软化膏、独角莲膏、鸦蛋子软膏，外敷。

（三）针灸疗法

毫针法 阿是穴（皮损区）。方法：取 1 寸左右的毫针，距损害边缘 0.5cm 处，呈 70°斜刺，针尖汇于损害中央，留针 30 分钟，其间行针 3～5 次，2 日 1 次。

【偏方荟萃】

1.五倍子 15g，山豆根 10g，白及 10g，分别研细末和匀，香油调涂患处。

2.苦参膏（苦参面、祛湿药膏调膏），外涂患处。

3.散结灵、大黄䗪虫丸、活血消炎片、软皮丸、小金丹，任选一方，日 2 次，1 次 1～3 丸，温开水或绍兴酒送下。

【调摄护理】

1.避免继续遭受外伤，以防扩大。

2.少食辛辣食品。若有刺痒感则应及时治疗，不要乱用腐蚀药物。

【预后判析】

本病有的逐渐扩大，但到一定范围而停止；亦有少数可自愈。

【医案精选】

许某，女，12岁。右侧膝关节内侧，于3年前烧伤遗留瘢痕如蟹足，面积大如手掌，影响膝关节屈曲不能伸直，行走跛行。外用黑布膏，瘢痕逐渐软化，膝关节渐渐能够伸直，用药4个月以后，瘢痕完全软化，膝关节伸直能正常行走。（《赵炳南临床经验集》）

【各论摘要】

中国医学科学院皮肤性病研究所："使用黑布药膏治疗81例瘢痕疙瘩，通过临床观察及组织病理检查，均证明黑布药膏对瘢痕疙瘩有一定的疗效。81例中显著进步者26例（32.1%），进步者44例（54.3%），无效者11例（13.6%），连续治疗不间断者疗效较佳。"

乳疳（湿疹样乳头癌）

【病名释义】

乳疳病名出自《外科启玄》。该书曾对本病的临床特征、病因和治疗均提出过具有指导性的论述："有养螟蛉子为无乳，强与吮之，久则成疮，经年不愈，或腐去半截，似破莲蓬样，苦楚难忍，内中败肉不去，好肉不生。乃阳明胃中湿热而成，名曰乳疳，宜清胃热，大补血气汤丸。再加补气血膏药贴之，加红粉霜妙。"据此说明本病十分接近西医学的湿疹样乳头癌，又名Paget病。

【病因病机】

乳头属足厥阴肝经，乳房属足阳明胃经，胃与脾相连。若七情所伤，包括思虑不遂，或恚怒忧思，或因过食辛辣，嗜酒肥腻，或因久病，脏腑虚损，皆可导致肝郁胃热，脾失健运，湿热内生，凝结而生。肝伤则条达失常，而气火内盛；脾伤则健运无权而多湿重。湿热痰浊，循肝胃之经，交凝乳管或经络，日积月累，则致本病。

【诊鉴要点】

（一）诊断要点

①通常发生于40～60岁的妇女，40岁以内很少见。②病变部位在单侧乳头、乳

晕及其周围，甚至发生于阴部、肛围、腋窝、脐窝等处，此种称为乳房外 Paget 病。③乳头及乳晕区域为境界清楚的红色斑片，表面多有渗出结痂或角化脱屑，呈湿疹样外观。④经数月或数年后，浸润明显，发生溃疡。

（二）鉴别诊断

本病主要与湿疹、黑色素瘤、Bowen 病相鉴别，此时往往需要通过病理检查方能证实。

【辨证施治】

（一）内治法

1. 肝脾湿热证 乳头连及乳晕红斑，湿烂和渗出橘黄色清汁，或结痂皮不易脱落。自觉痒痛相兼，脘腹不适，口苦微干。舌质红，苔薄黄微腻，脉濡数。治宜疏肝健脾，解毒通络。方选乳疳汤加减。柴胡、龙胆草、黄芩、紫草、白术、炒槐花各 10g，茯苓、山药、炒白扁豆各 15g，白花蛇舌草、草河车、半枝莲各 30g，浙贝母 12g，丝瓜络 6g。

2. 肝火郁滞证 乳头或乳晕红肿胀，境界清楚，上覆糠秕状鳞屑。自觉干痒不休，心烦易怒，小便短黄，夜寐欠安。舌质红，苔少，脉弦数。治宜清肝解郁，方选清肝解郁汤加减。生地、白芍、炒牡丹皮、浙贝母、党参、白术各 10g，当归、香附、川芎、姜半夏、甘草各 6g，夜交藤、合欢皮、生薏苡仁各 15g，莲子心、栀子各 3g。

3. 浊痰阻络证 乳头或乳晕结块明显，色泽深褐，溃烂延扩。伴见头昏肢软，或腋窝、股内瘰核肿胀。舌质淡红，苔薄黄且腻，脉滑数。治宜养营益气，佐以软坚。方选香贝养荣汤加减。香附、桔梗、川芎、当归、陈皮各 6g，党参、熟地、茯苓、白芍各 10g，浙贝母、僵蚕、夏枯草各 12g，山慈菇、三棱、莪术、皂角刺各 4.5g。

4. 心脾亏损证 病程旷久，经数月或数年，肤色紫褐，乳头回缩，甚则破落，基底坚硬，伴有体羸瘦弱，胸胁抑郁，月经不调，心慌短气。舌质淡红，苔少，脉虚细。治宜健脾养心，扶正固本。方选归脾汤加减。党参、茯神、黄芪、酸枣仁各 12g，白术、熟地、白芍、炙甘草、远志、龙眼肉各 10g，山药、白花蛇舌草各 15g。

加减法：乳晕四周硬结或肤色紫暗加丹参、桃仁、红花、僵蚕、蜈蚣；渗出津汁偏多加苍术、黄柏、白扁豆、革薢；瘙痒剧烈加白鲜皮、苦参、徐长卿；疼痛明显加川楝子、延胡索、乳香、没药；病变发于阴部加知母、黄柏、车前子（包），气血两虚加太子参、冬虫夏草、黄芪、刺五加等。

（二）外治法

渗液或糜烂时，选用马齿苋水洗剂，煎汁湿敷，然后外涂黎芦膏，或黑布膏；或用珠红散、青黛散、鹿角散，任选一种，植物油调成糊状，外涂；若疮面干裂，或刺痛，或干痒时，可用蛋黄油外涂。

【偏方荟萃】

1. 逍遥散加减　柴胡、当归、赤芍、白芍、龙胆草、白花蛇舌草、紫草、黄芩、夏枯草、土茯苓、丝瓜络、野百合，煎服。

2. 三石散　炉甘石（煅）、熟石膏、赤石脂各等份，研细末，外掺或植物油调糊外涂。

3. 太平马齿苋膏　马齿苋、白矾、皂荚各 30g，研细末，用好醋 500mL，慢火熬膏，贴患处。

【调摄护理】

情绪要乐观，积极配合治疗；切忌恚怒和过食辛辣、肥厚之品。

【预后判析】

早期诊断，早期治疗，必要时速做乳房单纯切除术。

【名论摘要】

《外科真诠》："乳疳，乳头腐烂，延及周围……又有妇人无故乳头周围浮皮烂痒，时流清汁，乃肝胃湿热凝结而成。"

瘤赘（神经纤维瘤）

【病名释义】

瘤赘病名出自《洞天奥旨》。关于本病的记载，在中医文献里不多，到清代中医外科专著始能查到一些资料，多数医籍将其列入"怪症"，如《外科真诠》说："人遍身生疙瘩，或内如核块，或似磨菇香蕈木耳之状者。"又如《洞天奥旨》说："初生之时，亦有细于发者，久之而大矣。小者如胆，大者如茄，以利刃割断。"综观上述文献，本病十分接近西医学的神经纤维瘤。

【病因病机】

先天禀赋不足，肺气不宣，腠理不密，湿痰气郁，相互纠结，阻滞经络而发于肌肤。

【诊鉴要点】

（一）诊断要点

①咖啡色斑常为最早的表现，起于幼年期，若超过5块则提示有本病可能。②软纤维瘤：多数散布于躯干和四肢，始系无蒂的叶状或圆顶的肿块，继而发展有蒂，呈软的淡红色瘤。③象皮病样多发性神经瘤：界限清楚的淡棕色斑，2～5cm长，有的呈卵圆形的咖啡色斑，也可呈小的暗色斑；20%可见腋窝及会阴部有小雀斑样色素斑；5%～10%可见口腔损害；60%伴智力发育障碍；10%可伴脊柱弯曲；40%伴有神经系统病变，颅内肿瘤可致癫痫发作；5%～15%最终发生神经纤维瘤的肉瘤改变，大多在40岁以后发生，也可在儿童期出现。

（二）鉴别诊断

本病需与奥耳布赖特综合征鉴别，该综合征包括皮肤的咖啡色斑、长骨结构不良和女孩青春期发育过早等。

【辨证施治】

（一）内治法

1.湿痰证 咖啡色斑大小不一，呈散布性，空泡样肿瘤，大小不等，小者如豆，大者如瓜，压之柔软，色泽污褐。伴有痴呆，偶发癫痫。舌质淡红，苔薄黄，脉滑数。治宜理气化痰，活血散结，方选温胆汤加减。姜半夏、茯苓、陈皮、炒枳实各10g，竹茹、胆南星、石菖蒲、远志各6g，熟大黄4.5g（后下），当归、赤芍、白芍、丝瓜络各12g。

2.气郁证 全身有大小不等、皮色正常的疝状肿瘤，并有随喜怒而消长的现象，或兼癫痫样发作，或伴夜寐欠安，梦多。舌质红，苔少，脉细弱。治宜中和气血，软坚内消。方选活血逐瘀汤加减。丹参、赤芍、鸡血藤各15g，厚朴、橘络、土贝母、炒白芥子、白僵蚕、丝瓜络各10g，柴胡、黄芩各6g。

（二）外治法

一般无须外治，肿瘤较大时宜手术摘除。不过，《外科真诠》介绍的熏洗法不妨试一试。药用苍耳子草1把，苦参、白芷各100g，水一大锅，煎汤倾在浴盆内，外用席围而遮之，乘热而熏之，待水温而洗，至水冷为止。

【调摄护理】

避免近亲结婚；对咖啡色斑，勿滥用褪色类外搽药膏或药霜。

【预后判析】

凡发病早而增长快者，表示预后不良；若皮损广泛，伴见泌尿系、胃肠系或中枢神经性疾病也提示预后差。妊娠期可致原有损害很快发展并有新损害发生。

足腫（淋巴管瘤）

【病名释义】

足腫病名出自《诸病源候论》。腫，指足胫肿至发直。该书说："腫病者，自膝以下，至踝及趾俱肿直是也。皆由气血虚弱，风邪伤之，经络否涩而成也。"本病近似于西医学的胫部单纯性淋巴管瘤。

【病因病机】

先天禀赋不足，荣卫失和，风邪内侵，经脉塞滞；或脾胃失调，湿热内蕴，外溢肌肤而成。

【诊鉴要点】

（一）诊断要点

①病变部位主要在颈、肩、腋窝皱襞、上臂、股部、四肢远端等。②常在出生时或生后不久，在肢端等处出现弥漫性肿胀，柔软而有波动感。③初起典型损害系在患处可见群集水窠，小如粟米，大似芡实，状若鱼卵，一般为淡黄色，如混合小血管，则除呈紫红色外，尚可呈淡红、红蓝色；逐渐增大形如黄豆，色似葡萄，揩破后渗流脂水，涓涓不止。

（二）鉴别诊断

本病应与血管角皮瘤的丘疹性或局限性损害相鉴别，该病皮肤色泽正常，皮下有扩张的较大淋巴管，此外，组织病理可以区别。

【辨证施治】

（一）内治法

1.脾虚湿盛证 患处初见鱼卵状皮损，水疱色淡透明，揩破则涓流不止。舌质淡红，苔滑多津，脉细滑。治宜健脾和中，淡利水湿。方用参术白术丸加减。党参、茯苓、白术、苍术各 10g，炒白扁豆，炒薏苡仁、冬瓜皮各 12 ~ 15g，姜半夏、陈皮、胆南星各 12g，白茅根、猪苓各 15g，红花、川牛膝各 6g。

2.湿瘀阻络证 疱液色红，或者状如葡萄，揩破则有血水外溢。舌质淡红夹有瘀斑，苔少，脉细涩。治宜健脾除湿，通络活血。方用理中活血汤加减。白术、丹皮、赤芍、川芎各 10g，茯苓、泽泻、党参、当归、紫草各 12g，丹参 15 ~ 30g，桂枝、甲珠各 6g。

加减法：局部肿胀不消加炒黑丑、炒白丑、炒白芥子、海浮石；或加服小金丸；病变在口舌区域加炒黄连、升麻、板蓝根；病变在会阴或阴囊区域加炒胆草、炒杜仲；病变在腋窝加柴胡、川楝子等。

（二）外治法

生南星，米醋磨成浓汁，外涂患处，日 1 ~ 2 次。

【偏方荟萃】

1.气血虚弱者，治宜双补气血、疏通经络，以八珍汤化裁；湿气下注者，治宜健脾利湿，以加味胃苓汤化裁。(《中医外科学》)

2.脾虚痰阻者，治宜健脾化湿、理气蠲痰，方用香砂六君子汤加白僵蚕、制南星、路路通、海桐皮、蜈蚣。(《中医皮肤科诊疗学》)

【调摄护理】

本病除治疗外，应保持患处洁净，不可触破，以防染毒成脓。

【预后判析】

本病必要时采用中西医结合治疗，如放射线疗法、电干燥法对本病损害有效。

【医案精选】

姚某，男，17 岁。会阴及左大腿根部出现肿物已 6 年，如手掌大，色透明，经某医院切除，病理诊断为淋巴管瘤。约 1 年后，在阴囊及左大腿根部又起群集黄豆大透明水疱，擦破后流水，涓涓不止，尿少色黄。滑脉，舌淡苔薄白。证属脾经湿盛，水湿外溢。治拟健脾理湿。药用苍白术、赤猪苓、泽泻、陈皮、山药、扁豆衣、炒苡仁、萹蓄、萆薢、六一散各 9g，水煎服。后加五味子 9g，先后共服 60 余剂治愈。(《朱仁康临床经验集》)

肉瘤（脂肪瘤）

【病名释义】

肉瘤病名出自《备急千金要方》。《外科正宗》说："肉瘤者，软若绵，硬似馒，皮色不变，不紧不宽，终年只似复肝然。"《外科启玄》对本病描述更加完整，说："凡肉瘤初生如粟如桃，久则如馒头大。其根皆阔大，不疼不痒，不红不溃，不软不硬，不冷不热，日渐增加。"据此记载，本病十分接近西医学的脂肪瘤。

【病因病机】

本病多因饮食不节，过食肥甘厚味、辛辣炙煿之品，导致脾运不健，湿痰内生，结聚于体肤；或由思虑伤脾，中土运化失职，湿痰阻络，与气血凝结而成。

1. 气滞痰凝　郁结伤脾，脾虚则运化失职，痰浊蕴阻，逆于肉理而结成肿块。诚如《外科枢要》所说："若郁结伤脾，肌肉消薄，外邪所搏而为肿者，其自肌肉肿起，按之实软，名曰肉瘤。"

2. 肝脾不和　肝主疏泄，脾主运化。郁怒伤肝，思虑伤脾，疏泄失常，气血郁滞而成瘤。《外科正宗》说："忧郁伤肝，思虑伤脾，致脾气不行，逆于肉理，乃生肉瘤。"

【诊鉴要点】

（一）诊断要点

①病变部位常在乳房、背部、腹部、颈部、肩部、腋部、前臂、上肢、股部等处。②单发或多发，圆形或分叶，结节柔软似面团状，一般直径为 2～10cm，肤色正常，略感微凉。③临床上分为以下几型。多发性脂肪瘤：两个或两个以上甚至百个成群融合无痛性形状不一的肿瘤，见于身体任何部位，生长快时可有疼痛；女性多见。颈部对称性脂肪沉积症：又名马德隆颈。在颈后和肩部发现范围大的块状肿瘤，弥漫性多叶状，呈披肩样分布，多见于男性。隆起状脂肪沉积：多发生于臀部，俗称脂臀，是非常特殊的类型。纤维脂肪瘤：是一种含有相当多结缔组织的脂肪瘤。浸润脂肪瘤：是罕见的无包膜脂肪瘤，出现在深层软组织，可浸润骨骼肌。

（二）鉴别诊断

1. 血管脂肪瘤　外形相似但有疼痛感。

2. 皮脂腺囊肿　形似脂肪瘤，但囊肿中心有点状小窝。

【辨证施治】

（一）内治法

1. 气滞痰凝证 初起体质壮实，或形体肥胖，瘤体分布在背、肩及腹部等处，触之柔软如绵，或有胀感。舌质胖嫩，苔薄白，脉滑实。治宜行气散结，燥湿化痰。方选二陈汤加味。陈皮、姜半夏、炒白芥、炒枳壳各10g，青礞石、茯苓、生龙骨、生牡蛎各15g，制南星、昆布、海藻各6g，苍术、厚朴各12g。

2. 气虚痰浊证 日久瘤体渐大，甚则如碗，捏起松软，肤色正常。伴有纳呆食少，神疲乏力，或见浮肿便溏。舌质淡红，苔白腻，脉濡缓。治宜健脾益气，宽中化痰。方选顺气归脾丸加减。陈皮、浙贝母、香附、乌药各10g，茯苓、黄芪、党参各12g，白术、广木香、炒黑丑、炒白丑、甘草各6g，远志、皂角刺、川芎各4.5g。

3. 肝脾不和证 体生肉瘤，或软或韧，兼见胸闷肋胀，烦躁易怒，食纳欠佳。舌质淡红，苔白微滑，脉弦细。治宜疏肝和脾，理气活血。方选十全流气饮加减。乌药、香附、广木香、青皮各10g，茯苓、白芍、当归、浙贝母、山慈菇各12g，夏枯草30g，玫瑰花、郁金各6g。

（二）外治法

初起可外敷消瘤膏；或取山慈菇，醋磨浓汁，外涂患处，日3～5次。瘤体过多，伴有疼痛，尤其出现恶性变征象时，应迅速手术切除。

【偏方荟萃】

1. 桃仁四物汤合二陈汤加减 当归、赤芍、桃仁、红花、三棱、莪术、陈皮、半夏、白芥子、白花蛇舌草、生山楂、角针、牡蛎、甘草，煎服。

2. 小金片 日2～3次，1次4片。

3. 当归片 日2次，1次5片。

4. 海藻玉壶汤加减 海藻、陈皮、浙贝母、昆布、法半夏、青皮、当归尾、炒三棱、川芎，煎服。

5. 化坚二陈汤加减 法半夏、陈皮、茯苓、生牡蛎、僵蚕、夏枯草、白术、炙甘草、浙贝母，煎服。

【调摄护理】

1. 应避免过食鱼腥海鲜、辛辣肥腻食品，饮食宜清淡，以新鲜蔬菜、水果，豆制品等为宜。

2. 患处不可自行挤压；避免擦破磕碰，以防染毒化脓。

【预后判析】

本病生长缓慢，治疗可获效；瘤体过大也可切除。

脂瘤（皮脂囊肿）

【病名释义】

脂瘤病名出自《三因极一病证方论》，又名粉瘤。有关本病的主要证候，《洞天奥旨》说："粉瘤大而必软，久则加大，似乎有脓非脓也，乃是粉浆藏于其内，挤出宛如线香焚后之滓。"陈无择说："破而去其脂粉，则愈。"由此可见，本病接近西医学的皮脂囊肿。

【病因病机】

脏腑失调，聚瘀生痰，随气留滞，凝结于肤腠而成。

【诊鉴要点】

（一）诊断要点

①病变部位多分布在头部、躯干或生殖器的皮肤、皮下组织内。②损害为一个或数个球形肿物，小者如绿豆，大者比鸡蛋还要大。③表面紧张外凸，呈淡白色或带青色，皮脂腺口塞有一个黑头粉刺样小栓，挤压时可挤出白色蜡样物质。④如有继发感染，可化脓破溃。

（二）鉴别诊断

1. 脂肪瘤　皮下脂肪堆积，较软，体积较大。

2. 纤维瘤　顶中心无黑头粉刺，也没有扩大的毛囊孔。

【辨证施治】

（一）内治法

大小不等、数目多少不一的球形肿物，压之或软或硬，部分毒染则红肿疼痛，进而脓浊外泄，舌脉正常。治宜理气化痰，通络散结。方选礞石滚痰丸加减。青礞石、姜半夏、陈皮、茯苓各12g，地丁、夏枯草、浙贝母各15g，皂角刺、竹茹、炒枳壳、炒白芥子、胆南星各10g。

（二）外治法

未破溃时，选用胆南星，或雄黄，醋磨取汁外涂，日3次；已溃时，先用艾条灸之，挤尽粉滓样物质，再插入白降丹，2日1次；待其包囊腐蚀脱落后，拟用生肌散收功，方可根治。若毒染红肿未溃时，选用消炎膏外敷，日1～2次，脓成溃破后按上法处理。

（三）针灸疗法

毫针法 主穴：阿是穴（皮损区）；配穴：手外侧配外关，足外侧配足三里。方法：施泻法。与此同时，用1.5寸毫针在肿物四周呈70°角斜刺，得气后施泻法，留针30分钟，2日1次。

（四）其他疗法

1.火针法 阿是穴（局部肿物）。方法：用火针快速刺入中央，然后轻压，促使蜡样油腻物溢出。5～7日施术1次。

2.拔罐法 阿是穴（局部肿物）。方法：先用三棱针点刺中央，随之用火罐拔之。

血瘤（血管瘤）

【病名释义】

血瘤病名出自《外台秘要》，该书说："《肘后》云，皮肉中突肿起，初如梅李，渐长大，不痒不痛，又不坚强，按之柔软，此血瘤。不疗，乃至如盘大，则不可复消，而非杀人病尔，亦慎不可破，方乃有大疗。今如觉，但依瘿家疗，疗若不消，更引别大方。"这段文字为本病最早而比较完整的描述。据此，十分接近西医学的血管瘤。

【病因病机】

1.心火妄动 逼血沸腾，外受寒凉，相互凝结，显露于肌肤而成。明·《薛己医案》说："心裹血而主脉……若劳役火动，阴血沸腾，外邪所搏而为肿，其自肌肉肿起，久而有赤缕，或皮俱赤，名曰血瘤。"

2.先天禀赋 多因元气不足，气滞血结，经络不通，复受外邪所搏，脉络壅聚所致。诚如《医宗金鉴》所说："此患由先天肾中伏火，精有血丝，以气相传，生子故有此疾。"

【诊鉴要点】

（一）诊断要点

①患者多发生在婴儿或儿童；女性多于男性约 2 倍。②临床上分 4 型。鲜红斑痣：又名毛细血管扩张痣或葡萄酒样痣，好发于头颈区，表现为一或数个暗红色或青红色斑片，边缘不整，压之褪色；常持续终生。毛细血管瘤：又名杨梅痣，通常在出生后数周出现，表现为一个或数个鲜红色、柔软呈分叶状肿瘤，压之不褪色；数月内增大，1 岁为其最大限度。海绵状血管瘤：按其发生频率顺序为皮肤、骨、肝、骨骼、肌及肠；表现为大而不规则、柔软的皮下肿块，常伴毛细血管瘤，如增大发生破溃，继发感染，最后形成瘢痕。混合型血管瘤：由两种类型血管瘤混合存在，而以一型为主。

（二）鉴别诊断

血痣（血管痣） 多数皮疹局限，手压检查时其大小和色泽均无变化。

【辨证施治】

（一）内治法

1. 血热瘀滞证 初起如瘤，肤色红，或肿胀，或患处有热感。舌质红，少苔，脉细数。治宜凉血活血，滋阴抑火。方选芩连二母汤加减。黄芩、知母、贝母、酒炒当归各 6g，炒白芍、生地、熟地、地骨皮各 10g，川芎、甘草、蒲黄、羚羊角各 4.5g，紫草 12g。

2. 寒凝血瘀证 病久或瘤色紫黯，兼见畏寒，疼痛，入夜更甚。舌质暗红，苔少，脉细涩。治宜温经补气，活血行瘀。方选通窍活血汤加减。当归、赤芍、黄芪、生地、熟地各 12g，川芎、桂枝、制附片各 10g，三棱、莪术、干姜、甲珠各 6g，活血藤、鸡血藤各 15g，制乳香、制没药各 4.5g。

3. 气虚血瘀证 皮疹初起为圆形或半圆形隆起，表面见错杂孙络交织如网，色泽鲜红或暗红，质软如绵，压之变小变平，去压后则复原样。舌质淡红，苔少。治宜益气凉血，滋阴通络。方选四物汤加减。生地、赤芍、白芍、炒牡丹皮、紫草、牡丹参各 10g，黄芪 30g，党参、蜀羊泉、木馒头、土茯苓各 15g。

4. 血络瘀阻证 出生即有，或出生后不久，在头颈区，特别是枕部发现鲜红或绛红色斑片，局限一处，表面光滑，变化甚少。舌质正常或微暗，苔少，脉细小。治宜活血通络，凉血退斑。方选桃红四物汤加减。桃仁、红花、赤芍各 6g，归尾、鸡血藤、银花藤各 12g，陈皮、丝瓜络各 10g，鬼箭羽 15g。

（二）外治法

血瘤体积不大者，可以针穿抽出血液，压迫止血，外敷清凉膏，或紫色消肿膏，并加压包扎固定，常能促使瘤体消失。初起而浅表者，选用银锈散外搽，使其坠落；若擦破出血者，选用桃花散外掺包扎止血。

（三）针灸疗法

毫针法　主穴：阿是穴（皮疹区）、血海；配穴：足三里、太冲。方法：施泻法，3 日 1 次。

（四）其他疗法

1. 电针法　阿是穴（皮疹区）。方法：消毒后针尖直刺瘤体，其深度为瘤体 3/4，然后在针柄上接通电流，以患者能够耐受为度，每次持续 1 ～ 2 分钟，不出血为准，3 日 1 次。

2. 火针法　阿是穴（皮疹区）。方法：消毒后采用大小适宜的缝衣针，在酒精灯上烧红针尖，快速垂直插入瘤体中央凸出部位 0.1 ～ 0.2cm，随即拔针，外盖消毒敷料，一般 1 次即愈，不留瘢痕。

【偏方荟萃】

1. 甘草缩瘤法：甘草煎膏，笔蘸涂瘤之四周，上 3 次，再用芫花、大戟、甘遂各等份为末，醋调，别以笔妆其中，勿近甘草。次日缩小，又以甘草膏妆小晕 3 次如前，仍上次药，自然焦缩。适用于瘤体较大。

2. 瘤内注射法：消毒病变区域，以消痔灵注射液与 1% 普鲁卡因注射液，按 1∶1 混合（注意：普鲁卡因皮试阳性者改用利多卡因）抽入 5 ～ 10mL，用 5 号细长针头。刺入瘤腔，抽有回血后缓慢注射，至整体瘤体高起为止，抽针处再注射少量药液，外盖消毒纱布包扎。1 周后未见瘤体萎缩，可用消痔灵液 2 份、1% 普鲁卡因 1 份，注射法如前。瘤体小者，1 ～ 2 次即可；瘤体大者，4 ～ 5 次。

3. 消瘤方：海藻、昆布、黄药子各 15g，夏枯草 30g，泽漆、僵蚕各 18g，蜈蚣、白芥子各 6g，芋芳丸（包）、牛蒡子、山慈菇、大贝母各 9g，山楂肉、玄参各 12g，水蛭 3g。煎服。

4. 甘遂 60g，甘草 60g，分别研细末，加水熬膏。方法：先用笔蘸甘草膏涂瘤四周，另一笔蘸甘遂膏涂在瘤体上，二膏之距一线，日 2 ～ 3 次。

5. 夏氏血管瘤方：黄芪、蜀羊泉、木馒头、土茯苓各 30g，党参、白芍各 12g，紫草、牡丹皮各 9g，煎服。

6. 凉血散结汤加减：生地 30g，丹皮、赤芍、紫草、玄参、栀子、夏枯草各 10g，水牛角粉 6g（冲服），生牡蛎 15g（先煎），煎服。

【调摄护理】

1. 患者应尽量避免啼哭和烦躁以及叨吵，减少血液向瘤体的灌注。

2. 瘤体较大时，可采用手术疗法。

【预后判析】

本病部分可停止发展或者自行消失，一般预后尚可。

【医案精选】

时某，女，26岁。右颞部发现血管瘤8个月，头痛及肿块胀痛。院外确诊为海绵状血管瘤，因不能手术，转本科门诊。连服夏氏血管瘤方3个多月，血瘤消退痊愈。近年来发现上方加用淫羊藿、玄参各9g，疗效更为显著。（夏少农《中医外科心得》）

【名论摘要】

《洞天奥旨》："血瘤而赘生于皮外者，乃脏腑之血瘀，而又有湿气入于血中，故生于外也。初生之时，亦有细于发者，久之而大矣，小者如胆，大者如茄。"

粟丘疹

【病名释义】

本病为良性肿物或潴留性囊肿，起源于表皮或其附属器。有人认为其系皮脂囊肿的一型。

【病因病机】

本病由湿痰瘀积于肤表，或者外伤之后，瘀滞于孙络而成，或有遗传因素。

【诊鉴要点】

（一）诊断要点

①可发生于任何年龄、性别，也发生于新生儿。②病变部位最常见于面部，尤其是眼睑、颊及额部；成年人还可发生于生殖器。③单个损害为白色或黄白色，表面光

滑，甚似米粒埋于皮内。

（二）鉴别诊断

表皮囊肿 直径为 0.5 ～ 5cm，呈圆形隆起，硬固肿物，可以移动等。

【辨证施治】

本病为良性病变，无自觉症状，无须内治。如有美容需要时，可在消毒后用针头或小刀挑除囊肿即可。

指节垫

【病名释义】

本病是一种发生在指关节伸侧皮肤纤维性增厚的皮肤病，往往有家族史。

【病因病机】

禀赋不耐，腠理空疏，复遭外力压迫，导致气血瘀滞而成本病。

【诊鉴要点】

（一）诊断要点

①病变部位最常见于近侧指间关节，少数还可发生于膝关节和足背关节。②发病年龄一般在 15 ～ 30 岁，也有更早者。③皮肤损害为扁平或隆起的局限性角化增生，表面光滑，有时隆起很高，呈明显硬结。④发展缓慢，有些损害发牛多年而未被觉察。

（二）鉴别诊断

本病应与发生在手部的慢性盘状湿疹相鉴别。

【辨证施治】

本病无须内治，专从外治。皮肤损害略厚时，可选用陈皮水煎剂，浓煎取汁，先熏后泡，每日 2 ～ 3 次，每次 15 分钟，可获软皮祛胝的功效；若过度隆起时，亦可手术切除，但要防止瘢痕的发生。

黑 痣

【病名释义】

黑痣病名出自《诸病源候论》，其别名有面黑子、黑子靥、靥子等。本病特点是自幼发生，成年逐渐增多，为褐黑圆形小斑点，略高起，不觉痛痒，可发于皮肤任何部位及口、眼结膜。本病与西医学病名相同。

【病因病机】

本病的发生通常与脏腑、气血有密切关系，诚如《诸病源候论》所说："夫人血气充盛则皮肤润悦，不生疵痕。若虚损，则黑痣变生。"

1. 风邪搏于血气 血气各循其道，周流全身，脏腑、经络、四肢百骸等不得以滋养。若风邪搏于血气，致使气滞血瘀，经络痞阻，遂生黑痣。《医宗金鉴·外科心法要诀》说："中年生者，由孙络之血滞于卫分，阳气束结而成。"

2. 肾中浊气混阳 肾寓真阴真阳，是精气神三宝之源。若虚损则肾中浊气熏蒸于面，致使阳气收束，结为黑子。《外科正宗》说："黑子，痣名也。此肾中浊气混浊于阳，阳气收束，结成黑子，坚而不散。"

【诊鉴要点】

（一）诊断要点

①多数自幼发生。②皮疹初期形如霉点，小者如黍，大者如豆，略高出皮肤表面。③不觉瘙痒。④部分黑子在人体虚损时，若病变区域色泽变黑、流血，则演变成黑砂瘤，可危及生命。

（二）鉴别诊断

1. 雀斑 多发于面部，褐黄色小斑点，密集分布，日晒加重。

2. 黑砂瘤（黑色素瘤） 多数生于臀腿，肿突大小不一，以手捏起，内有黑色是也。

【辨证施治】

（一）内治法

1. 风邪搏结证 皮疹广泛，颜面、四肢、躯干均可发现黑子，大小不一，色泽深浅不一，多数呈灰黑色，部分伴有肤色白嫩，日光敏感，或有胃肠不调等证。舌质淡红，苔少，脉虚浮。治宜疏风清热，理气祛痰。方选《证治准绳》羌活汤加减。羌活、川芎、炒枳壳、黄芩各 6g，茯苓、甘菊花、青蒿、防风、生地各 12g，细辛、炙麻黄、蔓荆子各 4.5g，百合、山药、沙参各 15g。

2. 肾浊混阳证 黑子呈泛发倾向，伴有体质虚损时则色泽加深，且有轻度痒感，不慎搔破可能有演变异证之可能。舌质淡红，苔少，脉细数。治宜滋肾化源，活血退斑。方选小菟丝子丸加减。菟丝子、山药、熟地、山茱萸各 15g，石莲肉、炒丹皮、泽兰各 12g，红花、桃仁、川芎各 6g，冬瓜仁 30g。

（二）外治法

痣浅根浮，色泽浅褐时，用针挑损痣头，外涂点痣膏，经 3～4 日后结痂，其痣自落。痣深根紧，色泽灰黑时，可选用拔痣法，其方法据《外科正宗·黑子》所载，"宜细铜管将痣套入孔内，捻六七转，令痣入管，一拔便去"，痣落后再掺珍珠散，生皮敛口而愈。

（三）其他疗法

火针法 阿是穴（痣区）。方法：常规消毒，据痣大小而选用粗细适宜的针具（24～26 号），放在酒精灯上将针尖烧红约 2cm 后，迅速刺入痣中心，其深度视痣的种类而不同，痣与皮肤相平，进针不宜超过皮下；高出皮肤表面，进针可稍深，均以不刺伤正常组织为度。刺后 1 周内勿接触水，以防感染。并嘱患者结痂后待其自行脱落，不可用手抠掉。

【偏方荟萃】

1. 水晶膏：矿子，石灰水化开，取末 15g，又用浓碱半茶盅，浸入石灰末内，以碱水高石灰二指为度，再以糯米 50 粒，撒在灰上，如水渗下，陆续添之，泡一天一夜，冬天两口一夜，将米取出，捣烂成膏，挑少许点于痣上，不可太过，恐伤好肉。

2. 取痣饼：糯米百粒，石灰拇指大一块，巴豆 3 粒（去壳研），入瓷瓶，同窨 3 日，以竹签挑粟米大小点痣上，自然脱落。

3. 干漆、炭皮、雄黄、雌黄、白矾各 30g，巴豆 3 枚，捣罗为末，都研令匀，以鸡蛋白和涂之。

4. 水蛭 1 条，鸡子 1 枚。开鸡子小头，纳入水蛭，以皮儿盖合封之，直至水蛭食尽鸡清，干尽自死。频点痣上。

5. 杨氏如圣膏：黑豆梗灰、荞麦梗灰、桑柴灰、矿灰、炭灰各等份，研末，以水1000mL 淋取汁，将此汁再淋两次，慢火熬膏。每用少许，针刺破子敷之。

6. 神手膏：石灰 14g，斑蝥 7 个。上药蘸苦竹、麻油、少许，和匀，石灰揭调，然后加醋少许，搅和。先用刀剔破痣，入药于内涂之。

7. 冰蛳散：大田螺 5 枚（去壳），白砒 3.6g（面裹煨熟），冰片 0.3g，硇砂 0.6g。晒干田螺切片，煨熟；白砒研末，加硇砂再研，小罐密收。方法：外点痣上，日久自落。

【调摄护理】

1. 在治疗过程中，古人谓忌酱、醋。

2. 若发现色泽加深，范围扩大，表面糜烂，则可能恶化，应及时手术。

【预后判析】

本病对身体健康影响不大，若有碍美容可酌情治疗。除恶变外，多数向佳。

【名论摘要】

《医宗金鉴·外科心法要诀》："痣，乃孙络之血滞于卫分，阳气束结所致。"

《外科正宗》说："凡人生此，终为不吉，面部不善者，去之。"

疣状痣

【病名释义】

疣状痣是表皮痣的一种，或称局限性线状表皮痣，又称硬痣，或角化性痣。因为角质和乳头体显著增殖而形成较硬的疣状物或结节，故而称为疣状痣。中医文献尚无类似病证。

【病因病机】

本病由先天禀赋不足，气血不足，营卫失调所致。

【诊鉴要点】

（一）诊断要点

①多数在出生后就有，也可发生于几岁之后。②皮损为粟粒至黄豆或更大的硬性疣状增生，表面有角质剥脱；色泽淡褐、深灰、深褐，甚至黑色。③皮疹排列或断或续，呈条状或片状，或弧形排列。④少数有瘙痒感，极少数在老年后可继发鳞状细胞癌。

（二）鉴别诊断

本病应与寻常疣、日光性角化病、脂溢性角化病、线状扁平苔藓等鉴别，具体内容参见有关章节。

【辨证施治】

（一）内治法

皮疹呈线状或弧状排列，色泽淡褐或深褐。自觉瘙痒，舌脉正常。治宜行血活血，疏通经络。方选四物汤加味。当归、赤芍、青皮、桃仁、苏木各10g，甲珠、丹参、柴胡、土贝母各6g，刘寄奴、活血藤、泽兰、生地各12g，川芎、炙地龙、橘络各4.5g，瓦楞子、生石决明各15g。

加减法：头部加蔓荆子；上肢加桑枝；胸胁加郁金、川楝子；下肢加川牛膝。

（二）外治法

皮疹范围广泛时，先用孩儿茶、防风、威灵仙、乌药各10g，大风子、制草乌各15g，煎水取汁，外洗。然后取半夏、白芥子各等份，研末，配成20%软膏外涂；或用刺猬皮、朴硝各等份，研细末，香油调敷。

赤疵（鲜红斑痣）

【病名释义】

赤疵病名出自《诸病源候论》，该书说："面及身体皮肉变赤，与肉色不同，或如手大，或如钱大，亦不痒痛，谓之赤疵。此亦是风邪搏于皮肤，血气不和所生也。"又说："小儿有血气不和，肌肉变生赤色，染渐长大无处，或如钱大，或阔三数寸是也。"本病接近西医学的鲜红斑痣。

【病因病机】

禀赋不足，气血未充，经脉塞滞，壅于肌肤；或气血不和，风邪外束，阻遏经络，循行不畅，均能酿成本病。

【诊鉴要点】

诊断要点：①初起患处即有淡红或暗红斑片，少则一个，多则数个，匡廓鲜明，边缘不整，压之褪色，离手又复原。②临床上依据部位分为两种。项部鲜红斑痣：病变在枕骨粗隆和第 5 颈椎棘突间，其长轴向上或向下，有的国家统计在人群中约 5% 以上罹患此病。中线鲜红斑痣：婴儿常见，在前额眉间，至儿童期有消失趋向，常合并癫痫。③常伴一个或数个肢体较大血管畸形。④除侵犯皮肤外，还可累及黏膜，多见于口腔黏膜。⑤无自觉症状，属发育缺陷。

【辨证施治】

（一）内治法

1. 经脉塞滞证 皮疹波及范围较大，颜色鲜红或暗红，分布较广，不能自愈。舌质暗红，苔少，脉涩。治宜活血化瘀，通经活络。方选通窍活血汤加减。桃仁、红花、川芎、赤芍、炒牡丹皮各 10g，当归尾 12g，白芷、白附子各 6g。黄酒 50mL，煎服。

2. 气血和证 皮疹范围较为局限，色泽淡红，匡廓清楚，边缘不整齐，压之褪色，离手又复原。舌质淡红，苔少，脉细数。治宜理气和血，通络退斑。方选血府逐瘀汤加减。当归、生地、红花、川芎各 10g，炒枳壳、柴胡、香附、桃仁、桔梗、羌活各 6g，赤芍、丹参、活血藤各 15g。

（二）外治法

范围局限者可选用五妙水仙膏，涂搽。

血痣（血管痣）

【病名释义】

血痣病名出自《外科正宗》，是皮肤上的一种小的血管异常。《外科正宗》说："血痣由于肝经怒火郁结，其形初起色红如痣，渐大如豆，揩之血流。"据此描述，本病接近西医学的血管痣。

【病因病机】

本病常与先天禀赋有关，或肝火郁结，气滞血瘀，阻于脉络；或者气血不和，复遭风邪搏结于肤而成。

【诊鉴要点】

（一）诊断要点

①多数在出生即有或数年后出现。②病变部位主要在面部、躯干等处。③初起在

肤表上发生红色针尖至豌豆大微高出的血管性丘疹或小结节，圆形或不规则形。④压之褪色或褪色不明显，伴有轻微角化。

（二）鉴别诊断

本病应与蜘蛛痣相鉴别。

【辨证施治】

（一）内治法

1. 肝郁血热证　血痣呈散在性分布，色泽鲜红，不慎触破则有鲜血外溢。伴有心烦易怒。舌质红，苔少，脉弦数。治宜凉血清热。方选凉血地黄汤加减。川芎、炒黄连、焦山栀各 6g，生地、紫草、炒地榆各 15g，炒白芍、茯苓、党参、花粉各 10g，红花 4.5g。

2. 气滞血瘀证　出生后即有斯疾，色泽暗红，形态不规则，压之褪色不明显。舌脉正常。治宜活血通络，方选桃红四物汤加减。丹参、当归、赤芍、茜草、香附、泽兰各 10g，桃仁、红花、炙地龙、青木香、刘寄奴各 6g，花蕊石 12g。

3. 风邪外袭证　血痣多分布于躯干，压之褪色，色泽淡红，境界明显，小者如粟，大者如豆，轻微痒痛。舌质淡红、苔少，脉浮数。治宜调和营卫，祛风通络。方选五藤饮加减。海风藤、鸡血藤、石南藤、当归、黄芪、防风各 10g，路路通、首乌藤、忍冬藤各 12g，桂枝、川芎、甲珠各 4.5g。

（二）外治法

初起范围较小时，选用冰狮散，外涂，枯去其痣，然后再用珍珠散外掺，促使生肌而愈；若擦破出血，则选用桃花散搽之，加压包扎止血。

【偏方荟萃】

1. 五妙水仙膏（周达春医生创制），用棉签蘸药点在痣上，或以棉球蘸药，20 倍稀释液快速涂布。

2. 干漆、炭皮、雄黄、雌黄、白矾各 30g，巴豆 3 枚，分研细末，和匀，以鸡蛋白和涂血痣处。

3. 血竭适量，研为细末，用黄酒调后外敷。适用于血痣触破流血阶段。

4. 虻虫为末，姜醋调搽；或用郁金、三棱醋搽，日数次。适用于血痣。

5. 大黄䗪虫丸，或散结灵，任选一种中成药，日 2 次，1 次 3 ～ 4.5g。

第十六章 与皮肤有关的综合征

燥毒症（干燥综合征）

【病名释义】

燥毒症病名出自今人付宗翰。付氏根据古代医学论燥理论，如《素问》首次提出的"燥胜则干"和《素问玄机原病式·燥类》"诸涩枯涸、干劲皴揭，皆属于燥"，进一步解释：枯，不荣生也；涸，无水液也；干，不滋润也；劲，不柔和也；揭，举也，起也，指燥而起皮，皴而翘。《医门法律》对其病因、病机和临床表现也有深入的阐述："有干于外而皮肤皴揭者，有干于内而精血枯涸者，有干于津液而荣卫气衰肉烁而皮著于骨者，随其大经小络所属上下中外前后，各为病所。"综合上述理论，笔者认为燥盛不已，蕴酿成毒，煎灼津液更益其燥，姑暂以"燥毒症"而命名之。本病十分接近西医学的干燥综合征（SS）。

【病因病机】

病因言燥，非指六淫之燥，是指一种既不似一味火热，又不同于单纯的阴虚液乏，而是由于某种因素在影响机体津液代谢的基础上所表现出来的阴阳偏胜，简要分述如下：

1. 先天禀赋 凡阴虚液燥的禀赋素质，女性常多于男性，况且女子有经乳产育等特殊生理，因而阴津亏耗更为明显。阴津亏耗，易从热化燥化，首受其害，当推肝肾，肝肾阴虚，精血不足，不能濡润脏腑、四肢和百骸，故有以燥象为主相伴而生的全身性阴虚内热诸证的出现。

2. 燥毒隐袭 燥盛不已，蕴酿成毒。燥毒隐袭，煎灼阴津，更助其燥，二者互为因果。然而，燥毒之成，或因反复招罹外来温热之邪，干扰津液的生成、转化和敷布；或因久服某种金石药毒；或因职业久触有害物质，均能积热酿毒，灼津炼液，化燥阻络。然其根蒂所在肝肾两脏。不过，此种燥毒致病是缓慢累积而来，既不像热毒、血毒那样剧烈迅猛，又不似外燥（如秋燥）那样有严格的季节性。

总之，本病之燥不是某种因素直接产生，证虽属燥而又非一般内燥可比，掌握这种特殊属性是准确认识本病的关键。

【诊鉴要点】

（一）诊断要点

本病主要是皮肤、眼、口腔干燥和关节炎及其他结缔组织病的三联征。三者并不一定同时出现，有两种同时存在即可诊断。

1. 眼 干燥性角膜结膜炎，其发生率为 90%～100%，系由泪腺萎缩，泪液分泌减少。此外，还会自觉眼内灼热感，或干涩感、眼睑运动障碍，丝状黏液性分泌物等。

2. 口 口腔干燥占 66%，唾液减少占 52%，龋齿占 50%，咀嚼困难占 11%。自觉口干、唇干、口渴，尤其吃馒头或面包时，吞咽更感困难。还能常见鼻干、咽干、外阴干燥，甚至呼吸道、消化道分泌液减少而引起相应症状。

3. 关节症状 关节痛或关节炎，占 63.6%～100%。合并类风湿关节炎者约占 50%，而类风湿关节炎合并干燥综合征者占 10%～25%。X 线表现为侵蚀性关节炎。

4. 唾液腺肿大 所有的唾液腺、泪腺都可肿大，但腮腺肿大最多见，其发生率为 43.7%～59%。

5. 皮肤症状 约有 1/2 患者出现皮肤干燥，其中有鳞屑者占 15%～25%。全身瘙痒及苔藓样变化为主要症状者也不少见；5%～8% 为皮肤紫癜；17%～23.8% 为皮肤红斑（包括多形红斑、环形红斑、硬红斑、蝶形水肿性红斑、盘状红斑、皮肌炎样红斑等）。

6. 血管病变 约 1/3 出现雷诺现象；其他血管炎的表现占 13%～20%。

7. 其他 常见的其他表现有药物过敏、脱发、甲状腺肿大、淋巴结肿大、肝脾肿大、心包炎或心肌炎、肺炎、胸膜炎、纤维化性肺泡炎、食管炎、胃酸缺乏、肾小管性酸中毒、慢性间质性肺炎、胰腺炎、神经病变（感觉神经症状）、肌炎等。

8. 实验室检查 约半数患者可见轻度的正细胞性贫血；8%～46% 为白细胞减少；19%～44% 为嗜酸性细胞增多；血沉多见加快；67%～98% 为类风湿因子阳性；10% 为狼疮细胞阳性；40%～65% 为抗核抗体阳性；25% 为抗 DNA 抗体阳性；60% 为抗

甲状腺抗体阳性；37.5% 为抗胃壁细胞抗体阳性；血清总补体和 C3 低于正常。

附：日本厚生省 SS 病调查班关于干燥综合征的诊断标准，详见表 16–1。

表 16–1　干燥综合征的诊断标准

确诊：有原因不明的干燥症状

　　1. 原因不明的干燥性角膜结膜炎（注 1）

　　2. 泪腺和唾液腺组织特征性组织异常（注 2）

　　3. 唾液腺管造影有特异性异常所见（注 3）

　　以上三项中具有一项以上时即可确诊

疑诊：有原因不明的干燥症状

　　1. 可疑原因不明的干燥性角膜结膜炎（注 4）

　　2. 唾液腺分泌功能低下（10 分钟在 10mL 以下）

　　3. 反复性或慢性唾液腺肿大，无其他原因可查者

　　以上三项中，具备一项以上时为疑诊

注：1. 孟加拉拉玫红试验（++）以上，滤纸条眼泪试验 10mm 以下或荧光色素试验（+）。

2. 在小叶内导管周围看到 50 个以上单核细胞浸润，而且在同一个小叶内至少看到一处以上。

3. 在腺内看到弥漫性直径 1mm 以上的大小不同的点状斑状阴影。

4. 孟加拉拉玫红试验（+），滤纸条眼泪 10mm 以下或荧光试验（+）。

（二）鉴别诊断

重叠综合征　本病可以和其他结缔组织病相重叠，故应予注意。

【辨证施治】

（一）内治法

1. 燥胜成毒证　目赤似鸠，口干喜饮，唇焦燥揭，关节、肌肉酸痛，毛发干燥，稀少易脆、易落。兼身热恶风，偶有壮热。舌质红，苔少，脉细数。治宜清营、解毒、润燥。方选犀角地黄汤加减。绿豆衣 30 ～ 45g，生地、丹参、玄参、生石膏、沙参各 15g，山药、大黑豆、赤小豆各 30g，桔梗 6g。

2. 津失敷布证　口、眼干燥，口臭，口渴但不多饮，食少，胸闷腹胀，关节肿胀疼痛，肌肤甲错，面色鳌黑，偶有腮颊濡白肿胀。舌质红，苔少或薄黄，脉濡数。治宜清宣凉润，佐以解毒。方选桑杏汤加减。桑白皮、杏仁、砂仁（后下）、栀子皮各 6g，藿香、佩兰、沙参各 15g，桔梗、浙贝母、白僵蚕、玄参各 10g，赤小豆、寄生各 30g。

3. 气阴耗伤证　病程较长，多系晚期症状，少气懒言，倦怠乏力，双目干涩，视物不明，口干唇燥，咽干少津，五心烦热，形体干瘦，牙齿色枯欠润，皮肤干燥发痒，关节酸痛，大便秘结，阴门干涩。舌质红边有齿痕，苔少或无苔，脉虚细且数。治宜

益气养阴，润燥解毒。方选七味白术散加减。党参、炒白术、茯苓、广木香各10g，山药、干地黄各15g，炒白芍、炒白扁豆、天冬、麦冬各12g，葛根3g，白花蛇舌草30g。

4. 痰瘀壅滞证 口鼻干燥，颈项处可摸及大小不等的瘰核、痰核，腮部肿硬，关节、肌肉酸痛，肢端冰冷，色泽紫暗而失红活。舌质暗红，苔少，脉细涩。治宜活血化瘀，祛痰散结。方选血府逐瘀汤加减。归尾、桃仁、红花、赤芍、牡丹皮各10g，玄参、土贝母、山慈菇、茯苓各12g，夏枯草、连翘各15g。

加减法：偏于阴虚者加石斛、龟甲、玉竹、黑芝麻；偏于血虚者加阿胶、小胡麻；偏于肝肾精血亏损者加何首乌、沙苑子、核桃仁；津枯而致痹痛加秦艽、虎杖、威灵仙；燥结而成痰核加牡蛎、白僵蚕、煅蛤壳；口、咽、舌溃疡干痛加甜柿霜、挂金灯、金莲花；阴门干涩加紫石英、桑椹子、枸杞子；双目干涩加服石斛夜光丸；口干加乌梅；口苦加焦山栀；鼻结血痂加黄芩、薄荷；关节肿疼加续断、老鹳草、鬼箭羽；进食困难加绿萼梅；腹胀加玫瑰花、佛手；咽干少津加山豆根、挂金灯；龋齿加生石膏；干咳少痰加鱼腥草、紫菀；大便干结加郁李仁、松子仁、麻仁；性欲淡漠加仙茅、淫羊藿、阳起石；皮肤干燥发痒加何首乌、沙苑子、钩藤。若合并SLE加服雷公藤制剂或红藤糖浆；合并PSS（原发性干燥综合征）加用鸡血藤、香附、葛根、鹿角片、丹参、川芎、桑枝等；合并肾小管性酸中毒加芡实、金樱子、桑螵蛸、覆盆子等；合并慢性肝病加龟甲、鳖甲、旱莲草、青蒿、白芍、川楝子、芦根等。

（二）外治法

凡见唇燥、鼻干、阴门干燥者可选用生肌玉红膏，或胡桃仁油，或蛋黄油，外涂，日2～3次。凡见口、舌糜烂或女阴溃疡，可选用禄袍散、锡类散、珠黄散，漱净或洗净后，外掺上方中一方，日2次。

（三）针灸疗法

毫针法 ①辨证取穴法。主穴：足三里、中极；配穴：口干加合谷、地仓、承浆，眼干涩加鱼腰、睛明、四白，腮肿加颊车、下关，上肢关节加曲池、外关，下肢关节加阳陵泉，外阴干涩加肾俞、关元，皮肤干痒加曲池、血海。方法：施平补平泻法，日1次。②循经取穴法。主穴：气海、关元、曲骨；配穴：肾俞、命门。方法：施补法，针刺得气后留针30分钟，其间行针3～5次，日1次。

（四）其他疗法

耳针法 主穴：肾、皮质下、内分泌、神门；配穴：口干加口，眼干涩加眼，腮肿加腮、脾，关节痛加肝、相应部位，外阴干涩加卵巢。方法：针刺留针30分钟，其间行针3～5次，2日1次。

【偏方荟萃】

1. 大补地黄丸加减：生地、熟地、枸杞子、山萸肉各 12g，炒黄柏、当归、炒白芍、肉苁蓉、玄参、花粉、天冬、麦冬各 10g，山药 15g，炒知母 6g，煎服。适用于胎产冲任损伤而致本病者。

2. 山药粉：生山药 30g，研细末，每早空腹温开水送下；晚上临睡前取蜂蜜 60mL，温开水冲送。

3. 雷公藤制剂：雷公藤糖浆每次 10～15mL，日 3 次；或雷公藤片，每次 3～5 片，日 3 次（口服量相当于生药 30～45g）。

4. 鲜芦根 30g，生甘草 6g，加水适量，煎汤代茶，频频饮之，有生津润燥的功效。

5. 石斛清胃汤加减：鲜石斛、淮小麦各 30g，生山药 15g，生白芍、生扁豆、南沙参、生谷芽、生麦芽、金橘饼各 9g，佛手柑 4.5g，蔻仁 2g，通草 1g，鲜荷叶半圈，煎服。

6. 增液汤加减：生地、熟地、天冬、麦冬、玄参、石斛、龟甲、女贞子、花粉、玉竹，煎服。

7. 生血润肤饮加减：阿胶、赤芍、白芍、当归、丹参、桃仁、小胡麻，煎服。

8. 三紫饮：紫草、紫竹根、紫丹参、水牛角、牡丹皮、生地、赤芍、大黑豆、玄参、土茯苓、升麻、贯仲、生槐米、山慈菇、绿豆衣、生甘草，煎服。

9. 一贯煎加减：生地、花粉、淫羊藿、大枣各 12g，石斛、枸杞子各 9g，太子参、淮小麦各 30g，生甘草 6g，杭菊花 10g。

10. 小柴胡汤加减：柴胡 12g，黄芩、炙甘草各 9g，党参 15g，葛根、生石膏各 30g，生姜 3 片，大枣 10 枚。

【调摄护理】

1. 精神调摄　凡患本病者心胸要豁达，尤忌急躁大怒；睡眠要充足，避免过劳；室内维持一定的湿度，防止六淫外邪的侵害。

2. 口腔清洁　饭后应漱口或刷牙，保持口腔内的卫生，对预防本病的发展颇有帮助。

3. 适当食疗　口干咽燥时可经常含食话梅、藏青果，或常饮酸梅汁、柠檬汁等生津润燥；在条件允许的情况下，经常吃银耳汤、香蕉、鲜梨、鲜藕等，不吃或少吃葱、韭、芥、蒜辛辣炙煿厚味，鱼虾海鲜之品亦当忌食，恐其助燥生火，徒增病情。

【预后判析】

本病坚持长期治疗，多数病情可缓慢见愈。

【医案精选】

陈某，42岁。1979年9月初诊。1975年夏，双膝关节酸痛，下午低热，波动在37.5～38.1℃之间；近两年自觉口干乏津，唇舌干燥，大便燥结难解；双目久视则昏糊欠清，皮肤干燥，形体消瘦。脉沉弦细。治用滋阴润燥，兼以布津。药用：金刚刺12g，生地、花粉、石斛、玉竹、黄精、茺蔚子、太子参、山药各10g，荷叶5g。

经治1个月，舌干好转，但仍有低热、关节疼痛。治以润燥养阴柔络。药用金刚刺、土茯苓各15g，太子参12g，鹿衔草、威灵仙、玄参、黄精、生地、赤芍各10g，玉竹、木瓜各6g。复治3周，周身痹痛减轻，口唇干燥也见轻很多，步上方加麦冬、甜柿霜，去鹿衔草、木瓜。（张启基等《疑难病案讨论集》第一集）

【名论摘要】

《结缔组织病中医治疗指南》："叶天士说'上燥治气，下燥治血'。具体言之，燥火上郁，龈胀，咽痛，当以辛凉清上，方用薄荷、连翘、生甘草、黑栀皮、桔梗、豆皮等，以清上焦气分的燥热；若脉虚数，舌红口渴，上腭干涸，腹热不饥，此津液被劫，阴不上承，心下温温液液，宜炙甘草、生地、阿胶、麦冬、人参、麻仁……在治疗上，既要本着上燥治肺，下燥治肾，保存津液的原则，又要依证分别结合清营、解毒、益气、蠲痹、化瘀、化痰诸法。诚如喻嘉言所说：'若但以润治燥，不求病情，不适病所，犹未免涉于粗疏耳。'"

【经验与体会】

临床实践中，笔者认为女性系阴柔之体，以血为本。若多次孕产哺乳，以及意外损伤奇经八脉（如多次人工流产），均能导致真水亏败，阴火内炽，血海枯竭，燥疾丛生。如燥毒在肝，症见双目干涩畏光；燥疾在脾，症见口干唇燥；燥疾在肺，症见鼻燥干咳少痰，皮肤干痒；燥疾在心，症见虚烦难寐，舌红少津；燥疾在肾，外阴干燥，萎缩瘙痒。由此可见，在寻求燥因之时，具体分析脏腑的偏盛和正邪盛衰，从动态上权衡邪实、津液、血枯三者之间的消长。从本质上讲，本病之燥，通常是精血下夺，血少火多，病在下焦阴分，因此治疗中当用纯净阴药，柔养肝肾。然而在药性组成方面，甘寒柔润占十之七八，甘温扶元占十之二三。意取阴生阳长，水足火降而阴津自复。同时要注意精神调摄，凡患本病者性格要豁达，尤忌急躁大怒；睡眠要充足，避免过劳；室内维持一定的湿度，防止六淫外邪的侵害。口腔清洁，饭后漱口或刷牙，保持口腔内的卫生，对预防本病的发展颇有帮助。适当食疗，口干咽燥时可经常含食话梅、藏青果，或常饮酸梅汁、柠檬汁等生津润燥；在条件允许的情况下，经常吃银耳汤、香蕉、鲜梨、鲜藕等，不吃或少吃葱、韭、芥、蒜辛辣炙煿厚味，鱼虾海鲜之品亦当忌之，恐其助燥生火，增病情。坚持长期治疗，多数可使病情缓慢见愈。

狐惑（白塞综合征）

【病名释义】

狐惑病名出自《伤寒杂病论》，又名狐蜃。据释：狐，媚兽也，其性善疑；惑，惑乱也，使人迷惑。鉴于本病有"默默欲眠""卧起不安"等表现，一如狐之所迷，狐之所惑，故其病名为狐惑。在传世本《金匮要略》一书中，对本病已有描述："狐惑之为病，状如伤寒，默默欲眠，目不得闭，卧起不安，蚀于喉为惑，蚀于阴为狐，不欲饮食，恶闻食臭，其面目乍赤、乍黑、乍白，蚀于上部则声喝（一作嗄），甘草泻心汤主之。"后世，在巢元方、尤在泾和日人汉医学家丹波元简等人的著作中，对本病的眼睛、黏膜、皮肤、肠胃和脑部等方面的主要证候，均有过细致的观察和重要补充，为今人的诊疗提供了宝贵的借鉴资料。

【病因病机】

本病以肝、脾、肾三脏为本，湿热蕴毒为标。脾虚则生湿，肝阴虚则生内热，故湿热内生，日久蕴毒，致口咽、二阴、眼部多种症状的出现。本病损害部位，与肝、脾、肾三脏之间有密切的经络联系。肝经之脉绕阴器，循少腹，入属肝脏，网络胆腑，散布于胁肋，上通于咽喉、口唇，肝开窍于目，故前阴、咽喉、眼部病变与肝有关。肾开窍于二阴，故前后二阴病变与肾有关。脾经之脉挟咽，连舌本，散舌下，脾开窍于口，其华在唇，脾主四肢，故口腔、舌、唇部及四肢红斑结节等病变与脾有关。

1.肝脾湿热 肝脾二经湿热，久而蕴毒，热毒壅盛，不得透泄，充斥上下，循经走窜于口咽、二阴、眼目、四肢等处，湿毒侵袭而致蚀烂疡溃，故《玉机微义》说："湿毒所止处，无不溃烂。"

2.肝肾阴虚 湿热久羁，热伤阴液，劫烁肝肾之阴，肝肾阴虚，经脉失其濡养，孔窍失其滋润，故腔口自溃而难愈。

3.气滞血瘀 外因寒湿，内由湿热，相互蕴结，阻于经络，使之气滞血瘀，皮里膜外结块，时消时发或时现时隐。

4.脾肾阳虚 阴虚日久，阴损及阳，而见阳虚偏胜。脾肾阳虚，寒湿凝滞，故病情反复缠绵难愈。

总之，本病发病急骤，病期短，湿热蕴毒的标象十分突出，而脏腑虚象不明显；若慢性反复发作，病期旷久，则脏腑虚象较为突出，而湿热见症相对不太明显。

【诊鉴要点】

（一）诊断要点

1.口腔溃疡 又称复发性口疮或复发性阿弗他口炎。其发生率高达70% ～ 98.9%；唇、舌、颊黏膜、软腭或硬腭等处发生痛性溃疡，影响进食。

2.眼部症状 占28% ～ 40.1%，男性尤高，早期为结膜炎、角膜炎、前房积脓、虹膜睫状体炎等，还可见到巩膜表层炎、水晶体混浊、乳头水肿等，眼疾顽固难治，反复发作最后导致视力减退或完全失明。

3.生殖器溃疡 约占66.8%，女性发生于大小阴唇、阴道等；男性多在阴囊、阴茎、龟头等，溃疡处疼痛较口腔溃疡为轻，愈合留有瘢痕。

4.皮肤症状 占80% ～ 85%，以结节性红斑样皮疹、脓疱病、痤疮样皮疹较为多见，还可见到血栓性静脉炎、毛囊炎、疖、皮肤溃疡、蜂窝织炎等；多数患者有非特异性过敏反应，即用无菌针头刺破皮肤24 ～ 48小时后，可在针刺部位出现丘疹或脓疱。

5.神经系统症状 占28% ～ 48.9%，以男性居多；早期以头痛、头重为主，其次为偏瘫、失语、脑膜脑炎、癫痫等。发生在大脑者约占51%，在间脑、内囊部占55%，在脑干占81%，脊髓占72%，总之，神经系统症状最严重、最难治，临床上又称为"神经型白塞病"。

6.心血管系统症状 比生殖器症状还常见，为本病第四个常见症状，侵犯静脉（25% ～ 46%）、动脉及心内膜等，有人称为"血管型白塞病"。

7.消化道系统症状 约占21.5%，出血、穿孔、腹膜炎等，也是致死的原因之一，故又称为"肠道白塞病"。

8.其他 倦怠乏力，关节游走性疼痛，低热，浅表淋巴结肿大；少数还会出现高热，类似败血症样表现。

附：白塞病的诊断标准（表16-2）。

表16-2　白塞病的诊断标准（Ehrlish诊断标准）

主征：

   1. 口腔溃疡（口疮）

   2. 眼色素层炎（虹膜炎、前房积脓性虹膜炎）

   3. 外阴或生殖器溃疡

次征：

   1. 皮肤病损（脓皮病、结节性病损）

   2. 关节炎（大关节、关节痛）

   3. 血管病（移行性表层静脉炎、大静脉血栓形成、动脉瘤、外周性坏疽、视网膜和玻璃体出血、视神经乳头水肿）

   4. 中枢神经系统病变（脑干综合征、脑膜脊髓炎、精神混乱状态）

   5. 胃肠道疾病（吸收不良、鼓胀、非特异性胃气胀，疼痛，"消化不良"）

判断方法：

   1. 凡具有六项特征：复发性口疮性口腔炎，生殖器溃疡，眼色素层炎，滑膜炎，皮肤血管炎，脑膜脑炎，其中口腔疾病是必备条件，可确诊为完全型

   2. 复发性口疮溃疡附加其他任何一种标准，可诊断为不完全型

（二）鉴别诊断

1. 口糜　长期观察仅有口糜，而无其他症状。

2. 阴蚀　长期观察仅有外阴蚀烂，多不出现其他症状。

3. 湿䘌　虽有上下蚀烂症状，此为三虫求食，上蚀口唇，下蚀肛门，而狐惑则为湿热循经走窜，下注阴肛，上蒸口咽，或上攻于目。

【辨证施治】

（一）内治法

1. 肝脾湿热证　起病急，病期短，可见头痛、羞明，口腔黏膜及外阴溃疡，小如疥，大如豆，自觉灼热疼痛；或有下肢红斑结节，潮红灼热而痛。急性期可见发热畏寒，少数有高热、心烦、汗出、关节酸楚，胸胁闷胀，纳呆不思食，咽干口苦，妇女带下黄稠。舌质淡红，苔黄腻，脉濡数或弦数。治宜清热解毒，安中化湿。方选甘草泻心汤加味。甘草、人参、姜半夏各10g，藿香、佩兰、白术、茯苓各12g，黄芩6g，黄连3g，赤小豆30g，大枣7枚。

2. 肝郁气滞证　反复发生口腔及外阴溃疡，皮肤出现红斑结节，胁肋胀满，双目干涩，视物不清；月经前或行经期病证加重，经色暗红，或夹血块。舌质紫暗，或夹瘀斑，苔少，脉细涩。治宜疏肝理气，清热化湿。方选柴胡清肝饮合赤小豆当归饮加

减。柴胡、焦山栀、当归各6g，生地、白芍、茯苓、制香附、玫瑰花、川楝子各10g，车前子、车前草各15g，赤小豆、白花蛇舌草各30g。

3.肝经积热证 除口腔、外阴溃疡外，可见皮肤红斑结节，局部灼热疼痛。伴有发热，疼痛，眼红目赤，畏光羞明，视力模糊，大便燥结，小便黄赤。舌质红，苔黄腻，脉弦数。治宜清肝泻火，渗湿解毒。方选泻青丸或龙胆泻肝丸加减。柴胡、焦山栀、炒龙胆草各6g，炒白术、青葙子、杭菊花、生地、赤茯苓、青黛各10g，车前子12g，白茅根15g。

4.肝肾阴亏证 病程旷久，口腔及外阴溃疡时轻时重，头目眩晕，月经不调，遗精，口干口苦，手足心热。舌质红或红绛，少苔或无苔，脉细数。治宜滋补肝肾，养阴清热。方选六味地黄丸加减。干地黄12g，山药、山萸肉、茯苓、泽泻、玄参、地骨皮、枸杞子、麦冬、沙苑子各10g，炒丹皮、五味子各6g。

5.脾肾阳虚证 病程较长，全身乏力，少气懒言，手足不温，纳差，五更泻，下肢浮肿，月经不调，遗精阳痿，长期反复出现口腔溃疡及外阴溃疡，伴有结节性红斑，病情有遇寒加重、冬季尤甚的倾向，多种合并症相继发生。舌质淡红，苔薄白或少苔，脉细弱。治宜扶脾补肾，益气温阳。方选四君子汤合金匮肾气丸加减。党参、茯苓、白术、陈皮、甘草各10g，制附片、白芍、补骨脂、益智仁各12g，砂仁8g（后下），山药、炒薏苡仁各15g。

加减法：口糜较重加灯笼草、挂金灯、金莲花、马蔺子；溃疡难愈加花粉、芦根、大黄、豆卷；溃疡反复加沙参、石斛、玄参、西洋参；外阴溃疡并见黄白带下加赤石脂、禹余粮、乌贼骨、金樱子、莲须、煅龙骨、煅牡蛎；外阴溃疡日久不愈加黄芪、白蔹、白术、黑大豆、蜂房；目赤多泪加蔓荆子、密蒙花、刺蒺藜；眼痛较剧加细辛、延胡索；目赤翳肿加杭菊花、青葙子、旱莲草；前房积脓加黄芩、地丁、浙贝母、茵陈、穿心莲；结膜炎加谷精草、蝉蜕、淡竹叶、蛇蜕；视力减弱加草决明、枸杞子，还可加服石斛夜光丸；小腿结节加川牛膝、桃仁、青皮、槟榔、夏枯草；足踝湿肿，加草薢、猪苓、茵陈、五加皮、苍术皮；结节顽固难消加桃仁、皂角刺、三棱、莪术、乳香、没药、络石藤、丝瓜络、青皮；脓疱或疖肿加蒲公英、地丁、连翘；关节疼痛加秦艽、独活、千年健、乌蛇、寄生；腰膝酸软乏力加枸杞子、菟丝子、川断、杜仲；体虚畏寒，夜间多尿加巴戟天、党参、黄芪、淡肉苁蓉、补骨脂；月经不调或经前病情加重加益母草、茺蔚子、月季花、仙茅、淫羊藿、乌药、香附。

（二）外治法

口腔溃疡，选用西瓜霜、锡类散、珠黄散、绿袍散、养阴生肌散，任选一方，吹于患处；眼痛流泪或者羞明，选用黄菊花、薄荷、青茶适量，煎汁，外敷或冲洗之；外阴溃疡，先用苦参汤，或蛇床子汤，或雄黄散，任选一方，煎汁外洗，然后用月白珍珠散、黄连粉、铁箍粉，外掺之；若溃疡日久不愈，可用珍珠粉 0.3 ～ 0.6g，加入凡士林 10g，外敷；还可用青蛤散，麻油调成糊状外涂；此外，青黛油膏、黄连膏均可外敷之。

（三）针灸疗法

毫针法 合谷、肺俞、内关、少冲、风池、足三里。方法：施平补平泻法，针后留针 10 ～ 15 分钟，日 1 次。

（四）其他疗法

1.粗针法 神道透至阳，中枢透悬枢。方法：针后得气留针 4 小时，2 日 1 次。

2.穴位注射法 大椎、肾俞、血海。方法：采用维生素 B_{12} 500μg、维生素 B_1 100mg 混合液，针后得气后，每穴推注 0.5 ～ 1.0mL，2 日 1 次。

【偏方荟萃】

1.白塞病方 附子、半夏、党参、白术、茯苓、三棱、莪术、当归尾、赤芍各 10g，肉桂、干姜、红花、甘草各 6g，煎服。

2.徐金注射液 徐长卿、金雀根制成注射液，肌肉注射，日 2 次，1 次 2mL。

3.治惑丸 槐实、苦参各 60g，芦荟 30g，干漆 2g，广木香、桃仁各 60g，青葙子、雄明黄、水牛角各 30g，研细末，水泛为丸如绿豆大，滑石为衣，日 2 ～ 3 次，每次 6 ～ 10g，内服。

4.雷公藤片 日 3 次，每次 4 ～ 5 片（日服量相当于生药 30 ～ 45g）。

5.昆明山海棠 日 2 次，每次 2 ～ 3 片。

6.阴蚀第一煎剂 白鲜皮、金银花、连翘、龙胆草、栀子、牡丹皮、白芍、薏苡仁、黄柏、滑石、甘草，煎服。

7.阴蚀第二煎剂 柴胡、郁金、当归、白芍、黄芪、黄柏、山药、薏苡仁、连翘、白鲜皮、泽泻、甘草、女贞子，煎服。

8.温清饮 当归、地黄各 4g，芍药、黄芩各 3g，栀子 2g，黄连、黄柏各 1.5g。

9.百合知柏汤 百合 12g，知母、盐水炒黄柏、泽泻、丹皮、苍术各 9g，茯苓 12g，沙参、麦冬各 15g，甘草 6g。

10.青果水洗剂 藏青果 9 ～ 15g，木贼草 9g，金莲花 6g，煎取浓汁，漱口，日 3 ～ 5 次。

【调摄护理】

1.本病患者多表现为孤僻忧郁，因此，精神调护至关重要，要善于开导患者，使之心情舒畅，性格豁达，遇事不怒、不悲、不忧、不躁。

2.注意口腔清洁，可常用玄麦甘桔汤煎汁含于口腔内，或漱口，刷牙时不宜太猛，以防损伤黏膜；外阴区域也应经常清洗且保持洁净。

3.宜食清淡易于消化的食物，忌食辛辣、油煎枯香之品；口腔反复溃疡者，不宜食鸡血及蛋白。日本汉方医学界曾有人强调：本病的发作与食用动物脂肪、酒类等有关，应加以限制。

【预后判析】

病在初期，病情较轻，特别是未发生眼睛症状，加之能够得到积极合理而又坚持不懈的治疗，预后大多较好；病在后期，病情较重（眼部化脓性损害），加之治之不当，或不能持之以恒，则预后较差，甚至导致失明。

【医案精选】

魏某，女，37岁。患白塞病3年，经中、西药治疗3个月，病情未见控制，后入本院皮肤科病房。经服验方（黄芪30g，党参、北沙参各15g，首乌10g，知母、玄参、黄柏、丹皮各9g，金银花12g，土茯苓20g）治疗2个月后，小腿结节红斑消退，口腔黏膜疳疮收口痛除，入院时阴唇部黏膜溃腐范围较大，疼痛较剧，后也相继腐脱新生，疮口缩小，逐渐收敛，出院门诊随访。（夏少农《中医外科心得》）

【名论摘要】

《医学正传》："湿热之生虫，脏腑虚则侵蚀……腹内热，肠胃虚，虫行求食。上唇有疮曰惑，虫食其脏；下唇有疮曰狐，虫食其肛。"

重叠综合征

【病名释义】

重叠综合征又名重叠胶原病。本病为一组独立性的疾病，其特点是同一病例有同时诊断两种结缔组织病的足够证据；或者除结缔组织疾病外，类似的边缘性疾病或自身免疫性疾病亦可合并存在，如慢性甲状腺炎、自身免疫性溶血性贫血等，亦可归属于重叠综合征范围内。重叠综合征简称OL综合征。

古人很早就注意到疾病在其演变发展过程中，所表现出来的重叠现象。《素问·阴阳应象大论》提出："重阴必阳，重阳必阴。"张景岳解释说："重者，重叠之义。"《素问·阴阳别论》说："二阳一阴发病，主惊骇背痛，善噫善欠，名曰风厥。"二阳，指胃与大肠；一阴，指肝与心。其症状有肝胃发病，主惊骇；大肠经发病，主背痛；心经邪客，主病嗳气（即噫）；肾经发病，主呵欠。综合所述，"肝主风，心包主火，风热为邪，而阳明受之，故病名风厥"（《类经·阴阳发病》）。总之，这种从整体观点来研究某一组疾病的内在联系，对今人认识重叠综合征颇多启迪。

【病因病机】

本病初期以肾阴不足为主，但亦有始见肾阳虚损，两者之间，既可阴病损阳，又可阳病损阴，后期则现阴阳俱亏。

1. 肾阴不足　肾脏阴津滋润各脏。肾阴不足，导致精不化血，在肝则现肝阳偏亢，在心则现心肾不交，在肺则现肺阴耗伤，变生阴虚内热诸证。

2. 肾阳虚损　肾阳温煦各脏。肾阳虚损，容易变生诸寒之证，其中以火不生土，脾阳衰弱最为突出。

3. 阴阳俱亏　阳根于阴，阴根于阳。肾的阴阳盛衰常能反映整个机体阴阳的虚实，特别是久病之后，阴阳俱亏更是普遍和多见。

【诊鉴要点】

1. 红斑狼疮－硬皮病重叠综合征　①发病初期可见到系统性红斑狼疮的典型表现。②相继出现皮肤硬化，吞咽困难，口张不大，肢端青紫或者冰冷，顽固性皮肤溃疡。

2. 红斑狼疮－皮肌炎重叠综合征　①多发生于女性。②发热、关节痛，典型蝶形红斑等。③颜面，尤其上眼睑和眼眶周围，呈现暗紫色红斑和肿胀。④四肢近端、肩、颈区域的肌肉紧张、压痛，活动时或者上楼时疼痛加剧。

3. 红斑狼疮－大动脉炎重叠综合征　①男性患者多于女性。②初起时发热，关节、肌肉疼痛，体重减轻，皮肤上可见青斑、紫癜、结节、多形红斑、溃疡、坏死等多种损害。③多系统受累，如咳嗽、气喘、胸痛、咯血（肺），惊厥、抽搐、昏迷、肢体瘫痪、视力障碍（中枢神经），呕血、便血、腹泻及肝与胆囊梗塞或出血（消化系统）等。

4. 红斑狼疮－干燥综合征　①患者以女性居多，约占88%，男女之比为1∶9。②发病年龄以40～60岁为主，小儿少见。③除眼、口干燥外，还可见到多脏器、多组织损伤等症状，其中尤以关节疼痛、皮肤干燥、蝶形红斑、雷诺征、心包炎、肺炎、食道炎、慢性间质性肾炎等多见。

附：大藤真和铃木辉彦的分类（有利于诊断的确定）详见表 16-3，表 16-4。

表 16-3　大藤真重叠综合征的分型分类

Ⅰ型：两种以上的结缔组织病共存

　　（1）相同或重复的症状或体征在不同的时间内出现：如：RASLE、SLEPSS 等

　　（2）同时出现，但以某一疾病为主

　　如：SLE+PSS，SLE+RA，DM+PSS 等

Ⅱ型：两种以上的结缔组织病不典型或不完全的征象混在一起，但又很难归于哪一类疾病。有

　　　时提示为一新的临床疾病或综合征

　　如：Felty 综合征，混合性结缔组织病（MCTD）等

Ⅲ型：结缔组织病及类似疾病和其他自体免疫疾病共存

　　如：SLE+AIHA（自身免疫性溶血性贫血）

　　　　SLE+ITP（特发性血小板减少性紫癜）

　　　　SLE+ 自体免疫性或慢性甲状腺炎

　　　　干燥综合征 + 自身免疫或慢性甲状腺炎

表 16-4　铃木辉彦重叠综合征的分型分类

Ⅰ型：同时合并型：两种以上的结缔组织病同时合并存在，如：SLE+PN（结节性多动脉炎），

　　　SLE+DM，PSS+DM 等

Ⅱ型：经时型：两种以上的结缔组织病在不同时间内合并存在，如：SLE+PN（结节性多动脉炎），

　　　SLE+DM，PSS+DM 等。

Ⅲ型：不全型：两种以上可疑的或不完全的结缔组织病合并存在，但归于哪一类综合征或疾病又

　　　发生困难，不能确定诊断，如：MCTD 归于这一型

【辨证施治】

（一）内治法

1.脾肾亏虚证（红斑狼疮 – 硬皮病重叠综合征）　时有低热，体倦乏力，难任劳作，肢端冰冷，皮肤发硬，冬天尤重，偶有冻疮或者溃烂，食少乏味，大便稀溏，头晕目眩，夜寐欠安。舌质淡红，苔薄白，脉虚细且弱。治宜健脾益肾，填精补气。方选斑龙丸加减。鹿角胶（烊化）、酸枣仁、党参、肉苁蓉、制附片各 10g，鹿角片、熟地黄、枸杞子、黄芪各 12g，龟甲 10 ～ 15g（先煎），当归 6g。

2.实热邪胜证（红斑狼疮 – 皮肌炎重叠综合征）　起病较急，偶尔有壮热不退，肌肉关节疼痛乏力，眼睑四周呈血玉色水肿，食少，周身疲倦，口干喜饮。舌质红微绛，苔黄微腻，脉细数。治宜清热解毒，凉血护阴。方选解毒清营汤加减。生玳瑁（先煎）、凌霄花、延胡索、赤芍各 10g，金银花、白茅根各 30g，生地、野菊花各 15g，炒

丹皮、红花、炒山栀各 6g，连翘 10～15g。

3.虚寒正衰证 病程迁延日久不愈，眼周皮疹暗红或淡红，倦怠头晕，食少纳差，偶有腹胀便溏，形体消瘦无力，夜寐欠安，周身肌肉酸重或痛。舌质淡红伴有齿痕，脉沉细而微。治宜温补脾肾，调和营卫。方选右归丸合桂枝龙骨牡蛎汤加减。鹿角胶（烊化）、山萸肉、当归各 10g，熟地黄、熟附片各 10～15g，山药、菟丝子、龙骨、牡蛎各 15g，上肉桂 3～6g，黄芪 12g。

4.气滞血瘀证（红斑狼疮－大动脉炎重叠综合征） 皮下结节、紫斑，严重时还会发生溃疡，低热，午后尤重，头痛时轻时重，食少，干呕，重者即使饮水也会呛出，心慌，急躁，夜不入睡，部分病例的后期出现昏迷，肢体瘫痪，或故作恶态等。舌质紫暗，苔少，脉沉涩。治宜理气通脉，活血祛瘀。方选血府逐瘀汤加减。当归、生地、红花、牛膝各 10g，桃仁 12g，枳壳、赤芍、甘草各 6g，柴胡 3g，桔梗、川芎各 4.5g。

5.湿热阻滞证（红斑狼疮－干燥综合征重叠综合征） 身热不扬，胸闷纳减，口干，口臭，眼干，渴不多饮，口苦，小便短黄灼热。舌质红，苔黄腻，脉滑数。治宜除湿清热，健脾和胃。方选平胃散合二妙丸化裁。苍术、厚朴、枳壳、砂仁（后下）、玫瑰花、佛手片各 6g，黄柏、藿香、陈皮各 10g，谷芽、麦芽、生薏苡仁各 10～15g。

6.阴液亏虚证 低热，容易遭受外邪六淫的侵袭，口干舌燥，食不知味，咽干吞下困难，形体日渐瘦削，皮肤干燥，毛发焦枯，鼻干不知香臭，偶有痰中带血，双目干涩，视物不清，关节肌肉疼痛。舌质红或有龟裂，苔少或无苔，脉细数。治宜滋阴养液，甘凉濡润。方选滋燥汤加减。天冬、白芍各 10～12g，麦冬、花粉、秦艽、阿胶（烊化）各 10g，生地 10～15g，沙参 15g，山萸肉、何首乌、枸杞子各 12g，炒知母 6g。

加减法：大便难，病位在大肠，加火麻仁、郁李仁；干咳或痰中带血，病位在肺，加川贝母、百合、梨皮、藕节；目赤，关节、肌肉酸痛，病位在肝，加沙苑子、羊肝、鸡血藤、桑寄生、怀牛膝。瘀在心，加麦冬、五味子、丹参、石菖蒲、三七；瘀在脘腹，加乳香、没药、香附、九香虫、乌药、延胡索；瘀在下肢，加泽兰、黄芪、桑寄生、地龙；瘀在脑海，加地龙、白芍、菊花、夏枯草、山萸肉、枣仁；瘀在肢体，加片姜黄、金头蜈蚣、金铃子、全蝎；正气不足或阳虚加党参（人参）、黄芪、肉桂、附子块；阴虚而血分有热，重用生地，加炒牡丹皮、焦山栀；瘀血日久，酌加蜈蚣、细辛、全蝎等。

（二）外治法

皮下结节，顽固不化时，拟用胆南星，醋磨取浓汁，外涂，日 2～3 次，溃疡则常规处理。适用于 SLE+PN。

（三）针灸疗法

毫针法 主穴：肾俞、命门、气海；配穴：足三里、三焦俞、三阴交、太溪。方法：施补法，针刺得气后留针 30 分钟，拔针后加灸 3～5 壮，1～2 日 1 次。

【偏方荟萃】

1. 全鹿丸（《景岳全书》），或黄芪五物汤（《金匮要略》），适用于 SLE+PSS，SLE+DM 偏阳虚证。

2. 无比山药丸（《大同方剂学》），或五痿汤（《医学心悟》），或琼玉膏（《洪氏集验方》），适用于 SLE+DM，SLE+SIS 偏阴虚证。

3. 乳香宣经丸（《大同方剂学》），适用 SLE+PN 偏血瘀证。以上详见附方。

【调摄护理】

1. 劳逸适度 病情活动期应卧床休息，给予中西医结合治疗；病情缓解期可量力而行，从事轻微的体育活动，让机体保持劳要有节、逸要适当的良好状态。

2. 增强营养 饮食应予营养丰富、容易消化的高蛋白食品，如瘦肉、鸡蛋、豆腐、花生、山药粉、百合、藕粉、燕麦片、鲜羊肉之类。

3. 重视早期诊断 大凡病人在 40 岁以上者，应该定期或不定期（至少 2～4 周）检查 1 次，特别要注意复查临床体征及必要的实验室检查，提防体内发生胃癌、乳腺癌、肺癌、卵巢癌等恶性肿瘤。

4. 尽量避免怀孕 鉴于患者在妊娠或分娩阶段均可致使病情明显恶化或反复，故遇此病的女性患者应劝其避免妊娠。

【预后判析】

以 SLE 或 PSS 为基础疾病，并与单纯的 SLE 和 PSS 相比较，其结果 SLE 和 PSS 的 5 年生存率为 70% 以上，而重叠综合征的 5 年生存率为 30%，两者有显著差异。重叠综合征死亡的原因有心力衰竭、中枢神经损害、食管静脉瘤破裂等，死于肾功能衰竭者少见。

【医案精选】

患者女性，38 岁。1971 年在农场劳动，突然高热（T 39.6℃），继而关节疼痛，下床活动颇感困难。时隔 2 个月，尿中出现蛋白（++），全身中度浮肿，某院以"肾炎"收入住院。经多种治疗后仍然低热，关节疼，尿蛋白。后怀疑亚急性系统性红斑狼疮，收住我院。周围血液中查到狼疮细胞，抗核因子阳性，血沉 97mm/h，贫血、尿蛋白（+++）。经中西医结合治疗，病情缓解出院。1973 年患者自觉全身皮肤紧张发硬，如绳所缚，脸部表情淡薄，鼻准变尖，口张不大，指端苍白冰冷。活体组织检查报告：系统性硬皮病。经用中药治疗为主，辅以小剂量激素，病情渐好。1975 年患者多次反映，双目干涩，视力减退，鼻腔干燥，终年无涕，口干咽食困难，需要汤水送下，遂再次入院。入院后发现皮肤干燥，糠秕状鳞屑较多；口腔科会诊：发现唾液腺开口萎缩；眼科会诊：Schirmer 试验，泪液分泌减少，泪点阻塞。治疗经过：据当前主症，分三阶段治疗。

一阶段主症：低热、关节疼、浮肿、尿蛋白（+++）。辨证：肾失封藏，阴损及阳。治宜益肾秘精，平补阴阳。处方：熟地、山萸肉、巴戟天、楮实子各 12g，山药、茯苓、金樱子、泽泻各 15g，制附片、五味子、肉苁蓉、枸杞子各 9g，煎服。集中治疗86 天，病情缓解。

二阶段主症：皮肤僵硬，口张不大，肢厥肤冷。辨证：肾阳亏损，寒滞经络。治宜温肾助阳，散寒通络。处方：巴戟天、肉苁蓉、山萸肉、山药、熟地、枸杞子各12g，制附片（先煎）、楮实子、黄芪、续断各 15g，小茴香、茯苓、党参、怀牛膝各9g，煎服。连续治疗 67 天，皮肤松懈、变软，将药方制成膏剂，缓缓图之。

但有一年半的时间，患者自认为诸患俱平，中西药均停用，于是出现三阶段的临床症状：双目干涩，鼻腔干燥，口干难咽食物等。辨证：肾阴虚损，精血衰少。治宜养精益血，阴阳平补。处方：山药、干地黄各 15g，龟板（先煎）、天冬、麦冬各 12g，枸杞子、肉苁蓉、巴戟天、玄参各 9g，楮实子、炒杜仲、远志、五味子各 6g。调治113 天后，诸症见好。[《中华皮肤科杂志》，1981，14（2）：98]

月经前综合征

【病名释义】

本病是由于月经前期内分泌失调，卵泡内分泌过剩，黄体功能不全所致，表现为每逢月经来潮前 1～3 天，发生水疱、大疱、红斑、湿疹、荨麻疹之类皮疹，后又随着月经的结束而减轻，乃至消退；下次经潮前上述皮疹又相继出现。

【病因病机】

肝郁气滞，偏于火化，则波及营血，导致血热扑肤，症见红斑、风团等；偏于湿化，则影响脾胃，致使湿热窜皮，症见大疱、水疱和丘疱疹等。

【诊鉴要点】

诊断要点：①患者多为 40 岁以上的妇女，亦有少数发生于青年期。②月经前期，先后出现面部、指关节浮肿，乳房充血、乳头感受性亢进等。③还能见到湿疹、荨麻疹、血管神经性水肿，以及头痛、便秘、恐怖感等。④上述症状主要发生在月经前，月经开始即渐消失。

【辨证施治】

（一）内治法

1. 火化证　在小腿和躯干下垂区域，发现大小不等、形态不一、对称分布的皮下瘀点、瘀斑、色泽鲜红或暗红。伴有月经量少，发热。舌质红，苔少或薄黄，脉弦数。治宜清肝泻火，育阴调经。方选丹栀逍遥散加减。炒丹皮、柴胡、焦山栀各 6g，当归、炒白芍、茯苓、白术各 12g，干地黄、阿胶（烊化）各 10g，大枣 7 枚，何首乌 15g，菟丝子 30g。

2. 气滞证　痛经较重，月经来潮前，周身骤然发生风团、红斑、水疱或皮炎样皮疹，特别是在腰骶、大腿内侧和下腹等部位，常是上述皮疹的好发部位。伴有性情急躁，乳房胀痛等。舌质淡红、苔少，脉弦细。治宜理气活血，佐以调经。方选益母胜金丹加减。益母草、茺蔚子、干地黄、当归、炒白芍，绿萼梅各 10g，乌药、制香附、延胡索、白术各 10g，甘草、防风、茯苓各 6g。

3. 湿化证　月经来潮前数日，始觉口腔或外阴黏膜处出现溃疡，或者水疱，或者肿胀，时轻时重。伴有进食少，胸闷不适。舌质淡红，苔薄黄，脉濡数。治宜清化湿热，解毒涤浊。方选甘露消毒丹加减。茵陈、藿香、连翘、炒黄芩各 12g，赤茯苓、车前子各 6g，茯苓、白术、白豆蔻各 10g，升麻、白薇各 4.5g，炒杜仲、小茴香各 8g。

（二）外治法

皮疹以红斑、风团为主，选用三黄洗剂外涂，然后再扑清凉粉，日 1～2 次；若以湿疹、皮炎样皮疹为主，可参照有关章节原则治之。

【医案精选】

胡某，女，30 岁，1977 年 12 月 28 日初诊。从 1973 年以来，经前 3～4 天全身起荨麻疹，以大腿、臀部、腋下、面部较多，痒甚，入夜增剧。自觉皮疹有灼热感，同时，尚感胸脘胀，乳头痒。曾用抗敏药治疗无效。末次月经 12 月 20 日。舌质黯，脉弦细数。诊断：月经前综合征。辨证：风热淫于血分。治宜清热消风，佐以养血。处方：牡丹皮、金银花、赤芍、荆芥、防风、当归、白鲜皮各 10g，生地、玄参、白芍、枸杞、女贞子各 12g。

治疗经过：进上方 12 剂，加用过路路通、钩藤、丹参等。月经 1 月 21 日来潮，两眼睑微浮肿，乳头、腋下轻微痒感，未见皮疹。脉弦细数，舌黯。经后以首方加减，佐以补肾，如菟丝子、覆盆子、何首乌、淫羊藿等。进方 10～15 剂。经前以养血清风清热方，进 5～10 剂，连服 4 个周期，经期痒感见好，偶尔面部、乳头稍痒。1982年 2 月随访，经行痒疹未发。（徐升阳《妇科析症举例》）

手、足、口病

【病名释义】

本病是在手掌、足跖及口腔内以发生小水疱为特征的一种病毒性传染病。这种皮肤病从 1957 年以来，先后在加拿大、英国、美国和日本等国都发生过流行。1982 年在我国天津、北京、上海等地也发生过流行。

今人根据其为一种发病季节在夏季，且常见于儿童的传染病，认为属中医温病范畴。

【病因病机】

温热外邪，客于肤腠，毒热蕴结；或因脾虚卫外不固，湿热内阻，两者相搏而成本病。又因风温阳邪，易伤阴津，故而晚期常可见到阴虚内热之兆。

【诊鉴要点】

（一）诊断要点

①多发生于学龄前儿童，尤以 1～2 岁婴幼儿最多，偶发于成人。②常在夏秋季节流行，潜伏期 4～7 日。③发疹前可有低热、头痛、食欲不振等症状。④口腔的硬腭、颊部、齿龈及舌出现疼痛性小水疱，迅即破溃形成溃疡，四周绕以红晕。⑤手足发生米粒至豌豆大小的水疱，呈半球状或椭圆形，疱壁薄，疱液澄清，数目不多，但亦可在 50 个以上，偶尔在膝前、臀部，甚至全身泛发。⑥整个病程约 1 周，很少复发。

（二）鉴别诊断

本病需与一些口腔有水疱的病毒性疾病进行鉴别，详见表 16-5。

表 16-5　各种病毒性疾病所致口腔黏膜水疱性损害鉴别表

病名	年龄	形态	分布	全身症状
疱疹性咽峡炎	儿童	散在性针尖大水疱	咽腭、扁桃体	起病体温 38～40℃发热
疱疹性齿龈口腔炎	1～6 岁	散在性 2～5mm 水疱	唇、齿龈、口腔	前驱期为发热，倦怠
复发性疱疹	儿童或成人	丛簇性小水疱	唇或口腔	一般无
带状疱疹	儿童或成人	单侧簇集性水疱	颊，腭，齿龈，舌	神经痛，倦怠，皮损
手足口病	儿童	少数分散较大水疱	不规则分散于口腔	微热，指、趾有水疱

【辨证施治】

（一）内治法

1. 温毒袭肤证　低热，纳呆，口腔和手足可见大小不等的水疱，部分迅即破溃形成溃疡。舌质红，苔少，脉浮数。治宜清热解毒，化湿活血。方选清瘟败毒饮加减。板蓝根、大青叶、山豆根各 3～6g，金银花、生薏苡仁、茯苓皮各 10～12g，紫草、黄芩、生地、甘草梢各 6g，赤小豆 30g，红花 45g。

2. 湿热蕴结证　在指（趾）的背面或侧缘，尤其在指（趾）甲的周围及足跟的侧缘可见米粒至豌豆大小的水疱。伴有脘腹微胀，大便干结，小便色黄且浊。舌质红，苔薄黄微腻，脉濡数。治宜清化湿热，佐以解毒。方选泻黄散加减。藿香、佩兰、黄芩各 10g，生石膏 12g，生薏苡仁、赤小豆各 15g，焦山栀、炒黄连、甘草各 3g，赤茯苓、连翘、绿豆衣各 6g。

3. 心脾积热证　口腔内的硬腭可见水疱，周围绕以红晕，指（趾）端亦见水疱或溃疡。伴有口干欲饮，小便短赤。舌尖红，苔少或薄黄微干，脉细数。治宜清心泻火，利尿解毒。方选导赤散加减。生地、生石膏各 12g，连翘、赤茯苓、车前子（包）、重楼、花粉各 10g，生甘草、竹叶各 4.5g，灯心草 3 扎，莲子心 3g。

4. 阴虚内热证　大部分水疱干涸，但又有少许复发趋势，干咳少痰，鼻燥或口干。舌质红，少苔，脉虚细。治宜滋阴降火，护津解毒。方选沙参麦冬饮加减。南沙参、麦冬、石斛、玉竹、金银花各 12g，山药、炒白扁豆、白术、紫菀各 10g，黄芪、甘草、白芍、干地黄各 6g。

加减法：发热加蝉蜕、炒牛蒡子、薄荷；大便秘结加瓜蒌、大黄；口腔水疱多时加金果榄、金莲花；指（趾）端水疱多时加茯苓皮、红花；小便短赤加白茅根。

（二）外治法

口腔溃疡，进食疼痛，先用青果水洗剂，煎取药汁漱口，再外扑绿袍散，或养阴生肌散；指（趾）端和足跟侧缘起水疱，先用马齿苋水洗剂，煎汁湿敷或浸泡，然后外涂黄连油，或地虎糊，日 2 次。

【偏方荟萃】

1. 消风散加减：荆芥、防风、牛蒡子、蝉蜕、生地、知母、生石膏、制苍术、黄柏、竹叶。煎服。

2. 金银花、连翘、竹叶、玄参、生地各 10g，板蓝根 15g，大青叶，生石膏各 10 ～ 20g，知母 8 ～ 10g，蝉蜕 4 ～ 6g，滑石 6 ～ 10g，白茅根 10 ～ 30g，煎服。

3. 基本方：生石膏、黄芩、玄参、儿茶、板蓝根、蝉蜕、竹叶。风温外袭加金银花、连翘、牛蒡子、薄荷；湿热蕴郁加藿香、滑石、生薏苡仁、扁豆；心脾毒热加黄连、灯心草、栀子、生地；阴虚火热加南沙参、麦冬、石斛。

4. 野蔷薇花露涂拭患处，再用锡类散或青吹口散外吹口腔。适用于口腔水疱者。

5. 皮肤水疱可选用三黄洗剂或炉甘石洗剂外涂。

【调摄护理】

1. 若在幼儿园、托儿所发现本病，应立即隔离治疗。

2. 患儿接触的餐具、毛巾、衣服等污染物品要进行消毒，向儿童宣传讲卫生的重要性。

【预后判析】

本病预后良好，多数在一周内见好。但是千万不要麻痹大意，发生死亡的事例亦偶有报道。

急性发热性皮肤黏膜淋巴结综合征（川崎病）

【病名释义】

本病 1961 年由日本川崎首次发现；1967 年见于报道，以后世界各地相继报道，系一种病因不明的急性发热出疹性小儿疾病，其主要特点是持续发热，皮肤多形性斑丘疹，眼结膜充血，口腔及咽部黏膜充血，口唇潮红皲裂，手足硬肿，颈淋巴结肿大，严重时还可损害冠状动脉。

中医学依据发病经过，多数医家认为本病十分类似温毒时邪发疹，故而以此为据而辨证论治。

【病因病机】

体质素弱，骤感温热时毒，上犯肺卫，郁而不宣，或夹湿热氤氲之气，或与痰瘀凝结，或兼阳热未清，易致皮肤、黏膜、淋巴结等脏腑、经络相继为病。

【诊鉴要点】

（一）诊断要点

①好发于 5 岁以下的婴幼儿，亦可发生于青年人。②壮热，体温可高达 40℃，抗生素、退热剂无效。③发病 3～5 天，在躯干、颜面、四肢可见多形性皮疹，如猩红热样、麻疹样、多形红斑样，不痒，持续 1 周后消退。④球结膜充血，杨梅舌、唇红、干裂。⑤颈淋巴结一过性肿大，质硬，轻度压痛，但不化脓。⑥伴有腹泻、关节痛、心肌炎、心包炎、轻度黄疸、无菌性脑炎等。

附：日本川崎病研究委员会诊断标准（表 16-6）。

表 16-6 日本川崎病研究委员会诊断标准

1. 不明原因发热，持续 5 天或更长
2. 眼球结膜充血
3. 口腔黏膜改变：口唇潮红、皲裂、结痂，口腔及咽部黏膜弥漫性潮红，杨梅舌
4. 肢端改变：手足硬肿、潮红、指（趾）尖端脱屑，甲横沟
5. 多形性发疹，无水疱或结痂
6. 淋巴结肿大
在上述 6 条中，除发热外，至少具备 4 条才能诊断

（二）鉴别诊断

1. 猩红热 病后一天发疹，为弥漫性细小密集的红斑，皮肤皱褶处皮疹更密集，可见深红色瘀点状线条，抗生素治疗有效。

2. 小儿结节性多动脉炎 长期或间歇性发热，皮疹为红斑、荨麻疹或多形性红斑表现，可有高血压、心包渗出、心脏扩大、肢端坏死等。

【辨证施治】

（一）内治法

1.气营两燔证 壮热，烦躁不安，颌下臖核肿大，周身皮肤红，压之褪色，部分略有肿胀，眼结膜发红，口唇鲜红皲裂，杨梅舌。苔黄或干或燥，脉数，或指纹色紫。治宜清热生津，解毒退斑。方选白虎地黄汤加减。生石膏 15～30g，生地、玄参、赤芍各 10g，知母、天竺黄、焦山栀各 6g，蝉蜕、生甘草、黄连各 3g。

2.湿热氤氲证 低热，头晕，恶心，纳呆，眼球结膜略红，口唇潮红皲裂，周身皮肤淡红。舌尖近红，苔白腻，臖核肿大，触痛，脉濡数。治宜清热化痰，宣中利湿。方选蒿芩清胆汤加减。青蒿、黄芩、柴胡、枳壳、赤茯苓、郁金、法半夏各 10g，生石膏 15g，陈皮、竹茹各 6g，六一散（荷叶包煎）15～30g。

3.阳热内郁证 发热，服退热药汗出热退，继而又发热，四肢冰凉，烦躁不安，口渴喜饮，大便不调，面赤，颈项和胸膺区域可见粟粒样红色丘疹，口唇红干皲裂，舌红呈杨梅状，脉沉伏。治宜泄热解郁，达邪透疹。方选四逆散加减。柴胡、枳实、升麻各 6g，赤芍、黄芩各 10g，生石膏 30g，野菊花、金银花各 15g，蝉蜕 3g，灯心草 3 扎。

4.痰凝阻络证 臖核肿大，质硬压痛，发热，眼结膜略红，口唇红，指（趾）端脱皮。舌质红，苔薄黄，脉滑数。治宜清热豁痰，软坚散结。方选玄参牡蛎汤加减。玄参、海藻、昆布、花粉、浙贝母各 10g，生石膏 25g，生牡蛎 15g，连翘、夏枯草、陈皮各 12g，山慈菇 6g，薄荷 3g，黄连 1g，另加服梅花点舌丹 1 粒。

（二）外治法

口唇潮红干裂，外涂黄连膏、蛋黄油；咽喉、舌体红肿或灼痛，外吹西瓜霜，或养阴生肌散；眼球结膜充血，选用马应龙八宝眼药膏（水）外滴。

【调摄护理】

1.患儿发病期间一定要卧床休息，密切观察呼吸、脉搏和热型波动。

2.重视口腔清洁及护理，必要时可选用银花露之类冲洗之或含漱之，然后再外吹药物。

3.饮食以清淡而容易消化的半流质为宜，如牛奶、豆奶、鲜豆浆等。

【预后判析】

本病有 1%～2% 可猝死，多见于 1 岁以内的男孩；此外，发病后 1 个月内，要提高警惕，谨防死于冠状动脉栓塞的风险。

【医案精选】

16 个月。持续发热 5 天，发疹，唇周糜烂 4 天。体检：T：39.6℃，R：36 次 / 分，P：120 次 / 分，颈、躯干、背、肛周、阴囊等部位皮肤均见充血性斑丘疹。证属温热之邪深入气营，热灼阴液，热窜血络。治则大清气营之热，生津润燥。处方：大青叶 15g，生石膏、鲜生地、鲜芦根、鲜石斛各 30g，金银花、连翘、丹皮、麦冬各 6g，玄参 4.5g，生甘草 3g。服药 2 剂热渐退，疹未退，原方去麦冬加紫草 6g，蝉蜕 4.5g，服 2 剂去金银花加川连 3g，知母 5g，山栀 6g。共服 5 剂，热退疹渐隐退，原方去川连、山栀、石膏，加太子参、花粉各 9g，豆衣 6g，炒扁豆 15g，生米仁 30g 等以健脾养阴。共治 32 天病愈。[《浙江中医学院学报》，1991，15（2）：32–33]

获得性免疫缺陷综合征（艾滋病）

【病名释义】

本病于 1981 年由美国疾病控制中心首先报道。其多发生于男性同性恋者，静脉注射药物成瘾者，接受血液或血制品治疗者，由于感染病毒而发生继发性严重的细胞免疫缺陷，易患致死性条件性感染及不常见的恶性肿瘤而死亡。

从国内外文献资料的分析及临床患者的治疗来看，本病归属于中医温疫（毒）、虚劳、瘰疬、癥瘕等病的范畴。

【病因病机】

1. 疫毒感染　《素问·刺法论》说："五疫之至，皆相染易，无问大小，病状相似。"说明疫毒是一种具有强烈传染性的病邪。艾滋病（AIDS）患者多恣情纵欲，耗伤阴液，肾失封藏，精无以化气，元气亏虚，卫外失职，疫毒之邪循五液（精液、血液、汗液、唾液等）乘虚而入，发为本病。

2. 五脏亏虚　《内经》说，"正气存内，邪不可干""邪之所凑，其气必虚"。疫毒侵入体内，内舍于肾，肾精亏耗，致腰酸乏力、腿软；髓海不足，症见眩晕、痴呆、耳鸣。内舍于肝，肝阴不足，阴虚阳亢，致惊悸抽搐，虚风内动。内舍于脾，脾气不升，化生乏源，症见体虚失荣，乏力萎黄，大便泄泻。内舍于心，心主血脉，疫毒入血，耗血动血，见出血下血。血虚不能濡养于心，则心悸怔忡，心神不宁，精神异常。内舍于肺，肺失肃降，痰浊中阻，痰热壅肺而见咳嗽、发热、痰血、胸痛等。总之，疫毒侵袭，常可同时内舍脏腑，致使五脏皆虚，脏腑功能失调，化生乏源，气血俱亏，呈现全身虚劳症状。

3.房劳过度 房事不节或房事过度，致使肾精亏耗，精液枯竭，真气散失，邪毒疫毒乘虚而入，发为 AIDS。

4.气滞血瘀 气为血帅，气行则血行，气滞则血瘀。肾精亏耗，元气化生不足，气虚无力推动血液正常运行则血瘀，久之气血凝集不散，则发为癥瘕、积聚等。

5.痰湿凝滞 肺、脾、肾三脏功能异常，水液聚湿成痰。痰随气之升降，无处不到，痰阻于肺，则咳嗽、咯痰、喘满；结于经络则痰核、瘰疬，肢体麻木；上犯于头目则眩晕、昏冒；阻于心窍则神昏痴呆，或发为癫痫；痰热相阻，热盛痰蒙，常引起风动之症。

6.情志异常 在淫乱的过程中，多数为惊恐、不安、忧郁和焦虑；加之吸毒与寻欢更易激发情绪的剧烈变化，可伤肺、肺、肝等脏。

【诊鉴要点】

诊断要点：AIDS 可分三期。

1.潜伏期 发热，头晕，咽痛，出汗，乏力，关节酸痛，腹泻，皮疹及全身淋巴结肿大，常是染毒后所出现急性一过性，全身性类似于非特异性单核细胞增多症样症状。其潜伏期一般为 2～5 年，平均 4 年，有的病例甚至可长达 10～20 年。

2.AIDS 相关综合征（ARC）期 ①发热（38℃低热到40℃高热）：低热与间歇性高热不一。②腹泻和体重减轻：大量水样腹泻，消耗常为进行性，体重下降20%～40%。③皮肤损害：弥漫性非特异性斑丘疹，单纯疱疹，皮肤黏膜疱疹，严重的急性脂溢性皮炎。④淋巴结：最初多见于头颈部，主要是后胸锁乳突淋巴结，常持续 3 个月以上。

3.完全艾滋病期 ①机会性感染：体质极度虚弱，异常消瘦，病毒、细菌、霉菌和寄生虫等多达 8～10 种病原体同时并存，表现出混合感染，临床变化复杂，常见卡氏肺囊虫肺炎（PCP）、弓形体病、口腔念珠菌、肠胃寄生虫、巨细胞病毒等。②卡波西肉瘤和其他肿瘤：卡波西肉瘤多侵犯皮肤黏膜或淋巴系统，其他肿瘤主要有恶性淋巴瘤、霍奇金病、直肠鳞状癌、淋巴母细胞淋巴瘤等。③其他：神经系统功能失调，眼睛病变等。

附：美国疾病中心对艾滋病诊断标准（WHO/CDC 对 AIDS 诊断标准）（表**16-7**）。

表 16-7　WHO/CDC 对 AIDS 诊断标准

临床诊断：

1. 诊断条件完善时

①一种至几种表明有细胞免疫缺陷的机会性感染（包括原虫、蠕虫、真菌、病毒、细菌等）

②少见的恶性肿瘤（卡波西肉瘤等）

③排除已知的其他引起细胞免疫缺陷和机体抵抗力降低

2. 诊断条件限制时

①成人：至少具 2 种主要病症，并至少 1 种次要病症而无已知的引起免疫抑制原因或其他已知原因

主要病症：体重减轻超过标准体重 10% 以上；慢性腹泻超过 1 个月；长期发热超过 1 个月

次要病症：持久咳嗽超过 1 个月；全身瘙痒性皮炎；反复发作的带状疱疹；口咽部念珠菌病；慢性进行性及播散性单纯疱疹感染；全身淋巴结病

②儿童：至少有 2 种主要病症，并至少 2 种次要病症而无已知的免疫抑制原因者可疑为艾滋病

主要病症：体重减轻或生长异常缓慢；慢性腹泻；长期低热

次要病症：全身淋巴结病；口咽部念珠菌病；反复发作常见感染；持久咳嗽；全身皮炎；母亲有 HIV 感染

病原学诊断

1. 病毒分离：病人血液中分离淋巴细胞，在含 T 细胞生长的液体中培养，用植物血凝素刺激，使转化成熟，检测上清液中的逆转录酶，在此酶达高峰时将上清液与 HIV 抗体的血清培养，形成免疫复合物而分离病毒

2. HIV 抗体检测：抗体阳性只能说明受了感染，既可保持检出达数年，又可能保持终生

免疫学诊断：

白细胞总数减少；淋巴细胞总数 < 1000/mm³（正常值 1500/mm³）；总 T 淋巴细胞计数 < 1000/mm³（正常值 1200/mm³）；T4 细胞计数 < 400/mm³（正常值 800/mm³）；T8 细胞计数 < 400/mm³（正常值 400/mm³）；T4/T8 < 1.0（正常值为 1.1 ～ 3.5）；T 细胞活性降低；B 淋巴细胞减少，完全分化及 B 淋巴细胞增多，体内 IgG、IgA 增高（IgG 2000mg/dL）（正常值 1200mg/dL），IgA 350mg/dL（正常值 240mg/dL）以及出现自身免疫现象，如抗核抗体阳性、Coomds 试验阳性、抗血小板抗体增高等

【辨证施治】

（一）内治法

本病按 AIDS 分期进行施治。

1. 艾滋病潜伏期

（1）疫毒感染：可无任何临床症状或有一过性的疲乏，平素体质尚可，舌脉如常人，仅检查示 HIV 阳性。治宜祛邪解毒。药用板蓝根、大青叶、贯众、茯苓、黄连、

连翘、紫草、白术、薏苡仁、金银花、甘草、菊花。

（2）正虚邪恋：检查 HIV 阳性，伴有一过性乏力，腹泻，消瘦。舌淡，脉虚。治宜扶正固本，清热解毒。选用六君子汤加味。党参、茯苓、白术、甘草、砂仁、金银花、连翘、黄芩、花粉、蒲公英、穿心莲、紫花地丁。

（3）气血两虚：素体较弱，抵抗能力低下，伴有全身倦怠，气短，头晕，面色不华，舌淡苔白，脉虚弱无力。检查 HIV 阳性。治宜气血双补，祛邪解毒。方选八珍汤加味。党参、茯苓、白术、甘草、当归、川芎、白芍、熟地、花粉、板蓝根、紫花地丁、牛蒡子、香菇等。

（4）肝郁气滞：素有情志不畅，或因确诊情绪波动，忧虑太息，胸胁胀满不舒。舌淡红，苔薄白，脉细弦，滑或涩。治宜疏肝理气，扶正解毒。方选四逆散合小柴胡汤加减。柴胡、黄芩、党参、香附、茯苓、白术、乌药、丹皮、川芎、红花、虎杖、干姜、制附片、甘草。

2. 艾滋病相关综合征期 初期以标实为主，随后出现正气亏虚，脏腑虚损，故而初期治标，随后固本扶正或标本兼治。

（1）发热：分气虚、阴虚和阳明经热三种。①气虚发热：热势不高，多因劳累加重，乏力短气，语声低微，自汗，神疲倦怠，或微恶风寒，或淋巴结肿大。舌淡苔薄白，脉浮，重按无力。治宜益气固表，透邪外出。方选补中益气汤、玉屏风散加竹叶、黄芩等。②阴虚发热：手足心热，或五心烦热，伴心悸失眠，口渴咽痛，腋下淋巴结肿大。舌红少苔，脉细数微浮。治宜养阴清热，解表达邪。方选养阴清肺汤合加味葳蕤汤加抗 HIV 药物。③阳明经热：热势较高，口渴汗出，汗出而热不退，烦躁，倦怠无力，形体消瘦，或咳嗽胸痛。舌质红，脉数或洪大。治宜清热解毒，益气生津。方选白虎加人参汤加竹叶、栀子、牡丹皮。

（2）气虚：分肺气虚、脾气虚和心气虚三种。①肺气虚：畏风自汗，咳嗽，易感冒。治宜补肺益气固表。方选补肺汤或保方汤加抗 HIV 药物。②脾气虚：面色萎黄，食少纳呆，大便溏薄。舌淡苔白。治宜健脾益气升阳。方选六君子汤、补中益气汤合裁。③心气虚：心悸不宁，失眠易惊，脉涩。治宜生脉散合养心汤加减。

（3）肾虚：疲乏无力，头晕耳鸣，腰膝酸软，小腹冷感。舌嫩或淡胖，苔少，脉虚无力，尺部无根。治宜补肾壮阳，肾阳虚。方选右归丸或滋补肾阴（肾阴虚，方选六味地黄丸），或阴阳双补（肾阴阳两虚，方选还少丹）。

（4）腹泻：分寒湿阻滞，湿热内蕴、脾胃虚弱和脾肾阳虚 4 种。①寒湿阻滞：泻下稀水样便，日 2～3 次或 10 余次，腹胀肠鸣，胸闷呕吐，食欲不振。舌苔白腻，脉滑。治宜芳香化浊，利湿运脾。方选藿香正气散加减。②湿热内蕴：泻下急迫，伴发热，口渴，腹痛，肛门灼热，小便短黄。治宜清热利湿。方选葛根芩连汤加减。③脾胃虚弱，大便溏薄，时轻时重，伴神疲乏力，水谷不化，面色萎黄。治宜健脾和胃。方选参苓白术散加减。④脾肾阳虚：久泻无度，下利清水，腹痛隐隐，形寒肢冷，五更即作，精神委顿。治宜温补脾肾，固涩止泻。方选附子理中汤合四神丸。

（5）皮疹：按皮疹形态和内证，大概分血热风燥、血虚风燥和肝经湿热3种。①血热风燥：肤表潮红，脱屑干燥，搔破出血，舌红。治宜清热疏风，凉血解毒。方选消风散加减。②血虚风燥：皮肤干燥，瘙痒时重时轻，遍布搔痕，或结血痂，伴面色不华，失眠心悸，头晕舌淡。治宜养心润燥，疏风止痒。方选当归饮子加减。③肝经湿热：丘疹、丘疱疹、水疱等，搔破则渗出，甚则糜烂，口苦，小便短黄。舌苔黄腻。治宜清肝泄火，利湿解毒。方选龙胆泻肝汤加减。

（6）瘰疬：依据病程的长短和形态的各异，分气滞痰凝、阴虚痰凝、痰瘀互结和气血亏虚4种。①气滞痰凝：全身结核累累，伴精神不畅，忧虑太息，胸胁胀满，脉弦。治宜疏肝理气，化痰散结。方选柴胡疏肝饮合内消瘰疬丸。②阴虚痰凝：瘰疬横生，以腹股沟处为主，伴潮热盗汗，虚烦不寐，五心烦热。舌淡苔白，脉虚无力。治宜滋阴降火，软坚散结。方选大补阴丸加夏枯草、贝母、牡蛎、黄药子等。③痰瘀互结：瘰疬坚硬，推之不移，粘连成块。舌质紫暗瘀斑，脉弦涩。治宜活血化瘀，消痰散结。方选活络效灵丹合消瘰丸加南星、半夏、玄参等。④气血亏虚：肿核结于颈项，乏力短气，头晕目眩，面色㿠白，食欲不振。舌淡苔白，脉虚无力。治宜双补气血，化痰散结。方选八珍汤合消瘰丸加黄药子、柴胡等。

3. 完全艾滋病期　此期脏腑气血极度虚亏，气滞、血瘀、痰凝相互搏结，邪实更重，病情复杂，并日渐趋向危笃。中医辨证施治如下：

（1）痰热壅肺：痰涎壅盛，咳嗽，痰不易出，色黄黏稠，胸痛气急，口苦口干。舌红苔黄腻，脉弦滑数。治宜清热化痰，宣肺止咳。方选黄连温胆汤加瓜蒌、黄芩、杏仁、桑白皮、麦冬、玄参。

（2）湿热壅滞：发热，咽痛，口疮溃疡，或鹅口疮，大便臭秽，小便黄赤。舌质红，苔黄腻，脉滑数。治宜清热化湿，解毒消疮。方选甘草泻心汤加通草、竹叶、生地、射干、蔻仁。

（3）痰瘀阻络：颈项、腋下、胯下瘰疬横生，或肢体皮下结核，皮色正常。舌淡或暗，苔厚腻，脉弦滑。治宜软坚散结，活血涤痰。方选消瘰丸合桃红四物汤加山慈菇、黄药子、玄参、柴胡、黄芩、南星、半夏。

（4）气滞血瘀：腹部肿块，面色黧黑，胸胁胀痛，痛处固定不移，精神抑郁。舌质紫暗，或有瘀斑，脉涩。治宜活血化瘀，消癥散结。方选膈下逐瘀汤加土鳖虫、三棱、莪术。

（5）痰迷心窍：痴呆，头目昏蒙，心悸眩晕，胸闷憋气，甚则神识不清，喉中痰鸣。舌苔白腻，脉滑。治宜清心、涤痰、开窍。方选导痰汤加菖蒲、郁金、南星、鲜竹沥等。

（6）肝风内动：手足抽搐蠕动，头晕昏眩欲仆，或口眼歪斜，语言不利，或肢体偏瘫。舌红，苔黄或白腻，脉弦。治宜平肝潜阳，通络息风。方选镇肝息风汤合通窍活血汤加天麦冬、玄参、龟甲、龙骨、牡蛎、川楝子、赤白芍、桃仁、川芎、麝香、代赭石、牛膝、钩藤等。

（7）阴阳欲脱：极度衰疲，精神委顿，或目眶深陷，呼吸急促，喘促欲脱，或大汗淋漓，四肢厥冷，面色㿠白，脉微欲绝。治宜益气，回阳固脱。亡阴证选生脉散补气滋阴以敛阴；亡阳证选参附汤合通脉四逆汤回阳救逆。

加减法：大便出血加黄土汤；小便出血加十灰散或小蓟饮子；吐血加柏叶汤；卡氏肺炎加麻杏蒌贝汤；惊厥加癫狂梦醒汤、羚羊钩藤饮；带状疱疹加龙胆泻肝汤加紫草；鹅口疮加甘草泻心汤加藿香、薏苡仁；视网膜炎加夜明砂、密蒙花、枸杞子、菊花等；抑制 HIV 加黄连、苦参、大青叶、板蓝根、牛蒡子、金银花、蒲公英、贯众、薏苡仁、菊花、穿心莲、紫草、牡丹皮、地黄、花粉、甘草、虎杖、香菇等；增强免疫功能加人参、黄芪、白术、茯苓、枸杞子、龟甲、阿胶、灵芝、刺五加、紫河车、女贞子、山萸肉、当归、地黄、菟丝子、山药等；免疫调节加生地、赤芍、丹参、红花、金银花、鱼腥草、黄柏、贯众、牡丹皮、紫草、一见喜等。

（二）针灸疗法

毫针法 阴虚火旺证取翳风、外关、合谷、肝俞、曲池、三阴交、大椎，痰湿阻络证取中脘、曲池、外关、合谷、足三里、三阴交。方法：实证泻之，虚证补之，日1次。

【偏方荟萃】

1.补中益气汤、玉屏风散、四君子汤、右归丸等方加减。适用于无症状 HIV 带毒期，重点是提高机体免疫功能。

2.参苓白术散、补中益气汤、玉屏风散等方加减。适用于进展期的脾肺气虚证。

3.麦味地黄汤、生脉散、百合固金汤加减。适用于进展期的肺肾阴虚证。

4.西黄丸适用于进展期的痰聚血瘀证。

5.千金苇茎汤、麻杏石甘汤、羚羊清肺汤。适用于典型艾滋病阶段的毒热蕴肺证。

6.清瘟败毒饮、羚羊钩藤汤。适用于典型艾滋病阶段的热入营血证。

【调摄护理】

1.应急处理 凡见高热、咳嗽、胸痛等，应予中西医结合，予以对症处理；出血，或并发心脏、肾脏及神经系统的危急重症，均应按各脏器疾病的特征，予以应急措施处理。

2. 避免与怀疑患 AIDS 包括吸毒、性乱的人发生性接触，避免用 AIDS 高危人群的人员献血的血制品等。

3. 孕妇 AIDS 阳性或患有 AIDS 的妇女，应避免可能传染给婴儿的各种因素，其用具、物品等均应注意保管，最好不要同用。

4. 医护人员在诊疗和护理中应注意保护与防范，如戴手套、穿防护衣、戴口罩、戴眼镜等，避免 AIDS 病毒通过感染物进入或经黏膜直接接触而传染。

【预后判析】

本病 5 年内死亡率高达 90% 以上。中医药目前可以在预防 HIV 感染、缓解症状、延长存活期方面起到积极作用。

【医案精选】

案 1：美籍白种人经血清 HILV–Ⅲ检测确诊为艾滋病，中医诊断为湿毒病，作者分三个阶段辨证治疗。第一阶段以清热凉血、祛湿解毒之甘露消毒丹为主化裁，4 个月后好转。第二阶段改用生脉散补充气血阴津，并另佐加滋阴生津之品，较前继续好转。第三阶段以归脾汤为基本方，加菟丝子、淫羊藿、女贞子等补肾阳、滋肾阴的药交替应用，病情趋稳定，达到了缓解症状、改善生存质量、延长生存时间的效果。[《中西医结合杂志》，1988，8（2）：71–73]

案 2：33 岁同性恋者，有双腋下和颈右侧淋巴结肿大，疲乏，上腹部不适，HTLV–Ⅲ检测阳性。检查腋下淋巴结如玉米粒，颏下淋巴结大如葡萄。舌尖红，苔黄腻，脉弱，体重 75 公斤。证属脾阳虚，导致痰湿郁阻经络。治以补脾祛湿。针刺中脘、曲池、外关、合谷、足三里、三阴交。3 个月共接受针刺 18 次，两年后健康情况良好。[《中医杂志》，1988，29（7）：50–51]

【名论摘要】

《第四届亚细安中医药学术大会论文集·吕维柏》："人体的免疫和病毒是一对矛盾，即正和邪的矛盾。目前医学界对艾滋病的研究、对抗艾滋病药物的研究，绝大部分是集中在抑制艾滋病病毒，也就是祛邪方面。其观点为：HIV 是病因，是引起一切病变的根本原因，只要把这个病因驱除，所有的病变就会迎刃而解……病因可以通过祛邪法来驱除，也可以通过扶正法，通过增强免疫来驱除，即扶正以驱邪。"

第十七章　中医美容

一、形体美容

核桃仁

核桃仁性味甘、平、温。《食疗本草》说:"常服令人能食,骨肉细腻光滑,须发黑泽,血脉通润。"《开宝本草》说:"食之令人肥健,润肌,黑须发。"它是一味滋养强壮珍品,能补肾强腰、养血润肺、定喘通便。

现代检测发现,核桃仁中含有磷、镁、钙、铁等矿物质和维生素 A、B 族维生素、维生素 C、维生素 E,还含有蛋白质、植物脂肪、糖等。其脂肪含量高达 70% 左右;蛋白质含量达 17% ～ 27%;磷的含量最多,约占 58%。从营养学的角度,500g 核桃仁相当于 2500g 鸡蛋或 4500g 牛奶的营养价值,故有"大力士食品"的美誉。

大凡坚持食服核桃仁,可使体型消瘦的人增胖;粗糙、干枯的皮肤变得润泽细腻光滑,富有弹性;养发乌发的功效,也为世人所公认。据说著名京剧表演艺术家梅兰芳先生生前常吃"核桃粥",时至老年仍然面色红润,肌肤光泽。最简单的食法:将生核桃仁与炒熟黑芝麻共捣成细末状,每日早晚各 1 匙,温开水冲服。此外,可用核桃仁 100g,粳米 100g,加白糖少许,煮成核桃粥,早晚食之,对中老年妇女的抗衰效果尤其明显。

黄豆

黄豆性味甘、平。《名医别录》说:"去黑黚,润肌肤皮毛。"《本草拾遗》说:"久服好颜色,变白不老。"《本草纲目》说:"容颜红白,永不憔悴。"中医认为豆类具有良好的润泽肌肤、去黑增白的作用。

现代营养学对黄豆曾作过较为深入的研究,综合要点:干黄豆中含高品质蛋白质约 40%,为众多粮食之冠。500g 黄豆的蛋白质相当于 1000g 多瘦猪肉,或 1500g 鸡蛋,或 6000g 牛奶的含量。其脂肪含量为豆类之首，出油率达 20%；500g 黄豆中含铁质 55mg，且易被人体吸收利用；含磷 2855mg，对大脑神经十分有利。此外，黄豆还含有维生素 A、B 族维生素、维生素 D、维生素 E 等，因此，被人们称为"植物肉""绿色的乳牛"。

众所周知，蛋白质是生命的基础，人体的皮肤、肌肉、毛发、指甲等都少不了蛋白质。人体缺乏蛋白质，就会产生包括皮肤病在内的多种疾病，影响生长发育，妨碍形体健美，诸如皮肤粗糙，无弹性，皱纹增多，头发脱落，白发增多而显得衰老。经常食用黄豆及豆制品之类的高蛋白食物，能营养皮肤、肌肉和毛发，使皮肤润泽细嫩，富有弹性，肌肉丰满而结实，毛发乌黑而光亮。黄豆除食用外，古人推荐两种用法，可供参考：其一，清洁护肤。将豆研细末，早晚洗面时，取药粉轻擦，如同用肥皂擦洗，然后用清水洗涤，坚持应用 3 个月至半年，脸面就会白净润泽。其二，染发护发。黑大豆浸入醋中 1～2 天后，加热煮烂，去渣后小火浓缩药液。先用清水洗净头发，然后涂发，日久可收到"染发须，白令黑，黑如漆色"的功效。

猪肤

猪肤性味甘、凉。《嘉祐本草》说："白人肤体如缯帛。"《随息居饮食谱》说："填肾精而健腰脚，滋胃液以滑皮肤，长肌肉可愈漏疮，助血脉能充乳汁。"说明本品有补益精血、滋润肌肤、光泽头发、减少皱纹、延缓衰老的作用。

猪肤的蛋白质含量是猪肉的 2.5 倍，碳水化合物的含量比猪肉高 4 倍多，而脂肪含量却只有猪肉的一半。猪肤所含蛋白质的主要成分是胶原蛋白，约占 85%，其次为弹性蛋白。生物研究发现，胶原蛋白质与结合水的能力有关，人体内如果缺少这种属于生物大分子胶类物质的胶原蛋白，会使体内细胞储存水的机制发生障碍，细胞结合水量明显减少，人体就会发生"脱水"现象，轻者出现皮肤干燥、脱屑，失去弹性，肤起皱纹，重者还会影响生命。

由此可见，经常食用猪肤（或猪蹄），对面色苍白、萎黄、憔悴及皮肤干燥皱纹多的瘦人与老年人，更具容颜悦色的美容效果。《备急千金要方》中有"猪蹄浆"一方，用之洗手面、涂面，具有"急面皮，去老皱，令人光净"的效果。

兔肉

兔肉性味辛、平。《本草纲目》说："补中益气。主治热气湿痹，止渴健脾。"兔脑、兔血、兔屎均可入药治病，但以野兔的药用价值为高。兔肉中蛋白质的含量为 21.5%，比猪肉、羊肉、牛肉、鸡肉多 1 倍以上。脂肪的含量则为猪肉含量的 1/16，羊肉的 1/7，牛肉的 1/5。因此，兔肉被誉为"美容肉"而列入"健康食品"，素为世人所青睐。

对于妇女，尤其是年轻的姑娘来说，无不为肥胖的体型而苦恼。若要保持苗条而优美的身材，建议常食兔肉，不仅可满足身体的营养需要，又不会引起肥胖。

兔肉的食法，可采用烧、焖、煨、炒、卤等烹调方法，均可收到补益减肥的效果。对于这种补益美容的佳肴，苏东坡也曾赞曰，"兔处处有之，为食品之上味"，可谓十分中肯的评价。

牛奶

牛奶性味甘、平。《日华子本草》说："润皮肤，养心肺，解热毒。"《名医别录》认为牛奶能"补虚羸，止渴下气"。《本草纲目》说："治反胃热哕，补益劳损，润大肠，治气痢，除疸黄，老人煮粥甚益。"羊奶也具有"补五脏，令人肥白悦泽"（《名医别录》）的美容效果。

牛奶及奶制品是公认的高级营养品，含蛋白质，脂肪，乳糖，维生素，钙、磷、铁、碘、钠、钾、氯等矿物质。牛奶中的蛋白质具有较高的生物效益，特别适用于孕妇、发育期的青少年、儿童和老年人。皮肤干燥、粗糙、失去光泽、弹性减退者，若经常饮用牛奶，则可使皮肤白皙细嫩，滑润光泽，富有弹性。据传慈禧太后年过六旬，皮肤保养甚佳，就与她每天饮用人乳有关。

《备急千金要方》一书记载鹿角散，就是用牛乳辅助鹿角磨汁涂面来滋养皮肤，具有"令百岁老人面如少女，光泽洁白，涂至百日，面色光洁"的效果。有兴趣者不妨试一试。

竹笋

竹笋肉质细嫩，松脆爽口，滋味鲜味，自古以来被视为菜中珍品，有"山珍"之誉。苏东坡留有"长江绕廓知鱼美，佳笋连山味更香"的佳句。竹笋含有高蛋白、低脂肪、低淀粉、多纤维及16种氨基酸等，经常食用可以减肥，尤其适用于形体肥胖的人。竹笋中所含的大量人体必需的氨基酸、维生素，对保持形体的健美和皮肤的细嫩十分有益。

冬瓜

冬瓜古代称为白瓜，民间俗称枕瓜。冬瓜的肉、皮、籽、瓤都可入药。《神农本草经》《本草纲目》均说冬瓜仁"令人悦泽好颜色"；《日华子本草》认为冬瓜仁可以"去皮肤风剥及黑黚润肌肤"；《本草图经》记载："冬瓜仁亦堪单作服饵，又研末作汤饮，及作面脂药，并令人好颜色光泽。"

冬瓜子含有脲酶、皂苷、脂肪、瓜氨酸、不饱和脂肪酸、油酸等成分。现代营养研究资料表明，冬瓜肉不含糖，含钠量很低，是身体肥胖、形体臃肿之人的佐餐佳肴，经常食用可收到明显的减肥效果，可以说冬瓜是女性保持体型健美的理想瓜菜。

另据古籍记载，冬瓜仁还有润泽肌肤、抗衰增白的功效，不论内服或外用，均能令人皮肤白净如玉。

生姜

生姜是菜肴的主要调味品，因其独特的辛辣芳香气味，一直受到人们的喜爱。

生姜含有挥发油、姜辣素、树脂、纤维、淀粉等成分。《东坡杂记》一书中说：钱塘净慈寺的一个老和尚，服食生姜四十年，八十多岁时仍然容颜不老，脸色红润，精神焕发，面无皱纹，双目有神，看上去颜如童子。苏东坡询问其养生容颜诀窍，老和尚自言："服生姜四十年，故不老矣。"剖析原因，主要是生姜中含有一种"姜辣素"，对心脏和血管有一定刺激作用，可使心跳加快，血管扩张，血液循环加快，流动到皮肤的血液增加，故而容颜焕发。诚如《奇效良方》所说："每日清晨饮一杯，一世容颜长不老。"（徐注：该书"容颜不老方"以生姜为主药。）生姜除对面容憔悴无华有较好效果外，还可用于治疗影响美容的疾病——冻疮和脱发。

蘑菇

蘑菇性味甘、平。常见的蘑菇品种有口蘑、香菇、松蘑、草菇、平蘑、猴头等，具有健胃益气、治风破血、化痰、涩小便的功能。

蘑菇含有丰富的蛋白质，是营养价值很高的食品，故古人云"生食作羹，美不可言"，被誉为"干菜之王"。以香菇为例，每100g干香菇中含蛋白质12.5g，脂肪1.8g，糖60g，维生素$B_1$0.32mg，维生素$B_2$0.77mg，钙124mg，磷415mg，铁25.3mg，维生素D_{12}800IU，较多的维生素B_{12}、维生素A原，还含有30多种酶和18种氨基酸等。

蘑菇这类高蛋白的食用菌，可以源源不断地补充人体细胞的"建筑材料"，使皮肤得到营养而滑润细嫩，使毛发得到营养而乌黑光泽。

鱼

鱼分淡水鱼、海水鱼两类。鱼的医疗价值，古代中医早有认识。如《神农本草经》将鲤鱼列为上品，有滋补、催乳、健脾、开胃、利水等功效；《名医别录》说鲫鱼可主虚羸、温中下气等。

鱼含有优质的蛋白质，能供给人体所必需的氨基酸，其吸收率高达96%；鱼油中含有多种不饱和脂肪酸，以及维生素A、维生素D、维生素B_1、维生素B_{12}、烟酸等。

由于鱼肉的化学组成和人体皮肤、肌肉的化学组成相似，常吃鱼肉十分利于皮肤及头发的滋养，可使皮肤细嫩滋润、头发黑亮，从而避免头发干枯和易断。诚如王士雄在《随息居饮食谱》中所说："带鱼暖胃，补虚，泽肤。"鱼籽的美容价值正在引人注目，鱼籽中的多种营养素是人类大脑和骨髓的良好滋养剂，坚持食用可促使身材长高，体型健壮；可使面色红润白嫩，头发乌黑发亮。对少女来说，鱼籽更是一种使姿容"锦上添花"的食物。

山药

山药性味甘、平。《药品化义》说："山药，温补而不骤，微香而不燥。"《本草纲目》说："益气力，长肌肉，强阳，久服耳目聪明，轻身不饥，延年，润皮毛。"《医学衷中参西录》也说："山药之性，能滋阴又能利湿，能滑润又能收涩，是以补肺补肾兼补脾胃，且其含蛋白质最多，在滋补药中诚为天上之品，特性甚和平，宜多服常服耳。"由此可见，山药有补中益气、健脾和胃、益肺止泻、补肾固精等功效。

山药含有淀粉、淀粉酚、蛋白质、糖类、脂肪、多种维生素、精氨酸、黏液质、胆碱和多种矿物质。中医认为山药是补益肺脾的要药，皮肤干燥，毛发枯萎，肌肉消瘦，"豆芽菜"体型的人，经常食用，可以使皮肤变得润泽白皙光滑，毛发油润乌黑，肌肉健壮而形美。正因为如此，古人对山药曾有高度评价，"山有灵药，缘于仙方，削数片玉，清白花香"（《玉延赞》），可谓真实写照。

灵芝

灵芝在传说中是一种能治百病的"仙草"，中医学也认为灵芝是一味滋补保健的珍贵药材。《神农本草经》有"益气血，补中，增智慧"的记载；《抱朴子》称有一种"七明九光芝"的灵芝，服后"翕然身热，五味甘美"，久服能"返老还童"。尽管这种说法还有待进一步验证，但灵芝的抗早衰、美容作用是肯定无疑的。

灵芝含糖类、水溶性蛋白质、多种氨基酸、有机酸、甘露醇、生物碱、葡萄糖、多种酶类、维生素 B_2、维生素 C 等物质。现代药理证明：灵芝补益强壮、延年益寿的作用，主是要通过提高 T 细胞比值，增强巨噬细胞吞噬能力，提高免疫机能来实现的。

久服灵芝，不仅能强壮抗病、延缓衰老，而且能护肌肤悦容颜，使皮肤变得细腻滑润。

麦冬

麦冬性味甘、淡。《神农本草经》说："久服轻身不老。"《名医别录》认为久服麦冬可以"……令人肥健，美颜色"，所以，麦冬是一味润肤悦颜的美容药物。

麦冬含多种甾体皂苷、黏液质、氨基酸、葡萄糖、维生素 A，以及人体必需的微量元素锌、铜、铁等成分。现代药理研究，麦冬能升高白细胞，延长抗体的时间，提高免疫功能和核酸合成率，促进抗体、补体、干扰素、溶菌酶等免疫物质的产生。

麦冬有益胃润肺的作用。胃气康健则气血充足，面色红润；"肺主皮毛"，肺得濡润则皮毛得到营养而润泽，容颜自然美好。麦冬既可泡服当茶饮，又可将其浓汁熬粥，具有补气阴、悦颜色的功效。此外，麦冬还可作为化妆品的乳化剂、清洁剂及润肤添加剂等。

茯苓

茯苓性味甘、淡、平。《日华子本草》说："补五劳七伤，开心益志，止健忘，暖腰膝，安胎。"古人归纳茯苓有三大功效：一是利水渗湿；二是健脾补中；三是宁心安神。

　　茯苓含茯苓多糖、茯苓酸、脂肪、蛋白质、卵磷脂、组胺酸、钾盐、酵素、腺嘌呤等化学成分。茯苓多糖具有增强人体免疫功能的作用。

　　茯苓在古代美容方中使用的频率很高，经常内服和外用，能祛除面部黑斑及浅表的瘢痕。传说有位名叫王子季的人，身上有许多瘢痕疙瘩，服用茯苓 18 年后，瘢痕全部消失了，皮肤变得光滑细嫩，重新恢复了润泽。

二、面部美容

鸡蛋

　　鸡蛋是一种价廉物美的美容妙品。《本草纲目》说："（鸡子白）可以去黚䵟皯疱，令人悦色。"《肘后方》也说："鸡子令面色白而光滑。"

　　据检测，一枚重 50g 的鸡蛋内含蛋白质 5 ～ 6g，脂肪 5 ～ 6g，并含维生素 A_1、维生素 B_1、维生素 B_2、维生素 B_6、维生素 D 及铁、钙、磷、钾、镁、钠等。众所周知，卵磷脂、卵黄素、少量胆固醇，对婴幼儿和青少年的生长、发育大有好处，可以说是老少咸宜的营养佳品。

　　将打好的鸡蛋（包括蛋白与蛋黄）加橄榄油（或麻油）适量，调拌均匀后涂敷在面部，有润肤、紧缩皮肤、清除污垢的功效。坚持使用这种面膜，可促使皮肤细嫩、光滑、皎白和艳媚无比。据传慈禧太后每天晚餐后，常用蛋清涂抹脸上皱纹，到上床前半小时洗净的方法来消除皱纹。

　　此外，《太平圣惠方》载有"天疮痕无问新旧必除方"，就是用鸡子煮熟取黄，锅中炒如黑脂成膏，先用新布揩擦患处，然后涂药，日 2 ～ 3 次，"自然瘢灭，与旧肉无别"。

百合

　　百合性味甘、平。《本草述》说："百合之功，在益气而兼之利气，在养正而更能去邪，为渗利和中之美药。"故而百合的主要功效是清心润肺。

　　百合含有蛋白质、脂肪、淀粉、蔗糖、粗纤维、果胶、磷、钙、铁，以及维生素 B_1、维生素 B_2、维生素 C 和胡萝卜素、多种生物碱等成分。常食百合，可增加皮肤的营养，促进皮肤的新陈代谢，使之变得细嫩，富有弹性，面部原有的皱纹逐步减退，尤其对各种发热病愈后而颜面憔悴，长期神经衰弱、失眠和更年期妇女恢复容颜光彩颇多裨益。

　　百合食用方法众多，主要有百合羹、百合粉粥、百合莲子汤、百合瘦肉汤、百合鸡子黄汤等，是既可美容，又可食补的美味佳肴。

龙眼

龙眼性味甘、平。《食物本草会纂》说："久服强魂聪明……通神明，开胃益脾，补虚长智。"《本草纲目》也说："开胃益脾，补灵长智。"可见本品是一味滋补营血、补气健脾、养心安神的食药兼备的佳品。

龙眼含葡萄糖、蔗糖、酒石酸、胆碱、腺嘌呤、蛋白质及维生素 A、B 族维生素等成分。

大凡心脾两虚，气血不足所致面色萎黄，未老先衰，妇女产后面部虚浮或面容憔悴、少华，皆可选服以龙眼为主的名方，诸如归脾汤、龙眼莲子羹、龙眼酒（龙眼肉200g，白酒500g，封紧浸泡半个月后服用）、玉灵膏（龙眼肉，冰糖，熬制而成）、龙眼姜枣饮（龙眼干、生姜、大枣）、当归龙眼酒（龙眼、当归）等。《食鉴本草》特别赞誉其"安神补血，久服轻身不老，同当归浸酒饮养血"。

大枣

大枣性味甘、温。《本草备要》说大枣能"补中益气，滋脾土，润心肺，调营卫，缓阴血，悦颜色，通九窍，助十二经，和百药"。《名医别录》说大枣能"久服不饥神仙"；《食疗本草》认为大枣能"养脾强志"。本品可用于脾胃虚弱，气血不足，面黄贫血，失眠乏力等症。

大枣含有蛋白质、糖、脂肪、淀粉、胡萝卜素、单宁、有机酸、硝酸盐及磷、钙、铁等物质，含维生素 C 的量比苹果、桃子高 100 倍左右，维生素 P 和维生素 E 的含量在百果之中名列前茅，所以大枣有"天然维生素丸"或"活维生素丸"的美称。

《北梦运言》一书记载："河中永乐县出枣，世传得枣无核者可度世。并有苏氏女获而食之，不食五谷，年五十嫁，颜如处子。"这则足见人们对大枣健美效果的推崇和珍爱。现代人长期服用大枣可以治疗面色不荣、皮肤干枯、形体消瘦、头发枯黄及雀斑等，促进皮肤的血液循环和细胞新陈代谢，皮肤、毛发变得光润、柔软，展平面部皱纹，民间"一日吃三枣，终生不显老"的说法是有其科学内涵的。

丝瓜

丝瓜原产于印度尼西亚、新加坡等国，其别名有天罗、布瓜、天丝瓜等。

丝瓜性味甘、平，无毒。《本草纲目》说："通经络，行血脉，下乳汁……痈疽疮肿，齿䘌，痘疹胎毒。"《生生编》："暖胃补阳，固气安胎。"本品系解毒、通络的常用药，内含蛋白质、多种维生素、皂苷、多种矿物质、植物黏液、木糖胶等。

常食鲜丝瓜可以减肥，保持形体健美。若将鲜丝瓜捣烂如泥敷面，则可护肤除皱。日本《每日新闻》刊出女作家平林英子，年八十而面无皱纹，青春常驻，其秘诀就是每天早晨用纱布蘸丝瓜汁擦脸，坚持几十年从不间断。采集方法：将丝瓜茎距离地面60cm 处切断，切口向下，插入洁净的玻璃瓶中，封好瓶口。然后将收集的丝瓜汁过滤，稍加甘油、硼酸和酒精，有润滑和消毒作用。随采随用，谨防变质。

蜂蜜

蜂蜜性味甘、平。《本草纲目》概括本品的医疗功效有六：“生则性凉，故能清热；熟则性温，故能补中；甘而和平，故能解毒；柔而濡泽，故能润燥；缓可去急，故能止心腹肌肉疮疡之痛；和可致平，故能调和百药而与甘草同功。”《神农本草经》将蜂蜜列入上品，认为“久服强志轻身，不饥不老”。蜂蜜确实是老少咸宜的保健食品，被誉为“人类健康之友”。

蜂蜜含糖类占 80%，主要是果糖、葡萄糖（占 70% 以上）及蔗糖（占 8%）。此外，其还含有蛋白质、脂肪、淀粉、苹果酸及酶类、多种维生素、60 多种矿物质。这些营养成分能消除疲劳，恢复体力，促使精力充沛。

蜂蜜是美容良方，“常服面如花红”（《药性论》）；外用能防止皲裂，使皮肤白净柔嫩，消除皱纹，尤其适用于皮肤营养不良。《神农本草经百种录》评价蜂蜜时说：“蜜者，采百花之精华而成者也。天地春和之气，皆发于草本；草木之和气，皆发于花；花之精英，酿而为蜜。合和众性则不偏，委弃糟粕则不滞。甘以养中，香以理气，真养生之上品也。”

花粉

早在《神农本草经》中，就将香蒲花粉列为上品，并说：“甘平无毒，久服轻身，益气延年。”据北宋美食家林洪在《山家清供》中记叙他拜访大理寺的陈评事，见其“方巾美髯”，飘然若仙，便向他请教健美良方，陈评事答曰：几乎每天以松树花粉和蜂蜜制饼。林食后赞不绝口：“觉驼峰、熊掌皆下风矣。”国外称花粉为“完全营养性食品”“黄金般食品”“是上帝赐给人类的无价之宝”“天然的美容师”等。

花粉中含有 8% ～ 40% 的蛋白质，其中有 8 种氨基酸的含量是牛肉、鸡蛋含量的 4 ～ 6 倍；还有 B 族维生素、维生素 C、叶酸、泛酸等 15 种维生素，比蜂蜜含量高 100 倍；钙、磷、铁、铜、钾、锌等 14 种人体不可缺少的矿物质；50 种以上的酶、辅酶及活性物质等。

经常服用花粉不仅可以增强体力，提高机体的免疫功能，而且还能抑制老人斑等色素沉着，改善皮肤细胞功能，防止和减少面部皱纹，保持容颜红润，维持皮肤细腻而有弹性，防止肥胖。

枸杞子

枸杞，又名天精、地仙、却老等，性味甘、平。《神农本草经》认为“久服坚筋骨，轻身不老”；《药性本草》也说：“枸杞补精气诸不足……明目安神，令人长寿。”总之，本品是滋补肝肾、补血明目的要药。

枸杞含有人体必需的蛋白质、粗脂肪、糖、胡萝卜素、烟酸，以及维生素 A、B

族维生素、维生素 C，酸浆红素，锌、铜、磷、铁等微量元素。

久服枸杞，包括煎服、炖茶、熬膏、做菜、酿酒、制罐头，皆可使人面色红润，须发黑亮；若配地黄可治面色黧黑及面部黑色斑点。清代名医王孟英研制的"延春酒"就是以枸杞为主药，配合龙眼肉、女贞子、地黄、淫羊藿、绿豆各 100g，浸泡于 2500g 白酒中。每日早晚各饮 30g，以获美毛发、泽肌肤、白皮肤的殊效。

地黄

地黄有生地黄与熟地黄之分。前者偏于清热凉血，养阴生津；后者为补血要药，又善滋阴。《修真秘诀》说："（地黄）服百日颜如桃花，服三年令人长生不死。"《苏沈良方》认为老年人体质虚弱，容颜憔悴，是生命之火将要耗尽所致，须补充"生命的燃料"——膏油，他在书中写道"药之膏油者，莫如地黄"。

地黄含有地黄素、甘露醇、葡萄糖、铁质、氨基酸、维生素 A 等。

相传明代永乐皇帝为了永葆容颜青春，下旨给太医院研制膏方，众御医经过集思广益，决定在"琼玉膏（熟地、人参、茯苓）"中增添三种药膏调制成膏，永乐皇帝服用数月，收效明显，"龙心大悦"，赐方名为"益寿永贞膏"。这张具有"填精补髓，返老还童，发白变黑，齿落更生，益寿延年，永葆天真"的专方，至今仍为世人所推崇。

此外，地黄还是固齿护牙的要药，对于齿黄不白，牙齿浮动，虚火牙痛，皆有良效。《御药院方》供刷牙用的美齿验方"仙方地黄散"中便含有地黄。

人参

人参品种繁多，按出产分，野生的称野山参（又称野山人参、山参、吉林参），栽培的称圆参（又称移山参）；按加工不同，有红参、白参、生晒参、参须等。此外，还有朝鲜人参（又名别直参、高丽参）及日本栽培的东洋参。鉴于人参的生长、产地、加工及规格的不同，其质量、药效和价值也很悬殊。本品是大补元气的要药，俗称"补药之王"，凡虚劳内伤一切气血津液不足的病证均可应用。

人参成分复杂，主要有人参皂苷、人参二醇、人参三醇、挥发油、各种氨基酸、葡萄糖、果糖、蔗糖、麦芽糖、有机酸类、矿物质及维生素 B_1、维生素 B_2、维生素 C、烟酸、泛酸等，能提高中枢神经系统的兴奋性，提高免疫功能及其对有害因素的抵抗力等。

人参对皮肤、头发的美容是多方面的。如皮肤衰老表现为皮肤弹性减弱，血循不良，新陈代谢作用降低，而人参的皂苷、三醇、多种矿物质和维生素，则可以抗胆固醇，促进皮下毛细血管的血液循环，加强营养供应，防止动脉硬化，从而起到延缓皮肤衰老的效应；微量矿物质能调节皮肤水分的平衡，防止脱水干燥，增加皮肤的弹性，保持皮肤光洁柔嫩，防止或减少皮肤皱纹的发生，故而称人参为"皱面还丹"。

人参的服法主要有六种：一是煎汁；二是含化；三是泡茶；四是泡酒；五是吞粉；

六是药膳。不论哪些服法，每天用量以不超过 3g 为宜。

黄芪

黄芪性味甘、温。《本草备要》说："生用固表，无汗能发，有汗能止，温分肉，实腠理，泻阴火，解肌热；炙用补中益元气，温三焦，壮脾胃，生血生肌，排脓内托，疮用圣药。"黄芪是人们熟知的补益强壮药。

黄芪含有蔗糖、葡萄糖、醛酸、黏液质、多种氨基酸、甜菜碱、胆碱、叶酸及数种微量元素，能明显增加白细胞，增强网状内皮系统的吞噬功能，提高人体的免疫能力，强心，保肝，改善皮肤循行等。

容颜无华，面色萎黄多与气血两虚有关，黄芪补气，"气旺可生血"，加之能改善皮肤血液运行，服后则面色渐转红润，恢复面色的自然美。又因黄芪含多种氨基酸、微量元素及叶酸，外用可防止皮肤衰老，减少皱纹，促进毛发生长，防治脱发。

珍珠

珍珠不仅是精美贵重的装饰品，而且是名贵药材，尤其对皮肤有特殊的滋养保健功效。《本草纲目》说："珍珠粉涂面，令人润泽好颜色，涂手足，去皮肤逆胪……除面黔。"

珍珠内服，外用皆可使皮肤保持适量的水分和油脂，具有润肤、洁肤、减少皱纹的功效。《御香缥缈录》记述慈禧太后驻颜方，就是用珍珠研磨成粉，每次一小茶匙，温汤送服，每隔 10 天服一次，可收到"留驻青春，令皮肤柔滑有光，与年轻人无二"的疗效。她的侍从女官德龄说："珠粉能帮我们留驻青春，它的功效纯粹在皮肤上显露，可使皮肤像年轻人一样柔滑有光。但服食的分量不能多，二次中间要间隔一段时间，否则便有害无益。"不过，应当指出：珍珠内服或外用，必须研磨成极细末，否则内服不利于消化吸收，外用则有刺激，不利局部吸收。内服粉剂的剂量每次以不超过 1g 为宜，每 10～15 天服食 1 次，不宜量多勤服。

杏仁

杏仁有苦、甜之分。苦杏仁是西伯利亚杏、辽杏及野生山杏的成熟种子加工而成，因其味苦故称苦杏仁。甜杏仁是巴旦杏的成熟种子加工而成，其味甘甜，所以称之甜杏仁。前者含苦杏仁苷、苦杏仁酶、苦杏仁油、蛋白质和各种游离氨基酸，能止咳平喘、润肠通便；后者含维生素 A、维生素 B_1、维生素 B_2、维生素 C 及脂肪、蛋白质、钙、磷、铁等成分，可补虚润肺、调和胃肠。

杏仁的美容作用是多方面的，归纳有五：其一，白嫩皮肤。《食养本草》用杏仁去皮后捣烂调鸡蛋清，外搽面部，夜涂晨洗，可治"面黑不净""面上黔疮"。据传杨贵妃的"杨太真经玉膏"，主药就是杏仁。其二，洁齿防龋。杏仁开水浸泡后去皮、尖，捣烂如泥，加煅过的细盐，早晚各刷牙揩齿一次，可以"治齿黄黑，令白净，甚佳"。

《可居杂识》一书记叙：清末文学家李慈铭满口牙齿又黄又黑，影响美观，十分烦恼，后在《四库全书》中发现杏仁加细盐揩牙方，数月后见效，半年后黄黑牙齿便变得洁白美观。其三，护肤防皲。杏仁与瓜蒌仁研粉，以蜜调制成"手膏"，经常擦用，可收到"令手光润，冬不粗皱"的效果。其四，清除皶疮。杏仁研末，频频揩拭，去诸风疮。其五，蚀除赘疣。《千金要方》用杏仁烧黑研末，外涂治疗赘疣。

蚕丝

蚕丝含有 18 种氨基酸，其中有 8 种是人体必需的、又不能自身合成的氨基酸。《本草纲目》记载，蚕丝加工后的制品称为丝素，可消除皮肤黑黯。

现代研究发现，蚕丝中含有的丝蛋白是纤维状蛋白质，其分子结构和构成皮肤的胶原纤维相似，故而将丝素制成化妆品，涂于皮肤上约 10 秒钟，便可透过皮肤角质层的细胞膜进入角质细胞，继而渗透表皮各层组织，使皮肤角质层的水分保持在 10%～20% 之间，从而可以防止或减轻皮肤的干燥、起皱、老化，保持皮肤的弹性，达到护肤、润肤、白嫩肌肤的目的。此外，将可溶性丝素蛋白涂在头发上，头发表面形成一层薄而透明的保护膜，能增强头发的弹性、柔性和水分的保持，起到护发、养发的作用。

三、毛发美容

松子仁

松子又名海松子、新罗松子。本品性味甘、温，《开宝本草》说："海松子，去死肌，变白，散水气，润五脏，不饥。"《玉楸药解》说："松子能泽肤荣毛，亦佳善之品。"《列仙》一书说："犊子少在黑山食松子、茯苓，寿数百岁。"

本品含有大量的脂肪，每 100g 中约含脂肪 63g，主要为油酸脂、亚油酸脂等不饱和脂肪酸；还含有磷质，对于骨骼、牙齿发育不良，毛发生长缓慢等均有良好的治疗作用。诚如《本草经疏》所说："海松子，气味香美甘温，甘温助阳气而通经，味甘补血，血气充足则五脏自调，仙方服食，多饵此物。"总之，本品是良好的抗衰老珍品，被清代名医王孟英推崇为"果中仙品"。

芝麻

芝麻，古称巨胜、胡麻、方茎、油麻、脂麻等。芝麻有黑白两种，白芝麻主要供榨油，药用、食用多取黑芝麻，性味甘、平。《神农本草经》认为芝麻能"主伤中虚羸，补五内，益气力，长肌肉，填髓脑。久服，轻身不老"。《抱朴子》说："使身面光白，白发返黑，齿落重生。"本品确实是延年益寿、润肤乌发的妙药。

芝麻含脂肪油达 61.7% 左右，以油酸、亚油酸、棕榈酸、甘油酯为主要成分；含蛋白质 21.9%；氨基酸与瘦肉相似；还含有卵磷脂，蔗糖，多缩戊糖，钙、磷、铁等矿物质，维生素 A、维生素 D、维生素 E。

本品有补肾养血的功效，对头发早白、落发过多、头发干枯等均有明显效果，《太平圣惠方》的乌麻散（黑芝麻）就是一张补肝养血、润泽皮肤、乌须黑发的名方。此外，由于芝麻含有维生素 E，可防止皮下脂肪氧化，增强组织细胞活力而使皮肤光滑，富有弹性，久服则可达到容颜不衰、青春常驻的良好效果。葛洪在《神仙传》中记载一则故事："鲁女生服胡麻饵术，绝谷八十余年，甚少壮，日行三百里，走及獐鹿。"可见芝麻延年美容的效验。不过，由于芝麻含脂肪油较高，脾虚便溏者忌用。

何首乌

何首乌是一味众所周知的乌发、容颜的佳品。《本草纲目》评介何首乌说："养血益肝，固精益肾，健筋骨，乌髭发，为滋补良药，不寒不燥，功在地黄、天门冬诸药之上。"《开宝本草》认为本品有"益血气，黑髭发，悦颜色。久服长筋骨，益精髓，延年不老"的功效。由此可见，何首乌是一味有着广阔发展前途的抗老防衰的药物。

何首乌含有大黄酚、大黄素、大黄酸、大黄素甲醚、脂肪油、淀粉、糖类、卵磷脂等成分，不仅有滋补强壮作用，还能降低血清胆固醇，防止和减轻动脉粥样硬化。特别是近些年的研究发现，本品可以减少使人类衰老的脂褐质的生成。

本品的美容效应主要有二：一是乌发。如《积德堂经验方》的七宝美髯丹、《和剂局方》的延寿丹、《御药院方》的何首乌丸等，均以何首乌为主药，经实践检验，久服确有促进毛发生长、乌发美髯的殊效。大凡头发干枯、分叉、落发过多者皆可应用，无不获效。二是容颜。唐代文学家李翱在《何首乌传》中详细记述了何首乌的发现、效应和流传民间的故事。尽管是传说，但其功效是真实的。临床上见面色无华或面色萎黄等症，常服补肝肾、益精血的何首乌，均能使人气血充足，面色红润，容光焕发，青春久驻。

不过，若取补益与美容，一定要用制过的首乌，忌用生首乌，因为生首乌不具补益及美容作用，只能用于通便解毒。

桑椹子

桑椹子性味甘、寒。本品有黑白两种，但以紫黑色为佳。《本草求真》说："（桑椹）除热养阴……乌须黑发。"《滇南本草》认为："（桑椹）益肾脏而固精，久服黑发明目。"《本草纲目》说："桑椹……久服不饥，安魂镇神，令人聪明，变白不老。"归纳其要，桑椹具有补益肝肾、滋阴养血及清虚火、祛风湿的功效。

本品含有葡萄糖、果糖、鞣酸、胡萝卜素，维生素 A、维生素 B_1、维生素 B_2、维生素 C 等多种成分。

桑椹有补益肝肾的功效，故发稀容易脱落、头发早白、目暗无神者，常服本品确有效验。如著名的桑椹膏（原名文武膏），只要每天早晚各服一汤匙，对血虚面容憔悴、须发早白有显著疗效。

桑椹子性寒滑肠，平素脾胃虚寒，大便稀溏者应慎用；生食桑椹子务必用温开水清洗干净。

黄精

黄精，异名有太阳草、仙人余粮等。《名医别录》说："补中益气……安五脏。"《本草纲目》肯定其有"补诸虚……填精髓"的作用。古籍对黄精的抗老美容作用记载颇多。如《神仙芝草经》说："黄精宽中益气，使五脏调良，骨髓坚强，其力增倍，多年不老，颜色鲜明，发白更黑，齿落更生。"《张华博物志》记载："昔黄帝问天老曰：'天之所生，有食之令人不老乎？'天老曰：'太阳之草，名曰黄精。饵而食之，可以长生。'"《神仙传》也说："尹轨学道，常服黄精，年数百岁。"这些说明本品可以作为延缓衰老的久服无弊的滋补药物。

黄精含有烟酸、二氨基丁酸、黏液质、淀粉、糖分、醌类等成分。动物实验发现，黄精内服能降血糖、降血压；外用对结核杆菌、金黄色葡萄球菌及多种真菌有抑制作用。黄精食疗可煮粥（黄精 30g，取汁加粳米 100g 煮粥），又可炖鸭（黄精 30g，鸭子一只约 2000g），有较好的美容效果。此外，黄精还可配合其他药物，制作成丸、散、膏等剂型服用。近代采用黄精的水－醇浸剂浓缩液，可为化妆品色素；配合其他药物制成的乌发宝、乌发发乳、乌发头油等，能使白发变成黑发，且有一定的生发作用。

菊花

菊花有黄菊、白菊、野菊等多种。黄菊花中以杭菊花最佳；白菊又名甘菊，善于平肝明目；野菊偏于清热解毒。菊花素为医家所喜用。《神农本草经》将其列为上品，并云"服之轻身耐老"。陶弘景认为菊花能"令头不白"。《本草拾遗》介绍其"染髭发令黑"等。上述文献充分说明菊花具有很高的美容价值。

菊花含有挥发性精油、菊苷、腺嘌呤、氨基酸、胆碱、水苏碱、黄酮类，以及维生素 A_1、维生素 B_2 等。它对葡萄球菌、流感病毒均有抑制作用。

菊花的用途，李时珍曾有一段概括性论述："（菊花）其苗可蔬，叶可啜，花可饵，根实可药，囊之可枕，酿之可饮。"古往今来，九月初九饮菊花酒、南方人夏令喜食菊花脑等已成为习俗。御医张仲元、姚宝生为慈禧太后谨拟的"菊花延龄饮"，就是仅用鲜菊花一味，兑入少量蜂蜜，沸水沏泡饮之，可作为保健益寿的美容饮料。用白菊花 1000g，茯苓 500g，共研细末，每天 3 次，1 次 6g，久服后有令人容颜不老的美容效果。此外，《御医院方》创制的"洗发菊花散"以菊花为主药，此方能去屑止痒，返白为黑，制止脱发。

槐实

槐实即槐角，槐树的花蕾称为槐花，性味功效类似于槐角，可以相互代用。《颜氏家训》有"吾常服槐实，年七十余，目看细字，须发犹黑"的记载。《梁书》说："庾肩吾常服槐实，年七十余，发鬓皆黑。"《名医别录》说："槐实……服之令脑满，发不白而长生。"以上古代文献资料足以说明，槐实确有保护皮肤、乌发护发、延缓衰老的作用。

本品含有芸香苷（又名芦丁）、槐实苷、槐黄酮苷、山奈素、双葡萄糖苷、脂肪油、半乳糖、甘露聚糖，以及维生素 A、维生素 C 等。众所周知，皮肤干燥、粗糙与缺乏维生素 A 有关；头发枯黄干燥、面部雀斑、粉刺，往往为缺乏维生素 C 所致。因此，常服槐角则能予以补充，从而青春常驻。

旱莲草

旱莲草又名金陵草、莲子草等。《本草纲目》说它能"乌髭发，益肾阴"。《本草正义》认为旱莲"入肾补阴而生长毛发"。明代名医缪仲醇十分推崇旱莲草的乌发功效，他说："古今变白之草，当以兹为胜。"

旱莲草含有挥发油、鞣质、皂苷、旱莲草素及维生素 A 等。本品在中医美容古方中使用频率极高，如《千金月令》中的金陵煎，《寿亲养老书》的牢牙乌髭方、旱莲散，《摄生众妙方》的乌须固齿方，《太平圣惠方》的治眉毛脱落方等，值得今人进一步去掘发和验证。

川芎

川芎在《本经》中称为芎；《吴普本草》中称为红果。据药理研究，川芎中含挥发油、生物碱、酚性成分、内脂类、阿魏酸及人体必需微量元素锌、铜、铁等物质。

本品的美容功效，一是美发，二是面部皮肤。川芎可以扩张头部毛细血管，促进头部的血液循行，增加头发的营养供应，使头发不易变脆，抗拉强度和延伸性明显增加，并可延缓白发生长，避免头发干枯脱落，保持头发油润有光泽。由此而演化出川芎提取物所配制的洗发香波、洗发液、生发露等也应运而生。

川芎具有抗维生素 E 缺乏症的作用，常服川芎及其制剂，可延缓皮肤的衰老，保持皮肤的光洁与舒展皱纹。

四、美容名方

（一）容颜类

容颜不老方

本方出自明《奇效良方》，由生姜 500g，大枣 250g，白盐 60g，甘草 100g，丁香、沉香各 15g，茴香 120g 组成，具有令人容颜不老的功效。制法：上药研粗末，和匀备用。用法：清晨煎服或沸水泡服，每 10～15g。评介：本方以姜枣为主药，配合芳香健脾开胃之品，增强对营养物质的吸收，气血充足，灌注肌肤故容颜不易衰老，诚如古诗所赞美："一斤生姜半斤枣，二两白盐三两草，丁香沉香各半两，四两茴香一处捣。煎也好，点也好，修合此药胜如宝。每日清晨饮一杯，一世容颜长不老。"

普济白面方

本方出自明《普济方》，由单味牡蛎组成，主治面色黧黑。制法：壳打粉，水飞过，蜜丸梧子大。用法：日1次，每次60丸，同时将烧熟牡蛎肉食之。评介：《本草图经》认为"炙食甚美，令人细肌肤，美颜色"。可见牡蛎粉外用确有滋润皮肤、去斑增白之效，加之肉炙食之，更是相得益彰。

纯阳红妆丸

本方出自明·《普济方》，由补骨脂、胡桃肉、胡芦巴各1000g，莲肉250g组成，能补肾助阳，温养皮肤，悦泽面容，尤对肾阳衰弱而致面容萎黄、眼眶发黑者更为适合。制法：共研粉末，以酒相伴为丸，如梧子大。用法：日1次，每次30丸，空腹酒下。评介：本方四味均为补肾助阳之药，共奏温养皮肤、防止皮肤老化、悦泽颜面之效，实为药精效专之良方。

玉竹丸

本方出自宋·《太平圣惠方》，由单味鲜玉竹1500g组成，有养阴补肺、生津润颜的功效，尤适用干性皮肤和皱纹初期阶段。制法：每年2月、9月采取鲜玉竹根，置锅内煮烂，布包榨取原汁，熬稠。其渣晒干，研细末，再同其汁熬至作丸，如鸡子黄大。用法：日3次，1次1丸，温开水下。评介：肺主皮毛，肺得玉竹之滋养更能输布津液以润泽皮肤，促使面部润滑、光洁而富有弹性，诚如《神农本草经》所说，玉竹能"去面䵟，好颜色，润泽。"

杨太真红玉膏

本方出自明·《鲁府禁方》，由杏仁（去皮）、滑石、轻粉各等份组成，能令人面红润悦泽，旬日后色如红玉。制法：为细末，蒸过，入龙脑、麝香少许，以鸡子清调匀。用法：早起洗面后敷之（约经2小时后洗净药膏）。评介：杨太真系杨贵妃之号，为我国古代"四大美人"之一。该方杏仁滋润皮肤，滑石疏利毛孔，加之冰片、麝香芳香窜走之性，更增药效。不过，轻粉系汞化合物，有毒，不宜每天涂面，今用删去为妥。

千金白面方

本方出自唐·《备急千金要方》，由牡蛎120g，土瓜根30g组成，能令面白腻润，去䵟黯面皱。制法：共为细末，白蜜调敷。用法：临睡时涂敷颜面，清晨温水洗去，宜慎风日。评介：牡蛎成分与珍珠相似；土瓜根治面黑有殊效；蜂蜜滋肤润泽。三药平淡无奇，实为美容增白良方。

变白方

本方出自宋·《太平圣惠方》，由云母粉、杏仁各等份组成，能治鼾黯斑点，兼去瘢痕。制法：杏仁去皮尖，上药细研，入银器中，以黄牛乳拌，略蒸过。用法：夜卧时涂面，清早用温水洗之。评介:《名医别录》认为云母粉能"坚肌续绝""悦泽不老"，是一味护肤泽颜要药，加之杏仁、牛奶滋润皮肤，经常涂面，能使黑面逐渐变白，对斑点、瘢痕也有良好的消退作用。

（二）毛发类

扶桑丸

本方出自清·《成方切用》，由嫩桑叶 500g，巨胜子 75g，白蜜 500g 组成，能益颜色、补肝肾、却病延寿。制法：将芝麻捣碎，煎浓汁，和蜜炼至滴水成珠，入桑叶末为丸。用法：日 2 次，每次 6～9g，早用淡盐汤、晚用酒送服。评介：组方仅三味中药，补血养阴，久服则容光焕发，延缓衰老，诚如《抱朴子》赞美芝麻能使身面光泽，白发返黑，齿落重生。

乌发膏

本方出自明·《积善堂经验方》，由何首乌、茯苓各 1000g，当归、枸杞子、菟丝子、牛膝、黑芝麻各 240g，补骨脂 120g 组成，有乌须黑发、补血养阴的功效。制法：研粗末加水煎熬 3 次，过滤文火浓缩，加蜂蜜适量，调匀，煎透。忌铁器。用法：日 3 次，每次 15g，开水冲服。评介：本方由七宝美髯丹改制而成，首乌系乌须黑发、强壮补血的良药，配合茯苓、枸杞子等大补肝肾，可使体弱复壮，白发返黑。

金陵煎

本方出自唐·《千金月令》，由金陵草（又名旱莲草）5750g，生姜、白蜜各 500g 组成，有益髭发、变白为黑的功效。制法：六月收采青嫩不杂黄叶，捣烂，研绞取汁，文火煎开，加入生姜汁、白蜜合煎，以柳木搅勿停手，状如稀汤。用法：早晨和午后各服一匙，以温酒一盏化下。评介：缪仲醇十分推崇旱莲草治疗白发的效果，姜汁、白蜜保护脾胃，确系头发早白的妙方。

地黄饮

本方出自宋·《太平圣惠方》，由生地黄 2500g，五加皮 250g，牛膝 250g 组成，有添益精力、化白令黑的功效。尤适用于人未至 40 岁，头发尽白者。制法：牛膝去苗，地黄酒浸一宿，曝干，总九蒸九曝，为细末。用法：每日空腹以温酒调下 10g，或入羹粥中食之亦可。忌生葱、萝卜、大蒜等。评介：熟地补肾益精，是古代治疗白发的要药；五加皮益气除痹，牛膝补肝肾、强筋骨。本方长期服用可使气血充足，肝肾功能旺盛，白发变黑，寿命延长。

香发散

本方出自《慈禧光绪医方选议》，由零陵草 30g，辛夷、玫瑰花各 18g，檀香 18g，川锦纹、甘草、丹皮各 12g，山奈、公丁香、细辛、苏合油各 10g，白芷 100g 组成，具有久用使发落重生、至老不白的功效。制法：共为细末，用苏合油拌匀，晾干，再研细末备用。用法：热水把头发洗净，晾干，放少量香发散于发上，用梳子梳发，使其均匀涂于头发上。评介：本方多为性温气厚药物，具有通窍、辟秽、温养的作用，有香发防白的双重功效。据传说，慈禧太后 50 多岁时，脱发严重，自从使用本方数年后，落发停止，新发渐生，到了古稀之年，仍然满头青丝。

洗发菊花散

本方出自元·《御药院方》，由甘菊花 60g，蔓荆子、干柏叶、川芎、桑白皮、白芷、细辛、旱莲草各 30g 组成，可治头发脱落。制法：桑白皮去粗皮，细辛去苗，旱莲草取根茎花叶俱全者，研粗末。用法：每次用药 100g，豆浆水三大碗，煎去两大碗，去渣，沐发。评介：菊花为主，能令头不白，配桑白皮、侧柏叶、蔓荆子、旱莲草，均有美发功效，川芎、细辛祛风除屑止痒，综合而论，本方对于去屑止痒，促使白发变黑，可获良效。

（三）洁齿类

白牙散

本方出自明·《普济方》，由石膏、细辛、地骨皮、青盐、甘松、藿香、零陵香、白芷、藁本各 10g，磁石末、新砖末、香附、麝香各少许组成。制法：研细末。用法：早晚各搽 1 次。评介：古人谓，肾主骨，齿为骨之余。肾气弱则牙齿枯槁而黄黑。本方既有清宣风热外邪的白芷、藁本等，又有温肾润燥的细辛、青盐之类，故而坚持外搽可使齿莹白璀璨。

治牙黄药方

本方出自明·《普济方》，由川芎、丁香各等份组成，有涤去牙齿黄斑之效。制法：研细末。用法：早晚各搽牙 1 次。评介：黄牙多由脾胃湿热蕴内，上熏于齿而成。本方用川芎、丁香辛温走窜之品，旨在芳香化浊、醒脾涤浊，早晚搽之，可望获得黄除齿洁之效。

五、美容八术

1. 针刺美容术 通过针刺体表经穴，促使经气畅通和改变微循环，加强表皮细胞的新陈代谢，增强肌肉的弹性，这样有利于清除皱纹，预防未老先衰，永葆面色红润和肤色的滑润与白嫩。现代美容实践证实，适合针刺美容的疾患主要有 9 种，归纳如下，详见表 17-1。

表 17-1 针刺美容的主要疾患

病名	穴位	手法
脂溢性脱发	主穴：百会、四神聪、头维、生发 配穴：上星、翳风	泻法，2 日 1 次
酒渣鼻	主穴：印堂、素髎、迎香、地仓、承浆、颧髎 配穴：禾髎、大迎、合谷、曲池	泻法，2 日 1 次
痤疮	曲池（双）、合谷（双）	平补平泻，留针 30 分钟，日 1 次
斑秃	主穴：百会、头维、生发、足三里、三阴交 配穴：翳风、上星、风池、太阳、鱼腰透丝竹空、足临泣、侠溪、昆仑、太冲	平补平泻，留针 30 分钟，日 1 次
白癜风	合谷（双）、曲池（双）、行间、三阴交	泻法，另加电刺激，15 分钟，日 1 次
消瘦	阴血虚取膈俞、胆俞、腰眼、大椎、肺俞、脾俞、尺泽、列缺、阴郄、隐白、然谷、复溜、三阴交；阳气虚取膏肓、中脘、气海、阴陵泉、足三里	平补平泻，留针 30 分钟，日 1 次
肥胖	内关、水分、天枢、关元、丰隆、内庭、三阴交、曲池、支沟	泻法，2 日 1 次
多毛症	膈俞（双）、肝俞、脾俞、血海、三阴交、合谷、列缺	泻法，2 日 1 次
面部皱纹	取皱纹附近经穴，再配肝俞、肾俞、三阴交、血海、足三里；或配中脘、合谷、曲池、足三里、胃俞、脾俞	平补平泻，1～2 日 1 次

针刺美容在施术过程中应注意的事项，详见第五章的"针灸疗法"。

2. 经络美容术 通过应用手掌、手指、毛刷、按摩器等，在经络及其所属的腧穴上施行一定量的刺激，从而达到促进血液循行、加强代谢产物的排出、蠲邪悦色、容颜姣美的目的。

刺激手太阴肺经，可以促使皮肤柔滑与光泽，增强皮肤的健美。

刺激手阳明大肠经，能改善瘦弱的体质，使人形体逐渐丰满；若重点刺激合谷、曲池、迎香等，则可防治面部皱纹、痤疮、口臭、酒渣鼻等。

刺激足阳明胃经，可以改善瘦弱型体质，并有预防皮肤发生皮疹的作用。刺激承泣、四白、巨髎、地仓、颊车、下关，可以改善面部皮肤皱纹，推迟或减缓眼袋的形成进程。刺激承满、梁门、关门、天池能悦色和颜，有助于消除瘦弱的体形。刺激足三里能悦色和颜，强壮延年。

刺激足太阴脾经，可以改善无力型的消瘦体质，改善倦怠型肥胖者。刺激三阴交、血海，能改善雀斑、黧黑斑、面黑等。

刺激手少阴心经，能改善面部容颜，使人娇艳。刺激少府，可以改善皮肤粗糙、瘙痒。

刺激手太阳小肠经，能改善瘦弱型体质。刺激颧髎可改善面部皱纹。

刺激足太阳膀胱经，可以改善肥胖体质，改善妊娠所致雀斑、黄褐斑，改善皮肤过敏体质。刺激睛明、攒竹、气海俞、关元俞、次髎、中髎、膀胱俞、肾俞、膈俞、大肠俞、肝俞、脾俞、心俞、肺俞、三焦俞，可以改善面部皱纹、粉刺、酒渣鼻、眼袋、面黑等。

刺激足少阴肾经，可改善先天不足的瘦弱体质及雀斑。刺激涌泉有强壮悦色的效果。

刺激手厥阴心包经，可改善面部色泽，消除病色。刺激天池，可改善乳房发育。刺激劳宫，有助于改善口臭。

刺激手少阳三焦经，可以改善面部晦暗，体失光泽。刺激瞳子髎能改善鱼尾纹。

刺激足厥阴肝经，能改善面部灰黑色的皮肤，悦色和颜。刺激行间、太冲可改善面部色素沉着诸候。

注意：该疗法应在洗澡后进行，隔衣施治效果略差，但不要受凉，并且要持之以恒，才能收到明显效果。若皮肤发生疮疖等疾患，暂不进行该疗法。

3. 耳压美容术　采用以籽代替针刺的一种简便疗法。其应用材料主要有白芥子、王不留行、黄荆子、莱菔子、绿豆、油菜籽、菟丝子、茶籽、磁珠、塑料丸、中药丸剂等。其方法是直接将这些材料贴敷于耳穴上，并嘱患者每次压穴 30～60 秒钟，日 2～3 次，同样，可以收到毫针、埋针法的疗效，而且安全无痛，副作用少，尤以惧怕疼痛的老年、妇女、儿童最为适宜。本法比较常用于下列四种疾病。

白癜风：取耳穴心、肝、内分泌，或取肾上腺、肺、内分泌、枕、膈，配以心、额、皮质下、交感、脑点、神门。方法：采用王不留行或油菜籽贴于耳穴。嘱每日按压数次。证属虚寒手法要轻，实热手法要重，总以酸胀、麻或发热感为宜。5～7 日换 1 次。

扁平疣：取肺、大肠、内分泌、神门、皮质下、脑干或脑点、面颊区及皮损相应穴位。方法同上。

肥胖：取内分泌、脑点、肺、胃、饥点、敏感点；或取内分泌、卵巢、脑点、渴点、神门、脾、胃。方法同上，不过，按压时间以每餐饭前进行为佳。

痤疮：取内分泌、激素、皮质下、肺、心、胃。方法同上。

注意：鉴于胶布贴后透气性能差，故在气温高、湿度大的情况下，更换时间应缩短，避免引起耳部皮肤糜烂、感染等；若对胶布过敏者可更换其他疗法；凡见耳廓有炎症、冻疮等应忌用。

4. 针挑美容术　采用不同的金属针具，刺入人体的一定部位、穴位，然后挑破表皮，进而挑断皮下的白色纤维组织或挤出一些液体、血液等。这种疗法是通过神经反射的作用，调整机体的功能，对大脑皮层产生一种温柔的具有保护性的刺激，从而达到调整机体、美容却病的效应。

针挑所用的针具，多为三棱针、圆利针、大号注射针头、医用缝针等。其针挑术主要有挑点术、挑筋术、挑血术、挑罐术等。①针挑术：将针尖刺入皮肤1分许，一入即离，再刺再离，反复多次施术。②挑筋术：针体刺入一定深度后，将针轻慢上提，并随提随做左右摆动，直把纤维拉出，再将针向一侧捻转，以手术刀切断纤维。③挑血术：以针挑破针挑点、经穴及其周围的浅层静脉，挑破后用拇、食指挤压，使之出血。④挑罐术：挑破后加拔火罐的方法。⑤针挑术一般以背俞穴、夹脊穴为其选择点；此外，还可选用痛点和皮疹点等。

痤疮：选用背脊两侧第1～12胸椎两旁各开5分至3寸范围内，寻找反应点（类似丘疹，呈灰白色，或棕褐色、暗红色、浅红色，压之不褪色）。方法：常规消毒后，用三棱针挑破皮下纤维组织，挤出血液少许，外盖消毒纱布，胶布固定。5～7日挑1次，每次挑2～3个反应点。

酒渣鼻：在鼻准头周围，将鼻翼连成环形，每隔一横处为一点，共6点。方法：消毒后采用挑血术。

注意：本法须无菌操作，术后嘱受术者保持局部清洁，3～5日内不要用水洗，以防感染；凡患贫血、出血性疾患、心脏病患者，以及孕妇、体质虚弱者慎用。

5. 刺血美容术　通过刺激身体的穴位或表浅血络，放出少量的血液，使新陈代谢得到促进，刺激骨髓的造血功能，使体循环的年幼红细胞增多，代谢活性旺盛，并通过神经体液的调节作用，改善微循环、血管功能、血液成分，提高机体的免疫功能，达到美容的效应。

刺血工具主要是三棱针，其次是注射用针头、手术刀等，其方式有点刺术、散刺术、泻血术三种。①点刺术：左手拇、食、中指夹紧被刺部位或穴位，右手拇、食指捏住针柄，准确刺入1～2cm，速退出针尖，轻挤针孔，出血少许，然后用消毒棉球按压针孔。②散血术：在病变部位进行点刺，一般自病变外缘环向中心点刺，其点刺多少因病变大小而定，通常是10～20针不等。③泻血术：先以带子或橡皮管结扎针刺上端，常规消毒，用三棱针刺入静脉 0.5～1cm，迅即拔针，使其流出少量血液，消毒棉球按压针孔。

刺血美容术对痤疮等有效，详见表 17-2。

注意：无菌操作，以防感染；点刺术宜轻、浅、快，勿伤深部动脉及重要脏器；凡体弱、贫血、产后、饥饿、过饱、酒醉、血液病者及孕妇等均禁用。

表 17-2　刺血美容术的主要病种

病名	部位与穴位	刺血方法
痤疮	甲组：热穴，降压沟	手术刀划破 0.1～0.2cm，每次以血浸 3～4 个干棉球为宜
	乙组：内分泌、皮质下	
	主穴：肺、内分泌、子宫、面颊区额、皮疹相应区域	
	配穴：心、胃、皮质下、肾上腺点	
黄褐斑	主穴：热穴、皮质下	手术刀划破 0.1～0.2cm，每次以血浸 3～4 个干棉球为宜
	配穴：内分泌物、脾穴、胃穴	
扁平疣	耳背浅表小静脉	手术刀挑破后任血外溢，待血自止，外涂碘酒
酒渣鼻	素髎、尺泽、鼻部变赤处	点刺术或泻血术

6. 指针美容术　以手指代替针具在相应腧穴上施行刺激的一种方法，具有活血祛瘀、疏通经络、调整脏腑的作用。现代研究表明，指针可以消除肌肉的痉挛或增强肌肉的伸缩力，刺激末梢神经，给中枢神经以反射作用，促进血液循环，加强新陈代谢及抗病能力，从而达到容颜健美的目的。

指针手法众多，主要有按压法、揉摩法、点穴法等。①按压法：用拇指、食指或中指的指腹或指尖按压在一定的穴位上，持续 1～3 分钟，先轻后重，以舒适为度。②揉摩法：用拇指或中指指腹在穴位上做圈状或来回平揉，每次 3～5 分钟，其频率为每分钟 100 次左右，以皮肤潮红或轻度瘀血为度。③点穴法：中指指掌关节弯曲，次以食指重叠于上，以加强力量，点穴时动作轻柔，有弹性，有节律，力量适中。

指针美容主要遵循局部取穴、循经取穴和经验取穴三种类型，主要用于：①面部皱纹：额部皱纹取头维、本神、神庭、阳白、鱼腰、足三里、天枢；鱼尾纹取太阳、瞳子髎、攒竹、丝竹空、三阴交、血海。②鼻柱皱纹：取印堂、素髎、攒竹、睛明、肺俞、气海俞。③鼻唇沟皱纹：取地仓、迎香、颊车、合谷、曲池。④颈部皱纹：取大迎、人迎、水突、天突、承浆、大椎、命门、关元、气海。⑤眼袋：常取承泣、四白、睛明、瞳子髎、脾俞、足三里、关元。⑥面部鼾黑：取太冲、行间、肾俞、肝俞、气海、血海、三阴交、足三里。⑦扁平疣：取中渚、曲池、商阳、鱼际、丘墟、行间、风池。⑧斑秃：取百会、风池、膈俞、足三里、三阴交、内关、神门。⑨皮肤粗糙：取足三里、三阴交、气海、血海、涌泉、肝俞、肾俞。

指针美容术多由医师实施，或者在医师指导下自己操作，不损伤皮肤，不会发生感染，安全可靠，居家或旅游均可采用，对老年、妇女、青少年尤宜。

7. 艾灸美容术　利用艾绒燃烧的热度，在体表腧穴上给人体以温热刺激，从而温通经络、益气活血、调整阴阳平衡，达到美容的效应。从美容的角度，下列方法应用频率颇高：

神阙灸：具有温补元阳、健运脾胃、益气驻颜、延年益寿的功效。其方式有隔盐灸、隔姜灸，2日1次，每次3～5壮。

气海灸：具有培补之阳、益肾固精的功效。其方式有温和灸、隔姜灸、隔附子灸。对形体消瘦，皮肤粗糙者尤宜，灸后可获健美增肥、肤泽皮润、富有弹性的美容效果。

关元灸：具有培补元气、温肾固经、和颜悦色的作用。其方式有温和灸。大凡面华不荣、暗晦无光者均宜，每日1次，每次20～30壮，多则可达百壮。

尽管灸法简单易学，但颜面、五官、阴部、大血管、肌腱处、乳头等部位不宜直接灸；此外，妇女月经期、妊娠期在小腹区域、骶部也不宜施灸。

8. 按摩美容术　通过手指和手掌在体表运用按摩、推拿等方式，刺激皮肤末梢神经传至大脑，影响整个机体的生理活动，包括新陈代谢、血液循环、肌肉舒张与收缩等，达到增加皮肤光泽、维持皮肤的弹性、舒展皱纹、促使容貌增辉、青春常驻的目的。

常用美容按摩手法有9种：

一指禅推法：用拇指指端螺纹面或偏峰着力于穴位或一定部位上，通过腕部的摆动和拇指屈伸活动，使产生的力量持续地作用于穴位上或部位上。拇指端的螺纹面做直线或弧线缓慢移动，推动速度为每秒钟2次或稍快。此法适用于面部及面部穴位。

鱼际推法：用大鱼际着力于面部的一定部位上，单方向自上而下或自口角向面颊两侧做直线推动。用力要稳要轻柔，速度要缓慢而有节奏，着力的鱼际部位要紧贴皮肤，可双手同时操作。

摩法：用手掌掌面或食、中、无名、小指指腹附着于一定的部位上，以腕关节连同前臂做环形而有节律的抚摩。用掌面抚摩称为掌摩法；用四指做环形摩动称为四指摩法。用力要均匀自然，轻柔缓和。此法适用于躯体美容，尤其是腹部。

抹法：用单手或双手拇指螺纹面紧贴皮肤，做上下或左右往返的移动。用力要轻巧而不浮躁，稍重而不滞涩。此法适用于头部、面部和颈项部。

指按法：又名指压法。将拇指按压在穴位或一定的部位上，逐渐深压捻动。施术者的拇指指甲要剪干净，以免损伤皮肤；按压的力量宜适中，以受术者局部有酸、麻、胀、痛为度。

指揉法：用手指螺纹面吸定于穴位或一定的部位上，做轻柔缓和的回旋揉动。动作要协调而有节律，每分钟 120 次左右。

指擦法：拇指两节微屈，侧面着于一定的部位上，其余四指伸直，以拇指的二节的外侧面做直线来回摩擦。着力部位要紧贴皮肤，擦时应直线往返，用力要稳，动作要均匀连续，每分钟 100 次。此法适用于头面部，尤其适用于两侧太阳穴及面颊部位。

搓颜面法：用双手掌夹住面颊，相对用力做上下往返的搓揉，反复多次，以颜面皮肤微热潮红为度。双手用力要对称均匀，搓动速度不宜过快；冬天应先将双手搓热后再搓擦颜面；每分钟约 60 次。

指梳法：将双手五指微屈，自然展开，以指腹接触头皮或其他部位的皮肤，由前向后做单方向的滑动。用力要均匀适中，速度不宜过快，以免损伤头发。此外，指甲应先剪干净，以防损伤头皮。

注意：凡干性皮肤或中性皮肤，可涂少量无刺激的营养霜以利于按摩时滑利，油性皮肤则可扑少量滑石粉，这样在操作的过程中不会损伤皮肤。

按摩美容术适用的范围较大，常见的有颜面、头发、双手、手臂、肩部、上腹部、下腹部、臀部、大腿、小腿等，其中以颜面、头发和手部的效果最为引人注目。如：①按摩面部，防治皱纹。额部皱纹采用分推法或单方向抹法；眼角皱纹采用一指禅推法，在眼轮匝肌区做环形按摩；颧颊部皱纹采用分推法和抹法；下颌皱纹采用指揉法；颈部皱纹采用轻揉法。②按摩五官，容颜姣美。眼部可采用摩睛明、眼球，分推下眼睑；眉部采用分推印堂，揉眉弓法；鼻部采用揉鼻根、摩鼻翼法；耳部采用提耳廓、推耳前、推耳后等。③按摩头皮，秀发生辉。按摩头皮方法有四：其一，指梳头皮。两手十指微屈，自然分开，以指腹或短指甲按压在头皮上，自额上发际开始，由前而后地梳发至后发际，力量均匀适中，每次约 30 遍。其二，揉风池。将双手拇指的指腹吸定在两侧的风池穴，做有节律的回旋揉动，每分钟 120 次。其三，按揉百会。将食指或中指按压在头顶百会穴上，逐渐用力深压捻动或做轻柔和缓的揉动，然后用空拳轻叩百会穴，再次进行 5 分钟。其四，叩击头皮。将手指撮合一起，指尖合拢呈五瓣梅花状，从前至后，先中间后两旁，做普遍的叩击动作，手法宜轻柔均匀。

六、美容中药

美容中药的内容分别记载于中医医籍的妇人篇、诸窍篇、头面篇、乡绅篇、口齿篇、颐神篇、养老篇、谷篇、服食篇等。按照给药的途径，主要有内服、外用两大类。按照剂型又分为粉剂、液剂、膏剂、糊剂、膜剂、乳剂、酒剂、熏剂、汤剂和丸剂等。按照药物作用的部位，可分为颜面美容、须发美容、五官美容、除臭香身、护毛嫩肤等。按照用药的目的，还可分为保健与治疗两大类。具体功用分述如下：

1. 悦颜除皱类 悦泽容颜，除去皱纹。作用机制：内服补益气血，调理脏腑；外用疏通经络，营养肌肤。

常用外用药：玉屑、桃仁、红花、胡粉、防风、白芷、辛夷花、玉竹、当归、毕豆、细辛、白附子、木蓝皮、杏仁、白术、香附、白醋、土瓜根、冬瓜仁、珍珠、茯苓、川芎、麝香、白僵蚕、白蔹、甘松、猪蹄、猪脂、羊髓等。

常用内服药：枸杞子、地黄、首乌、肉苁蓉、菟丝子、胡桃仁、鹿茸、鹿角胶、牛膝、补骨脂。

2. 润肤白面类 柔润皮肤，白皙颜面。作用机制：温通活血，祛风散寒，香泽润肤，白皙皮肤。

润肤药：杏仁、桃仁、川芎、白芷、防风、橘红、蜀椒、辛夷、瓜蒌仁、冬瓜仁、楮桃仁、丁香、沉香、天冬、赤小豆、皂角刺、藁本、细辛、麝香、牛髓、羊髓、牛脑、羊脑、鹅脂、黄豆、白蜡、蔓青油、鹿髓。

白面药：茯苓、白术、白鲜皮、白芷、白蔹、白附子、白僵蚕、白檀香、鸡蛋白、鹰屎白、冬瓜仁、土瓜根、白蒺藜、白胶香、白米、鹅脂、白石脂、白豆面。

3. 祛斑洁面类 祛除多种色斑，使面部洁净光润。作用机制：内服以理气活血，疏肝清热，宣肺补肾为主；外用祛风活血，清热解毒，祛斑莹肤。

常用外用药：辛夷、防风、白芷、细辛、乌头、白僵蚕、白附子、藁本、益母草、当归、川芎、芍药、玉竹、桃仁、桃花、藿香、广木香、黑丑、沉香、白檀香、紫檀香、丁香、麝香、零陵香、杏仁、木蓝皮、白及、白矾、硫黄、白石脂、白蔹、冬瓜仁、珍珠母、商陆、乌梅、补骨脂等。

常用内服药：川芎、当归、生地、丹参、红花、黄芩、水牛角、牡丹皮、香附、柴胡、赤芍、郁金、白蒺藜、白芷、连翘、桑白皮等。

4. 灭瘢除疣类 消灭瘢痕，除去疣目。作用机制：清热解毒，理气化瘀，祛风软坚，祛腐生肌，涂泽膏润。

常用灭瘢药：鹰屎白、鸡屎白、瓜蒌、白附子、白芷、珊瑚、细辛、川芎、丹参、当归、半夏、斑蝥、胡粉、麝香、白蔹、牡蛎、茯苓、杏仁、白芍、黄矾、白僵蚕、玉屑、生姜汁、五倍子、皂角刺、赤石脂、猪脂。

常用祛疣药：硫黄、雄黄、鸭胆子、杏仁、胆南星、白檀香、麝香、艾叶、桑柴灰、硼砂、大黄、芫花、马齿苋、蜂房、白芷、紫草。

5. 平痤除渣类 治疗痤疮、酒渣鼻。作用机制：宣肺清热，凉血活血，祛风除湿。

常用外用药：菟丝子、白蔹、白石脂、白术、玉竹、白芷、防风、白附子、川芎、细辛、杏仁、栀子、益母草、僵蚕、硫黄、雄黄、木兰皮、黄连、赤小豆、独活、麝香、牛黄、乳香、轻粉、珍珠、铅粉、苦参、大风子、白蒺藜、皂角刺、夜明砂等。

常用内服药：黄芩、枇杷叶、桑白皮、连翘、黄连、黄柏、冬葵子、大黄、栀子、丹皮、赤芍、生地、丹参、红花、川芎、贝母、白芷、甘草、白蒺藜等。

6. 生发浓眉类 治疗须、发、眉脱落而使其生长茂密。作用机制：滋补肾精，养血活血，祛风润燥，健脾祛湿等。

常用外用药：蔓荆子、白附子、甘松香、藁本、白芷、泽兰、桑白皮、桑寄生、细辛、杏仁、川芎、防风、蜀椒、侧柏叶、松叶、藿香、川断、青葙子、零陵香、桑叶、甘菊、芜青子、红花、生姜皮等。

常用内服药：侧柏叶、当归、桑椹子、菟丝子、白芍、地黄、川芎、羌活、制首乌、黄芪、天麻、冬虫夏草、木瓜、女贞子、补骨脂、怀牛膝、枸杞子等。

7. 乌须黑发类 使须发黄白转变为乌黑发亮。作用机制：内服多为滋养肾精、补益气血药物；外用则以护发、荣发、染发为主。

常用外用药：石榴皮、硫黄、白蜜、白檀香、白芷、白及、甘松、山柰、零陵香、白蔹、白丑、青黛、白槐花、蒲公英、生姜、侧柏叶、圣杨柳、乌梅、胡桃油、胡桃皮、黑桑椹、木金叶、滑石、绿矾、铅丹、芭蕉叶、硇砂、红铜粉等。

常用内服药：黑芝麻、白芷、旋覆花、秦艽、肉桂、川断、白附子、覆盆子、生地、熟地、侧柏叶、天冬、怀牛膝、旱莲草、杏仁、菟丝子、柏子仁、远志、茯神、人参、肉苁蓉、鹿茸、枣皮、巴戟天、制首乌、山药、补骨脂、枸杞子、甘菊花、血余炭、当归、黄精等。

8. 润发香法类 使毛发润泽芳香。作用机制：内服以滋补肝肾、补血填精、荣养发髭居多；外用则以疏风清热、除垢洁发，芳香润泽为主。

常用外用药：广木香、白芷、零陵香、甘松香、泽兰、茅香、细辛、藁本、川芎、地骨皮、乌麻油、石榴花（皮）、牛膝、白檀香、沉香、胡桃、生姜、麝香、侧柏叶、首乌、桑椹子、秦椒、藿香、荷叶、紫玫瑰花、密蒙花、杏仁、白芍、甘油、当归、胡麻叶、香附、辛夷花、山柰等。

常用内服药：肉桂、白芷、旱莲草、菊花、巨胜子、怀牛膝、地黄、旋覆花、秦椒、桑椹子、当归等。

9. 去屑止痒类 祛头皮白屑垢腻，洁发止痒。作用机制：祛风止痒，清热燥湿，凉血润燥，除垢洁发。

常用药物：乌头、细辛、藁本、防风、白芷、泽兰、辛夷、甘菊花、独活、蜀椒、藿香、荆芥、王不留行、地骨皮、滑石、川芎、羌活、皂荚、蔓荆子、薄荷、侧柏叶、威灵仙、茅香、零陵香、甘松、杏仁、木香、沉香等。

10. 丹唇艳口类 能使唇口红艳娇美。作用机制：外用以行气活血、丹唇艳口、芳香避秽为主；内服以补养气血、滋脾润唇为多。

常用药物：紫草、沉香、丁香、麝香、檀香、苏合香、薰陆香、零陵香、白胶香、藿香、甘松香、泽兰、朱砂、生地、天冬、麦冬、黄芪、白术、乌麻油等。

11. 洁齿白牙类 使牙齿洁白莹净。作用机制：祛风清热，芳香避秽，洁齿涤垢。

常用药物：川芎、白芷、细辛、藁本、薄荷、升麻、寒水石、生石膏、生地、地骨皮、冰片、麝香、零陵香、藿香、沉香、白檀香、丁香、白石英、紫贝齿、夜明砂、青盐、白蔹、白矾、朱砂、白蒺藜等。

12. 巷口避秽类 除去口中秽浊，使人香气怡人。作用机制：清泻肺胃，芳香化浊，清热导滞。

常用药物：藿香、白芷、细辛、黄连、黄芩、石斛、草豆蔻、肉豆蔻、木香、川芎、丁香、麦冬、桑白皮、地骨皮、麝香、乳香、槟榔等。

下列药物煎水含漱（内有湿热，或阴虚有热者不宜，孕妇禁用）：香薷、寒水石、焦栀子、大黄、桂心、蜀椒、甘松香、零陵香、香附等。

13. 牢牙固齿类 使牙齿坚牢，齿龈紧固，并能防止齿落齿动。作用机制：补肾固齿，祛风清热，养血活血。

常用药物：生地、独活、柳枝、地骨皮、细辛、防风、青盐、蔓荆子、白矾、苍耳子、白芷、川芎、蜂房、青矾、绿矾、马牙硝、羊胫骨、皂角、诃子、当归、升麻、羌活、骨碎补、杜仲、香附等。

14. 香身除臭类 除去体臭，令全身肌肤芳香洁净。作用机制：芳香逐秽，祛风除湿，止汗除臭，调和气血。

常用药物：藿香、白芷、川芎、细辛、豆蔻、木香、甘松香、檀香、丁香、沉香、茯苓、麝香、藁本、零陵香、香附、白附子、白术、白蔹、冰片、薄荷、苏合香、薰陆香、茅香、辛夷、附子、白矾等。（说明：外用药大多有毒性，孕妇忌用。）

15. 增肥令白类 使干瘦肤黑的人丰满白皙而健美。作用机制：调补脏腑气血阴阳，但慎用大温大补之品。

常用药物：大豆黄卷、人参、干姜、桂心、白术、五味子、肉苁蓉、茯苓、黄芪、枣皮、麦冬、山药、远志、柏子仁、川芎、桃仁、白蜜、杏仁、羊脂、当归、白石英、大枣、芍药、附子、鸡子、白羊肉、猪脂等。

16. 减肥轻身类 消肥减胖，使身体轻盈。作用机制：健脾化湿，祛痰利水，通腑逐瘀。

常用药物：桃花、荷叶、黄芪、白术、川芎、泽泻、山楂、丹参、茵陈、大黄、黑丑、白丑、草决明、何首乌、薏苡仁、茯苓、玫瑰花、茉莉花、代代花等。

第十八章　皮肤科常用中药

中医治疗皮肤病，主要是通过内治法和外治法，而内治法和外治法的各种方剂，无不由中药组成。皮肤科所用的中药，主要以疏风止痒、健脾化湿，清热解毒三类为多。一般来说，急性期以内服药为主，慢性期以外用药为要。这里简要介绍治疗皮肤病的常用中药。

一、内服药

（一）止痒药

1. 麻黄　发汗祛邪，是治疗风寒所致荨麻疹的主药。配益气温肾的药物，能治硬皮病。

2. 桂枝　温经通络。配当归、赤芍、姜黄等治疗冻疮，效果良好。

3. 苏叶　治口臭，解蟹毒，是治鱼虾所致皮肤病的要品。另据《本草纲目》说："治蛇犬伤。"

4. 荆芥　气清质轻，凡风热在表、在上的皮肤病均可用之，如荨麻疹、瘰疬性皮肤结核、疖痈疮肿、皮炎等。

5. 防风　李东垣说："风药中润剂也。"大凡治风通用，散湿亦为适宜，故是风、湿二邪所致皮肤病的主药，通治荨麻疹、皮肤瘙痒病等。

6. 细辛　《药鉴》说："凡头面诸风，不可缺也。"配冬瓜仁、生薏苡仁、白附子等常有褪色悦肤的良好作用。

7. 羌活　主治皮肤风痒。

8. 浮萍　性寒轻浮，入肺达皮，是解风热的要药。对于全身淫痒，不论内服、外洗均有良效。

9. 薄荷　清轻凉散，芬芳开郁，上清头目，下疏肝气，对于风热所致的各种瘙痒性皮肤病，皆有止痒效果。

10. 桑叶 长发、明目。《大明本草》说："捶烂，涂蛇虫伤。"

11. 木贼草 祛风解毒。水煎外洗，常有良好的止痒作用。

12. 野菊花 有消疔肿的效果。

13. 蝉蜕 味咸性寒，其气清虚，用于风热夹湿所致的瘙痒性皮肤病，效验尤多。

14. 全蝎 息风，对于风毒引起的顽固性瘙痒，尤不可缺，但有少数人服后痒感更重，亦要注意。

15. 僵蚕 散皮肤风痒，疗痰核瘰疬。

16. 蜈蚣 性善走窜，治风病的要药。《本草纲目》认为："丹毒、秃疮、瘰疬、蛇伤"皆可用之。

17. 丁香 配黄精治疗表皮癣菌有一定疗效；配香附水煎外洗，能治女阴瘙痒症。

18. 艾叶 配食醋煎汁外洗，可治慢性湿疹。搓绒着肤灸之，有明显的止痒作用。

19. 枳壳 《神农本草经》说："主大风，在皮肤中如麻豆苦痒。"由此引申其义，用于治疗腹型荨麻疹，疗效甚佳。

20. 牛蒡子 疏散风热，清热解毒，常用于风热所致的皮肤病。正如《药鉴》所说："辛能达表润肌，而散疮疡之肿，同解毒尤良。"

21. 百部 能杀虱，治癣。

22. 五倍子 捣研细末，外敷湿疮糜烂，又能乌发。

23. 藁本 治酒皶，粉刺，还能长肌、悦色。

24. 苍耳子 主治疮毒癣疥，恶肉死肌，内服外用均有良效。

25. 五加皮 治阴囊湿痒，女阴瘙痒。

26. 威灵仙 既祛在表之风，又化在里之湿。配苍耳子、地肤子、艾叶水煎外洗、浸泡，治疗难愈的掌跖脓疱病，常有良效。

27. 白芷 悦泽止痒，是面脂的要品。毒蛇咬伤、痈、指疔亦不可少。

28. 独活 治皮肤苦痒。多用于皮损肥厚的顽湿疮疡。

29. 豨莶草 既清热解毒，又疏风止痒。水煎湿敷有抑制渗出和止痒的作用。

30. 刺蒺藜 主治身体风痒、白癜风。但有少数病人内服后，出现猩红热样红斑的反应。

31. 海桐皮 有祛风、祛湿、杀虫的作用。

32. 白花蛇 能透骨搜风。大凡风毒壅于血分，非此不除，是治疗麻风和顽固性瘙痒病的要品。

33. 白附子 凡疥癣、风疮、阴下湿痒、颜面色素沉着诸疾皆可用之。

34. 蛇床子 主治阴痒、湿癣。

35. 苦参　有清热燥湿、凉血解毒的作用。配蝉蜕、乌蛇治麻风疮毒；配麻黄能疗遍身瘙痒。

36. 藜芦　善治疥癣恶疮，但以外用为主。

37. 皂角刺　性锐力利，攻走血脉。善治疮癣、疠风、肿毒。

38. 合欢皮　能解郁宁神。多用于妇人因情志抑郁引起的皮肤瘙痒病，常有蠲忿息怒、宁神止痒的效果。

（二）理湿药

1. 藿香　能疗风水毒肿，祛口臭。

2. 佩兰　逐腐避秽，常作为面脂涂用。

3. 薏苡仁　黄宫绣说："上清肺热，下理脾湿。"是治疗湿疹、皮炎、扁平疣等多种皮肤病的要药。

4. 茯苓　有益脾、除湿、悦色的作用。

5. 茵陈　主治因蕴湿积热引起的多种皮肤病，常有疗效，尤其对脂溢性湿疹唯多重用。

6. 冬瓜子　能祛风热，除黑䵟，润肌肤。《大明本草》说："能消热毒痈肿，切片摩痱子甚良。"

7. 白术　善健脾燥湿。适用于脾虚所致的湿疹、皮炎诸疾。

8. 山药　能润泽肌肤。生捣敷贴治肿毒。

9. 泽泻　能祛湿泄热。配羌活可去太阳经湿热上壅，治疗脂溢性脱发。

10. 猪苓　功专渗泄，清利湿热。适用于下肢、阴囊和女阴部位的湿毒疮疡。

11. 滑石　善清热解暑。配冰片少许外扑，常有清凉爽身之效。

12. 地肤子　既通淋利尿，又解毒除湿。对于湿热之邪所致皮肤病，内服、外用均有疗效。

13. 赤小豆　能行水，散血，清热解毒。配丹参治疗狐惑；配赤芍、皂角刺治瓜藤缠等疾。

14. 萹蓄　善疗瘙疥、阳蚀。外洗抑制渗出、止痒，确有良效。

15. 萆薢　利水化湿。对于下焦湿邪所致的湿疹、足癣诸症，疗效不错。

16. 琥珀　生肌。

17. 金钱草　善止痒。

18. 芫花　善理水肿，并散结消毒。

19. 沉香　主治脾胃湿浊所致的皮肤瘙痒等症。

（三）解毒药

1. 蒲公英　有清热解毒、消肿散结的作用。专治痈毒疔疖和癣。

2. 山豆根　研汁外涂热肿秃疮、蛇咬、蜈蚣伤。

3. 白鲜皮　常是热毒疥癣的主药。

4. 马勃　善治冻疮、恶疮、丹毒，内服、外用均可。

5. 土茯苓　善治梅疮、恶疮。古人认为本品是治疗梅毒的要药。

6. 蚤休　疗疮肿痈毒、蛇咬伤。

7. 鱼腥草　疗恶疮肿毒，配马鞭草、败酱草治横痃、鱼口。

8. 黄连　善泻火解毒。

9. 黄芩　可治恶疮、烫伤、火疡、疖痈丹毒，以及上焦湿热诸症。

10. 黄柏　能治阴蚀、湿疹、脓疱疹、皮肤溃疡、阴道炎、口疮等症。

11. 龙胆草　清泻肝胆实火，是治疗阴囊湿疹、女阴溃疡等多种皮肤病的主药。

12. 连翘　主治鼠瘘、瘰疬、痈肿恶疮、瘿瘤结热等症，古人谓之"疮家圣药"。

13. 栀子　治酒渣鼻。

14. 青蒿　清热凉血。不论内服、外洗均有止痒作用。

15. 白蔹　既善疗诸疮难敛，又善解狼毒之毒。

16. 紫草　凉血解毒。外用于尿布皮炎、外阴湿疹、阴道炎均有卓效。

17. 地丁草　主治一切痈疽发背、无名肿毒和恶疮。

18. 大青　是解毒要药，大凡阳毒发斑，皆多常用。

19. 板蓝根　凡扁平疣、丹毒，皆可用之。

20. 马齿苋　凡疣目、痈、丹毒、毛囊炎、湿疹、虫咬皮炎，内服、外用均可。

21. 金银花　气味芳香，既清风湿之热，又解血分之毒。适用于痈疽肿毒、疖、脓疱疮、湿疹、皮炎诸症；若炒炭则专解血分毒热，有退热之效。

22. 绿豆衣　善治丹毒风疹。

23. 玄参　善滋阴降火。适用于上焦浮火之症。

24. 玳瑁　解毒镇惊。用于重症多形红斑、牛皮癣（红皮病）等危笃重症，疗效可靠。

25. 羚羊角　善凉肝息风。用于治疗系统型红斑狼疮的高热昏谵，奏效甚捷。

26. 珍珠　有生肌、悦色的作用。

（四）理血药

1. 鲜生地　气清质润，凉而能散，润而不腻，是热扰血分所致皮肤病的要品。

2. 牡丹皮　凉血散瘀，清血中伏火，为红皮病、痈、疽、疖肿、丹毒等症要药。

3. 茜草　血滞能行，血瘀能活。凡疮疖痈肿，用之于解毒排脓方中，甚好。

4. 槐花　可治牛皮癣（银屑病）。

5. 地榆　除恶疮，疗烫伤，并治脂溢性皮炎。

6. 黄药子 消瘿解毒。

7. 旱莲草 能乌髭发。

8. 当归 是血病要药。

9. 白芍 善养血敛阴，多用于虚证。

10. 赤芍 善活血散瘀，多用于实证。

11. 川芎 既除面上游风，又透脓托毒外泄。

12. 丹参 凡血热而滞，用之相宜。

13. 红花 少用养血，多用行血。藏红花治牛皮癣（银屑病）甚效。

14. 苏木 有活血散瘀、消肿止痛的作用。主治痈肿疮疡，瓜藤缠等皮肤病。

15. 郁金 用于带状疱疹伴见的神经性疼痛，确有满意的止痛作用。

16. 益母草 能止痒，内服、外洗均可。

17. 泽兰 性平和补而不滞，行而不峻，是调治妇人各种皮肤病的要药。

18. 乳香 有生肌、止痒的作用。

19. 没药 既疗恶疮，又有定痛、生肌的作用。

20. 五灵脂 解药毒，蛇、蝎、蜈蚣咬伤均可用。

21. 马鞭草 治疮。

22. 败酱草 治疮疖、疥癣、丹毒等症，并有排脓补瘘的作用。

23. 王不留行 主治风疹、风毒、恶疮。

24. 紫葳 一名凌霄花。善治酒渣鼻。

25. 路路通 治荨麻疹。外洗、内服均可。

26. 桃仁 逐瘀。主治皮肤刺痒。

27. 荆三棱 善活血祛瘀。

28. 蓬莪术 醋磨外涂主治神经性皮炎。

29. 血竭 有止血、生肌的作用。

30. 蒲黄 主治疮疖、游风、肿毒。

31. 花蕊石 研末外扑，治足癣。

32. 白及 有治皲裂和生肌的作用。

33. 侧柏叶 能乌须黑发。

（五）补益药

1. 肉苁蓉 有悦色、壮阳、峻补精血的作用。

2. 补骨脂 能治阴囊潮湿发痒、白癜风。

3. 杜仲 善治阴囊湿痒，脚跟酸痛。

4. 山茱萸 温肾固精。

5. 续断 疗金疮，并有生肌、止血的作用。

6. 巴戟天 补肾益精。

7. 菟丝子 壮阳固精，是调元之上品，兼治白癜风。

8. 五味子 能悦色、涩精，又解酒毒。

9. 胡芦巴 主治面色青黑。

10. 淫羊藿 有强阳益气、发郁动情的作用，凡真阳不足者宜之。对牛皮癣（银屑病）静止期的顽固皮损，服之良效。

11. 仙茅 益颜色。

12. 人参 补气益血，滋阴生津，是调治虚劳的要药。

13. 黄芪 补气助阳，补血长肉，凡虚劳自汗皆可用。

14. 甘草 善解百药之毒。

15. 石斛 有排脓血、益胃气、长肌肉的作用，为清肺养脾之药。

16. 女贞子 乌发。

17. 枸杞子 悦色。

18. 龟甲 治阴蚀。若烧灰研细末，治小儿头疮、臁疮。

19. 鳖甲 善治痞块息肉、阴蚀等症。

20. 冬虫夏草 生发护发。

21. 百合 主治乳痈、发背病等。

22. 黄精 因表皮癣菌所致足癣合并感染，水煎浸泡，功效良好。

23. 鸡子黄 善治湿疹、皲裂、胎毒热疮。

24. 何首乌 疗瘰疬、头面风疮及阴血不足所致的皮肤瘙痒，并有乌发、悦色的作用。

25. 桑椹子 乌发。

26. 阿胶 用于阴血亏损的慢性荨麻疹有效。

二、外用药

1. 斑蝥 治疥癣恶疮，并有追蚀恶疮、生发的作用。

2. 守宫（又名壁虎） 散结消肿。

3. 木鳖子 治粉刺、奸黯、恶疮。

4. 象皮 有拔毒生肌、脱刺的作用。

5. 牡蛎 收水止痒。

6. 龙骨 收湿止痒，生肌敛疮。

7. 麝香　善活血通络，用于瘢痕疙瘩、皮肤癌等。

8. 蜂蜜　有解毒止痛、生肌润肤的作用。

9. 凤凰衣　能止血生肌。

10. 蟾酥　有解毒、消肿、止痛的作用。

11. 硫黄　善收水止痒、杀虫。

12. 炉甘石　收湿止痒，治慢性溃疡。

13. 硇砂　能除痣、疣、息肉等。

14. 砒石　有腐蚀烂肉、杀虫、枯痔的作用。

15. 轻粉　善疗风疮瘙痒、疥癣、恶疮、梅毒等症。

16. 明矾　收湿止痒，可治疥癣和舌、耳、目诸疾。

17. 雄黄　有解毒作用，主治疥癣、息肉。

18. 寒水石　止痒，清热，消肿。

19. 樟丹　杀虫、解毒。

20. 密陀僧　止痒，祛臭，防腐，敛疮。

21. 赤石脂　收湿止痒。

22. 官粉　燥湿止痒，或作为粉剂、膏剂的基质成分之一。

23. 大风子　主治麻风、疥癣、皲裂等，并有杀虫的作用。

24. 儿茶　清热收湿、生肌止痛、止血敛疮。

25. 芙蓉　清热解毒。

26. 青黛　清热、解毒、收湿。

27. 樟脑　止痒、止痛。

28. 冰片　止痒、止痛、散热消肿。

第十九章　皮肤科常用腧穴

　　针灸治病的真谛，全在于掌握腧穴的功能，犹如医者必须熟悉药物性味一样重要，因此，只有明辨腧穴的功能，才能精巧地配穴组方，做到配穴精专，疗效卓著。本书从皮肤病治疗的需要出发，将常用腧穴按功效概分为疏风止痒、清热镇痛、化浊通幽、行气利湿、开窍通络、固本培元六大类，简要陈述如下。

一、疏风止痒类

1. 列缺

[**取穴法**] 手部侧放，穴位向上，用拇指爪甲在茎状突起的直上探，取筋骨陷中。

[**释义**] 列，分解也；缺，器破也。手太阴自此而分支别走阳明。

[**效能**] 疏卫解表，宣通肺气（泻法）；补肺益气（补法）。

[**主治**] 荨麻疹、瘙痒症、痤疮、单纯疱疹、单纯糠疹、酒渣鼻等。

[**针灸法**] 针 2 ～ 3 分，针尖斜向肘部刺入；灸 3 ～ 7 壮。

2. 太渊

[**取穴法**] 腕部桡侧横纹头，按其陷凹中，触感动脉处是也。

[**释义**] 太，大也；渊，深也。脉气大会，博大而深，故名太渊。

[**效能**] 疏理肺气（泻法）；补肺益气（补法）。

[**主治**] 急性荨麻疹、血管性水肿、无脉症、皮肌炎、雷诺病。

[**针灸法**] 针 2 ～ 3 分；灸 3 ～ 5 壮。

3. 合谷

[**取穴法**] 手部平伸，拇食两指伸张，歧间前凹陷中。

[**释义**] 合，经络衔接处。当是手太阴脉与手阳明脉衔接之处，故名合谷。

[**效能**] 疏风解表，祛风散邪（泻法）；补气固表，益气升阳（补法）。

[**主治**] 酒渣鼻、扁平疣、寻常疣、疥疮、荨麻疹、疖肿、日光性皮炎、多汗症、瘙痒症、银屑病。

[**针灸法**] 针 3 ～ 7 分；灸 3 ～ 7 壮。孕妇忌针、忌灸。

4. 曲池

[**取穴法**] 屈肘拱平，肘窝横纹端近肘关节处取穴。

[**释义**] 曲者，屈肘之处也；池者，阳经有阴气所聚，阴阳通化。既治气又养阴，故名曲池。

[**效能**] 祛风散邪，清热透表（泻法）；壮筋补虚（补法）。

[**主治**] 荨麻疹、神经性皮炎、日光性皮炎、银屑病、疥疮、丹毒、过敏性紫癜、瘙痒症、疖肿、酒渣鼻、发际疮等。

[**针灸法**] 针 8 分～ 1.5 寸；灸 3 ～ 7 壮。

5. 迎香

[**取穴法**] 嘱患者正视，睛明穴直下，鼻翼两侧旁开 5 分处取之。

[**释义**] 迎者应遇；香者，芳香之气。主治鼻塞不通，不闻香臭，故名迎香。

[**效能**] 宣通鼻窍，宣散郁热（泻法）；壮筋补虚（补法）。

[**主治**] 酒渣鼻、痤疮、干燥综合征（鼻燥）、口周皮炎。

[**针灸法**] 针 3 分，针尖向鼻唇沟方向斜刺；禁灸。

6. 后溪

[**取穴法**] 手握拳，从本节后陷中取之。

[**释义**] 握拳时，穴处肉起如山峰，按之似小溪云曲处，故名后溪。

[**效能**] 祛邪散滞，舒经止痒（泻法），壮筋补虚（补法）。

[**主治**] 荨麻疹、瘙痒症、硬肿病、雷诺病。

[**针灸法**] 针 5 ～ 8 分；灸 3 ～ 7 壮。

7. 大杼

[**取穴法**] 嘱患者正坐，陶道穴旁开 1.5 寸处取之。

[**释义**] 杼，织机上的梭子，言脊椎骨两侧横突隆出，形似织杼。马莳注：大腧者，大杼穴也。

[**效能**] 疏风散邪，疏卫宣肺（泻法）；壮骨补虚（补法）。

[**主治**] 银屑病、荨麻疹、皮炎、瘙痒病、硬肿病、疖肿、痤疮。

[**针灸法**] 针 5 ～ 8 分；灸 3 ～ 7 壮。

8. 风门

[**取穴法**] 在第 2 胸椎下旁开 1.5 寸处取之。

[**释义**] 风门是太阳主一身之表，为风邪入侵之藩篱，故名风门。

［**效能**］疏风清热，宣肺散邪（泻法），温阳固卫（补法）。

［**主治**］荨麻疹、疖肿、疥疮、瘙痒病、硬皮病、斑秃、脂溢性脱发、硬肿病。

［**针灸法**］针 5 ～ 8 分；灸 3 ～ 7 壮。

9. 肺俞

［**取穴法**］嘱患者正坐或俯卧，在第 3 胸椎下身柱穴旁开 1.5 寸处取之。

［**释义**］肺气转输、输注之穴，是通治肺及其相关疾病的重要腧穴，故名肺俞。

［**效能**］轻宣肺气，祛风散邪（泻法）；扶正固表，温煦阳气（补法）。

［**主治**］荨麻疹、麻风、痤疮、疖肿、皮炎、瘙痒病、神经性皮炎、硬皮病、湿疹等。

［**针灸法**］针 5 ～ 8 分；灸 5 ～ 15 壮。

10. 风池

［**取穴法**］脑空穴直下，抵达后头骨下陷凹中取之。

［**释义**］穴处似池，主治风疾要穴，故名风池。

［**效能**］疏风清热，通经散邪（泻法）；补益元神，健脑安神（补法）。

［**主治**］枕部硬结性毛囊炎、斑秃、荨麻疹、瘙痒病、眼睑湿疹、皮炎、疥疮。

［**针灸法**］针 5 ～ 8 分：针左侧风池，心中意念针尖指向右眼球；针右侧风池，心中意念针尖指向左眼球。灸 3 ～ 7 壮。

11. 风市

［**取穴法**］嘱患者直立，两手下垂，其中指所按之处取之。

［**释义**］市，杂聚之处，系风气所聚之处，是治疗风疾的要穴，故名风市。

［**效能**］祛风散寒（泻法）；强壮筋脉（补法）。

［**主治**］荨麻疹、瘙痒症、血栓闭塞性脉管炎、结节性红斑、过敏性紫癜、环状红斑等。

［**针灸法**］针 5 ～ 8 分；灸 5 ～ 7 壮。

12. 大椎

［**取穴法**］嘱患者正坐，在第 1 胸椎上陷中取之。

［**释义**］因其椎骨最大，故名大椎。

［**效能**］退热解表，祛邪散寒（泻法）；振奋阳气，益阳固表（补法）。

［**主治**］银屑病、荨麻疹、痤疮、毛囊炎、丹毒、瘙痒症、硬皮病、硬肿病等。

［**针灸法**］针 3 ～ 5 分；灸 3 ～ 15 壮。

二、清热镇痛类

13. 尺泽

［**取穴法**］手掌向上，肘窝横纹中央两筋间，稍偏桡侧。

［**释义**］比喻手太阴脉气至此像水之归聚之处。

［**效能**］清泄肺热，祛瘀通络（泻法）；壮筋补虚（补法）。

［**主治**］丹毒、酒渣鼻、荨麻疹、湿疹、无脉症、雷诺病等。

［**针灸法**］针 3 ～ 5 分。

14. 解溪

［**取穴法**］内外踝前横纹中点，系解绑鞋带之处。

［**释义**］上行胫骨，下为跗属，分解于此穴陷中，故名解溪。

［**效能**］清降胃火，舒筋活络（泻法）；扶脾养胃（补法）。

［**主治**］酒渣鼻、单纯糠疹、皮脂溢出、血栓闭塞性脉管炎、湿疹、癣菌疹、慢性溃疡、白念珠菌病、疥疮。

［**针灸法**］针 5 ～ 8 分；灸 3 ～ 5 壮。

15. 内庭

［**取穴法**］次趾与中趾合缝处上际取之。

［**释义**］深处曰内，居处为庭。以其该穴主治四肢厥，喜静卧，恶闻声，有的深居内室，闭门独处不闻人声，故将此穴名曰内庭。

［**效能**］清火泄热，通络止痛（泻法）；补脾温中，回阳救逆（补法）。

［**主治**］足癣（渍浸、糜烂型）、湿疹、癣菌疹、口臭、红斑性肢痛症、酒渣鼻等。

［**针灸法**］针 4 ～ 5 分；灸 3 ～ 5 壮。

16. 委中

［**取穴法**］嘱患者正坐垂足，中央约纹动脉陷中。

［**释义**］委中者，委寄之中央而得名，又称血郄，是言三阴之血入于腹，而郄入膝中，运行于两足故能步履。

［**效能**］清热解毒，活血祛瘀（泻法）；壮筋补虚（补法）。

［**主治**］丹毒、过敏性紫癜、疖肿、阴囊瘙痒、湿疹、皮炎、瘙痒症、足癣、血栓闭塞性脉管炎、红斑性肢痛症、银屑病、环状红斑等。

［**针灸法**］针 1 ～ 2 寸；不灸，宜放血。

17. 昆仑

［**取穴法**］足外踝后，跟骨上陷中。

[**释义**] 该穴位比井、荥、输、原之穴皆高，喻跟骨骨起状如昆仑，故以昆仑名之。

[**效能**] 清降郁热，泄热祛瘀（泻法）；温散寒湿（补法）。

[**主治**] 红斑性肢痛症、足多汗症、足癣、丹毒、湿疹、冬令瘙痒症。

[**针灸法**] 针5～8分，孕妇禁针；灸3～7壮。

18. 曲泽

[**取穴法**] 伸肘，肘窝横纹正中，大筋内侧取之。

[**释义**] 曲，屈也；泽，水之钟也。钟有归聚之意，血从三阴而入曲泽，系肘内部之大血管，润关荣筋，故名曲泽。

[**效能**] 清热凉血，解毒祛瘀（泻法）；壮筋补虚（补法）。

[**主治**] 疖肿、夏季皮炎、荨麻疹、丹毒、银屑病、瘙痒病、无脉症等。

[**针灸法**] 针3～5分；灸3～7壮。

19. 中渚

[**取穴法**] 握拳，在第4、5掌骨间中央陷处取之。

[**释义**] 渚，遮也，能遮水使旁回也；中渚乃三焦所注之输穴，若江之有渚，而居其中，故名中渚。

[**效能**] 清热降火，通畅经气（泻法）；壮筋补虚（补法）。

[**主治**] 耳廓湿疹、扁平疣、寻常疣、瘙痒症、无脉症、瘰疬性皮肤结核、湿疹、丹毒。

[**针灸法**] 针3～5分；灸3壮。

20. 外关

[**取穴法**] 从阳池上2寸，两骨缝际中取之。

[**释义**] 正与内关相通，手心主阴血之关，手少阳系阳气之关，故名外关。

[**效能**] 清降三焦火热，和解少阳（泻法）；温阳散，扶正固表（补法）。

[**主治**] 耳廓湿疹、瘰疬性皮肤结核、疖肿、扁平疣、寻常疣、急性荨麻疹、手汗疱疹、手多汗症、手癣感染、瘙痒症等。

[**针灸法**] 针5～8分；灸3～7壮。

21. 丘墟

[**取穴法**] 从第4足趾直上，外踝前横纹陷中取之。

[**释义**] 丘之大者曰墟。胆六经腧穴至此，转而升高，故曰丘墟。

[**效能**] 泄热通络，利胆疏肝，清宣少阳经气（泻法）；壮筋补虚（补法）。

[**主治**] 带状疱疹、耳廓湿疹、疖肿、瘰疬性皮肤结核、瘙痒症、疣等。

[**针灸法**] 针3～5分；灸3～5壮。

22. 行间

[**取穴法**] 足踇趾本节外侧，离趾缝约 5 分处陷中取之。

[**释义**] 比喻其脉行于两趾之间而入本穴，故名行间。

[**效能**] 清泻肝火，疏肝利胆，寒通厥阴经气（泻法）；扶正补虚（补法）。

[**主治**] 狐臭、阴部瘙痒、带状疱疹、急性女阴溃疡、湿疹、癣菌疹、疣。

[**针灸法**] 针 3～4 分；灸 3～5 壮。

23. 太冲

[**取穴法**] 在足第 1、2 跖骨连接部位的直前陷中。

[**释义**] 太冲者，肾脉与冲脉合而盛大，故名太冲。又，太冲为九针十二原之原穴，五脏禀受六腑水谷气味精华之冲惧，故曰太冲。

[**效能**] 清泻肝火，疏肝理气（泻法）；滋补肝血（补法）。

[**主治**] 目痒、阴囊瘙痒、女阴溃疡、阴囊湿疹、皮炎、神经性皮炎、瘰疬性皮肤结核、疣。

[**针灸法**] 针 3～4 分；灸 3～5 壮。

24. 长强

[**取穴法**] 脊骶骨端 5 分处。

[**释义**] 督脉别络，诸阳脉长，其气强盛，六当其处，故名长强。

[**效能**] 消散郁热，消痈散结（泻法）；束约肛肌，益气提摄（补法）。

[**主治**] 阴囊湿疹、女阴瘙痒、蛲虫病、女阴溃疡、阴部神经性皮炎、外阴白斑等。

[**针灸法**] 针 5～8 分；灸 3～15 壮。

三、化浊通幽类

25. 天枢

[**取穴法**] 仰卧，脐旁开 2 寸处取之。

[**释义**] 天，系上部之气；枢，指枢纽，司转输。清气达胃腑，上通肺金转浊气而出肠部，故名天枢。

[**效能**] 通肠导滞，清热通便（泻法）；温阳固肠（补法）。

[**主治**] 腹型荨麻疹、硬皮病、湿疹、红斑狼疮（肾病期）、干燥综合征、白塞综合征。

[**针灸法**] 针 7 分至 1.2 寸；灸 7～15 壮。

26. 上巨虚

[**取穴法**] 足三里直下 3 寸处取之。

[**释义**] 巨虚，谓胫骨外方大空虚处。因腧穴空虚居巨虚下廉之上，故名上巨虚。

[**效能**] 通便化滞，和胃畅中（泻法）；温补肠胃（补法）。

[**主治**] 荨麻疹、慢性溃疡、下肢湿疹、丹毒、足癣感染、癣菌疹、结节性红斑、过敏性紫癜。

[**针灸法**] 针 5 分至 1 寸；灸 3 ～ 7 壮。

27. 大肠俞

[**取穴法**] 嘱患者正坐或俯卧，由命门穴下 2 节、旁开 1.5 寸处取之。

[**释义**] 本穴系大肠之气输转、输注之穴，亦是主治大肠病的重要腧穴，故名大肠俞。

[**效能**] 通畅导滞（泻法）；健固肠腑（补法）。

[**主治**] 腹型荨麻疹、蛲虫病、湿疹、痤疮、唇炎、口臭、口腔溃疡、皮脂溢出、女阴瘙痒、女阴溃疡。

[**针灸法**] 针 5 ～ 8 分；灸 7 ～ 15 壮。

28. 支沟

[**取穴法**] 从阳池穴上 3 寸处取之。

[**释义**] 古时称穿地为沟。因其支脉直透手厥阴之间使穴，谓其脉之所行，犹如水之注于沟中，故名支沟。

[**效能**] 清热通便，清宣少阳经气（泻法）；壮筋补虚（补法）。

[**主治**] 带状疱疹、瘰疬性皮肤结核、荨麻疹、瘙痒症、疣。

[**针灸法**] 针 5 ～ 8 分；灸 3 ～ 7 壮。

29. 中脘

[**取穴法**] 仰卧，自胸歧骨至脐窝连线的中点处取之。

[**释义**] 脘，胃府也，通管也。正当胃之中故名中脘。

[**效能**] 和胃导滞，祛痰消积，温通腑气（泻法）；健胃补中（补法）。

[**主治**] 肥胖症、荨麻疹、口臭、湿疹、夏令皮炎、湿疹、红斑狼疮、白塞综合征等。

[**针灸法**] 针 1 ～ 2 寸；灸 7 ～ 15 壮。

四、行气利湿类

30. 太白

[**取穴法**] 在足第 1 跖骨内缘前方陷中。

[**释义**] 太，大也。此穴具有全土生金之功，故名太白。

[**效能**] 清热化湿，通络凉血（泻法）；健脾益胃，理脾扶中（补法）。

[**主治**] 湿疹、癣菌疹、丹毒、过敏性紫癜、疣、单纯糠疹、瘙痒等。

[**针灸法**] 针 3 分；灸 3 ～ 5 壮。

31. 阴陵泉

[**取穴法**] 在胫骨头内侧陷中，与阳陵泉相对。

[**释义**] 泉，水源也。系阴筋陵结甘泉，升润宗筋，上达胸膈，以养肺原，故名阴陵泉。

[**效能**] 清热利湿，利水化湿（泻法）；温补脾阳，益气扶脾（补法）。

[**主治**] 阴痒、下肢湿疹、阴囊湿疹、荨麻疹、丹毒、神经性皮炎、疥疮、足癣、结缔组织病、慢性溃疡等。

[**针灸法**] 针 5 分；灸 3 ～ 5 壮。

32. 肝俞

[**取穴法**] 嘱患者正坐或俯卧，在第 9 胸椎下筋缩穴，旁开 1.5 寸处取之。

[**释义**] 内应肝，系肝气转输、转注之穴，是治肝的重要腧穴，故名肝俞。

[**效能**] 行气祛瘀，疏肝解郁（泻法）；补养肝血（补法）。

[**主治**] 瘙痒症、结缔组织病、硬肿病、月经疹、荨麻疹、女阴干枯、麻风、疣等。

[**针灸法**] 针 5 ～ 8 分；灸 3 ～ 7 壮。

33. 内关

[**取穴法**] 腕横纹上 2 寸，两筋间取之。

[**释义**] 关，联络也。系阴维脉所发，是心包经之络脉通乎任脉，关于内脏、血脉之连络，故名内关。

[**效能**] 行气散滞，和胃止呕（泻法）；壮筋补虚（补法）。

[**主治**] 无脉症、月经疹、瘙痒症、带状疱疹、酒性红斑、中毒性红斑、荨麻疹、皮炎等。

[**针灸法**] 针 5 ～ 8 分；灸 3 ～ 7 壮。

34. 中极

[**取穴法**] 嘱患者仰卧，脐下 4 寸取之。

[**释义**] 穴在腹部，喻之有天体垂布之象，其位居人体上下左右之中央，故名中极。

[**效能**] 行气化浊，清泄膀胱郁热，通经活血（泻法）；温阳化水（补法）。

[**主治**] 红斑狼疮（肾病期）、女阴瘙痒、口腔溃疡、女阴干枯、女阴白斑、阴囊湿疹、淋病等。

[**针灸法**] 针 8 分至 1 寸；灸 7 ～ 10 壮。

五、开窍通络类

35. 少商

[**取穴法**] 拇指内侧爪甲角 1 分许取之。

[**释义**] 少商者，阴中生阳，从少；五音六律，分宫、商、角、徵、羽，从商，属肺。本穴乃肺经根，故名少商。

[**效能**] 开窍醒志，通畅经气（泻法）。

[**主治**] 酒渣鼻、银屑病、红斑狼疮（脑病期）、瘙痒症、荨麻疹、夏令皮炎。

[**针灸法**] 浅刺 1 分或点刺出血少许。

36. 通里

[**取穴法**] 从手掌后豆骨上横纹端，上行 1 寸处取之。

[**释义**] 通，达也；里，邑之含义。本穴的经络通达本经，有如返还乡里之象。

[**效能**] 通心开窍，泻火安神（泻法）；补心宁神（补法）。

[**主治**] 疖肿、多汗症、麻风腕下垂、无脉症、红斑狼疮（脑病期）、口腔溃疡等。

[**针灸法**] 针 3 ～ 5 分；灸 3 ～ 7 壮。

37. 少泽

[**取穴法**] 小指外侧端爪甲 1 分许处取之。

[**释义**] 少者，小也；泽者，润者。手太阳之脉主液，《灵枢·决气》曰："谷入气满，淖泽注于骨，骨属屈伸、泄泽，补益脑髓，皮肤润泽，是谓液。"液有润泽全身的功能，该穴为手太阳之井，脉气刚出而微小，故曰少泽。

[**效能**] 开窍醒志，清宣太阳（泻法）；充调乳汁（补法）。

[**主治**] 瘙痒症、干燥综合征、无脉症、红斑狼疮（脑病期）。

[**针灸法**] 针 1 分；灸 3 壮。

38. 涌泉

[**取穴法**] 足趾蜷屈，跖之中心发现凹陷形处取之。

[**释义**] 涌，是水腾溢的现象；泉，为水自地而出。脉气从足底发出，有如地出涌泉之状，故以为名。

[**效能**] 开窍启闭，醒脑苏厥（泻法）。

[**主治**] 结缔组织病脑损害期、红斑性肢痛症、口腔溃疡。

[**针灸法**] 针 3～5 分；灸 3～7 壮。

39. 大陵

[**取穴法**] 腕横纹正中，两筋间陷中。

[**释义**] 穴在腕关节掌侧两筋间，此处隆状较大，故名大陵。

[**效能**] 开窍通络，清营凉血（泻法）；壮筋补虚（补法）。

[**主治**] 口臭、疖肿、手癣、汗疱疹、薄片状汗出不良症、手多汗症、无脉症、口腔溃疡等。

[**针灸法**] 针 3～5 分；灸 3～5 壮。

六、固本培元类

40. 足三里

[**取穴法**] 外膝眼直下 3 寸处。

[**释义**] 里，居也。该穴主治脾、胃、肾有效，故名三里。

[**效能**] 和胃通肠，祛痰导滞（泻法）；健脾养胃，补中益气（补法）。

[**主治**] 下肢湿疹、慢性溃疡、荨麻疹、疖疮、结缔组织病、血栓闭塞性脉管炎、眼睑松弛、结节性红斑、肿瘤等。

[**针灸法**] 针 5 分至 1 寸；灸 7～20 壮。

41. 三阴交

[**取穴法**] 内踝直上 3 寸处陷中。

[**释义**] 该穴系足三阴之交会，故名三阴交。

[**效能**] 活血祛瘀，疏肝行湿（泻法）；健脾摄血，壮筋补虚（补法）。

[**主治**] 阴痒、过敏性紫癜、荨麻疹、丹毒、疥疮、疖肿、日光性皮炎、银屑病、结缔组织病、血栓闭塞性脉管炎等。

[**针灸法**] 针 5～8 分；灸 5～10 壮。

42. 血海

[**取穴法**] 膝盖骨内缘上 2 寸处。

［**释义**］该穴系脾血归聚之海，具有祛瘀血、生新血的功能，又属女子生血之海，故名血海。

［**效能**］行血祛瘀（泻法）；益脾摄血，生血养血（补法）。

［**主治**］过敏性紫癜、下肢湿疹、阴囊湿疹、瘙痒症、荨麻疹、银屑病、日光性皮炎、神经性皮炎、慢性溃疡、丹毒、足癣、结缔组织病、斑秃、环状红斑、结节性红斑等。

［**针灸法**］针5分至1寸；灸3～5壮。

43. 神门

［**取穴法**］手掌向上，小指与无名指掌转侧向外方，掐取豆骨下尺骨端陷中。

［**释义**］门，出入之处。又云：该穴含有神出入门户之义，主治神志病，故名神门。

［**效能**］清心开窍（泻法）；补心宁神（补法）。

［**主治**］瘙痒症、无脉症、口腔溃疡、日光性皮炎、银屑病、疖肿、过敏性紫癜、红斑狼疮（脑病期）等。

［**针灸法**］针3～5分；灸3～7壮。

44. 心俞

［**取穴法**］嘱患者正坐，在第5胸椎下神道穴旁开1.5寸取之。

［**释义**］该穴系心气转输、输注之穴，是主治心疾的重要腧穴，故名心俞。

［**效能**］活血散瘀，通经祛邪（泻法）；补心宁神，养血益智（补法）。

［**主治**］无脉症、痤疮、过敏性紫癜、瘙痒症、疖肿、日光性皮炎、荨麻疹、结缔组织病等。

［**针灸法**］针5分；灸3～7壮。

45. 膈俞

［**取穴法**］嘱患者正坐或俯卧，在第7胸椎下至阳穴旁开1.5寸处。

［**释义**］该穴内应横膈，是主治膈胃寒疾、噎膈等疾的要穴，故名膈俞。

［**效能**］祛瘀通络，宽膈理气（泻法）；补养阴血，摄血止血（补法）。

［**主治**］荨麻疹、痤疮、瘙痒症、带状疱疹、疣、过敏性紫癜、结节性红斑、硬肿病、结缔组织病等。

［**针灸法**］针5～8分，深刺能伤肺，慎之；灸5～7壮。

46. 脾俞

［**取穴法**］嘱患者正坐或俯卧，在第11胸椎下脊中穴旁开1.5寸处。

［**释义**］该穴系脾气转输、输注之穴，是主治脾病的重要腧穴，故名脾俞。

［**效能**］祛邪散滞，理脾化湿（泻法）；补益脾气，健脾益胃（补法）。

［**主治**］湿疹、硬肿病、丘疹性荨麻疹、瘙痒症、结缔组织病、斑秃、结节性红斑、白癜风等。

［**针灸法**］针 5～8 分；灸 3～7 壮。

47. 肾俞

［**取穴法**］嘱患者正坐或俯卧，在第 2 腰椎下命门穴旁开 1.5 寸处。

［**释义**］该穴系肾气转输、输注之穴，是主治肾病的重要腧穴，故名肾俞。

［**效能**］散寒祛湿（泻法）；补肾益精，强壮腰脊，湿补肾阳（补法）。

［**主治**］结缔组织病、湿疹、阴囊瘙痒、月经疹、痤疮、雀斑、荨麻疹、女阴溃疡、红斑性肢痛症、无脉症等。

［**针灸法**］针 5 分至 1 寸，灸 3～7 壮。

48. 太溪

［**取穴法**］适与昆仑穴相对。

［**释义**］太，大也，甚也；肾水出于涌泉，通过然谷，聚流而成太溪，并由此处转注入海，故名太溪。

［**效能**］祛筋活络（泻法）；补肾气，益肾阴（补法）。

［**主治**］红斑狼疮（肾病期）、红斑性肢痛症、斑秃、雷诺病、老年性瘙痒症、白塞综合征等。

［**针灸法**］针 5～8 分；灸 3～7 壮。

49. 复溜

［**取穴法**］内踝骨后，太溪穴外侧筋旁直上 2 寸处。

［**释义**］复，返还也；溜，同流。足少阴之脉至照海系归聚为海，并注输生发为阴脉，至本穴复返还而溜行，故名复溜。

［**效能**］祛邪散滞（泻法）；滋阴补肾，益髓健脑（补法）。

［**主治**］多汗症、少汗症、红斑性肢痛症、血栓闭塞性脉管炎、结缔组织病、湿疹、瘙痒症等。

［**针灸法**］针 3～5 分；灸 7～15 壮。

50. 悬钟

［**取穴法**］外踝骨中线上 3 寸处。

［**释义**］悬，挂也。可能该处是昔日小儿悬挂响铃似钟因而得名。

［**效能**］通畅少阳经气（泻法）；补髓壮骨（补法）。

［**主治**］臁疮、足癣、丹毒、湿疹、麻风、足外翻、血栓闭塞性脉管炎、瘙痒症。

［**针灸法**］针 4～5 分；灸 3～7 壮。

51. 关元

[**取穴法**] 仰卧，在脐下 3 寸处。

[**释义**] 男子藏精、女子蓄血之处，是人生之关要，真元之所存，元阴之阳交关之所。该穴属元气之关隘，故名关元。

[**效能**] 通经行血，消积散滞（泻法）；补脾肾元阳，温暖胞宫（补法）。

[**主治**] 慢性溃疡、雷诺病、荨麻疹、女阴干枯、湿疹、阴痒、瘙痒症、结缔组织病（肾病期）、女阴溃疡、疖肿。

[**针灸法**] 针 8 分至 1 寸；灸 7 ～ 100 壮。

52. 气海

[**取穴法**] 仰卧，脐下 1.5 寸处。

[**释义**] 男子生气之海，名曰气海。又由气海而分天地，水火由此相交，导气以上，导血以下，主治百病，故名气海。

[**效能**] 行气散滞，理气行血（泻法）；培补元气，温阳益气（补法）。

[**主治**] 荨麻疹、女阴干枯、阴痒、月经疹、湿疹、无脉症、结缔组织病、雷诺病、硬肿病、瘙痒症。

[**针灸法**] 针 8 分至 1 寸；灸 5 ～ 15 壮。

53. 神阙

[**取穴法**] 仰卧，脐之正中凹陷处取之。

[**释义**] 神，是心灵，生命力；阙，是居主居城之门。本穴系生命力居住的地方，故名神阙。

[**效能**] 振奋中阳，温补下元，温通血脉，逐冷散结（灸之）。

[**主治**] 慢性荨麻疹、脱证、厥证、结缔组织病等。

[**针灸法**] 禁针；灸 7 ～ 100 壮不等。

54. 命门

[**取穴法**] 在第 2 腰椎之下，正对神阙穴。

[**释义**] 当两肾之中，为精道所出，是生之门，亦是死之门，比喻该穴关乎生命之门，故名命门。

[**效能**] 通畅督脉经气（泻法）；补肾培元，温阳益脾，壮腰补虚（补法）。

[**主治**] 阴囊瘙痒、女阴溃疡、荨麻疹、瘙痒症、结缔组织病等。

[**针灸法**] 针 5 ～ 8 分；灸 3 ～ 15 壮。

七、经外奇穴

经外奇穴，又名经外穴，指十四经穴以外的经验效穴。这些穴位通常是在阿是穴的基础上发展而来，其中还包括近些年新发现的某些经外穴，现归纳为表 19-1：

表 19-1　经外奇穴

部位	穴名	取穴法	主治范围	针灸法
头面部				
	四神聪	百会穴前后左右各 1 寸处	斑秃、石棉状皮炎、瘙痒症	沿皮刺 2～3 分
	印堂	两眉头中间陷中	皮脂溢出、酒渣鼻、痤疮	针 1 分
	鱼腰	眉中间是穴	眼睑松弛、眼袋、目痒	针 1 分，沿皮向两旁刺之
	太阳	眉梢与外眼向后移约 1 寸处	鱼尾纹、皮脂溢出、痤疮	针 2～3 分，或浅刺出血
背腰部				
	百劳	大椎穴上 2 寸，旁开 1 寸	皮肤结核	灸 7 壮
	喘息	第 7 颈椎旁开 1 寸	麻疹、荨麻疹、瘙痒症	针 3 分；灸 3～5 壮
	精宫	第 14 椎下各开 3 寸	斑秃	针 8 分至 1.5 寸；灸 7～21 壮
	腰眼	第 16 椎和第 17 椎之间两旁处	女阴瘙痒、阴囊瘙痒	针 2～3 分；灸 7～15 壮
胸腹部				
	胞门、子户	脐下 3 寸，关元穴旁开 2 寸，左为胞门，右为子户	女阴干枯、女阴白斑、阴痒	针 1 寸；灸 15 壮
	子宫	中极穴两旁各 3 寸处	女阴干枯、女阴溃疡、阴痒	针 2 寸；灸 15 壮
	脐中四边	神阙上下左右各旁开 1 寸	荨麻疹、湿疹、瘙痒症	灸 7 壮
上肢部				
	肘尖	屈肘，两肘尖骨头处	皮肤结核、疖肿、痈、丹毒	灸 7～15 壮
	外劳宫	在手背正中央	瘙痒症、脐风、雷诺病	针 5 分；灸 3 壮

部位	穴名	取穴法	主治范围	针灸法
	四缝	食、中、环、小指第1节与第2指横纹缝中取之	荨麻疹、单纯糠疹、瘙痒症	浅刺出黄白色之透明液
	大骨空	拇指背侧中节中央陷凹	中疣、目痒、眼袋、眼周黑圈	针1分；灸3～5壮
	拳尖	握拳，中指本节之骨尖	目痒、眼睑湿疹、汗管瘤	灸3壮，病左灸右，病右灸左
	八邪	手五指歧缝间左右计8穴	荨麻疹、湿疹、瘙痒症、冻疮	针1～5分；或浅刺出血
	十宣	两手十指之尖端去爪甲1分	急性湿疹、丹毒、银屑病、皮炎、红斑性肢痛症	刺出血少许
下肢部				
	百虫窝	在膝内臁上3寸陷中	瘙痒症、荨麻疹、湿疹	针2.5寸；灸7壮
	八风	在足五趾歧缝间，左右共8穴	癣菌疹、足部汗液疹、丹毒	针1分；灸5壮
	气喘	在足十趾之端	足癣、癣菌疹	灸3～5壮
	吕细	在足内踝尖	口腔溃疡	灸7壮
	女膝	在足后跟骨之赤白肉际边	口腔溃疡、唇炎、下颏湿疹	灸5～7壮

八、耳穴

常用耳穴见表19-2。

表19-2　常用耳穴

耳廓部位	主要耳穴
耳垂	腭、舌、颌、眼、面颊
耳屏	内鼻、咽喉、肾上腺、外鼻、高血压点、饥点
对耳屏	枕、脑点、额、顶、皮质下、睾丸、平喘
屏间切迹	内分泌、卵巢、目1、目2、升压点
屏上切迹	外耳、心脏点

耳廓部位	主要耳穴
屏轮切迹	脑干、牙痛点
耳轮	外生殖器、尿道、直肠下段、耳尖、枕小神经轮 1～6、肝阳 1～2、扁桃体 1～3
外耳轮	甲状腺、颈椎、颈、乳腺、胸部、胸椎、腹部、腰椎、腰痛点
对耳轮上脚	膝、腰关节、髋关节、踝关节、跟、趾
对耳轮下脚	臀、交感、坐骨神经
耳舟	阑尾点 1～3、锁骨、肩、肩关节、肘、腕、指、荨麻疹点
三角窝	子宫、神门、盆腔、喘点、降压点
耳甲腔	心、肺、支气管、三焦、气管、脾
耳甲艇	脾、肝、胰、胆、肾、腹水、输尿管、膀胱、脐周
耳轮脚	膈、耳中
耳轮脚周围	贲门、胃、食道、口、十二指肠、小肠、阑尾、大肠

附 篇

一、内服药附方

一画

一贯煎（《柳州医话》）

沙参　麦冬　当归　生地　枸杞子　川楝子

二画

二仙汤（上海曙光医院经验方）

仙茅　淫羊藿　巴戟天　黄柏　知母　当归

二至丸（《证治准绳》）

墨旱莲　女贞子

二妙丸（散）（《丹溪心法》）

黄柏　苍术

二陈汤（《和剂局方》）

半夏　橘红　茯苓　炙甘草

七星剑（《外科正宗》）

野菊花　苍耳头　豨莶草　半枝莲　麻黄　地丁草　草河车

七宝美髯丹（《医方集解》）

何首乌　茯苓　牛膝　当归　枸杞子　菟丝子　补骨脂

七味白术汤（《小儿药证直诀》）

人参　白术　茯苓　甘草　藿香　木香　葛根

八珍汤（《瑞竹堂经验方》）

当归　川芎　熟地　白芍　人参　白术　茯苓　炙甘草

人参健脾丸（《景岳全书》）

人参　砂仁　枳壳　甘草　山药　木香　薏苡仁　山楂　白术　谷芽　白扁豆　芡实　莲子　陈皮　青皮　当归　神曲

人参清肺汤（《和剂局方》）

人参　阿胶　地骨皮　知母　乌梅　甘草　大枣　桑白皮　粟壳　杏仁

人参败毒散（《小儿药证直诀》）

人参　柴胡　前胡　枳壳　羌活　独活　茯苓　桔梗　甘草　生姜　薄荷　川芎

人参固本丸（《医方集解》）

人参　麦冬　天冬　生地　熟地

十全流气饮（《外科正宗》）

陈皮　茯苓　乌药　川芎　当归　白芍　香附　青皮　甘草　木香

十全大补汤（《和剂局方》）

当归　白芍　川芎　熟地　人参　茯苓　白术　甘草　黄芪　肉桂　生姜　大枣

三画

三仁汤（《温病条辨》）

杏仁　白蔻仁　薏苡仁　厚朴　白通草　滑石　竹叶　半夏

三妙散（《丹溪心法》）

苍术　黄柏　牛膝

三心导赤散（经验方）

连翘心 6g　栀子心 3g　莲子心 3～6g　生地　玄参　车前子各 10g　甘草梢 4.5g

三才封髓丹（《卫生宝鉴》）

天冬　熟地　人参

大承气汤（《伤寒论》）

大黄　厚朴　枳实　芒硝

大青薏仁汤（经验方）

生赭石　生龙骨　生牡蛎　生薏苡仁各 30g　马齿苋 15g　大青叶 12g　归尾　赤芍　丹参各 10g　升麻 6g

大青连翘汤（经验方）

大青叶　玄参　贯仲　枯芩各 6g　连翘　金银花　生地各 12g　车前子　车前草　赤芍　马齿苋各 9g　甘草 6g

大黄䗪虫丸（《金匮要略》）

大黄　䗪虫　干漆（煅）　甘草　赤芍　生地　黄芩　桃仁　杏仁　虻虫　水蛭　蛴螬

大补阴丸（《丹溪心法》）

黄柏　知母　熟地　龟甲　猪脊髓

大防风汤（《和剂局方》）

防风　白术　杜仲　当归　生地　白芍　黄芪　羌活　牛膝　甘草　人参　附子　川芎

大补地黄丸加减（经验方）

生地　熟地　枸杞子　山萸肉各12g　炒黄柏　当归　炒白芍　肉苁蓉　玄参　花粉　天冬　麦冬各10g　山药15g　炒知母6g

大连翘汤（饮）（《医宗金鉴》）

连翘　当归　赤芍　防风　木通　滑石　牛蒡子　蝉蜕　瞿麦　石膏　荆芥　甘草　柴胡　黄芩　栀子　车前子

大定风珠（《温病条辨》）

白芍　阿胶　龟板　生地　麻仁　五味子　牡蛎　麦冬　甘草　鳖甲　鸡子黄

小柴胡汤（《伤寒论》）

柴胡　黄芩　半夏　生姜　大枣　人参　甘草

小青龙汤（《伤寒论》）

麻黄　芍药　细辛　干姜　甘草　桂枝　半夏　五味子

小金丹（《外科证治全生集》）

白胶香　草乌　五灵脂　地龙　金钱子　乳香　没药　当归身　麝香　墨炭

小建中汤（《伤寒论》）

桂枝　炙甘草　大枣　芍药　生姜　饴糖

小半夏加茯苓汤（《金匮要略》）

半夏　生姜　茯苓

小菟丝子丸（《和剂局方》）

石莲子　肉菟丝子　茯苓　山药

万灵丹（《医宗金鉴》）

茅术　甘草　何首乌　羌活　荆芥　川乌　乌药　川芎　石斛　炙全蝎　防风　细辛　当归　麻黄　天麻　雄黄

干地黄丸（《太平圣惠方》）

熟地　肉桂　牛膝　柏子仁　山萸肉　酸枣仁

四画

六味地黄丸（汤）（《小儿药证直诀》）

地黄　山药　山萸肉　泽泻　茯苓　牡丹皮

六味子汤（《和剂局方》）

半夏　陈皮　人参　茯苓　白术　甘草

六神丸（雷允上方）

牛黄　珍珠　麝香　冰片　雄黄　蟾酥

五苓散（《伤寒论》）

猪苓　白术　茯苓　泽泻　桂枝

五味消毒饮（《医宗金鉴》）

金银花　野菊花　蒲公英　地丁　紫背天葵

五神汤（《外科真诠》）

茯苓　金银花　牛膝　地丁　车前子

五香丸（《千金要方》）

豆蔻　丁香　藿香　零陵香　木香　白芷　桂心　香附　甘松　槟榔　当归

五子衍宗丸（《医学入门》）

枸杞子　菟丝子　覆盆子　炒车前子　五味子

五味子汤（《圣济总录》）

五味子　制半夏　苏子　麻黄　细辛　当归　紫菀　黄芩　炙甘草　人参　桂枝

化斑汤（《温病条辨》）

生石膏　知母　生甘草　玄参　水牛角　粳米

化斑解毒汤（《外科正宗》）

玄参　知母　石膏　人中黄　黄连　升麻　连翘　牛蒡子　甘草　淡竹叶

化痰息风汤（黑龙江方）

清半夏　陈皮　茯苓　甘草　地龙　钩藤　郁金　蝉蜕　珍珠母　生龙骨　白蒺藜　赤芍

丹栀逍遥散（丸）（《内科摘要》）

柴胡　当归　白术　茯苓　甘草　牡丹皮　栀子　生姜　白芍　薄荷

月华丸（《医学心悟》）

天冬　麦冬　生地　熟地　山药　百部　沙参　川贝　茯苓　阿胶　三七　獭肝　菊花　桑叶

内疏黄连汤（《医宗金鉴》）

栀子　连翘　薄荷　甘草　黄芩　黄连　桔梗　大黄　当归　白芍　槟榔　木香

内消瘰疬丸（《疡医大全》）

夏枯草　玄参　青盐　海藻　浙贝母　薄荷叶　花粉　海蛤粉　白蔹　连翘　熟大黄　甘草　生地　桔梗　枳壳　当归　硝石

王氏清暑益气汤（《温热经纬》）

西瓜翠衣　荷叶　鲜石斛　麦冬　西洋参　竹叶　知母　黄连　生甘草　粳米

双解通圣散（《医宗金鉴》）

防风　荆芥　当归　白芍　连翘　白术　川芎　薄荷　麻黄　栀子　黄芩　煅石膏　桔梗　生甘草　滑石

乌蛇驱风汤（《朱仁康临床经验集》）

乌梢蛇　荆芥　黄芩　防风　白芷　羌活　黄连　连翘　生甘草　金银花　蝉蜕

乌头汤（《证治准绳》）

乌头　细辛　川椒　甘草　秦艽　附子　肉桂　白芍　干姜　茯苓　防风　当归　独活

升阳除湿防风汤（《医方集解》）

苍术　防风　茯苓　白术　芍药

升麻消毒饮（《医宗金鉴》）

当归尾　赤芍　金银花　连翘　牛蒡子　栀子　羌活　白芷　红花　防风　甘草　升麻　桔梗

牛黄清心丸（《和剂局方》）

牛黄　羚羊角　水牛角　麝香　冰片　朱砂　雄黄　大豆卷　当归　白芍　防风　柴胡　桔梗　白蔹　人参　白术　肉桂　大枣

牛蒡解肌汤（《疡科心得集》）

牛蒡子　薄荷　荆芥　连翘　栀子　牡丹皮　石斛　玄参　夏枯草

少腹逐瘀汤（《医林改错》）

当归　赤芍　蒲黄　灵脂　川芎　官桂　干姜　玄胡　没药　小茴香

木香槟榔丸（《儒门事亲》）

木香　槟榔　青皮　陈皮　莪术　黄连　黄柏　香附　牵牛子

止痒息风汤（《朱仁康临床经验集》）

生地　玄参　当归　丹参　白蒺藜　甘草　煅龙骨　煅牡蛎

五画

四物汤（《和剂局方》）

当归　地黄　白芍　川芎

四妙汤（散）（《外科精要》）

黄芪　当归　金银花　甘草

四物消风散（广州方）

当归　川芎　防风　荆芥　赤芍　生地　白鲜皮　生薏苡仁

四物润肤汤（经验方）

当归　胡麻　秦艽　白芍　生地　何首乌　石斛　钩藤　玉竹　山药各 12g　沙参 30g　刺蒺藜 18g

四海舒郁丸（《疡医大全》）

青木香　陈皮　海蛤粉　海带　海藻　海螵蛸

四妙勇安汤（《验方新编》）

玄参　金银花　当归　甘草

四逆加人参汤（《伤寒论》）

甘草　干姜　附子　人参

四生丸（《妇人良方》）

五灵脂　僵蚕　地龙　白附子　草乌

四生散（《外科大成》）

白附子　白蒺藜　黄芪　羌活

四物麻桂汤（《中医外科心得》）

生麻黄　桂枝　当归　白芍　大生地　北沙参

白虎地黄汤（《中国医学大辞典》）

生石膏　生地　当归　枳壳　大黄　木通　甘草　泽泻

玉女煎（《景岳全书》）

生石膏　知母　牛膝　熟地　麦冬

玉屏风散（《世医得效方》）

黄芪　白术　防风

甘草泻心汤（《金匮要略》）

甘草　黄芩　生姜　半夏　人参　大枣

甘露消毒丹（饮）（《温热经纬》）

滑石　茵陈　石菖蒲　木通　川贝母　藿香　薄荷　白蔻仁　连翘　射干

左归丸（饮）（《景岳全书》）

熟地　山萸肉　枸杞子　菟丝子　山药　鹿角胶　龟甲胶　牛膝

右归丸（饮）（《景岳全书》）

鹿角胶　熟地　山药　山萸肉　杜仲　当归　枸杞子　菟丝子　附子　肉桂

石斛夜光丸（《原机启微》）

人参　天冬　茯苓　麦冬　熟地　生地　菟丝子　菊花　草决明　杏仁　山药
枸杞子　牛膝　五味子　白蒺藜　石斛　肉苁蓉　川芎　甘草　枳壳　青葙子　防风
黄连　水牛角　羚羊角

龙胆泻肝丸（汤）（《和剂局方》）

龙胆草　栀子　黄芩　柴胡　车前子　泽泻　当归　木通　甘草　生地

归芍地黄丸（上海方）

当归　白芍　熟地　山萸肉　山药　泽泻　茯苓　牡丹皮　麦冬　五味子

归脾汤（丸）（《济生方》）

人参　茯神　白术　黄芪　当归　枣仁　龙眼肉　甘草　远志　木香

生脉散（《内外伤辨惑论》）

人参　麦冬　五味子

仙方活命饮（《医宗金鉴》）

穿山甲　皂角刺　当归　甘草　金银花　赤芍　乳香　没药　花粉　陈皮　防风
贝母　白芷

皮炎汤（《朱仁康临床经验集》）

生地　牡丹皮　赤芍　生石膏　黄芩　金银花　连翘　竹叶　甘草

甘麦大枣汤（《金匮要略》）

甘草　浮小麦　大枣

失笑散（《和剂局方》）

蒲黄　五灵脂

瓜蒌薤白汤（《金匮要略》）

瓜蒌实　薤白　白酒

石膏解毒汤（《中医外科学》）

生石膏　知母　牡丹皮　玄参　赤芍　连翘　金银花　大青叶　白茅根

叶氏养胃汤（《临证指南》）

麦冬　玉竹　沙参　白扁豆　桑叶　生甘草

玄参连翘饮（北京方）

玄参　连翘　金银花　地丁　板蓝根　牡丹皮　牛蒡子　僵蚕　薄荷　生地

六画

西黄丸（《外科证治全生集》）

牛黄　麝香　乳香　没药

百合固金汤（丸）（《医方集解》）

生地　熟地　百合　贝母　玄参　当归　芍药　甘草　桔梗

地黄饮子（《医宗金鉴》）

生地　熟地　当归　玄参　牡丹皮　红花　白蒺藜　僵蚕　何首乌　甘草

芍药甘草汤（《伤寒论》）

白芍　甘草

托里排脓汤（《医宗金鉴》）

人参　白术　白芍　甘草　当归　黄芪　陈皮　茯苓　连翘　金银花　贝母　肉桂　桔梗　牛膝　白芷　生姜

托里透脓汤（《医宗金鉴》）

白术　穿山甲　白芷　升麻　甘草　人参　当归　黄芪　皂角刺　青皮

至宝丹（《和剂局方》）

水牛角　玳瑁　琥珀　朱砂　雄黄　龙脑　麝香　牛黄　安息香　金箔　银箔

导赤散（《小儿药证直诀》）

木通　生地　竹叶　甘草

当归龙荟汤（《丹溪心法》）

当归　龙胆草　黄连　黄柏　黄芩　大黄　芦荟　木香　麝香

当归拈痛汤（《外科正宗》）

羌活　当归　防风　茵陈　苍术　苦参　升麻　白术　葛根　甘草　知母　泽泻　猪苓　人参　黄芩

当归四逆汤（《伤寒论》）

当归　桂枝　赤芍　细辛　木通　甘草　大枣

当归饮子（《医宗金鉴》）

当归　熟地　白芍　川芎　首乌　黄芪　荆芥　防风　白蒺藜　甘草

竹叶黄芪汤（《医宗金鉴》）

人参　黄芪　石膏　麦冬　白芍　川芎　当归　黄芩　生地　甘草　竹叶　生姜　灯心草

安宫牛黄丸（《温病条辨》）

牛黄　郁金　水牛角　黄连　栀子　雄黄　黄芩　珍珠　麝香　冰片

防风羌活汤（《医宗金鉴》）

防风　羌活　连翘　甘草　升麻　夏枯草　牛蒡子　川芎　黄芩　海带　海藻
僵蚕　薄荷

防风通圣散（丸）（《宣明方论》）

防风　荆芥　连翘　麻黄　薄荷　川芎　当归　白芍　白术　栀子　大黄　芒硝
石膏　黄芩　桔梗　甘草　滑石

地骨皮汤（《沈氏尊生书》）

地骨皮　生地　麦冬　黄芪　山药　五味子　竹叶

阳和汤（《外科证治全生集》）

麻黄　熟地　白芥子　炮姜炭　甘草　肉桂　鹿角胶

托里消毒散（《外科正宗》）

人参　黄芪　白术　茯苓　白芍　当归　川芎　金银花　白芷　甘草　桔梗　皂
角刺

全虫方（《赵炳南临床经验集》）

全蝎　皂角刺　猪牙皂角　刺蒺藜　炒槐花　威灵仙　苦参　白鲜皮　黄柏

全蝎生皮散（《外科秘录》）

全蝎　生黄芪　金银花　生甘草　麦冬

防风通经丸（辽宁方）

白花蛇　乌梢蛇　黄连　苍耳子　丁香　苦参　威灵仙　百部　白鲜皮　蔓荆子
川乌　草乌　白附子　羌活　归尾　五加皮　石菖蒲　牙皂　川牛膝　防风　白莲叶
大风子　僵蚕　木瓜　全蝎　白蔹　当归　蝉蜕　橘皮　天麻　栀子　郁金　黄柏
苍耳子　笠红根　笠黄根（或红管根）

回阳救急汤（《伤寒六书》）

干姜　附子　甘草　人参　白术　茯苓　半夏　陈皮　五味子　肉桂　麝香

再造散（《伤寒六书》）

人参　黄芪　甘草　桂枝　羌活　防风　川芎　附子　细辛　煨姜　赤芍

异功散（《小儿药证直诀》）

人参　茯苓　白术　陈皮　甘草

导痰汤（《济生方》）

制半夏　陈皮　茯苓　甘草　制南星　生枳实　生姜

竹叶石膏汤（《伤寒论》）

竹叶　石膏　玄参　粳米　半夏　甘草　麦冬

七画

麦味地黄丸（汤）（《医级》）

麦冬　五味　山萸肉　山药　牡丹皮　泽泻　生地　茯苓

赤小豆当归散（《金匮要略》）

赤小豆　当归

芩栀平胃散（《外科证治全书》）

黄芩　栀子　陈皮　厚朴　苍术　甘草

芩连平胃散（《朱仁康临床经验集》）

黄芩　黄连　苍术　厚朴　陈皮　甘草

芩连二母丸（《外科正宗》）

黄连　黄芩　知母　贝母　川芎　当归　生地　熟地　蒲黄　羚羊角　地骨皮
甘草　侧柏叶

芩部丹（《中医外科临床手册》）

百部　丹参　黄芩

苍术膏（《朱仁康临床经验集》）

苍术

还少丹（《医方集解》）

肉苁蓉　熟地　山药　牛膝　枸杞子　山萸肉　茯苓　杜仲　远志　五味子　楮
实子　茴香　巴戟天　石菖蒲

杞菊地黄丸（汤）（《医级》）

地黄　山药　山萸肉　牡丹皮　茯苓　泽泻　枸杞　菊花

克银一方（《朱仁康方》）

土茯苓　忍冬藤　山豆根　板蓝根　草河车　白鲜皮　威灵仙　甘草

补中益气汤（《东垣十书》）

黄芪　甘草　人参　白术　当归　陈皮　升麻　柴胡

附子理中汤（《和剂局方》）

附子　人参　干姜　甘草　白术

芦荟消疳饮（《重楼玉钥》）

芦荟　牛蒡　玄参　桔梗　黄连　薄荷　栀子　甘草　升麻　生石膏　银柴胡
淡竹叶　羚羊角

辛夷清肺饮（《外科正宗》）

辛夷　黄芩　栀子　百合　石膏　知母　升麻　麦冬　甘草　枇杷叶

芦荟丸（《医宗金鉴》）

芦荟　青皮　雷丸　芜荑　黄连　胡黄连　鹤虱　木香　麝香

何首乌酒（《医宗金鉴》）

何首乌　当归身　当归尾　穿山甲　生地　熟地　蛤蟆　侧柏叶　松针　五加皮　川乌　草乌

沙参麦冬汤（《温病条辨》）

沙参　麦冬　玉竹　花粉　桑叶　甘草　白扁豆

驱风清脾饮（《眼科篡要》）

黄连　栀子　赤芍　茯苓　枳壳　防风　葛根　前胡　连翘　甘草　荆芥　陈皮

补肝汤（《金匮翼》）

干地黄　当归　白芍　川芎　陈皮　甘草

坎离既济汤（《医宗金鉴》）

生地　黄柏　知母

八画

苦参散（《医宗金鉴》）

苦参　大风子　荆芥　防风　白芷　枸杞子　威灵仙　当归　胡麻　川芎　白蒺藜　皂角　牛膝　牛蒡子　独活　首乌　白附子　全蝎　青风藤　羌活　连翘　蔓荆子　苍术　天麻　杜仲　草乌　甘草　人参　白花蛇　砂仁

苓桂术甘汤（《伤寒论》）

茯苓　桂枝　白术　甘草

枇杷清肺饮（《医宗金鉴》）

人参　枇杷　桑白皮　黄连　黄柏　甘草

知柏地黄汤（丸）（《医宗金鉴》）

熟地　山萸肉　山药　知母　黄柏　牡丹皮　茯苓　泽泻

金匮肾气丸（《金匮要略》）

熟地　山药　山萸肉　牡丹皮　茯苓　泽泻　附子　肉桂

金铃子散（《太平圣惠方》）

玄胡　川楝子

乳疳汤（《中医外科学》）

柴胡　龙胆草　黄芩　白花蛇舌草　土茯苓　槐花　紫草　牡丹皮　猪苓　三棱　莪术　丝瓜络

炙甘草汤（《伤寒论》）

甘草　人参　桂枝　阿胶　生地　麦冬　麻仁　生姜　大枣

泻黄散（《小儿药证直诀》）

藿香　栀子　石膏　甘草　防风

治疣方（《外科学》）

灵磁石　紫贝齿　代赭石　牡蛎　桃仁　红花　山慈菇　白芍　地骨皮　黄柏

治瘰汤（《外科学》）

熟地　何首乌　杜仲　白芍　赤芍　桃仁　红花　牡丹皮　赤小豆　白术　牛膝
穿山甲

建瓴汤（《医学衷中参西录》）

山药　牛膝　代赭石　龙骨　牡蛎　生地　白芍　柏子仁

参苓内托散（《疡医大全》）

人参　茯苓　川芎　当归　熟地　黄芪　山药　白术　陈皮　肉桂　甘草　熟附
子　生姜　大枣

参苓白术散（《和剂局方》）

人参　茯苓　白术　白扁豆　陈皮　薏苡仁　山药　甘草　莲子　砂仁　桔梗

参附龙牡救逆汤（《世医得效方》）

人参　附子　龙骨　牡蛎

参附汤（《妇人良方》）

人参　附子　生姜　大枣

参芪知母汤（经验方）

天冬　麦冬　山药　黄芪　党参　青蒿　白薇各12g　苍术　白术　生地　熟地
赤芍　白芍各9g　茯苓皮　知母各15g　生薏苡仁30g

泻青丸（《小儿药证直诀》）

当归　龙脑　川芎　栀子　大黄　羌活　防风　竹叶

固真汤（《证治准绳》）

人参　茯苓　白术　甘草　黄芪　附子　肉桂　山药

鱼鳞汤（周鸣岐）

生黄芪　黑芝麻　丹参　地肤子　当归　生地　熟地　枸杞子　何首乌　白鲜皮
生山药　苦参　防风　川芎　桂枝　蝉蜕　甘草

实脾饮（《济生方》）

白术　茯苓　大腹皮　木瓜　厚朴　草豆蔻　木香　附子　干姜　甘草　生姜
大枣

软坚清肝饮（经验方）

生牡蛎　代赭石　夏枯草各 30g　柴胡　黄芩　连翘各 6g　生薏苡仁　板蓝根　大青叶各 10g

苓术菟丝丸（《景岳全书》）

茯苓　白术　莲肉　五味子　炒山药　炒杜仲　炙甘草　菟丝子

变通白虎汤（经验方）

生石膏 30～45g　知母　莲子心　甘草各 6g　沙参　山药　白茅根各 15～30g　浮萍 10g　蝉蜕 3g

九画

荆防败毒散（《外科理例》）

荆芥　防风　人参　羌活　独活　前胡　柴胡　桔梗　枳壳　茯苓　川芎　甘草

荆防牛蒡汤（《医宗金鉴》）

荆芥　防风　牛蒡　金银花　陈皮　花粉　黄芩　蒲公英　连翘　皂角刺　柴胡　香附　甘草

草还丹（《证治准绳》）

地骨皮　生地　菟丝子　牛膝　远志　石菖蒲

茵陈蒿汤（《伤寒论》）

茵陈　栀子　大黄

拯阴理劳汤（《医宗必读》）

人参　麦冬　五叶子　当归　芍药　生地　牡丹皮　薏苡仁　莲子　橘红　甘草

胃苓汤（《丹溪心法》）

甘草　茯苓　苍术　陈皮　白术　官桂　泽泻　猪苓　厚朴

香砂六君子汤（《和剂局方》）

人参　白术　茯苓　甘草　半夏　陈皮　木香　砂仁

香贝养荣汤（《医宗金鉴》）

香附　贝母　党参　茯苓　陈皮　熟地　川芎　当归　白芍　白术　桔梗　甘草　生姜　大枣

复元活血汤（《医学发明》）

柴胡　花粉　当归　红花　甘草　甲珠　大黄　桃仁

保元汤（《景岳全书》）

肉桂　甘草　黄芪　人参

独活寄生汤（《千金要方》）

独活　桑寄生　杜仲　牛膝　细辛　秦艽　茯苓　桂心　防风　川芎　人参　甘草　当归　芍药　地黄

养血消风散（朱仁康）

熟地　当归　荆芥　白蒺藜　苍术　苦参　麻仁　甘草

养血润肤饮（《外科证治全书》）

当归　升麻　皂角刺　生地　熟地　天冬　麦冬　花粉　红花　桃仁　黄芩　黄芪

养胃汤（《证治准绳》）

厚朴　苍术　半夏　藿香　草果仁　茯苓　人参　甘草　橘红　生姜　乌梅

养阴清肺汤（《重楼玉钥》）

生地　麦冬　甘草　薄荷　玄参　贝母　牡丹皮　白芍

除湿胃苓汤（《医宗金鉴》）

苍术　厚朴　陈皮　猪苓　泽泻　赤茯苓　白术　滑石　防风　栀子　木通　肉桂　甘草　灯心草

除湿解毒汤（《赵炳南临床经验集》）

大豆卷　生薏苡仁　土茯苓　栀子　牡丹皮　金银花　连翘　地丁　木通　滑石　生甘草

复方参地汤（《中医外科学》）

党参　生地　仙灵脾　甘草　枸杞子　女贞子　菟丝子　黄精　山药　巴戟天

胡麻丸（《外科正宗》）

大胡麻　防风　威灵仙　石菖蒲　苦参　白附子　独活　甘草

荆防方（《赵炳南临床经验集》）

荆芥　防风　僵蚕　金银花　牛蒡子　牡丹皮　浮萍　干生地　薄荷　黄芩　蝉蜕　甘草

栀子豉汤（《伤寒论》）

栀子　豆豉

枳术赤豆饮（经验方）

炒枳壳　土炒白术　陈皮　砂仁各6g　赤小豆15g　荆芥　防风　蝉蜕　甘草各3g

活血润燥生津汤（《医方集解》）

当归　白芍　熟地　天冬　麦冬　瓜蒌　桃仁　红花

活血祛风汤（《朱仁康临床经验集》）

荆芥　甘草　当归　白蒺藜　桃仁　红花　蝉蜕　赤芍

枳术丸（张洁古）

白术　枳实

活血效灵丹（《医学衷中参西录》）

当归　丹参　乳香　没药

茵陈虎杖汤（经验方）

茵陈 12g　虎杖　山楂各 15g　首乌 10g

茯苓甘草汤（《伤寒论》）

茯苓　桂枝　炙甘草　生姜

退毒散（《外科证治全书》）

黄连　金银花　连翘　甘草　赤芍　当归　牛膝　桔梗　黑栀子　薄荷　木通

活血和气饮（《沈氏尊生书》）

川芎　青皮　甘草　白芍　滑石　牡丹皮　桃仁

顺气归脾丸（《外科正宗》）

陈皮　贝母　香附　乌药　当归　白术　茯苓　黄芪　红枣　远志　人参　木香
甘草

十画

秦艽丸（《赵炳南临床经验集》）

秦艽　苦参　大黄　黄芪　防风　漏芦　黄连　乌梢蛇

理中汤（《伤寒论》）

党参　白术　干姜　甘草

桂枝白虎汤（《伤寒论》）

知母　石膏　甘草　粳米　桂枝

桂枝麻黄各半汤（《伤寒论》）

桂枝　芍药　甘草　生姜　大枣　麻黄　杏仁

桂枝加当归汤（《中医外科学》）

桂枝　芍药　甘草　生姜　大枣　当归

桃红四物汤（《和剂局方》）

当归　熟地　白芍　川芎　桃仁　红花

真武汤（《伤寒论》）

附子　茯苓　芍药　白术　生姜

柴胡连翘汤（《医宗金鉴》）

柴胡　连翘　知母　黄芩　黄柏　生地　甘草　瞿麦　牛蒡子　当归　肉桂

柴胡清肝饮（《症因脉治》）

柴胡　青皮　枳壳　栀子　木通　钩藤　苏梗　黄芩　知母　甘草

柴胡疏肝饮（《景岳全书》）

柴胡　枳壳　芍药　香附　乌药　川芎　甘草

逍遥散（《和剂局方》）

当归　柴胡　白芍　白术　茯苓　甘草　生姜　薄荷

健脾除湿汤（《赵炳南临床经验集》）

薏苡仁　白扁豆　山药　芡实　枳壳　草薢　黄柏　白术　茯苓　大豆黄卷

健脾祛风汤（《朱仁康临床经验集》）

乌药　木香　苍术　陈皮　羌活　泽泻　荆芥　防风　茯苓

益胃汤（《温病条辨》）

沙参　麦冬　生地　玉竹　冰糖

凉血地黄汤（《外科大成》）

生地　当归　赤芍　黄连　枳壳　黄芩　槐角　地榆　荆芥　升麻　花粉　甘草

凉血五根汤（《赵炳南临床经验集》）

白茅根　栝楼根　茜草根　紫草根　板蓝根

凉血四物汤（《医宗金鉴》）

生地　当归　赤芍　川芎　红花　茯苓　黄芩

凉血解毒汤（《赵炳南临床经验集》）

水牛角　生地　金银花　莲子心　白茅根　花粉　地丁　栀子　蚤休　甘草　黄连　生石膏

凉血除湿汤（《朱仁康临床经验集》）

生地　牡丹皮　赤芍　忍冬藤　稀莶草　海桐皮　地肤子　白鲜皮　六一散　二妙丸

凉膈散（《医宗金鉴》）

黄芩　薄荷　栀子　连翘　大黄　甘草　芒硝　竹叶

凉血五花汤（《赵炳南临床经验集》）

红花　鸡冠花　凌霄花　玫瑰花　野菊花

凉血消风散（《朱仁康临床经验集》）

生地　当归　荆芥　蝉蜕　苦参　白蒺藜　知母　生石膏　甘草

消斑青黛饮（《伤寒六书》）

青黛　黄连　水牛角　石膏　知母　玄参　栀子　生地　柴胡　人参　甘草

消风散（《医宗金鉴》）

当归　生地　防风　蝉蜕　知母　苦参　胡麻　荆芥　苍术　牛蒡子　石膏　甘草　木通

消风导赤汤（《医宗金鉴》）

生地　茯苓　金银花　牛蒡子　白鲜皮　薄荷　黄连　木通　甘草　灯心草

消瘿气瘰丸（《中西医结合临床外科手册》）

夏枯草　海藻　海带　海螵蛸　黄芩　枳壳

海藻玉壶汤（《外科正宗》）

海藻　贝母　陈皮　海带　青皮　川芎　当归　半夏　连翘　甘草　独活

祛风换肌丸（《医宗金鉴》）

胡麻　苍术　牛膝　石菖蒲　苦参　何首乌　花粉　灵仙　当归身　川芎　甘草

祛湿健发汤（《赵炳南临床经验集》）

炒白术　泽泻　猪苓　萆薢　车前子　川芎　赤石脂　白鲜皮　桑椹子　干地黄　熟地　首乌藤

祛风解毒汤（《中医外科学》）

金果榄　徐长卿　青木香　白辛　甘草

祛毒散（《中医外科学》）

夏枯草　连翘　蒲公英　地丁　白芷　甘草　大黄　半边莲

通窍活血汤（《医林改错》）

赤芍　川芎　桃仁　红花　麝香　大枣　生姜　葱

通经逐瘀汤（《医林改错》）

桃仁　红花　川甲　皂角刺　连翘　地龙　柴胡　乳香

通经导滞汤（《外科大成》）

香附　枳壳　陈皮　紫苏　川芎　当归　赤芍　熟地　牡丹皮　红花　牛膝　独活　甘草

桑杏汤（《温病条辨》）

桑叶　杏仁　沙参　贝母　豆豉　栀子皮

桑菊饮（《温病条辨》）

桑叶　菊花　连翘　桔梗　薄荷　甘草　牛蒡子　竹茹　芦根

消疳理脾汤（《医宗金鉴》）

芜荑　三棱　莪术　青皮　陈皮　芦荟　槟榔　使君子　甘草　黄连　胡黄连

麦芽　神曲

十一画

黄土汤（《金匮要略》）

伏龙肝　白术　甘草　生地　阿胶　附子　黄芩

黄芪芍药桂枝苦酒汤（《金匮要略》）

黄芪　芍药　桂枝　苦酒

黄芪桂枝五物汤（《金匮要略》）

黄芪　芍药　桂枝　生姜　大枣

黄芪内托散（《医宗金鉴》）

黄芪　当归　川芎　白术　金银花　花粉　皂角刺　泽泻　甘草

黄芪建中汤（《金匮要略》）

黄芪　桂枝　甘草　大枣　芍药　生姜　饴糖

黄连解毒汤（《外科秘要》）

黄连　黄芩　黄柏　栀子

黄连温胆汤（《六因条辨》）

黄连　竹茹　枳实　半夏　橘络　茯苓　甘草　生姜

萆薢渗湿汤（《疡科心得集》）

萆薢　薏苡仁　黄柏　茯苓　牡丹皮　泽泻　滑石　木通

梅花点舌丹（《外科证治全生集》）

熊胆　冰片　雄黄　硼砂　血竭　葶苈子　朱砂　沉香　乳香　没药　珍珠　牛黄　麝香　蟾酥　金箔

银花解毒汤（《疡科心得集》）

金银花　地丁　牡丹皮　连翘　黄连　夏枯草

银花甘草汤（《外科十法》）

金银花　甘草

银翘散（《温病条辨》）

金银花　连翘　桔梗　牛蒡子　甘草　竹叶　荆芥　豆豉　薄荷　芦根

银翘大青汤（经验方）

金银花　连翘　绿豆衣　生地各12g　大青叶　牛蒡子各9g　荆芥　薄荷各3g　牡丹皮　甘草各6g

麻黄连翘赤小豆汤（《伤寒论》）

麻黄　连翘　赤小豆　杏仁　桑白皮　生姜　大枣　甘草

麻黄汤（《伤寒论》）

麻黄　桂枝　杏仁　甘草

麻黄桂枝各半汤（天津方）

麻黄　桂枝　芍药　杏仁　生姜　大枣　甘草

麻黄四物汤（《医宗金鉴》）

麻黄　桂枝　杏仁　甘草　生姜　大枣　当归　熟地　川芎　白芍

羚羊钩藤饮（《通俗伤寒论》）

羚羊角　桑叶　川贝母　生地　钩藤　菊花　茯神　白芍　甘草　竹茹

清营汤（《温病条辨》）

水牛角　生地　竹叶　金银花　连翘　黄连　玄参　麦冬　丹参

清热泻脾散（《医宗金鉴》）

栀子　石膏　黄连　生地　黄芩　茯苓　灯心草

清热地黄汤（原名犀角地黄汤，出自《千金要方》）

水牛角　生地　赤芍　牡丹皮

清暑汤（《外科证治全生集》）

连翘　花粉　赤芍　金银花　甘草　滑石　车前子　泽泻

清胃散（《脾胃论》）

黄连　当归　生地　牡丹皮　升麻

清咽养营汤（《疫疹浅论》）

西洋参　生地　麦冬　花粉　玄参　白芍　天冬　茯神　桔梗　甘草　知母

清肝芦荟丸（《外科正宗》）

川芎　当归　白芍　生地　青皮　芦荟　昆布　海蛤粉　甘草　皂角　黄连神曲

清肝解郁汤（《医宗金鉴》）

生地　当归　白芍　川芎　陈皮　半夏　贝母　茯神　青皮　远志　苏叶　栀子木通　甘草　香附　生姜

清脾除湿饮（《医宗金鉴》）

苍术　白术　茯苓　黄芩　栀子　茵陈　枳壳　泽泻　连翘　生地　麦冬　甘草玄胡　竹叶　灯心草

清肌渗湿汤（《疮疡经验全书》）

苍术　白术　升麻　甘草　泽泻　栀子　黄连　车前子　厚朴　茯苓　当归　川芎　青皮　木通　苦参　柴胡

清瘟败毒饮（《疫疹一得》）

石膏　生地　水牛角　黄芩　栀子　知母　赤芍　玄参　连翘　丹皮　黄连　桔梗　竹叶　甘草

清燥救肺汤（《医门法律》）

桑叶　石膏　人参　甘草　麻仁　阿胶　麦冬　杏仁　枇杷叶

清宫汤（《温病条辨》）

玄参　莲子心　竹叶　麦冬　连翘　水牛角

清心莲子饮（《和剂局方》）

石莲肉　茯苓　黄芪　人参　黄芩　麦冬　地骨皮　车前子　甘草

清骨散（《证治准绳》）

银柴胡　胡黄连　秦艽　鳖甲　地骨皮　青蒿　知母　甘草

清肝益荣汤（《外科枢要》）

柴胡　栀子　当归　木瓜　茯苓　川芎　芍药　龙胆草　白术　熟地　炙甘草

清热除湿汤（《中医外科学》）

白茅根　石膏　生地　牡丹皮　龙胆草　连翘　大青叶　车前子　薏苡仁　六一散　花粉　甘草　金银花

清热解毒汤（《医宗金鉴》）

生地　黄连　金银花　薄荷　连翘　赤芍　木通　甘草

清心凉膈散（《温热经纬》）

连翘　黄芩　栀子　薄荷　石膏　桔梗　甘草

清咽汤（《图喉科指掌》）

荆芥　防风　桔梗　甘草　僵蚕　薄荷　前胡　枳壳

清血搜毒丸（《实用性病学》）

血竭花　广木香　青木香　丁香　儿茶　巴豆霜

清火消丹汤（《外科秘录》）

生地　牡丹皮　甘草　玄参　牛膝　赤芍　花粉

清脾散（《审视瑶函》）

薄荷　升麻　栀子　赤芍　枳壳　黄芩　陈皮　藿香　防风　生石膏　甘草

清凉甘露饮（《外科正宗》）

水牛角　银柴胡　茵陈　石斛　枳壳　麦冬　甘草　生地　黄芩　知母　枇杷叶　灯心草　竹叶

十二画以上

斑龙丸（《洪氏集验方》）

熟地　菟丝子　补骨脂　柏子仁　茯神　鹿角胶　鹿角霜

越鞠丸（《丹溪心法》）

苍术　香附　川芎　神曲　栀子

葛花解醒汤（《脾胃论》）

青皮　木香　陈皮　人参　猪苓　茯苓　神曲　泽泻　生姜　白术　白豆蔻　葛花　砂仁

葛根芩连汤（《伤寒论》）

葛根　黄芩　黄连　甘草

紫雪丹（《和剂局方》）

滑石　石膏　寒水石　磁石　羚羊角　木香　水牛角　沉香　丁香　升麻　玄参　甘草　朴硝　硝石　朱砂　麝香

紫苏饮（《济生方》）

紫苏　当归　川芎　芍药　人参　陈皮　大腹皮　甘草　姜

紫草木通汤（经验方）

紫草　生薏苡仁　赤小豆各15g　茯苓皮　焦栀子　茵陈　车前子　车前草　生地各10g　木通　红花　甘草各6g

舒肝溃坚汤（《医宗金鉴》）

柴胡　龙胆草　黄柏　知母　花粉　海带　桔梗　甘草　三棱　莪术　连翘　当归　白芍　葛根　黄连　升麻　黄芩　海藻

普济消毒饮（《东垣十书》）

黄芩　黄连　甘草　玄参　连翘　板蓝根　马勃　牛蒡子　薄荷　僵蚕　升麻　柴胡　桔梗　陈皮

温胆汤（《千金要方》）

半夏　竹茹　枳实　陈皮　生姜　甘草

滋膵汤（《医学衷中参西录》）

生地　山药　黄芪　山萸肉　猪胰

滋燥养荣汤（《证治准绳》）

当归　生地　熟地　白芍　秦艽　黄芩　防风　甘草

滋阴地黄汤（《万病回春》）

熟地　山萸肉　山药　白芍　当归　川芎　牡丹皮　泽泻　茯苓　菖蒲　远志

黄柏

滋阴除湿汤（《朱仁康临床经验集》）

生地　玄参　当归　丹参　茯苓　泽泻　白鲜皮　蛇床子

犀角散（《证治准绳》）

水牛角　天麻　羌活　枳壳　防风　黄芪　白蒺藜　黄芩　白鲜皮　槟榔　甘草　乌蛇

解毒养阴汤（《赵炳南临床经验集》）

西洋参　南北沙参　石斛　玄参　佛手参　黄芪　生地　牡丹　金银花　蒲公英　天冬　麦冬　玉竹

解毒清营汤（《赵炳南临床经验集》）

金银花　连翘　蒲公英　生地　白茅根　玳瑁　牡丹皮　赤芍　川黄连　绿豆衣　茜草　栀子

解毒清热汤（《赵炳南临床经验集》）

蒲公英　菊花　大青叶　地丁　蚤休　花粉

解毒凉血汤（《赵炳南临床经验集》）

水牛角　生地　金银花　莲子心　白茅根　花粉　地丁　栀子　蚤休　甘草　黄连　石膏

解毒泻心汤（《外科真诠》）

黄连　牛蒡子　防风　荆芥　黄芩　栀子　玄参　木通　石膏　知母　滑石　甘草　灯心草

解肌透痧汤（《丁甘仁医案》）

荆芥　蝉蜕　射干　甘草　葛根　牛蒡子　马勃　桔梗　前胡　连翘　僵蚕　豆豉　竹茹　浮萍

涤痰方（《中医外科学》）

胆南星　陈皮　法半夏　泽泻　白术　茯苓　赤芍　牛膝　竹茹　党参　车前子　鸡血藤

增液汤（《温病条辨》）

玄参　麦冬　生地

膈下逐瘀汤（《医林改错》）

五灵脂　当归　川芎　桃仁　牡丹皮　赤芍　乌药　延胡索　甘草　香附　红花　枳壳

薏仁赤豆汤（经验方）

生薏苡仁　赤小豆各15g　茯苓皮　金银花　地肤子　生地各12g　车前子　车前

草　赤芍　马齿苋各 9g　甘草 6g

礞石滚痰丸（《景岳全书》）

青礞石　沉香　大黄　黄芩

藿香正气散（《和剂局方》）

藿香　苏叶　白芷　桔梗　大腹皮　厚朴　陈皮　半夏　白术　茯苓　甘草

蟾酥丸（《外科正宗》）

蟾酥　轻粉　麝香　枯矾　寒水石　乳香

镇肝息风汤（《医学衷中参西录》）

牛膝　代赭石　龙骨　牡蛎　龟甲　白芍　玄参　天冬　川楝子　麦芽　茵陈　甘草

醒消丸（《外科证治全生集》）

乳香　没药　麝香　雄精

蠲痹汤（《医学心悟》）

羌活　独活　桂心　秦艽　当归　川芎　甘草　海风藤　桑枝　乳香　木香

绿豆解毒汤（经验方）

绿豆衣 15g　生地　炒槐花　金银花各 10g　红花　凌霄花　枯芩各 6g　升麻 3g

蜂房散（经验方）

蜂房 6g　泽泻　地丁　赤苓　赤芍各 12g　金银花　蒲公英各 15g　羌活 4.5g　僵蚕 9g

野菊败毒汤（经验方）

野菊花　玄参　连翘　地丁各 9g　金银花 12g　蒲公英 15g　浙贝母 6g　甘草 3g

二、外用药附方

一画

一扫光（《外科正宗》）

苦参　黄柏　烟胶　枯矾　木鳖肉　大风子肉　蛇床子　点红椒　潮脑　硫黄　明矾　水银　轻粉

二画

七三丹（《中医外科学讲义》）

熟石膏　升丹

七星丸（《朱仁康临床经验集》）

水银（或红粉） 大风子仁 核桃仁

二白散（《外科大成》）

铅粉 轻粉

二宝丹（《中医外科学》）

煅石膏 升丹

二味拔毒散（《医宗金鉴》）

明雄黄 白矾

二圣散（《眼科阐微》）

明矾 胆矾 大枣

二号癣药水（《实用中医外科学》）

米醋 百部 蛇床子 硫黄 土槿皮 白砒 斑蝥 白国樟 轻粉

二矾散（《外科大成》）

白矾 皂矾 儿茶 侧柏叶

二灵丹（《疡医大全》）

儿茶 冰片

七五六药水（经验方）

组成：斑蝥 9g 红娘子 砒霜各 4.5g 3% 冰乙酸 1000mL

制法：碾粗末，先放入 75% 二甲基亚砜溶液中，泡 12 小时，再浸入 3% 冰乙酸 1000mL 内，春夏 3～5 天，秋冬 7～9 天，滤过备用

功用：搜风止痒，杀虫脱屑

主治：局限性神经性皮炎、慢性湿疹、银屑病（少数、顽固、残留损害）

用法：外涂

注意事项：初次 1 日搽 1 次，无反应后则日 2～3 次；黏膜处和小儿慎用

丁桂散（《临诊一得录》）

公丁香 肉桂

八宝丹（《疡医大全》）

珍珠 牛黄 煅象皮 琥珀 龙骨 轻粉 冰片 炉甘石

八二丹（《中医外科临床手册》）

煅石膏 升丹

九黄丹（《中医外科学》）

制乳香 制没药 川贝 石膏 红升 腰黄 辰砂 煅月石 三梅

九一丹（《医宗金鉴》）

熟石膏　升丹

九华膏（《外科学》）

滑石　月石　龙骨　川贝　冰片　朱砂

九华粉洗剂（《朱仁康临床经验集》）

朱砂　川贝　龙骨　月石　滑石　冰片

人中白散（《外科正宗》）

人中白　儿茶　黄柏　薄荷　青黛　冰片

儿茶散（《疡医大全》）

铜绿　儿茶

三画

大风子油（市售成药）

大风子油　硼酸　冰片　麝香

大脚风洗剂（《中医外科学》）

透骨草　延胡索　归尾　姜黄　川椒　海桐皮　威灵仙　川牛膝　乳香　没药　羌活　白芷　苏木　五加皮　红花　土茯苓

大黄散（经验方）

组成：大黄　苍术　黄柏各等份

制法：研细末

功用：清热解毒，化湿消肿

主治：丹毒、疖、脓疱疮等

用法：取金银花或菊花煎汁，或凉开水调成糊状，涂敷。亦可用植物油调涂

三石水（《朱仁康经验集》）

炉甘石　滑石　赤石脂　冰片　甘油

三仙丹（《疡医大全》）

水银　白矾　火硝

三妙散（《医宗金鉴》）

槟榔　苍术　黄柏

三黄散（《疡医大全》）

生地黄　蒲黄　牛黄　冰片

三黄软膏（《中医外科学》）

黄连　黄柏　生大黄

三黄洗剂（《中医外科学》）

大黄　黄柏　黄芩　苦参

三品一条枪（《外科正宗》）

白砒　明矾　明雄黄　乳香

土槿皮酊（10%）（《中医外科学》）

土槿皮　高粱酒

三合油（《中医外科学》）

蛋黄油　大风子油　甘草油

三香膏（《寿世保元》）

乳香　松香　香油

万应膏（《医宗金鉴》）

川乌　草乌　生地　白蔹　白及　象皮　官桂　白芷　当归　赤芍　羌活　苦参
土木鳖　穿山甲　乌药　甘草　独活　玄参　定粉　大黄

万宝代针膏（《证治准绳》）

硼砂　血竭　轻粉　金头蜈蚣　蟾酥　雄黄片　脑麝　香槟榔

万金膏（《眼科纂要》）

荆芥　防风　川黄连　文蛤　铜绿　苦参根　薄荷

千金散（《中医外科学》）

制乳香　制没药　轻粉　飞朱砂　煅白砒　赤石脂　炒五倍子　煅雄黄　醋制蛇
含石

千捶膏（《中医外科学》）

蓖麻子肉　松香　轻粉　东丹　银茶油

干洗头方（《脱发的中医防治》）

滑石　川芎　王不留行　白芷　细辛　防风　羌活　独活

干葛水洗剂（《疡医大全》）

干葛根　枯矾

土大黄（《中医外科学》）

土大黄　硫黄　川椒

土槿皮百部酊（蚌埠方）

土槿皮　百部　乌梅　樟脑　冰片　75% 酒精

马齿苋水洗剂（经验方）

组成：马齿苋 120g（鲜品 180g）

制法：加水 1500mL，浓煎取汁 300mL 左右，滤过备用

功用：清热解毒，散血消肿

主治：急性湿疹、皮炎及其渗出较多

用法：湿敷或泡患处

注意事项：随用随煎，不宜放置过久，以免腐败变质

卫生易简染黑方（《神效名方》）

酸石榴　五倍子　芝麻叶

山豆根洗方（经验方）

组成：山豆根 30g　桑白皮　蔓荆子　五倍子各 15g　厚朴 12g

制法：加水 1500mL，浓煎取汁，滤过备用

功用：清热散风，祛湿止痒

主治：脂溢性脱发、石棉状糠疹等

用法：浸泡患处，3～5 日 1 次，每次 15～30 分钟，12 小时后再用温热水冲洗之

山栀酊（25%）（经验方）

组成：生栀子 30g　甘油少许　75% 酒精 100mL

制法：将栀子浸入酒精溶液，5～7 日后滤汁去渣，再兑入甘油，备用

功用：清热，增色，染肤

主治：白癜风

用法：外涂，日 1～3 次

山奈酊（10%）（经验方）

组成：山奈 15g　川椒 10g　甘油少许　75% 酒精 100mL

制法：将山奈、川椒同浸泡在酒精中，5～7 日后滤汁去渣，再兑入甘油少许，备用

功用：疏风通络，刺激毛窍

主治：斑秃

用法：外涂，日 1～2 次

山豆根油剂（经验方）

组成：山豆根 15g　樟脑油 5mL　橄榄油（或菜油）100mL

制法：将山豆根放入油中，小火熬至药枯后滤过去渣，再兑入樟脑油，混匀备用

功用：润肤涤痂，解毒止痒

主治：石棉状糠疹等

用法：外涂，日 1～2 次

口疳散（《实用外科中药治疗学》）

凤凰衣　橄榄核　儿茶　冰片

四画

五五丹（《外科学》）

熟石膏　升丹

五石膏（《朱仁康临床经验集》）

青黛　黄柏　枯矾　蛤粉　煅石膏　滑石　凡士林　芝麻油

五虎丹（湖南方）

水银　白矾　青矾　牙硝　食盐

五香散（《外科正宗》）

沉香　檀香　木香　零陵香　麝香

五倍子膏（《朱仁康临床经验集》）

五倍子　黄柏　轻粉

五倍子散（《医宗金鉴》）

五倍子　干荔枝草　轻粉　冰片

五倍五石散（经验方）

组成：五倍子6g　煅石膏　花蕊石　钟乳石各12g　滑石　炉甘石各15g

制法：研细末

功用：收湿，祛臭，敛汗，生肌

主治：臭田螺、臭汗症等

用法：干扑患处，日1～2次；若见渗出糜烂则用植物油调糊外涂，日1～2次

五色灵药（《医宗金鉴》）

食盐　铅　白矾　绿矾　水银　硝石

天仙子如意散（《中医外科学》）

如意金黄散　天仙子

无价散（《疡科心得集》）

水银　密陀僧　枯矾

止痒扑粉（经验方）

组成：炉甘石　煅石膏各15g　滑石粉　绿豆粉各30g　梅片　樟脑各2.5g

制法：研细和匀

功用：收湿，止痒

主治：皮肤瘙痒、痱等

用法：外扑

止痒洗剂（《中医外科学》）

黄柏　苍术　荆芥　蛇床子　防风　明矾

止痒膏（《中医外科学》）

五倍子　胆矾　枯矾　郁金　凡士林

牛角散（《外科正宗》）

牛角尖　水龙骨　松香　轻粉

化毒散（《赵炳南临床经验集》）

川连　乳香　没药　贝母　花粉　大黄　赤芍　雄黄　甘草　冰片　牛黄

化毒散软膏（《赵炳南临床经验集》）

化毒散　祛湿药膏

化毒膏（《孟河四家医案》）

黄柏　乳香　没药　蝉蜕　全蝎　当归　白芷　生地　红花　蛇蜕　男发　蜈蚣　蓖麻子　马前子　赤芍

化腐生肌定痛散（西苑方）

硼砂　朱砂　滑石　琥珀　甘草　冰片

月白珍珠散（《医宗金鉴》）

青缸　花轻　粉珍珠

毛疮洗方（《朱仁康临床经验集》）

苍耳子　明矾　雄黄

六星丹（《洞天奥旨》）

儿茶　雄黄　冰片　轻粉　滑石　血竭

乌梅膏（《中医外科学》）

乌梅　卤水

乌金散（《外科精义》）

黄米粉　葱白

乌梅水洗剂（经验方）

组成：乌梅 15g　蚕沙　吴萸　明矾各 10g

制法：水 1000～1500mL，煎汁取 500～800mL，备用

功用：除湿敛水，散风止痒

主治：急性渗出性皮肤病，如浸淫疮、阴蚀等

用法：湿敷，或溻洗

乌云膏（《外科大成》）

松香　硫黄

水晶膏（《中医外科学》）

石灰末　碱

水澄膏（《医宗金鉴》）

朱砂　白及　白蔹　五倍子　郁金　雄黄　乳香

双柏散（《外科学》）

侧柏叶　大黄　黄柏　薄荷　泽兰

太乙膏（《外科正宗》）

玄参　白芷　归身　肉桂　赤芍　大黄　生地　土木鳖　阿魏　轻粉　柳槐枝
血余　东丹　乳香　没药　麻油

五画

玉肌散（《外科正宗》）

绿豆　滑石　白芷　白附子

玉真散（《外科正宗》）

生白附　防风　白芷　生南星　天麻　羌活

玉容散（《医宗金鉴》）

白牵牛　团粉　白蔹　白细辛　甘松　白鸽粪　白及　白莲蕊　白芷　白术　白
僵蚕　白茯苓　荆芥　独活　羌活　白附子　鹰条白　白扁豆　防风　白丁香

玉容肥皂（《疡医大全》）

白芷　白附子　杏仁　绿豆粉　儿茶　密陀僧　樟脑　白薇　三棱　猪牙皂

玉露散（膏）（《药蔹启秘》）

芙蓉叶

甘草油（《赵炳南临床经验集》）

甘草　香油

甘石散（经验方）

组成：炉甘石　石决明　煅龙骨各30g　熟石膏　松花粉各60g　枯矾15g　冰片
6g

制法：依法煅选，如炉甘石、石决明、龙骨、石膏，然后共研成极细粉末，备用

功用：收水止痒

主治：轻微渗出、糜烂，呈亚急性皮肤病，如恶急性湿疹、阴囊湿痒等

用法：外扑，日2～3次

龙骨散（《皮肤病中医治疗手册》）

龙骨 牡蛎 海螵蛸 雄黄 滑石粉 黄柏

龙胆草水洗剂（经验方）

组成：龙胆草30g 龙葵15g

制法：水1000mL，煎至300mL，滤过去渣，备用

功用：清热解毒

主治：急性渗出、糜烂性皮肤病，如急性湿疹、癣菌疹、阴蚀等

用法：湿敷或溻洗，日1～2次

平胬丹（《外科诊疗学》）

乌梅肉 月石 轻粉 冰片

东方一号药膏（《创伤处理和更换敷料》）

茅术 黄柏 防己 木瓜 延胡索 郁金 白及 煅石膏 炉甘石 麻油

东矾散（《中医外科学》）

飞东丹 明矾

布帛擦剂（经验方）

组成：川槿皮 枯矾 大黄 雄黄 花粉各5g 白芷10g 槟榔7g 草乌8g 樟脑2g 大风子15g 逍遥竹10g 杏仁 胡黄连各6g

制法：诸药研极细粉末，用液状石蜡或植物油调成糊状，捏成鸡蛋大小，约重70g，然后用15cm×15cm的漂白夏布包裹，再用线将开放一端结扎即为布帛擦剂

功用：清热解毒，杀虫止痒，软皮去屑

主治：播散性神经性皮炎、慢性湿疹、痒疹和瘙痒病等

用法：外擦皮损，日3次；剧痒，皮肤肥厚状如苔藓样，可略加力擦之；若药干再加少量油继续擦用

四黄膏（《外科学》）

黄连 黄柏 黄芩 大黄 乳香 没药

甲字提毒药粉（房芝萱方）

轻粉 京红粉 血竭 琥珀面 朱砂 麝香 冰片

北庭丹（《清溪秘传》）

硇砂 人中白 瓦上青苔 瓦松 溏鸡矢

白降丹（《医宗金鉴》）

朱砂 雄黄 水银 硼砂 火硝 食盐 白矾 皂矾

白屑风酊（《中医外科临床手册》）

蛇床子 苦参 土槿皮 薄荷脑

白芷水洗剂（经验方）

组成：香白芷 60g　厚朴 30g　蔓荆子 15g

制法：水煎取汁，滤过去渣，温热时备用

功用：散风、祛脂、止痒

主治：脂溢性脱发、石棉样糠疹等

用法：浸洗患处，拭干保留 24 小时后，再用温水冲涤，5 ～ 7 日 1 次

白膏药（《医宗金鉴》）

净巴豆肉　蓖麻子　香油　蛤蟆　活鳜鱼

白杨膏（上海方）

生肌白玉膏　水杨酸

白膏一（《太平圣惠方》）

白松香　白蔹　白及　铝粉　乳香　黄蜡

白膏二（《普济方》）

蓖麻子　嫩松香　乳香

生肌散（《重楼玉钥》）

赤石脂　乳香　没药　轻粉　硼砂　煅龙骨　儿茶　梅片

生肌玉红膏（玉红膏）（《外科正宗》）

当归　白蜡　甘草　白芷　轻粉　血竭　紫草　麻油

生肌白玉膏（白玉膏）（上海方）

尿浸石膏　制炉甘石

生肌象皮膏（《疡科纲要》）

真象皮　真轻粉　锌氧粉　白占　血竭　降香　密陀僧　生龙骨　梅片

生发酊（《中医杂志》）

诃子　桂枝　山奈　青皮　樟脑

归蜡膏（《皮肤病中医治疗手册》）

当归　黄蜡　香油

灭癣止湿粉（《中医外科学》）

硫黄　樟脑　吴茱萸　乌贼骨

灭疥油（《普济方》）

硫黄　白矾灰

冬虫夏草酒（《赵炳南临床经验集》）

冬虫夏草　白酒

皮癌净（鹿邑方）

红砒　指甲　头发　大枣　碱发白面

皮癣水（《朱仁康临床经验集》）

土槿皮　紫荆皮　苦参　苦楝根皮　生地榆　千金子　斑蝥　蜈蚣　樟脑

发际散（《朱仁康临床经验集》）

五倍子　雄黄　枯矾

石榴皮水洗剂（经验方）

组成：石榴皮 30g　五倍子　威灵仙各 15g　陈皮 10g

制法：水煎取汁，滤过去渣，备用

功用：收湿敛疮

主治：急性渗出、糜烂性皮肤病，如浸淫疮、阴蚀、阴囊湿痒等

用法：湿敷或溻洗

六画

百部酊（20%）（《医宗金鉴》）

百部　高粱酒

西瓜霜（《疡医大全》）

西瓜皮　皮硝

灰指甲药水 1 号（《中医外科学》）

土槿皮　斑蝥　雄黄　丁香　陈醋

灰指甲药水 2 号（《中医外科学》）

黄连　百部　蛇床子　白砒　白国樟　轻粉　大蒜头　白酒　米醋

肉刺散（蚌埠方）

明矾　鸦胆子　硫酸铜

当归膏（《中医外科学》）

当归　香油　黄蜡

回阳玉龙膏（《外科正宗》）

草乌　干姜　赤芍　白芷　南星　肉桂

伏龙肝散（《外科启玄》）

伏龙肝

冰硼散（《外科正宗》）

玄明粉　硼砂　朱砂　冰片

冰玉散（《景岳全书》）

生石膏　月石　冰片　僵蚕

冰黄散（《咽喉经验秘传》）

冰片　黄柏　蒲黄　人中白　甘草　青黛　朴硝　硼砂　黄连　薄荷　枯矾

冰石散（经验方）

组成：煅石膏30g　梅片0.6g

制法：分别乳细，越细越好，兑入混匀，瓶贮，勿泄气

功用：收水生肌

主治：浅表溃疡而未收口

用法：直接掺在疮口上，外盖相应软膏，1～2日换1次

冰麝散（《中医喉科学》）

黄连　黄柏　玄明粉　白矾　甘草　鹿角霜　煅硼砂　冰片　麝香

冰狮散（《疡医大全》）

大田螺　白砒　硇砂　冰片

冰硫散（《外科正宗》）

硫黄　樟脑　川椒　生矾

朱砂膏（《中医外科学》）

银砂　官粉　麻油

汗斑擦剂（《朱仁康临床经验集》）

密陀僧　硫黄　白附子

汗斑方1号（蚌埠方）

密陀僧　黄柏　冰片　潮脑

汗斑方2号（蚌埠方）

雄黄　硫黄　黄丹　密陀僧　生南星　冰片

阴癣药水1号（《中医外科学》）

白及　槟榔　川槿皮　大风子肉　百部　斑蝥　白酒

阴癣油（《中医外科学》）

松毛（炒黑）　樟脑　植物油

阴痒外洗方（《张赞臣临床经验选编》）

威灵仙　蛇床子　当归尾　砂仁壳　苦参　土大黄　胡葱头

血木洗方（西安方）

血竭　木鳖肉　桔梗　猪牙皂

阳和解凝膏（《外科全生集》）

鲜牛蒡子根叶梗　鲜白凤仙梗　川芎　川附子　桂枝　大黄　当归　肉桂　草乌
地龙　僵蚕　赤芍　白芷　白蔹　白及　乳香　没药　续断　防风　荆芥　五灵脂
木香　香橼皮　陈皮　苏合香　麝香　菜油

红升丹（《医宗金鉴》）

朱砂　雄黄　水银　白矾　硝石　皂矾

红灵酒（《中医外科学》）

生当归　杜红花　花椒　肉桂　樟脑　细辛　干姜

红油膏（《朱仁康临床经验集》）

红信　棉籽油　黄蜡

红花酒（经验方）

组成：红花 15g　干姜 10g　50% 酒 75mL　甘油少许

制法：将药浸入酒精中 1 周后，过滤取汁，兑入甘油搅匀，备用

功用：活血通络，通痹回阳

主治：冻疮、局限性硬皮病等

用法：外擦，或加按摩效果更好

红癣霜（《中医外科学》）

黄柏　青黛　雄黄　硫黄　雪花膏

红灵丹油膏（《中医外科学》）

雄黄　乳香　没药　火硝　煅月石　青礞石　冰片　朱砂　麝香

如冰散（《证治准绳》）

朴硝　寒水石　蛤粉　白芷　片脑

如意金黄散（《医宗金鉴》）

大黄　黄柏　姜黄　白芷　南星　陈皮　苍术　厚朴　甘草　花粉

芪毒油（《外科证治全书》）

黄芪　狼毒　猪脂

华佗累效散（《证治准绳》）

硇砂　乳香　腻粉　橄榄核　黄丹

羊髓膏（《圣济总录》）

羊胫骨髓　丹砂　鸡子清

羊蹄根酒（《朱仁康临床经验集》）

羊蹄根　土槿皮　制川乌　槟榔　海桐皮　白鲜皮　苦参　蛇床子　千金子　地
肤皮　番木鳖　蝉蜕　大风子　蜈蚣　白信　斑蝥

羊蹄根散（《医宗金鉴》）

枯矾　羊蹄根

地虎糊（经验方）

组成：生地榆　虎杖各等份

制法：共研细末，用凡士林按 25% 浓度调成糊膏，备用

功用：清热，活血，止痒

主治：奶癣、水疥、血风疮及染毒成脓

用法：外涂

羊须散（《外科精义》）

烟胶　轻粉　羊胡须

冲和膏（《外科正宗》）

紫荆皮　独活　赤芍　白芷　石菖蒲

地榆二苍糊膏（经验方）

组成：黄柏　苍术　苍耳子各 18g　地榆 36g　薄荷脑 3g　冰片　轻粉各 1.5g

制法：共研细末，用凡士林按 25% 浓度调成糊膏

功用：除湿散风，杀虫止痒

主治：顽湿疡、四弯风等

用法：外涂，日 1 ～ 2 次

夹纸膏（《医宗金鉴》）

黄丹　轻粉　儿茶　没药　雄黄　血竭　五倍子　银硃枯矾

芎归汤（《外科正宗》）

川芎　当归　白芷　甘草　胆草

吃疮粉（《房芝萱外科经验》）

赤石脂　滑石　轻粉　冰片

七画

苍乌搓药（经验方）

组成：苍耳子　楮桃叶　威灵仙　丁香各 60g　乌贼骨 120g

制法：研粗末，加水 4000 ～ 5000mL，熬煎 2 小时，去渣留乌贼骨备用

功用：散坚润肤，搜风止痒

主治：顽湿疡、摄领疮、松皮癣等

用法：用乌贼骨腰面轻巧而均匀地来回搓皮损处，以不渗血为度；若搓后涂些相应软膏，疗效更佳

苍肤水洗剂（经验方）

组成：苍耳子　威灵仙　地肤子　艾叶　吴茱萸各 15g

制法：浓煎取汁、滤过去渣备用

功用：收湿止痒

主治：皮肤瘙痒症等

用法：外洗或湿敷患处

杏仁洗方（《圣济总录》）

杏仁

芦荟乳剂（经验方）

组成：鲜芦荟 45g　桉叶油 4.5g　阿拉伯胶 10g

制法：先将鲜芦荟洗净，压榨取汁，边搅边兑入阿拉伯胶，待成乳白状，再加入桉叶油，调匀备用

功用：清热解毒，安抚润肤

主治：日晒疮、放射性皮炎等

用法：外涂或摊在纱布上敷贴

芫花洗方（《医宗金鉴》）

芫花　川椒　黄柏

龟板散（市售成药）

败龟板　黄连　红粉

牡矾丹（《类证治裁》）

牡蛎粉　黄丹　枯矾

冻疮膏（《中医外科学》）

蜂蜜　樟脑　猪油

补骨脂酊（经验方）

组成：补骨脂 180g　75% 酒精（或高粱酒）400mL

制法：泡 1 周后，滤汁去渣备用

功用：调和气血，增染肤色

主治：白驳风、夏日白斑、伪白斑等

用法：外涂患处，日 3 ～ 5 次。但皮损在颜面部位，或者皮肤黏膜交界处，慎用

鸡眼散（《中医外科学》）

朱砂　水杨酸　淀粉

鸡眼膏 1 号（《中医外科学》）

东丹　水杨酸　苯唑卡因　白糖

鸡眼膏 2 号（《中医外科学》）

乌梅　补骨脂　樟丹　水杨酸钠　普鲁卡因　液体石炭酸

鸡眼膏 3 号（《中医外科学》）

肥皂　生石灰　樟脑粉　苛性钠　蒸馏水

鸡蛋黄油（经验方）

组成：生鸡蛋 10 ～ 15 个

制法：将鸡蛋煮熟，去蛋白取黄，稍晾干，于锅内置少许植物油，再放入蛋黄，以慢火煎熬，渐见黑色鸡蛋油析出

功用：生肌长肉，护肤防裂

主治：溃疡肉芽红活，或者皲裂

用法：外涂，或制成纱条敷贴

陀柏散（《中医外科学》）

密陀僧　黄柏

陀僧枯矾散（经验方）

组成：陀僧　枯矾各 10g　花蕊石 20g

制法：共研极细末

功用：收水止痒，祛臭燥湿

主治：手足缝流水、浸渍、腐白等

用法：外扑患处，日 2 ～ 3 次

冷水丹（经验方）

组成：黄连　白芷　紫草　樟脑各 6g　黄蜡适量　麻油 180g

制法：将黄连、白芷、紫草放入油中煎熬去枯，滤去药渣，加入樟脑、黄蜡，搅匀冷凝，备用

功用：清热解毒

主治：疖、脓疱疮等

用法：外涂或敷贴

巫云散（《东医宝鉴》）

明矾　五倍子　百药煎　青胡桃皮　石榴皮　诃子皮　木瓜皮　猪牙皂角　何首乌　细辛

远志膏（《外科十法》）

远志肉

灵异膏（《外科大成》）

郁金　生地　粉草　猪脂油

八画

青白散（《朱仁康临床经验集》）

青黛　海螵蛸　煅石膏　冰片

青蛤散（《外科大成》）

蛤粉　煅石膏　轻粉　黄柏　青黛

青黛散（《中医外科学讲义》）

青黛　石膏　滑石　黄柏

青吹口散（《中医外科学》）

煅石膏　煅人中白　青黛　三梅　薄荷　川黄连　黄柏　煅月石

青果水洗剂（经验方）

组成：藏青果 9 ～ 15g　木贼草 9g　金莲花 6g

制法：加水 1000mL，浓煎至 250mL 左右，滤汁备用

功用：清热解毒，散风止痛

主治：白塞综合征（口腔溃疡）、阿弗他口炎

用法：漱口，日 3 ～ 5 次

青莲膏（《医宗金鉴》）

青黛　乳香　轻粉　麝香　白砒

青蒿膏（经验方）

组成：青蒿 20g　凡士林 80g

制法：将青蒿研极细末，加入温凡士林溶液中，搅匀，冷凝成膏

功用：清热解毒

主治：日光性皮炎、慢性盘状红斑狼疮等

用法：外涂

青液散（《证治准绳》）

青黛　朴硝　龙脑

青黄散（《产宝诸方》）

青黛　雄黄

苦参酒（《朱仁康临床经验集》）

苦参　百部　野菊花　凤眼草　樟脑

苦楝子膏（《朱仁康临床经验集》）

苦楝子　猪脂

苦参汤（《千金要方》）

苦参　地榆　黄连　王不留行　独活　艾叶　竹叶

拔甲膏（《北京方》）

蓖麻子　蛇蜕　天南星　川椒　大风子　生川乌　乌梅　皂角　地肤子　杏仁　威灵仙　凤仙花子　千金子　五加皮　僵蚕　生草乌　凤仙花　地骨皮　香油

肥疮膏（《医宗金鉴》）

番木鳖　当归　藜芦　黄柏　苦参　杏仁　狼毒　白附子　鲤鱼胆　香油

锡类散（《金匮翼》）

青黛　象牙屑　牛黄　人指甲　珍珠　冰片

金素膏（经验方）

组成：枯矾 6g　雄黄 10g　凡士林 84g

制法：将药研极细末，调膏，备用

功用：解毒软坚

主治：瘰疬性皮肤结核（未溃）、硬红斑等

用法：敷贴，日 1 次。

金萹水洗剂（经验方）

组成：金钱草 45g　萹蓄 30g　楮桃叶 60g

制法：加水 1500mL，煮沸 10 ～ 15 分钟，滤汁备用

功用：解毒、散风、止痒

主治：银屑病、松皮癣等

用法：洗涤或湿敷，日 1 ～ 2 次

单猪屎豆碱（武汉方）

单猪屎豆碱（农吉力提取物）

炉虎水洗剂（经验方）

组成：炉甘石 10g　虎杖粉 5g　薄荷脑 1g　甘油适量

制法：取上药粉，加入蒸馏水 100mL 和甘油少许，振荡即成

功用：清热解毒，散风止痒

主治：痱、酒性红斑等

用法：外搽，日 2 ～ 3 次

疤痕软化膏（《中医杂志》）

氧化锌　明胶　甘油　五倍子　蜈蚣　冰片　樟脑

净肤剂（《上海中医药杂志》）

浮石　炉甘石

侧柏羊花碎补酊（《脱发的中医防治》）

鲜侧柏叶　闹羊花　骨碎补　85% 酒精

驱腐丹（《奎光秘方》）

五倍子　硼砂

狐臭粉（经验方）

组成：寒水石　密陀僧各 10g　枯矾 5g

制法：共研细末，混匀

功用：避秽祛臭，敛汗止痒

主治：体气

用法：外扑，日 2 ～ 3 次

金花散（《古今图书集成·医部全录》）

郁金　黄连　黄芩　糯米

乳香散（《证治准绳》）

乳香　腻粉　黄柏　龙骨　大黄　麝香

治癣第一灵丹（《宝志遗方》）

鲜玉簪花　母丁香　沉香　冰片　麝香　山西城砖

花蕊石散（经验方）

组成：花蕊石 30g　西月石 10g　枯矾 20g　滑石 40g

制法：分别研细末，和匀，备用

功用：燥湿止痒，除臭敛汗

主治：臭田螺、阴湿、臭汗症

用法：外扑，日 1 ～ 2 次

狗脊水洗剂（经验方）

组成：金毛狗脊　陈皮各 30g　细辛　香附各 15g

制法：水煎取汁，备用

功用：软皮祛坚

主治：胼胝、鸡眼、甲下疣、跖疣等

用法：浸泡患处，日 1 ～ 2 次，每次 15 ～ 20 分钟

明矾洗剂（《中医外科外治法》）

明矾　白及　马勃

九画

胡粉散（《太平圣惠方》）

胡粉　雄黄

胡桃仁油（《中医外科学》）

胡桃仁（择净）

柳花散（《丹溪心法》）

延胡索　黄柏　黄连　密陀僧　青黛

珍珠散（《医宗金鉴》）

珍珠末　黄连　淀粉　轻粉　象牙　五倍子　儿茶　没药　乳香

鸦胆子油（《中医外科学》）

鸦胆子

复方土槿皮酊（《中医外科学》）

土槿皮　柳酸　樟脑　甘油　纯酒精

独角莲膏（西安方）

独角莲　白芷　皂角刺　防己　连翘　生穿山甲　金银花　当归　海桐皮　生南星　苏木　刺猬皮　昆布　蓖麻子　血余炭　豨莶草　干蟾　麻油　乳香　没药

疯油膏（《中医外科学》）

轻粉　广丹（东丹）　飞朱砂　麻油　黄蜡

养阴生肌散（经验方）

组成：牛黄　麝香各0.3g　青黛　煅石膏　儿茶　西月石　黄柏　胆草各6g　薄荷3g

制法：分别研或乳极细粉末，和匀，瓶贮，勿泄气

功用：养阴生肌，散风止痛

主治：黏膜溃疡等

用法：外掺患处，或吹在疮面，日1～2次

浮萍醋（经验方）

组成：防风　荆芥　生川乌　生草乌　威灵仙　羌活　独活　猪牙皂各10g　浮萍　僵蚕　黄精各12～15g　鲜凤仙花1株（去根，用花、茎、叶）

制法：陈醋1000mL，将上药浸泡24小时，小火煎开，滤去药渣，留醋备用

功用：散风除湿，杀虫止痒

主治：鹅掌风、鹅爪风、蚂蚁窝等

用法：浸泡患处，日1～2次，每次15～30分钟

注意事项：拭干即可工作，勿用水冲洗；泡至第 3 天，煎开 1 次，再泡 2 天，1 剂药可用 5 天

追风如圣散（《外科医案》）

细辛　防风　薄荷　草乌　川芎　白芷　苍术　雄黄

洗癣方（《外科大成》）

苦参　藜芦　草乌　皮硝　槐枝

香桂活血膏（《中医外科学》）

香白芷　甘松　川芎　薄荷脑　冰片　生大黄　姜黄　徐长卿　独活　猪牙皂 五加皮　木香　颠茄　流浸膏

疣洗方（《朱仁康临床经验集》）

马齿苋　蜂房　白芷　蛇床子　细辛　陈皮　苍术　苦参

香木水洗剂（经验方）

组成：木贼草　香附　地肤子各 30g　细辛 9g

制法：加水 1000mL 左右，煎沸去渣留药汁备用

功用：散风止痒，软皮除疣

主治：寻常疣、跖疣、女阴瘙痒、肛周瘙痒等

用法：疣，浸泡中择木贼草轻巧摩擦疣体损害，以不渗血为度；瘙痒病，可先熏 后洗

洗面药（经验方）

组成：冬瓜仁 30g　天冬 15g　蜂蜜适量

制法：研细末，炼蜜搓丸如鸽蛋大，备用

功用：悦色除斑，护肤养肤

主治：黄褐斑、雀斑等

用法：先用温水洗净脸部皮肤，然后用药丸轻涂之，保留 3～5 分钟后，再用温 水洗涤

独胜膏（《外科金鉴》）

独头蒜

柏黛散（《许履和外科医案医话集》）

黄柏　青黛　煅石膏　飞滑石

染头发方（《经验秘方》）

白僵蚕　零陵香　百药煎　白及　青黛　白芷　滑石　甘松

染发仙方（《普济方》）

胡核桃　青皮

柿叶去斑霜（《新医药杂志》）

柿叶（提取有效成分）

穿粉散（《医宗金鉴》）

轻粉　穿山甲　铅粉　黄丹

十画

桂枝红花汤（经验方）

组成：桂枝 15g　红花　川椒各 10g

制法：研粗末，水煎取汁，备用

功用：散寒通络，活血止痒（痛）

主治：四肢逆冷、冻疮

用法：先熏后浸泡

桂麝散（《药奁启秘》）

麻黄　细辛　生半夏　生南星　肉桂　丁香　猪牙皂　麝香　冰片

桂枝斑蝥酊（经验方）

组成：桂枝 12g　干姜 10g　川芎 5g　斑蝥 3g　50% 酒精 85 ～ 100mL　甘油少许

制法：将药研粗末，浸入酒精中 7 ～ 10 天后，滤汁去渣，兑入甘油少许，混匀，瓶贮备用

功用：祛风散寒，通络生发

主治：油风

用法：外涂，日 1 ～ 2 次

注意事项：勿入口鼻眼等处

桃花散（《医宗金鉴》）

白石灰　大黄片

珠黄散（《全国中药成药处方集》）

珍珠　牛黄

珠红散（经验方）

组成：飞滑石　乳香　蛤粉　黄连　煅石膏各 30g　冰片 3g

制法：研极细末

功用：清热、解毒、生肌

主治：湿疹、脐湿疮及乳疳

用法：植物油调成糊状，外涂

脂溢洗方（《朱仁康临床经验集》）

苍耳子　王不留行　苦参　明矾

胼胝膏（《中医外科学》）

生石灰　苛性钠　肥皂　樟脑粉

铁箍膏（《中医外科学》）

大青叶　大黄　黄柏　黄连　五倍子　乳香　没药　芙蓉叶

臭灵丹（《医宗金鉴》）

硫黄油　核桃　生猪油　水银

狼毒膏（《医宗金鉴》）

狼毒　槟榔　川椒　蛇床子　文蛤　硫黄　大风子仁　五倍子　枯白矾　黄蜡　猪胆汁　麻油

射干盐水（《中医外科学》）

射干　水

消瘤膏（鹿邑方）

血竭　紫草根　水蛭　穿山甲　地鳖虫　松香

消癌散（旅大方）

红矾　红粉　硇砂　花粉　达克罗宁

消炎膏（经验方）

组成：如意金黄散 25 ～ 30g　凡士林 75 ～ 80g

制法：凡士林用小火熔化，缓慢兑入金黄散，搅匀，冷凝备用

功用：清热消肿，散瘀止痛

主治：红、肿、热、痛的阳证

用法：敷贴，日 1 ～ 2 次

消瘰散（膏）（《证治准绳》）

海藻　海带　昆布　海马　海红蛤　石燕　海螵蛸

海艾汤（《外科正宗》）

海艾　菊花　薄荷　防风　藁本　藿香　甘松　蔓荆子　荆芥穗

海浮散（《外科十法》）

制乳香　制没药

润肌膏（《外科正宗》）

当归　紫草　麻油　黄蜡

酒渣鼻擦剂（《朱仁康临床经验集》）

轻粉　杏仁　硫黄

透骨草水洗方（《赵炳南临床经验集》）

透骨草　侧柏叶　皂角　白矾

透骨草水洗方（经验方）

组成：透骨草 60 ～ 100g　皂角　王不留行各 30 ～ 60g　厚朴 15 ～ 30g

制法：研粗末，水煎取汁，备用

功用：疏风、除脂、止痒、护发

主治：白屑风、发蛀癣等

用法：洗涤患处，保留 24 小时后再用温水冲洗

祛湿散（《赵炳南临床经验集》）

川黄连　黄柏　黄芩　槟榔

绿袍散（《卫生宝鉴》）

黄柏　炙甘草　青黛

桑白皮方（经验方）

组成：桑白皮 30g　五倍子 15g　青葙子 60g

制法：水煎取汁

功用：祛脂，散风，护发，止痒

主治：发蛀脱发，白屑风等

用法：外洗，保留 24 小时后，再用清水冲洗

悦肤散（经验方）

组成：冬瓜仁　山药　绿豆粉各 30g　茯苓 12g　白僵蚕 10g　川芎 5g

制法：共研极细末，瓶贮备用

功用：散风退斑，嫩肤悦色

主治：黄褐斑、雀斑等

用法：油性皮肤采用黄瓜汁或丝瓜汁，调成糊状；干性皮肤采用鲜牛奶或鲜豆浆调成糊状，临睡前涂于面部，保留 60 分钟后，再用温水洗去，2 日 1 次

真君妙贴散（《外科正宗》）

硫黄　荞麦面　白面

脚针膏（《疡医大全》）

阿魏　莪术　三棱　麝香　鸡肫皮　鳝鱼血　大黄　荸荠

十一画

银杏无忧散（《医宗金鉴》）

水银　轻粉　杏仁　芦荟　雄黄　狼毒　麝香

银杏散（《外科正宗》）

杏仁　轻粉　水银　雄黄

银粉散（胡公弼）

黑锡　水银　淀粉　朱砂　轻粉　冰片

银锈散（《外科真诠》）

水银　轻粉　潮脑　镜锈　贝母　冰片　儿茶　黄柏

银花方（《中华口腔科杂志》）

金银花　夏枯草　甘草

银脑四红膏（《山东方》）

水银　樟脑　大风子仁　蓖麻仁　麻子仁　梅仔虫

黄丁水洗剂（经验方）

组成：黄精　丁香各 30g　明矾 10g

制法：煎取药汁，备用

功用：收湿，散风，杀虫，止痒

主治：癣菌疹、鹅掌风

用法：湿敷或浸泡

黄灵丹（《实用中医皮肤病学》）

煅石膏　黄柏　炉甘石　滑石　轻粉　铅粉　冰片

黄连油（《中医外科学》）

黄连　植物油

黄连膏（《医宗金鉴》）

黄连　当归　黄柏　生地　姜黄　麻油　白蜡

黄精水洗剂（《中医外科学》）

藿香　黄精　大黄　皂矾　徐长卿

黄艾油（经验方）

组成：黄连 30g　艾叶适量　植物油

制法：黄连研细末，植物油调成糊状，涂在瓷碗壁上，倒置在点燃的艾绒上熏，待熏黑后，再取下被熏黑的黄连糊，加植物油调至稀糊状，备用

功用：清热解毒，收水止痒

主治：婴儿湿疹等

用法：外涂患处

黄粉散（朱仁康）

黄柏　轻粉　五倍子　滑石

推车散（《外科证治全书》）

推车虫（滚矢蜣螂）

硇砂散（《医宗金鉴》）

硇砂　轻粉　雄黄　冰片

蛇床子洗剂（《疡医大全》）

蛇床子　花椒　白矾

蛇床子散（《外科正宗》）

蛇床子　大风子　松香　枯矾　黄丹　大黄

蛇床子汤（《医宗金鉴》）

蛇床子　威灵仙　归尾　砂仁壳　土大黄　苦参　老葱头

蛇蜕膏（《医宗金鉴》）

蜂房　蛇蜕　蜈蚣　麻油

蛇黄散（《新医药学杂志》）

蛇床子　密陀僧　土大黄　雄黄　硫黄　苦参　轻粉　黄醋

脱色拔膏棍（《赵炳南临床经验集》）

黑色拔膏棍，经过脱色而成，其组成见黑色拔膏棍

脚气粉（《中医外科学》）

黄柏　枯矾　滑石　樟脑

清凉粉（经验方）

组成：六一散120g　梅片12g

制法：共研和匀，瓶贮备用，勿泄气

功用：散风止痒，清凉收汗

主治：痱、暑热疮等

用法：外扑

清凉膏（《医宗金鉴》）

石灰　麻油

清热除湿祛风膏（《慈禧光绪医方选议》）

黄连　黄柏　生地　浮萍　白芷　防风　当归尾　白鲜皮　白及　僵蚕　梅片

鹿角散（《千金要方》）

鹿角　甘草

密陀僧散（《医宗金鉴》）

雄黄　硫黄　蛇床子　密陀僧　石黄　轻粉

康肤硬膏（经验方）

组成：大风子　制马钱子　苦杏仁各 30g　川乌　草乌　全蝎　斑蝥　蜈蚣　硇砂各 15g　麻油 750g

制法：群药放入麻油中炸枯，过滤去渣，再炼至滴水成珠，取出浸入冷水中去火毒，兑入樟丹适量收膏，摊在纸上备用

功用：散风止痒，软坚散结

主治：马疥、顽湿疡、摄领疮等

用法：视皮损范围大小而贴之，2～3 天一换

猫眼草膏（《便民图纂》）

猫眼草（又名泽漆）

菟丝子酊（25%）（经验方）

组成：菟丝子 25g（打碎）　50% 酒精 75mL

制法：浸泡 5～7 天后，滤汁去渣，备用

功用：补元增色

主治：白驳风

用法：外涂

麻风溃疡膏（江苏方）

陈石灰　枯矾　杨树皮炭　熟松香　象皮粉　蜂蜡　血余炭　白芷　黄芪　甘草　龟甲　大风子仁　当归　麻油　猪油

十二画

斑蝥醋浸剂（《赵炳南临床经验集》）

全蝎　斑蝥　皮硝　乌梅　米醋

斑蝥酊（经验方）

组成：斑蝥 10 个　75% 酒精 200mL

制法：先将斑蝥放在 75% 二甲基亚砜溶液 20mL 内，浸泡 24 小时，然后兑入酒精，春夏浸 3～5 天；秋冬浸 7～10 天，滤过去渣备用

功用：发泡、杀虫、止痒

主治：恶癣、顽湿疡、摄领疮、油风等

用法：先搽小片范围，无不良反应后再搽

琥珀膏（《医宗金鉴》）

淀粉　血余　轻粉　金银花　椒黄蜡　琥珀末　麻油

硫古软膏（《中医外科学》）

硫黄粉　古月粉　猪油

硫黄膏（《中医外科临床手册》）

硫黄　凡士林

硫黄熏药（经验方）

组成：硫黄 120g　细辛 15g　闹羊花 9g　肉桂 6g

制法：上药共研细末，搅匀，放在铁锅内用小火熔化后，倒在地上，冷凝结块备用

功用：温通气血，助阳散寒，软坚散结

主治：马疥、下肢溃疡、寒性脓肿等

用法：鲜生姜切片或大蒜片，贴在患处，其上放置黄豆大小的硫黄灸块 1 壮，点燃，待其烧尽。视病情一次灸 3～5 壮，必要时灸 10 壮，日 1～2 次

雄麝散（《中医外科学简编》）

雄黄　麝香

雄黄膏（《中医外科临床手册》）

雄黄　硫黄　氧化锌　凡士林

雄黄解毒散（《证治准绳》）

雄黄　寒水石　生白矾

雄黄解毒散洗剂（《中医外科学》）

雄黄　寒水石　生白矾　炉甘石　滑石　甘油水

紫归油（《外科证治全书》）

紫草　当归

紫金锭（《外科正宗》）

山慈菇　五倍子　大戟　千金霜　麝香　雄黄　朱砂

紫草油（《疡医大全》）

白芷　闹羊花　山奈　大茴香　青皮　草乌　灵仙　甘松　小茴香　大黄　独活　干蟾　乱头发

紫草膏（《中医外科学》）

紫草　当归　红花　生地　生大黄　白芷　黄柏　冰片　黄蜡　麻油

紫色消肿膏（《赵炳南临床经验集》）

紫草　升麻　贯仲　赤芍　紫荆皮　当归　防风　白芷　草红花　羌活　芥穗　儿茶　神曲

紫色溃疡膏（《赵炳南临床经验集》）

红粉　琥珀　血竭　乳香　青黛　黄连　蜂蜡　香油　珍珠

紫连膏（经验方）

组成：紫草 30g　黄连 15g　麻油 1000mL

制法：紫草放入油中，小火熬枯去渣，再加入黄连面、黄蜡适量，搅匀冷凝即成

功用：清热解毒，安抚退斑

主治：白疕（进行期）、尿布皮炎、擦烂红斑、Ⅰ～Ⅱ度烫伤等

用法：涂搽患处，日 2～3 次

紫霞膏（《外科正宗》）

乳香　铜绿

紫玉簪膏（《疡医大全》）

五倍子　紫玉簪叶　乳香　没药　河豚眼睛　血竭　儿茶　麻油　东丹

紫草油（经验方）

组成：紫草 100g　黄芩 50g　麻油 450g

制法：将药放入油中，小火熬枯去渣，滤过，备用

功用：清热解毒，凉血退斑

主治：尿布皮炎、婴儿湿疹等

用法：外涂

黑布膏（《赵炳南临床经验集》）

黑醋　五倍子　蜈蚣　蜂蜜

黑布化毒散膏（《赵炳南临床经验集》）

黑布药膏　化毒散软膏

黑虎丹（《中医外科诊疗学》）

灵磁石　母丁香　公丁香　全蝎　僵蚕　炙甲片　炙蜈蚣　蜘蛛　麝香　牛黄　冰片

黑油膏（经验方）

组成：煅石膏　枯矾　轻粉　煅龙骨各 30g　五倍子　寒水石各 60g　蛤粉　冰片各 6g　薄荷　脑 4.5g

制法：药研细末，用凡士林按 25% 浓度调成软膏，瓶贮勿泄气，备用

功用：散风止痒，祛湿软皮

主治：摄领疮、痒风等

用法：薄涂，日 1～2 次

黑色拔膏棍（《赵炳南临床经验集》）

鲜羊蹄根梗叶　大风子　百部　皂角刺　鲜凤仙花　羊踯躅花　透骨草　马钱子　苦杏仁　银杏　蜂房　苦参子　山甲　川乌　草乌　全蝎　斑蝥　金头蜈蚣　硇砂

黑退散（《中医外科临床手册》）

川乌　草乌　生南星　生半夏　生磁石　公丁香　肉桂　乳香　没药　松香　硇砂　冰片　麝香

黑红膏（经验方）

组成：黑豆油软膏60g　红粉30g　凡士林500g

制法：先将黑豆油软膏、凡士林一起，小火熔化，混匀，离火下红粉，边搅边下，至均匀冷凝为膏，备用

功用：祛瘀止痒，软皮攻坚

主治：白疕（顽固或残留皮损）

用法：先从小面积薄涂，无不良反应后，则可分段外搽，每次不可超过体表面积的5%

蛲虫软膏（《中医外科学》）

百部浸膏　龙胆紫　凡士林

腋香散（《中医外科学》）

密陀僧　生龙骨　红粉　冰片　木香

鹅掌风浸泡剂（上海方）

大风子仁　烟膏　花椒　五加皮　皂角荚　地骨皮　龙衣　明矾　鲜凤仙花　米醋

鹅掌风癣药水（《中医外科学》）

百部　蛇床子　硫黄　土槿皮　白砒　斑蝥　白国樟　轻粉　米醋

鹅掌风止痒粉（《中医外科学》）

樟脑　硼砂　枯矾　冰片　雄黄

鹅掌风软化剂（《中医外科学》）

生川乌　百部　白鲜皮　威灵仙　猪牙皂

鹅黄膏（《外科正宗》）

石膏（煅）　炒黄柏　轻粉

鹅黄散（《外科正宗》）

绿豆粉　滑石　黄柏　轻粉

稀释拔膏（《赵炳南临床经验集》）

组成及制法：同黑色拔膏棍，唯每500g药油加樟丹、药面各30g，官粉210g，松

香 60g

湿毒散（无锡章氏验方）

密陀僧　冰片

湿毒膏（《朱仁康临床经验集》）

青黛　黄柏　煅石膏　炉甘石　五倍子

湿疹散（经验方）

组成：黄芩　煅石膏各 150g　寒水石 250g　五倍子 125g

制法：共研极细粉末

功用：安抚解毒，敛湿止痒

主治：急性湿疹、皮炎和感染性皮肤病（包括细菌、真菌引起者）

用法：外扑，或用植物油调成糊状外涂

湿毒药粉（蚌埠方）

密陀僧　东丹　冰片　枯矾　氧化锌

湮尻散（《中医外科学》）

六一散　枯矾　赤石脂　黄柏　冰片

痤疮洗剂（《中医外科学》）

沉降瓷黄　樟脑　西黄芪　胶甘油

痤疮平（经验方）

组成：金银花　蒲公英各 15g　虎杖　山楂各 12g　炒枳壳　酒大黄各 10g

制法：共研细末

功用：清热解毒，祛脂平痤

主治：肺风粉刺

用法：黄瓜汁或丝瓜汁调成糊状，外涂患者皮损区，保留 60 分钟后洗去

普癣水（《朱仁康临床经验集》）

生地榆　苦楝子　川槿皮　斑蝥

琥珀二乌糊膏（经验方）

组成：五倍子 45g　琥珀　草乌　川乌各 15g　寒水石　冰片 6g

制法：研细末，用凡士林按 25%～30% 浓度调成糊膏，备用

功用：散风止痒，软皮散结

主治：顽湿疡、摄领疮等

用法：外涂

葛布袋剂（《救急奇方》）

花椒　雄黄　煅白矾　蛇床子　水银　轻粉　樟脑　杏仁　大风子　木鳖子　胡桃仁

十三画以上

蜂房膏（《证治准绳》）

炙蜂房 炙蛇蜕 玄参 蛇床子 黄芪 杏仁 乱发 铅丹 蜡

蜈蚣油（《外科证治全生集》）

活蜈蚣 菜油

新五玉膏（《朱仁康临床经验集》）

祛湿散 硫黄 五倍子 铅粉 玉黄膏

溺白黄（《医宗金鉴》）

溺白（煅） 白霜梅 枯白矾

溻痒汤（《外科正宗》）

苦参 威灵仙 蛇床子 当归尾 狼毒 鹤虱草

碧玉散（《医宗金鉴》）

黄柏 红枣

碧霞梃子（《证治准绳》）

铜绿 硇砂 蟾酥

碧云散（《医宗金鉴》）

鹅不食草 川芎 细辛 辛夷 青黛

熊胆膏（《证治准绳》）

熊胆 腻粉 雄黄 麝香 槟榔

翠云散（《医宗金鉴》）

轻粉 煅石膏 胆矾 铜绿

醋泡方（《朱仁康临床经验集》）

荆芥 防风 红花 地骨皮 皂角 大风子 明矾

摩风膏（《医宗金鉴》）

麻黄 羌活 升麻 防风 当归 白及 白檀香 香油 黄蜡

薄荷酒（《中医外科学》）

薄荷脑 白酒

薄荷三黄洗剂（1%）（《中医外科学》）

大黄 黄柏 黄芩 苦参 薄荷脑

薄荷炉甘石洗剂（《中医外科学》）

薄荷 炉甘石 氧化锌 甘油

薄肤膏（《朱仁康临床经验集》）

密陀僧　白及　轻粉　枯矾　凡士林

薄芥汤（《外科秘录》）

薄荷　荆芥　苦参

颠倒散（《医宗金鉴》）

大黄　硫黄

颠倒散洗剂（《中医外科学》）

硫黄　生大黄　石灰水

藜芦膏（《薛立斋医案》）

藜芦　生猪脂

藿香洗剂（《中医外科学》）

藿香　黄精　大黄　白矾

癣酒（《外科证治全生集》）

白槿皮　南星　槟榔　樟脑　生木鳖　斑蝥　蟾酥

癣药水 1 号（《朱仁康临床经验集》）

羊蹄根　土槿皮　制川乌　槟榔　百部　海桐皮　苦参　蛇床子　千金子　地肤子　番木鳖　蛇衣　大风子　蜈蚣末　白信　斑蝥

癣药水 2 号（《朱仁康临床经验集》）

土槿皮　千金子　斑蝥　高粱酒

路路通水洗剂（经验方）

组成：路路通　苍术各 60g　百部　艾叶　枯矾各 15g

制法：水煎取汁，滤过去渣

功用：疏通气血，祛湿止痒

主治：皮肤瘙痒症、顽湿疡、摄领疮等

用法：待温，溻洗，日 1 ～ 2 次

雌雄四黄散（《外科正宗》）

石黄　雄黄　硫黄　雌黄　白附子　川槿皮

酸榴浆方（《普济方》）

酸石榴

漏芦汤（《外科大成》）

漏芦　白蔹　槐白皮　五加皮　甘草　白蒺藜

增色散（经验方）

组成：雄黄　硫黄　雌黄　密陀僧　冰片　麝香　斑蝥

制法：分别研极细末，兑入混匀，瓶贮，勿令泄气

功用：调和气血，刺激色素

主治：白驳风、脱色斑等

用法：用新鲜茄蒂，或黄瓜、胡萝卜等任选一种，蘸药末外搽损害区，日2～3次

注意事项：皮肤黏膜交界部位慎用；头面部则用米醋调搽

解毒丹（北京方）

青黛　黄柏　煅石膏

橄榄散（经验方）

组成：橄榄（炒）10g　人中黄 2g

制法：研极细末

功用：清热解毒，生津润唇

主治：唇风等

用法：植物油或熟猪油调成软膏，外涂

螵蛸散（《外科证治全书》）

海螵蛸　人中白

稻米粉（《医宗金鉴》）

早稻白米

说明：内外用药附方中只对经验方注明用量，以备查用。

三、中西医病名对照

中医	西医
头面部皮肤病	
油风、油风毒、梅衣秃、鬼舐头、发落、发坠、毛落	斑秃
发蛀脱发、蛀发癣	脂溢性脱发
白发、发白、少年白头	白发
黄发、发黄	黄发
发不生	假性斑秃
毛拔	拔毛癣

中医	西医
白屑风、头风白屑	皮脂溢出
面游风、面风、面上风、钮扣风、眉风癣	脂溢性皮炎
白皮（瘢）	石棉状糠疹
白秃疮、白鬎鬁、癞头疮、癞头、梅花疮、秃疮、瘯瘰疮、头秃疮	白癣
肥疮、堆沙鬎鬁、肥黏疮、黏疮	黄癣
赤秃	脓癣
蝼蛄疖、鳝拱头、蟮拱头、貉猫、猫猪	脓肿性穿掘性头部毛囊周围炎
发际疮、发际疡、鬓毛疮	毛囊炎
项后肉龟疮	项部硬结性毛囊炎
火珠疮	秃发性毛囊炎
时毒暑疖、暑令疡毒、珍珠疖	单纯性毛囊炎
疖、软疖、石疖、疖毒	疖和疖病
热疖	假性疖肿
脑疽、对口、对口发、对口疽、对口疔、对口痈、脑漯、落头疽、项疽、项中疽、脑后发、脑痈、大疽	项后痈
面发毒、面疮、脸发	面部脓皮病
月蚀疮、月蚀疳、旋耳疮、月食疮、小儿耳下疮、月蚀耳疮、月疮、油耳朵	耳后间隙性湿疹
青记	眼上腭部褐青色痣（太田痣）
鼻赤、肺风、赤鼻、赤皰酒皶、鼻齇、鼻酒齇、鼻皶赘子、鼻赤皰、齇齇、酒痤鼻皰、酒渣、酒齇、酒齇鼻、红鼻头、酒皰鼻齇	酒渣鼻
肺风粉刺、面疮、嗣面、面皯疮、皰疮、粉疵、酒刺、谷嘴疮、粉刺、暗疮、壮疙瘩、青春粒痤疮	痤疮
走皮癗疮、走皮癗、癗疮、红饼疮、悲羊疮	头部脂溢性湿疹
羊须疮、羊胡疮、羊胡须疮、胡须顽湿、羊胡子疮、燕窝疮	须疮
赤白游风、游肿、阴毒（女阴）、蚯蚓毒（阴囊）	血管性水肿

中医	西医
唇风、舐唇风、唇湿、驴嘴风、唇睏、唇沈、紧唇	唇炎（光化性唇炎、剥脱性唇炎、糜烂性唇炎、湿疹糜烂性唇炎）
黑舌苔	黑毛舌
口疮、口疡、大人口破	复发性口疮
口糜	多形渗出性红斑
口疳、脾瘅、口舌疮、口破、糜疳	疱疹性口炎
鹅口疮、雪口、鹅口白屑、白口糊、鹅口	白色念珠菌病
走马疳、马牙疳、走马、臭息、崩砂、溃槽、宣露、腐根、穿腮毒、瘰痘口疳、瘰痘疳	坏疽性口炎
热气疮、热疮、时气口疮、火燎疮	单纯疱疹
口吻疮、口吻生白疮、燕口疮、燕口、肥疮、燕吻疮、燕口吻疮、口肥疮、口角疮、口丫疮	核黄素缺乏性口角炎
风赤疮痍、风赤疮疾	眼睑湿疹
睑弦赤烂、胎风赤烂、烂弦风睑、风沿烂眼、迎风赤烂	睑缘炎
吹花癣、桃花癣、花癣、荷花癣、虫斑	单纯糠疹
日晒疮、夏日沸烂疮	日光性皮炎
粉花疮	化妆皮炎、油彩皮炎
红花草疮	植物 – 日光性皮炎
泥螺毒	泥螺 – 日光性皮炎
沥青疮	沥青皮炎
扁瘊	扁平疣
鸦啗疮、流皮漏	寻常狼疮
颜面雀啄型血风疮	颜面播散性粟粒狼疮
面尘、肝斑	黄褐斑
黧黑斑、面䵟䵢、面黚、黧黑䵢黚	黑变病
鬼脸疮	慢性盘状红斑狼疮
肉蛆、蛆瘕、头出蛆、头皮出蛆	皮肤蝇蛆病

中医	西医
颈项部皮肤病	
摄领疮、牛皮癣、牛皮风癣、牛领马鞍疮、牛领、牛癣、顽癣	神经性皮炎
蟠蛇疬、蛇盘疬、鼠瘘、鼠疮、老鼠疮、九子疮、鼠疬、走鼠疮、蝼蛄疬、延珠瘰、野瘰、串疮、瘰疬漏	瘰疬性皮肤结核
紫白癜风、紫癜风、汗斑、夏日斑、夏日汗斑	花斑癣
线猴	丝状疣
冷流肿	成人硬肿病
颊疡、金腮疮、颊腮疮、颊车痈	放线菌病
躯干部皮肤病	
风热疮、母子癣	玫瑰糠疹
水疥、水丹、风丹、细皮风疹、脓窠疥、土风疮	丘疹性荨麻疹
痱疮、汗疹、痱子、痹疮、汗疹、痱毒	痱子
鼠奶	传染性软疣
狐臭、胡臭、体气、漏液、胡气、腋臭、狐骚、狐气、狐腋、狐臊、狐殠	臭汗症
黄汗	色汗症
血汗、汗血、肌衄、红汗、脉溢	色汗症
腋痈、夹肢痈、夹痈、掖痈、米疽、内疚疽、疚疽	化脓性汗腺炎
火丹瘾疹、血风疮、风斑	环状红斑
圆癣、环癣、金钱癣、钱癣、笔管癣、荷叶癣、雀眼癣、花眼癣、圈癣、荷钱癣疮、铜钱癣	体癣
丹癣、赤癣	红癣
脐湿疮、脐湿、脐湿肿、脐疮	脐部湿疹
缠腰火丹、甑带疮、蛇串疮、蛇缠疮、蛇丹、火腰带毒、火带疮、白蛇串、缠腰龙、蛇箍疮	带状疱疹
天疱疮、天行斑疮	寻常性天疱疮
火赤疮	红斑性天疱疮
蜘蛛疮、紫疥疮	疱疹样皮炎

中医	西医
登豆疮、伤寒登豆疮、时气疱疮、热病疱疮	疱疹样脓疱病
席疮、席疮、印疮	褥疮
骨羡疮	痉挛性瘙痒症

手、臂部皮肤病

病疮、湿病疮、燥病疮、久病疮、掌心风	手足湿疹
千日疮、枯筋箭、晦气疮、疣、疣疮、瘊子、疣目、疣目疮、肬、肬子、竖头肉	寻常疣
猫眼疮、雁疮	多形红斑
寒疮	寒冷性多形红斑
冻疮、冻风、瘃冻、冻耳、灶瘃	冻疮
冻烂疮、冻烂肿疮、冻裂	冻伤
手足厥冷、四肢厥冷、肢厥、肢冷、手足逆冷、四厥、寒厥、厥逆	肢端动脉痉挛症
手足皲裂、皲裂疮、皲痛、裂口疮、裂手裂脚、干裂症、手足破裂	手足皲裂
蚂蚁窝	汗疱疹
镟指疳、甲疳	连续性肢端皮炎
鹅掌风、鹅掌疯、鹅堂风	手癣
灰指甲、鹅爪风、油灰指甲、油炸甲	甲癣
手足逆胪	逆剥
伤水疮	类丹毒
鱼脐丁疮、疫疔、鱼脐丁、鱼脐疮、脉骨疔、鱼脐疮毒	皮肤炭疽
	剥脱性角质松解症

足、股部皮肤病

瓜藤缠、梅核、梅核、火丹、室火丹	结节性红斑
腓腨发、腓腨疽、腓腨发疽、鱼肚痈、驴眼疮	硬红斑
紫斑病、葡萄疫	过敏性紫癜
血瘙、血风疮、血疳疮	色素性紫癜性皮肤病

中医	西医
脱疽、脱痈、脱骨疽、脱骨疗、敦痈、蛀节疗、蜣螂蛀、榻著毒、十指零落	血栓闭塞性脉管炎
血痹、热厥、妇人脚十指油煎、湿热羁绊症、热痛	红斑性肢痛症
脉痹、伏痹、虚损、眩晕	结节性多动脉炎
恶脉病、赤脉、黄鳅痈、疬症、恶脉	血栓性静脉炎
四弯风	遗传性过敏性皮炎、特应性皮炎
松皮癣	皮肤淀粉样变
马疥、顽湿聚结	结节性痒疹
火癍疮	火激红斑
臁疮、裙边疮、裤口毒、口疮、裙风、烂腿、烂臁、烂腿疮、老烂腿	慢性下肢溃疡
水渍疮、水毒、烂手烂脚、水渍手丫烂疮、水渍脚丫烂疮、水田风、水田痒	稻田皮炎
沙虱毒	禽类血吸虫尾蚴皮炎
粪毒块、桑叶黄、桑毒、脱力黄、懒黄病、粪毒病	钩虫皮炎
脚气疮、臭田螺、脚气湿疮、脚气、田螺泡、脚指缝烂疮、烂脚风、脚疰、风痒脚疮、烂脚丫、香港脚、脚湿气、脚烂疮	足癣
脚丫毒、脚丫痒烂、妇人脚丫作痒	癣菌疹
鸡眼、肉刺、鸡眼疮、鸡眼睛、百脚疗	鸡眼
胼胝、牛程蹇、土栗、玻璃疽、跟疽、牛茧蚕、足跟疽	胼胝
甲疽、嵌甲、嵌指、倒甲、潜趾、甲蛆疮、甲疽疮、嵌爪	嵌甲
代指、代甲、糟指、土窑、瘑爪、沦指	甲沟炎
足瘊	跖疣
烂疗、红茧疗、烂皮疗、缺肉疗、脱靴疗、水疗	气性坏疽
膈病、膈病作疰、大脚风、沙木腿	丝虫病
	跖部沟状角化松解症

阴、肛部皮肤病

袖口疳、袖手疳、龟头肿痛、嗦疳疮、鸡豚疳	龟头炎

中医	西医
阴痒、阴门痒、阴痒脱	滴虫性阴道炎、霉菌性阴道炎
疳疮、内蛀秆、外蛀秆、鸡嗉疳（龟头）、下疳（马口）、蛀疳（阴茎）、蜡烛疳、蜡烛卸、燥疳、鸡肫疳、瘙疳、旋根疳、斗精疮	软下疳
精浊	淋病
溺浊	非淋菌性尿道炎
横痃、横痃疽、外疝、鱼口（左侧）、便毒（右侧）、血疝、便痈、便毒肿结、便肿痛、痃疬	性病性淋巴肉芽肿
阴癣、瘙癣、腿丫癣	股癣
阴虱疮、八脚虫疮	阴虱病
谷道痒、风疳、风疳疮	蛲虫病
燥㾦、瘙㾦	尖锐湿疣
阴蚀、阴疮、阴创、阴蚀疮、蚀创、蚀疮、阴蜃、蜃疮、阴中生疮	急性女阴溃疡
肾囊风、绣球风	核黄素缺乏症
阴湿疮、湿阴疮	外阴湿疹

小儿常见皮肤病

中医	西医
奶癣、胎癣、胎㾦疮、乳癣、奶腥疮、恋眉疮、眉疮、干胎㾦、湿胎㾦	婴儿湿疹
水痘、水花、水疱、肤疹、水花儿	水痘
痘风疮、痘风眼、痘痈、痘癫	种痘并发症
奶麻、乳麻、奶疹子、急疹、烂衣疮、瘙疹、假麻	幼儿急疹（婴幼儿玫瑰疹）
风疹、风轸、风痧、野痧	风疹
麻疹、疹子、麻子、瘄子、痧子	麻疹
烂喉痧、喉痧、丹痧、疫喉痧、疫痧、时喉痧、烂喉痧疹	猩红热
丹痧	传染性红斑
胎㿏皮疮、初生儿无皮、㿏皮疮	新生儿剥脱性皮炎
胎赤、胎风	大疱性表皮松解症

中医	西医
胎肥、寒厥、血厥	小儿硬肿病
胎毒	新生儿脓疱疮
滴脓疮、黄水疮、香瓣疮、天疱烂皮野疮	脓疱疮
脓窠疮、脓窝疮	深脓疱疮
汗淅疮、褶烂、擦烂	擦烂红斑
湮尻疮、红臀	尿布皮炎

发无定处皮肤病

中医	西医
风瘙痒、风痒、痒风、爪风疮	瘙痒病
血疳	痒疹
风瘾疹、隐疹、瘾疹、风瘙瘾疹、赤疹、白疹、风瘖㿔、时疫疙瘩、白婆瘼、逸风、痦瘰、鬼风疙瘩、风疹块、风缩疹、鬼饭疙瘩	荨麻疹
浸淫疮	泛发性湿疹
血风疮	丘疹性湿疹
中药毒	药疹
石火丹、风毒肿、龟头肿痛	固定性药疹
漆疮、漆咬疮、漆毒、漆痱子	漆性皮炎
暑热疮	夏季皮炎
丹毒、丹熛、抱头火丹、大头瘟、流火、茱萸丹、大脚风、腿游风、鸡冠丹、赤游丹、熛火丹、天火、丹烟、天火丹毒、疿、火丹、丹肿	丹毒
黴疮、早期杨梅疳疮、中期杨梅疮（包括：杨梅斑、杨梅疹、杨梅痘、砂仁疮、棉花疮、翻花杨梅疮、杨梅天疱疮、杨梅癣、吴萸疮、杨梅疔、杨梅漏、阴杨梅疮、杨梅鹅掌癣、杨梅圈）、晚期杨梅结毒（胎传称之猴狮疳，侵犯咽喉溃烂称杨梅喉癣、杨梅毒喉、杨梅丹毒，侵犯肛门称杨梅痔，侵犯子宫早产称秽露早下）、秽疮、广疮、天柳病、耻病、花柳病、棉花毒梅毒	梅毒
大风、疠风、天刑、癞、癞疾、癞风、恶疾、疠疡、麻风、大麻风	麻风

续表

中医	西医
痂癞、白癞、雨癞、面癞、酒癞	结核型麻风
土癞、蚼癞、木癞、风癞、火癞、水癞、金癞	瘤型麻风
疥疮、虫疥、干疱疥、癞疥	疥疮
痰核结聚症	皮肤猪囊虫病
恶虫叮咬、虫咬伤、虫毒病、恶虫叮咬伤	虫咬皮炎
毒蛇咬伤	毒蛇咬伤
谷痒症、杂货痒、稻草痒、大麦痒	螨虫皮炎
红蝴蝶、马缨丹、湿毒发斑	系统性红斑狼疮（SLE）
水肿	SLE 肾损害
黄疸、胁痛	SLE 肝损害
心悸、怔忡	SLE 心损害
悬饮	SLE 并发胸水
皮痹、皮痹疽、虚劳	硬皮病（PSS）
肠痹	PSS 肠损害
肌痹	皮肌炎
阴阳毒	皮肌炎急性期
恶核、血凝结节症、皮下结核、梅核疽	结节性脂膜炎
	混合性结缔组织病
白疕、疕风、银钱疯、白壳疮	银屑病
挞皮疮、脱皮疮	剥脱性皮炎
诸物中毒、赤炎疮、赤炎风	中毒性红斑
酒毒	酒性红斑
多汗	多汗症
头汗	额部多汗症
手足汗	掌跖多汗症
腋汗	腋窝多汗症
阴汗	外阴多汗症

中医	西医
半身出汗	偏侧性多汗症
无汗	汗闭
鸟啄疮	汗孔角化症
狐尿刺、狐狸刺	毛发红糠疹
蛇身、蛇体、蛇皮癣、蛇胎、鱼鳞风、蛇癣、藜藿之亏症	鱼鳞病
白驳风、白癜、驳白、斑白、斑驳、白癜疯	白癜风
痛风、历节风、白虎风、白虎历节	痛风
甲病	甲病
异毛恶发	多毛症
拔毛	拔毛癖
虚劳四肢逆冷、厥证	肢端发绀症网状青斑
丹	急性发热性嗜中性皮病
丹	变应性亚败血症性红斑
	黏膜白斑病
紫癜风	扁平苔藓
	口周皮炎
	连圈状秕糠疹（远山）
	放射性皮炎
	皮肤黄瘤
	角层下脓疱性皮病
	结节病
	掌跖脓疱病
	孢子丝菌病
	环状肉芽肿
	进行性对称性红斑角化病
	多形性光敏疹毛囊角化病

中医	西医
疯犬咬伤、狂犬伤、狂犬啮人、猘犬伤、猘狗啮疮、恐水病	狂犬病
大腿痛	股外侧皮神经炎
虚劳、干血劳、女劳疸	艾迪生病
气瘿	甲状腺功能亢进症
	类风湿关节炎
皮肤肿瘤	
癌疮、癌发	基底细胞癌
翻花疮、反花疮、翻花、恶疮、岩疮	鳞状上皮细胞癌
脑湿	皮角
舌菌、舌痔、舌芝、舌岩	舌癌
茧唇、茧唇风、白茧唇	唇癌
黄瓜痈、黄瓜疽、肉龟、蟹足肿、肉蜈蚣、锯痕疮	瘢痕疙瘩
乳疳	湿疹样乳头癌
瘤赘	神经纤维瘤
足馗	淋巴管瘤
肉瘤	脂肪瘤
脂瘤、粉瘤	皮脂囊肿
血管瘤	血管瘤
	粟丘疹
	指节垫
黑痣、面黑子、黑子、黡、黡子	黑痣
	疣状痣
赤疵	鲜红斑痣
血痣	血管痣
与皮肤有关的综合征	
燥毒症	干燥综合征

续表

中医	西医
狐惑、狐蜃	白塞综合征 1. 重叠综合征 2. 月经前综合征 3. 手足口病 4. 急性发热性皮肤黏膜淋巴结综合征（川崎病）
温疫毒、虚损、瘰疬、癥瘕	获得性免疫缺陷综合征（艾滋病）

四、主要参考书目

1. 张隐庵. 黄帝内经素问集注. 上海：上海科学技术出版社，1963

2. 河北医学院. 灵枢经校译. 北京：人民卫生出版社，1984

3. 马王堆汉墓帛书整理小组. 五十二病方. 北京：北京文物出版社，1979

4. 柯琴. 伤寒来苏集. 上海：上海科学技术出版社，1978

5. 黄树曾. 金匮要略释义. 北京：人民卫生出版社，1956

6. 葛洪. 肘后备急方. 北京：商务印书馆，1956

7. 刘涓子. 刘涓子鬼遗方. 北京：人民卫生出版社，1958

8. 陈修园. 神农本草经读. 上海：上海共和书局石印，1932

9. 南京中医学院. 诸病源候论校释. 北京：人民卫生出版社，1983

10. 孙思邈. 备急千金要方. 北京：人民卫生出版社（影印），1982

11. 王焘. 外台秘要. 北京：人民卫生出版社（影印），1965

12. 陈无择. 三因极一病证方论. 北京：人民卫生出版社，1957

13. 张从正. 儒门事亲. 宁波汲绠斋书局，宣统庚戌石印

14. 陈自明. 妇女良方大全. 上海：大成书局

15. 李东垣. 东垣十书. 文盛书局

16. 朱丹溪. 丹溪心法. 上海：上海科学技术出版社，1959

17. 朱丹溪. 丹溪手镜. 北京：人民卫生出版社，1982

18. 齐德之. 外科精义. 北京：人民卫生出版社（影印），1956

19. 万全. 万氏秘传外科心法. 武汉：湖北科学技术出版社，1984

20. 龚廷贤. 寿世保元. 上海：上海科学技术出版社，1959

21. 王肯堂. 证治准绳·疡科. 上海：上海科学技术出版社（影印），1960

22. 李时珍 . 本草纲目 . 北京：人民卫生出版社，1979

23. 陈实功 . 外科正宗 . 北京：人民卫生出版社，1956

24. 张景岳 . 景岳全书 . 上海：上海科学技术出版社（影印），1959

25. 李中梓 . 医宗必读 . 崇实书局，光绪丁未年

26. 汪机 . 外科理例 . 北京：人民卫生出版社，1963

27. 薛己 . 薛己医案 . 北京：人民卫生出版社，1983

28. 喻昌 . 医门法律 . 三让堂印

29. 叶天士 . 临证指南医案 . 上海：上海人民出版社，1959

30. 陈士铎 . 洞天奥旨 . 善盛堂版，康熙戊寅年

31. 陈士铎 . 辨证录 . 北京：人民卫生出版社，1956

32. 吴谦 . 医宗金鉴·外科心法要诀 . 广益书局

33. 裴正学 . 血证论评释 . 北京：人民卫生出版社，1980

34. 程杏轩 . 医述 . 合肥：安徽科学技术出版社，1983

35. 汪昂 . 医方集解 . 上海：上海科学技术出版社，1959

36. 陈复正 . 幼幼集成 . 积秀堂藏版

37. 顾世澄 . 疡医大全 . 北京：人民卫生出版社（影印），1987

38. 陕西省中医研究所 . 医林改错评注 . 北京：人民卫生出版社，1976

39. 祁坤 . 外科大成 . 上海：上海科学技术出版社，1958

40. 余听鸿 . 外证医案汇编 . 上海：上海科学技术出版社，1961

41. 许克昌 . 外科证治全书 . 北京：人民卫生出版社，1961

42. 王维德 . 外科全生集 . 北京：人民卫生出版社，1956

43. 高秉钧 . 疡科心得集 . 南京：江苏科学技术出版社，1983

44. 张锡纯 . 医学衷中参西录 . 保定：河北人民出版社，1957

45. 北京市中医院 . 赵炳南临床经验集 . 北京：人民卫生出版社，1975

46. 中医研究院 . 朱仁康临床经验集 . 北京：人民卫生出版社，1979

47. 陈可冀 . 慈禧光绪医方选议 . 北京：中华书局，1981

48. 邹五峰 . 外科真诠 . 上海：知新书社

49. 陈司成 . 霉疮秘录 . 北京：学苑出版社，1994

50. 丁甘仁 . 丁甘仁医案 . 上海：上海科学技术出版社，1960

51. 张山雷 . 疡科纲要 . 上海：上海卫生出版社，1958

52. 杨思澍 . 中医临床大全 . 北京：北京科学技术出版社，1991

53. 朱仁康 . 中医外科学 . 北京：人民卫生出版社，1987

54. 顾伯华 . 实用中医外科学 . 上海：上海科学技术出版社，1985

55. 陈泽霖. 名医特色经验精华. 上海：上海中医学院出版社，1987

56. 史宇广. 当代名医临证精华·皮肤病专辑. 北京：中医古籍出版社，1992

57. 杜怀堂. 中国当代名医验方大全. 石家庄：河北科学技术出版社，1990

58. 王玉玺. 实用中医外科方剂大辞典. 北京：中国中医药出版社，1993

59. 田从豁. 针灸医学验集. 北京：科学技术文献出版社，1985

60. 中医辞典编辑委员会. 简明中医辞典. 北京：人民卫生出版社，1980

61. 马汴梁. 简明中医古病名辞典. 郑州：河南科学技术出版社，1988

62. 王宇华. 实用针灸美容手册. 南京：江苏科学技术出版社，1991

63. 中医药国际学术会议论文集. 中国·上海，1987

64. 管汾. 实用中医皮肤病学. 兰州：甘肃人民出版社，1981

65. 张曼华. 中医皮肤病学精华. 广州：广东高等教育出版社，1988

66. 李林. 牛皮癣中医疗法. 北京：中国医药科技出版社，1989

67. 李博鉴. 皮科易览. 北京：中国医药科技出版社，1989

68. 谢远明. 脱发的中医防治. 西安：陕西科学技术出版社，1988

69. 庄国康. 疮疡外用本草. 北京：人民卫生出版社，1982

70. 徐宜厚. 皮肤科针灸治疗学. 北京：科学普及出版社，1994

71. 徐宜厚. 手足皮肤病防治. 北京：人民卫生出版社，1991

72. 徐宜厚. 单苍桂外科经验集. 武汉：湖北科学技术出版社，1984

73. 徐宜厚. 皮肤病中医诊疗学. 北京：人民卫生出版社，1997

74. 徐宜厚. 徐宜厚皮肤病临床经验辑要. 北京：中国医药科技出版社，1998

75. 胡熙明. 中国中医秘方大全：外科分卷. 上海：文汇出版社，1991

76. 赵辩. 临床皮肤病学. 南京：江苏科技出版社，1989

77. 刘辅仁. 实用皮肤科学. 北京：人民卫生出版社，1984

78. 吕耀卿. 中国人皮肤病图谱（一、二辑）. 台北：当代医学杂志社，1984

79. 王保方. 痤疮. 新加坡：新加坡医药卫生出版社，1998

80. 邓丙戌. 皮肤病中医外治学. 北京：科学技术文献出版社，2005

81. 范瑞强. 中西医结合临床皮肤性病学. 广州：世界图书出版公司，2003

82. 喻文球. 中医皮肤性病学. 北京：中国医药科技出版社，2000

83. 徐宜厚. 中医皮肤科临床手册. 上海：上海科学技术出版社，2000

84. 徐宜厚. 性传播疾病中西医结合诊治. 北京：人民卫生出版社，2002

85. 徐宜厚. 结缔组织病中医治疗学. 2版. 北京：中国医药科技出版社，2000

86. 李元文. 专科专病：皮肤病. 北京：人民卫生出版社，2002